ANEXOS

Presentación

La aparición de la 3ª edición del libro "Nutrición en Pediatría" coincide con las ¡Bodas de Plata! de los Cursos del Doctorado sobre "Nutrición Infantil" que imparte el Departamento de Pediatría de la Facultad de Medicina de la Universidad de Zaragoza desde el año 1982. Ello ha sido posible gracias al impulso inicial del inolvidable Prof. Grande Covián que motivó de forma especial a todos los profesores del Departamento de Pediatría y a que ha contado de forma regular, además, con destacados profesores invitados expertos en temas de nutrición infantil.

Escribía Grande Covián en 1988 que "aunque la producción mundial de alimentos es suficiente para proporcionar una dieta adecuada a cada una de las cinco mil millones de personas que viven en el mundo, existe una notable diferencia entre los países desarrollados y los que llamamos en vías de desarrollo en cuanto a su consumo alimenticio se refiere." Y continuaba "las principales causas de muerte y la patología dominante en los países en vías de desarrollo están directamente relacionadas con el consumo de dietas de insuficiente valor calórico y bajo contenido de nutrientes esenciales. En los países más desarrollados las principales causas de enfermedad y muerte están constituidas por las llamadas enfermedades degenerativas".

No puede escribirse 25 años después que esta situación se haya modificado sensiblemente, pese a la gran contribución que la moderna tecnología ha introducido en la producción de nuevos alimentos, en su conservación y en su distribución, así como a los grandes avances en el mejor conocimiento de la nutrigenómica y la nutrigenética.

La relación dieta-salud se inicia desde la etapa prenatal y ello justifica la importancia de un adecuado conocimiento de las necesidades nutricionales a lo largo de todo el período de crecimiento y desarrollo del ser humano. Decíamos en la anterior edición de este libro que "la ciencia de la nutrición debe aplicarse a partir de los momentos iniciales de la vida, lo que debe conducir a un mejor conocimiento de ciertas enfermedades de la etapa adulta, como son la enfermedad coronaria o la hipertensión arterial esencial".

La tercera edición de este libro aparece cuatro años después de su predecesora y ha experimentado una importante transformación, tanto en contenidos, como en la necesaria actualización de la mayoría de sus capítulos. El número total de estos ha aumentado en cinco más, habiéndose suprimido uno de la edición anterior. También los Anexos han incluido uno más dedicado a las leches fermentadas y han sido incorporadas a los anteriores, las nuevas tablas de crecimiento infantil de la OMS, las guías alimentarias para la confección de dietas saludables durante el embarazo y lactancia y la actual legislación de la UE en materia de etiquetado, higiene y contaminantes alimentarios. Damos la bienvenida a los nuevos coautores de este libro que contribuyen a su mayor calidad, con especial mención al Departamento de Nutrición y Bromatología de la Facultad de Farmacia de la Universidad de Navarra y al Departamento de Pediatría de la Facultad de Medicina de la Universidad de Málaga.

Este libro reúne los conocimientos más importantes de la nutrición aplicados a la ciencia pediátrica. Como en la edición anterior, los capítulos han sido estructurados en dos partes: una primera, que incluye aspectos conceptuales, requerimientos, estudio de los diferentes nutrientes, alimentación desde la etapa intrauterina hasta la adolescencia, nuevos alimentos, nutrigenómica y nutrigenética; y, una segunda, que se ocupa de la nutrición en las situaciones patológicas más importantes de la clínica pediátrica, entre las que destacan los trastornos de la conducta alimentaria o la obesidad y sus comorbilidades.

Leaf y Weber escribían en 1987 que nos encontramos ante el comienzo de una nueva era en el estudio de la nutrición humana que se apoya en el reconocimiento del hecho de que la nutrición y la salud óptima están unidas de forma indisoluble. En el momento presente surge el concepto de fenotipo nutricional para significar la íntima relación que integra a la genética, proteómica y metabolómica con los factores funcionales y conductuales a la hora de la valoración del estado nutricional de los humanos. En efecto, las relaciones entre nutrición, metabolismo integrado y salud han sido notablemente modificadas por los considerables avances en genómica (estudio de la expresión génica), proteómica (estudio de los cambios de las proteínas) y metabolómica (estudio de las moléculas de bajo peso molecular).

Prof. Manuel Bueno Sánchez
Zaragoza, Navidad del 2006

Capítulo

1

Conceptos básicos de nutrición en pediatría

M. Bueno, G. Bueno

ANTECEDENTES HISTÓRICOS

La humanidad existe como género desde hace aproximadamente dos millones de años (*homo ergaster*). Previamente, los primates predecesores encontraban en la "bóveda de la selva tropical" una despensa inmediata y repleta, en la que bastaba con alargar la mano para obtener una alimentación vegetariana y frugívora (*Ardipithecus ramidus*). Miles de años después, fue desapareciendo el bosque y, paralelamente, aumentó la sabana; la dieta debió adaptarse a la escasez de alimentos vegetales y surgieron cambios en el organismo del *Australopithecus afarensis* (genotipo ahorrador). El diseño del organismo humano, codificado en sus genes, es el resultado de millones de años de evolución biológica. Su casi totalidad se formó durante la etapa preagrícola. La notable diferencia entre la dieta de nuestros predecesores y la actual abona la sospecha de que muchos de los problemas de salud de nuestra sociedad avanzada tienen su origen, probablemente, en la desconexión entre dieta alimentaria y adaptación del organismo a la misma[1].

La ciencia de la nutrición tiene alrededor de 2.500 años de antigüedad. Hacia finales de la sexta centuria (a.C.), Alcmeón de Crotona, nacido en esta colonia griega del sur de Italia, afirmó que, tanto la excesiva como la deficiente nutrición, podían ser nocivas para la salud y originar enfermedad. Con posterioridad, los médicos hipocráticos rechazaron la idea de que las enfermedades eran castigo de los dioses; reconocieron, por ejemplo, que el debilitamiento de los pacientes era secundario, frecuentemente, a la inanición y aceptaron el concepto de que los alimentos constituían la fuente única de nutrientes. El mismo Hipócrates (460-377 a.C.) recomendó "que los alimentos sean tu medicina y los medicamentos tu alimento". La historia científica de la nutrición *in stricto sensu* se inicia en el siglo XVIII con las trascendentales aportaciones de Lavoisier (revolución química), continuadas sucesivamente por Magendie (descubrimiento de las proteínas), Liebig (alimentos respiratorios y plásticos), Hopkins (factores accesorios) y, más recientemente, Funk (vitaminas).

Cuando nace la pediatría como disciplina independiente hacia finales del siglo XIX, Camerer destacaba que "en la infancia, el crecimiento es una manifestación importante y cambia de tal modo de un mes a otro al principio y con más lentitud después, que es preciso familiarizarse con estos cambios para poder comprender bien lo que debe considerarse como normal y lo que ha de estimarse como patológico". Gerhardt, con su obra *Handbuch der Kinderkrankheiten* escrita en seis volúmenes (1887-1889), es una de las referencias en Europa del conocimiento científico de la pediatría. Sus aportaciones, pioneras en el campo de la nutrición, son continuadas por Heubner y, más tarde, por Finkelstein. En los comienzos del siglo XX la escuela pediátrica de Berlín aportó importantes investigaciones sobre fisiología y metabolismo, recambio energético e interpretación metabólica de la patología. Czerny estudió en profundidad los trastornos nutritivos del lactante (1906) y propone el concepto de enfermedades nutricionales del lactante *ex alimentatione, ex infectione y ex constitutione*. Paralelamente Parrot, en Francia, centra su atención sobre la nutrición en su clásico trabajo *L'atrepsie* publicado en

1877. A continuación (1899), el *Traité de l'allaitement*, de Marfan, completa el nacimiento de la moderna pediatría francesa. También se introdujo el término *toxicosis*, para designar la deshidratación, y se escribió sobre las deficiencias nutricionales de la leche y del flúor. Cuando se inicia un nuevo milenio está justificado hablar de una nueva era para la ciencia de la nutrición[2,3].

Los cambios alimentarios acontecidos en el mundo occidental durante el siglo pasado han sido espectaculares. Los medios de transporte han modificado el suministro de alimentos, posibilitando que puedan consumirse en cualquier época del año. En general, la oferta dietética que se presenta al hombre occidental de comienzo del siglo XXI es variada y puede llegar a ser peligrosa en ausencia de una información adecuada. En la década de los 1980 tuvo lugar *un segundo renacimiento de la ciencia de la nutrición*, al tomar conciencia de que los conocimientos acumulados no eran suficientes para resolver los problemas globales de la inseguridad alimentaria y de la desnutrición. Ello ha justificado redefinir la nutrición como un derecho humano básico, no sólo imprescindible para su desarrollo, sino también como una consecuencia de éste[4].

DEFINICIONES

Nutrición

Fue definida por Grande Covián como "el conjunto de procesos mediante los cuales el organismo utiliza, transforma e incorpora en sus propias estructuras una serie de sustancias químicas que recibe del mundo exterior, formando parte de los alimentos, y elimina los productos de transformación de las mismas, con objeto de cumplir tres finalidades principales: suministrar energía, construir y reparar estructuras orgánicas y regular los procesos metabólicos".

Alimentación

Puede definirse como la parte externa del proceso nutritivo. Es el acto mediante el cual los seres vivos introducen en su organismo, generalmente por la boca, los distintos alimentos que sirven de sustento.

Alimento

Cualquier sustancia que, de forma directa o previa modificación, es capaz de ser ingerida, asimilada o utilizada por el organismo. Los alimentos que componen la dieta de los humanos son productos de origen vegetal o animal que contienen compuestos químicos indispensables para la nutrición, multitud de otras sustancias con funciones diversas y agua en muy variadas proporciones. Los alimentos sólo llegan al organismo después de haber sido transformados en el aparato digestivo previas digestión y absorción. En el intestino los hidratos de carbono son absorbidos en forma de glucosa; las grasas neutras (triglicéridos) en dos moléculas de ácidos grasos y una de monoglicérido; las proteínas en forma de aminoácidos. En definitiva, los alimentos, como tales, no participan directamente en la nutrición, sino que lo hacen sus componentes liberados durante la digestión.

Nutriente

Es el elemento nutritivo de un alimento. Se diferencian dos grupos de nutrientes: *esenciales y energéticos*. Los primeros precisan ser tomados del exterior o medio ambiente, ya que el organismo no puede sintetizarlos; su número alcanza 40-50 (Tabla 1.1). Los energéticos son los proporcionados por los principios inmediatos, que aportan energía química y está contenida en los enlaces de sus moléculas. El ATP (adenosín trifosfato) constituye un compuesto común, formado en las células, a partir del cual se obtienen las distintas energías (química, eléctrica, mecánica, térmica) que los diversos sistemas y órganos precisan específicamente. La producción de ATP no es constante y se ajusta en cada momento a las necesidades de energía de la célula. Es formado y destruido con gran rapidez, estimándose que se renueva unas 750 veces en el curso de un día, o, una vez cada 2 minutos en el sujeto normal. El contenido de ATP de algunos tejidos, como el SNC, debe renovarse rápidamente dadas sus elevadas necesidades energéticas. Existe, por ello, una estrecha dependencia entre las funciones cerebrales y el continuo suministro de glucosa y oxígeno.

Requerimientos

Cantidad de un nutriente necesaria para mantener a un individuo en un estado de buena salud.

Dieta

Término que no siempre se aplica correctamente, se define como la manera de vivir o régimen de vida. Ello incluye la regulación de la ingesta de alimentos como medida higiénica y, a veces, terapéutica. Existen muy diversos hábitos dietéticos según las diferentes culturas de los pueblos. El ambiente donde se consumen explica esta diversidad. En España la denominada dieta mediterránea se recomienda ya que cumple los requisitos de ser una die-

Tabla 1.1. Nutrientes esenciales, parcialmente esenciales y no esenciales

Esenciales		Condicionalmente esenciales	No esenciales
Vitaminas	*Aminoácidos*		
Todas	Arginina		
	Fenilalanina		
Minerales	Histidina*		
Macroelementos:	Isoleucina	Cisteína	
H, C, N, O, Na, P,	Leucina	Glutamina	Alanina
Mg, S, Cl, K, Ca,	Lisina	Serina	Glicina
H_2O	Metionina	Prolina	Ácido aspártico
Oligoelementos:	Treonina	Taurina**	Ácido glutámico
Fe, I, Cu, Mn, Zn,	Triptófano	Tirosina	
Co, Mo, Se, Cr	Valina		
Ácidos grasos			
Linoleico			
α-linoleico			

ta: normal, adecuada, balanceada, óptima y prudente. Los seres humanos necesitan una dieta diversa, equilibrada, que contenga una mezcla compleja de macronutrientes y micronutrientes que les asegure mantener una salud óptima. Los macronutrientes –carbohidratos, lípidos y proteínas– constituyen el principal aporte alimenticio y se utilizan como fuente energética y plástica. Los micronutrientes son compuestos orgánicos e inorgánicos, están en pequeñas cantidades y no son utilizados como fuente de energía, pero son necesarios para mantener la salud. Son fundamentales en la regulación de los procesos de utilización de los nutrientes. Incluyen 17 minerales y 7 vitaminas.

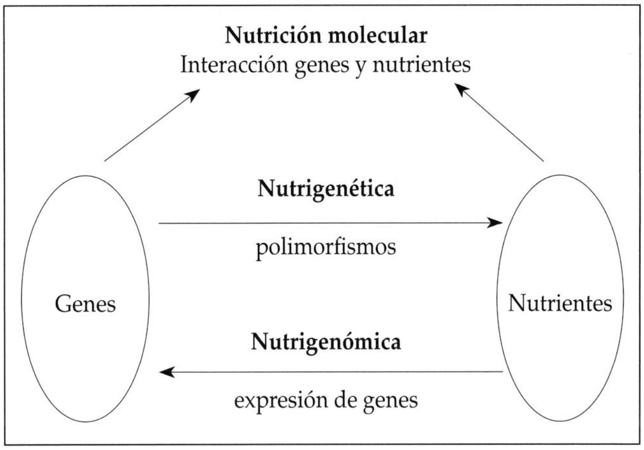

Figura 1.1. Relaciones entre nutrigenómica y nutrigenética.

Nutrigenómica

Así se denomina la ciencia que trata de facilitar una explicación a nivel molecular de cómo los nutrientes y otros componentes de los alimentos interaccionan en el conjunto de genes de un individuo, además de su repercusión sobre el estado de salud.

Nutrigenética

Se ocupa del análisis retrospectivo de las variantes genéticas de los individuos que condicionan la respuesta clínica a los nutrientes.

Las relaciones entre nutrigenómica y nutrigenética se representan en la figura 1.1.

NUTRICIÓN COMO SISTEMA

La nutrición humana debe estudiarse en el contexto de un sistema de interacciones entre nutrientes (componentes de los alimentos con valor nutricional), huésped (en el caso de la pediatría, el niño) y ambiente (Fig. 1.2).

La ciencia de la nutrición ha adquirido una gran importancia en todos los países del mundo. Su desarrollo actual obedece a un mejor conocimiento científico de los procesos nutricionales. En el momento presente se trata de una ciencia pluridisciplinar con conocimientos procedentes de la bioquímica, genética, fisiología y clínica humana[5,6].

Huésped

El proceso de la nutrición del ser humano tiene lugar en un huésped que posee una estructura compleja, una determinada composición química y una capacidad específica para desarrollar sistemas de adaptación a las situaciones más diversas. Como todo ser vivo y, por tanto, inestable, necesita un aporte continuo de energía, que pro-

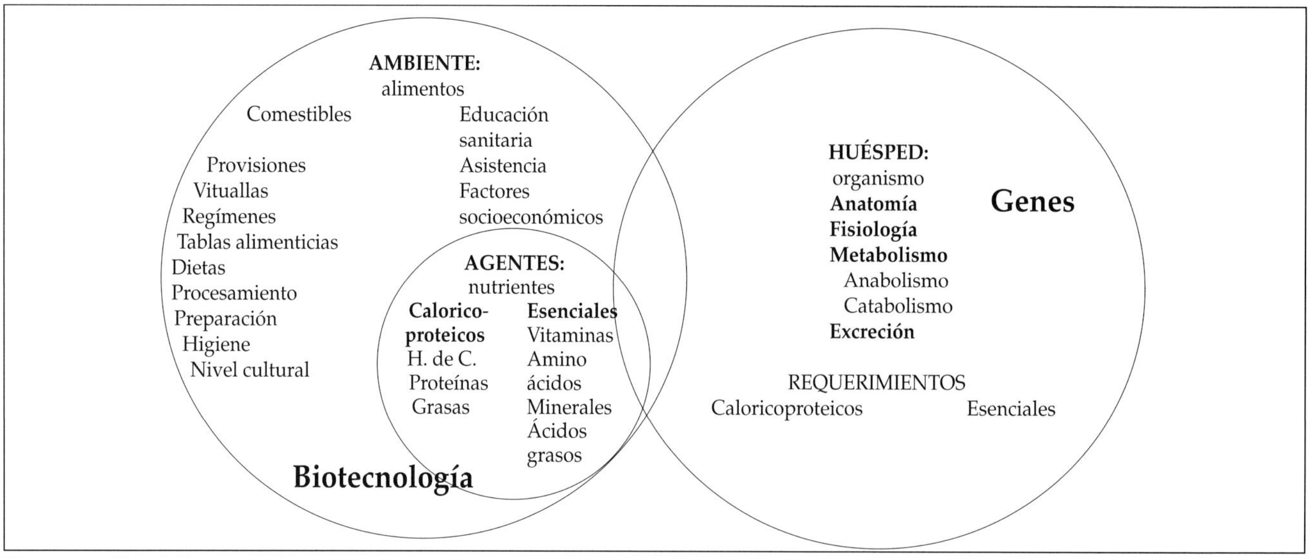

Figura 1.2. Nutrición como sistema.

cede de la oxidación de los nutrientes, esencialmente de los principios inmediatos. Así, por cada gramo de hidratos de carbono y de proteína que se oxida, se producen 4 kcal; 1 gramo de grasa proporciona 9 kcal. La *kilocaloría* equivale a 1.000 calorías y, en términos de calor, es el necesario para elevar la temperatura de un kilo de agua de 14,5° a 15,5 °C. Si se utiliza la medida en julios, como unidad de trabajo, que se define como el esfuerzo necesario para desplazar un kilo de peso a una velocidad de un metro por segundo, 1 caloría equivale a 4,2 julios. Esta energía es utilizada por el organismo para dos funciones básicas: síntesis proteica y transporte de sustancias a través de la membrana celular.

En líneas generales, existe un importante grado de variabilidad personal, no sólo en el contenido de los elementos químicos de tejidos y órganos, sino también en la concentración de biomoléculas específicas. La composición corporal (Fig. 1.3) varía según el sexo y la edad. Esta composición se ha estudiado tradicionalmente distinguiendo entre dos compartimentos: masa grasa y masa magra. Actualmente la tecnología permite analizar la composición corporal en cinco niveles: atómico, molecular, celular, tejidos y sistemas y cuerpo total. Durante la infancia los cambios en la composición corporal son acusados debidos al proceso biológico que caracteriza el crecimiento y desarrollo. Este fenómeno es regulado por diversos factores, dentro de los que tienen gran relevancia los factores nutricionales.

Parece obvio que la dieta más adecuada para el ser humano debe reproducir, de alguna forma, la composición cuantitativa corporal, para lo que debe contener una adecuada mezcla de nutrientes con elevado contenido acuoso, cantidades equilibradas de proteínas, hidratos de carbono y grasas, así como otros elementos necesarios (micronutrientes y vitaminas). Los primeros meses de vida extrauterina del humano se caracterizan por la intensa velocidad de su crecimiento. Los mamíferos se alimentan durante este período de máxima vulnerabilidad con la leche que aportan sus madres. Puede afirmarse categóricamente que la leche humana tiene la composición adecuada para las necesidades nutricionales de este período (véase cap. 14). Sus nutrientes deben proporcionar energía para la tasa metabólica basal, la acción dinámico-específica, el crecimiento, la actividad física y las pérdidas fecales y urinarias. Durante este período las demandas de nutrientes estructurales están aumentadas para asegurar la velocidad de crecimiento.

Agentes: nutrientes y alimentos

Los nutrientes se clasifican según su función principal en:

- *Energéticos:* fundamentalmente hidratos de carbono y grasas.
- *Estructurales:* ante todo proteínas y calcio.
- *Reguladores:* como minerales y vitaminas.

Los alimentos se clasifican de acuerdo con sus propiedades nutritivas en los siguientes grupos:

- *Primero:* leche y derivados, huevos.
- *Segundo:* carnes, pescados, aves y caza.
- *Tercero:* grasas y aceites.
- *Cuarto:* Cereales, leguminosas y tubérculos.

Capítulo

2

Requerimientos nutricionales durante la etapa de crecimiento

J.L. Olivares, M. Bueno

INTRODUCCIÓN

El conocimiento de las necesidades nutricionales constituye la base teórica indispensable para determinar la alimentación ideal de un individuo en cualquier período de la vida y en diferentes condiciones ambientales. El objetivo de la nutrición no es sólo conseguir un crecimiento y desarrollo adecuado, sino evitar carencias nutricionales y prevenir enfermedades con altas morbilidad y mortalidad en el adulto relacionadas con la dieta. Durante la digestión los alimentos son transformados en nutrientes, aportando la energía indispensable para asegurar el mantenimiento de los equilibrios biológicos, así como los elementos constitutivos del organismo que permiten la conservación de la materia viva sumida en una incesante renovación.

El rápido crecimiento del niño durante el primer año de vida y su continuidad hasta el final de la adolescencia conlleva unas necesidades nutricionales superiores a las de cualquier otra época de su existencia. Un suministro insuficiente de los nutrientes adecuados durante este período tendrá efectos adversos sobre su desarrollo. Durante la infancia y la adolescencia los procesos de crecimiento y maduración física y de la personalidad, no sólo influyen en la cantidad de nutrientes ingeridos y la forma de ingerirlos, sino también en la actitud del niño ante los alimentos; se establecen los hábitos alimentarios, madura el gusto, se definen las preferencias y las aversiones y, por tanto, la base del comportamiento alimentario para toda la vida[1].

DEFINICIONES

Las recomendaciones de ingesta más utilizadas son las elaboradas por el comité de expertos *Food and Nutrition Board* de la *National Research Council* que, en publicaciones periódicas, establecen las denominadas raciones dietéticas recomendadas y que se consideran adecuadas para cubrir las necesidades del 97-98% de la población de referencia. Últimamente se han introducido nuevos términos (*Dietary Recommended Intake*, RDI, o ingestas dietéticas recomendadas) y que incluyen las siguientes terminologías[2-4]:

RDA (*Recommended Dietary Allowance* o raciones dietéticas recomendadas)

Cantidad de un determinado nutriente suficiente para cubrir las necesidades de la mayor parte de las personas sanas de una población. Se realiza añadiendo al requerimiento medio una cantidad variable que permita obtener un margen de seguridad y evitar carencias, sin llegar a producir manifestaciones patológicas por exceso. En la práctica se calcula añadiendo dos desviaciones estándar a la cifra de requerimiento medio recomendado. Los RDA son útiles para evaluar el consumo nutricional de individuos o grupos, pero no para asegurar la idoneidad o el exceso de aporte de un determinado nutriente.

AI (*Adequate Intake* o ingesta adecuada)

Término similar al anterior, pero establecido para aquellos nutrientes en los que no existen RDA (es decir, datos científicos fundados).

EAR (*Estimated Average Requirement* o ingestas medias recomendadas)

Cubrirían las necesidades del 50% de la población.

EER (*Estimated Energy Requirement* o energía media recomendada)

Nivel de ingesta energética diaria que permite mantener un buen balance energético y un peso normal en cada individuo, según edad, sexo, peso, altura y nivel de actividad saludable.

UL (*Upper Level* o nivel de ingesta máximo)

Es el aporte diario máximo de un determinado nutriente que probablemente no entraña riesgos. Es una ayuda para evitar aportes excesivos, aunque no es un nivel de consumo recomendado. El nivel mínimo es la menor cantidad de ingesta de un nutriente a partir de la cual aparecería la enfermedad.

El establecimiento de las necesidades nutricionales se basa en estudios epidemiológicos en los que la ingesta de poblaciones sanas se compara con la de poblaciones con mayor prevalencia de determinadas enfermedades.

Tabla 2.1. Ecuaciones de FAO/WHO/ONU, Schofield y Harris-Benedict para predecir el metabolismo basal

FAO/WHO/ONU			
Sexo	**Edad (años)**	**Ecuación kcal/día**	**DE**
Varones	0-3	60,9 x peso - 54	53
	3-10	22,7 x peso + 495	62
	0-18	17,5 x peso + 651	100
Mujeres	0-3	61,0 x peso - 51	61
	3-10	22,5 x peso + 499	63
	0-18	12,2 x peso + 746	117
Schofield			
3-10 años			
Niños = (19,59 x kg) + (1,033 x talla) + 414,9			
Niñas = (16,97 x kg) + (1,618 x talla) + 371,2			
10-18 años			
Niños = (16,25 x kg) + (1,372 x talla) + 515,2			
Niñas = (8,365 x kg) + (4,656 x talla) + 200			
Harris-Benedict			
Varones = 66,473 + 5,003 (talla) + 13,752 (peso) - 6,755 (edad)			
Mujeres = 655,096 + 1,85 (talla) + 9,563 (peso) - 4,676 (edad)			

NECESIDADES ENERGÉTICAS

La utilización de la energía de los alimentos se suele determinar por calorimetría indirecta, en donde el consumo de oxígeno y la producción de dióxido de carbono son determinados después de la ingestión de alimentos. El cociente respiratorio (CR) es la relación entre el volumen de dióxido de carbono producido y el volumen de oxígeno consumido. El CR de las grasas es de 0,7; el de las proteínas, de 0,8 y el de los HC, de 1.

El gasto energético está integrado por varios componentes[5,6]:

1. **Metabolismo basal (MB).** Se define como el "gasto energético del organismo en reposo, en ayunas y a la temperatura de neutralidad térmica", cuando únicamente se producen las oxidaciones necesarias para asegurar el mantenimiento de la vida. La edad, sexo, tamaño corporal, el sueño, la fiebre o el ayuno, pueden modificar el metabolismo basal. Diversas ecuaciones permiten calcular el metabolismo basal en el niño (Tabla 2.1).
2. **Actividad física.** Las necesidades energéticas asociadas a la actividad física representan del 20 al 30% del gasto energético. Dependen del tipo de actividad y deporte que se practica y de su intensidad. Las diferencias, según se trate de un día sedentario o activo, pueden ser de más de 1.000 kcal. Es también distinto si debe realizarse un deporte de gran gasto energético, como el tenis individual u otro en el que la relación peso/fuerza es crucial, como la gimnasia. Los varones suelen tener unos valores de actividad física superiores a las mujeres. La forma más extendida para valorar este tipo de energía es la utilización de los equivalentes metabólicos para cada actividad física (MET).
3. **Termogénesis o gasto térmico de los alimentos.** Supone entre el 10-12% de la energía ingerida. Esta energía se utiliza para la absorción intestinal, transformaciones bioquímicas y acúmulo de nutrientes. Varía en relación con la exposición a temperaturas extremas o situaciones patológicas diversas. La termogénesis postprandial se puede medir también por calorimetría indirecta.
4. **Energía necesaria para el crecimiento.** El llamativo crecimiento del niño durante su primer año de vida (triplica su peso) y su continuidad hasta el final de la adolescencia conlleva unas necesidades nutritivas peculiares. El coste energético del crecimiento comporta dos elementos: el valor energético del tejido o producto formado, y el costo energético de su síntesis. El costo energético total depende de la composición del producto. Los valores de coste medio son 5,7 para las proteínas, 9,3 para los lípidos y 4,3 kcal para los HC.

Tabla 2.2. Energía y proteínas recomendadas para los distintos grupos de edad*

				Energía media recomendada (kcal)		Proteínas (gramos)	
Categoría	**Edad (años)**	**Peso (kg)**	**Talla (cm)**	**Por kg**	**Por día**	**Por kg**	**Por día**
Lactantes	0-0,5	6	60	108	650	2,2	13
	0,5-1	9	71	98	850	1,6	14
Preescolares	1-3	13	90	102	1.300	1,2	16
Escolares	4-6	20	112	90	1.800	1,1	24
	7-10	28	132	70	2.000	1,0	28
Adolescentes							
- Varones	11-14	45	157	55	2.500	1,0	45
	15-18	66	176	45	3.000	0,9	59
- Mujeres	11-14	46	157	47	2.200	1,0	46
	15-18	55	163	40	2.200	0,8	44

Tabla 2.3. Requerimientos calculados de calorías en recién nacidos a término

Parámetro	**Kilocalorías (por kilogramo por día)**
Consumo calórico en reposo	40-60
Actividad	15-25
Efecto térmico de los alimentos	10
Pérdidas de calorías en la materia fecal	5
Crecimiento	20
Total	90-120

National Research Council Food and Nutrition Board. RDA. 10ª ed. 1989.

El metabolismo basal depende de la masa de tejidos orgánicos activos, de la proporción de cada uno de ellos y de la contribución de cada tejido al metabolismo energético del organismo. La transformación de la composición del organismo con la edad tiene gran influencia sobre las necesidades energéticas, ya que ciertos órganos participan de forma más activa que otros en el metabolismo. Así, en el RN, el cerebro representa el 10% del peso corporal y puede llegar a absorber el 40% de la energía necesaria. En el lactante el MB es muy elevado (54 kcal/m^2/h); posteriormente va disminuyendo de forma progresiva y, al llegar a los 13 años, es sólo de 41 kcal/m^2/h, es decir, el niño necesita tantas más calorías cuanto más pequeño es.

Para el caso del adolescente las necesidades diarias se evalúan aproximadamente en 1.600 kcal para el MB, 600 para el trabajo muscular habitual, y 200 para la digestión y absorción de alimentos, o sea, un total de 2.400 kcal. El MB en la mujer sólo requiere 1.200 a 1.450 kcal, lo que comporta que sus necesidades energéticas sean menores. La actividad muscular conlleva también un gasto considerable y, por tanto, los requerimientos estarán en relación a la intensidad del ejercicio. En las Tablas 2.2 y 2.3 se detallan los requerimientos calculados de calorías para niños de distintas edades y RN normales.

NECESIDADES DE PROTEÍNAS Y AMINOÁCIDOS

Las proteínas son componentes esenciales para la nutrición, crecimiento, reparación de tejidos y suministro de nitrógeno y constituyen del 15-20 por ciento de la masa corporal. Son polímeros de aminoácidos de elevado peso molecular que, además de contribuir al metabolismo energético, cumplen una función estructural y forman parte de unidades bioquímicas especializadas (enzimas, hormonas, anticuerpos). Las proteínas están formadas a partir del mismo grupo de aminoácidos. Todos tienen un grupo amino (-NH_2) y un grupo carboxilo (-COOH) unidos a un mismo átomo de carbono. Su unión forma los péptidos y polipéptidos. La condensación y formación de una "unión peptídica" entre el grupo carboxil de un aminoácido y un grupo amino del otro determina la formación de la proteína. Las proteínas sencillas sólo contienen aminoácidos; las conjugadas tienen distintos grupos prostéticos: lípidos (lipoproteínas), glúcidos (glucoproteínas), metales (metaloproteínas) (Tabla 2.4).

Las necesidades en proteínas corresponden al "valor mínimo del aporte proteico alimentario que equilibra las pérdidas nitrogenadas del organismo". En el niño y en la mujer gestante o amamantando, las necesidades proteicas engloban las necesidades asociadas al crecimiento tisular o a la secreción láctea. Se sabe que el valor nutritivo de los alimentos nitrogenados es proporcional a su contenido en

Tabla 2.4. Clasificación de las proteínas

Tipos de proteínas	Ejemplos	Fuentes	Características
Holoproteínas o proteínas simples			
Aminoácidos solos			
Prolaminas	Zeína	Maíz	Solubles en alcohol diluido
	Gliadina	Trigo	Insolubles en agua
			Porcentaje bajo de lisina y triptófano
Albúminas	Ovoalbúmina	Huevo	Solubles en agua
	Lactoalbúmina	Leche	Insolubles en alcohol
	Mioalbúmina	Músculo	Coagulan al calor
	Seroalbúmina	Sangre	Punto isoeléctrico a pH 4,5-5
Globulinas	Ovoglobulina	Huevo	Insolubles en agua y alcohol
	Lactoglobulina	Leche	Solubles en soluciones salinas
	Fibrinógeno	Sangre	Coagulan con el calor
	Miosina	Músculo	Punto isoeléctrico a pH 5,5-6,5
	Legumina	Legumbres	
	Tuberina	Patatas	
Glutelinas	Gliadina	Trigo	Propiedades de elasticidad en el gluten
	Glutenina	Trigo	
Escleroproteínas	Colágeno	Hueso	Se convierte en gelatina por el calor
	Queratina	Cabello, uña	Es resistente a ácidos y enzimas
Heteroproteínas o proteínas compuestas			
Aminoácidos			
+ glúcidos = glucoproteínas	Ovomucina	Huevo	Existen en el moco, saliva y sinovia
+ fósforo = fosfoproteínas	Caseína	Leche	Se combinan con el calcio
	Ovovitelina	Yema de huevo	Solubles en soluciones salinas diluidas
+ metal o pigmento = cromoproteínas	Hemoglobina	Sangre	Intercambios gaseosos respiratorios
+ ácido nucleico = nucleoproteínas		Núcleo y citoplasma en las células	Formadas por ácidos nucleicos (azúcares + bases con nitrógeno + ácido fosfórico)

nitrógeno. El organismo gasta un mínimo en nitrógeno, incluso cuando el aporte es muy bajo o nulo. La técnica del balance nitrogenado permite observar si la cantidad de proteínas metabolizadas en el organismo es superior, igual o inferior, a la ingesta proteica y, por consiguiente, permite evaluar los requerimientos en aminoácidos y nitrógeno. Si la ingesta es superior a las necesidades, es posible la construcción de tejidos y la retención nitrogenada, el *balance nitrogenado es positivo*, y se mantendrá en equilibrio siempre que se satisfagan las necesidades mínimas. Si la ingesta proteica es inferior a las necesidades, el organismo consume sus propias proteínas, y el *balance nitrogenado es negativo*, situación en la que especialmente el hígado y el músculo ceden proteínas para su utilización metabólica, mientras el cerebro las presta con mayor dificultad[1,6,7].

El *valor nutricional de las proteínas* depende de la presencia de aminoácidos esenciales y de su proporción con los no esenciales; los primeros no deben sobrepasar el 20-25% del nitrógeno alimentario total. Una proteína es de alto valor biológico cuando un aporte no muy elevado de ella es capaz de ofrecer la cantidad necesaria de cada aminoácido. La ovoalbúmina sirve de referencia y se le otorga el valor de 100, siendo de 85 para la lactoalbúmina, de 75 para las proteínas de la carne y de la soja, y de entre 40 y 60 para las legumbres y cereales. Los aminoácidos que más limitan el valor biológico de las proteínas son los azufrados, la lisina y el triptófano, pero las proteínas se complementan, aportando los aminoácidos que otras no tienen; la harina de maíz, pobre en lisina y triptófano, ofrece sus aminoácidos azufrados a las proteínas de la leche, que son deficientes en cisteína y metionina. El aporte de proteínas de origen animal y vegetal en una proporción del 50% ofrece un conjunto de aminoácidos suficiente, tanto desde un punto de vista cualitativo como cuantitativo. Otra de las cualidades que confieren valor biológico a las proteínas es su digestibilidad: en las proteínas animales es del 95-99%, y en las de origen vegetal, del 75-90%. Para una dieta equilibrada que satisfaga las necesidades en el niño se requiere que, entre el 11 y el 15% de las calorías, procedan de las proteínas.

Tabla 3.8. Absorciometría por RX dual-energética (DEXA)

Principios: Escaneado del cuerpo con rayos-x de distinta energía ¡Mínima radiación! ¡Corto tiempo de medición! Valoración de componentes: Mineral óseo Masa no grasa Masa grasa

ras de agua, marcadas con H2 (deuterio), H3 (tritio) u O18 (isótopo estable de oxígeno), administradas por vía oral o intravenosamente y se espera que se equilibren en los distintos compartimentos, midiéndose después las concentraciones de isótopos en suero, orina, saliva o aire espirado. La cantidad de agua corporal total se calcula según las diluciones observadas.

Otros compartimientos de líquidos

Las técnicas de dilución de isótopos pueden utilizarse para calcular el volumen de otros compartimentos de líquidos, que a su vez sirven para determinar los componentes de masa libre de grasa: masa extracelular (MEC) y masa celular corporal (MCC). La masa extracelular se compone de líquidos (extracelulares y plasma) y de sólidos (esqueleto, cartílago, tendones, etc.) que son inactivos, metabólicamente considerados. La masa celular corporal es la masa activa del organismo. Las técnicas que utilizan Na22 y agua marcada con H3 permiten conocer masa celular corporal, masa extracelular y masa grasa.

Análisis de activación de neutrones

El método consiste en la creación de isótopos radiactivos de N, P, Na, Cl y Ca, irradiando el individuo a estudiar.

Nitrógeno corporal total

Con la medición de nitrógeno de un organismo se puede cuantificar la proteína corporal total, ya que la masa de nitrógeno guarda una relación constante con la masa de proteína (1 g N = 6,25 g de proteína). Se utiliza un sistema basado en la conversión de una cantidad de N14 a N15, al bombardear a un individuo con un flujo de neutrones de PuBe235 o de un ciclotrón o de un generador de neutrones. N15 emite rayos gamma a 10,83 MeV que se registran en un contador. La cantidad detectable de rayos gamma es proporcional a la masa corporal total de nitrógeno.

MÉTODOS DENSITOMÉTRICOS

Los métodos más conocidos que permiten valorar el volumen total corporal, parámetro con el que puede determinarse la densidad corporal, son: la hidrodensitometría o pesado bajo el agua y la pletismografía, tanto la acústica como la aérea.

Hidrodensitometría o pesado bajo el agua

El método más exacto para medir de forma directa la densidad corporal total es la determinación del volumen, aplicando el principio de Arquímedes[32-34]. Para ello puede utilizarse la hidrodensitometría. Se trata de un método que, aunque considerado como "estándar de oro", tiene varios inconvenientes que conviene conocer. Es dudosa su validez para valorar la composición corporal cuando se aplica a niños pequeños, ancianos, personas extremadamente delgadas, mujeres embarazadas o edematosas y, sobre todo, puede decirse que no es un método de uso habitual para utilizarse en un gran número de individuos, ni parece tener indicación en la clínica diaria.

Algunas recomendaciones son básicamente importantes en la técnica de la hidrodensitometría: a) el peso en el agua debe hacerse a 30°, en lugar de a 40° (a esta temperatura, 1 m^3 de agua pesa 995,7 kg en lugar de 1.000 kg; b) hay que considerar el aire residual pulmonar; c) también hay que tener en cuenta el gas contenido en el tramo gastrointestinal.

La densidad del cuerpo humano (Dc), como cualquier otro, es equivalente al cociente de la masa o peso (P) por el volumen (V): Dc = P/V. Como la determinación de la masa corporal (peso) es fácil, el requisito principal para estimar con precisión la densidad corporal es obtener una medición exacta del volumen. Conocido este dato la densidad puede conocerse con facilidad. A la temperatura corporal la grasa tiene una densidad de 0,9 (± 0,00068) kg/L. La densidad de la masa libre de grasa no puede medirse exactamente ya que es imposible tomar una muestra representativa de ella en humanos; es función de la cantidad relativa de agua, proteínas y minerales y en adultos normales es aproximadamente 1.100 kg/L. Para calcular el porcentaje de grasa total corporal a partir de la densidad corporal se utilizan una serie de ecuaciones (Tabla 3.9).

Pletismografías acústicas y aéreas

Los pletismógrafos, tanto el acústico como el aéreo, evitan la sumersión en al agua. Con ambas técnicas se puede determinar el volumen del individuo a explorar

Tabla 3.9. Estimación del % de grasa según composición corporal

Modelo componentes	Ecuación	Autores
2	% **Grasa** = (4,95/Dc - 4,50) x 100	Siri, 1956
2	% **Grasa** = (4,57/Dc - 4,142) x 100	Brozek *et al.* 1963
3	% **Grasa** = (2,118/Dc - 0,78 Atc - 1,354) x 100	Siri, 1961
3	% **Grasa** = (6,386/Dc - 3,96 M - 6,090) x 100	Lohman, 1986
4	% **Grasa** = (2,747/Dc - 0,714 Atc + 1,146 M0 - 6,090) x 100	Selinger, 1977

Dc: densidad corporal; Atc: agua total corporal como fracción del peso corporal; M: mineral (óseo + no-óseo), como fracción del peso corporal; Mo: mineral (óseo), como fracción de peso corporal.

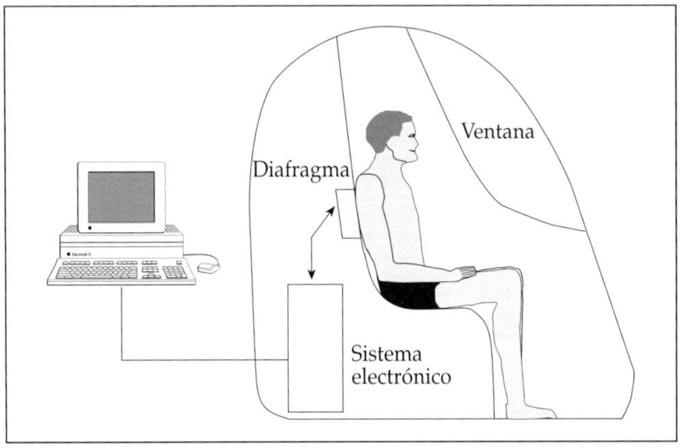

Figura 3.10. Esquema del dispositivo de pletismografía por desplazamiento de aire BOD POD®.

y, una vez que éste se conoce, se procede a continuación como en la hidrodensitometría[31].

BOD POD©

Actualmente se ha ideado un nuevo dispositivo de pletismografía por desplazamiento de aire (BOD POD© *Body Composition System; Life Measurement Instruments*, Concord, CA, EE.UU.) consistente en dos cámaras adyacentes, con una pared de fibra de vidrio que separa las dos cámaras moldeada en forma de asiento, una puerta de acceso que incluye una ventana acrílica (Fig. 3.10). Todo el sistema electrónico, circuitos de aire y transductores de presión se encuentran en la cámara posterior. Un diafragma móvil situado entre las dos cámaras es el encargado de producir las fluctuaciones de presión necesarias para el cálculo del volumen corporal. El sistema BOD POD© presenta una precisión similar a la hidrodensitometría y un coeficiente de variación de 0,025% en mediciones repetidas. Comparándolo con la hidrodensitometría, este nuevo método es más rápido, simple de manejar y capaz de acomodarse a grupos tan especiales como los niños, ancianos, discapacitados y grandes obesos.

LABORATORIO BIOQUÍMICO

El laboratorio bioquímico se utiliza, principalmente, para detectar estados deficitarios subclínicos, de forma complementaria a otros métodos de valoración del estado nutricional: dietéticos, clínicos y antropométricos. En general, en la valoración del estado nutricional es recomendable el uso de una combinación de análisis o pruebas, tanto estáticas como dinámicas o funcionales, mejor que realizar una única prueba[36-38].

Pruebas bioquímicas estáticas

Las pruebas bioquímicas estáticas se agrupan en dos grandes categorías: a) medición de un nutriente en líquidos o tejidos biológicos, bien sangre total o algunas de sus fracciones, o bien orina, pelo, saliva, líquido amniótico, uñas, piel y mucosa bucal; b) medición de la excreción urinaria de nutrientes, generalmente minerales, vitaminas hidrosolubles y proteínas.

Pruebas funcionales o dinámicas

Las pruebas funcionales o dinámicas consisten en: a) medición de la producción de un metabolito anormal (p. ej., aumentada excreción de ácido xanturénico en la deficiencia de vitamina B_6; b) medición de los cambios en las actividades de ciertos componentes enzimáticos o sanguíneos (p. ej., hemoglobina en sangre, déficit eritrocitario de glutation-peroxidasa, de glutation reductasa y de transquetolasa; y c) valoración de las funciones fisiológicas o conductuales derivadas del déficit de un nutriente específico.

Valoración del estado proteico

La mayor parte de las proteínas corporales se encuentran en el músculo esquelético (30-50% del total proteico) y una pequeña cantidad en forma de proteínas viscerales (proteínas séricas, hematíes, granulocitos, linfocitos, hígado, riñón, páncreas y corazón). Tres son los tipos de

Tabla 3.10. Interpretación de las concentraciones séricas de proteína total (g/dl)

Individuos	Deficiente (alto riesgo)	Bajo (riesgo medio)	Aceptable (bajo riesgo)
Lactantes 0-12 meses	-	< 5,0	≥ 5,0
Niños 1-5 años	-	< 5,5	≥ 5,5
Niños 6-12 años	-	< 6,0	≥ 6,0
Adultos	< 6,0	6,0-6,4	≥ 6,4

Tabla 3.11. Interpretación de las concentraciones séricas de albúmina (g/dl)

Individuos	Deficiente (alto riesgo)	Bajo (riesgo medio)	Aceptable (bajo riesgo)
Lactantes 0-11 meses	-	< 2,5	≥ 2,5
Niños 1-5 años	< 2,8	< 3,0	≥ 3,0
Niños 6-17 años	< 2,8	< 3,5	≥ 3,5
Adultos	< 2,8	2,8-3,4	≥ 3,5

análisis que se consideran: proteínas somáticas, excreción de metabolitos en orina y balance nitrogenado.

Proteínas somáticas

La medición de una o más de las proteínas séricas es el método frecuentemente utilizado para la valoración del estado de las proteínas transportadoras. El hígado es el principal órgano de síntesis de la mayor parte de estas proteínas (Tabla 3.10).

Albúmina: en el organismo humano la cantidad de albúmina es de 3-5 g/kg de peso corporal encontrándose más del 50% fuera del espacio vascular. Varios son los factores que determinan los niveles séricos de albúmina. Así, la biosíntesis está disminuida por falta de proteína dietética, estrés fisiológico, hepatopatía, hipotiroidismo y presencia excesiva de cortisol sérico. Normalmente del 30 al 40% de la albúmina corporal se encuentra en los vasos sanguíneos y linfáticos (espacio intravascular) y el resto en el tejido no graso, fuera de la sangre y del sistema linfático (espacio extravascular), especialmente en la piel. Sin embargo, tras situaciones de estrés la albúmina pasa del espacio intravascular al extravascular, conllevando una disminución de los niveles séricos de albúmina. Por el contrario en la malnutrición la albúmina pasa del espacio extravascular al intravascular (Tabla 3.11).

Transferrina: es una β-globulina sérica, proteína transportadora de hierro, que se sintetiza principalmente en el hígado pero, a diferencia de la albúmina se encuentra casi totalmente de forma intravascular. En situaciones normales, el 30-40% de la transferrina es utilizada para esta función de transporte.

Prealbúmina: también conocida como transtiretina y prealbúmina unida a tiroxina. Se sintetiza en el hígado y sirve como una proteína de transporte para tiroxina (T4) y de transporte de la proteína ligada a retinol. Debido a su corta vida media y escasa cantidad total corporal (0,01 g/kg) se considera un marcador sensible de la nutrición proteica y además responde más rápidamente que la albúmina y la transferrina a los cambios en el estado proteico. Sus concentraciones séricas están disminuidas en hepatopatías, sepsis, enteropatías pierde proteínas, hipertiroidismo y estados agudos catabólicos. Están aumentadas en los enfermos con insuficiencia renal crónica que se encuentran en diálisis.

Proteína ligada a retinol: es una proteína hepática que transporta retinol cuando se complementa con la prealbúmina. Circula en sangre en un complejo trimolecular 1:1:1 con retinol y prealbúmina. Sus concentraciones se alteran rápidamente ante la deficiencia de proteína y de energía y tras un adecuado tratamiento nutricional. No puede decirse que sea mejor marcador proteico que la prealbúmina. En casos de deficiencia de vitamina A, sus niveles séricos están disminuidos, así como en los estados catabólicos y en el hipertiroidismo.

Somatomedina C (IGF-I): es un péptido producido por el hígado en respuesta a la estimulación de la hormona de crecimiento. Realmente no es una proteína sérica. Las concentraciones séricas de IGF-I disminuyen en la malnutrición proteico-energética, aunque vuelven a la normalidad tras 3-15 días de terapéutica nutricional. Durante este tiempo no se observan variaciones en las concentraciones de albúmina, transferrina y otras proteínas transportadoras, lo que indica que se trata de un marcador sensible del estado proteico.

Fibronectina: glicoproteína sintetizada por diversos tipos de células (hígado, endotelio, fibroblastos). Tiene una vida media de tan sólo 20 horas. A diferencia de las proteínas antes consideradas la fibronectina no es tan dependiente del hígado. La deprivación nutricional da origen a bajas concentraciones séricas que vuelven a la normalidad con la terapéutica nutricional. Otros factores afectan a las concentraciones de la fibronectina, tales como quemaduras, traumatismos y sepsis.

En la tabla 3.12 se resumen los datos esenciales de las cuatro más utilizadas.

Aminoácidos séricos

Las relaciones entre aminoácidos séricos no-esenciales y esenciales son índices utilizados en el diagnóstico de

Tabla 3.12. Proteínas plasmáticas utilizadas como parámetros nutricionales

Proteína	Nivel plasmático	Vida media	Factores de variación
Albúmina	15-20 días	36-45 g/L RN: 80% del nivel adulto	MPE Fallo hepático Enteropatía pierde proteínas
Prealbúmina	2-3 días	0,32-0,35 g/L RN: 80% del nivel adulto	MPE Enfermedad hepática Hipertiroidismo Enfermedad inflamatoria
Proteína ligada a retinol	12 horas	60 ± 16 mg/L Niños: 30-60% del adulto Rápido aumento en pubertad	MPE Enfermedad inflamatoria Deficiencia de Zn Vitamina A Enfermedad hepática GNF y defecto tubular renal Aumento nivel
Transferrina	8 días	2-4 g/L (amplia variación) edad-dependiente	MPE, disminución Fe Fallo hepático Enteropatía

MPE: malnutrición proteico-energética.

Tabla 3.13. Interpretación del índice creatinina/talla (ICT)

Individuos	Deficiente (alto riesgo)	Bajo (riesgo medio)	Aceptable (bajo riesgo)
Creatinina/talla (3 meses-17 años)	< 0,5	0,5-0,9	> 0,9

Tabla 3.14. Interpretación del índice hidroxiprolina (IH)

Individuos	Deficiente (alto riesgo)	Bajo (riesgo medio)	Aceptable (bajo riesgo)
Hidroxiprolina (3 meses-10 años)	< 1,0	1,0-2,0	> 2,0

entidades malnutricionales, especialmente en el Kwashiorkor.

Excreción de metabolitos proteicos por la orina

Las pruebas más frecuentemente utilizadas son:

Excreción de creatinina: la creatinina excretada en la orina se deriva del catabolismo del fosfato de creatinina, un metabolito presente en el tejido muscular. Por tanto, la cantidad total de masa muscular existente en un organismo puede valorarse indirectamente con esta prueba. El índice más frecuentemente usado para expresar la excreción de creatinina es el de creatinina/talla (ICT).

$$ICT = \frac{\text{Creatinina urinaria 24-horas (mg/día) x 100}}{\text{Creatinina urinaria 24-horas (según talla, edad y sexo)}}$$

Un ICT de 60-80% representa un moderado déficit de masa muscular corporal; el déficit es grave, si es inferior al 60%. En este índice se hace referencia a la talla y no al peso, al considerar que la talla (excepto en malnutriciones crónicas) no se afecta por la pérdida de tejido adiposo, ni por los edemas (Tabla 3.13).

Excreción 3-hidroxiprolina: la 3-hidroxiprolina urinaria es un producto derivado de componentes del colágeno de tejidos calcificados o no calcificados. Para su valoración se utilizan los índices hidroxiprolina: creatinina (IHC) y el de hidroxiprolina (IH).

$$IHC = \frac{\text{Hidroxiprolina (mg) por 24 horas}}{\text{Creatinina (mg) por 24 horas}}$$

En niños este índice cambia con la edad ya que la excreción de hidroxiprolina disminuye y la de creatinina aumenta; ello indica modificaciones que guardan relación con la evolución de la velocidad de crecimiento. El IH es semejante al anterior, pero en este índice se introduce un factor de corrección, que es el peso (Tabla 3.14).

$$IH = \frac{\text{Hidroxiprolina (mg) por ml de orina}}{\text{Creatinina (mg) por ml de orina}}$$

Capítulo

4

Metabolismo energético. Requerimientos

L.A. Moreno, G. Rodríguez, J.M. Garagorri

Todas las funciones biológicas requieren energía. Los hidratos de carbono, las grasas y las proteínas contienen la energía que se utilizará para el trabajo biológico. Por ello, se puede hablar tanto de energía de los alimentos, como de energía utilizada en la realización de trabajo biológico[1]. A continuación se revisarán distintos aspectos referentes a la energía aportada por los alimentos y a la energía utilizada para la realización de las distintas funciones biológicas. Para finalizar, se presentarán los aportes de energía recomendados para niños y adolescentes.

ENERGÍA DE LOS ALIMENTOS

La kilocaloría (kcal) se define como la cantidad de calor necesaria para aumentar en 1 °C la temperatura de 1 kg de agua, desde 14,5 a 15,5 °C. La unidad estándar para medir la energía es el kilojulio. Para convertir kilocalorías en kilojulios hay que multiplicar las kilocalorías por 4,2.

Para medir el valor energético de un nutriente se puede usar un calorímetro. Para ello, se quema el alimento en un recinto cerrado y se mide el calor liberado en dicha combustión. El calor liberado en la oxidación de un alimento se conoce como su calor de combustión, y representa el valor energético total de dicho alimento.

El valor energético de las grasas varía algo en relación con su composición en ácidos grasos. El calor de combustión medio de un gramo de grasa al oxidarse, se considera como de 9,4 kcal.

El calor de combustión de un hidrato de carbono también es variable, dependiendo de la distribución de los átomos en la molécula. La glucosa tiene un calor de combustión de 3,74 y el almidón de 4,20, respectivamente. En general se usa el valor de 4,2 como el calor de combustión de un gramo de cualquier hidrato de carbono.

La energía liberada durante la combustión de una proteína depende sobre todo de la proporción de nitrógeno contenida en dicha proteína. Muchas proteínas contienen aproximadamente un 16% de nitrógeno y un calor de combustión medio de 5,75 kcal/g (proteína de huevo, carne, soja). El calor de combustión medio de un gramo de proteína se considera de 5,65 kcal/g.

El valor energético de un alimento en el organismo no es exactamente el mismo que su calor de combustión determinado por calorimetría. En el caso de las proteínas, el nitrógeno se combina con el hidrógeno para formar urea, que se elimina por la orina. Esta eliminación de hidrógeno representa una pérdida potencial de energía que disminuye el calor de combustión de la proteína en el cuerpo hasta 4,6 kcal/g, en lugar de los 5,65 obtenidos en el calorímetro. En el caso de las grasas y los hidratos de carbono, el calor de combustión en el organismo humano es muy similar al observado en el calorímetro.

Otro aspecto a considerar en la determinación de la energía total obtenida de un alimento, es la eficacia del proceso digestivo. El coeficiente de digestibilidad es la proporción de alimento ingerido que se utiliza para ser metabolizado por el organismo. Los coeficientes de digestibilidad de los hidratos de carbono son de aproximadamente 97%, los de las grasas del 95% y los de las proteínas del 92% (78% las proteínas vegetales y 97% las animales)[2].

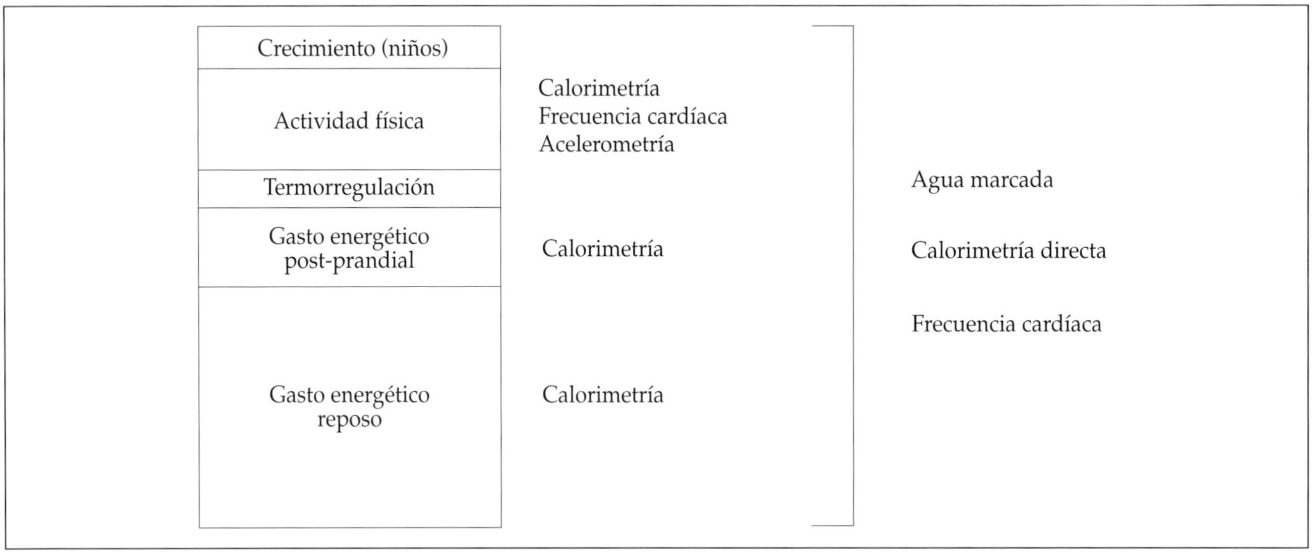

Figura 4.1. Componentes del gasto energético y métodos de medida de dichos componentes y del gasto energético total.

El valor energético neto de los hidratos de carbono, grasas y proteínas ingeridas en la dieta puede ser redondeado a números enteros: 4, 9 y 4 kcal/g, respectivamente. Estos factores se conocen como factores de Atwater y se usan tradicionalmente para calcular la energía aportada por los distintos nutrientes[1].

GASTO ENERGÉTICO

El término energía sugiere un estado dinámico relacionado con una condición de cambio, debido a que la presencia de energía únicamente se pone de manifiesto cuando tiene lugar un cambio. La primera ley de la termodinámica establece que la energía no se crea ni se destruye, sino que únicamente se transforma de una forma en otra. Este es el principio de la conservación de la energía que se aplica también a los seres vivos. En el organismo humano toda la energía química contenida en los alimentos no se pierde inmediatamente como calor, sino que una proporción importante se conserva como energía química y se transforma posteriormente en energía mecánica.

En humanos, el gasto energético se divide esquemáticamente en varios componentes (Fig. 4.1):

- Gasto energético en reposo: energía consumida en reposo. Si la medida se hace en un ambiente térmico neutro, 8-12 horas después de una comida o una actividad física, se habla de tasa metabólica basal o metabolismo basal.
- Termogénesis: gasto de energía que depende de múltiples factores, como la ingesta (gasto de energía post-prandial), la exposición a temperaturas extremas o algunas situaciones patológicas.
- Actividad física.
- En el niño, el estudio del gasto de energía debe también tener en cuenta la cantidad de energía necesaria para el crecimiento. Esta energía comprende la que se acumula en los nuevos tejidos formados y la necesaria para la síntesis de estos nuevos tejidos.

Gasto energético en reposo

El organismo necesita un nivel mínimo de energía para mantener sus funciones vitales. Esta energía se conoce como tasa metabólica basal, la cual se puede estimar mediante calorimetría indirecta en unas condiciones muy bien estandarizadas, que incluyen un ayuno previo de 12 o más horas, con el fin de evitar el efecto térmico de los alimentos. En la mayoría de los casos, estos valores son sólo ligeramente inferiores a los valores obtenidos en reposo tras 3-4 horas de la ingesta de una comida ligera. Por lo tanto, a menudo se habla de gasto energético en reposo, cuando las condiciones de medida no han sido tan estrictas.

En el organismo humano, todo el metabolismo energético depende de la utilización de oxígeno. Por lo tanto, si se mide el consumo de oxígeno de un individuo, es posible obtener una estimación indirecta de su metabolismo energético. Cuando se quema una mezcla de hidratos de carbono, grasa y proteínas en 1 litro de oxígeno, se liberan aproximadamente 4,82 kcal, con muy ligeras variaciones dependientes del contenido de la mezcla de nutrientes. Si se asume la ingesta de una dieta mixta, para los cálculos de gasto energético se suele considerar 5 kcal por litro de oxígeno consumido.

Tabla 4.1. Descripción de 5 de las fórmulas más utilizadas en pediatría para el cálculo del gasto energético en reposo

Autores	Fecha obtención datos	Nº de sujetos	Población	Ecuaciones
FAO/WHO/UNU	1910-1980	> 7.500	Niños y adolescentes, de 3 a 18 años, procedentes de países desarrollados y en vías de desarrollo	M (3-10 años): GER = 22,5 P + 499 H (3-10 años): GER = 22,7 P + 495 M (10-18 años): GER = 12,2 P + 746 H (10-18 años): GER = 17,5 P + 651
Maffeis *et al.*	1990	130	Niños y adolescentes, de 3 a 18 años, procedentes de países desarrollados y en vías de desarrollo	M: GER = (1.552 + 35,8 P + 15,6 T-36,3 E)/4,18 H: GER = (1.287 + 28,6 P + 23,6 T-69,1 E)/4,18
Harris-Benedict	1909-1917	241	Adultos (la mayor parte) y lactantes (escaso número)	M: GER = 655,10 + 9,56 P + 1,85 T-4,68E H: GER = 66,47 + 13,75 P + 5,0 T -6,76E
Schofield-P	1935-1985 Los datos de la evaluación FAO/WHO/UNU también están incluidos	> 7.500	Niños y adolescentes, de 3 a 18 años, procedentes de países desarrollados y en vías de desarrollo	M (3-10 años): GER = 20,3 P + 486 H (3-10 años): GER = 22,7 P + 505 M (10-18 años): GER = 17,7 P + 659 H (10-18 años): GER = 13,4 P + 693
Schofield-TP	1935-1985 Los datos de la evaluación FAO/WHO/UNU también están incluidos	> 7.500	Niños y adolescentes, de 3 a 18 años, procedentes de países desarrollados y en vías de desarrollo	M (3-10 años): GER = 16,97 P + 1,618 T + 371,2 H (3-10 años): GER = 19,6 P + 1,033 T + 414,9 M (10-18 años): GER = 8,365 P + 4,65 T + 200 H (10-18 años): GER = 16,25 P + 1,372 T + 515,5

GER: Gasto energético en reposo (kcal/24 h); P: peso (kg); T: talla (cm); E: edad (años); M: mujer; H: hombre.

La calorimetría indirecta se puede realizar en circuito cerrado y en circuito abierto, aunque el sistema que más se utiliza es este último y por lo tanto es el que se describe a continuación. El individuo respira en una canopia y un sistema de aspiración (con débito constante y medido) extrae de aquel la mezcla de aire y gas espirado. Después de la medida del débito, una parte de esta mezcla espirada se dirige hacia analizadores precisos del oxígeno y del anhídrido carbónico. Esta técnica se puede adaptar a un individuo acostado o de pie y se puede utilizar durante varias horas, permitiendo medidas continuas tanto en reposo como durante la práctica de algún tipo de ejercicio[3].

El gasto energético en reposo en niños aumenta desde el nacimiento hasta la pubertad, debido a que existe un incremento en el tamaño corporal. Por el contrario, cuando el gasto energético en reposo se expresa por kg de peso corporal o de masa no grasa, aumenta durante el primer año de vida, pero disminuye posteriormente hasta los 20-25 años[4].

En niños y adolescentes, la masa no grasa explica hasta un 80% de la variación del gasto energético en reposo. La edad y el sexo añaden, respectivamente, un 3-4% y un 1% a la cifra anterior. Determinantes como la distribución y cantidad de la masa grasa corporal, desarrollo puberal y raza no han demostrado contribución significativa en las fórmulas predictivas del gasto energético en reposo[5]. El gasto energético en reposo es mayor en el sexo masculino que en el femenino, incluso en la época prepuberal, hecho que no puede ser explicado solamente por las diferencias hormonales entre ambos sexos[6].

Existen numerosas ecuaciones que permiten el cálculo del gasto energético en reposo en niños y adolescentes. En nuestro medio se recomienda el uso de las propuestas por Schofield (que incluyen el peso y la talla) y por la FAO7WHO/UNU[7] (Tabla 4.1).

Termogénesis

La termogénesis obligatoria supone entre 10 y 12% de la energía ingerida. Esta energía se utiliza para la absorción intestinal, las transformaciones bioquímicas y el acúmulo de nutrientes. La termogénesis inducida por los alimentos, o termogénesis post-prandial, se puede medir también mediante calorimetría indirecta[8].

Actividad física

El gasto energético asociado a la realización de actividad física representa del 25 al 30% del gasto energético total diario. Por lo tanto, es importante conocer los hábitos de actividad física para poder calcular las necesidades energéticas de un individuo, ya que, incluso en niños y adolescentes, las diferencias, según se trate de un día muy sedentario o un día muy activo, pueden ser de más de 1.000 kcal/día, para el mismo individuo[9].

Entre los determinantes del gasto energético en actividad física en niños y adolescentes, uno de los más importantes es el sexo. Los varones presentan unos valores de actividad física mayores que los observados en el sexo femenino. Los niños y niñas prepúberes son más activos que los púberes. Otro determinante de la actividad física es el nivel socioeconómico y el ambiente familiar. Los niños de categoría socioeconómica baja hacen menos ejercicio físico que los de alta y permanecen más horas frente a la televisión[10].

El grado de realización de actividad física se puede medir mediante distintos métodos, los cuales se comentan brevemente a continuación.

Cuestionarios o encuestas

Es un método clásico para la medida de la actividad física, que parece proporcionar información precisa siempre y cuando se usen cuestionarios debidamente validados[11]. Este tipo de cuestionarios son escasos, especialmente los adaptados al período infanto-juvenil[12].

La mayor dificultad de los cuestionarios es la traducción de la información cualitativa en cuantitativa. La forma más extendida es la utilización de los llamados equivalentes metabólicos para cada tipo de actividad específica (MET). Los MET son múltiplos del gasto energético en reposo; vienen indicados en una tabla para cada tipo de actividad, y oscilan entre 0,95 a 1 en reposo y durante el sueño, hasta valores de 15 MET durante períodos de actividad física muy importante[13]. Los cálculos en kilocalorías se realizan multiplicando el número de MET de una actividad determinada por el tiempo empleado en horas y por los kilos de peso.

Como las actividades sedentarias están asociadas en gran medida a las enfermedades crónicas nutricionales, más incluso que la actividad física propiamente dicha, se plantea la utilización de cuestionarios específicos que puedan detectar patrones de vida sedentarios.

Registro de la frecuencia cardíaca

La frecuencia cardíaca se incrementa progresivamente durante la realización de actividad física. En la actualidad existen aparatos (pulsómetros) que permiten la medida de la frecuencia cardíaca durante 24 horas, con memoria de grabación continua, que estiman con bastante fiabilidad el gasto energético durante la actividad física en niños[14]. Se realizan registros de uno o varios días y, en general, se tiende a considerar que el individuo ha realizado actividad física cuando se registran picos de más de 140 latidos/minuto (que corresponde aproximadamente a un 70% de la capacidad física máxima) durante al menos 5 minutos[15].

Acelerometría

Mide las aceleraciones que se producen en los 3 planos del espacio, permitiendo una evaluación objetiva de la intensidad y frecuencia de la actividad física. Los resultados obtenidos con este método presentan una buena correlación con el consumo de oxígeno. En la actualidad se va teniendo experiencia con este método también en niños y adolescentes, especialmente cuando se relaciona la cantidad de movimiento registrado con los diferentes grados de intensidad de actividad física[14,16].

Gasto energético total

El conocimiento del gasto energético total permitirá programar de manera precisa el consumo adaptado de nutrientes a dichas necesidades energéticas; sin embargo, los métodos que permiten esta medida son complejos y, por lo tanto, sólo se suelen reservar a situaciones muy especiales o al ámbito de la investigación. A continuación se comentan algunos de ellos.

Calorimetría directa

Todos los procesos que ocurren en el organismo resultan en definitiva en la producción de calor. La producción de calor por el organismo humano puede medirse directamente en un calorímetro similar al utilizado para determinar el contenido energético de los alimentos. Estos calorímetros consisten en una habitación aislada térmicamente, en la cual el calor producido por la persona instalada en su interior se extrae mediante un sistema que consiste en agua que fluye constantemente en el techo de la habitación. La diferencia en la temperatura del agua que entra y la que sale de la habitación refleja la producción de calor del individuo examinado. Se aporta continuamente aire humidificado a la habitación, añadiendo oxígeno al aire antes de su entrada con el fin de mantener un aporte normal de oxígeno[17].

Agua marcada

Este método se desarrolló para medir el gasto energético de pequeños animales de laboratorio, en largos períodos de tiempo. Consiste en administrar agua marcada con deuterio (^{2}H) y oxígeno 18 ($^{18}O_2$) por vía oral. Se mide diariamente, en una muestra de orina, la relación entre los diversos isótopos, durante un período igual a 2 ó 3

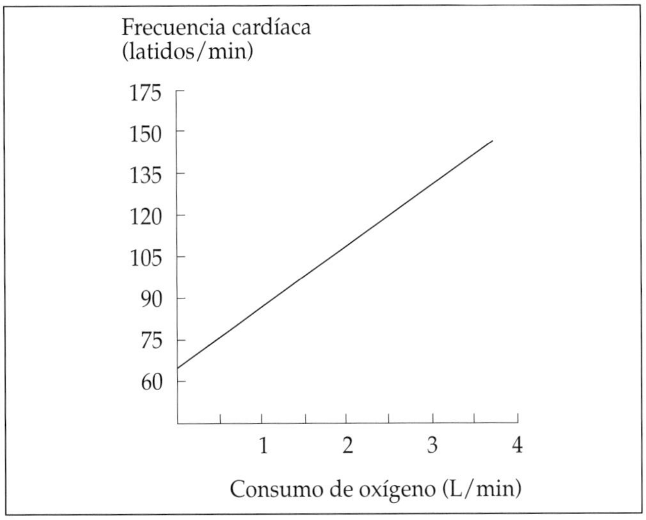

Figura 4.2. Relación entre la frecuencia cardíaca y el consumo de oxígeno.

Tabla 4.2. Requerimientos energéticos medios en niños y adolescentes

Edad (años)	Energía (kcal/kg)	Energía (kcal/día)
0-0,5	108	650
0,5-1	98	850
1-3	102	1.300
4-6	90	1.800
7-10	70	2.000
Varones		
11-14	55	2.500
15-18	45	3.000
Mujeres		
11-14	47	2.200
15-18	40	2.200

vidas medias del agua corporal (7 a 15 días). La diferencia entre la tasa de desaparición de $^{18}O_2$ y la de ^2H está en relación con la producción total de CO_2, y por lo tanto con el consumo de O_2[18].

Este método, que usa isótopos estables (no radioactivos), tiene la ventaja de no originar ninguna restricción en la actividad del individuo y la de medir el gasto energético en períodos de tiempo de 1 a 2 semanas. El agua doblemente marcada se ha convertido en el método *gold standard* para valorar el gasto energético en condiciones libres, tanto en adultos como en niños y adolescentes[19]. En cuanto a los inconvenientes, señalar que se basa en la medida de la producción de CO_2, que es menos precisa que la del consumo de O_2; además, es un método costoso en tiempo y dinero, ya que se usan isótopos que después se determinan mediante espectrometría de masa.

Registro de la frecuencia cardíaca

Para cada individuo la frecuencia cardíaca y el consumo de oxígeno presentan una estrecha relación lineal (Fig. 4.2). Si esta relación es conocida, nos permite estimar el consumo de oxígeno a una frecuencia cardíaca determinada. Esta característica es interesante cuando no se puede medir el consumo de oxígeno durante la realización de la actividad física. Se ha comentado ya la existencia de pulsómetros que permiten la monitorización de la frecuencia cardíaca durante períodos superiores a 24 horas. Este método tiene el inconveniente de que se necesita medir previamente el gasto de energía en reposo y tras la realización de ejercicio físico, ya que la relación entre frecuencia cardíaca y consumo de oxígeno es distinta de un individuo a otro e incluso en el mismo individuo, de un día a otro[20].

Condición física

El estudio de la relación entre la actividad física, la condición física y la salud, atiende a dos modelos diferentes: el primero, relaciona la actividad física directamente con la salud, preocupándose por la adopción de hábitos de vida saludables a través del estudio de factores psicosociales que condicionan la adherencia a los programas de actividad física. El segundo modelo relaciona la práctica de la misma con la salud a través de la mediación que se produce en la mejora de la condición física, gracias a los cambios morfológicos y funcionales que se producen. En consecuencia, la medida del nivel de condición física orientada a la salud debe ser un aspecto a considerar de manera complementaria a la valoración del gasto energético[21].

REQUERIMIENTOS ENERGÉTICOS

En la población general se puede adaptar la ingesta energética a la recomendada para cada edad y sexo (Tabla 4.2)[22], con el fin de saber si esa ingesta permite a ese niño mantener una composición corporal adecuada, se tendrán que valorar posteriormente una serie de medidas antropométricas.

En algunas situaciones será importante también valorar de manera precisa los distintos componentes del gasto energético. En algunos casos, pueden aportar información sobre las causas de ciertos problemas nutricionales encontrados en algunas enfermedades infantiles[23-26]. En otros casos pueden ser una ayuda inestimable en la programación del soporte energético en niños con un estado nutricional deficitario[27-29].

BIBLIOGRAFÍA

1. McArdle WD, Katch FI, Katch VL. Exercise physiology. Energy, nutrition and human performance. Philadelphia, Lea and Febiger, 1991.
2. Putet G, Salas J. Evaluation du métabolisme énergétique. En: Ricour C, Ghisolfi J, Putet G, Goulet O, eds. Traité de Nutrition Pédiatrique. Paris, Maloine, 1993.
3. Pencharz PB, Azcue MP. Measuring resting energy expenditure in clinical practice. J Pediatr 1995; 127: 269-71.
4. Weinsier RL, Schutz Y, Bracco D. Reexamination of the relationship of resting metabolic rate to fat-free mass and to the metabolically active components of fat-free mass in humans. Am J Clin Nutr 1992; 55: 790-4.
5. Rodríguez G, Moreno LA, Sarría A, Pineda I, Fleta J, Pérez-González JM *et al*. Determinants of resting energy expenditure in obese and non-obese children and adolescents. J Physiol Biochem 2002; 58: 9-15.
6. Bitar A, Vermorel M, Fellmann N, Coudet J. Twenty-four-hour energy expenditure and its components in prepubertal children as determined by whole-body indirect calorimetry and compared with young adults. Am J Clin Nutr 1995; 62: 308-15.
7. Rodríguez G, Moreno LA, Sarría A, Fleta J, Bueno M. Resting energy expenditure in children and adolescents: Agreement between calorimetry and prediction equations. Clin Nutr 2002; 21: 255-60.
8. Maffeis C, Schutz Y, Zoccante L, Micciolo R, Pinelli L. Meal-induced thermogenesis in lean and obese prepubertal children. Am J Clin Nutr 1993; 57: 481-5.
9. Moreno L. Actividad física y deporte en el niño y adolescente: implicaciones en su nutrición y alimentación. Bol Soc Pediatr Arag La Rioj Sor 1992; 22: 121-33.
10. Mur L, Fleta J, Garagorri JM, Moreno LA, Bueno M. Actividad física y ocio en jóvenes. I. Influencia del nivel socioeconómico. An Esp Pediatr 1997; 46: 119-25.
11. Pols MA, Peeters PHM, Ocké MC, Bueno-de-Mesquita HB, Slimani N, Kemper HCG *et al*. Relative validity and repeatability of a new questionnaire on physical activity. Prev Med 1997; 26: 37-43.
12. Sarría A, Sellés H, Cañedo-Argüelles L, Fleta J, Blasco MJ, Bueno M. Un autotest como método de cuantificación de la actividad física en adolescentes. Nutr Clin 1987; 7: 56-61.
13. Bratteby LE, Sandhagen B, Fan H, Samuelson G. A 7-day activity diary for assessment of daily energy expenditure validated by the doubly labelled water method in adolescents. Eur J Clin Nutr 1997; 51: 585-91.
14. Corder K, Brage S, Wareham NJ, Ekelund U. Comparison of PAEE from combined and separate heart rate and movement models in children. Med Sci Sports Exerc 2005; 37: 1761-7.
15. Armstrong N, Balding J, Gentle P, Kirby B. Patterns of physical activity among 11 to 16 year old British children. Br Med J 1990; 301: 203-5.
16. Rodríguez G, Béghin L, Michaud L, Moreno LA, Turck D, Gottrand F. Comparison of the Tritrac-R3D accelerometer and a self-report activity diary with heart-rate monitoring for the assessment of energy expenditure in children. Br J Nutr 2002; 87: 623-31.
17. Seale JL, Rumpler WV, Moe PW. Description of a direct-indirect room-sized calorimeter. Am J Physiol 1991; 230: E306-E320.
18. Livingstone MB, Coward WA, Prentice AM, Davies PSW, Strain JJ, McKenna PG *et al*. Daily energy expenditure in free-living children: comparison of heart rate monitoring with double labelled water (2H218O) method. Am J Clin Nutr 1992; 56: 343-52.
19. Hoos MB, Gerver WJ, Kester AD, Westerterp KR. Physical activity levels in children and adolescents. Int J Obes Relat Metab Disord 2003; 27: 605-9.
20. McCrory MA, Molé PA, Nommsen-Rivers LA, Dewey KG. Between-day and within-day variability in the relation between heart rate and oxygen consumption: effect on the estimation of energy expenditure by heart-rate monitoring. Am J Clin Nutr 1997; 66: 18-25.
21. Ortega FB, Ruiz JR, Castillo MJ, Moreno LA, González-Gross M, Wärnberg J *et al*. Bajo nivel de forma física en los adolescentes españoles. Importancia para la salud cardiovascular futura (Estudio AVENA). Rev Esp Cardiol 2005; 58: 898-909.
22. Food and Nutrition Board. National Research Council. Recommended dietary allowances. Washington, National Academy of Sciences, 1989.
23. Spicher V, Roulet M, Schutz Y. Assessment of total energy expenditure in free-living patients with cystic fibrosis. J Pediatr 1991; 118: 865-72.
24. Gregory JW, Greene SA, Jung RT, Scrimgeour CM, Rennie MJ. Changes in body composition and energy expenditure after six weeks' growth hormone treatment. Arch Dis Child 1991; 66: 598-602.
25. Azcue MP, Zello GA, Levy LD, Pencharz PB. Energy expenditure and body composition in children with spastic quadriplegic palsy. J Pediatr 1996; 129: 870-6.
26. Hankard R, Gottrand F, Turck D, Carpentier A, Romon M, Farriaux JP. Resting energy expenditure and energy substrate utilization in children with Duchenne muscular dystrophy. Pediatr Res 1996; 40: 29-33.
27. Shortland GJ, Fleming PJ, Walter JH. Validation of a portable indirect calorimetry system for measurement of energy expenditure in sick preterm infants. Arch Dis Child 1992; 67: 1207-11.
28. Delbecque-Boussard L, Gottrand F, Ategbo S, Nelken B, Mazingue F, Vic Ph *et al*. Nutritional status of children with acute lymphoblastic leukemia: a longitudinal study. Am J Clin Nutr 1997; 65: 95-100.
29. Moreno LA, Rodríguez G, Sarría A. Metabolismo energético y necesidades de energía. En: Tojo R, ed. Tratado de Nutrición Pediátrica. Barcelona, Doyma, 2000; 91-100.

Capítulo

5

Bioquímica nutricional de los carbohidratos

A. Sarría

INTRODUCCIÓN

En los primeros tiempos de su vida, el hombre se alimenta de la leche, producto rico en lactosa. Más tarde, cubre más del 50% de sus necesidades energéticas con carbohidratos, principales proveedores de energía, que además son nutrientes indispensables para una adecuada función muscular y cerebral.

Los carbohidratos se encuentran bajo diferentes formas en un gran número de alimentos que se consumen diariamente. Como azúcares, en las distintas frutas y como almidón, constituyente básico de los cereales (trigo, arroz, avena, centeno, maíz, etc.), de las leguminosas y de los tubérculos. El azúcar por excelencia, la sacarosa, es un alimento familiar muy apreciado por su dulzura[1].

Los alimentos de origen vegetal contienen, también, carbohidratos llamados no asimilables o fibras alimentarias que forman parte principalmente de las paredes celulares.

DEFINICIÓN Y COMPOSICIÓN

Los carbohidratos, también conocidos como glúcidos, son compuestos formados de carbono, hidrógeno y oxígeno. Constituyen la principal fuente energética en la alimentación humana. El término carbohidrato procede de su propia naturaleza química, ya que la proporción H/O es habitualmente la del agua. Su fórmula empírica es $Cn(H_2O)n$[2,3].

Comprenden azúcares como la glucosa, fructosa y lactosa, y polisacáridos como el almidón, las dextrinas y el glucógeno, así como otros materiales no digeribles, también denominados "no disponibles" para los animales monogástricos como la celulosa, las gomas y las pectinas.

Las formas básicas de combustión de los carbohidratos son los azúcares y los almidones que se encuentran en forma natural en los alimentos. El organismo humano es capaz de fraccionar unos y otros para proporcionarse energía de forma rápida.

Las razones por las que se utilizan grandes cantidades de carbohidratos en la alimentación de los seres humanos se deben en parte: a) están ampliamente distribuidos en la naturaleza en forma de cereales, vegetales y frutas; b) son productos baratos; y c) se almacenan con facilidad, sin estropearse.

FOTOSÍNTESIS

La energía existente en el planeta Tierra procede del sol y de sus enormes reacciones nucleares. En presencia de la luz, los vegetales utilizan su propio proceso de fotosíntesis para transformar la energía solar en la forma combustible de carbohidratos (Figs. 5.1 y 5.2). En este proceso los vegetales que contienen clorofila (catalizador) son capaces de producir carbohidratos, combinando CO_2 del aire y agua del suelo. La luz del sol se utiliza como fuente energética:

$$6\,CO_2 + 6\,H_2O + \text{Energía} \xrightarrow{\text{Clorofila}} C_6H_{12}O_6 + 6\,O_2$$

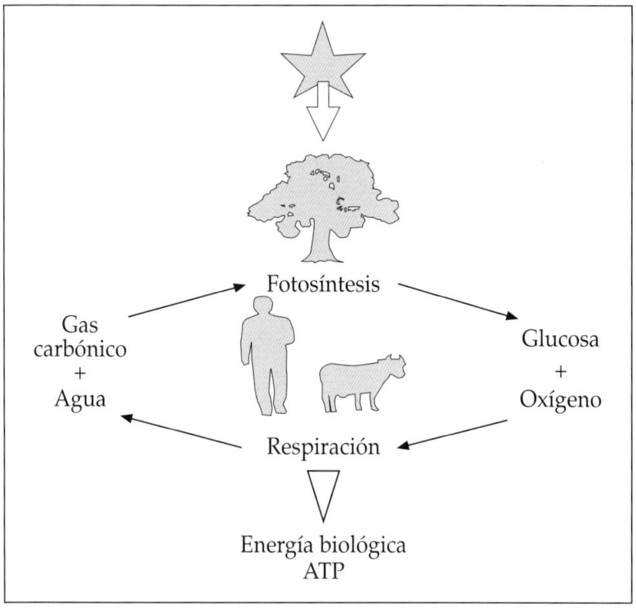

Figura 5.1. Energía en el mundo viviente.

Los enlaces carbono/hidrógeno y carbono/carbono de los glúcidos sintetizados por las plantas (almidones principalmente) son un "depósito" de energía química que es utilizada por las propias plantas o por los organismos de los hombres y de los animales que las consumen. La conversión de esta energía en enlaces llamados de alto potencial energético de las moléculas de ATP (adenosín trifosfato) se realiza durante el curso de las oxidaciones celulares[4,5].

El ciclo del carbono puede esquematizarse de la siguiente forma:

- La síntesis del almidón a partir del agua y del CO_2 atmosférico necesita la energía proporcionada por los rayos solares (proceso de fotosíntesis).
- El almidón, utilizado por las plantas, los animales y los hombres, proporciona energía a los organismos vivos, transformándose en agua y en gas carbónico, que es eliminado por la respiración.

CLASIFICACIÓN DE LOS CARBOHIDRATOS

Los carbohidratos se clasifican de acuerdo con el número de azúcares bases o glúcidos que constituyen su estructura en: monosacáridos, disacáridos, oligosacáridos y polisacáridos[6-9].

Monosacáridos

Las formas más simples de carbohidratos son los monosacáridos; productos sólidos incoloros y cristalinos, solubles en agua y, la mayoría de ellos, de sabor dulce, razón

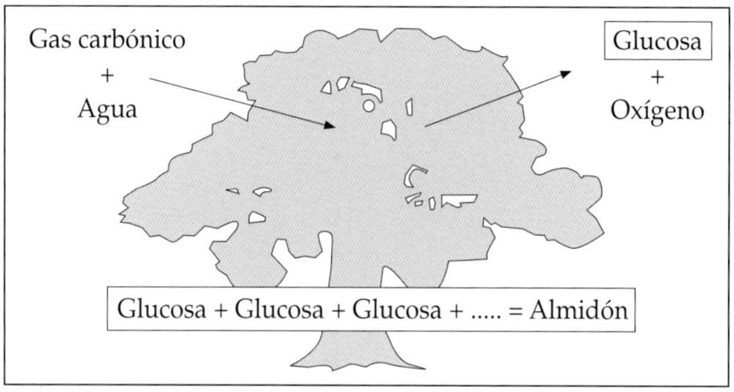

Figura 5.2. Fotosíntesis.

por la que se les conoce también como azúcares (Tabla 5.1). Su estructura básica está constituida por una cadena de carbonos no ramificada, con un grupo carbonilo, estando los demás átomos de carbono unidos a un grupo hidroxilo. Si el grupo carbonilo se encuentra en un extremo de la cadena, el monosacárido es un aldehido (aldosa) y si está localizado en otra posición, es una cetona (cetosa).

Los monosacáridos (aldosas o cetosas), teniendo en cuenta el número de átomos de carbono de su cadena carbonada: tres, cuatro, cinco, seis o siete, se denominan triosas, tetraosas, pentosas, hexosas y heptosas. Las triosas, monosacáridos más simples, son el gliceraldehido (aldosa) y la dihidroxiacetona (cetosa).

Los monosacáridos más frecuentes en la naturaleza son hexosas: D-glucosa (aldohexosa) (Fig. 5.3) y D-fructosa (cetohexosa).

Todos los monosacáridos, si se exceptúa la dihidroxiacetona, tienen uno o más átomos de carbono asimétricos (quirales) y por tanto poseen formas isoméricas ópticamente activas. Por consenso, a una forma se denomina isómero D (como el gliceraldehido) y a la otra, isómero L.

Tabla 5.1. Tipos y fuentes de monosacáridos

Carbohidrato	Principal fuente alimentaria
Hexosas:	
1. Glucosa	Frutas, miel, jarabe de maíz
Sorbitol	Frutas, vegetales, productos dietéticos
2. Fructosa	Frutas, miel
3. Galactosa	
4. Manosa	
Manitol	Piñas, olivas, espárragos, patatas, dulces, zanahorias y productos dietéticos
Pentosas:	
1. Ribosa	
2. Xilosa	Frutas, vegetales, cereales, hongos, algas
Xilitol	marinas, goma de mascar dietética y otros productos dietéticos
3. Arabinosa	

Los varios usos de la miel en la alimentación y en las bebidas con fines medicinales o religiosos han perdurado después de la desaparición de las antiguas civilizaciones. La miel ha continuado sirviendo como el principal agente edulcorante hasta el desarrollo de las explotaciones de caña de azúcar hace unos 200 años.

Sacarosa

Es uno de los productos importantes para el ama de casa o para el fabricante de productos alimenticios(13). Tiene un poder notable para reforzar el gusto de los productos alimenticios. En las carnes en conserva, la concentración de azúcar es en general inferior al 1%, pero modera, sin embargo, el gusto salado de estos productos. Por su volumen, el azúcar actúa igualmente sobre la textura de los productos alimenticios. Esto es particularmente cierto en chocolatería, en pastelería y en galletería.

El azúcar juega, asimismo, un papel muy importante como agente conservante. Por su actividad osmótica, reduce el contenido de agua necesario para el crecimiento de los mohos y con este objetivo es utilizado en la fabricación de la leche condensada, de las confituras y de las mermeladas.

Existen otros usos para el azúcar. Por ejemplo, en la fabricación de la cerveza se añade sacarosa como fuente de energía necesaria para las levaduras de fermentación, o en la fabricación de helados en la que el azúcar permite rebajar el punto de congelación.

Caña de azúcar

La mayoría de los historiadores están de acuerdo en situar la aparición de la caña de azúcar en el norte de Bengala, varios miles de años antes de J.C. De *sarkara*, del lenguaje sánscrito de los brahmanes hindúes, se derivan las formas de la palabra azúcar en todas las lenguas indoeuropeas. A partir del azúcar de caña, se consigue un producto marrón oscuro, semisólido, semilíquido, el "caramelo".

Producción de azúcar

El azúcar se extrae esencialmente de dos plantas: la caña de azúcar, que contiene entre el 15 y el 20%, y la remolacha, que en su raíz tiene entre 14 y 19%. Pero se puede obtener de otras fuentes, entre ellas: la palma datilera, en África y la India; el sorgo azucarado (gramínea), originario del África tropical; el arce del Canadá, planta que ha precedido a la remolacha.

La remolacha "azucarera" pertenece a la misma familia que las espinacas y las acelgas; tiene una raíz de forma cónica casi completamente hundida en el suelo. La remolacha debe ser tratada muy rápidamente para no perder su contenido en azúcar, del cual depende su precio. La extracción del azúcar se lleva a cabo por difusión: en un cilindro inmenso se hacen progresar las peladuras, tiras cortadas de la remolacha. El azúcar contenido en las peladuras pasa progresivamente al agua y se obtiene entonces jugo que es concentrado hasta la sobresaturación para alcanzar la cristalización. El residuo constituye la melaza, que no puede ser cristalizada y que tiene varios usos: producción de alcohol, fabricación de alimentos para el ganado, preparación de levaduras de panificación, obtención del glutamato, etc.

Debido a la textura particular de la caña, el jugo es extraído por molienda y presión. La caña, transformada en pasta, se somete a moliendas. La caña molida (o bagazo) está impregnada de agua para asegurar una mejor salida del jugo. Al final del proceso, el bagazo representa todavía de 12 a 14% del peso de la caña utilizada.

Refinación del azúcar

La refinería utiliza los azúcares brutos de las azucareras de remolacha y de caña, asegura su elaboración y su envasado, los comercializa y ofrece a los consumidores y a las industrias alimentarias el azúcar bajo una forma fácil de utilizar. El 60% del azúcar refinado proviene de la caña, el 40% de la remolacha. Desde el punto de vista químico, la composición es la misma para el azúcar refinado o no refinado.

Otros azúcares

Hace unos 50 años, cerca del 75% del azúcar era utilizado por los hogares; el resto, 25%, por la industria. Prácticamente, sólo la sacarosa estaba disponible, se extraía de la caña de azúcar y de la remolacha. Actualmente, el mayor consumidor de azúcar (del 50 al 70%) es la industria. Para sus diferentes productos, ésta ha sentido la necesidad de poder disponer de otros azúcares tales como la fructosa, los hidrolizados de almidón y los azúcares hidrogenados(14).

Almidón

El almidón de alimentos modificados es un agente popular para espesamiento que se utiliza en preparados alimenticios comerciales, como salsas para ensaladas, rellenos para pasteles, sopas enlatadas, caldos, pudines enlatados y alimentos para lactantes. Aunque difiere estructuralmente, el valor energético es igual al del almidón natural. El proceso de modificación permite conservar las propiedades de espesamiento después del enfriamiento y almacenamiento, que suelen perderse en el almidón usual.

Dextrinas

Son productos intermedios que se originan en la hidrólisis del almidón. Se forman durante el proceso de la digestión y también como resultado de una serie de procesos industriales en los que se utilizan ácidos, enzimas o calor seco. A medida que disminuyen de tamaño, aumentan la solubilidad y la dulzura de las moléculas de sacáridos. Estas propiedades tienen aplicaciones comerciales en productos como el jarabe de maíz, que tiene un alto contenido en dextrinas.

Maltodextrinas y jarabes de glucosa

Las maltodextrinas y jarabes de glucosa se obtienen por una hidrólisis parcial del almidón por vía ácida o enzimática. Las maltodextrinas están poco hidrolizadas, los jarabes lo están mucho. Los jarabes de glucosa son extensamente utilizados en confitería por sus propiedades anticristalizantes, su alta viscosidad, su higroscopicidad y, en las confituras y conservas, por las mismas razones, pero también por su sabor menos dulce que la sacarosa.

Dextrosa

Es un término industrial aplicado al producto obtenido por hidrólisis total del almidón. Se le llama también *corn sugar* o azúcar de uva. La dextrosa es un producto cristalino, blanco anhidro o monohidrato (8,5% de agua). Debido a su gran similitud con la sacarosa, puede sustituirla en muchos alimentos en los que se desea un sabor menos dulce que el de la sacarosa.

Fructosa

Llamada también levulosa o azúcar de la fruta, es uno de los azúcares más difundidos. Sus propiedades químicas, físicas y metabólicas la convierten en una materia prima especialmente interesante para la industria alimentaria. La obtención de fructosa pura resultaba bastante cara y su utilización quedaba limitada a las aplicaciones farmacéuticas y de laboratorio. Desde hace unos años ha sido posible conseguir fructosa a precios competitivos aplicando diversas técnicas. A partir del azúcar invertido, la fructosa puede separarse de la glucosa por cromatografía y cristalizada. Es también, posible convertir por vía enzimática (isomerización) una parte de la glucosa en los jarabes de glucosa. Se obtienen así los isojarabes ricos en fructosa (*high fructose corn syrups*) de los que se puede cristalizar la fructosa.

La fructosa puede utilizarse bajo forma líquida (es un azúcar muy soluble incluso a bajas temperaturas) o sólida, principalmente para alimentos dietéticos o helados, y sustituye con ventaja a los jarabes de glucosa en las bebidas. Por ser muy higroscópica, es un buen agente humidificante para la panadería, la galletería y la confitería.

OLIGOSACÁRIDOS Y MONOSACÁRIDOS DE INTERÉS MÉDICO

En los últimos años han hecho su aparición una serie de monosacáridos y oligosacáridos, como sustitutos de la sacarosa, y se admite que algunos de ellos tienen efectos beneficiosos sobre la salud de los humanos[25-27]. Difieren de la sacarosa en varias de sus propiedades fisiológicas. Muchos de ellos se utilizan en dulces, caramelos, chocolates, pasteles, tartas, gelatinas, mermeladas, bebidas no alcohólicas, etc.

Aunque la mayoría de los monosacáridos y oligosacáridos son constituyentes naturales de alimentos vegetales, generalmente son productos obtenidos de la sacarosa, lactosa, glucosa y almidón y sus derivados, utilizando especiales enzimas. Los azúcar alcoholes, excepto el eritritol, se obtienen por hidrogenación de monosacácaridos y oligosacáridos tales como la glucosa, la maltosa, la lactosa y derivados parcialmente hidrolizados del almidón. Generalmente, cuanto mayor es el peso molecular de estos productos, menor es la intensidad de su sabor dulzón, que se encuentra habitualmente cercano a la mitad del que produce la sacarosa. La relación de los mismos se expresa a continuación:

A. **Oligosacáridos**

1. Neosugar: mezcla de fructo-oligosacáridos tales como questosa, nistosa y fructofuranosil-nistosa.
2. Galacto-oligosacáridos.
3. Xilo-oligosacáridos.
4. Isomalto-oligosacáridos: mezcla de isomaltotriosa, panosa, isomaltosa, maltosa y glucosa.
5. Oligosacáridos de soja: mezcla de rafinosa, estaquinosa, sacarosa y monosacáridos.
6. Lactosacarosa.
7. Lactulosa.
8. Azúcar acoplado: mezcla de glucosil-sacarosa y maltosil-sacarosa.
9. Palatinosa.

B. **Disacáridos alcoholes**

Tabla 5.7. Ejemplos de usos de polisacáridos en productos alimenticios

Área de aplicación/alimentos	Polisacáridos adecuados
Estabilización de emulsiones/suspensiones en leche condensada y en leche con chocolate	Carragenato, alginato, pectina, carboximetilcelulosa
Estabilización de emulsiones en edulcorantes de café, margarinas pobre en calorías	Carragenato
Estabilización del helado contra la formación cristales de hielo, mezclados, separación en fases; mejora de consistencia (suavidad)	Alginato, carragenato, agar, goma arábiga, goma tragacanto, goma xantan, goma guar, harina de haba, almidones modificados, carboximetilcelulosa, metilcelulosa
Unión a agua, mejora de consistencia, aumento de queso blando, queso cremoso, preparaciones de queso	Carragenato, agar, goma tragacanto, goma karaya, goma guar, harina de haba, alginano, carboximetilcelulosa
Hinchamiento y congelación de la leche en budines hechos con y sin calentamiento, natas; mejora de la consistencia	Pectina, alginato, carragenato, goma guar, harina de haba carboxymetilcelulosa, almidones modificados
Unión a agua, estabilización de emulsiones en productos de carne (ternera curada, salchicha)	Agar, goma karaya, goma guar, harina de haba
Jaleas para carne, pescado, y productos vegetales	Alginato, carragenato, agar
Estabilización e hinchamiento, prevención de sinéresis, estabilidad de deshielo de sopas, salsas, aliños para ensalada, mayonesa, ketchup; obtención de "cuerpo" en productos de pocas grasas y pobres en almidón	Goma tragacanto, alginato, goma karaya, goma xantan, goma guar, harina de haba, carboximetillcelulosa, alginato, almidones modificados
Estabilización de proteína espumosa en cerveza, nata montada, merengues, chocolates	Alginato, carragenato, agar, goma arábiga, goma karaya, goma xantan
Prevención de retrogradación del almidón en pan y en tortas, uniendo el agua a la masa	Agar, goma guar, harina de haba, carragenato, goma xantan
Espesado y congelación de la pulpa de fruta (confitura, mermeladas, jaleas, pulpa de fruta para helado y yogur)	Pectina, alginato
Congelación de caramelos de jalea, helados, jaleas de postres ricos en agua	Pectina, alginato, carragenato, agar, goma arábiga, almidones modificados
Sedimento y estabilización de zumos de fruta, proporcionando "cuerpo" en polvos de bebidas	Alginato, pectina, goma arábiga, goma xantan, goma guar, metilcelulosa
Estabilización de emulsiones de aromas en polvo, encapsulación de sustancias aromáticas	Goma arábiga, goma ghatti, goma xantan

Adaptado de Belitz HD et al.[28].

1. Maltitol.
2. Lactitol.
3. Palatinit: una mezcla equivalente de isomaltitol y glucopiranosil-alfa,1,6,manitol.

C. **Monosacáridos**

1. Eritritol (tetrosa alcohol).
2. Sorbitol (hexosa alcohol).
3. Manitol (hexosa alcohol).
4. Sorbosa (hexosa).

Clasificación funcional de los oligo y monosacáridos

De acuerdo con sus especiales funciones, los oligo y monosacáridos pueden clasificarse en cuatro grupos:

1. *Producen menos energía metabolizable que la sacarosa*

a) Oligosacáridos no digeribles y fermentables: neosugar, rafinosa, estaquiosa, 4'galactosil-lactosa, 6'galactosil-lactosa, xilo-oligosacáridos, maltitol, lactitol, palatinit, lactulosa.

b) Monosacáridos absorbibles pero no metabolizables: eritritol.

c) Monosacáridos poco absorbibles y metabolizables: sorbitol, manitol.

2. *No tienen efecto sobre la secreción pancreática de la insulina*

Neosugar, rafinosa, estaquiosa, 4'galactosil-lactosa, 6'galactosil-lactosa, xilo-oligosacáridos, maltitol, lactitol, palatinit, lactulosa, eritritol.

3. *Mejoran la microflora intestinal*
Neosugar, rafinosa, estaquiosa, 4'galactosil-lactosa, 6'galactosil-lactosa, xilo-oligosacáridos, lactulosa.
4. *Previenen la caries dental*
a) Oligosacáridos digeribles (energía normal): azúcar acoplable, palatinosa.
b) Monosacáridos y oligosacáridos que reducen la energía: neosugar, rafinosa, estaquiosa, 4'galactosil-lactosa, 6'galactosil-lactosa, xilo-oligosacáridos, maltitol, lactitol, palatinit, lactulosa, eritritol.

Características de algunos carbohidratos

- *Glucosa y fructosa*. El contenido de glucosa y fructosa, en frutas y vegetales, depende de la especie, madurez y estado de conservación del producto.
- *Galactosa y manosa*. No se encuentran libres en los alimentos.
- *Pentosas*. La ribosa, xilosa y arabinosa no se hallan en forma libre en los alimentos. Derivan de pentosanos de frutas y de ácidos nucleicos de productos de la carne y del pescado.
- *Lactulosa*. No está presente en los alimentos. Es un producto sintético, indigerible y por ello se utiliza como laxante.
- *Polisacáridos digeribles* (almidón, dextrinas y glucógeno). Es el grupo más importante cuantitativamente. Suele ir acompañado de pequeñas cantidades de maltosa.
- *Polisacáridos parcialmente digeribles*. La digestión es incompleta. Pueden fragmentarse en el intestino grueso por la acción de determinadas bacterias. La rafinosa y la estaquinosa pueden originar un aumento de los gases intestinales con las consiguientes molestias.
- *Polisacáridos no digeribles*. Estas sustancias pueden fragmentarse parcialmente a glucosa en el intestino grueso por acción bacteriana. Tienen afinidad por el agua, aumentan el volumen del contenido alimenticio y retrasan el vaciamiento gástrico. Pueden unirse a los ácidos biliares.

POLISACÁRIDOS EN PRODUCTOS ALIMENTICIOS

Los polisacáridos se encuentran ampliamente distribuidos en la naturaleza. Debido a sus características se utilizan en la industria alimenticia y a menudo retienen su papel natural, por ejemplo, como componentes esqueléticos (frutas y verduras) o como sustancias nutritivas (cereales, patatas, legumbres) (Tabla 5.7).

CONCLUSIONES

La diversidad de acciones fisiológicas de los carbohidratos de los alimentos, hacen necesario considerarlos no únicamente como fuente energética. La nueva clasificación que se propone en la Tabla 5.5 permite considerar otras funciones[29]. Se sabe que las proteínas y las grasas poseen moléculas que pueden funcionar como señales que modifican la fisiología celular. Probablemente los carbohidratos poseen acciones semejantes[30].

BIBLIOGRAFÍA

1. FAO/OMS. Los carbohidratos en nutrición humana. Roma, FAO, 1980.
2. Hodge JE, Osman EM. Hidratos de carbono. En: Fennema OR, ed. Introducción a la ciencia de los alimentos. Vol. 1. Barcelona, Reverté, 1982.
3. Wildman REC, Medeiros DN. Carbohydrates. En: Advanced human nutrition. Boca Raton, CRC Press, 2000.
4. Passmore R, Eastwood MA. Human nutrition and dietetics. 8ª ed. Edimburgo, Churchill Livingstone, 1986; 9-39.
5. Nelson DL, Cos MM. Glúcidos y glucobiología. En: Lehninger AL. Principios de bioquímica. 4ª ed. Barcelona, Omega, 2006; 238-72.
6. El Khadem HS. Carbohydrate chemistry. San Diego, Academic Press, 1988.
7. Lee CK. Developments in food carbohydrate. Londres, Applied Science Publ, 1980.
8. Pazur JH. Oligosacharides. En: Pigman W, Horton D, eds. The carbohydrates: chemistry and biochemistry. 2ª ed. New York, Academic Press, 1970.
9. Dobbing J. Dietary starches and sugar in man: a comparison. London, Springer, 1989.
10. Robinson DS. Bioquímica y valor nutritivo de los alimentos. Zaragoza, Acribia, 1991.
11. Rojas E. Los carbohidratos en la nutrición humana. Madrid, Aula Médica, 1994.
12. Lentner C. Geigy scientific tables, vol. 4. 8ª ed. Basilea, Ciba-Geigy, 1986; 9-24.
13. Grande F. El azúcar en la alimentación humana. Madrid, Fundación Española de la Nutrición, 1992.
14. Bornet FR. Undigestible sugar in food products. Am J Clin Nutr 1994; 59 (suppl 3): 763S-769S.
15. Hanover LM, White JS. Manufacturing, composition, and applications of fructose. Am J Clin Nutr 1993; 58 (suppl 5): 724S-732S.
16. Wiesmann UN, Rose-Beutler B, Schluchter R. Leguminosae in the diet: the raffinose-stachyose question. Eur J Pediatr 1995; 154 (Suppl 2): S93-S96.
17. Willard MD, Simpson RB, Delles EK, Cohen ND, Fossum TW, Kolp D *et al*. Effects of dietary supplementation of fructo-oligosaccharides on small intestinal bacterial overgrowth in dogs. Am J Vet Res 1994; 55: 654-9.
18. Cummings JH, Englyst HN. Gastrointestinal effects of food carbohydrate. Am J Clin Nutr 1995; 61 (suppl 4): 938S-945S.

las de proteínas tienen una afinidad especial por el agua, con la que se enlazan de forma muy estrecha. Si estas fuerzas de enlace son importantes, la molécula es soluble. Si, por el contrario, un agente exterior modifica estas fuerzas, la solución coloidal se rompe y se produce:

- Una floculación, es decir, formación de un precipitado que se separa del solvente, o
- Una coagulación, es decir, formación de un gel que incluye el solvente y la proteína.

La carga eléctrica de las proteínas varía según el medio ambiente. Generalmente son de signo + en medio ácido y de signo – en medio básico. Existe, pues, un punto en el que tienen una carga eléctrica nula y en el que las fuerzas de enlace con el agua son muy débiles; es entonces cuando las proteínas tienen más posibilidades de flocular o de coagular. Este punto se llama punto isoeléctrico y varía para cada proteína. Está a un pH = 4,7 para la ovoalbúmina, = 5,8 para la hemoglobina y, generalmente, entre 4,5 y 6; es decir, en medio ácido. Así, el pH del medio, al variar la ionización de los grupos amino o de los grupos carboxílicos, modifica la solubilidad.

Acción del agua

Es completamente particular, debido al estado coloidal de las proteínas y a la estructura de sus grupos.

Solubilidad

Algunas proteínas son solubles en el agua (albúminas) mientras que otras no lo son (miosina del músculo). Pero las soluciones precipitan fácilmente.

Diálisis

Las moléculas de proteínas son demasiado grandes para poder atravesar determinadas membranas que las soluciones de otros cuerpos hacen con facilidad. Esta propiedad es utilizada cuando se quiera purificar una solución de proteínas de los otros compuestos que contiene. Hace años se utilizaban membranas animales. En la actualidad se utilizan membranas sintéticas.

Presión osmótica

El agua en un vaso ejerce sobre sus paredes una determinada presión, debida a la libre agitación de las moléculas. El agua en la que se encuentran disueltas moléculas proteicas está parcialmente agrupada alrededor de cada molécula o, dicho de otra manera, la presión que ejercerá sobre las paredes será menor.

Esto explica que la solución de proteínas colocada en un osmómetro atraiga el agua pura y que sólo se establezca el equilibrio cuando exista una presión suplementaria en el aparato. Esta propiedad de las proteínas desempeña un papel importante en los intercambios entre el plasma y los espacios extracelulares en el cuerpo humano. Una disminución importante de la concentración de proteínas en el plasma (p. ej., en la malnutrición proteica severa) conduce así a un aumento de agua en los espacios extracelulares, lo que se traduce en un edema de carencia.

Tensión superficial

En una solución, las proteínas tienden a concentrarse en la superficie, donde forman películas unimoleculares. Esta propiedad explica el hecho de que una solución proteica haga espuma con facilidad. Esta propiedad y la tendencia que tienen las moléculas de proteínas a unirse unas con otras se encuentra en el origen de numerosas aplicaciones en cocina. Para que una pasta se mantenga "subida" son necesarias las proteínas (presentes en la harina y en los huevos).

Hidratación de las proteínas

La hidratación es un fenómeno que consiste en que la molécula proteica se rodea de varias capas de moléculas de agua, fuertemente unidas a ella. En la práctica, el enlace agua-proteína es muy fuerte. Es sabido que los antiguos egipcios, para cortar la piedra, le hacían orificios, introducían proteínas secas y añadían agua.

Acción inmediata del calor

El calor cambia la estructura tridimensional nativa de las proteínas; provoca una desnaturalización cuyas consecuencias son variadas. Así, la mayor parte de las proteínas coagulan bajo la acción del calor: la albúmina de la clara de huevo es el prototipo.

La carne, el pescado, una pequeña parte de la leche, etc., coagulan igualmente con el calor. En la práctica, casi todas las proteínas coagulan así; excepciones notables son la caseína de la leche y la gelatina (ésta, en cambio, se espesa, tras el calentamiento, durante el enfriamiento). Es importante señalar las modalidades de esta coagulación. Se refieren a:

La temperatura de coagulación

La temperatura de coagulación es inferior a 100 °C, de unos 70 °C.

60 °C - 64 °C	clara de huevo
64 °C - 70 °C	yema de huevo
70 °C	albúmina de la leche

Pero varía con algunos factores:

- La presencia de sales: las sales presentes en el líquido favorecen la coagulación. La yema de huevo diluida en agua destilada no coagula hasta los 86 °C.
- La naturaleza del líquido: la dilución en la leche eleva la temperatura de coagulación. Es de 91 a 95 °C para la yema de huevo en solución en leche. Esto permite la preparación de las natillas y cremas pasteleras.
- La presencia de azúcar: el azúcar eleva la temperatura de coagulación. Su efecto es proporcional a la cantidad añadida.
- La velocidad de calentamiento: si se calienta lentamente, la coagulación tiene lugar a una temperatura inferior.

La consistencia del gel formado

Depende de la velocidad de calentamiento y de la temperatura alcanzada.

Si se calienta rápidamente y hasta una temperatura demasiado elevada, puede producirse bruscamente la precipitación; es el caso de la yema de huevo, que coagula en grumos en unas natillas calentadas en exceso.

Incluso si no hay separación inmediata de la proteína y el líquido, ésta puede producirse tras un tiempo más o menos prolongado: se dice que se produce sinéresis. El gel deja exudar líquido (es el caso de los flanes demasiado cocidos).

Aplicaciones prácticas

Las modalidades de acción del calor tienen importantes aplicaciones culinarias: es la base de la cocción de los alimentos ricos en proteínas.

- *Coagulación superficial.* La brusca inmersión de un alimento en un fluido cuya temperatura supere los 70 °C origina una coagulación inmediata de las proteínas superficiales que existen en todos los alimentos. El resultado es una mayor dificultad de paso de las sustancias solubles a través de esta capa superficial y, por consiguiente, una mejor conservación en el interior del alimento de las sustancias sápidas o nutritivas (minerales, vitaminas). Por eso en todas las cocciones en agua el alimento debe ser introducido en agua hirviendo salada, a excepción de los casos en los que se quiera obtener rápidamente un caldo más sabroso y más nutritivo.
  En el caso de las cocciones al horno, el precalentamiento permite alcanzar la temperatura necesaria para "asar" el alimento. En la fritura llamada "en frío", la temperatura a la que se sumerge el alimento es de alrededor de 100 °C. Para saltear y asar, la temperatura de un producto graso, durante el asado, debe alcanzar alrededor de 140 °C.
- *Duración de la cocción.* En muchas aplicaciones prácticas, las duraciones de la cocción se regulan en función de la temperatura a alcanzar en el centro del alimento. Si éste debe estar solamente caliente pero no coagulado (huevo pasado por agua, carne poco hecha), la duración debe ser regulada de manera que no se superen los 65 °C en el centro del alimento. Esta duración depende de la intensidad de la fuente de calor, de la velocidad de propagación del calor al interior del alimento y de sus dimensiones. Así, los tiempos de cocción necesitan estar bien adaptados para obtener buenos resultados.

FUENTES Y PRODUCTO DE PROTEÍNAS VEGETALES

A medida que la población mundial crece, se va elevando la demanda de alimentos, en particular la de proteínas[26,27]. Conviene, pues, utilizar mejor las proteínas vegetales estudiando posibles soluciones: a) creando genéticamente nuevas variedades de cereales y leguminosas con mayor contenido en proteínas y mejor perfil de aminoácidos; b) produciendo nuevas variedades de cereales; c) suplementando las proteínas de los cereales u otras fuentes de proteínas vegetales con aminoácidos; d) fabricando productos cuyas deficiencias en aminoácidos específicos puedan ser complementadas por proteínas animales; y e) estimulando la búsqueda de nuevas fuentes de proteínas: cereales, leguminosas, algas, o microorganismos[28-30].

Cereales

- *Sorgo.* Se han obtenido híbridos del cruce de dos especies de mayor contenido en proteínas y más ricas en lisina. El sorgo es un cereal importante de las regiones secas (África del Norte, India).
- *Trítical.* Se trata de un cereal resultante del cruce entre el trigo y el centeno. Comparado con los demás cereales, es rico en lisina, metionina y cistina y su nivel de proteína es elevado.
- *Amaranto.* Esta planta ha servido de alimento de base a los Aztecas y a los Incas. Hoy en día disfruta de nueva consideración. Crece en los altiplanos áridos y resiste bien a los vientos y al calor. Su contenido en proteínas es considerable (aproximadamente 16%) y su concentración en lisina y metionina es elevada.
- *Soja.* El grano de soja contiene entre un 40 y un 46% de proteína y un 20% de grasa. La proteína de soja es

rica en lisina y, por consiguiente, recomendada para completar los cereales; el aminoácido limitante es la metionina. La soja forma parte de las tradiciones culinarias chinas, aproximadamente desde el 1100 a.C. En el transcurso de los siglos, los pueblos del Extremo Oriente han desarrollado toda una variedad de platos a base de soja; los más importantes son:

- *Leche de soja:* suspensión acuosa de granos de soja finamente molidos, filtrada a través de una gasa.
- *Tofu:* especie de queso, obtenido precipitando las proteínas de la leche de soja. El producto se moldea a continuación en forma de pequeñas porciones.
- *Tempeh:* producto fermentado indonesio que se prepara haciendo macerar granos de soja en su agua de cocción durante 1 ó 2 días con *Aspergillus orizae*. Cuando el micelio se ha desarrollado, el producto se cuece, asa o fríe.
- *Harina de soja:* se obtiene moliendo los granos. La harina completa contiene por menos el 40% de proteínas y 18% de grasa. Estas harinas se emplean principalmente en la fabricación industrial de productos de panadería.
- *Concentrado de soja:* se trata de un producto del que se han extraído casi por completo el aceite y los compuestos no proteicos hidrosolubles. La concentración proteica mínima es del 70% y el contenido en grasa de aproximadamente del 2%. El concentrado de soja se utiliza sobre todo en la fabricación de productos cárnicos.
- *Aislados de soja:* se obtienen por extracción de las proteínas de copos de soja. Un aislado típico contiene aproximadamente un 90% de proteínas y se encuentra casi desprovisto de grasa. Se utilizan esencialmente en las fórmulas infantiles como sustituto de la leche de vaca. En este caso, es preciso un suplemento de metionina.
- Finalmente, los procedimientos de extrusión y la fabricación de productos de tipo "bistec vegetal" representan otra aplicación de los aislados de la soja.

Plantas oleaginosas

- *Semilla de algodón*. Esta semilla oleaginosa proporciona un aceite comestible; también es una buena fuente de proteínas. Desgraciadamente, las semillas de algodón contienen un pigmento tóxico llamado gosipol. Hoy en día existen procedimientos para obtener aislados proteicos exentos de gosipol.
- *Cacahuetes*. La harina de cacahuete desgrasada ha conocido cierto auge gracias al desarrollo de varios productos destinados a la alimentación infantil, así como a la fabricación de pastas y galletas nutritivas. Se puede preparar pan de buena calidad con harina que contenga un concentrado de proteínas de cacahuete. No obstante, el defecto de este grano es su sensibilidad a la contaminación por *Aspergillus flavus*, conocido por secretar aflatoxinas, altamente hepatotóxicas y cancerígenas.

Proteínas de microorganismos

También se ha pensado en desarrollar, para la alimentación humana, proteínas extraídas de microorganismos, de algas, de levaduras, de hongos o de bacterias(31). Además de los problemas organolépticos y de aceptación por el consumidor, uno de los obstáculos encontrados es el contenido en ácidos nucleicos de estas fuentes de proteínas poco convencionales. Este contenido puede llegar al 15% del extracto seco en el caso de ciertas levaduras o bacterias. Por tanto, las perspectivas de aplicación de tales fuentes de proteínas a la alimentación humana no son muy buenas, a pesar de que se está tratando de obtener medios de cultivo que permitan reducir la concentración de ácidos nucleicos en los extractos. Sin embargo, podrían utilizarse. Estas proteínas pueden ser útiles en la alimentación del ganado.

SUPLEMENTACIÓN DE PROTEÍNAS INCOMPLETAS DESDE EL PUNTO DE VISTA NUTRITIVO

El predominio de proteínas vegetales y la falta de variedad de la dieta de gran parte de la población mundial pueden acarrear carencias en aminoácidos esenciales tales como lisina, treonina, triptófano o metionina(32).

En la tabla de calidad proteica de los alimentos se refleja la estructura de los aminoácidos esenciales de algunos alimentos en comparación con la combinación equilibrada FAO/OMS. Establecida la base 100 para la proteína ideal, la calidad de las proteína de los alimentos más comunes es: huevos 88,7, carnes 80-85, pescado y mariscos 78, cereales 52-62, leguminosas 45-58 y leche 59. Igualmente se señalan los aminoácidos limitantes en cada uno de ellos y puede comprobarse cuales son los que compensan sus deficiencias entre sí, para conseguir un mejor equilibrio proteico. El análisis de esta información y la que aparece en la tabla de contenido de aminoácidos esenciales de los alimentos permite concluir que la leche y las legumbres son deficientes en cisteína y metionina, mientras que los huevos y el

Tabla 6.8. Calidad proteica de los alimentos(33)

	Ile	Leu	Lys	Met+ Cys	Phe	Tyr	Thr	Ttp	Val	Calidad proteica %	Aminoácidos limitantes 1º	2º
Patrón FAO-OMS	11,1	19,4	15,3	9,7	8,3	8,5	11,1	2,8	13,9	100,0	-	-
Alubias	11,0	19,9	f8,8	4,9	13,6	6,5	10,3	2,6	12,0	51,1	Met+Cys	Tyr
Garbanzos	11,4	19,3	17,6	5,6	14,7	7,S	9,6	2,2	11,6	58,6	Met+Cys	Trp
Lentejas	10,9	19,4	18,3	4,6	13,3	8,3	10,0	2,4	12,7	44,9	Met+Cys	Trp
Arroz	10,9	21,5	9,4	9,5	12,6	8,3	8,6	3,5	15,1	61,8	Lys	Thr
Carne de vaca	10,8	18,2	19,9	8,8	9,8	8,0	10,3	2,4	11,2	80,9	Val	Trp
Carne de cerdo	11,6	17,2	18,4	8,6	9,S	8,1	11,1	:J.1	11,8	85,2	Val	Leu
Pollo	12,7	17,S	18,9	9,0	9,5	7,9	9,4	2,4	12,1	85,3	Thr	Trp
Bacalao	9,7	17,6	20,7	9,3	10,4	8,1	10,7	2,3	10,8	77,9	Val	IIe
Gambas	10,6	19,9	18,0	9,4	9,2	8,4	10,4	2,6	10,9	78,8	Val	Trp
Leche de vaca	11,4	22,2	12,9	5,6	12,4	11,3	7,9	2,S	13,2	59,4	Met+Cys	Trp
Huevo	12,2	17,2	13,6	11,2	11,1	8,1	10,0	2,8	13,3	88,7	Leu	Lys
Pan	11,6	19,0	7,9	11,1	13,8	9,3	9,6	3,4	13,6	52,2	Lys	Tbr

Tabla 6.9. Contenido en aminoácidos esenciales (mg/100 g de alimento(33)

	Calorías kcal	Proteína g	Ile	Leu	Lys	Met	Cys	Phe	Tyr	Thr	Trp	Val	Total aa. esenciales
Alubias	286	22,1	927	1.685	1.593	234	188	1.154	559	878	223	1.016	8.451
Garbanzos	329	20,0	891	1.505	1.376	209	238	1.551	589	756	174	913	1.802
Lentejas	314	24,2	1.045	1.847	1.739	194	221	1.266	789	960	231	1.211	9.503
Arroz	362	6,7	296	581	255	150	108	342	226	234	95	408	2.695
Carne de vacuno	193	18,7	915	1.542	1.690	514	243	836	684	873	213	952	8.462
Careta de cerdo	384	13,2	669	987	1.057	353	146	545	469	641	178	678	5.723
Chorizo	384	16,6	841	1.365	1.329	444	184	686	589	806	224	852	7.320
Callos	81	1,6	702	1.183	1.183	394	186	641	S25	669	163	730	6.490
Pollo	167	20,0	1.069	1.472	1.590	502	262	800	669	794	205	1.018	8.381
Bacalao seco	140	31,6	1.481	2.695	3.165	1.067	370	1.598	1.237	1.633	353	1.652	15.249
Gambas cocidas	93	22,3	1.035	1.929	1.754	648	281	897	819	1.015	256	1.093	9.697
Leche de vaca	65	3,5	219	430	248	86	25	239	218	153	50	225	1.923
Huevos	150	12,4	778	1.091	863	416	301	709	515	634	184	847	6.338
Pan	258	7,8	476	777	326	199	260	566	381	394	139	554	4.072

pan los tienen en abundancia, y las carnes y los pescados los contienen casi en proporción ideal. Estos datos proporcionan criterios sobre la conveniencia de utilizar los distintos alimentos como nutrición proteica según conveniencias (Tablas 6.8 y 6.9).

Cuando la asociación complementaria de dos proteínas vegetales o de una proteína vegetal y una proteína animal es imposible, se puede obtener un mejor empleo de las proteínas vegetales "suplementándolas" con sus aminoácidos limitantes, obtenidos por síntesis o fermentación. Existen ciertas dudas acerca de los aspectos cuantitativos de la nutrición de aminoácidos, especialmente en adultos sanos. Ello tiene implicaciones a la hora de la evaluación de los suministros a las poblaciones(34).

BIBLIOGRAFÍA

1. Carpenter KJ. Proteins and energy. A study of chanching ideas in nutrition. Cambridge, University Press, 1994.
2. Nelson DL, Cox MM. Aminoácidos, péptidos y proteínas. En: Lehninger, ed. Principios de bioquímica. 4ª ed. Omega, Barcelona, 2006; 75-112.
3. Robinson DS. Bioquímica y valor nutritivo de los alimentos. Zaragoza, Acribia, 1991.
4. Food and Agriculture Organization, World Health Organization and United Nations University. Energy and protein requirements. WHO, 1985.
5. Food and Agriculture Organization, World Health Organization. Protein requirements. World Health Organization Technical Report Series 301. Ginebra, Suiza, WHO, 1965.
6. Committee on Dietary Allowances, Food and Nutrition Board, National Research Council. Recommended dietary allowances. Washington, USA, National Academy of Sciences, 1989.

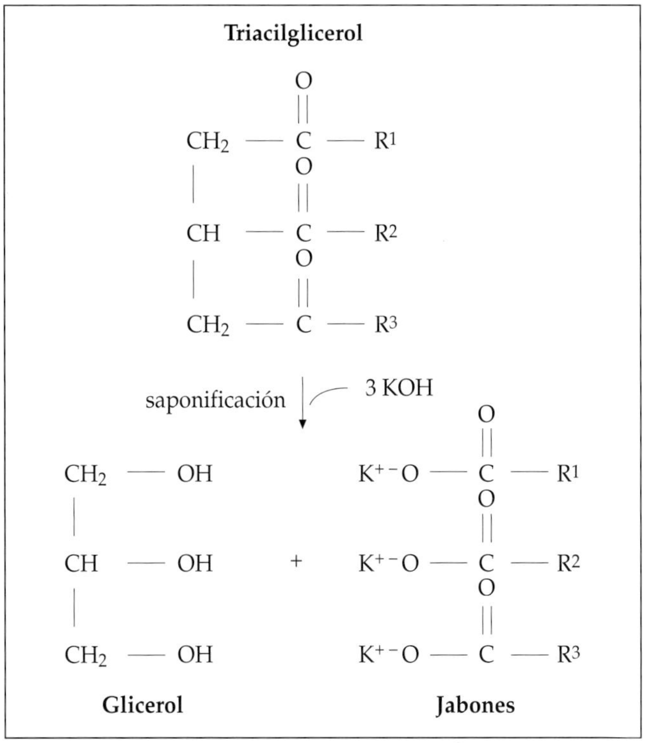

Figura 7.2. Degradación de triacilgliceroles por hidrólisis alcalina.

ácida orgánica (carboxilo) por molécula. Son ácidos débiles. Una forma esquemática de su metabolismo se presenta en la Figura 7.3.

Los ácidos grasos son constituyentes tanto de los triglicéridos, como de los lípidos complejos y pueden esterificar también al colesterol. De acuerdo con la longitud de su cadena se clasifican en:

- Ácidos grasos de cadena corta (4-6 carbonos).
- Ácidos grasos de cadena media (8-12 carbonos).
- Ácidos grasos de cadena larga (14-18 carbonos).
- Ácidos grasos de cadena muy larga (≥ 20 carbonos).

La estructura de la cadena carbonada, que puede contener entre los átomos de carbono bien enlaces simples o bien enlaces etilénicos (dobles enlaces), permite clasificarlos en dos grupos: ácidos grasos saturados y ácidos grasos insaturados[7,8].

Ácidos grasos saturados

Los ácidos grasos saturados solamente contienen enlaces simples. Sus reacciones se limitan a las de la función carboxílica. Forman una serie regular que puede representarse por la fórmula general:

$$\mathbf{CH_3\text{-}(CH_2)n\text{-}COOH}$$

que puede escribirse en forma desarrollada, de manera que el ácido butírico sería:

$$\mathbf{C_4H_8O_2 \quad o \quad CH_3\text{-}CH_2\text{-}CH_2\text{-}COOH}$$

Características

El punto de fusión de estos ácidos se eleva según aumenta el número de átomos de carbono. Los que contienen

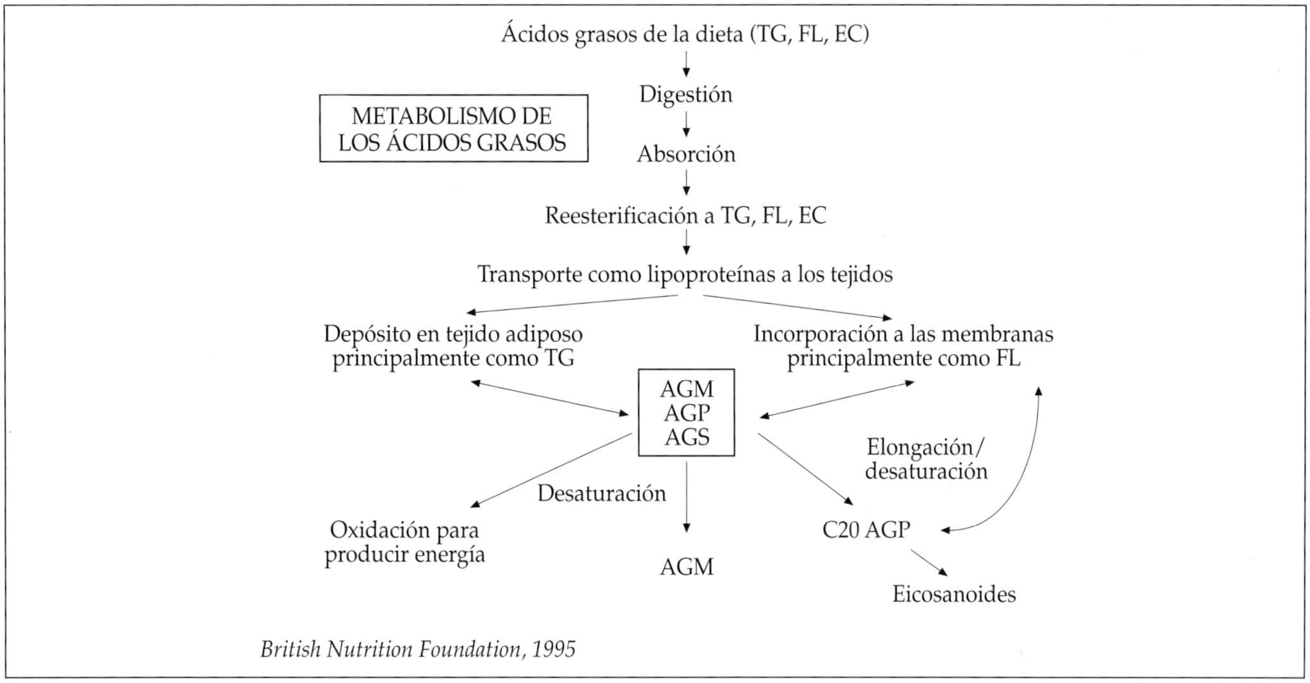

Figura 7.3. Ácidos grasos de la dieta (TG, FL, EC).

pocos carbonos son relativamente volátiles. Son líquidos a temperatura ordinaria hasta el ácido caprílico (C8), funde a 31 °C. El punto de fusión de los triacilgliceroles guarda relación con la naturaleza de los ácidos grasos que los constituyen.

Ácidos grasos insaturados

Poseen uno o varios dobles enlaces que al ser relativamente inestables, en su molécula pueden ser objeto de reacciones de adición y fijación de nuevos cuerpos. El término "insaturado" hace referencia a que los carbonos que forman parte de un doble enlace (carbono-carbono) no tienen unidas sus 4 valencias a elementos diferentes del carbono. Responden a las fórmulas generales:

$CnH\ (2n\text{-}2)O_2$ $\quad$ $CnH\ (2n\text{-}2x)$, x oscila de 1 a 3

$CnH\ (2n\text{-}4)O_2$

$CnH\ (2n\text{-}6)O_2$

y poseen uno o varios dobles enlaces -C=C- en su molécula, siendo su fórmula convencional:

$$Ca{:}\ x\ (n - y)$$

en la que a: es el número de átomos de carbono; x: el número de dobles enlaces; n: el carbono del metilo (CH-3) terminal; (n - y): primer carbono implicado en un doble enlace contando a partir del carbono n.

El ácido linoleico tiene la fórmula global C18: 2, n-6, lo que expresa que su cadena posee 18 átomos de carbono y dos dobles enlaces, de los que el primero, a partir del metilo terminal, se encuentra entre los carbonos C n-6 y C n-7.

Con respecto a estos ácidos grasos, conviene hacer referencia a dos importantes aspectos estructurales: a) la distancia entre los carbonos portadores de dobles enlaces; y b) la configuración cis o trans de los dobles enlaces. En los ácidos grasos insaturados naturales la configuración del doble enlace es esencialmente "cis", o sea, que los hidrógenos se encuentran en el mismo lado con respecto al carbono. En algunos casos estos enlaces poseen la configuración "trans": es aquella en la que los hidrógenos se sitúan a una y otra parte del enlace.

Monoinsaturados

Ácido oleico, C18: 1, n-9, ampliamente distribuido en los lípidos vegetales, especialmente en el aceite de oliva, y en los animales.

Poliinsaturados

Ácido linoleico, C18: 2, n-6, sintetizado únicamente por los vegetales, presente de forma abundante en algunos aceites vegetales (soja, girasol, maíz, nuez, pepitas de uva, algodón, etc.). El organismo humano es deficiente en la enzima (desaturasa) necesaria para crear un segundo doble enlace en el ácido oleico (C18: 1, n-9) y transformarlo en ácido linoleico (C18: 2, n-6). El ácido linoleico es, pues, un ácido graso indispensable y debe ser suministrado obligatoriamente por la alimentación.

Ácido linolénico C18: 3, n-3, sintetizado únicamente por los vegetales, parece también indispensable para el cuerpo humano, en particular durante la primera infancia. Es abundante en algunos aceites vegetales (soja, algodón, nuez, etc.).

El término LC-PUFA As (ácidos grasos poliinsaturados de cadena larga) se reservan para los ácidos araquidónico y docosahexanoico, que derivan respectivamente de los ácido linoléico y α-linolénico.

Ácido araquidónico C20: 4, n-6, aislado inicialmente del aceite de cacahuete puede ser sintetizado por el hombre por elongación y desaturación del ácido linoleico. No es indispensable, pero es esencial en cuanto a su función biológica, especialmente por ser precursor de las prostaglandinas y otros mediadores lipídicos celulares.

El *ácido eicosapentanoico C20: 5, n-3 y el ácido docosahexanoico C22: 6, n-3* son ácidos grasos presentes principalmente en grasas de animales marinos[9].

Características

Varias son las características a considerar[10,11]:

a) Los ácidos grasos insaturados son líquidos a la temperatura ordinaria y su punto de fusión es inferior al de los ácidos saturados correspondientes, tanto más cuanto más insaturados sean.
b) Los ácidos insaturados pueden fijar hidrógeno en su molécula si se calientan, en presencia de un catalizador; se transforman así en los ácidos saturados correspondientes. Esta propiedad es la base de la hidrogenación parcial de los ácidos grasos de los aceites que forman parte de la composición de las margarinas.
c) Los dobles enlaces de los ácidos grasos pueden fijar halógenos (yodo). Esta reacción se utiliza con el nombre de "índice de yodo" para expresar el contenido medio de un lípido natural en glicéridos de ácidos no saturados.
d) Los dobles enlaces de los ácidos grasos son muy frágiles y también pueden fijar fácilmente oxígeno, bien por simple exposición al aire, cuando los lípidos se hallan dispuestos en una capa fina, bien por medio de reactivos como el permanganato potásico, el agua oxigenada, o

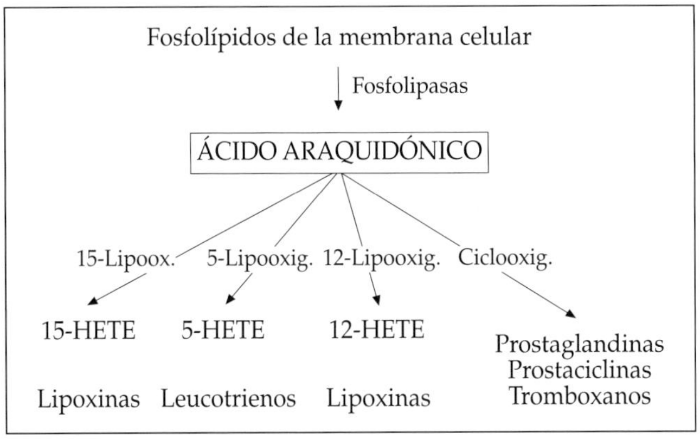

Figura 7.4. Mediadores lipídicos de la inflamación.

incluso el oxígeno ozonizado. Se produce la formación de un peróxido por abertura del doble enlace.

e) La peroxidación de estos dobles enlaces puede ser causada también por los radicales libres oxidantes: se trata de moléculas extremadamente reactivas debido a su estructura atómica lábil.
f) La acción de los oxidantes producida en solución concentrada y prolongada durante un tiempo suficiente no se limita a la adición de oxígeno o de hidroxilo en los dobles enlaces, sino que provoca su ruptura. En primer lugar se produce un corte del peróxido, originándose aldehidos que pueden oxidarse a su vez para dar ácidos de cadena más corta que el ácido graso inicial. Estos aldehidos y ácidos de cadena corta tienen un sabor y un olor desagradables: es el fenómeno de enranciamiento, que se produce de forma espontánea en muchos cuerpos grasos.
g) A nivel de los dobles enlaces pueden producirse peroxidaciones y polimerizaciones durante el calentamiento por encima de 200-230 °C de los cuerpos grasos ricos en ácidos insaturados. Algunos de estos polímeros son cuerpos cíclicos, cuya toxicidad ha sido demostrada en la rata.

Ácidos grasos esenciales

Así se denominan a una serie de ácidos grasos que son necesarios, junto con sus productos metabólicos, para el mantenimiento del crecimiento, de la salud y de la reproducción de los humanos[12-14]. Son importantes componentes funcionales de las membranas celulares.

El hombre no tiene capacidad para desaturar los ácidos grasos hasta el final metil de su cadena, fallo que da origen a tres familias distintas de ácidos grasos, que no pueden intercambiarse entre sí. La poliinsaturación, que se realiza por medio de tres desaturasas, delta 4, 5 y 6, introduce enlaces dobles entre los átomos de carbono 4-5, 5-6 y 6-7.

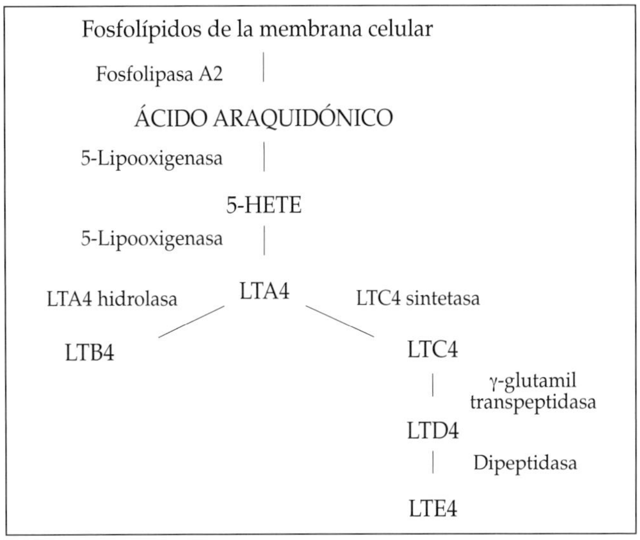

Figura 7.5. Biosíntesis de los leucotrienos.

Los animales no pueden insertar un doble enlace en los ácidos grasos en las posiciones 12 y 15, por lo que los ácidos grasos linoleico y linolénico no pueden ser sintetizados y se consideran esenciales.

Los ácidos grasos esenciales (AGE) se encuentran en los ésteres del colesterol, fosfolípidos del plasma y lipoproteínas mitocondriales. Todos los AGE tienen importantes acciones en el transporte y metabolismo de las grasas, en las funciones inmunológicas y en la conservación de la función e integridad de las membranas celulares. También son los precursores de prostaglandinas, tromboxanos y prostaciclinas, un grupo de compuestos que participan en la regulación de la presión arterial, frecuencia cardíaca, dilatación vascular, coagulación de la sangre, lipólisis, respuestas inmunológicas y en el sistema nervioso central (Figs. 7.4 a 7.6)[15-22]. Se conocen dos clases de ácidos grasos esenciales poliinsaturados (AGP): n-6 (18:2) y n-3 (18:3). El precursor de la familia n-6 es el ácido linoleico; el precursor de la familia n-3 es el ácido α-linolénico.

El ácido linoleico (C18: 2, n-6) es muy frecuente en el reino vegetal, sobre todo en las semillas y sus aceites. Los aceites que no se obtienen de semillas, como los de coco, palmera y la manteca de cacao no son fuentes de ácido linoleico.

Los ácidos grasos n-3 de interés nutricional incluyen el ácido α-linolénico (ALN) (C18: 3, n-3) y sus derivados, el ácido eicosapentanoico (EPA) (C20: 5, n-3) y ácido docosahexanoico (DHA) (C22:, 6, n-3). El ALN se encuentra en las hojas de las plantas y en algunos aceites de semillas de vegetales, tales como las de lino, nabo silvestre (canola) y soja. Los aceites de pescado, en particular los que habitan aguas frías y profundas, son ricos en EPA y DHA. El plancton contiene ácidos grasos n-3; los peces convierten

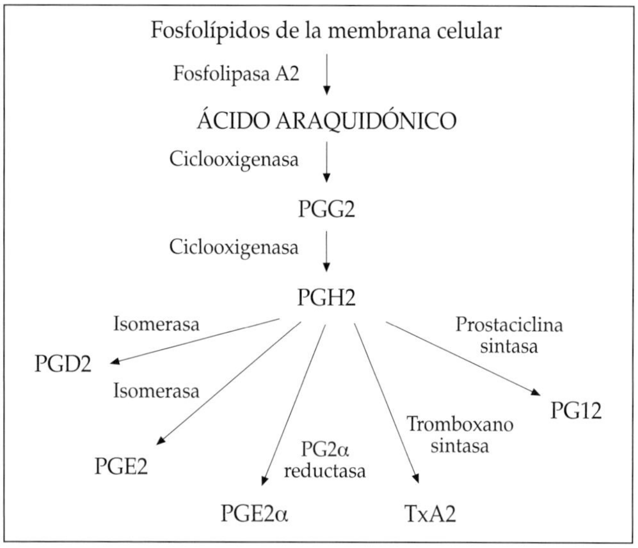

Figura 7.6. Biosíntesis de las prostaglandinas.

ALN en EPA y DHA por alargamiento y desaturación. Aunque ALN puede convertirse de manera similar en el hombre, no es un proceso realmente eficiente.

Glicerol

El glicerol es un trialcohol, ya que posee tres funciones alcohol:

CH2-OH
|
CH-OH
|
CH2-OH

El glicerol es un cuerpo almibarado, higroscópico, soluble en el agua, que se obtiene habitualmente por saponificación de los cuerpos grasos.

Los ácidos grasos constituyen con el glicerol ésteres denominados mono, di o triacilgliceroles (triglicéridos) según el número de funciones alcohol esterificadas. Entra a formar parte de la mayoría de los alimentos grasos y materias grasas alimentarias, aunque no es el único alcohol que existe en los cuerpos grasos naturales.

Esteroles

Aunque relativamente poco abundantes, algunos de estos cuerpos tienen una gran importancia biológica. La mayor parte de lo "insaponificable" está constituido por derivados de:

- Esteroles, entre los que se distinguen los fitosteroles (p. ej., el ergosterol y los sitosteroles).
- Colesterol.

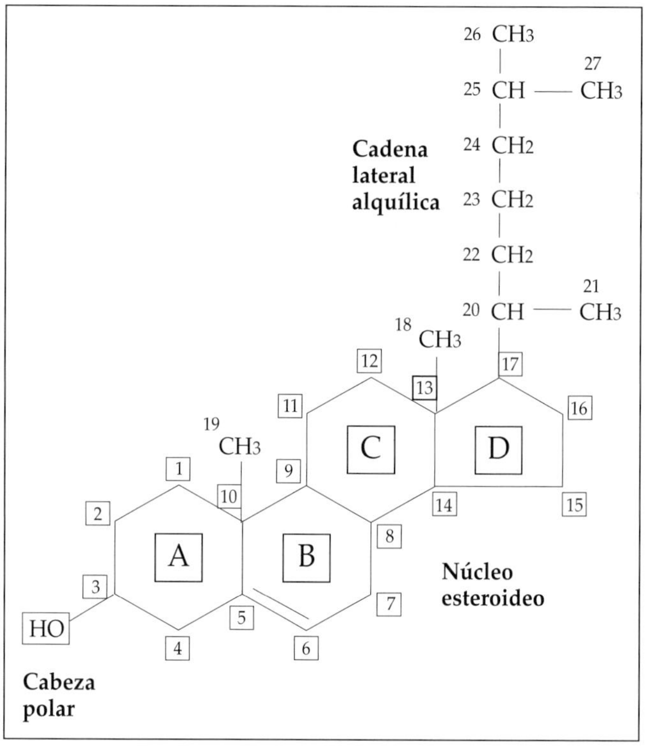

Figura 7.7. Colesterol.

Colesterol

El colesterol posee una estructura policíclica compleja (núcleo ciclopentanofenantreno) (Fig. 7.7). Se encuentra en el organismo en la mayoría de los tejidos (cerebro, hígado, sangre, etc.). Proviene bien de los alimentos ricos en colesterol (yema de huevo, vísceras, leche, nata, mantequilla), bien de una síntesis efectuada principalmente en el hígado a partir del ácido acético. En el hombre sano existe un estado de equilibrio entre los aportes y la biosíntesis. El colesterol tiene tres funciones importantes:

a) En forma libre o de éster de ácidos grasos, principalmente de ácidos grasos insaturados, es un constituyente de la mayoría de las membranas celulares.
b) Es precursor de todas las hormonas esteroides.
c) Su catabolismo incompleto por hidroxilación hepática conduce a la formación de ácidos y sales biliares. El colesterol libre es eliminado parcialmente por la bilis hacia el intestino, de donde es excretado por vía fecal. Una parte de este colesterol puede ser, sin embargo, reabsorbida por el intestino: es lo que se denomina ciclo enterohepático del colesterol.

Sitosterol

Este esterol vegetal, presente en pequeñas cantidades en los alimentos ricos en materias grasas, es un análogo

Capítulo

8

Vitaminas liposolubles en la nutrición infantil

J.L. Olivares, J. Fleta

INTRODUCCIÓN

Las vitaminas son micronutrientes esenciales, necesarias en toda célula viviente para su función, crecimiento y desarrollo que deben ser aportadas de forma regular con la alimentación. El metabolismo endógeno no puede elaborarlas o sólo en cantidades insignificantes.

La historia de las carencias vitamínicas se remonta a tiempos antiguos; sin embargo, su conocimiento científico se inicia a comienzos de siglo. Hopkins, entre 1906 y 1912, demuestra que los nutrientes señalados por Liebig a finales de siglo pasado como proteínas, grasas, hidratos de carbono, minerales y agua no son suficientes para asegurar la vida y el crecimiento de ratas jóvenes y que es necesario aportar "otras sustancias nutritivas" que contenían la leche y los vegetales.

Funk, en 1912, había teorizado sobre las enfermedades que podían producirse por carencias de unas sustancias que él llamó *vitamines*. Mac Collum y Davis, entre 1915 y 1916, diferencian dos factores distintos, uno llamado "elemento liposoluble A" y otro "elemento hidrosoluble B". Drumond, en 1920, propone el término definitivo de "vitamina". Desde entonces varios premios Nobel de química y medicina han sido otorgados por haber contribuido al estudio de las vitaminas[1].

Después de cien años de vida científica, "la historia de las vitaminas todavía no ha terminado" y deben ser redescubiertas para las nuevas generaciones, advirtiendo a los médicos que no olviden sus acciones fisiológicas y los peligros subsiguientes, tanto de su carencia como de su exceso[2].

Tabla 8.1. Tipos de vitaminas

Vitaminas liposolubles
A: antixeroftálmica, antiinfecciosa
D: antirraquítica
E: antioxidante, antidistrófica
K: antihemorrágica
Vitaminas hidrosolubles
B_1: tiamina: anti beri-beri
B_2: riboflavina
B_5: ácido pantoténico
B_6: piridoxina
B_{12}: cianocobalamina: antiperniciosa
C: antiescorbútica
H: biotina
M: ácido fólico
PP: niacina: antipelagra

En las primeras décadas del siglo hubo gran confusión en clasificar a un determinado grupo de micronutrientes como vitaminas. Actualmente, sólo trece son consideradas como verdaderas vitaminas, cuatro liposolubles y nueve hidrosolubles[3] (Tabla 8.1).

Las vitaminas intervienen en múltiples funciones dentro del metabolismo celular como catalizadores y como grupos prostéticos de las enzimas. Precisamente en este carácter radica su gran especificidad constitucional. Sustancias de estructura química análoga pueden actuar como antivitaminas, ocupando el lugar de las vitaminas en el sistema enzimático pero sin ejercer su función. Como biocatalizadores, activan la oxidación de los alimentos y facilitan la liberación y utilización de la

Tabla 8.2. Ingestas dietéticas de referencia (RDI), de vitaminas liposolubles

Grupos de edades (µg/d)[d]	Vit. A (µg/d)[a]	Vit. D (µg/d)[b,c]	Vit. E (mg/d)[d]	Vit. K
Lactantes				
0-6 m	400	5	4	2
7-12 m	500	5	5	2,5
Niños				
1-3 a	300	5	6	30
4-8 a	400	5	7	35
Hombres				
9-13 a	600	5	11	60
14-18 a	900	5	15	75
19-30 a	900	5	15	120
31-50 a	900	5	15	120
51-70 a	900	10	15	120
> 70 a	900	15	15	120
Mujeres				
9-13 a	600	5	15	60
14-18 a	700	5	15	75
19-30 a	700	5	15	90
31-50 a	700	5	15	90
51-70 a	700	10	15	90
≥ 70 a	700	15	15	90
Embarazo				
≤ 18 a	750	5	15	75
19-30 a	770	5	15	90
31-51	770	5	15	90
Lactancia				
≤ 18 a	1.200	5	19	75
19-30 a	1.300	5	19	90
31-51	1.300	5	19	90

[a]: como equivalentes de la actividad de retinol (RAE), 1 RAE = 1 µg de retinol, 12 µg de β-caroteno, 24 µg de α-caroteno o 24 µg de β-criptoxantina en los alimentos; [b]: colecalciferol, 1 µg de colecalciferol = 40 UI de vitamina D; [c]: en ausencia de una exposición adecuada a la luz; [d]: como α-tocoferol. RRR α-tocoferol, la única forma de α-tocoferol producida de forma natural en los alimentos.

energía. De esta forma, el organismo puede aprovechar los elementos plásticos y energéticos de los principios inmediatos en las reacciones de óxido-reducción. Junto a las funciones clásicamente conocidas, hoy se les asignan otras acciones potenciales de gran interés como es su papel antioxidante, función inmune, metabolismo de los lípidos, etc.[3,4].

Las necesidades dietéticas diarias de muchas vitaminas son difíciles de establecer, tanto en el niño como en el adulto; los ingresos a través de los alimentos se afectan de manera importante en los procesos culinarios y, además, las necesidades varían según el ritmo de crecimiento y estado de salud[5]. Para la mujer embarazada y durante el

Tabla 8.3. Composición en vitaminas liposolubles de la leche materna y en las fórmulas para lactante

	Calostro	Leche madura	Fórmula del lactante
Vitamin A			
UI/L	4.700-7.000	1.850-2.650	2.000
µmol/L	5	1,7	2
Vitamina E			
UI/L	6,7-12	4,5-6,3	20-21
µmol/L	29	3,5	20
Vitamina D			
UI/L	60-80	50-60	400
Vitamina K			
µmol/L	0,6-09	0,9-1,7	54

período de lactancia se sugieren requerimientos extras. En la Tabla 8.2 se detallan las ingestas dietéticas de referencia (RDI), de vitaminas liposolubles[6].

En niños alimentados al seno materno rara vez se producen deficiencias de vitamina A. Asimismo, no hay evidencia de que sean necesarios suplementos de vitamina E; sin embargo, el contenido de vitamina K y D es escaso y debe ser suplementada en el nacimiento y durante el primer año de vida. En la Tabla 8.3 se muestra la composición en vitaminas liposolubles de la leche materna y fórmulas para el lactante[7].

Los lactantes que consumen fórmulas comerciales con contenidos de acuerdo con los estándares recomendados, no necesitan suplementos de vitaminas (Tabla 8.4).

En general, los requerimientos en vitaminas son mayores en los períodos de crecimiento rápido, durante o después de situaciones de estrés, infecciones o tras cirugía, y en niños sometidos a dietas restrictivas.

Situaciones especiales como errores innatos del metabolismo, estados vitamínico-dependientes, requieren aportes muy elevados[8] (Tabla 8.5).

Como señala Suskind[9], las condiciones que predisponen a deficiencia de vitaminas son múltiples: 1) ingesta deficiente (dieta inadecuada, lactancia materna prolongada, destrucción en procesos culinarios); 2) malabsorción intestinal (celíaca, mucoviscidosis, parasitosis intestinal); 3) fallo en la utilización (errores innatos del metabolismo, fallo renal); 4) requerimientos aumentados (prematuridad, infecciones); 5) pérdidas aumentadas (aumento de diuresis, activación del catabolismo, pérdida de metabolitos inactivos); 6) administración de medicamentos con funciones antivitamina como la ametopterina, hidracida o antibióticos.

Tabla 8.4. Recomendaciones para la composición de fórmulas adaptadas y de seguimiento por litro, RDA

Vitaminas	Inicial	Seguimiento
A (µg)	606	510
D (µg)	10	11
E (UI)	20	5,4
K (µg)	54	55
B_1: tiamina (µg)	650	540
B_2: riboflavina (µg)	920	650
B_5: ácido pantoténico (mg)	3	3,3
B_6: piridoxina (µg)	410	450
B_{12}: cobalamina (µg)	1,6	2,2
C: ácido ascórbico (mg)	50	54
H: biotina (µg)	24	10,2
M: ácido fólico (µg)	100	109
PP: niacina (mg)	7	8,7

Tabla 8.5. Dosis de vitaminas en enfermedades vitamino-dependientes

Vitamina	Enfermedad	Dosis/día
A	Darier	7.500 µg
B_1	Leigh - Acidosis lacto-pirúvica	600 mg
	Anemia dependiente de tiamina	20 mg
	Enfermedad del jarabe de arce	10 mg
Riboflavina	Déficit de piruvato cinasa	10 mg
	Acidemia glutárica II	100-300 mg
Niacina	Harnup	200 mg
B_6	Cistatinuria. Homocistinuria	200 mg
	Convulsiones B6 dependientes	25 mg
	Aciduria xanturénica	10 mg
	Oxaluria	100 mg
Ácido fólico	Homocistinuria	10 mg
	Deficiencia en folato reductasa	5 mg
B_{12}	Acidemia metil malónica	1 mg
	BiotinaAcidemia propiónica	10 mg
	Deficiencia en biotinidasa	5-20 mg
C	Chediak-Higashi	50 UI
D	Raquitismo dependiente	100 µg
	Hipofosfatemia familiar	2.500 µg

VITAMINA A

La molécula base del grupo de la vitamina A es el retinol *all-trans*. La forma activa para la visión es el retinol 11-cis; el palmitato de retinol *all-trans* es la principal forma de depósito; el ácido retinoico 13-cis es usado terapéuticamente; el término provitamina A es utilizado para los carotenoides, precursores con acción parecida a la vitamina A, siendo el principal el β-caroteno[4].

La concentración de vitamina A se expresa en µg y su equivalencia puede plantear confusiones: 1 µg retinol = 3,31 UI = 1 equivalente retinol (ER) = 6 µg de β-caroteno = 12 µg de mezcla de carotenos.

La vitamina A tiene varias funciones: 1) es esencial para la visión en la oscuridad como componente prostético de la rodopsina; 2) mantiene el desarrollo de las células epiteliales; 3) mantiene la integridad del sistema inmunitario, su déficit se correlaciona con la disminución de la respuesta mitógena de los T-linfocitos y de anticuerpos frente a antígenos bacterianos; 4) favorece el crecimiento óseo; 5) en situaciones de carencia se produce inhibición de la espermatogénesis; 6) papel antineoplásico y antioxidante[10,11].

La vitamina A y los carotenos están ampliamente distribuidos en la naturaleza. Los aportes de vitamina A (retinol éster) se encuentran en los alimentos de origen animal (leche, hígado, aceite de pescado, huevo, etc.) y los carotenos en el reino vegetal (zanahoria, espinacas, nabos, perejil, etc.).

La vitamina A se absorbe en el intestino delgado; previamente es hidrolizada por una hidrolasa pancreática y otra hidrolasa del borde en cepillo, activadas ambas por los ácidos biliares. El retinol es transportado a través de la membrana de las células intestinales por difusión facilitada por un transportador. La absorción del β-caroteno sólo se realiza si hay sales biliares. El ácido oleico (18:1n9) estimula su absorción[4].

Se estima que entre 20 y 40 millones de niños en todo el mundo, especialmente en los países en vías de desarrollo, tienen una carencia de vitamina A, de tal forma que en los países señalados, sigue siendo un problema de salud pública y con correlaciones significativas entre mortalidad, diarrea y déficit de vitamina A[12].

En nuestros medios, con dietas equilibradas, el riesgo de déficit de vitamina A es escaso. Las carencias sólo se dan en los trastornos intestinales crónicos, enfermedad celíaca, fibrosis quística, enfermedades hepáticas, enfermedades infecciosas crónicas o malnutrición.

Las manifestaciones clínicas aparecen de forma insidiosa. Las lesiones oculares afectan en principio al segmento posterior del ojo con una alteración a la oscuridad y ceguera nocturna. Posteriormente, se produce fotofobia, xerosis conjuntival y corneal, queratomalacia y manchas de Bitot (placas secas de color gris plata en la conjuntiva bulbar). La piel aparece seca y escamosa, con hiperqueratosis folicular en la superficie de extensión de las extremidades. Puede darse también retraso de crecimiento, "fallo de medro", apatía, anemia, hepato-esplenomegalia y tendencia a las infecciones crónicas[4].

El 90% de la vitamina A se encuentra en el hígado y la concentración hepática es el método de referencia. Hay deficiencia por debajo de 20 µg/g de hígado. El retinol plasmático no es parámetro fiable de déficit de vitamina A. Una concentración sérica de vitamina A menor de 10 µg/dl es sugestiva de carencia. El cociente vitamina A/RBP (proteínas transportadoras retinol) puede ser indicador de deficiencias[13].

El test relativo dosis-respuesta se basa en al aumento de retinol plasmático después de una sobrecarga con vitamina A. La diferencia entre la concentración en ayunas y a las cinco horas, dividida por la concentración en ayunas, se denomina respuesta relativa a la dosis. Una respuesta mayor del 20% sugiere que la concentración de vitamina en el hígado es menor de 20 µg/g. En individuos bien nutridos, tras la administración de una pequeña cantidad de vitamina A por vía oral o por vía intravenosa, se produce un ligero aumento, de corta duración, con vuelta a la concentración basal en cinco horas[4,14].

El aporte dietético recomendado varía con la edad, (Tabla 8.2). Actualmente existe consenso en expresar los requerimientos en forma de retinol-equivalente (RE). 1 RE equivale a 1 µg de retinol, a 6 µg de β-caroteno, a 3,3 UI de vitamina A (retinol).

En los países en vías de desarrollo con déficit de vitamina A hay que administrar 30.000 µg de vitamina A por vía oral cuatro veces al año en una base hidrosoluble. La misma dosis debe ser administrada después del parto a las madres de esas regiones que vayan a amamantar a sus hijos[8].

En pacientes con sarampión, el Comité de Enfermedades Infecciosas[15] recomienda la suplementación de vitamina A en las siguientes circunstancias: 1) pacientes de 6 meses a 2 años hospitalizados por sarampión y sus complicaciones (*crup*, neumonía, diarrea); 2) pacientes de más de 6 meses de edad con sarampión y con cualquiera de los siguientes factores de riesgo: inmunodeficiencia (Sida), signos oftálmicos de deficiencia, alteración de la absorción intestinal, malnutrición moderada o grave, inmigrantes que proceden de áreas con elevadas tasas de mortalidad por sarampión.

La dosis recomendada por la OMS es de dosis única por vía oral de 100.000 UI para los niños de 6 meses a 1 año de edad y de 200.000 UI para niños mayores de 1 año. Las dosis deben de repetirse al día siguiente y a las cuatro semanas en los niños con signos oftalmológicos evidentes de déficit de vitamina A. Estudios recientes señalan, sin embargo que una dosis alta de vitamina A pueden ser menos beneficiosas que pequeños suplementos tomados durante un período largo de tiempo[16].

La intoxicación aguda por vitamina A puede aparecer en el lactante tras ingerir más de 100.000 µg. Clínicamente se manifiesta por náuseas, vómitos, abombamiento de fontanela, diplopía, edema de papila y pseudotumor cerebral[17]. La intoxicación crónica surge tras varias semanas de ingerir dosis excesivas. Se caracteriza por anorexia, fallo de medro, prurito, irritabilidad, lesiones cutáneas y hepatoesplenomegalia. También puede aparecer hiperostosis en las diáfisis de los huesos largos.

El ácido retinoico es efectivo para las formas graves de acné juvenil. En los hijos de madres que consumen grandes cantidades por vía oral, pueden producirse graves malformaciones congénitas en el sistema nervioso y el esqueleto[8].

VITAMINA D

Es la precursora esencial de la 25OHD y de la dihidroxi vitamina D (1,25$(OH)_2$D, hormona responsable de la absorción intestinal de calcio, de la mineralización ósea y del crecimiento en el niño[7]. Clásicamente se han considerado las funciones de la vitamina D como limitadas a mantener la homeostasis del calcio interactuando con la parathormona y calcitonina; sin embargo, en la moderna nutrición debería considerarse como una prohormona. La vitamina D_2, calciferol, y su provitamina, el ergosterol, se encuentran en las plantas. La vitamina D_3, colecalciferol, se halla en los alimentos, hígado de bacalao, atún, etc., y se forma en el organismo al transformar la provitamina D, 7-dehidrotocoferol, de la piel por la acción fotoquímica de la luz cuando la longitud de onda es de unos 300 nm. Esta longitud de onda está presente, en la mayoría de las latitudes de Europa durante los meses de verano. Posteriormente, se producen transformaciones metabólicas en el hígado por hidroxilación del carbono 25, pasando a 25-hidroxi-colecalciferol, y del carbono 1 en el riñón, convirtiéndose en 1-25-dihidroxi-colecalciferol, que es una verdadera hormona, por su composición química y por sus acciones[3,4].

La acción de la vitamina activa es aumentar la absorción de calcio en el intestino, tanto directamente como estimulando la síntesis de la proteína ligadora de calcio. Junto con la parathormona, estimula la actividad osteoclástica en el hueso. La reorganización del hueso y la mineralización de la sustancia osteoide permiten el crecimiento del hueso. La interacción de la 1-25-dihidroxivitamina D, hormona paratiroidea, calcitonina en el metabolismo fosfocálcico son las acciones fisiológicas mejor conocidas. Sin embargo, también se considera que la vitamina D desempeña un papel esencial en la diferenciación y proliferación de tejidos, en el sistema hematopoyético y en la regulación del sistema inmune. La deficiencia de vitamina D incrementa el riesgo de diabetes tipo I, esclerosis múltiple, artritis

Capítulo

9

Vitaminas hidrosolubles en la nutrición infantil

J. Fleta, J.L. Olivares

EL COMPLEJO VITAMÍNICO B

Las vitaminas del complejo B participan como coenzimas en numerosos sistemas enzimáticos y se diferencian de las demás vitaminas en que sus moléculas contienen átomos de nitrógeno.

El grupo B se consideró inicialmente constituido por una sola vitamina, pero a partir de 1920 se fueron descubriendo nuevos factores. Se han identificado hasta 15 factores dentro del grupo B, pero algunos de ellos, como los denominados B_4, B_7, B_{10}, han sido excluidos porque su carácter vitamínico no se ha confirmado en el hombre, mientras que otros, como el B_{11} o B_{13}, no han podido demostrar todavía su actividad vitamínica. Existe un parentesco muy estrecho entre las carencias vitamínicas de este complejo, no obstante se siguen haciendo progresos en la valoración de nuevos signos clínicos de las carencias aisladas específicas.

Las vitaminas del complejo B ejercen un importante papel en el desarrollo de diversas funciones en el organismo humano. En la infancia, sobre todo en países en vías de desarrollo, el riesgo de padecer deficiencias es elevado, si no se ingieren en cantidad adecuada en los diversos alimentos. En los países desarrollados hay que considerar que los niños alimentados con dietas vegetarianas, también están predispuestos a padecer estados carenciales[1,2].

La vitamina B_1

Los estados carenciales de esta vitamina, también denominada tiamina y aneurina, producen la llamada enfermedad de beriberi y se remontan a la más remota antigüedad. En 1890 Eijman observó que las gallinas alimentadas con los restos de alimentos de arroz refinado, servidos a enfermos que padecían beriberi, presentaban trastornos parecidos. Este autor descubrió después que estas gallinas se curaban si se alimentaban con arroz entero, pero no supo obtener conclusiones de esta observación. Es la primera sustancia del grupo B que se obtuvo de forma pura. Su síntesis se consiguió en 1936.

Una vez absorbida la tiamina se distribuye por la sangre a todos los tejidos del organismo, sobre todo al corazón, hígado y riñones. Como es una vitamina hidrosoluble se elimina rápidamente por el riñón, por lo que es necesario un aporte regular de dicho elemento.

Una de sus funciones es la de producir energía celular, interviniendo en el metabolismo de los hidratos de carbono. La tiamina es la parte activa de una coenzima, el pirofosfato de tiamina, que interviene en el funciona miento de cuatro sistemas enzimáticos que permiten la oxidación completa de los hidratos de carbono. Además interviene en la producción de ribosa, azúcar que está contenido en los ácidos nucleicos, ADN y ARN.

Los síntomas de beriberi varían según el tipo de régimen absorbido y el aporte de tiamina recibido. En la forma denominada beriberi blando, los tejidos, sobre todo de los miembros inferiores, están edematosos y el enfermo sufre palpitaciones, trastornos respiratorios y dolores musculares. Incluso si no se administra tiamina puede producirse la muerte por paro respiratorio o circulatorio.

En la forma de beriberi seco, los tejidos se destruyen y se demacran. No existe edema pero sí una gran debilidad, que impide casi cualquier movimiento. Existen carencias

Tabla 9.1. Contenido de vitamina B_1 en diversos alimentos (mg/100 g comestibles)[3]

Cereales y derivados		**Frutos secos**	
Harina de maíz	0,50	Almendra	0,25
Arroz integral	0,30	Avellanas	0,60
Harina integral	0,35	Cacahuete	0,60
Pan integral	0,30	Nueces	0,48
Verduras y hortalizas		**Leche y derivados**	
Coliflor	0,15	Natillas	0,50
Espárragos	0,16	Leche de vaca (polvo)	0,30
Ajos	0,18	Petit suisse	0,50
Alcachofa	0,15	Yogur desnatado	0,58
Maíz cocido	0,20	**Carnes y derivados**	
Patatas fritas	0,18	Bacon	0,36
Puré de patata	0,30	Cerdo (chuleta)	0,90
Legumbres		Cerdo (lomo)	1,0
Garbanzos	0,40	Chorizo	0,8
Habas secas	0,54	Jamón	0,8
Judías secas	0,54	Lomo embuchado	0,8
Lentejas	0,50	Pies de cerdo	1,0
Frutas		**Pescados y mariscos**	
Ciruela	0,10	Anguila	0,15
Higos secos	0,16	Besugo	0,80
Naranja	0,10	Congrio	0,28
Plátano	0,16	Lubina	0,80
Zumo de fruta	0,40	Mero	0,80

Tabla 9.2. Cantidades recomendadas de vitaminas del complejo B[4]

	Edad (años)	B_1 (mg)	B_2 (mg)	B_3 (mg NE)*	B_6 (mg)	B_{12} (µg)	Ác. fólico (µg)
	0,0-0,5	0,3	0,4	5	0,3	0,3	25
	0,5-1,0	0,4	0,5	6	0,6	0,5	35
	1-3	0,7	0,8	9	1,0	0,7	50
	4-6	0,9	1,1	12	1,1	1,0	75
	7-10	1,0	1,2	13	1,4	1,4	100
Hombres	11-14	1,3	1,5	17	1,7	2,0	150
	15-18	1,5	1,8	20	2,0	2,0	200
	19-24	1,5	1,7	19	2,0	2,0	200
	25-50	1,5	1,7	19	2,0	2,0	200
	Más de 50	1,2	1,4	15	2,0	2,0	200
Mujeres	11-14	1,1	1,3	15	1,4	2,0	150
	15-18	1,1	1,3	15	1,5	2,0	180
	19-24	1,1	1,3	15	1,6	2,0	180
	25-50	1,1	1,3	15	1,6	2,0	180
	Más de 50	1,0	1,2	13	1,6	2,0	180
Embarazadas		1,5	1,6	17	2,2	2,2	400
Lactantes		1,6	1,8	20	2,1	2,6	280

**1 NE (equivalente niacina) = 1 mg de niacina o 60 mg de triptófano dietético.*

de esta vitamina más discretas que producen falta de apetito, apatía y depresión. Por eso se la ha denominado la vitamina del ánimo.

Casi todos los alimentos contienen tiamina en pequeñas cantidades. Con la cocción o tratamientos industriales se suele destruir debido a su solubilidad en agua. Los alimentos que la contienen en mayor cantidad son los cereales enteros, los despojos, la carne de cerdo y las leguminosas. Otros alimentos, como la carne, leche, frutas y verduras pueden aportar tiamina en cantidad suficiente. El azúcar y las grasas no contienen tiamina ni ninguna otra vitamina hidrosoluble. En la Tabla 9.1 se muestran los alimentos de cada grupo que contienen tiamina en mayor cantidad[3].

Las necesidades están en función de la edad, del sexo, de la actividad desarrollada y del régimen alimentario. Cuanto más rico en hidratos de carbono, en arroz pulido y en azúcar refinado es un régimen alimentario, más necesaria es la vitamina B_1. El pescado crudo contiene una enzima, la tiaminasa, capaz de destruir la actividad de la vitamina en casi un 50%, si se consume en gran cantidad, como ocurre en países escandinavos o en Japón. En la Tabla 9.2 se exponen las cantidades recomendadas[4].

La vitamina B_2

Esta vitamina también es denominada riboflavina y lactoflavina. Es una sustancia amarilla brillante detectada en la leche (lactoflavina), en los huevos (ovoflavina) y en los riñones (renoflavina). Es muy estable al calor y sensible a la luz, de ahí la necesidad de proteger la leche de la luz del día.

Tabla 9.3. Contenido de vitamina B_2 en diversos alimentos (mg/100 g comestibles)[3]

Cereales y derivados		**Frutos secos**	
Harina integral	0,20	Almendra	0,67
Avena	0,14	Cacahuete	0,20
Pan de centeno	0,20	Nueces	0,20
Verduras y hortalizas		**Leche y derivados**	
Acelga	0,20	Leche de vaca (polvo)	1,30
Berro	0,17	Queso Roquefort	0,70
Champiñón	0,44	Queso de bola	0,30
Escarola	0,20	**Carnes y derivados**	
Espárragos	0,19	Cerdo (hígado)	3,00
Espinacas	0,20	Cordero (hígado)	3,00
Guisantes	0,25	Pollo (hígado)	2,50
Habas	0,20	Ternera (hígado)	3,00
Perejil	0,30	Ternera (riñón)	2,00
Legumbres		**Pescados y mariscos**	
Garbanzos	0,18	Anchoas	0,50
Guisantes	0,20	Anguilas	0,40
Habas	0,29	Bacalao seco	0,45
Lentejas	0,20	Ostras	0,35
Frutas		Sardina	0,40
Albaricoque	0,12		
Ciruela seca	0,30		
Higos secos	0,12		

Este elemento forma parte de las flavoproteínas y de otras enzimas, interviene por lo tanto en el metabolismo de los hidratos de carbono, de los aminoácidos y de las grasas. Su carencia puede producir variados síntomas, pero no ejerce un papel específico en el buen funcionamiento del organismo. Se encuentra en todos los tejidos y la riboflavina excedente es eliminada por la orina.

Se encuentra en casi todos los alimentos, si exceptuamos los azúcares purificados y las grasas. Las fuentes más importantes son el hígado, leche, huevos, hortalizas verdes, carne y leguminosas. La levadura seca la contiene en grandes cantidades. En la Tabla 9.3 se muestran los alimentos de cada grupo que contienen esta vitamina en mayor cantidad.

Las necesidades están en relación con el tamaño corporal, con el metabolismo y la velocidad de crecimiento del individuo. Aumentan durante el embarazo y la lactancia. En el mercado existe esta vitamina, al igual que la tiamina, obtenida por síntesis o fermentación, es barata y se recomienda en personas jóvenes o mayores que no consumen leche, una de las fuentes alimenticias más comunes para esta vitamina. Las cantidades recomendadas se reflejan en la Tabla 9.2.

La vitamina B_3

Este elemento, también denominado vitamina PP, niacina, ácido nicotínico o nicotinamida, era ya conocido desde los trabajos de Huber en 1867, pero había de esperar 70 años para que se relacionara con la pelagra. Esta enfermedad se caracteriza por la aparición de una lesión rojiza de la piel que más tarde se vuelve negra y rugosa. En el año 1937 se observó que una enfermedad semejante del perro (*blacktongue*) se curaba administrando a los animales nicotinamida, sustancia que también era efectiva en la pelagra.

Esta vitamina hidrosoluble, en forma libre o combinada, se encuentra en todos los tejidos, especialmente en el hígado, riñones, corazón, cerebro y músculos y constituye la parte activa de coenzimas que ejercen un importante papel en las oxidaciones de los tejidos.

Aunque se han definido las vitaminas como sustancias que no pueden ser sintetizadas por el organismo, la niacina, aunque en escasa cantidad, puede ser elaborada por microorganismos del intestino grueso. Además, el triptófano tiene cierta "actividad niacina" (60 mg de este aminoácido tienen la misma actividad que 1 mg de niacina). Por ello los consumidores de proteínas de buena calidad, como huevos y leche, tienen menos necesidad de niacina. Los casos de pelagra serán, por lo tanto, más frecuentes en poblaciones cuya alimentación esté constituida por maíz, alimento que contiene niacina pero en una forma poco disociable por las enzimas digestivas.

La niacina, a dosis no vitamínica (de 1 a 4 g por día) tiene la propiedad de reducir el nivel de colesterol y de

Tabla 9.4. Contenido de vitamina B_3 en diversos alimentos (mg/100 g)[3]

Cereales y derivados		**Leche y derivados**	
Arroz blanco	3,8	Flan y natillas	1
Arroz integral	4,6	Cuajada	3,3
Pan integral	3	Helados	1
Pasta	2	Petit suisse	1
Galletas María	2	Queso de bola	5,9
Verduras y hortalizas		Queso de Burgos	1,2
Berro	1	Requesón	3,3
Acelga	0,6	Yogur	1
Champiñón	4,9	Leche de vaca	0,2
Col de Bruselas	0,7	**Carnes**	
Coliflor	0,6	Buey	5
Espárragos	1,4	Cerdo (hígado)	15
Guisantes	0,8	Conejo	10
Habas	1,8	Cordero (hígado)	15
Patata	1,5	Cordero (chuleta)	5
Zanahoria	0,5	Jamón York	5,1
Legumbres		Pato	6
Garbanzos	1,6	Pavo	8
Guisantes secos	5,2	Pollo	7
Habas secas	2,3	Ternera (hígado)	15
Judías secas	2,1	**Pescados**	
Lentejas	1,8	Atún	17,8
Frutas		Bacalao	2
Ciruela	1,7	Caballa	9
Dátil	2,9	Calamares	3,6
Higos secos	1,7	Gallo	5,5
Mandarina	0,5	Lenguado	5,5
Melocotón	0,9	Lubina	12,3
Plátano	0,5	Merluza	2
		Salmón	10
		Sardina	6,4
		Trucha	3,5

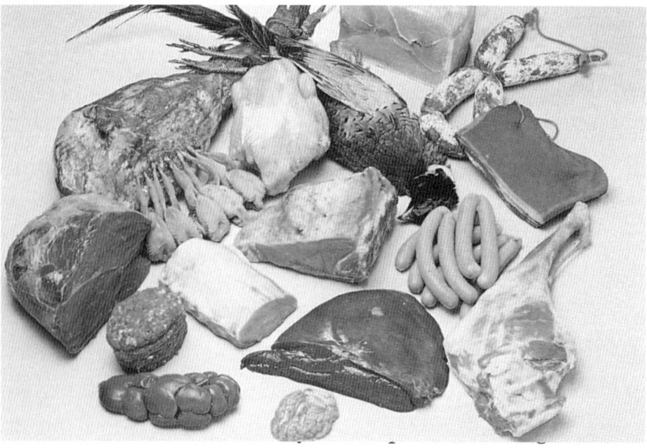

Figura 9.1. El hígado y la carne son fuente importante de vitaminas del complejo B.

forma de ácido nicotínico. Son fuentes importantes de niacina el hígado, la carne magra, las semillas, las levaduras y las leguminosas. Hay que destacar que la niacina resiste muy bien los procesos de cocción. En la Tabla 9.4 se muestra el contenido de niacina en diversos alimentos (Fig. 9.1).

Las necesidades dependen de si la dieta es rica en triptófano o no lo es. Se ha señalado que un litro de leche cada día basta para evitar la pelagra. Un litro de leche proporciona 480 mg de triptófano, lo cual equivale a 8 mg de niacina. En la Tabla 9.2 se exponen las cantidades recomendadas de este elemento[4].

El exceso de niacina es eliminado por la orina sin causar ningún trastorno. La vitamina sintética es económica y con ella se pueden enriquecer los alimentos.

La vitamina B_5

Esta vitamina, también denominada ácido pantoténico, fue identificada inicialmente como un factor de crecimiento en la levadura y después como vitamina en el animal. La carencia es muy rara ya que se encuentra muy abundantemente en la naturaleza. Es un ácido muy estable.

Los síntomas carenciales, provocados en voluntarios, con régimen purificado y antagonistas del ácido pantoténico, se manifiestan en forma de fatiga, dolores de cabeza,

Tabla 9.5. Contenido de vitamina B_5 en diversos alimentos (mg/100 g comestibles)

Cereales	
Trigo	0,5-1,5
Salvado	2,5
Arroz	1,5-2,5
Harina de trigo	0,5
Verduras y legumbres	
Col	0,2-1,4
Patata	0,23-0,65
Tomate	0,1-0,2
Frutas	0,03-0,3
Carnes	
Hígado de ternera	4-7,5
Riñones de ternera	2,5-3,6
Cordero	0,2-1,6
Cerdo	0,2-1,6
Leche	
Leche de mujer	0,25
Leche de vaca	0,1-0,4
Huevo	
Yema	6-7

alteraciones del sueño, cambio de personalidad, náuseas y calambres musculares. La carencia observada en los pollos se manifiesta en forma de dermatitis en los ojos, en la comisura del pico y en las patas. Si la carencia persiste el crecimiento se retrasa y el pollo puede morir en el plazo de varias semanas. En otros animales, como perros, ratas, monos y zorros, la carencia produce encanecimiento del pelo, lesión reversible en cuanto se administra pantotenato a la dieta.

El ácido pantoténico forma parte de la coenzima A, sustancia fundamental en el metabolismo intermedio de los hidratos de carbono, de las grasas y de las proteínas. La coenzima A también forma parte en la formación de esteroles, como el colesterol y las hormonas suprarrenales. Podría decirse, por tanto, que el ácido pantoténico está en la encrucijada de las vías metabólicas.

Esta vitamina está presente en los alimentos naturales y en todas las células vivas. Son ricos en ácido pantoténico las levaduras, el hígado, los huevos, los gérmenes de trigo o de arroz, los cacahuetes y los guisantes. La leche, la carne, las aves son fuentes moderadas. Los tratamientos industriales, el refinado y la molienda de los cereales provocan pérdidas considerables de ácido pantoténico. También la congelación de las carnes y de las verduras puede destruir la vitamina hasta en un 50%. Pérdidas semejantes se observan en muchos productos enlatados. En la Tabla 9.5 se expone el contenido de esta vitamina en varios alimentos.

Se cree que los requisitos en el hombre son de 5 a 19 mg por día, dosis que también puede ser adecuada para niños. Las necesidades del recién nacido son posiblemente inferiores ya que el contenido de ácido pantoténico en la leche de mujer es de 2,2 mg por litro. La leche de vaca contiene 3,4 mg aproximadamente por litro[5].

La vitamina B_6

Los síntomas de carencia de esta vitamina también denominada piridoxina, son muy semejantes a los producidos por la carencia de niacina y riboflavina. Es común la aparición de dermatitis seborreica alrededor de los ojos, de las cejas y de la boca; la lengua está roja y dolorosa. Si los síntomas son más acentuados aparecen temblores, náuseas, vómitos, pérdida de peso y anemia.

Las tres formas que existen de vitamina B_6, piridoxina, piridoxal y piridoxamina, después de ser absorbidas por el intestino se convierten en fosfato de piridoxal, coenzima que juega un importante papel en el metabolismo de las proteínas y de los aminoácidos y participa en más de 60 sistemas enzimáticos. También está implicado en el metabolismo de los hidratos de carbono y en el de los ácidos grasos no saturados.

Los síntomas de su carencia no tienen una expresión característica, pero los animales que la padecen presentan lesiones parecidas a la pelagra. Los animales con carencia también tienen alteraciones en el mecanismo defensivo provocando depresión inmunológica. En humanos se ha puesto de manifiesto que una disminución de la ingesta de esta vitamina produce atrofia de los tejidos linfoides, depresión inmunitaria y aumento de la tumorogénesis[6].

Las carnes son las mejores fuentes de este elemento, especialmente el hígado, algunas verduras, los gérmenes de salvado de trigo y los cereales enteros. Los alimentos refinados o los que han sido transformados tecnológicamente, como la harina, el pan blanco, el arroz precocido y las pastas, pierden hasta la mitad de la vitamina B_6. En la Tabla 9.6 se exponen los alimentos de cada grupo que la contienen en mayor cantidad.

Los requisitos son de 2,0 mg por día en mujeres adultas, que serán suplementadas con 0,5 mg más durante el embarazo y la lactancia. Para los hombres, la cantidad recomendada es de 2,2 mg al día. Las necesidades aumentan en las personas mayores, alcohólicos y en personas que están recibiendo tratamiento medicamentoso a base de isoniacida, penicilamina y algunos esteroides. Las necesidades pueden ser cubiertas con vitamina sintética. Las cantidades recomendadas quedan expuestas en la Tabla 9.2.

Tabla 9.6. Contenido de vitamina B_6 en diversos alimentos (mg/100 g comestibles)[3]

Cereales y derivados		**Leche y derivados**	
Arroz blanco	0,30	Nueces	0,73
Arroz integral	0,30	Avellanas	0,55
Harina integral	0,50	Cacahuetes	0,50
Harina de maíz	3,80	Castañas	0,33
Verduras y hortalizas		**Leche y derivados**	
Boniato	0,22	Leche de vaca (polvo)	1,30
Coliflor	0,20	Queso Cammembert	0,20
Espinacas	0,18	**Carnes y derivados**	
Guisantes	0,18	Buey	0,32
Judías	0,18	Cerdo (chuleta)	0,29
Lechuga	0,20	Cerdo (hígado)	0,30
Puerro	0,25	Cerdo (lomo)	0,45
Tomate	0,25	Conejo	0,50
Legumbres		Cordero (chuleta)	0,30
Lentejas	0,60	Cordero (hígado)	0,35
Guisantes	0,13	Pavo	0,46
Frutas		Pies de cerdo	0,50
Ciruela fresca	0,24	Pollo	0,42
Higo seco	0,20	Ternera (hígado)	2,00
Plátano	0,50	**Pescados y mariscos**	
Uva (pasa)	0,30	Arenque ahumado	0,45
		Atún de lata	0,44
		Gallo	0,43
		Lenguado	0,43
		Salmón	0,75
		Sardina	0,48

Tabla 9.7. Algunas fuentes naturales de vitamina B_8 (µg/100 g)[13]

Levadura de cerveza	90
Legumbres y verduras	
Coliflor	20
Setas	20
Zanahoria	3-7
Tomate	3-7
Espinacas	3-7
Judías	10-18
Guisantes	10-18
Chocolate	32
Leche	
Vaca	2-5
Mujer	0,8
Carnes	
Vaca	2,6-3,4
Ternera	2
Cerdo	5
Cordero	5
Pollo	10
Pescados	0,1-3,0
Quesos	1,8
Huevo entero	12-15
Arroz	4-6
Manzanas	0,9
Zumo de naranja	0,5-1,5

La vitamina B_8

Este elemento, también llamado vitamina H y biotina, es uno de los menos conocidos del grupo B, lo cual no significa que sea menos importante. Ciertos microorganismos del intestino humano son capaces de sintetizar biotina en igual cantidad de la que se necesita. Experimentalmente se ha producido carencia de biotina en varias especies animales, como perros, ratas y pollos y en algunos de ellos se ha producido administrando un antibiótico o sulfamida que actúan sobre la flora intestinal.

El cuadro carencial se manifiesta en la piel y la lengua, así como con inapetencia, insomnio, náuseas, anemia y depresión. También puede cursar con dolores musculares y parestesias. Un aporte adecuado hace remitir estos síntomas en pocos días. También se ha demostrado que la deficiencia de biotina se ha asociado a defectos inmunitarios.

La biotina tiene la capacidad de combinarse con muchas enzimas, está implicada en la síntesis de los ácidos grasos, en la formación de los ácidos nucleicos, del glicógeno y de varios aminoácidos. Son fuentes ricas en esta vitamina las vísceras y la yema del huevo y en menor proporción la leche, los cereales y otros productos. En la Tabla 9.7 se enumeran algunas fuentes naturales de esta vitamina.

Tabla 9.8. Contenido de vitamina B_{12} en diversos alimentos (µg/100 g comestibles)[3]

Leche y derivados		**Pescados y mariscos**	
Cuajada	0,5	Anguila	5,0
Leche de vaca	0,3	Arenque ahumado	5,0
Queso blanco	0,5	Atún	5,0
Queso Cammembert	1,2	Bacalao	5,0
Queso Emmental	1,5	Caballa	10,0
Queso Roquefort	1,2	Besugo	1,0
Requesón	0,5	Gallo	1,0
Carnes y derivados		Lenguado	1,0
Buey	2,0	Ostras	15,0
Butifarra	1,0	Salmón	5,0
Cerdo (chuleta)	2,0	Sardina	28,0
Cerdo (hígado)	25,0	Trucha	1,0
Cerdo (lomo)	2,0	**Huevos**	
Conejo	10,0	Huevo entero	1,7
Cordero (hígado)	84,0	Yema	4,9
Pollo (hígado)	56,0	Clara	0,1
Ternera (hígado)	100,0		
Ternera (riñón)	55,0		
Ternera (solomillo)	2,0		

No se conocen bien cuáles son los requerimientos en el hombre, aunque se estiman en 0,1 mg por día aproximadamente. Salvo en el niño, el déficit de biotina es muy raro en la especie humana.

La vitamina B_{12}

La vitamina B_{12} o cianocobalamina fue descubierta en 1948, es de color rojo y constituye la única vitamina que las plantas superiores son incapaces de sintetizar. Puede obtenerse a través de cultivos de ciertas especies de bacterias o de hongos en medios especiales. La manifestación más importante de la carencia de vitamina B_{12} es la anemia perniciosa de Addison. Esta enfermedad se conocía desde hace mucho tiempo, no respondía a ningún tratamiento y terminaba con la muerte. En 1926 se descubrió que grandes cantidades de hígado restauraban el nivel normal de glóbulos rojos en los enfermos.

En el hombre la carencia de esta vitamina se produce de dos maneras: como resultado de un régimen deficiente, como, por ejemplo, en vegetarianos estrictos, o también como consecuencia de un mecanismo defectuoso en la absorción, como ocurre en la anemia perniciosa.

En la carencia alimentaria puede desarrollarse una lengua dolorosa, debilidad, pérdida de peso, trastornos mentales y nerviosos y rara vez anemia. En la anemia perniciosa, por el contrario, la anemia y la degeneración de la médula espinal son los trastornos más comunes[7].

En la anemia perniciosa, el trastorno metabólico (quizás hereditario) conduce a una incapacidad de secretar el factor intrínseco y de absorber la vitamina B_{12} a partir del tracto intestinal. Se observa una muy baja concentración sanguínea de B_{12} y una imposibilidad para los nuevos hematíes de desarrollarse normalmente, lo que se traduce por una anemia denominada anemia megaloblástica.

Hay que tener en cuenta que la máxima cantidad absorbida es del 70% en los casos en los que no existe anemia. Una vez absorbida se transforma en un coenzima que se une con proteínas y se acumula en el hígado y en los riñones. Esta coenzima es imprescindible para el buen funcionamiento de todas las células, especialmente de la médula espinal, del sistema nervioso y del tracto intestinal. Su actividad está ligada a la del ácido fólico. Se ha observado que la administración de vitamina B_{12} mejora la actividad antibacteriana y su presencia facilita las respuestas inmunológicas.

El suelo es una de las mejores fuentes de esta vitamina, ya que allí se encuentra gran cantidad de bacterias. En los vegetales solamente existen trazas de este elemento, que es absorbido por la planta en su período de crecimiento. Normalmente no hay vitamina B_{12} en las levaduras, salvo que estén en cultivos especiales. Son buenas fuentes el hígado y los despojos en general. También contienen esta vitamina la carne, los huevos, los mariscos, la leche y derivados, excepto la mantequilla. Esta vitamina no es muy estable al calor ni a la luz y se puede perder hasta el 10% durante la pasteurización. En la Tabla 9.8 se muestra la cantidad de vitamina B_{12} en varios grupos de alimentos (Fig. 9.2).

En los países subdesarrollados el aporte de esta vitamina es deficiente, especialmente en sociedades en las

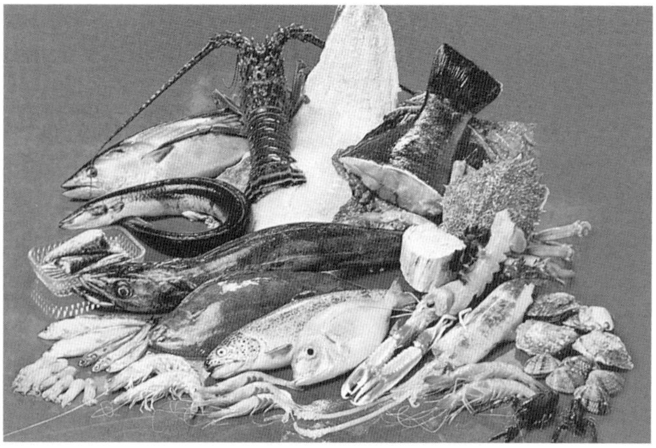

Figura 9.2. Los mariscos contienen cantidades apreciables de vitamina B_{12}.

ÁCIDO FÓLICO

Este compuesto también es conocido como vitamina Bc, folacina y ácido pteroilglutámico. Es una vitamina importante para todos los animales vertebrados. De color amarillo y brillante, muy sensible al calor en soluciones ácidas, pero estable en soluciones neutras o alcalinas en ausencia de aire, sobre todo.

Una vez absorbida, las diferentes formas de folacina se transforman en varias coenzimas activas. Éstas, son especialmente abundantes en el hígado. Ejercen un papel importante en la división celular y en la reproducción y son responsables de la síntesis de algunos aminoácidos, especialmente de la glicina y la serina.

Algunas especies pueden cubrir sus necesidades gracias a la síntesis bacteriana intestinal, como la rata, el perro y el conejo; pero otras, como la gallina, el mono y el hombre, la deben obtener del exterior. Permite un crecimiento normal, mantiene la capacidad de reproducción y protege de ciertos trastornos sanguíneos.

Su carencia se manifiesta, en el hombre, con una lengua roja, trastornos intestinales y diarrea. En ocasiones también se producen alteraciones psíquicas, como irritabilidad, trastornos de la memoria y paranoia. Incluso se ha observado déficit de ácido fólico en pacientes con depresión, demencia, esquizofrenia y epilepsia.

Otra de las alteraciones es la llamada anemia macrocítica, en la cual los glóbulos rojos maduros son menos numerosos, más grandes y con menos hemoglobina de lo normal. El déficit de ácido fólico inhibe la maduración de los glóbulos rojos jóvenes presentes en la médula. Existen otras anemias que mejoran con la administración de folacina, como las del embarazo, lactancia y las consecutivas a la pelagra. La folacina no tiene ningún efecto sobre las anemias provocadas por falta de hierro[12].

La carencia de folatos se ha demostrado incluso en países de alto nivel de vida. El 50% de las mujeres embarazadas presentan deficiencia, que puede ser responsable de teratogenicidad[13-15]. En el capítulo 27 de este libro se estudian con detalle los defectos del tubo neural y el papel de los folatos en su prevención.

Las fuentes más abundantes de este elemento son el hígado, las levaduras y las verduras que tienen hojas. Destacan además las leguminosas secas, las hortalizas verdes, como la lechuga y el brécol; las nueces, las avellanas, las naranjas y el trigo completo. Otros alimentos la aportan en cantidades pequeñas como la carne, los huevos, la mayoría de las frutas y de los postres y las leches deshidratadas, entre otros[16,17].

Es un compuesto muy sensible al calor y la cocción puede provocar pérdidas de hasta un 65%. También las hortalizas verdes frescas, a temperatura ambiente durante tres días, pierden cerca del 70% de su actividad. En la Tabla 9.9 se expone el contenido de ácido fólico de varios alimentos. Se recomiendan las cantidades expresadas en la Tabla 9.2.

VITAMINA C

La enfermedad producida por la carencia de vitamina C, o ácido ascórbico, el escorbuto, ha estado ligada a muchos acontecimientos históricos desde tiempos inmemoriales. La humanidad ha pagado tributo a esta enfermedad hasta mitad del siglo XVIII, época en la que se descubrió que el escorbuto se podía evitar con la ingesta de naranjas y limones.

Se sabe que hace más de 3.000 años esta enfermedad ya existía e Hipócrates (450 a.C.) la describía como "gangrena de las encías", y la relacionaba con dolores en las piernas y caída de los dientes. Los cruzados y los conquistadores la padecieron, especialmente los marinos, y era muy frecuente durante los siglos XV y XVI en Europa. Lind, en 1753, pudo confirmar el papel curativo de los cítricos en un grupo de marineros, inaugurando así la era de las vitaminas al publicar un famoso informe en el que se demostraba que la presencia de un factor alimentario podía ser esencial en la prevención de un trastorno grave.

Posteriormente, se conoció el efecto curativo de las verduras frescas, hortalizas y algunos vegetales, así como de la patata, traída de América. Este alimento hizo disminuir significativamente el escorbuto en Europa, al convertirse en un alimento base.

Las manifestaciones agudas del escorbuto son muy raras en la actualidad; por el contrario, las formas mo-

Tabla 9.9. Contenido de ácido fólico en diversos alimentos (µg/100 g)[3]

Cereales y derivados		**Frutas**	
Avena	60	Albaricoque	5
Harina integral	57	Coco	26
Harina de trigo	31	Dátil	21
Pan blanco	27	Fresas	20
Pan integral	39	Naranjas	37
Pasta	25	Higos secos	9
Sémola de trigo	25	Mandarina	8
Verduras y hortalizas		Plátano	22
Acelgas	90	Zumo de naranja	37
Alcachofa	30	**Frutos secos**	
Endivias	330	Almendras	96
Escarola	330	Cacahuete	110
Espinacas	140	Avellanas	72
Guisantes	78	Nueces	66
Habas	37	**Leche y derivados**	
Judías tiernas	28	Queso blanco	60
Lechuga	34	Queso Roquefort	50
Col	60	Leche de vaca	10
Tomate	28	Cuajada	9
Zanahoria	15	Queso porciones	5
Pepino	16	Requesón	9
Patatas	10	**Carnes y derivados**	
Legumbres		Buey	10
Garbanzos	37	Cerdo (hígado)	110
Habas secas	78	Cordero (hígado)	220
Judías secas	28	Pato	25
Guisantes	33	Conejo	5
Lentejas	5	Pavo	15
Pescado y marisco		Pollo (hígado)	590
Atún	15	Ternera (hígado)	240
Bacalao	13	Ternera (solomillo)	9
Lubina	11	**Huevos**	
Merluza	13	Huevo entero	25
Salmón	26	Yema	52
Rape	13	Clara	1
Trucha	13		
Sardina	8		

deradas o leves se pueden observar en niños pequeños alimentados exclusivamente con leche hervida y papillas de cereales. En estos casos el niño presenta trastornos del crecimiento, debilidad, irritabilidad e inflamación de las articulaciones.

Funciones de la vitamina C

Aunque no se conocen con exactitud, se cree que son muy importantes dadas las características de las lesiones que la carencia de vitamina C puede producir.

1. En primer lugar hay que destacar su papel en la formación del colágeno. Este elemento es una sustancia proteica del tejido conjuntivo que cementa las células entre sí. El colágeno requiere la presencia de hidroxiprolina, aminoácido formado a partir de la prolina en presencia de ácido ascórbico. Si no existe hidroxiprolina o es insuficiente, el colágeno no se forma y las heridas, por ejemplo, no cicatrizan.
2. En situaciones de carencia se ha observado también que la matriz ósea ya no retiene calcio ni fósforo y los odontoblastos, es decir, las células que fabrican la dentina de los dientes, no fijan el calcio normalmente cuando existe avitaminosis C. Por ello, la falta de calcificación de la dentina hace más "blando" el diente y, por lo tanto, más expuesto a la caries.
3. El ácido ascórbico ejerce un papel importante en el mantenimiento de la elasticidad de los vasos sanguíneos. Si falta la vitamina aumenta la fragilidad de los vasos y aparecen hemorragias subcutáneas (petequias).
4. La vitamina C influye también en la formación de la hemoglobina, en la absorción del hierro en el intestino y en el depósito de hierro en el hígado. Interviene,

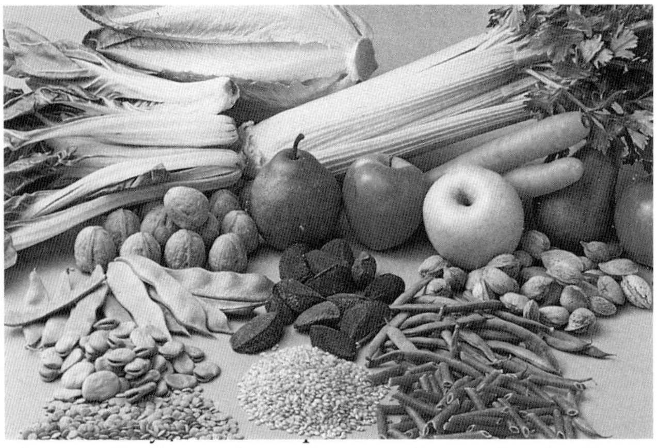

Figura 9.3. Las frutas y las verduras son ricas en vitamina C.

denominados antioxidantes y se cree que pueden tener un importante papel en la reducción del riesgo de desarrollar patología crónica, como, por ejemplo, cáncer, enfermedades del corazón e hipercolesterolemia, debido a su capacidad para defender el organismo contra los denominados radicales libres. La vitamina C puede reaccionar con éstos y actuar bloqueándolos, por ello esta vitamina ejerce también un efecto protector sobre la célula, incluido el material genético[(18,19)].

Fuentes de vitamina C

Este elemento procede sobre todo de las frutas y de las verduras. Es una vitamina muy inestable y se oxida muy rápidamente, transformándose en ácido dehidroascórbico, que si es de nuevo oxidado pierde todo su poder vitamínico. Por ello, la cantidad de vitamina contenida en las verduras y las frutas puede variar considerablemente según el frescor o el modo de conservación de estos productos. Es aconsejable, por lo tanto, el consumo de estos alimentos recién cogidos, crudos o bien después de una congelación previa (Fig. 9.3).

La fuente principal son los cítricos como la naranja, el limón, el pomelo, la mandarina, etc. Una cucharadita de 5 gramos de zumo de naranja contiene 2,5 mg de vitamina C, es decir, 100 gramos de zumo de naranja tienen 50 gramos. Las alubias, guisantes y frutos secos no contienen ácido ascórbico. La leche materna lo contiene en cantidad suficiente para las necesidades del lactante y la leche de vaca fresca contiene también una pequeña cantidad, que se destruye si se cuece o se somete a algún tratamiento, como la pasteurización, evaporación o condensación.

En muchos países del mundo la patata constituye la principal fuente de vitamina C. Este tubérculo la contiene en gran cantidad, se consume con mucha frecuencia y su cocción produce una pérdida moderada, en relación con la pérdida que experimenta la cocción de otras verduras. Se ha estimado que la pérdida, cuando se hierven con la piel, es del 15%, si se asan con la piel del 20%, si se fríen del 30% y si se hierven del 50%. El puré de patata, al aumentar la superficie expuesta, pierde vitamina y la deshidratación casi la hace desaparecer.

Como la vitamina C es soluble en agua se desecha con el agua de cocción de las verduras, pero la pérdida es menos si la cocción se hace al vapor o se echan en agua hirviendo, con lo que no hay tiempo de que se destruyan las enzimas que pueden degradar al ácido ascórbico. Si las verduras se echan en agua fría y se llevan lentamente al punto de ebullición, las enzimas tienen tiempo de actuar y destruyen la vitamina. En la Tabla 9.10 se expone el contenido de vitamina C de algunos alimentos[(20,21)].

Recomendaciones dietéticas y culinarias

La vitamina C es muy inestable, por lo que se tendrán en cuenta algunas recomendaciones para un aprovechamiento correcto de la misma.

Tabla 9.10. Contenido aproximado de vitamina C de diversos alimentos (mg/100 g comestibles)(20)[(20)]

Hortalizas y verduras		**Frutas frescas**	
Guisantes	23	Fresa	58
Acelga	38	Limón	50
Berros	63	Majuela	400
Brócoli	116	Mandarina	29
Calabaza	30	Naranja	50
Cardo	24	Uva	40
Col	31	**Carnes**	
Espárragos	39	Hígado	23
Patata	16	Riñón	12
Pimiento	120	Sesos	18
Tomate	27		
Espinacas	39		

Tabla 9.11. Cantidades recomendadas de vitamina C

	Edad (años)	Vitamina C (mg)
	0-1	35
	1-10	45
Hombres	11-14	50
	15-51	60
	Más de 51	60
Mujeres	11-14	50
	15-51	60
	Más de 51	60
Embarazadas		70
Lactantes		95

No es conveniente comprar cantidades excesivas de frutas y verduras, para que puedan consumirse rápidamente, y se conservarán en el refrigerador. Prepararlas en el momento de utilizarlas y no exponerlas a la luz o ponerlas en remojo. Cocer las frutas y las verduras en poca agua lo más brevemente posible; la cacerola debe estar tapada y se debe utilizar al vapor si se dispone del mismo. No se deben utilizar utensilios de cobre y las verduras se servirán rápidamente y se evitará mantenerlas calientes (horno). Los zumos de frutas se deben preparar en el momento de servirlos, aunque los jugos ácidos, como los de naranja, pomelo y tomate, pueden ser conservados en un recipiente de vidrio, cubierto en el refrigerador durante varios días, sin que se produzca pérdida de vitamina C[22,23].

Hay que señalar que sólo el hombre y algunos animales, como los primates y el conejillo de indias, no son capaces de sintetizar esta vitamina.

Cantidades recomendadas

Se sabe que una cantidad mínima de 10 mg de vitamina C por día puede prevenir la aparición de escorbuto. A pesar de ello varios países europeos recomiendan 30 mg al día como margen de seguridad (OMS) y en EE.UU., 60 mg. Una alimentación equilibrada contiene las cantidades mínimas requeridas; sin embargo, existen modas alimentarias como el zen macrobiótico, compuesto por cereales en un 100%, que pueden representar un grave problema carencial, especialmente en niños. En la Tabla 9.11 se exponen las cantidades recomendadas de vitamina C.

BIBLIOGRAFÍA

1. Böhles HJ, Gascón M. Vitaminas hidrosolubles. Función fisiológica y enfermedades relacionadas. En: Tojo R, ed. Tratado de Nutrición Pediátrica. Barcelona, Doyma, 2001; 201-13.
2. Mataix J, Sánchez F. Vitaminas. En: Mataix J, ed. Nutrición y alimentación humana. I. Nutrientes y alimentos. Madrid, Ergon, 2002; 137-96.
3. Jiménez A, Cervera P, Bacardi M. Tabla de composición de alimentos. Barcelona, Wander, 1990.
4. Food and nutrition board. National research council: recommended dietary allowances, 10th ed. Washington DC, National Academy of Sciences, 1989.
5. Gómez J, Gómez E, Fernández-Crehuet J. Vitaminas y antioxidantes. En: Martínez JA, Astiasaran I, Madrigal H, eds. Alimentación y Salud Pública. 2ª ed. Madrid, Mac-Graw Hill, Interamericana, 2001; 166-72.
6. Chandra RK, Sudhakaran J. Regulation of immune responses by vitamin B6. Ann NY Acad Sci 1990; 585: 404-22.
7. Fleta J. La nutrición y el complejo vitamínico B. Enf Cient 1996; 170-171: 37-9.
8. Fleta J. Oligoelementos y vitaminas en alimentación infantil. Zaragoza, Prensas Universitarias, 1997.
9. Entrala A. Vitaminas. En: Guías Alimentarias para la Población Española. Madrid, Sociedad Española de Nutrición Comunitaria (SENC), 2001; 249-65.
10. Sánchez F. Vitaminas con función de coenzimas. En: Gil A, ed. Tratado de Nutrición. I. Madrid, Acción Médica, 2005; 695-729.
11. Bender DA. Nutritional biochemistry of the vitamins, 2ª ed. Cambridge, Cambridge University Press, 2003.
12. Esparza ML, Martínez JA, Larralde J. Nutrición y respuesta inmune. Nutr Clin 1993; 13: 7-25.
13. Green NS. Folic acid supplementation and prevention of birth defects. J Nutr 2002; 132: 2356S-60S.
14. Food and nutrition board IOM (Institute of Medicine). Folate. En: Dietary reference intakes for thiamin, riboflavin, miacin, vitamin B6, folate, vitamin B12, pantothenic acid, biotin and choline. Food and butrition board. Washington DC, National Academic Press, 1998; 8: 196-305.
15. Fleta J. Las "otras vitaminas" y la nutrición del niño. Enf Cient 1996; 172-173: 48-51.
16. Bailey LB, Gregory JF. Folate metabolism and requeriments. J Nutr 1999; 129: 779-82.
17. Varela G. Ácido fólico y vitamina B12. En: Gil A, ed. Tratado de Nutrición. I. Madrid, Acción Médica, 2005; 731-51.
18. WHO Study Group: diet, nutrition and the prevention of chronic disease. Ginebra, WHO, 1991.
19. Sarría A, Moreno L, Bueno M. Importancia de la composición en micronutrientes antioxidantes (vitaminas y minerales) de las dietas para niños con hipercolesterolemia. Act Nutr 1991; 8: 40-8.
20. Alter. Tablas de composición de alimentos. Madrid, Alter, 1994.
21. Ramírez MC, Quiles J. Vitamina C, vitamina E y otros antioxidantes de origen alimentario. En: Gil A, ed. Tratado de Nutrición. I. Madrid, Acción Médica, 2005; 659-94.
22. Fleta J. El papel de la vitamina C en la alimentación infantil. Enf Cient 1996; 170-171: 37-9.
23. Sarría A, Moreno L, Bueno M. Requerimientos nutricionales recomendados durante la niñez y la adolescencia. En: Tojo R, ed. Tratado de Nutrición Pediátrica. Barcelona, Doyma, 2001; 33-44.

Capítulo

10

Elementos mayoritarios en la nutrición infantil

J.L. Olivares

INTRODUCCIÓN

Los elementos mayoritarios o macroelementos son un grupo de nutrientes presentes en el organismo en cantidades superiores a 0,005% del peso corporal total. Representan el 98,5% de la masa del cuerpo. En orden decreciente (porcentaje de peso) son: oxígeno, carbono, hidrógeno, nitrógeno, calcio, fósforo, potasio, azufre, sodio, cloro y magnesio. El hierro en proporciones del 0,005% marca el límite de separación con los oligoelementos o elementos traza: cinc, cobre, yodo, manganeso, molibdeno, cobalto, cromo, vanadio y con porcentajes inferiores a los señalados (Tabla 10.1)(1). Será estudiado en el capítulo 35 con mayor detalle.

Se hallan ampliamente distribuidos en la naturaleza y en el ser humano, tanto en el medio intracelular como en el extracelular, en cantidades constantes y bien definidas. Sus funciones biológicas son importantes y están bien establecidas: a) mantienen el equilibrio osmótico y ácido base; b) intervienen en el recambio y transporte de oxígeno; c) participan en fenómenos de catálisis enzimática a través de su unión al sustrato o formación de una metalo-enzima; d) regulan funciones vitales a través de membranas celulares; e) son constituyentes principales del esqueleto, y f) forman parte en la síntesis hormonal y de ácidos nucleicos(2,3).

Tabla 10.1. Composición química del organismo

Elemento	% del peso corporal
Oxígeno	65,0
Carbono	18,0
Hidrógeno	10,0
Nitrógeno	3,0
Calcio	1,5
Fósforo	0,8
Potasio	0,35
Azufre	0,25
Sodio	0,15
Cloro	0,15
Magnesio	0,05
Hierro	0,005
Cinc	0,0028
Cobre	0,00029
Yodo	0,00004
Manganeso	0,000029
Molibdeno	0,000022
Cobalto	0,0000044
Cromo	0,00000022
Vanadio	0,000000055

CALCIO

El calcio representa, aproximadamente, el 1,5% del peso corporal total. El 99% del mismo se encuentra en el esqueleto y dientes. Una pequeña parte, el calcio iónico, regula la permeabilidad de la membrana celular, interviene en la excitabilidad neuromuscular, cardíaca y en los procesos de coagulación. En el niño, superado el período de recién nacido, las tasas séricas normales oscilan entre 8,8-10,8 mg/dl (2,2-2,7 mmol/L).

El control homeostático del calcio y fósforo inorgánico en el medio extracelular está regulado por múltiples factores: sistema endocrino de la vitamina D, hormona paratiroidea, calcitonina, equilibrio ácidobasico, mucosa intestinal, riñón, ingestión proteica y fuerzas de tensión

Tabla 10.2. Ingestas diarias recomendadas (RDA) por el Consejo Nacional de Investigación de la Academia Nacional de Ciencias. Revisado en 1989

		Minerales		
Categoría	**Edad (años)**	**Calcio (mg)**	**Fósforo (mg)**	**Magnesio (mg)**
Lactantes	0,0-0,5	400	300	40
	0,5-1,0	600	500	60
Niños	1-3	800	800	80
	4-6	800	800	120
	7-10	800	800	170
Hombres	11-14	1.200	1.200	270
	15-18	1.200-1.500	1.200	400
	19-24	1.200-1.500	1.200	350
	25-50	800	800	350
	51 +	800	800	350
Mujeres	11-14	800	800	350
	15-18	1.200-1.500	1.200	280
	19-24	1.200-1.500	1.200	300
	25-50	1.200	1.200	280
	51 +	800	800	280
Embarazo		1.200	1.200	320
Lactancia	1er semestre	1.200	1.200	355
	2º semestre	1.200	1.200	340

Tabla 10.3. Recomendaciones adecuadas de calcio. Academia Americana de Pediatría

Edad	**Necesidades de calcio (mg/día (mmol/día)**
0-6 meses	210 (5,3)
7-12 meses	270 (6,8)
1-3 años	500 (12,5)
4-8 años	800 (20,0)
9-18 años	1.300 (32,5)
19-50 años	1.000 (25,0)
50 a > 70 años	1.200 (30,0)

y gravedad muscular. El descenso de la concentración de calcio iónico o de fósforo inorgánico va seguido de un aumento de la absorción intestinal de calcio y fósforo y liberación de ambos por el hueso.

La deficiencia de calcio en la dieta puede provocar o agravar el raquitismo, la osteomalacia, la hipocalcemia y las enfermedades óseas metabólicas. Los aportes inadecuados de calcio se manifiestan por una baja secreción de calcio a través de la orina y por una elevación de la fosfatasa alcalina. A la larga, se traducen por osteopenia y riesgo incrementado de fracturas óseas en el anciano.

Los requerimientos de calcio varían considerablemente con la edad. A las 20 semanas de gestación el incremento es de unos 50 mg/día; a las 35 semanas de 350 mg/día, siendo de 97 mg/día en el período neonatal. Se calcula que un recién nacido de 3,350 kilos, tiene 27 g de calcio. Si la madre no recibiese un aporte complementario durante el embarazo, perdería el 3% de su contenido corporal[2,3].

Los requerimientos de calcio varían a lo largo de la vida. Durante la lactancia, se estiman unas necesidades de 400-600 mg/día. Éstas se incrementan en la primera y segunda infancia, hasta llegar a alcanzar en la adolescencia y en el embarazo unas cifras de unos 1.200-1.500 mg/día (Tabla 10.2)[4,5]. El Comité de Nutrición de la Academia Americana de Pediatría ha recomendado recientemente las necesidades adecuadas de calcio para todas las edades (Tabla 10.3)[6]. Durante la etapa de crecimiento la masa ósea aumenta continuamente hasta alcanzar el pico de masa ósea alrededor de los 30 años de edad.

La cantidad de calcio y fósforo en la leche materna, de vaca y las recomendaciones señaladas por el Comité de Nutrición de la ESPGAN[7] para una fórmula inicial quedan recogidas en la Tabla 10.4.

La composición en minerales recomendada por la ESPGAN[8] para un fórmula de continuación se detalla en la Tabla 10.5.

La cantidad necesaria de vitamina D para cada edad es difícil de precisar. Para un niño normal a término, se recomienda, en nuestros medios, 400 UI/día. Los niños prematuros precisarán de 1.000 a 2.000 UI/día para una óptima absorción de calcio.

Tabla 10.4. Contenido de calcio y fósforo en la leche materna y de vaca. Recomendaciones para una fórmula adaptada

	Lactancia materna	Leche de vaca
Calcio	340 mg/L (Absorción 75%)	1.170 mg/L (Absorción 25%)
Fósforo	170 mg/L	920 mg/L
Ca/P	2	1,2
Recomendaciones para una fórmula adaptada		
Calcio	60 mg/100 kcal (40 mg/dl)	
Fósforo	30-50 mg/100 kcal (20-35 mg/dl)	
Ca/P	1,2-2	

Tabla 10.5. Composición en minerales de las fórmulas de continuación ESPGAN. Comité de Nutrición, 1990

Mineral	Recomendaciones
Cloro	1,1-2,9 mEq/dl
Sodio	0,7-2,5 mEq/dl
Potasio	1,4-3,4 mEq/dl
Calcio	60 mg/dl
Fósforo	40 mg/dl
Magnesio	4 mg/dl
Yodo	3,5 µg/dl
Hierro	0,7-1,4 mg/dl

FÓSFORO

El contenido total de fósforo en el organismo va desde 18 gramos del recién nacido a 659 gramos del adulto. El 70% del mismo está en los huesos y dientes combinado con el calcio; el músculo y tejido nervioso son importantes reservorios. Las tasas de fósforo en sangre varían considerablemente con la edad. De 1 a 3 años la fosforemia normal está comprendida entre 3,8-6,5 mg/dl (1,25-2,10 mmol/L). En el niño mayor las cifras normales oscilan entre 3,7 y 5,4 mg/dl (1,20-1,75 mmol/L). Las concentraciones de fósforo son altas en el lactante y en el niño pequeño. Las concentraciones descienden hasta igualarse a las del adulto al finalizar el crecimiento.

El fósforo cumple importantes funciones. El ácido fosfórico es parte esencial de los ácidos nucleicos; el ATP es elemento clave en el metabolismo energético y junto con el calcio produce la mineralización del esqueleto. Enzimas como la cocarboxilasa y fosforilasa están integradas por fósforo[9].

La hiperfosfatemia es característica del hipoparatiroidismo, pero rara vez aparece sin insuficiencia renal. La disminución del filtrado glomerular por debajo del 25% produce una elevación del nivel del fosfato inorgánico en el suero y cambios recíprocos en el nivel del calcio sérico, lo que da lugar a hiperparatiroidismo secundario. En lactantes pequeños, el filtrado glomerular es bajo respecto a su masa celular funcionante y hay un aporte elevado de fósforo con los alimentos; por consiguiente, el nivel de fósforo inorgánico en suero es alto. La hiperfosfatemia también puede estar causada por la administración excesiva de fosfatos por vía oral o intravenosa o por la aplicación de enemas.

La hipofosfatemia acompaña a los síndromes de malnutrición y de malabsorción intestinal, en las alcalosis respiratoria o metabólica, o en el tratamiento de la cetoacidosis diabética. La pérdida intensa de fosfatos por orina es propia de los raquitismos resistentes a la vitamina D.

Los requerimientos de fósforo varían a lo largo de la vida, desde 300 mg/día en los primeros meses de vida, hasta 1.200 mg/día en la adolescencia y en la edad adulta (Tabla 10.2).

La cantidad de calcio y fósforo en la leche materna, de vaca y las recomendaciones señaladas por el Comité de Nutrición de la ESPGAN[7,8] quedan recogidas en la Tabla 10.4.

MAGNESIO

El magnesio es fundamentalmente un elemento intracelular. El 60% del magnesio está en el hueso. La mayoría del 40% restante es intracelular, principalmente en las células musculares y hepáticas. Las tasas sanguíneas normales están comprendidas, para las distintas edades, entre 1,6-2,3 mg/dl (0,65-0,95 mmol/L).

El magnesio facilita la excitabilidad neuromuscular por efectos antagónicos con la acetilcolina y potasio. Favorece la síntesis proteica y es cofactor de la fosforilación oxidativa. Su regulación se efectúa a nivel renal. La hipomagnesemia aguda estimula la liberación de hormona paratiroidea y la hipermagnesemia la inhibe[9] (Tabla 10.6).

Es frecuente la hipomagnesemia en pacientes malnutridos, especialmente si se acompaña de diarrea. La hipermagnesemia se acompaña de depresión neuromuscular. Los lactantes con tetania presentan muchas veces hipomagnesemia. Los síntomas de la hipomagnesemia son los de irritabilidad neuromuscular y comprenden: tetania, convulsiones intensas, temblores, náuseas, anorexia, arritmia cardíaca y alteraciones electrocardiográficas.

La hipermagnesemia es rara en el niño y aparece cuando los niveles séricos son superiores a 5 mEq/L. Las so-

Tabla 10.6. Funciones y contenido de magnesio en los alimentos. Recomendaciones para un fórmula adaptada

Funciones	Cataliza el paso ATP a ADP Conduce impulsos nerviosos Retiene calcio en los dientes Mecanismos de defensa
Lactancia materna	4 mg/dl
Leche de vaca	12 mg/dl
Recomendaciones para una fórmula adaptada	6 mg/100 kcal (4 mg/dl)

brecargas de magnesio están en relación con: laxantes, enemas, líquidos intravenosos y antiácidos. Clínicamente se manifiesta por hiporreflexia, depresión respiratoria, somnolencia y coma. Estas alteraciones se tratan con administración de calcio por vía intravenosa[10].

El magnesio de los alimentos se encuentra principalmente en la leche, productos lácteos, cereales y carne.

La leche humana contiene 28-35 mg/L. El aporte óptimo no está bien establecido. Para las leches artificiales se recomienda un mínimo de 6 mg/100 kcal (4 mg/dl). (Tabla 10.6).

Las necesidades diarias varían con la edad. Se aconseja una ingestión diaria de 40-60 mg en el lactante y de 270 mg en el niño mayor (Tabla 10.2).

AZUFRE

Es constituyente de las proteínas orgánicas, tejido conectivo y mucopolisacáridos, insulina, heparina, coenzima A, glutatión y líquido sinovial. Sólo es utilizado el azufre que llega en forma de cistina y metionina. La excreción se realiza como sulfato inorgánico a través de la orina y bilis. Su carencia produce retraso de crecimiento y alteraciones dermatológicas. Los requerimientos no se conocen con exactitud. Se recomienda de 12-21 mg por 100 kcal durante los primeros meses de vida[3].

SODIO, CLORO Y POTASIO

Animales con dietas privadas intencionadamente de estos tres elementos no crecen y acaban por morir; sin embargo, su carencia es muy rara ya que se encuentran ampliamente distribuidos en la naturaleza y en los alimentos.

El contenido de sodio en el organismo es de 58 mEq por kilo de masa corporal. Su concentración en el espacio extracelular es de 140 mEq/L y de 10 mEq/L en el intracelular.

Sus funciones son múltiples: mantienen el equilibrio osmótico entre los espacios intracelulares y extracelulares e intervienen en la excitabilidad celular, particularmente neuromuscular y cardíaca. El cloro y el sodio se encuentran en gran proporción en el medio extracelular, mientras que el potasio es fundamentalmente intracelular. Los procesos de regulación se llevan a cabo, principalmente, en el túbulo renal en estrecha colaboración con las hormonas corticoadrenales. La salida de potasio de la célula es reemplazada por entrada de sodio. Durante el crecimiento se retiene gran cantidad de potasio, hecho comprobado por el gran incremento del mismo en el protoplasma de las células más jóvenes[2,3].

Los incrementos y disminuciones de estos minerales son fácilmente acusados por el organismo. Situaciones clínicas que cursan con vómitos, diarreas, sudores profusos o poliuria, pueden comprometer las funciones vitales.

La hiponatremia se produce cuando las cifras de sodio sérico son inferiores a los 135 mEq/L. En los lactantes, se produce en casos de diarreas o cuando son alimentados con leches artificiales muy diluidas o líquidos con baja densidad energética.

Existe hipernatremia cuando las cifras séricas superan a los 150 mEq/L y van asociadas normalmente con deshidratación, lo que refleja una pérdida neta de agua superior a la pérdida de sodio. La menor frecuencia detectada en los últimos años, probablemente es el resultado del empleo de fórmulas con una carga potencial renal de solutos relativamente baja.

La ingestión de sodio y cloro es relativamente elevada cuando se consumen alimentos de mesa y leche de vaca y es baja cuando las principales fuentes de calorías son la leche materna o las fórmulas infantiles comerciales. La cantidad de sodio en muestras de leche humana varía de 3 a 19 mEq/L.

El contenido de cloro en el organismo es de 33 mEq/kilo de peso. La mayor parte está contenido en el espacio extracelular, aproximadamente 100 mEq/L, una pequeña proporción se encuentra en los hematíes y en el tejido conjuntivo.

La leche humana da unos valores medios de 366 a 421 mg/L. Las leches artificiales deben proporcionar un mínimo de 55 mg de cloruro por 100 kcal y un máximo de 150 mg/100 kcal.

Se ha comunicado insuficiencia de cloruro en niños alimentados al pecho por madres aparentemente sanas y también en lactantes que tomaban leche artificial con concentraciones bajas de cloruro (2 mEq/L). Estos niños tenían alcalosis metabólica hipoclorémica, hipopotasemia y otras alteraciones metabólicas[11,12].

Tabla 10.7. Requerimientos mínimos calculados de sodio, cloro y potasio

Edad	Peso (kg)	Sodio (mg)	Cloro (mg)	Potasio (mg)
Meses				
0-5	4,5	120	180	500
6-11	8,9	200	300	700
Años				
1	11,0	225	350	1.000
2-5	16,0	300	500	1.400
6-9	25,0	400	600	1.600
10-18	50,0	500	750	2.000
> 18	70,0	500	750	2.000

Se ha propuesto una ingesta diaria mínima de sodio, durante el primer año de vida de 80 mg y de 76 mg/día de cloro. La Academia Nacional de Ciencias señala los requerimientos mínimos calculados para las distintas edades (Tabla 10.7)[5]. Se ha demostrado que los lactantes toleran hasta 9 mEq/kg/día con cambios mínimos del espacio extracelular y en los mecanismos compensatorios[13].

La hipótesis de que el contenido de sodio en la dieta infantil contribuye al desarrollo posterior de hipertensión arterial no se ha confirmado. Estudios realizados en niños alimentados con dietas altas (9,2 mEq/100 kcal) o bajas (1,9 mEq/100 kcal) durante 3 a 8 meses no mostraron correlación entre la ingestión de sal durante la infancia y presión arterial al año y a los ocho años de edad[14].

El potasio está ampliamente distribuido en los alimentos. El potasio es un elemento principalmente intracelular. Las tasas séricas normales están comprendidas entre 3,5-5 mEq/L. La carencia suele ser secundaria a procesos gastrointestinales que se acompañan con vómitos y diarrea o bien a una excesiva excreción renal. También suele verse en la malnutrición grave. La leche humana contiene unos valores medios de 400-500 mg/L. La leche artificial debe suministrar un mínimo de 80 mg de potasio por 100 kcal y un máximo de 200 mg/100 kcal[3,5,6].

Los requerimientos mínimos calculados de sodio, cloro y potasio, según edad y peso, se detallan en la Tabla 10.7.

BIBLIOGRAFÍA

1. Widdowson EM, Dickerson JWT. Chemical composition of the body. En: Comar CL, Brenner F, eds. Mineral Metabolism, Vol 2. New York, Academic Press, 1964; 1-274.
2. Fomon SJ. Nutrición del lactante. Madrid, Mosby/Doyma Libros, 1995.
3. Committee on Nutrition. AAP. Calcium requirements of infants, children, and adolescents. Pediatrics 1999; 104: 1152-7.
4. Mataix J, Llopis J. Minerales. En: Mataix J, ed. Nutrición y alimentación humana. I. Nutrientes y alimentos. Madrid, Ergon, 2002; 211-46.
5. Food and Nutrition Board, National Research Council. Recommended dietary allowances. 10ª ed. Washington DC, National Academy Press, 1989.
6. Greer FR, Krebs NF. American Academy of Pediatrics Committee on Nutrition. Optimizing bone health and calcium intakes of infants, children, and adolescents. Pediatrics 2006; 117: 578-85.
7. ESPGAN Committee on Nutrition. Guidelines on infant nutrition. I. Recommendations for the composition of an adapted formula. Acta Paediatr Scand 1977; 262 (suppl): 1-20.
8. Aggett PJ, Haschke F, Heine W, Hernell O, Launiala K, Rey J *et al*. Comment on the composition of cow's milk based follow-up formulas. ESPGAN Committee on Nutrition. Acta Paediatr Scand 1990; 79: 250-4.
9. Aarskog D, Harrison H. Disorders of calcium, phosphate, PTH and vitamin D. En: Kappy M, Blizzard R, Migeon C, eds. The diagnosis and treatment of endocrine disorders in childhood and adolescence. 4ª ed. Springfield, IL, Charles C Thomas, 1994; 1027-92.
10. Brand JM, Greer FR. Hypermagnesemia and intestinal perforation following antiacid administration in a premature infant. Pediatrics 1990; 85: 121-4.
11. Asnes RS, Wisotsky DH, Migel PF, Seigle RL, Levy J. The dietary chloride deficiency syndrome occurring in a breast-fed infant. J Pediatr 1982; 100: 923-4.
12. Rodriguez-Soriano J, Vallo A, Castillo G, Oliveros R, Cea JM, Balzategui MJ. Biochemical features of dietary chloride deficiency syndrome: a comparative study of 30 cases. J Pediatr 1983; 103: 209-14.
13. American Academy of Pediatrics. Committee on Nutrition. Sodium intake of infants in the United States 1981; 68: 444-5.
14. Whitten CF, Stewart RA. The effect of dietary sodium in infancy on blood pressure and related factors: studies of infants fed salted and unsalted diets for five months at eight months and eight years of age. Acta Paediatr Scand 1980; 279 (suppl): 1-17.

Capítulo

11

Elementos traza en la nutrición infantil

J.L. Olivares, O. Bueno

INTRODUCCIÓN

Hay una serie de elementos químicos que se consideran esenciales para la vida, para ello deben cumplir las siguientes condiciones: 1) la ingesta insuficiente del elemento provoca deficiencias funcionales, reversibles si el elemento vuelve a estar en las concentraciones adecuadas; 2) sin el elemento, el organismo no crece ni completa su ciclo vital; 3) el elemento influye directamente en el organismo y está involucrado en sus procesos metabólicos; 4) el mismo efecto en el organismo no puede ser conseguido por ningún otro elemento.

La mayoría son elementos ligeros y también se les denomina bioelementos. Se clasifican según su abundancia en macroelementos y elementos traza. Los elementos traza, también conocidos como oligoelementos, constituyen un grupo de micronutrientes presentes en el organismo en cantidades inferiores a 0,005% del peso corporal total[1].

En el feto, el contenido de cenizas es bajo, en el recién nacido supone solamente el 3% de su peso, aumenta progresivamente durante la infancia, tanto en sentido absoluto como relativo y alcanza en la persona adulta un 4,35% de su peso corporal. El aporte adecuado de minerales en la dieta consigue un buen crecimiento y desarrollo en la infancia y contribuye a disminuir la morbi-mortalidad en la edad adulta[2].

De los diversos elementos hallados como componentes del cuerpo humano, once son conocidos como macroelementos; por sí solos representan cantidades superiores al 0,005% del peso corporal, seis de ellos, calcio, carbono, fósforo, hidrógeno, nitrógeno y oxígeno integran el 98% de la masa corporal; cinco restantes, azufre, cloro, magnesio, potasio y sodio el 1,5%. El resto, los conocidos como elementos traza u oligoelementos, aluminio, arsénico, cinc, cobalto, cobre, cromo, estaño, flúor, hierro, manganeso, molibdeno, níquel, selenio, sílice, vanadio, yodo, integran el 0,5% restantes, y por sí solos se encuentran en cantidades inferiores al 0,005% de la masa corporal total[1-3] (Tabla 11.1).

Tabla 11.1. Minerales integrantes del cuerpo humano

	% Peso corporal
Macronutrientes[11] (Cantidades > 0,005%)	
1. Carbono, oxígeno, nitrógeno, hidrógeno, calcio, fósforo	98
2. Sodio, cloro, potasio, azufre, magnesio	1,5
Elementos traza, oligoelementos (Cantidades < 0,005%)	
1. Aluminio, arsénico, cinc, cobalto, cobre, cromo, estaño, flúor, hierro, manganeso, molibdeno, níquel, selenio, sílice, vanadio, yodo	0,5
Total	100,00

Los elementos traza desempeñan un papel esencial en el metabolismo celular y deben estar presentes en cantidades suficientes en la alimentación cotidiana. La reproducción y la supervivencia serían imposibles en ausencia de estos iones metálicos que se hallan tanto en los vertebrados e invertebrados como en los vegetales. Los elementos del sistema periódico en general no se destruyen, el hombre accede a ellos a través del gran de-

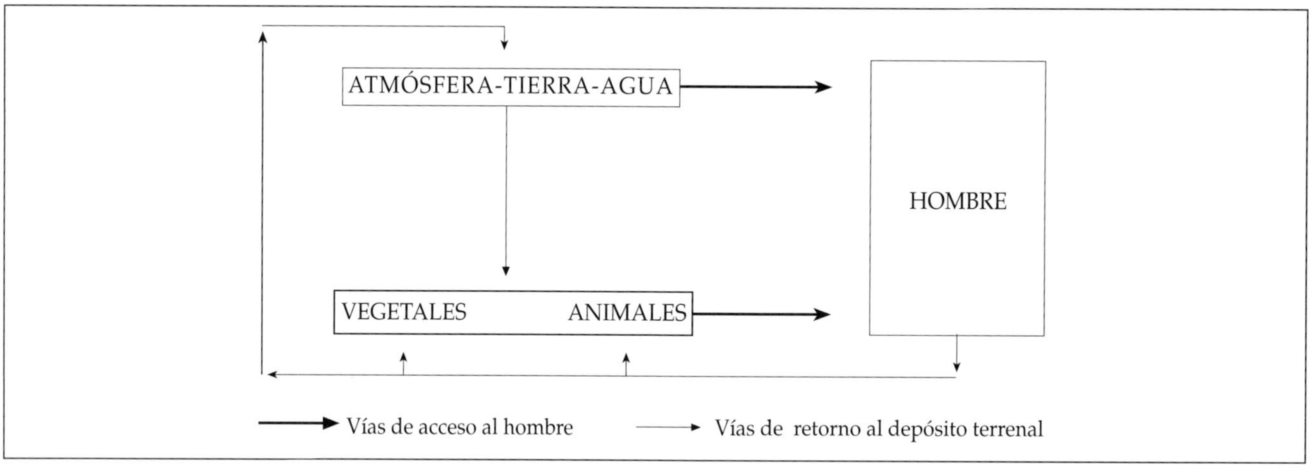

Figura 11.1. Ciclo geobiológico de los elementos traza.

Tabla 11.2. Elementos traza contenidos en la leche materna y en la leche de fórmula

Elementos traza	Leche humana (unidades/L)	Leche de fórmula (unidades/L)
Cinc (mg)	0,14-4,0	3,7-12
Cobre (µg)	90-630	500-2.000
Manganeso (µg)	1,90-27,5	70-530
Molibdeno (µg)	0,10-1,7	30-70
Cromo (µg)	40-80	10-20
Flúor (µg)	5-50	30-100
Selenio (µg)	8-50	5-10

pósito que existe en la atmósfera, tierra, agua, animales y vegetales, devolviéndolos posteriormente al depósito terrenal[4] (Fig. 11.1).

La deficiencia de oligoelementos durante la etapa neonatal tiene una influencia importante en el posterior desarrollo de los lactantes. No obstante, los requerimientos diarios son mínimos y la dieta habitual los cubre de forma satisfactoria.

La infancia es el momento de la vida de mayor demanda energética y nutricional. En este período, la composición del alimento suministrado al niño influye de forma importante en su desarrollo posterior. Durante los primeros meses de vida, la leche materna es el único alimento que contiene todas las sustancias indispensables, en proporción y equilibrio adecuados, para un correcto crecimiento. La lactancia artificial, tanto en su forma inicial adaptada como en la de continuidad, son leches de fórmulas elaboradas a partir de la leche de vaca, modificada tanto en cantidad como en su calidad[5] (Tabla 11.2).

En el terreno pediátrico, los elementos traza tienen hechos de enorme interés: 1) en recién nacidos, especialmente prematuros y bajo peso, se producen problemas derivados de

Tabla 11.3. Situaciones que plantean los elementos traza

Deficiencias	Deficiencia-exceso	Exceso
Yodo	Cobre	Plomo
Cobalto	Manganeso	Mercurio
Hierro	Flúor	Aluminio
Cinc		
Cromo		
Molibdeno		

su escasa reserva y absorción defectuosa; 2) en el lactante son frecuentes los cuadros carenciales; 3) las fórmulas lácteas deben aportarlos en cantidades apropiadas; 4) la alimentación parenteral exige unos requerimientos mínimos para evitar su carencia; 5) se conocen enfermedades metabólicas como la acrodermatitis enteropática, enfermedades de Menkes, Keshan, etc., cuyos mecanismos primarios están en relación con déficit de oligoelementos; 6) hay interacciones entre diversos micronutrientes, elementos traza, vitaminas, que pueden favorecer o alterar su absorción; 7) existen enfermedades metabólicas del adulto estrechamente relacionadas con estos minerales; 8) el consumo cada vez más abundante de alimentos refinados y manufacturados de composición no natural exponen a cuadros de deficiencias o de intoxicación[1-4].

El estudio de los elementos traza plantean diversos problemas: no dan signos clínicos específicos; se producen pérdidas en su procesamiento; hay variaciones de lugar geofísico; interaccionan entre ellos en la absorción intestinal; no existen valores de referencia bien establecidos; pueden alterarse con la enfermedad; puede haber contaminación, y los requerimientos son muy relativos a su rápido crecimiento. Las situaciones que nos plantean los distintos oligoelementos pueden ser tanto por déficit como por exceso (Tabla 11.3).

Tabla 11.4. Ingestas diarias recomendadas (RDA) por el Consejo Nacional de Investigación de la Academia Nacional de Ciencias. Revisado en 1989

		Minerales						
Categoría	**Edad (años)**	**Calcio (mg)**	**Fósforo (mg)**	**Magnesio (mg)**	**Hierro (mg)**	**Cinc (mg)**	**Yodo (µg)**	**Selenio (µg)**
Lactantes	0,0-0,5	400	300	40	6	5	40	10
	0,5-1,0	600	500	60	10	5	50	15
Niños	1-3	800	800	80	10	10	70	20
	4-6	800	800	120	10	10	90	20
	7-10	800	800	170	10	10	120	30
Hombres	11-14	1.200	1.200	270	12	15	150	40
	15-18	1.200	1.200	400	12	15	150	50
	19-24	1.200	1.200	350	10	15	150	70
	25-50	800	800	350	10	15	150	70
	51 +	800	800	350	10	15	150	70
Mujeres	11-14	800	800	350	10	15	150	70
	15-18	1.200	1.200	280	15	12	150	45
	19-24	1.200	1.200	300	15	12	150	50
	25-50	1.200	1.200	280	15	12	150	55
	51 +	800	800	280	15	12	150	55
Embarazo		1.200	1.200	320	30	15	175	65
Lactancia	1er semestre	1.200	1.200	355	15	19	200	75
	2º semestre	1.200	1.200	340	15	16	200	75

Tabla 11.5. Ingestas recomendadas (RDA) por el Consejo Nacional de Investigación de la Academia Nacional de Ciencias. Revisado en 1989

		Vitaminas		Minerales				
Categoría	**Edad (años)**	**Biotina (µg)**	**Ácido pantoténico (mg)**	**Cobre (mg)**	**Manganeso (mg)**	**Flúor (mg)**	**Cromo (µg)**	**Molibdeno (µg)**
Lactantes	0,0-0,5	10	2	0,4-0,6	0,3-0,6	0,1-0,5	10-40	15-30
	0,5-1,0	15	3	0,6-0,7	0,6-1,0	0,2-1,0	20-60	20-40
Niños y	1-3	20	3	0,7-1,0	1,0-1,5	0,5-1,5	20-80	25-50
adolescentes	4-6	25	3-4	1,0-1,5	1,0-2,0	1,0-2,5	30-120	30-75
	7-10	30	4-5	1,0-2,0	2,0-3,0	1,5-2,5	50-200	50-150
	11 +	30-100	4-7	1,5-2,5	2,0-5,0	1,5-2,5	50-200	75-250
Adultos		30-100	4-7	1,5-3,0	2,0-5,0	1,5-4,0	50-200	75-250

Lo niños, por el hecho de tratarse de organismos en crecimiento, tienen exigencias particulares para cubrir sus necesidades y permitirles tener el mejor estado de salud posible, las más eficaces defensas y la mayor capacidad intelectual, particularmente en la atención y concentración[5]. La carencia de micronutrientes, especialmente cinc, selenio, hierro y vitaminas antioxidantes puede conducir a cuadros de inmunodeficiencia e infecciones frecuentes[6]. Las necesidades para las distintas edades de la vida se detallan en las Tablas 11.4 y 11.5[7].

La determinación cuantitativa precisa de laboratorios cualificados. La mayor parte se obtienen por espectrometría de absorción atómica electrotérmica o de llama, fluorometría, activación de neutrones, voltometría, complexometría y fluorescencia de rayos X.

ALUMINIO

Después del oxígeno y silicio, el aluminio es el elemento más frecuente en la corteza terrestre. Se encuentra en vegetales, aguas y tejidos animales. En el agua se halla muy extendido, sobre todo cuando se somete a procesos de floculación. La alimentación humana contiene una cantidad relativamente abundante de aluminio, que todavía se incrementa por la utilización de enseres de cocina fabricados con este metal. Sin embargo, pese a su abundancia, sólo

Tabla 11.6. Funciones, necesidades y toxicidad del aluminio

Fuentes		Leche materna	Leche de vaca
Agua (5 µg/L). Aditivos. Colorantes. Espinacas, cacao, manteca, té, cacahuetes Líquidos de diálisis, antiácidos, soluciones intravenosas		6,5 ± 5,3 µg/L	40 ± 6 µg/L
Absorción:	En intestino delgado por proceso paracelular y transcelular		
Necesidades:	3-5 mg/día. Absorción: 15-16 µg/día (0,3-0,5% aporte total)		
Toxicidad:	Peroxidación lipídica de membranas. Inhibe síntesis de ADN		
Clínica:	Encefalopatía en niños dializados Enfermedad ósea (osteomalacia) del recién nacido en alimentación parenteral Insuficiencia renal aguda y crónica. Disfunción hepática y colestasis Anemia. Hipertrofia cardíaca. Inmunodepresión		

una parte es reabsorbido, probablemente debido a las barreras fisiológicas naturales como la piel, aparato digestivo y respiratorio que tiene el organismo. Ya en el estómago, se forman combinaciones insolubles con los fosfatos, que no pueden ser admitidos por la mucosa intestinal[3].

La absorción ocurre fundamentalmente en la porción proximal del intestino delgado. La biodisponibilidad depende de varios factores, unos como el citrato, ascorbato, lactato y otros endógenos, como la uremia, la vitamina D3 y la secreción gástrica. Se considera que en su absorción pueden estar implicados un proceso paracelular y otro transcelular. La mayor parte del aluminio es eliminado por el riñón[8].

Los efectos tóxicos se producen por peroxidación lipídica de membranas, las tasas elevadas de aluminio inhiben las enzimas protectoras de la peroxidación, superóxido dismutasa, glutatión peroxidasa, o bien alteran las membranas celulares, haciéndolas vulnerables a los radicales ácidos.

Como señala Gruskin[9], dos situaciones clínicas pueden ocurrir en el niño tras la intoxicación por aluminio. Una asociada con insuficiencia renal y otra con nutrición parenteral.

La encefalopatía que acompaña a la insuficiencia renal tiene varias etapas. Primero hay ataxia, dismetría, fallo en el desarrollo motor, hiperreflexia y temblor, posteriormente, mioclonías, regresión de funciones cognoscitivas y ausencia de respuestas auditivas y visuales. La muerte puede ocurrir entre los 6 y 18 meses de iniciados los síntomas. El electroencefalograma se altera precozmente con brotes multifocales y actividad lenta frontal. Al parecer el aluminio forma un complejo con el glutamato atraviesa la barrera hematoencefálica y altera las neuronas glutamatérgicas[10].

En relación con la nutrición parenteral, los primeros trastornos fueron referidos en niños prematuros y recién nacidos que estaban con alimentación parenteral y hallaron cifras elevadas de aluminio en sangre y hueso, cerebro, hígado, riñón. Gran número de productos y soluciones como el gluconato cálcico, fosfato de sodio, fracciones proteicas y vitaminas contienen altas concentraciones de aluminio (> 1.500 µg/L) en su composición.

Uno de los principales efectos secundarios del aluminio es su capacidad para desplazar el calcio. La ingesta de agua con grandes cantidades de aluminio y bajas de calcio se ha relacionado con trastornos neurológicos, incluso el Alzheimer. El aluminio induce degeneración neurofibrilar. También se ha considerado que actuaría inhibiendo la síntesis de tetrahidrobiopterina, un cofactor esencial en la hidroxilación de tirosina y triptófano durante la biosíntesis de neurotransmisores[8].

Otras manifestaciones clínicas como anemia, hipertrofia cardíaca e inmunodepresión, también pueden encontrarse en la intoxicación por aluminio (Tabla 11.6).

El tratamiento está basado en interrumpir la exposición al aluminio, controlando los productos alimentarios y farmacológicos. En casos graves de intoxicación se debe usar la desferroxamina (DFO), agente quelante utilizado en la sobrecarga tisular de hierro, que al unirse con el aluminio forma un complejo que se filtra por el glomérulo. En pacientes con insuficiencia renal es necesario recurrir a hemodiálisis o diálisis peritoneal.

No se han descrito cuadros clínicos por déficit de aluminio, posiblemente debido a su frecuente distribución en la naturaleza.

CINC

El cinc desempeña una papel fundamental en el crecimiento y diferenciación celular y en el metabolismo de plantas y animales.

El cinc, aunque representa sólo el 0,0028% del peso corporal total, desempeña un papel esencial en todas las formas de vida. Se sabe que es necesario para la correcta función de, por lo menos, setenta enzimas, entre las que destacan aldolasas, deshidrogenasas, peptidasas, anhidrasa carbónica, fosfatasa alcalina, colagenasas, ARN polimerasa, ARNt sintetasa, transcriptasa inversa, superóxido dismutasa, etc. Por este motivo, el cinc desempeña un papel estructural y regulador a través de la transducción de señales, formación de polímeros presecretorios y sistemas de transcripción de genes, esenciales para el metabolismo, crecimiento y reproducción humana[11,12].

El cinc se encuentra ampliamente distribuido por todo el organismo. Hay alto contenido en el músculo, huesos, piel y cabellos, hígado, sistema nervioso central, etc. Las concentraciones más altas se encuentran en la retina y en genitales masculinos, especialmente en la próstata.

Las fuentes de cinc son muy numerosas; carne, pescado (ostras), cereales, legumbres, son las mejor conocidas. El calostro humano contiene 176 µmol/L, disminuyendo posteriormente en la leche madura de mujer a 44 y 7,6 µmol/L al mes y séptimo mes postparto, respectivamente. En las leches de fórmula la RTA recomienda el aporte de 5 mg/día.

La absorción de cinc tiene lugar preferentemente en intestino delgado (yeyuno). La captación intestinal requiere transportadores específicos y no específicos. La ausencia de estos mecanismos específicos de captación y/o transporte está relacionada con la acrodermatitis enteropática. Existen ligandos que facilitan su absorción (glucosa, aminoácidos, ácidos grasos) y otros antagonistas (fosfatos, tanatos, oxalatos, fitatos, fibras) que oponen dificultad. El hierro dificulta su absorción, hecho práctico que hay que tener en consideración[3,5,13].

En plasma se une a la albúmina, transferrina y macroglobulinas. Las concentraciones en suero oscilan con la edad entre 80 y 100 µg/dl, en el cabello 75-115 µg/dl. El hígado, a tráves de la metalotioneína, tiene un papel importante en el metabolismo del cinc y es reserva específica en caso de una demanda inminente.

El cinc se elimina principalmente por heces, sudor y orina. En caso de aporte excesivo se produce un aumento de la secreción intestinal y una disminución de su absorción. La prevalencia del déficit de cinc en humanos es de difícil estimación, ya que, con la excepción de las formas graves, no existe clínica característica, ni datos bioquímicos inequívocos[13].

Las causas del déficit de cinc son múltiples: 1) aportes inadecuados (alimentación parenteral, malnutrición, dietas vegetarianas); 2) malabsorción intestinal (infecciones intestinales, resecciones intestinales, trastornos congénitos); 3) aumento de las pérdidas (quelantes, insuficiencia renal); y 4) incremento de las necesidades (neoplasia).

Tabla 11.7. Manifestaciones clínicas de la carencia de cinc

Lactantes
- Anorexia
- Pérdida de peso, escaso incremento de talla
- Dermatitis periorificial y de superficies de extensión
- Distrofia de uñas y pelo, líneas de Beau
- Deposiciones blandas y frecuentes
- Susceptibilidad a las infecciones
- Alteraciones del carácter, temblores, irritabilidad

Niños mayores
- Trastornos del gusto y del olfato, pica
- Retraso de crecimiento
- Trastornos psíquicos, ataxia, disartria
- Fotofobia, ceguera nocturna, blefaritis
- Retraso puberal, hipogonadismo

Los primeros casos de deficiencia de cinc fueron descritos en la década de 1960, en relación con el síndrome de enanismo nutritivo del adolescente en niños de Egipto e Irán[3]. En poblaciones de riesgo carencial (fallo de medro, bajo peso) se recomienda administrar suplementación de cinc en la dieta.

En el niño, el signo más precoz y a veces único de la deficiencia de cinc es la disminución del crecimiento y falta de apetito. Si la carencia se mantiene hay retraso de la maduración sexual y tendencia a las infecciones, ya que el cinc juega un papel primordial en las diversas funciones del sistema inmune. Muchas de las manifestaciones clínicas son inespecíficas y similares a otros cuadros de malnutrición (Tabla 11.7).

El retraso de crecimiento intrauterino y el posterior crecimiento recuperador en las formas "asimétricas", se ha relacionado con la suplementación de cinc. Datos personales de uno de los autores no lo han confirmado[4].

La acrodermatitis enteropática es un error congénito del metabolismo, autosómico recesivo, secundario a un trastorno de la absorción intestinal, probablemente debido a la reducida eficacia o carencia del ligando o transportador que fija el cinc en el intestino y facilita su absorción. Clínicamente se manifiesta por: 1) dermatitis simétrica, preferentemente periorificial, pero que puede abarcar otras partes del cuerpo; 2) retraso del crecimiento; 3) anorexia; 4) diarrea crónica con deposiciones blandas y frecuentes, y 5) trastornos del carácter y de la conducta[3,5,14].

Se han encontrado disminuidos los niveles de cinc en plasma y líquido cefalorraquídeo en niños con convulsiones febriles. La carencia de este oligoelemento puede desempeñar un papel importante en la patogenia de las convulsiones febriles[15].

Estudios recientes sugieren que el aporte de cinc es efectiva para el control y probablemente para disminuir la mortalidad de los niños con diarrea[16].

El diagnóstico de la carencia de cinc se establece por la clínica y se confirma mediante determinaciones en plasma y en tejidos[17]. La biopsia duodenal muestra a nivel de las células de Paneth inclusiones electrodensas características.

Las necesidades de cinc varían entre 5-10 mg/día en los primeros meses de vida, hasta los 15 mg para los mayores de 10 años. Cifras que deben incrementarse durante el embarazo y la lactancia. Para las leches de fórmula se recomiendan cifras entre 3,7-12 mg/L. En la acrodermatitis enteropáticas se pueden elevar a 30-45 mg/día[3,10,14].

COBALTO

Es activador de varias enzimas, citocromo oxidasa, superóxido dismutasa. Inhibe la yodinasa tirosínica y en caso de déficit de yoduros puede ocasionar fenómenos bociosos. Tiene importancia en el ser humano como componente de la vitamina B_{12}.

Las fuentes más importantes están en las vísceras de cerdo, hígado de ternera, leche y mariscos. Es absorbido en forma de cobalamina, presentando interacción con el hierro y manganeso. No hay fijados unos requerimientos mínimos.

Las manifestaciones clínicas de su carencia son las mismas que las producidas por carencia de vitamina B_{12}: polineuropatía y neuritis óptica. En corderos y ganado vacuno origina un trastorno invalidante progresivo[18].

COBRE

Desde la antigüedad hasta los momentos actuales, el cobre se ha utilizado en el tratamiento de muchas enfermedades, especialmente en afecciones de la piel y del aparato locomotor, como remedio curativo y bajo diversas preparaciones. Es mencionado en el papiro de Ebers (1.550 a.C.) como tratamiento en dolores de cabeza y enfermedades oculares. Actualmente se sigue utilizando en enfermedades de la piel (psoriasis) y alteraciones metabólicas (gota)[19].

La importancia de este oligoelemento es evidente, ya que interviene en la función de numerosas enzimas que cumplen una función primordial en procesos metabólicos vitales. El cobre está ampliamente distribuido por toda la naturaleza. Son fuentes importantes los cereales, vegetales, vísceras, futos secos, etc. La leche humana contiene 30 µg/L y, en menor proporción, la leche de vaca.

El cobre se absorbe, fundamentalmente, en el intestino delgado y en el estómago. La metalotioneína desempeña un papel importante en la absorción por la mucosa intestinal. Tiene antagonismo competitivo con otros oligoelementos como el hierro, cinc, cadmio, molibdeno y fitatos.

En el plasma está ligado en su mayor parte a la ceruloplasmina y el resto a la albúmina y aminoácidos. La ceruloplasmina (ferroxidasa I) es una glicoproteína con un peso molecular de 160.000. Se sintetiza en el hígado y contiene seis átomos de cobre por molécula. Cataliza la oxidación de hierro ferroso a férrico haciéndolo disponible para su transporte por la transferrina. Gran parte del cobre está contenido en el hígado, especialmente en las mitocondrias. También se encuentra en los eritrocitos, en la superóxido dismutasa, en concentraciones de 45-64 mg/dl. La eliminación de cobre se realiza por la bilis, piel y en pequeñas cantidades por la orina[3,5].

En el niño, para cubrir sus requerimientos, se ha recomendado una dosis diaria de 0,05-0,1 mg/kg. En la persona adulta se necesitan de 1,5-3 mg por día.

Los síntomas más precoces de la deficiencia de cobre se manifiestan a nivel hematopoyético y del esqueleto. Anemia, neutropenia y osteoporosis son las primeras manifestaciones. Cuando la carencia es más severa y prolongada se pueden ver reacciones periósticas, anormalidades metafisarias, fracturas espontáneas, hipopigmentación, alteración de vasos sanguíneos, diarrea y manifestaciones neurológicas. La anemia se explica en parte por la disminución de la actividad de la ferroxidasa de la ceruloplasmina por incapacidad para liberar hierro de los depósitos tisulares y también por reducción de la superóxido dismutasa, la hipopigmentación por la disminución de la tirosinasa. Las alteraciones del hueso, probablemente, por la carencia de la lisil oxidasa, enzima que interviene en la formación del colágeno. El daño neurológico se explicaría por déficit de dopamina-β-hidroxilasa. Los defectos inmunológicos por disminución de la capacidad fagocitaria de los macrófagos al estar carentes de cobre[3,5].

La enfermedad de Menkes, o del pelo rizado "pili torti", asocia como rasgos más característicos retraso psicomotor progresivo, encefalopatía convulsionante, anomalías en el cabello, tejido óseo y vascular y muerte precoz. Los cabellos muestran una decoloración blanca

Tabla 11.8. Funciones, fuentes y necesidades de cromo

Funciones	Fuentes
Factor de tolerancia de la glucosa	Escasas cantidades en el agua
Cofactor de unión de la insulina a sus receptores	Carne, cereales, legumbres, nueces
Metabolismo lipídico (< en isquemia cardíaca)	Levadura de cerveza
Incrementa las tasas de HDL	Leche humana: 0,4 µg/L

Absorción:	Intestino delgado Favorecida por aminoácidos y oxalatos, disminuida por fitatos
Necesidades:	No bien establecidas: 0,1-1 µg/kg/día (Comité Británico)
Clínica:	Tolerancia anormal a la glucosa. Retraso de crecimiento Anomalías en el metabolismo de los lípidos Neuropatías, encefalopatías Toxicidad baja, en su forma trivalente. Muy tóxico en forma hexavalente

con ensortijamiento fino y rizado. En el tejido conectivo de las arterias aparecen tortuosidades serpenteantes y aneurismas. El principal hallazgo bioquímico es la disminución plasmática de cobre y ceruloplasmina[20,21]. La enfermedad se produce por alteración en el transporte de cobre a través de la membrana del entericito, debida a una mutación en el gen ATP7A en el cromosoma X. Se estima una incidencia de 1/35.000 nacidos vivos. Se transmite de forma recesiva ligada al cromosoma X. Se ha conseguido mejoría con la administración de cobre-histidina por vía parenteral[22].

La enfermedad de Wilson o degeneración hepatolenticular progresiva con cirrosis hepática tiene una herencia autosómica recesiva y una incidencia de 1/100.000. Como consecuencia de una falsa proteína ligante del cobre en el hígado "cuprotioneína" se produce un acúmulo de cobre en los tejidos, hígado y núcleos de la base del cerebro. Antes de la pubertad aparece una cirrosis progresiva, después las anomalías neurológicas con trastornos motores y cambios de la personalidad. Es típico el anillo corneal de Kayser-Fleischer. Hay que disminuir la ingesta de cobre en la dieta y administrar d-penicilamina[19].

CROMO

Interviene en numerosas reacciones metabólicas, actúa como cofactor de unión de la insulina a sus receptores, en el metabolismo de los lípidos. Un complejo catiónico de cromo trivalente es responsable de la cesión de glucosa a partir de la sangre como "factor de tolerancia a la glucosa". Los ácidos nucleicos contienen cromo trivalente. El núcleo caudado y la sustancia gris están enriquecidos en cromo[23].

Se encuentra ampliamente distribuido por la naturaleza, sobre todo en zonas con industrias de carbón y aceites. Hay escasas cantidades en el agua, sin embargo es abundante en las carnes, cereales y levadura de cerveza.

Se absorbe en el intestino delgado favorecido por aminoácidos y oxalatos. En sangre se une a la siderofilina con la que penetra en el eritrocito junto con el hierro. Se deposita en el hígado y otros tejidos. Actualmente no están bien establecidas las necesidades de cromo (Tabla 11.8).

Existe carencia en la malnutrición, síndromes de malabsorción y en pacientes con nutrición parenteral. El déficit de cromo puede producir intolerancia a la glucosa, neuropatía periférica, retraso del crecimiento, elevación de los ácidos grasos libres, colesterol y triglicéridos. En pacientes predispuestos, la carencia de cromo puede favorecer la aparición de diabetes y enfermedad coronaria. Una dieta con aportes adecuados de cromo normaliza el metabolismo de los lípidos y puede elevar las tasas de HDL (lipoproteínas de alta densidad)[24].

En forma trivalente, el cromo es poco tóxico, sin embargo, la forma aniónica hexavalente, es un agente oxidante peligroso, incluso puede actuar como agente carcinogénico a nivel del pulmón, especialmente en fumadores[25].

FLÚOR

Desde 1989 está establecido que el flúor no es un elemento esencial; sin embargo, a causa de sus efectos favorables sobre la salud dental, es considerado un elemento beneficioso para los seres vivos[3].

Los suplementos de flúor han tenido una importante repercusión en la disminución de la prevalencia de la caries dental, pero no debemos olvidar que la caries dental

Tabla 11.9. Suplementos de flúor

	Contenido de flúor en el agua (ppm)		
Edad	**< 0,3**	**0,3-0,6**	**> 0,6**
Nacimiento-6 meses*	0	0	0
6 meses-3 años	0,25	0	0
3 años-6 años	0,50	0,25	0
6 años-16 años	1	0,50	0

**Dosis diarias de flúor en mg.*

es una enfermedad fundamentalmente infecciosa y que en su disminución han contribuido otros factores como la dieta y las medidas higiénicas[3].

La propiedad preventiva que posee el flúor fue descrita en 1929 por el doctor McKay, dentista de salud pública, al observar que los niños con esmalte moteado tenían ausencia de caries. Estudios posteriores comprobaron que los niños que bebían agua con una concentración de fluoruro de 1 ppm (1 mg/L) tenían menos caries que otros niños que bebían agua con menor contenido.

Por vía sistémica, el flúor actúa exclusivamente en la fase preeruptiva de formación del esmalte. Sin embargo, el mecanismo principal es el efecto local, ingerido o aplicado sobre la superficie de los dientes. Este efecto tópico se basa en tres mecanismos: 1) convierte la hidroxiapatita (mineral del esmalte) en fluoroapatita, que tiene menor solubilidad en ácido; 2) los fluoruros remineralizan el esmalte parcialmente descalcificados; 3) los fluoruros en concentracines altas, en aplicación tópica, desintegran los sistemas enzimáticos bacterianos (*Streptococcus mutans*) e impiden su acción sobre los azúcares y la formación de ácidos orgánicos[26].

Una concentración de 1 ppm (1 mg/L) produce la mejor protección con el menor riesgo de fluorosis. El contenido de flúor en las aguas de suministro es muy variable y es preciso conocer el de cada municipio y con ello señalar las necesidades ideales. Las últimas recomendaciones de la Academia Americana de Pediatría[27] se recogen en la Tabla 11.9 están basadas asumiendo que la principal causa de la caries es la infección y que la acción más importante del flúor para prevenirlas se debe a un efecto local en la boca, más que a un efecto sistémico.

Si queremos evitar la fluorosis, se debe tener interés en no superar dichas recomendaciones para los distintos grupos de edad y recomendar a los padres que supervisen el cepillado de los dientes de los niños más pequeños.

MANGANESO

Interviene en diversas funciones como activador y cofactor de importantes reacciones enzimáticas. Los alimentos con mayor contenido son cereales, legumbres, leche, nuez, cacahuete, coco. La concentración es mayor en el calostro que en la leche madura, va unido a la lactoferrina. Se absorbe en el intestino delgado y por vía aérea, teniendo interacciones con el calcio, hierro y fosfatos, es transportado en sangre por la transferrina. Se estima que en el cuerpo humano existe de 10 a 20 mg de manganeso, fundamentalmente en el hígado, páncreas y riñón. La excreción se realiza fundamentalmente por la bilis y heces. Las necesidades varían con la edad desde 0,3 a 5 mg/día[3].

El déficit de manganeso produce retraso de crecimiento, ataxia en el niño pequeño por falta de desarrollo de los otolitos. Son importantes las anomalías óseas (condrodistrofia nutricional) con falta de mineralización y de síntesis de los mucopolisacáridos. Se ha señalado que este mineral puede ser vital durante la gestación para el normal desarrollo fetal[28]. En el cobaya se ha observado intolerancia a la glucosa.

Las consecuencias de las deficiencias de manganeso no suelen ser muy importantes en el niño mayor ni en la persona adulta, en razón de su amplia distribución en la naturaleza[3].

Las intoxicaciones agudas o crónicas debidas a la absorción de polvos de manganeso en las minas de Cuba, Chile, Rusia, Yugoslavia, India y en las aleaciones en baterías, vidrios, colorantes, pigmentos, pesticidas y fertilizantes, producen graves alteraciones en el sistema nervioso y aparato respiratorio[19,29].

MOLIBDENO

El molibdeno es un nutriente esencial para el ser humano, forma parte de enzimas que intervienen en funciones de óxido-reducción, xantino deshidrogenasa/oxidasa, aldehido oxidasa y sulfito oxidasa. El molibdeno está integrado en la molibdopterina para formar el "Mo-cofactor" la que es un grupo prostético de varias enzimas[30].

Las fuentes principales se encuentran en las leguminosas, cereales, verduras, hígado, riñón, cacahuetes, nuez y coco. La leche materna contiene 1-2 µg/L y la de vaca 30-70 µg/L. Se absorbe fundamentalmente en el intestino delgado proximal, principalmente por difusión, estando dificultada su absorción por el cobre y el tungsteno. En sangre está unido a la α_2-macroglobulina y a los eritrocitos. Se excreta por la orina y la bilis. Las necesidades son de 0,5-1,5 µg/kg/día[3].

En animales de experimentación las carencias de molibdeno producen alteraciones esqueléticas, oculares, de la reproducción y mortalidad precoces.

El déficit congénito del cofactor molibdeno es una entidad autosómica recesiva que cursa con graves alteraciones del sistema nervioso central y, como consecuencia de la falta de la sulfito-oxidasa, juega un papel importante en las primeras etapas del desarrollo fetal.

El déficit adquirido ocasiona intolerancia a los aminoácidos, taquicardia, taquipnea, escotomas centrales, ceguera nocturna, irritabilidad y coma. En un paciente adulto con enfermedad de Crohn y nutrición parenteral, el cuadro mejoró con el aporte de molibdato de amonio a dosis de 300 µg/día[30].

La ingesta mantenida de molibdeno en áreas de consumo elevado de aceite con alto contenido en este metal, como en Armenia, en donde los ingresos superan a los 10-15 mg/día, puede producir hiperuricemia y gota.

Es posible que exista un trastorno de la conversión de sulfitos en sulfatos y en un déficit de sulfitoxidasa y de xantinoxidasa[31].

NÍQUEL

Su representación cuantitativa en el cuerpo humano es inferior al 0,001%. Se acumula principalmente en el hígado, páncreas y glándulas sexuales. Se elimina por heces y orina. Se considera, lo mismo que al cobalto, que es un catalizador de oxidaciones. La ureasa es una metaloproteína que contiene níquel[19]. También estimula el crecimiento de las plantas.

La deficiencia inducida en animales de experimentación produce un trastorno de la hemoglobina.

La inhalación de níquel puede provocar una inflamación pulmonar crónica. El níquel carbonílico es tóxico para todos los seres vivos; tiene acción carcinogenética[32]. No existen datos sobre necesidades recomendadas en la dieta[33].

SELENIO

El selenio es un micronutriente ampliamente distribuido en la naturaleza. Está presente en los alimentos y en el cuerpo humano, en forma de aminoácidos, la seleniometionina sintetizada por las plantas y la seleniocisteína por los animales. Es componente de enzimas vitales como la glutation peroxidasa, yodotinonina y selenioproteína, con acciones preferenciales en el cerebro, sistema endocrino, órganos de la reproducción, hígado y corazón. Se cree que ejerce un papel protector de la carcinogénesis y de la aterosclerosis, ya que su déficit puede alterar la función plaquetaria. También interviene en los mecanismos inmunitarios. Es absorbido en el intestino por mecanismos no bien conocidos y transportado en plasma unido a globulinas y lipoproteínas. Se excreta por orina y heces. Las necesidades varían entre 10-70 µg/día[3,34-37].

Tabla 11.10. Manifestaciones clínicas de la enfermedad de Kehsan

Lugar:	provincias del norte de China con bajo nivel de selenio
Clínica:	cardiomiopatía endémica: • Aguda: *shock*. Arritmia severa • Crónica: cardiomegalia, insuficiencia cardíaca congestiva Otros órganos afectados: páncreas, hígado, diafragma
Factores etiológicos:	déficit de Se, vitamina E y virus cardiotrópicos
Diagnóstico:	selenio en plasma disminuido (< 4,2 µg/dl) (N = 11,9 µg/dl)
Tratamiento:	0,5-1 mg de selenio/semana (selenito sódico)

El déficit de selenio produce diversas manifestaciones clínicas. En zonas endémicas de China y Rusia, se han descrito dos entidades bien definidas: la enfermedad de Keshan y la de Kaschin-Beck.

La enfermedad de Keshan se manifiesta con una cardiomiopatía aguda o crónica y a veces con afectación del páncreas, hígado y diafragma. Otros factores etiológicos, además de la carencia de selenio, como son la carencia de vitamina E y presencia de virus cardiotropos, pueden estar también implicados (Tabla 11.10).

El diagnóstico se confirma mediante la determinación de selenio en plasma que dan cifras menores de 4,2 µg/dl. El tratamiento se realiza mediante aporte de 0,5-1 mg de selenio por semana en forma de selenito sódico[34].

La enfermedad de Kaschin-Beck es una condrodistrofia, endémica en Corea del Norte y China, que cursa con lesiones degenerativas y necróticas de los huesos largos y del cartílago que origina detención del crecimiento y baja talla. También puede estar implicado el tejido conectivo[34].

Ha sido referida una relación entre el déficit de selenio y el cretinismo endémico mixedematoso en regiones en que además se acompaña de una carencia de yodo.

En nuestros medios el déficit de selenio lo podemos observar en niños con fibrosis quística, enfermedad celíaca, enfermedad de Crohn, en el tratamiento de errores innatos del metabolismo (fenilcetonuria, enfermedad del

Tabla 11.11. Número total y porcentaje de poblaciones que viven en áreas de riesgo por deficiencia de yodo y con bocio

Regiones de la OMS	Población (millones)	De riesgo (millones)	(%)	Bocio (millones)	(%)
África	550	181	33	86	16
América	727	168	23	63	9
Oriente medio	406	173	43	93	23
Europa	847	141	17	97	11
Sudeste Asiático	1.355	486	36	176	13
Pacífico (occidental)	1.553	423	27	141	9
Total	**4.438**	**1.572**	**29**	**655**	**12**

jarabe de arce), miopatías (Duchenne), diabetes mellitus y en pacientes sometidos a nutrición parenteral total de forma prolongada. En el síndrome de Down se encuentran elevadas la actividad de la superóxido dismutasa y la glutation peroxidasa eritrocitaria. Actualmente no está bien definida la relación entre el síndrome de Down y el selenio. También se ha puesto en relación con el síndrome de muerte súbita del lactante(38).

La intoxicación por selenio aparece cuando las ingestas superan los 5 mg/día. En el niño se han observado manifestaciones tóxicas cuando la ingesta supera los 0,1 mg/kg/día. Cursa con náuseas, dolor abdominal, diarrea crónica, astenia y alteraciones de las uñas y del cabello. En formas intensas aparecen cuadros neurológicos(3,34).

YODO

El contenido de yodo en el organismo es sólo del 0,00004% del peso corporal total. El único papel esencial conocido en el organismo es el de ser un sustrato para la síntesis de las hormonas tiroideas, tiroxina (T4) y triyodotironina (T3). Su carencia en los primeros momentos de la vida ocasiona retraso del crecimiento corporal y deficiencia mental(3,39).

En la actualidad, se calcula que alrededor del 38% de la población mundial se encuentra en riesgo de padecer déficit de yodo. El contenido de este elemento depende de las condiciones geológicas de cada región. Actualmente se reconoce que 1.572 millones de habitantes del mundo están en riesgo de padecer trastornos por deficiencia de yodo y que 665 millones podrían estar afectados de bocio (Tabla 11.11). En los países subdesarrollados existe cretinismo endémico con cuadro clínico neurológico grave, defectos del lenguaje, audición, trastornos en el crecimiento y deficiencia mental. El cretinismo esporádico se da en los países industrializados y produce retraso de crecimiento e hipotiroidismo(39).

El yodo se encuentra en los alimentos en forma de yoduros y unido a los aminoácidos. Tienen alto contenido el pescado, marisco, algas, verduras, hortalizas y legumbres. Varía considerablemente en los distintos lugares geográficos. El yodo se absorbe en intestino delgado, y es excretado por el riñón. Su absorción puede interferirse por el flúor, calcio y molibdeno.

El yodo de los alimentos (I2) es transformado en el tracto intestinal en yoduro (I-) que es rápidamente absorbido pasando al compartimiento extratiroideo. En el plasma se une a las proteínas transportadoras, globulina ligada a tiroxina (TBG), prealbúmina y albúmina, la concentración varía entre 0,1-0,5 µg/dl. En la glándula tiroidea tiene lugar la síntesis y liberación de hormonas tiroideas. Estas hormonas penetran en la membrana celular de todos los tejidos uniéndose a su receptor proteico nuclear. Las hormonas tiroideas modulan la transcripción de genes y síntesis del ARN mensajero y de las proteínas citoplasmáticas; también estimulan las enzimas mitocondriales. Las funciones de las células foliculares tiroideas están reguladas por la TSH hipofisaria(3,39,40).

La ingesta recomendada de yodo se detalla en la Tabla 11.4. La ESPGAN(7) aconseja unas concentraciones mínimas de 5 µg/100 kcal o 3,4 µg/dl de fórmula reconstituida. Los preparados con leche de soja, por su contenido en elementos bociógenos, debe tener cantidades superiores a las de las otras fórmulas.

La toxicidad por yodo se produce cuando se superan las dosis recomendadas. La administración de medicamentos yodados a la madre durante el embarazo, el empleo de contrastes yodados para exploraciones radiológicas, pueden producir trastornos tiroideos en el recién nacido y en el lactante pequeño(39).

La prevención de las carencias de yodo a escalas muy amplias se realiza mediante yodización de la sal, de tal forma que se facilite de 75 a 150 µg de yodo por día. La yodización del agua es útil en poblaciones con una fuente única(3,39-41). El tratamiento del hipotiroidismo y del bocio se realiza mediante aporte de hormonas tiroideas y cirugía(3,39-41).

Con el programa de cribado neonatal del hipotiroidismo congénito, el valor de la TSH neonatal puede ser una herramienta útil para valorar la deficiencia en yodo de la población, si bien deben utilizarse los valores obtenidos en muestras extraídas en recién nacidos con más de 48 h de vida, siendo recomendable el realizar estudios de la eliminación urinaria del yodo para la valoración individualizada de esta deficiencia[42-44].

BIBLIOGRAFÍA

1. Mataix J, Llopis J. Minerales. En: Mataix J, ed. Nutrición y alimentación humana. I. Nutrientes y alimentos. Madrid, Ergon, 2002; 211-46.
2. Curran JS, Barness LA. Nutrición. En: Behrman RE, Kliegman RM, Jenson HB, eds. Nelson. Tratado de Pediatría. 16ª ed. Madrid, McGraw-Hill Interamericana, 2000; 149-61.
3. Fomon SJ. Nutrición del lactante. Madrid, Mosby/Doyma Libros, 1995.
4. Bueno O. Suplementación de cinc y crecimiento postnatal de recién nacidos con retraso de crecimiento intrauterino. Tesis Doctoral. Universidad de Zaragoza, 2000.
5. Vazir S, Nagalla B, Thangiah V, Kamasamudram V, Bhattiprolu S. Effect of micronutrient supplement on health and nutritional status of schoolchildren: mental function. Nutrition 2006; 22: S26-S32.
6. Cunningham-Rundles S, McNeeley DF, Moon A. Mechanisms of nutrient modulation of the immune response. J Allergy Clin Immunol 2005; 115; 1119-28.
7. National Research Council. Recomended dietary allowances. 10ª ed. Washington DC, National Academy of Sciences, 1989.
8. Ballabriga A, Moreno A, Domínguez C. Aluminio. Anales Nestlé 1995; 52: 133-48.
9. Gruskin AB. Aluminum toxicity in infants and children. En: Chandra RK, ed. Trace elements in nutrition of children II. Nestlé Nutrition Workshop Series, 23. New York, Raven Press, 1991; 15-25.
10. Deloncle R, Guillard O, Clanet F, Courtosis P, Piriou A. Aluminum transfer as glutamate complex through blood brain barrier. Possible implication in dialysis encephalopathy. Biol Trace Elem Res 1990; 25: 39-45.
11. Martorell R. Benefits of zinc supplementation for child growth. Am J Clin Nutr 2002; 75: 957-8.
12. Brown KH, Pearson JM, Rivera J, Allen LH. Effect of supplemental zinc on the growth and serum zinc concentrations of prepubertal children: a meta-analysis of randomized controlled trial. Am J Clin Nutr 2002; 75: 1062-71.
13. Viteri F. Minerales. En: Martínez JA, Astiazaran I, Madrigal H, eds. Alimentación y Salud Pública. 2ª ed. Madrid, MacGraw-Hill Interamericana, 2002; 146-65.
14. Oken E, Duggan C. Update on micronutrients: iron and zinc. Curr Opin Pediatr 2002; 14: 350-3.
15. Burhanoglu M, Tutuncuoglu S, Coker C, Tekgul H, Ozgur T. Hypozincaemia in febrile convulsion. Eur J Pediatr 1996; 155: 498-501.
16. Sharieff W, Bhutta Z, Schauer C, Tomlinson G, Zlotkin S. Micronutrients (including zinc) reduce diarrhoea in children: the pakistan sprinkles diarrhoea study. Arch Dis Child 2006; 91: 573-9.
17. Salmenpera L. Detecting subclinical deficiency of essential trace elements in children with special reference to zinc and selenium. Clin-Biochem 1997; 30: 115-20.
18. Thunus L, Lejeune R. Cobalt. En: Seiler HG, Sigel A, Sigel H, eds. Metals in clinical and analytical chemistry. New York, Basel Hong Kong, Marcel Dekker, 1994; 333-8.
19. Kruse-Jarres JD. Elementos traza esenciales raros. Anales Nestlé 1995; 52: 156-60.
20. Menkes JH, Alter M, Steigleder GK, Weakley DR, Sung JH. A sex-linked recessive disorder with retardation of growth, peculaiar hair and focal cerebral and cerebeller degeneration. Pediatrics 1962; 29: 764-9.
21. Olivares JL, Tosao A. Síndrome de Menkes: estudio de dos nuevas observaciones. An Esp Pediatr 1989; 31: 380-4.
22. Olivares JL, Bueno I, Gallati S, Ramos FJ. Late-onset treatment in Menkes disease: is there a correlation between genotype and response to therapy? Clin Genet 2006: 69: 363-6.
23. Borrajo E, Bosch V, Pastor J, Torralba A. El cromo en la alimentación infantil. Act Nutr 1993; 16: 38-48.
24. Fleta J. Oligoelementos y vitaminas en alimentación infantil. Zaragoza, Prensas Universitarias, 1997; 81-8.
25. Baruthio E. Toxic effects of chromium and its compounds. Biol Trace Elem Res 1992; 32: 145-53.
26. Gallart A, Marés J. Flúor y fluorosis dental. An Esp Pediatr 1996; 83: 205-7.
27. Committee on Nutrition. American Academy of Pediatrics. Fluoride supplementation for children. Interim policy recommendations. Pediatrics 1995; 95: 777.
28. Tuormaa TE. The adverse effects of manganese deficiency on reproduction and health: A literature review. J Or Thomol Med 1996; 11: 69-79.
29. Lönerdal B. Trace element absorption in infants as a foundation to setting upper limits for trace elements in infant formulas. J Nutr 1989; 119: 1839-45.
30. Rey J. Cromo y molibdeno. Anales Nestlé 1995; 52: 149-55.
31. Hansen LK, Wulff K, Docrche C, Christensen E. Molydenum cofactor deficiency in two siblings: diagnosis difficulties. Eur J Pediatr 1993; 152: 662-4.
32. Borella P, Manni S, Giardino A. Cadmium, nickel, chromium and lead accumulate in human lymphocites and interfere with PHA-induced proliferation. J Trace Elem Electrolytes Health Dis 1990; 4: 87-95.
33. Ali M, Khan AH, Wahiduzzaman AKM, Malek MA. Trace element concentration in hair of Bangladesh children under normal and malnutrition conditions. J Radioanal Nucl Chem 1997; 219: 81-7.
34. Behne D. Selenio. Anales Nestlé 1995; 52: 120-32.
35. Rukgauer M, Klein J, Kruse-Jarres JD. Reference values for the trace elements copper, manganese, selenium, and zinc in the serum/plasma of children, adolescents, and adults. J Trace Elem Med Biol 1997; 11: 92-8.
36. Salmenpera L. Detecting subclinical deficiency of essential trace elements in children with special reference to zinc and selenium. Clin Biochem 1997; 30: 115-20.
37. Terada A, Nakada M, Nakada K, Yamage N, Tanaka Y, Yoshida M *et al*. Selenium administration to a ten-year-old patient receiving long-term total parenteral nutrition (TPN) - changes in selenium concentration in the blood and hair. J Trace Elem Med Biol 1996; 10: 1-5.

38. Laurans M, Duhamel JF, Luksenberg S, Mathews A, Bureau F. Vitamins and trace elements in cystic fibrosis patients. Ann Pediatr 1996; 43: 218-23.
39. Delange F. Requirements of iodine in humans. En: Delange F, Dunn JT, Glinoer D, eds. Iodine deficiency in Europe. A continuing concern. New York, Plenum Press, 1993; 5-13.
40. Woeber KA. Iodine and thyroid disease. Med Clin North Am 1991; 75: 169-78.
41. Sánchez E. Consenso para la prevención y control de los trastornos causados por deficiencia de yodo en España. Endocrinología 1993; 40: 305-6.
42. Hetzel BS. Eliminating iodine deficiency disorders: The role of the International Council in the global partnership. WHO. Bull World Health Organ 2002; 80: 410-3.
43. World Health Organization, United Nations Children's Found, International Council for Control of Iodine Deficiency Disorders. Progress towards the elimination of iodine deficiency disorders (IDD). Genève: World Health Organization; 1999. Genève: World document WHO/NHD/99.4.2.
44. Doménech E, Barroso F. Utilidad del programa de cribado neonatal del hipotiroidismo congénito para la valoración de la deficiencia de yodo en Canarias. An Pediatr (Barc) 2003; 58: 357-63.

Capítulo

12

Fibra y dieta

J. Fleta, M. Bueno-Lozano

INTRODUCCIÓN

Desde hace bastante tiempo se ha considerado que la fibra alimentaria tiene un papel importante en la prevención de diversas enfermedades (diabetes, obesidad, cáncer de colon).

En la actualidad no existe todavía acuerdo en la definición de fibra dietética. La más aceptada, en términos fisiológicos, define a la fibra como aquella parte de los productos de origen vegetal que es resistente a la digestión gastrointestinal. Esta definición no excluye la posibilidad de que la fibra se pueda metabolizar a su paso por el aparato digestivo y que pueda sufrir degradaciones por acción de las bacterias intestinales[1].

Estudios sobre este tema han asociado el contenido bajo en fibra de la dieta usual de los países industrializados con algunas enfermedades gastrointestinales, entre las que destacan el estreñimiento, apendicitis, diverticulosis y cáncer de colon. Por otra parte, los resultados de amplios estudios epidemiológicos, sustentan la idea de que la prevalencia en determinadas zonas del mundo de algunas enfermedades metabólicas, viene más condicionada por el medio ambiente en que se desarrollan, que por factores de tipo genético. Esas enfermedades, como la obesidad, diabetes y aterosclerosis, están muy relacionadas con las costumbres alimentarias y dentro de éstas, la cantidad de fibra que se incluye en la dieta, ejerce un papel significativo.

En el presente capítulo se revisa la composición, origen y funciones de la fibra dietética, así como la patología que su déficit puede condicionar, en especial en la infancia. Finalmente se indican las cantidades recomendadas, así como los efectos perjudiciales que puede producir la ingesta excesiva de fibra.

FRACCIONES DE LA FIBRA DIETÉTICA

En general, es aceptada una clasificación basada en las propiedades químicas (Tabla 12.1).

La lignina es el único elemento no glucídico de las fibras alimentarias y está compuesto por unidades fenilpropano, sintetizadas por los vegetales en cantidades progresivamente mayores, cuando éstos son más viejos. Es insoluble en ácidos y álcalis fuertes; no se digiere ni se absorbe y puede unirse a sales biliares y disminuir o retrasar la absorción del colesterol en el intestino delgado.

La celulosa es un polisacárido de gran peso molecular. Es el principal constituyente de las partes fibrosas de las plantas a las que confiere resistencia y, por tanto, el material orgánico más abundante de la naturaleza. Aunque la celulosa no es hidrosoluble su acción en el intestino humano es fijar agua; puede captar 0,4 g de agua por gramo de fibra y puede hidrolizarse. El hombre no tiene enzimas digestivas para transformarla en moléculas de glucosa.

La hemicelulosa es un polisacárido de bajo peso molecular. Capta agua y fija cationes en el intestino humano; al degradarse por las bacterias intestinales produce ácidos grasos volátiles con gran acción catártica.

Las pectinas son polímeros ramificados que incluyen dos tipos principales: ramnogalacturanos y arabinoga-

Tabla 12.1. Componentes de la fibra vegetal

Componentes biológicos:	
1. Fibras estructurales:	- Celulosa
	- Hemicelulosa
	- Pectinas
	- Lignina
2. Gomas y mucílagos	
3. Polisacáridos de depósito	
Componentes analíticos:	
1. Fibras insolubles:	- Celulosa
	- Lignina
	- Hemicelulosa
2. Fibras solubles:	- Pectina
	- Hemicelulosa (algunas)
	- Gomas
	- Mucílagos
	- Polisacáridos de depósito

Tabla 12.2. Cantidad de fibra dietética contenida en diversos alimentos (g por 100 g de porción comestible)[3,4]

Cereales y derivados		**Legumbres**	
Arroz blanco	0,3	Garbanzos	6
Arroz integral	1,2	Guisantes secos	5
Avena	8	Judías secas	7
Cereales desayuno	1,4	Lentejas	4
Pan blanco	4		
Pan integral	9	**Frutas**	
Pasta	2	Albaricoque	2
		Cerezas	2
Pastelería		Ciruela	1
Croisant	2,5	Dátil	8,7
Donut	2,5	Fresa	2
Galletas María	3	Higos secos	19
Magdalenas	2,5	Mandarina	2
Pastel de manzana	2,5	Manzana	2
		Melocotón	1
Verduras y hortalizas		Melón	1
Ajo	1	Moras	9
Alcachofa	1,5	Naranja	2
Cardo	1	Pera	2
Cebolla	5	Piña	1
Champiñón	3	Plátano	3
Coliflor	2	Sandía	0,6
Escarola	2	Uva	0,5
Espárragos	1	Uva pasa	7
Guisantes	5		
Judías tiernas	3	**Frutos secos**	
Lechuga	1,5	Almendras	14
Patata	2	Avellanas	5
Pepino	0,5	Cacahuetes	10
Puerro	3	Castañas	7
Tomate	1,5	Girasol pepitas	2,7
Zanahoria	3	Nueces	2,4

lactonas. Son digeridas en el colon y sólo aparecen un 5% en las heces. Fisiológicamente forman geles, tienen gran capacidad para captar agua y pueden fijar cationes y ácidos biliares.

Las gomas son polisacáridos muy ramificados. Son exudados producidos por muchas plantas, a menudo para obturar una sección dañada y prevenir la invasión de microorganismos. Para permitir la producción a escala comercial, las plantas son dañadas intencionadamente para usarlas por sus propiedades laxantes. Hay gomas en muchos cereales, sobre todo en el trigo y la avena.

Los mucílagos son el producto del metabolismo normal de una planta y se derivan de las cortezas, raíces, hojas, semillas y flores. Son polisacáridos ácidos, neutros o básicos producidos por muchos vegetales y son parcialmente solubles en agua. Mucílagos extraídos de algunas algas rojas se usan como aditivos en helados, postres de leche, congelados, pudín y chocolate con leche.

Tanto las gomas como los mucílagos pueden disminuir los niveles de colesterol y alterar el metabolismo de la sal en la bilis humana. Los polisacáridos de depósito, como, por ejemplo, el agar, se usan también como aditivos.

Los β-glucanos son polímeros de glucosa de menor tamaño que la celulosa. Se encuentran en los cereales, especialmente en avena y cebada y se les atribuye propiedades hipocolesterolemiantes. Los oligosacáridos, especialmente los fructooligosacaridos y los galactooligosacáridos, tienen aplicación en la industria alimentaria. A los primeros se les atribuye un efecto bifidógeno sobre la flora intestinal.

Finalmente, el almidón resistente o almidón que no sufre ataque enzimático en intestino delgado es fermentado por la microbiota en el grueso[1].

ORIGEN DE LA FIBRA

La fibra procede de dos grandes grupos de alimentos: frutas, verduras y legumbres, y cereales y de sus derivados.

El origen de la fibra está tanto en las hojas de los vegetales, como en sus raíces, tallo, frutas y semillas. La cantidad de fibra en cada parte del vegetal no es constante ya que depende además del tipo de vegetal, de su grado de madurez, temperatura y humedad ambiental.

Los cereales contienen gran porcentaje y las verduras y frutas poseen gran cantidad de agua, por lo que la fibra es proporcionalmente menor. Las frutas son una fuente relativamente pobre de celulosa pero son ricas en lignina, sobre todo la pera, melocotón y fresón. Las verduras más habituales en nuestro medio con mayor contenido en celulosa son la zanahoria, coliflor, lechuga y patata. De los frutos secos las almendras, avellanas, cacahuetes y nueces son la mayor fuente de fibra por su revestimiento en lignina[2].

En la Tabla 12.2 se muestra el contenido de fibra en diversos alimentos[3,4].

FUNCIONES MÁS IMPORTANTES DE LA FIBRA VEGETAL

Captación de agua

Es la capacidad de retener agua por parte de la fibra vegetal; esta capacidad viene determinada por la propia estructura química de cada tipo de fibra, el pH y la concentración electrolítica del líquido que se encuentra alrededor. Las fibras vegetales adsorben agua y se hinchan; el salvado y habas llega a aumentar 5 ó 6 veces su propio peso y la lechuga, zanahoria y pepino hasta 35 veces. Tienen gran capacidad de retener agua las coles de bruselas, naranja, manzana y mango (100 g de estas verduras y frutas retienen unos 200-300 g de agua), así como la patata, coliflor, nabos y plátanos.

A este aumento de volumen se debe, en parte, el efecto estimulante del peristaltismo. Dietas ricas en fibra acortan el tiempo de tránsito intestinal e incrementan el volumen de las heces. El objetivo es conseguir una masa fecal engrosada, de consistencia blanda y cuyo tránsito no exija esfuerzos.

Reducción de la presión del interior del colon

Se ha comprobado que las personas con pequeñas cantidades de fibra en su dieta presentan un aumento de la presión intraluminal, con bloqueo de la luz. Estos aumentos de presión pueden favorecer la protusión de la mucosa, produciendo una mayor tendencia a la aparición de diverticulosis colónica. La presión colónica intraluminal disminuye después de la ingesta de salvado o de metilcelulosa en cantidades suficientes.

Combinación con ácidos biliares

Las ligninas pueden unirse a ácidos biliares conjugados y proteger a estos de su degradación bacteriana. Esta unión aumenta su eliminación fecal, disminuye su circulación enterohepática y su efecto *feed-back* negativo sobre la síntesis hepática de ácidos biliares a partir del colesterol, disminuyendo así el colesterol en suero. Además, la lignina varía la composición de la bilis, aumenta el quenodexosicolato y disminuye el desoxicolato, reduciendo así la producción de ácidos biliares.

Antioxidantes

La vitamina C es antioxidante y está contenida en cantidades importantes en los alimentos con fibra. Impide la reducción de nitratos a nitritos por las bacterias intestinales y podría prevenir con ello la aparición de cáncer. Las frutas y vegetales serían capaces de disminuir el riesgo de cáncer del aparato digestivo (esófago, estómago, colon y recto) e incluso de otras localizaciones, como laringe, pulmón, cérvix y vejiga.

Combinación con metales

La fibra vegetal es también capaz de unirse a metales. Por ello una dieta rica en fibra vegetal provoca un aumento de la excreción fecal de sodio, potasio, magnesio, hierro, cinc y calcio. Las sales de pectinas pueden unirse también a metales pesados como el estroncio y cadmio. Basándose en la acción quelante de los metales, las pectinas se han empleado en algunos países como detoxicantes en los trabajadores de la industria de metales pesados.

Reducción del tiempo de tránsito intestinal

La dieta rica en fibra vegetal origina cambios en la flora intestinal, eleva los anaerobios, sobre todo los clostridium y lactobacilos y disminuye las eubacterias. Todo ello puede actuar como laxante catártico al aumentar el peso de las heces, disminuir el tiempo de tránsito y provocar flatulencia.

Las fibras de la dieta secuestran los ácidos grasos en las partes superiores del intestino delgado, y más tarde, al llegar al colon y ser metabolizadas, liberan dichos ácidos grasos que, junto con los formados por el metabolismo de la propia fibra, realizan el efecto catártico, dando lugar a la atracción de grandes cantidades de agua dentro de la luz intestinal (Fig. 12.1).

EL DÉFICIT DE FIBRA Y ENFERMEDADES DEL APARATO DIGESTIVO

Caries dental y alteraciones periodontales

La caries afecta a más del 50% de los niños de 3 a 4 años de edad, al 90% de los niños de 12 años, y al 98% de los adultos, según datos de población americana, aunque recientemente, en algunos países, se ha evidenciado cierta regresión de la caries, debido a la aplicación de varias medidas preventivas.

Todo ello produce cuantiosas pérdidas económicas que se verían reducidas en gran parte con la utilización de medidas preventivas de fácil aplicación. Una de estas medidas sería la ingesta limitada de azúcares y dulces, de gran potencial cariogénico y una alimentación más consistente y rica en fibra[5-7].

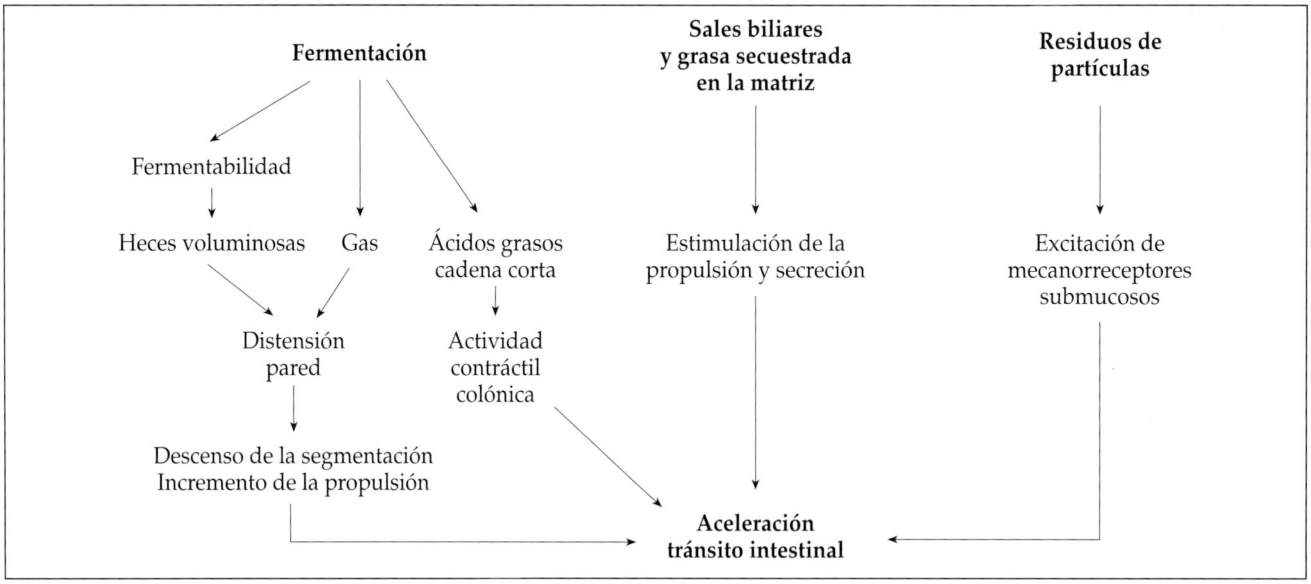

Figura 12.1. Mecanismos de acción de la fibra dietética sobre el tránsito colónico.

La consistencia física del alimento puede influir en el flujo de saliva. La masticación de alimentos fibrosos, como frutas crudas y verduras crudas, aumenta el lavado mecánico, que suprime restos de alimentos en los dientes y a su alrededor, ya que los maxilares en su movimiento estimulan un flujo copioso de saliva.

Las secreciones salivales son una fuente de carbonatos y fosfatos, cuya acción amortiguadora tiende a contrarrestar la disminución de pH, asociada con el metabolismo microbiano de los carbohidratos en la placa dental. Por ello, debe aconsejarse el consumo de frutas y verduras crudas tres o cuatro veces al día para estimular el flujo salival y su capacidad amortiguadora[8].

Apendicitis

Lo que se ha comprobado con esta enfermedad es más que suficiente para justificar una especial atención de los pediatras sobre las dietas de los países occidentales. Se dice que es una enfermedad rara en la primera infancia, pero a partir de esta edad su incidencia aumenta notablemente.

La apendicitis en los países occidentales es muy frecuente y puede deberse al estasis y espasmo resultante de la ingesta de alimentos cada vez más pobres en fibra y es infrecuente, a su vez, en los países donde existe un elevado consumo de la misma.

En los últimos cien años la frecuencia de apendicitis aumentó considerablemente en los países avanzados, posiblemente en estrecha relación con la disminución del consumo de fibras vegetales. A pesar de esto todavía no está totalmente aclarado si este hecho es un factor verdaderamente determinante en esta enfermedad[9].

Estreñimiento

Según estudios de anatomía comparada, se ha demostrado que la estructura y medida del colon humano está en estrecha relación con la cantidad de fibra ingerida con la dieta. Los esquimales, con una alimentación prácticamente carente de fibra, poseen un colon corto y recto, mientras que los habitantes de algunas regiones de África poseen un colon ancho y largo debido a que su régimen es casi absolutamente vegetariano. Los hábitos alimentarios han condicionado cambios importantes en el tránsito intestinal, en el volumen fecal y en la aparición de enfermedades del colon.

La dificultad de evacuación es una queja común en los países occidentales, mientras que es raro en los nativos africanos y en otros pueblos con dietas con alto contenido en fibra. Desde hace muchos años se han recomendado las dietas ricas en residuos para tratar el estreñimiento. Productos químicos tales como los contenidos en zumos de ciruelas, higos y una gran cantidad de extractos vegetales se han usado para aumentar la facilidad y frecuencia de la defecación. Las personas con una dieta occidental (con un peso de heces aproximado de 100 a 125 g/día) pueden excretar un volumen de heces de entre 180 a 230 g/día con la simple adición de 25 g de salvado de trigo.

Con esta dieta el número de deposiciones aumenta, son más voluminosas y son de características más fibrosas; puede aparecer también aumento de flatulencia. Si los 25 g de salvado son sustituidos por vegetales ricos en polisacáridos solubles, como alubias, col, coles de bruselas, se produce un aumento inmediato y rápido de la flatulencia. El tiempo de tránsito, definido como el período de tiempo que va desde la ingestión hasta la aparición de los primeros marcadores de heces, es significativamente menor cuando el consumo diario de fibra oscila entre 25-50 g/día.

En el tratamiento habrá que tener en cuenta que la fibra de los cereales no es fermentable, por lo que tiende a conservar su estructura y propiedades en presencia de las bacterias intestinales. En cambio, la fibra vegetal de fruta y verdura tiene alto contenido en pectina y hemicelulosa que son fermentables en presencia de bacterias, produciendo un gel que altera sus propiedades e interviene en la absorción de lípidos, sales biliares y algunas vitaminas. Ambos tipos de fibra van a ser efectivos para el estreñimiento pero, dadas sus propiedades, la fibra de las frutas y verduras actúan también favorablemente sobre las hiperlipidemias[10].

El tratamiento del estreñimiento mediante fibra debiera hacerse extensivo, como profilaxis, en aquellas situaciones en que la "constipación" puede ser un problema, como en el embarazo, vejez, pacientes hospitalizados durante largos períodos o situaciones postinfarto.

Algunas diarreas rebeldes

La lignina, constituyente no carbohidratado de algunas de las fibras de la dieta, formará con las que contengan celulosa, complejos lignina-celulosa, prácticamente indigeribles. Actúan impidiendo la absorción de agua, por tanto la reabsorción de sodio y agua por el colon no disminuirá, y no captará las sales biliares, siendo por ello de efectos astringentes. La lignina en polvo sirve para tratar, en consecuencia, la diarrea rebelde de grandes resecados intestinales.

Diverticulosis colónica

La enfermedad diverticular consiste en la segmentación colónica, que produce anillos de contracción al estrechar su luz, de tal modo que pueden aparecer obstrucciones transitorias. En estas condiciones la protusión de la mucosa es sumamente fácil. La dieta pobre en fibra vegetal puede poner en marcha esta secuencia: segmentación, aumento de presión de tales segmentos, hipertrofia de la capa muscular del colon y herniación posterior de la mucosa sobre una fase previa, incluso de colon irritable, antes del desarrollo de los divertículos.

Algunos autores consideran que la diverticulosis colónica es la fase más avanzada o evolucionada del colon irritable y, por tanto, de la misma enfermedad. Además, el hecho de que tanto la sintomatología, como los estudios manométricos, pueden normalizarse o aliviarse considerablemente cuando se trata a estos pacientes con una dieta rica en fibra vegetal, hace que actualmente se acepte el importante papel que juega en su patogénesis la dieta pobre en fibra.

La dieta de estos enfermos debe incluir, como norma general, unos 200 g diarios de frutas o verduras (zanahoria cruda, coles de bruselas, naranja, manzana, mango) y unos 10-15 g de salvado sin refinar, formando parte del pan integral y otra parte como salvado puro, con un poco de leche o incorporado a los cereales, sopas y guisados.

Colon irritable

En el síndrome del colon irritable, las alteraciones de la motilidad intestinal, como consecuencia de un menor aporte de fibra, podrían ser la causa de las manifestaciones clínicas: diarrea y/o estreñimiento alternantes y dolor abdominal. Las personas que poseen colon irritable pueden mostrar mejoría con una dieta que contenga diariamente más de 25 g de fibra.

Pólipos intestinales

Se ha demostrado que en la población nativa africana de color, en hábitat rural, alimentada con una dieta de alto contenido en fibra, las neoplasias benignas de colon son una rareza.

Cáncer de aparato digestivo

La fibra vegetal es capaz de fijar sustancias carcinogénicas y productos de desecho. Así se ha demostrado cómo la dieta rica en fibra vegetal puede inhibir el desarrollo de carcinoma de colon.

Además de las posibles fuentes de carcinógenos existentes en aire y agua, la teoría alimentaria hace hincapié en que el consumo de carne y grasas saturadas estimulan el flujo biliar. Éste aumenta la circulación enterohepática de ácidos biliares y las bacterias colónicas, junto a otras fuentes de enzimas oxidativas, metabolizan los ácidos biliares y los convierten en cocarcinógenos o carcinógenos. Por último, el contacto prolongado de estas sustancias con la mucosa colónica puede producir lesiones neoplásicas.

La Sociedad Americana de Lucha contra el Cáncer recomienda las siguientes medidas para disminuir los riesgos de contraer esta enfermedad: disminuir el consumo de grasas, tanto saturadas como no saturadas en un 25%, limitar la utilización de carnes grasas, productos lácteos, mantequilla, aceites, y en general, todo tipo de grasas; incluir en la alimentación frutas, verduras y cereales a diario en estado integral, especialmente aquellos ricos en vitamina C y β-caroteno, que el cuerpo convierte después en vitamina A. Entre los alimentos recomendados se encuentran las naranjas, pomelos, zanahoria, berenjenas, tomate, judías verdes y similares, coliflor y col de bruselas.

Para prevenir el cáncer de estómago se necesita también una dieta rica en fibra, vitamina A y sobre todo en vitamina C que es antioxidante e impide la reducción de nitratos a nitritos por acción de las bacterias intestinales, liberando nitrosaminas[11].

Se afirma, que las grasas que existen en la carne, mantequilla, leche y derivados se transforman químicamente en el cuerpo humano para crear radicales libres, es decir, productos químicos con un electrón extra y, por tanto, con una carga eléctrica suplementaria que puede alterar los procesos químicos de la célula. Incluso algunos vegetales como los champiñones, apio, patatas y coco, fabrican pesticidas naturales para protegerse contra los insectos, hongos y animales. Estos productos químicos posiblemente son también peligrosos.

Los alimentos tostados o quemados, como el caramelo, contienen una gran variedad de agentes que dañan el ADN y, por tanto, son presuntos agentes cancerígenos, al igual que el bacon o las carnes ahumadas. Sustancias que parecen tener efectos anticancerosos son, además, la vitamina E, un mineral poco frecuente, el selenio y los β-carotenos[12].

Hernias, hemorroides y varices

Estas enfermedades parecen asociarse patogénicamente a un estreñimiento crónico con esfuerzo en la defecación. Para explicar la génesis de la hernia de hiato y de las varices, trombosis de las venas profundas y hemorroides se ha postulado una causa común: el aumento de la presión intraabdominal que acontece por el esfuerzo realizado en la evacuación de heces duras y escasas cuando se realiza una alimentación deficitaria en fibra.

La hernia de hiato, aunque generalmente asintomática, es sin duda uno de los trastornos más frecuentes de los países occidentales. La elevación de la presión intraluminal e intraabdominal actuando de una forma continuada, diariamente y durante años, se transmite a los orificios abdominales; estas situaciones clínicas no aparecen en aquellas regiones donde se consume gran cantidad de fibra con la alimentación como en algunos países de África.

Las hemorroides son propias de la edad adulta, pero existen también en los niños lactantes y en la segunda infancia y se suelen acompañar de estreñimiento o tenesmo.

Los incrementos de la presión intraabdominal y de los plexos hemorroidales durante la defecación condicionarán las dilataciones varicosas de las venas hemorroidales. En estas situaciones los aumentos diarios de la presión intraabdominal asociados a la dificultad para defecar, dilatan progresivamente las venas safenas por encima de las válvulas y dan lugar a la aparición de varices.

Ulcus duodenal

Esta enfermedad no es privativa de la edad adulta y puede observarse con relativa frecuencia en la infancia. Una dieta rica en fibra puede proteger contra la úlcera duodenal. Se ha demostrado que pacientes afectos de úlcera, con dieta de arroz, presentaban recidivas ulcerosas frecuentemente, en tanto que sólo la tenían rara vez los individuos con dieta de trigo sin refinar.

EL DÉFICIT DE FIBRA Y ENFERMEDADES METABÓLICAS

Litiasis biliar

La litiasis biliar se puede encontrar ya en la segunda y tercera infancia e incluso en la lactancia, aunque la mayoría de los casos aparecen en la adolescencia.

Parece que el proceso fundamental en la litogénesis es la secreción de bilis sobresaturada de colesterol, que se origina por una producción disminuida de ácidos biliares y un aumento de la secreción de colesterol.

Cuando las poblaciones cambian una alimentación rica en fibra por otra "refinada", la tasa de calculosis biliar se eleva de forma espectacular. Además, al disminuir el tiempo de tránsito intestinal se reduce la producción de ácidos biliares. Se ha demostrado cómo la toma de una importante cantidad de fibra vegetal con la alimentación, fundamentalmente lignina, da lugar a variaciones de la composición de la bilis, produciendo disminución de la saturación de ésta y de colesterol.

Las dietas con alto contenido en fibra aumentan el *pool* de ácidos biliares y su velocidad de síntesis y raramente presentan colelitiasis. Grandes dosis de salvado de trigo pueden disminuir el índice litogénico de la bilis del hombre[13-15].

Obesidad

La obesidad exógena es una malnutrición y constituye la enfermedad de mayor prevalencia en muchos países desarrollados, alcanzando proporciones epidémicas[16].

Un exceso de peso especialmente en los doce primeros meses de vida, incluso siendo moderado, deberá incitar a la cuidadosa revisión de la alimentación. Un lactante obeso es propenso a ser un adolescente o un adulto obeso y sólo un 20% de los lactantes obesos van a tener un peso normal en la adolescencia o en la edad adulta. Un niño obeso está ya más expuesto a la hiperlipidemia y a la hipertensión, y consecuentemente, al padecimiento de una coronariopatía. Incluso se llegó a afirmar que el primer alimento sólido que se debe dar al niño es pan integral con leche, y que se debe tomar una dieta rica en fibra precozmente.

Una alimentación pobre en fibra proporciona un mayor aporte enérgetico, fundamentalmente a expensas de grasas, harinas y azúcares refinados responsables potencialmente de la obesidad. Por otra parte, una discolia por alteración de la circulación enterohepática de las sales biliares, podría explicar la génesis de la colelitiasis, otra afección muy ligada epidemiológicamente a una alimentación deficitaria en fibra, que se presenta con frecuencia en la obesidad.

En poblaciones que ingieren fibra en abundancia en forma de arroz, guisantes, lentejas y cereales, la obesidad es infrecuente; ello podría explicarse porque al requerir masticar mejor estos alimentos disminuiría la ingesta calórica o que aumentando el bolo alimenticio se aceleraría el mecanismo de la saciedad[17].

Hipercolesterolemia, aterosclerosis y enfermedad coronaria

El apósito del colesterol en las paredes arteriales produce la aterosclerosis. Tiene sus orígenes probablemente en los primeros tiempos de la vida y su período de latencia es muy largo. Se inicia precozmente y progresa con ritmo variable, bajo la influencia de muchos factores, unos intrínsecos y otros ambientales. De estos se destacan, además de la hipercolesterolemia, la obesidad y la hiperglucemia.

Se sabe que una proliferación difusa de las células de la musculatura lisa de la íntima de las arterias coronarias y depósitos lipídicos en la aorta aparecen ya en niños de menos de 10 años y se vuelven mucho más frecuentes en la segunda década. Existen por ello casos de hiperlipoproteinemia en la infancia que sólo se ponen de manifiesto a partir de los 20 años de edad.

La razón de que los alimentos fibrosos reduzcan el colesterol es que, entre otras circunstancias, son ricos en saponina, que facilitan la absorción de gran cantidad de sales biliares. Esto obliga al hígado a la producción de más sales biliares, que se obtienen a partir del colesterol de la sangre, haciendo que sus niveles se reduzcan. Por otra parte, el estímulo del centro de la saciedad puede influir en la disminución de la ingesta calórica y de glucemia e insulina postprandial, reduciendo así el estimulo de síntesis hepática de colesterol[18-24].

Las sustancias pépticas, sobre todo de cítricos, ciertos mucílagos y lignina son los componentes de la fibra más involucrados en el efecto hipocolesterolemiante. Una dieta rica en fibra, sobre todo a base de frutas, lechuga, judías verdes y cáscara de trigo (salvado de pan integral), disminuye el riesgo de aterosclerosis.

La fibra de leguminosas también puede disminuir los niveles de colesterol total a expensas de la fracción LDL y los niveles de triglicéridos y eleva el HDL-colesterol, mejorando así el índice de riesgo cardiovascular, como han demostrado algunos autores recientemente.

Diabetes

Algunos autores han confirmado que la respuesta hiperglucémica a la sobrecarga oral de glucosa era menor en individuos que consumían habitualmente una dieta rica en fibra. Por otra parte la respuesta insulinémica también era menor. Estos mismos efectos aparecían también cuando se añadía salvado a la dieta habitual pobre en fibra durante largos períodos de tiempo. El aumento de fibra en la dieta del diabético es beneficioso al descender la hiperglucemia postprandial, reducir los episodios hipoglucémicos y contribuir a disminuir las necesidades de insulina e hipoglucemiantes orales, así como normalizar los lípidos sanguíneos. Este aumento de fibra debe ir unido al descenso del consumo de grasas saturadas.

Se ha demostrado la eficacia de las dietas enriquecidas con goma guar y pectina; también se han conseguido resultados beneficiosos con dietas ricas en carbohidratos (75% de las calorías totales), logrando en algunos casos suprimir la insulina o las sulfonilureas a los diabéticos.

Las verduras y legumbres (carbohidratos complejos con importante cantidad de fibra) pueden tomarse sin restricción; pan integral y arroz (carbohidratos complejos con algo de fibra) son permitidos según las necesidades individuales; frutas frescas, zumos de frutas caseros, leche, así como los carbohidratos complejos del tipo pan blanco, patatas y pastas, son permitidos con limitación.

CANTIDAD DE FIBRA RECOMENDADA

En España no abundan los estudios referentes a la cantidad necesaria o recomendada de fibra en la infancia,

Tabla 12.3. Cantidad recomendada de fibra dietética en niños y adolescentes (gramos)[29,30]

	Varones			Mujeres		
Edad (años)	AAP (0,5/kg)	AHF Edad+5	Edad+10	AAP (0,5/kg)	AHF Edad+5	Edad+10
3	6,8	8	13	6,0	8	13
4	8,4	9	14	8,0	9	14
5	9,3	10	15	8,8	10	15
6	10,3	11	16	9,8	11	16
7	11,5	12	17	11,0	12	17
8	12,5	13	18	12,3	13	18
9	14,0	14	19	14,0	14	19
10	15,5	15	20	16,3	15	20
11	17,5	16	21	18,5	16	21
12	20,0	17	22	20,8	17	22
13	22,5	18	23	23,0	18	23
14	25,0	19	24	25,0	19	24
15	28,5	20	25	26,8	20	25
16	31,0	21	26	28,0	21	26
17	33,0	22	27	28,5	22	27
18	34,5	24	29	28,5	23	28
19	34,5	24	29	28,5	24	29

aunque son varios los autores que indican la necesidad de la ingesta de fibra suficiente entre los consejos nutricionales[25]. Sarría y Moreno[26] recomiendan modelos de menú de dieta mediterránea para niños y adolescentes, que contienen de 11 a 16 gramos al día de fibra dietética, que procede, fundamentalmente, de los cereales en un 50%, de las leguminosas en un 30% y de las frutas en un 20%.

Más recientemente Santiago *et al.*[27] encuentran en una muestra de niños zaragozanos de 2 a 15 años de edad, una ingesta de 10,5 a 15,5 gramos al día de fibra. Estos autores han observado que la cantidad de fibra ingerida es mayor cuanto mayor es el niño, pero la ingesta es menor, por kilo de peso corporal, cuanta mayor es la edad.

No se conoce, por lo tanto, con exactitud la cantidad de fibra necesaria y suficiente, para los niños de diferentes edades. No obstante, estudios recientes recomiendan las dosis reflejadas en la Tabla 12.3[28-33].

La diferencia observada entre las diferentes fuentes, así como el amplio rango existente en la cantidad recomendada, no expresa más que la dificultad en la estimación exacta necesaria de este elemento en cada edad[34,35].

En la Tabla 12.4 se expone la cantidad necesaria de ciertos alimentos para garantizar un aporte de 20 gramos de fibra vegetal.

Tabla 12.4. Gramos necesarios de algunos alimentos para aportar 20 gramos de fibra vegetal

		Gramos
Hortalizas		
	Col de bruselas	698
	Coliflor	1.118
	Tomate	1.478
	Zanahoria	540
Frutas		
	Manzana	1.408
	Melocotón	878
	Pera	820
	Cacahuete	216
Cereales		
	Arroz	490
	Pan blanco	736
	Pan integral	392
	Pan de centeno	144
	Salvado de trigo	46

EFECTOS PERJUDICIALES DE LA FIBRA DIETÉTICA

El exceso del consumo de fibra puede provocar vólvulo de colon y puede lesionar la mucosa gástrica con la posibilidad de producir cáncer de estómago. Estará, por tanto, contraindicada ante la sospecha o existencia de obstrucción intestinal.

La fibra puede aumentar la erosión mecánica de la superficie de la mucosa intestinal y ocasionar un aumento de la pérdida de nitrógeno en las heces. Por tanto puede tener un efecto negativo sobre la digestibilidad de la proteína y de la grasa. Además, puede alterarse la absorción de minerales y causar trastornos del metabolismo mineral. Por otra parte, la absorción y el metabolismo de los medicamentos pueden modificarse por los efectos de la fibra[36,37].

Otro problema es el hecho de que determinados alimentos con fibra, como el salvado o las verduras, puedan contener residuos de pesticidas, aunque cada vez es menos probable por el menor uso de pesticidas organoclorados liposolubles. Las legumbres contienen antimetabolitos y sustancias tóxicas, aunque en muy pequeña cantidad, como las proteasas, que pueden disminuir el aprovechamiento proteico; las hemaglutininas, capaces de destruir glóbulos rojos, y glucósidos, capaces de descomponerse en cianuros y tiocianatos.

BIBLIOGRAFÍA

1. Mataix J, Gassull MA. Fibra alimentaria. En: Mataix J, ed. Nutrición y alimentación humana. I. Nutrientes y alimentos. Madrid, Ergon, 2002; 119-35.

2. Vidal C, Herranz J, Blanco I, Rojas M. Dietary fibre in spanish fruits. J Food Sci 1982; 47: 1840-5.
3. Bender AE, Bender D. Food tables. Oxford, Oxford Univ Press, 1986.
4. Jiménez A, Cervera P, Bacardi M. Tabla de composición de alimentos. Barcelona, Sandoz Nutrition, 1996.
5. Díaz-Rubio MG, De Onis MS. Fibra vegetal y aparato digestivo. Rev Esp Enf Ap Digest 1983; 63: 571-7.
6. Fleta J, Bueno M. La fibra vegetal. Su importancia en la alimentación infantil. Bol S Arag Pediatr 1985; 2: 38-49.
7. Hillemeier C. An overview of the effects of dietary fiber on gastrointestinal transit. Pediatrics 1995; 96: 997-9.
8. Rodríguez CS, Polanco IA. Papel del pediatra en la prevención de la caries. Pediatrika 1986; 24: 7-12.
9. Burkitt DP. Appendicitis. En: Burkitt DP, Trowel HC, eds. Refined carbohydrate foods and disease. Some implications of dietary fibre. London, Academic Press, 1975.
10. Mc Clung HJ, Boyne L, Heitlinger L. Constipation and dietary fiber intake in children. Pediatrics 1995; 96: 999-1001.
11. Tannenbaum SR, Wishnok JS, Leaf CD. Inhibition of nitrosamine formation by ascorbic acid. Am J Clin Nutr 1991; 53: 247S-50S.
12. Ziegler RG. Vegetables, fruits, and carotenoids and the risk of cancer. Am J Clin Nutr 1991; 53: 251S-259S.
13. Tormo RC. El componente fibra de la dieta. Nutr Clin 1983; 4: 15-23.
14. Council on Scientific Affairs: dietary fiber and health. JAMA 1989; 262: 542-6.
15. Agostoni C, Riva E, Giovannini M. Dietary fiber in weaning foods of young children. Pediatrics 1995; 96: 1002-5.
16. Bueno M, Fleta J. Obesidad infantil. Concepto y clasificación. Factores etiopatogénicos. MDP Monografias de Pediatría. Pediatría 1983; 2: 12-22.
17. Kimm SYS. The role of dietary fiber in the development and treatment of childhood obesity. Pediatrics 1995; 96: 1010-4.
18. Ballabriga A, Carrascosa A. La fibra en la nutrición de la infancia. En: Ballabriga A, Carrascosa A, eds. Nutrición en la infancia y adolescencia. 3ª ed. Madrid, Ergon, 2006; 743-64.
19. Kwiterovich PO. The role of fiber in the treatment of hypercholesterolemia in childern and adolescents. Pediatrics 1995; 96: 1005-10.
20. Brown L, Rosner B, Willett WW, Sacks FM. Cholesterol-lowering effects of dietary fiber: a meta-analysis. Am J Clin Nutr 1999; 69: 30-42.
21. Zarzuelo A, Gálvez J. Fibra dietética. En: Gil A, ed. Tratado de Nutrición. I. Madrid, Acción Médica, 2005; 339-68.
22. Gómez MC. Efecto hipocolesterolémico y regulador del metabolismo lipídico de la fibra dietética. Rev Esp Pediatr 2001; 57: 324-32.
23. Andoh A, Tsujikawa T, Fujiyama Y. Role of dietary fiber and short-chain fatty acids in the colon. Curr Pharm Des 2003; 9: 347-58.
24. Ryan-Harshman M, Aldoori W. New dietary reference intakes for macronutrients and fibre. Can Fam Physician 2006; 52: 177-9.
25. Sarría A, Bueno M. Manual de alimentación para niños y adolescentes. Granada, Comares, 1995.
26. Sarría A, Moreno L. Dieta española. Dieta mediterránea. Zaragoza, Mira, 1993.
27. Santiago L, Moreno L, Fleta J, Mur L, Bueno M. Dietary fiber intake in hospitalized children. 8th Biennial Conference of the Workgroup of European Nurse Researches. June 24-27, 1996; 705-10.
28. Williams CL, Bollella M, Wynder EL. A new recommendation for dietary fiber in childhood. Pediatrics 1995; 96: 985-8.
29. Committee on Nutrition. Carbohydrate and dietary fiber. En: Barness L, ed. Pediatric Nutrition Handbook. 3ª ed. El Grove Village, IL, American Academy of Pediatrics, 1993; 100-6.
30. US Department of Agriculture. The food guide pyramid. Hyattsville, MD. Human Nutrition Information Service; 1992. Publication HG 252.
31. Williams CL, Dwyer J, Agostini C, Hillemeier C, Kimm SYS, Kwiterovich PO *et al.* A Summary of Conference Recommendations on Dietary Fiber Childhood. Pediatrics 1995; 96: 1023-8.
32. Nicklas TA, Farris RP, Myers L, Berenson GS. Dietary fiber intake of children and young adults: the bogalusa heart study. J Am Diet Assoc 1995; 95: 209-14.
33. Giovannini M, Agostoni C, Bellini R, Riva E. Fiber in childhood nutrition. En: Ballabriga A, ed. Feeding from toddlers to adolescence. Nestlé Nutrition Workshop Series. Vol 37. Philadelphia, Lippincott-Raven Publishers, 1996; 143-51.
34. Moreiras-Varela O, Carvajal A, Blázquez MJ, Cabrera L, Martínez A. La alimentación en la escuela y en el hogar de niños madrileños: Estudio piloto. Rev Esp Pediatr 1984; 40: 257-66.
35. Dwyer JT. Dietary fiber for children: how much? Pediatrics 1995; 96: 1019-22.
36. Williams CL, Bollella M. Is a high-fiber diet safe for children? Pediatrics 1995; 96: 1014-8.
37. Marlet J, McBurney M, Slavin J. Position of the American Dietetic Association: health implications of dietary fiber. J Am Diet Assoc 2002; 102: 993-1000.

Capítulo

13

Nutrición del recién nacido de muy bajo peso

M.P. Samper, M.P. Ventura, J.A. Gállego, J.M. Pérez-González

INTRODUCCIÓN

El adelantamiento de la fecha de nacimiento, recién nacido pretérmino, genera una doble situación: 1) inmadurez anatomofuncional universalizada; y 2) interrupción del aporte nutricional transplacentario, imprescindible para garantizar un crecimiento y desarrollo adecuados.

El objetivo básico post-natal desde la vertiente nutricional, estaría encaminado a garantizar un aporte de nutrientes similar al que ocurre intrauterinamente, feto de referencia, con un mantenimiento también similar en la velocidad de crecimiento.

Ello tropieza con dificultades que incluyen:

- No se conocen si las necesidades nutricionales postnatales de un recién nacido pretérmino son iguales a las que tendría en ambiente intrauterino.
- La inmadurez es un factor limitante, tanto homeostáticamente como anatómicamente, en la consecución del objetivo anteriormente enunciado.

La Academia Americana de Pediatría[1] sumariza los objetivos nutricionales del recién nacido pretérmino en tres puntos fundamentales:

1. Conseguir un crecimiento lo más parecido posible al que tendría intraútero (feto de referencia).
2. Evitar la sobrecarga nutricional relacionada con la capacidad homeostática limitada por su inmadurez, evitando así la morbilidad precoz relacionada.
3. Evitar la morbilidad a largo plazo (sensibilización y enfermedades degenerativas relacionadas con la nutrición).

Las dificultades en la consecución de estos objetivos tienen una relación inversa con el peso de nacimiento y edad gestacional, es decir, mayores dificultades cuanto menos sea el peso de nacimiento y más corta la edad gestacional. Esta situación está representada por el recién nacido de muy bajo peso al nacimiento (≤ 1.500 g) (RNMBP).

PRINCIPALES CARACTERÍSTICAS ANÁTOMO-FUNCIONALES DEL RECIÉN NACIDO DE MUY BAJO PESO AL NACIMIENTO RELACIONADAS CON LA NUTRICIÓN[2,3]

Demandas energéticas, plásticas e hídricas

Algunas características fisiológicas del recién nacido inmaduro condicionan las necesidades, tolerancia y respuesta al aporte de los diferentes nutrientes. El neonato inmaduro necesita desde los primeros días de vida, un aporte energético y proteico aceptables para hacer frente a los requerimientos calóricos y evitar un catabolismo proteico excesivo, pues su reserva de nutrientes y de energía es muy escasa. En la inmadurez extrema no es posible en muchas ocasiones ese aporte precoz de calorías y nitrógeno ni utilizando, como habitualmente se hace, la vía parenteral.

La pérdida de calor por la evaporación del agua de las pérdidas insensibles puede exceder en los grandes prematuros al gasto metabólico basal, como consecuencia de las grandes pérdidas insensibles de agua a través de la piel, durante los primeros días de vida.

Inmadurez digestiva

Dificultades anatómicas

En los grandes inmaduros la presión del esfínter esofágico inferior está disminuida y el vaciamiento gástrico enlentecido, con mayor riesgo de reflujo gastroesofágico. El tiempo de tránsito intestinal está prolongado, posiblemente por inmadurez de las capas musculares, incoordinación de ondas peristálticas, aumento de ondas antiperistálticas y secreción hormonal disminuida[4,5].

Dificultades funcionales (metabólicas)

A pesar de la disminución de la actividad de amilasa y lactasa y del menor transporte de glucosa, la malabsorción de carbohidratos no es un problema clínico en los pretérminos sanos, quizás debido al mecanismo de ahorro bacteriano del colon.

La lactosa no es hidrolizada eficientemente en el intestino delgado en el niño pretérmino, y que en vez de ello llega al colon, donde es sometida a fermentación extensa, hasta dar ácidos grasos de cadena corta, lactato y varios gases que incluyen CO_2, metano e hidrógeno. Se piensa que la producción normal de ácidos grasos de cadena corta estimula la nutrición normal del colon y tal vez la del yeyunoíleon[6].

La baja concentración intraluminal de ácidos biliares y la disminución de actividad lipásica pancreática son responsables de la menor absorción de grasa de los pretérminos. Se consideran mecanismos compensadores las lipasas lingual y gástrica; detectadas precozmente en la vida postnatal, pueden digerir la grasa con una concentración intraluminal disminuida de ácidos biliares.

La inmadurez de muchos sistemas enzimáticos, la regulación inadecuada de ciertas hormonas y la respuesta celular inapropiada a mediadores, explican probablemente una intolerancia relativa o mala utilización de ciertos sustratos.

Necesidades en nutrientes esenciales: ácidos grasos, aminoácidos esenciales, vitaminas, minerales

Las deficiencias enzimáticas, particularmente en los más inmaduros, en la vía metabólica de los aminoácidos sulfurados, en el catabolismo de la tirosina y en el ciclo de la urea, explican la esencialidad de algunos aminoácidos para el recién nacido, la variabilidad en el patrón de aminoácidos plasmáticos en dependencia de la calidad y cantidad del aporte nitrogenado y los niveles sanguíneos elevados de amonio con aportes altos de proteínas.

La frecuencia real de la osteopenia del pretérmino no se conoce bien, pero si se valora en términos de contenido mineral óseo, es posible que afecte a más de 50% de los nacidos tras 32 semanas de gestación, las implicaciones a largo plazo (consecuencias de picos más elevados de masa ósea) es algo que se comienza a tener en cuenta.

En la etiología de la misma resulta necesario considerar dos aspectos: la prematuridad con la interrupción de los 150 mg/kg/d de calcio que la placenta transfiere hacia la 33ª semanas, y la dificultad dietética de aportar cuanti y cualitativamente cantidades suficientes de calcio y fosfato que permitan retenciones netas comparables a las placentarias. El problema no parece estar relacionado con los niveles de repleción de vitamina D ya que el feto es capaz de sintetizar 1,25 vitamina D y la propia placenta además de este metabolito también sintetiza PTHrP.

El bajo contenido de calcio (30 mg/dl) y fosfato (15 mg/dl) que tiene la leche humana ha planteado controversia acerca de su idoneidad en la nutrición del pretérmino.

En definitiva y de cara a una prevención eficaz de la osteopenia, debe tenerse en cuenta que deben existir unos aportes normales de vitamina D (400 UI/día) y que debe planificarse un aporte diario de calcio y de fosfato tanto mayor cuanto más corta sea la edad gestacional. Esto en ocasiones y utilizando las fórmulas líquidas actuales no siempre es posible, de ahí la importancia de vigilar los niveles de fosfatasas alcalinas y el cociente calcio/fósforo en orina, caso de encontrar cualquier signo de sospecha de osteopenia, se debe plantear la administración de suplementos y mantenerlos hasta que se consigan peso de 2.200-2.400 g[7].

NECESIDADES NUTRICIONALES EN EL PREMATURO

Energía

El balance energético es el equilibrio existente entre el aporte de energía y las pérdidas, más la energía almacenada. El crecimiento y almacenamiento de energía es posible si el aporte real es mayor que el gasto energético.

La energía gastada para el crecimiento, suma del coste energético de la síntesis tisular y de la energía almacenada en los nuevos tejidos por el depósito de grasa y proteínas, está determinada principalmente por la composición del tejido sintetizado. En el gran inmaduro el menor depósito de grasa en sus tejidos, en comparación con el neonato de mayor edad, debiera reducir teóricamente el coste ener-

Tabla 13.1. Requerimientos energéticos (kcal/kg/día)[8]

Energía gastada	
• Metabolismo en reposo	45-60
• Actividad	5-10
• Termorregulación	5-10
• Síntesis	10-25
Energía almacenada	20-20
Energía excretada	10-30
Aporte energético recomendado	95-165

Tabla 13.2. Requerimientos mínimos de agua (ml/kg/día) para el prematuro[8]

Agua extrarrenal	
• Pérdidas insensibles de agua	60-80
• Pérdida de agua gastrointestinal	5-10
Pérdida renal de agua	90
Pérdida total de agua	125-160
Agua para crecimiento	10
Necesidades totales de agua	135-170
Producción endógena de agua	5-10
Requerimientos mínimos de agua	130-160

gético del crecimiento. Los requerimientos energéticos para el RNMBP más habitualmente usadas son las recomendadas por la AAM o la ESPGAN (*European Society for Pediatric Gastroenterology and Nutrition*) (Tabla 13.1).

Agua

Los requerimientos de líquidos se relacionan con las pérdidas netas de líquido, los cambios normales de la composición del agua corporal y la integridad de las funciones reguladoras renales. Las pérdidas de agua por evaporación son proporcionalmente mayores en recién nacidos más inmaduros por una proporción mayor entre área de superficie y masa corporal. Tienen desarrollo incompleto de los sistemas que coordinan las funciones del glomérulo y diferentes segmentos del túbulo; no está presente el incremento postnatal del flujo sanguíneo renal y la filtración glomerular. Esta baja filtración es un factor importante en la capacidad disminuida del riñón prematuro para excretar cargas excesivas de líquido y electrolitos.

Pasados los primeros 7 a 10 días de vida las pérdidas insensibles pueden estimarse entre 60 ml/kg/día para los menores de 1.000 g y 30 ml/kg/día para los de peso comprendidos entre 1.500-2.000 g (Tabla 13.2).

Proteínas

En el pretérmino en crecimiento la ingesta proteica proporciona los aminoácidos necesarios para sustituir el nitrógeno perdido en las heces y piel, para reemplazar la excreción urinaria obligada de nitrógeno, como consecuencia principalmente del cambio proteico y para permitir la formación de nuevos tejidos. Esta tasa es mucho mayor en los prematuros que en los niños mayores.

El aspecto cualitativo del crecimiento depende en gran medida del aporte energético y de la relación aporte energético/aporte proteico. En la actualidad se consideran como requerimientos adecuados para el inmaduro en crecimiento el aporte energético de 110-130 kcal/kg/día y el aporte proteico entorno a 3,5 g/kg/día.

Las concentraciones de taurina en plasma en los niños alimentados al pecho son más elevadas, que los alimentados con fórmulas no suplementadas con este aminoácido, por lo que es conveniente suplementar las fórmulas del pretérmino.

Grasas

El 98% de los lípidos de la leche humana o de las fórmulas son triglicéridos. Los ácidos grasos, que representan en torno al 85% de los triglicéridos, constituyen el componente más importante de los lípidos de la leche. La absorción digestiva de ácidos grasos, aumenta conforme disminuye la longitud de la cadena y aumenta el grado de insaturación. La combinación de grasas vegetales y triglicéridos de cadena media (MCT), usadas frecuentemente en fórmulas para pretérminos, pretende facilitar la absorción de ácidos grasos y asegurar un aporte suficiente de ácidos grasos esenciales. Los ácidos grasos de larga cadena poliinsaturados, que predominan en las grasas vegetales, se absorben más fácilmente que los ácidos grasos saturados que comprenden la mayoría de la grasa de origen animal.

La importancia para el desarrollo del sistema nervioso en su rápido crecimiento en el período postnatal en los prematuros obliga a suplementar las fórmulas para prematuros con ácidos grasos poliinsaturados de cadena larga (Tabla 13.3)[10].

Hidratos de carbono

La lactosa es el carbohidrato predominante de la leche de mamíferos. La cantidad de éste disacárido en la leche humana es de 6,2-7,2 g/dl, representando aproximadamente el 42% de su contenido calórico. La leche de vaca, como la mayoría de las leches de otros mamíferos,

Tabla 13.3. Aporte lipídico recomendado para pretérminos[9]

Contenido graso	40-50% del aporte energético 4,4-6,0 g/100 kcal
Ácido linoleico	4,5-10,8% de energía 500-1.200 mg/100 kcal
Relación ácido linoleico/α-linolénico	5-15
LCPs n-6	Aproximadamente 1% del total de AG
LCPs n-3	Aproximadamente 0,5% del total de AG

tiene un menor contenido de lactosa, en torno a 5 g/dl. La galactosa es utilizada para la síntesis de galacto-cerebrósido. Aumenta la absorción intestinal de calcio y magnesio.

En las fórmulas para prematuros la lactosa ha sido parcialmente sustituida por polímeros de glucosa, unidas linealmente por enlaces 1-4-0. Aumentan la densidad calórica sin un aumento importante de osmolaridad y facilitan el vaciamiento gástrico. Son los polímeros de glucosa bien tolerados por el pretérmino y producen una respuesta insulínica similar a la obtenida con lactosa.

Vitaminas

Vitaminas hidrosolubles

Las necesidades de vitaminas se relacionan con el aporte energético y de proteínas.

Los inmaduros parecen tener necesidades más elevadas de folato que los nacidos a término, debido por una parte a que, como ocurre con prácticamente todas las vitaminas, los depósitos están disminuidos al nacimiento, y por otra al elevado número de divisiones celulares y rápido crecimiento corporal.

Vitaminas liposolubles

En la actualidad se acepta que un aporte total de 1.500-2.800 UI/kg/día en los neonatos de 1.500 g de vitamina A, promueve y facilita la regeneración de las lesiones pulmonares, disminuyendo así el riesgo de displasia broncopulmonar.

Se acepta, que el raquitismo en el inmaduro, es probablemente secundario a la deficiencia de calcio y fósforo, por lo que no son necesarios aportes excesivos de vitamina D en estos niños. La ESPGAN recomienda suplementar las fórmulas para inmaduros, de tal modo que se logre un aporte diario de 800 a 1.600 UI/día. Información más reciente señala que 400-800 UI/día de vitamina D es suficiente aporte para la mayoría de los RNMBP, durante los 12 primeros meses de vida.

Tabla 13.4. Necesidades de vitaminas para pretérminos[10]

Tiamina B_1 (µg/100 kcal)	20
Riboflavina B_2 (µg/100 kcal)	60
Niacina B_3 (g/100 kcal)	> 800
Piridoxina B_6 (µg/100 kcal)	25-250
Ácido pantoténico (µg/100 kcal)	> 300
Biotina (µg/100 kcal)	> 1,5
Vitamina B_{12} (µg/100 kcal)	> 0,15
Ácido fólico (µg/100 kcal)	> 60
Vitamina C (µg/100 kcal)	7,5-40
Vitamina A (µg/100 kcal)	90-150
Vitamina D (µg/100 kcal)	< 3
Vitamina E (UI/100 kcal)	> 0,6
Vitamina K (µg/100 kcal)	4-15

El aporte mínimo recomendado de vitamina E es 0,7 UI por 100 kcal y 1 UI por 1 g de ácido graso poliinsaturado. En la actualidad no se acepta que aportes elevados de vitamina E puedan prevenir la anemia hemolítica de la prematuridad o la displasia broncopulmonar.

Todas las fuentes recomiendan de 0,5 a 1 mg de vitamina K intravenosa al nacimiento en pretérminos o neonatos a término (Tabla 13.4).

Minerales

Sodio, cloro y potasio

Los neonatos inmaduros, sobre todo los que pesan menos de 1.500 g al nacer, tienen una pérdida elevada de sodio en orina, por lo cual, para evitar que en las primeras cuatro a seis semanas de vida desarrollen hiponatremia y crezcan poco, es necesario aumentar el aporte de sodio a 3-5 mEq/kg/día.

Para hacer frente al depósito de potasio durante el crecimiento y cubrir las pérdidas habituales de potasio, los recién nacidos de bajo peso necesitan aportes de 2-3 mEq/kg/día de potasio.

Calcio, fósforo y magnesio

Los pretérminos, sobre todo los de muy bajo peso, muestran frecuentemente una mineralización ósea reducida durante la etapa postnatal precoz. El espectro de la alteración ósea, varía desde una osteopenia discreta, a un raquitismo grave con fracturas patológicas.

Considerando que el inmaduro creciera como el feto, las necesidades son aproximadamente 125 y 75 mg/kg/día.

Cuando en el pretérmino se adiciona Ca y P a la leche humana o a las fórmulas, mejora la retención de estos minerales y la mineralización ósea (aumento del contenido mineral y disminución de los valores de fosfatasa alcalina sérica).

Hierro

El pretérmino, que nace con unos depósitos de hierro disminuidos, se depleciona de este mineral hacia las 6-8 semanas de edad coincidiendo con la reactivación de la eritropoyesis.

Se recomienda en los pretérminos la administración profiláctica de 2-3 mg/kg/día de hierro elemental, desde las 6-8 semanas de vida hasta el final del primer año de edad.

Los requerimientos energéticos y plásticos está aumentados en los pacientes con displasia broncopulmonar, enterocolitis necrotizante, en situaciones postquirúrgicas y en infecciones prolongadas o repetidas, los pacientes con patología del sistema nervioso central o periférico, por lo que debemos evitar el hipocrecimiento postnatal, en estas situaciones.

Elementos traza[12]

Cobre

Suponiendo que el neonato necesite al día, aproximadamente, 25 µg/kg de peso para la síntesis de tejido sin grasa, el neonato a término tiene suficiente "depósito" de cobre para 4-6 meses, pero el neonato pretérmino, obviamente, tendrá menos cantidad y más riesgo de desarrollar deficiencia de cobre.

Los estudios de balance metabólico que utilizan isótopos estables de cobre en neonatos pretérmino y a término han demostrado que, a pesar de la secreción intestinal neta y de la pérdida corporal total neta del elemento, tiene una captación intestinal eficiente del mismo.

El contenido de cobre de la leche humana es máximo en el calostro, 9,4 ± 1,9 µmol/L, disminuyendo hasta 6,5 µmol/L al final del primer mes de lactancia y posteriormente hasta 3,46 µmol/L. El último valor sigue siendo más alto que el encontrado en la leche de vaca.

La absorción eficiente del cobre de algunos tipos de fórmulas adaptadas puede ser más baja que la del cobre de la leche humana.

Las deficiencias de cobre aparecen entre las l4 semanas y los 8 meses de edad. Como cabría esperar, en los neonatos pretérmino aparece antes (aproximadamente a los 3 meses).

Tabla 13.5. Necesidades de elementos traza en los prematuros[9]

Cinc (µg/100 kcal)	300
Cobre (µg/100 kcal)	30
Selenio	-
Cromo	-
Manganeso (mg/100 kcal)	5
Molibdeno	-
Yodo (mg/100 kcal)	10
Flúor	-

En los neonatos a término se han determinado ingesta óptimas o parenterales adecuadas de 16-20 µg/kg/día. Probablemente, las mismas cantidades son adecuadas para los neonatos pretérmino (Tabla 13.5).

Cinc

Las concentraciones plasmáticas de cinc en los neonatos pretérmino sanos son parecidas a las de los adultos. A los 6 meses, en los niños alimentados al pecho, se ha observado una concentración más alta que en los alimentados con fórmula, lo que puede reflejar una absorción deficiente del metal con esta alimentación. En los neonatos pretérmino existe una disminución progresiva de la concentración sérica o plasmática de cinc, con un valor mínimo (9-10 µmol/L) a las 6-12 semanas de edad que aumenta posteriormente. Esta depresión se correlaciona con el más rápido aumento de peso.

Según la ingesta de los niños alimentados al pecho y cálculos factoriales las necesidades diarias de cinc de los neonatos a término normales disminuye hasta 0,7 durante el segundo mes. Para la alimentación intravenosa se han propuesto cantidades diarias de 1,5 µmol/kg y 2,25 µmol/kg. Para los neonatos pretérmino alimentados oralmente, la mayoría de las fórmulas pretérmino proporcionan la ingestión diaria aproximada de 7,5 µmol/kg (es decir, 5-6 mg/L).

Los suplementos de ácido fólico de 1 mg (2,27 µmol) administrados diariamente a neonatos pretérmino de bajo peso al nacimiento hasta las 16 semanas de edad, reducen significativamente las concentraciones séricas de cinc, pero no están claras sus bases fisiopatológicas y repercusiones clínicas (Tabla 13.5).

Manganeso

Como en el hombre no se ha identificado la deficiencia de manganeso, no es de extrañar que las necesidades dietéticas de manganeso no se hayan evaluado con precisión (Tabla 13.5).

Selenio

La ingestión de selenio en los niños alimentados al pecho es mayor que en los alimentados con fórmula, pero algunas fórmulas no están enriquecidas con el elemento. La absorción del selenio de las fórmulas pretérminos normalizadas o suplementadas (que contienen 13,4 µg ó 20,3 µgSe/L) para los niños pretérmino de peso bajo al nacer es muy eficiente y superior al 80%.

Hay pocos casos de deficiencia manifiesta de selenio, posiblemente sus niveles tisulares sistémicos se mantienen gracias al reciclado del elemento a partir de los hematíes hemolizados. Sin embargo, como se desarrolla fragilidad eritrocitaria con niveles séricos inferiores a 40 µg/L, lo mejor sería mantener una concentración superior (pe 60 µg/L) en la práctica de rutina (Tabla 13.5).

METODOLOGÍA Y TÉCNICAS DE ALIMENTACIÓN

1. Enteral:
- Oral
- Enteral mínima
- Enteral: sonda nasogástrica
- Enteral a débito
2. Parenteral:
- Total
- Subtotal

ALIMENTACIÓN ENTERAL MÍNIMA/NUTRICIÓN ENTERAL PRECOZ

La alimentación enteral mínima se define como la administración de volúmenes de leche muy pequeños, nutricionalmente sin valor, en pacientes nutridos por vía parenteral, con el objetivo de servir como estímulo para el desarrollo estructural y fisiológico del intestino, incluida la colestasis.

Hasta hace muy poco se ha retrasado durante días, y a veces semanas, el inicio de la alimentación enteral en los pretérminos más inmaduros.

En la actualidad, con la experiencia acumulada de deprivación postnatal de nutrición enteral en experimentación animal y de los estudios realizados en neonatos inmaduros, se tiende a usar en esos recién nacidos la alimentación enteral mínima, mientras se nutren por vía parenteral, con el objeto de estimular el desarrollo estructural y fisiológico del sistema digestivo, a través del efecto trófico directo de los nutrientes e indirecto paracrino y endocrino.

Las ventajas son las siguientes[13]:

- Comienzo más precoz de la alimentación enteral completa.
- Mejor tolerancia de la misma.
- Menor incidencia y duración de las interrupciones de la alimentación enteral.
- Patrón más maduro de la motilidad intestinal.
- Menor número de días en alimentación parenteral.
- Menor incidencia de colestasis y uso de fototerapia.
- Mejor tolerancia a la glucosa.
- Reducción de los niveles de bilirrubina indirecta.
- Menor incidencia de osteopenia del prematuro.
- No se ha encontrado mayor riesgo de enterocolitis necrotizante.

Técnica

Suele iniciarse entre los 3-10 días de vida con leche materna o de fórmula (a concentración normal o a la mitad), de forma enteral continua o cada 1 ó 2 horas.

Cantidad 0,1-0,3 ml/kg/hora y se va aumentando progresivamente en los 8-10 días siguientes.

Cuando se comienza el aporte enteral mínimo es obligado detectar signos sugestivos de intolerancia digestiva. Residuo gástrico con sangre o bilis, residuos superiores al 50% de lo administrado en 24 horas; distensión abdominal evidente, alteración del color de la pared abdominal, asas dilatadas o ausencia de ruidos intestinales. En estos casos, saltar sólo una toma y reevaluar al neonato antes de dejarlo a dieta por un período prolongado de tiempo[14].

Dieta precoz[15]

La hipótesis de que la nutrición precoz podría programar la estructura y función posteriores ha estado apoyada por numerosos estudios realizados en animales. En estudios epidemiológicos se ha propuesto que las influencias nutricionales que actúan durante la vida intrauterina y postnatal precoz, podrían tener consecuencias a largo plazo sobre la tensión arterial, diabetes y cardiopatía isquémica.

Los neonatólogos muestran preocupación por el hecho de que la nutrición subóptima durante las primeras etapas de la vida, podría tener consecuencias a largo plazo sobre el neurodesarrollo de los niños pretérmino.

Morley y Lucas[16] realizaron un estudio en pretérminos en el Reino Unido con diferentes dietas y comprobaron su evolución en el período neonatal y a largo plazo:

1. Período neonatal
- Los alimentados con fórmulas pretérmino tuvieron una incidencia de enterocolitis necrotizante confir-

mada más alta que los alimentados con leche humana.
- Los niños alimentados con leche de pretérmino tuvieron un aumento más uniforme y rápido de crecimiento que los alimentados con leche materna exclusivamente; los alimentados con leches de pretérmino frente a leches término la ganancia de peso fue más rápida, por lo que pudieron ser dados de alta antes.

2. A largo plazo
- La dieta precoz tiene efectos beneficiosos a largo plazo (18 meses) sobre el estado del desarrollo y estos efectos persisten durante la infancia.
- En la mineralización ósea de la infancia también influye la proporción de leche materna de la dieta, aunque habrá que realizar más estudios para determinar hasta qué punto este efecto persiste hasta la vida adulta.

NUTRICIÓN ENTERAL

La alimentación por sonda nasogástrica es la técnica que se prefiere para suministro de alimentaciones enterales a recién nacidos con prematuridad extrema, porque proporciona nutrientes a menos riesgo, bajo costo y de una manera más fisiológica que las que no pasan por el estómago.

1. Es posible administrar de forma *intermitente* dichas alimentaciones en volúmenes iniciales de 1 a 2 ml y a intervalos de 1 a 2 horas. Este método se considera más fisiológico porque se adapta a incrementos cíclicos de la secreción de hormonas intestinales. Además, las alimentaciones intermitentes son más fáciles de administrar, requieren equipo mínimo y conllevan riesgo más bajo de precipitación de nutrientes hacia el sistema de suministro.
2. La alimentación gástrica *continua* por lo general se suministra a prematuros que tienen sufrimiento respiratorio grave y a los que no toleran las intermitentes debido a intervención quirúrgica intestinal, reflujo gastroesofágico y residuos gástricos persistentes. En contraste con la alimentación gástrica intermitente, las continuas son más eficientes en cuanto a energía y no alteran la función respiratoria. Un método alternativo comprende la administración continua de alimentaciones en el transcurso de una hora, seguidas por un período de reposo de 1 a 2 horas.

No se recomienda el empleo sistemático de la vía transpilórica porque no pasa por el estómago, un sitio importante para la administración de grasa. Estudios recientes muestran que las actividades de las lipasas gástrica y lingual están bien desarrolladas en el momento del nacimiento y dan por resultado hidrólisis de más del 30%. Más aun la vía transpilórica se ha relacionado con complicaciones como la absorción disminuida de potasio, colonización bacteriana de la parte alta del tubo digestivo y perforaciones intestinales, por lo que debe reservarse para cuando está contraindicada la vía gástrica[17].

Tipo de alimento

Uso de la leche humana

La leche de la propia madre se considera la alimentación más adecuada para el niño prematuro por su composición singular, biodisponibilidad aumentada de nutrientes, ventajas inmunológicas, presencia de hormonas, enzimas, factores de crecimiento y factores psicológicos.

De los numerosos estudios realizados en prematuros en crecimiento, comparando leche de la propia madre con fórmula para pretérminos, en los nutridos con leche humana se ha encontrado: menor gasto energético, mayor oxidación de grasa, menor depósito de grasa e igual retención de nitrógeno; igual crecimiento en ambos grupos en longitud, perímetro cefálico y ganancia de peso. La composición del peso ganado en los nutridos con leche de su propia madre, fue más parecida a la ganancia de peso intraútero, con un menor porcentaje de grasa y mayor de agua en relación a los alimentados con fórmula comercial.

Entre los inconvenientes señalados para el uso de la leche de la madre, destaca que pasadas 4 semanas postparto su composición es similar a la leche humana del niño término. Por esta razón tras las primeras semanas de vida, es insuficiente el aporte de proteínas, calcio, fósforo, vitamina D y sodio sobre todo para los neonatos menores de 1.500 g.

En la actualidad se considera necesario suplementar la leche materna a partir de la 2-4 semanas de vida para evitar las carencias nutricionales. El calcio y fósforo en la leche humana constituyen sólo alrededor de 25% de lo necesario para el depósito mineral óseo normal. La cantidad de estos minerales que debe adicionarse a la leche materna para los lactantes de muy bajo peso es un punto de controversia.

Los grupos destinados a estos complementos son: 1) recién nacidos bajos peso < 1.500 g; 2) recuperación de cirugía o tratamiento con esteroides; y 3) recuperación de displasia broncopulmonar[18].

La solución ideal, a corto y largo plazo, sería la leche de la propia madre suplementada con energía (dextrinomaltosa, MCT), nitrógeno, minerales y vitaminas para evitar la aparición de hipoproteinemia, hiponatremia, osteopenia y menor ganancia de peso[19].

Aspectos nutricionales de la leche materna[19]

Proteínas

El contenido total de nitrógeno en las leche de madre de recién nacido término y pretérmino declina de manera similar, para aproximarse a los que se denomina leche madura. La calidad de la proteína de la leche humana es en especial idónea para el lactante con muy bajo peso. La leche humana contiene 30% de caseína y 70% de suero, en tanto la de vaca contiene 82% de caseína (caseína dominante). En general, la fracción de suero de proteínas solubles se digiere con mayor facilidad y favorece un vaciamiento gástrico más rápido.

El tipo de proteínas contenidas en la fracción de suero difiere en las leches humana y de vaca. La principal proteína del suero humano es la α-lactoalbúmina: proteína nutricional para el lactante y componente de la síntesis de lactosa en la glándula mamaria. La lactoferrina, la lisozima y la inmunoglobulina A secretora pueden ser idóneas para recién nacidos con muy bajo peso expuestos a múltiples microorganismos patógenos en el ambiente de la unidad. Las tres proteínas únicamente se encuentran en volúmenes ínfimos en la leche de vaca.

Lípidos

El sistema de lípidos de la leche humana, que se encarga de proporcionar alrededor de 50% de calorías en la leche, se encuentra estructurado de un modo especialmente idóneo para RNMBP. La digestión de la grasa de la leche humana y su absorción, se facilitan por la compleja organización del glóbulo de grasa de la leche humana, el patrón de ácidos grasos, su distribución en la molécula de triglicéridos y la presencia de lipasa estimulada por sales biliares.

Dado que la lipasa es termolábil al calor, es importante reconocer que la leche procesada limitará la absorción de grasa.

En general los productos comerciales tienen mayor cantidad de ácidos grasos de cadena media para compensar la falta de un sistema típico de la leche humana.

La investigación se ha enfocado a los ácidos grasos de cadena muy larga derivados de los ácidos linoleico y linolénico, que se encuentran en la leche humana y no en la leche de vaca. Los ácidos grasos son componentes de los fosfolípidos que se encuentran en el cerebro y la membrana de los eritrocitos.

Hidratos de carbono

La leche humana es importante como fuente nutricional de lactosa y por la presencia de oligosacáridos.

Consideraciones gastrointestinales

El vaciamiento gástrico es más rápido tras la alimentación con la leche humana; es posible que haya factores que estimulen el crecimiento y la motilidad gastrointestinal e incremente la madurez del tubo digestivo.

Inmunidad

Los factores como la IgA secretora, lactoferrina, lisozima, oligosacáridos, factores del crecimiento y componentes celulares afecten a las defensas de los RNMBP.

Desarrollo neurológico

Las habilidades cognocitivas y motoras a largo plazo son mejores en los alimentados al seno materno.

Fórmulas para prematuros

En ausencia de leche humana, las fórmulas para prematuros son el sustituto más apropiado. En comparación, con fórmulas preparadas para lactantes a término, las elaboradas para prematuros contienen una concentración más alta de proteínas con predominio de suero, una carga reducida de lactosa, una mezcla de triglicéridos de cadena media, así como concentración más alta de minerales, vitaminas y oligoelementos.

ALIMENTACIÓN PARENTERAL[2,4,20]

Cuando no es posible administrar alimentación enteral a las 48 horas de vida, con un aporte superior a la nutrición enteral mínima, por patología médica o quirúrgica o simplemente por gran inmadurez, se debe introducir la alimentación parenteral.

Está indicada para el inicio del apoyo nutricional en todo recién nacido con prematuridad extrema y debe continuarse hasta que se proporcionan alimentaciones enterales en volúmenes que bastan parta favorecer incremento adecuado de peso.

Parenteral total

Grasas

En los menores de 1.500 g se comienza administrando 0,5g/kg/día de Intralipid al 20%. Se aumenta el aporte 0,5 g/kg/día hasta alcanzar 2 g/kg/día en los menores de 1.000 g y 2-3 g/kg/día en los mayores de ese peso.

Tabla 14.4. Composición de la leche humana madura y la leche de vaca

Composición	Leche humana	Leche de vaca
Energía (kcal/100 ml)	62-70	68
Principios inmediatos		
Proteínas (g/100 ml)	0,89-1,1	3,5
- Caseína (%)	40	82
- Proteínas del suero (%)	60	18
- N no proteico (% de N total)	15-25	6
Grasa (g/100 ml)	3,5-4	3,7
- Ácido linoleico (% de ác. grasos)	7-14	2,2-2,3
- Colesterol (mg/100 ml)	20-25	10-15
Hidratos de carbono (g/100 ml)	7,7	6,1
- Lactosa (g/100 ml)	6-6,5	5
- Oligosacáridos y glicopéptidos (g/100 ml)	1-1,2	0,1
Minerales		
Calcio (mg/L)	340	1.200
Fósforo (mg/L)	140	920
Sodio (mEq/L)	7	22
Potasio (mEq/L)	13	35
Cloruro (mEq/L)	11	29
Magnesio (mg/L)	30	120
Azufre (mg/L)	140	300
Cromo (µg/L)	0,3	8-13
Manganeso (µg/L)	3-7	20-40
Cobre (µg/L)	350	300
Cinc (mg/L)	2,4-3,5	3-5
Iodo (µg/L)	30	47
Selenio (µg/L)	13-50	5-50
Hierro (mg/L)	0,3-0,5	0,4
Vitaminas		
Vitamina A (UI/L)	1.898	1.025
Tiamina (µg/L)	160	440
Riboflavina (µg/L)	360	1.750
Niacina (µg/L)	1.470	940
Piridoxina (µg/L)	100	640
Pantotenato (mg/L)	1,8	3,46
Folacina (µg/L)	52	55
Vitamina B12 (µg/L)	0,3	4
Vitamina C (mg/L)	43	11
Vitamina D (UI/L)	22	14
Vitamina E (mg/L)	1,8	0,40
Vitamina K (mg/L)	15	60

humana tiene un contenido de proteína disponible nutricional de 12-15 g/L[13,14].

En comparación con la leche de otros mamíferos, el contenido proteico de la leche de mujer es más bajo (0,9-3,5 g/dl), lo que representa el 5% de la ingesta calórica.

La leche humana madura tiene un contenido de proteína disponible nutricional mucho más baja que lo aceptado comúnmente. Así, la proteína IgA secretora (sIgA), lactoferrina y lisozima, que son muy abundantes en el suero de la leche humana, tienen otras funciones diferentes a

Tabla 14.5. Proteínas y nitrógeno en leche humana *vs* leche de vaca

	Leche humana		Leche de vaca	
	mg N/ml	%	mg N/ml	%
N. proteico	1,3	77	5,3	95
N. no proteico	0,4	23	0,3	5
Caseína nitrogenada	0,41	35	4,3	81
Proteína sérica N	0,76	65	1,0	19

las nutricionales. Actualmente se estima que la proteína disponible nutricional, es aún menor que los 9 g/L[15].

Las principales proteínas de la leche humana son las del suero, que representan el 60-65% del total proteico. Su principal componente es la α-lactoalbúmina, siguiéndole la lactoferrina. Destaca la ausencia de β-lactoalbúmina, que predomina en la leche de vaca y es una de las responsables de los problemas alérgicos en los niños alimentados con leche de fórmula.

El 20% de las proteínas corresponde a caseína, presente en forma de micela constituida por varios componentes, enlazados a complejos de caseinato cálcico, fosfato, magnesio y citrato. La digestibilidad de la caseína se relaciona con su estructura terciaria, localización dentro de la micela, que permite el libre acceso de enzimas digestivas (carboxipeptidasa A y B) y también con la relación caseína/proteínas séricas (40:60), mayor que en la leche de vaca (80:20).

En cuanto a la composición de aminoácidos, existe una alta concentración de cisteína y baja de metionina, con un cociente de cisteína/metionina próximo a la unidad. Existen niveles altos de otros aminoácidos sulfurados y de taurina, que es el aminoácido libre más abundante en tejido nervioso, sobre todo, en el cerebro en desarrollo y en la retina, relacionándose su déficit con retraso de crecimiento, anomalías en la retina, quizás en la función auditiva, alteración en la conjugación de ácidos biliares y en la osmorregulación del sistema nervioso. Este aminoácido está prácticamente ausente en la leche de vaca[16]. Están disminuidas las tasas de fenilalanina y tirosina.

En la leche humana existen otros componentes que, como las proteínas y aminoácidos, también contienen nitrógeno (Tabla 14.5); es el denominado nitrógeno no proteico (NNP), con una concentración de las más altas de los mamíferos (18-30% del contenido total de nitrógeno). Su significado es incierto, aunque se conoce el papel nutritivo de algunos de sus componentes y el fisiológico de otros. Parte de este NNP se dedica a la síntesis de aminoácidos no esenciales y otros tienen funciones más específicas y son los denominados "factores tróficos" o moduladores del crecimiento que se clasifican en tres grupos: a) hormonas y péptidos tróficos; b) nucleótidos y sustancias derivadas; c) poliaminas, especialmente espermina y espermidina.

La GH, insulina, IGF-I, factor de crecimiento epidérmico (EGF), PRL y GHRF interfieren directamente con el metabolismo del recién nacido después de su absorción intestinal, favoreciendo el crecimiento y la diferenciación de los órganos y tejidos diana, como ya se ha comentado con anterioridad.

Las hormonas de la leche humana pueden disminuir el riesgo potencial de desarrollo de la enterocolitis necrotizante en el recién nacido motivo suficiente para incluir estos hallazgos entre las ventajas de la leche materna.

Los nucleótidos, precursores de los ácidos nucleicos, estimulan el metabolismo de lípidos, la síntesis de proteínas, la función y regeneración celular del hígado y ejercen un papel fundamental en el desarrollo del tejido linfoide asociado al tubo digestivo. De ahí que algunas industrias dietéticas hayan decidido suplementar las leches de fórmula con nucleótidos.

Las poliaminas, principalmente la espermina y espermidina, se encuentran en una concentración 10 veces más elevada que en las fórmulas lácteas. Ejercen efectos mitogénicos, metabólicos e inmunológicos, estimulando la diferenciación del tracto gastrointestinal inmaduro de los animales en crecimiento; este papel en la especie humana es hipotético. En la Tabla 14.6 se enumeran las hormonas y péptidos biológicamente activos detectados en la leche humana[17,18].

Tabla 14.6. Hormonas y péptidos biológicamente activos detectados en la leche humana[17]

Hormonas tiroideas
Insulina
Hormonas adrenocorticales
Péptido relacionado con el gen de calcitonina
Péptido relacionado con PTH (PTH + P)
Hormonas sexuales (estrógenos, progesterona y derivados)
Hormonas hipotálamo-hipofisarias:
GnRH
GRF, GHRF
GH
PRL
TRH
TSH
Péptidos reguladores gastrointestinales:
Gastrina
PIG (péptido inhibitorio gástrico)
PRG (Péptido estimulador gástrico)
Neurotensina
Péptido YY
Somatostatina
Sustancia P
VIP
Factores de crecimiento:
EGF (*Epidermal Growth Factor*)
IGF-I
IGF-II
NGF (*Neural Growth Factor*)
TGF-α (factor α transformador del crecimiento)
TGF-β (factor β transformador del crecimiento)

Carbohidratos

El contenido de carbohidratos de la leche humana es de 7g/dl, constituyendo el 40-50% del aporte calórico. Prácticamente, el 90% se encuentran en forma de lactosa, el principal carbohidrato de la leche de los mamíferos. La lactosa favorece la absorción de calcio y promueve un correcto desarrollo de la flora lactobacilar en la luz intestinal.

El 10% restante de carbohidratos se encuentran en forma de oligosacáridos de los que se han identificado más de 130. Entre ellos debe citarse el factor de crecimiento del *Lactobacillus bifidus* que favorece el crecimiento de la flora lactobacilar. Otros oligosacáridos presentes en la leche humana son la fucosa, glucosamina, galactosamina e inositol. No se conoce bien el papel de muchos de estos oligosacáridos, aunque participan en los mecanismos de defensa, al favorecer el crecimiento de la flora lactobacilar, e impiden la adhesión de gérmenes patógenos a la superficie epitelial, en especial del tracto respiratorio, genitourinario y gastrointestinal. Además, son fuente de moléculas más complejas (el ácido siálico que forma parte de gangliósidos y glucoproteínas cerebrales) y actúan como fibra dietética al ser difícil su digestión[19].

Lípidos

El contenido lipídico de la leche humana es de 4-4,5 g/dl, aporta el 50% del contenido calórico; prácticamente el 99% son triglicéridos. El resto está constituido por diglicéridos, monoglicéridos, ácidos grasos libres, fosfolípidos, glicolípidos, esteroles y ésteres de esterol y colesterol. Este último es necesario para la síntesis de ácidos biliares, hormonas esteroideas y para el correcto desarrollo de los mecanismos que regulan su síntesis y catabolismo.

El contenido en grasa varía dependiendo del estado nutricional de la madre, de la hora del día, fase de la toma y duración de la lactancia[20].

Tabla 14.7. Composición grasa de la leche humana *vs* leche de vaca

	Leche materna (%)	Leche de vaca (%)
Grasas:		
Ácido butírico C4:0	ND	3-4
Ácido caproico C6:0	0,02	2-5
Ácido caprílico C8:0	0,13	1-1,15
Ácido cáprico C10:0	1,10	2
Ácido láurico C12:0	5,13	3
Ácido mirístico C14:0	6,41	11
Ácido pentadecenoico C15:0	0,3	1,5
Ácido palmítico C16:0	20,76	25-30
Ácido margárico C17:0	ND	ND
Ácido esteárico C18:0	7,14	12
Ácido palmitoleico C16:1, n-7	2,7	2
Ácido heptadecenoico C17:1, n-7	ND	ND
Ácido oleico C18:1, n-9/n-7	36,34	23
Ácido linoleico C18:2, n-6	12,55	2
Ácido a-linolénico C18:3, n-3	1,01	0,5
Ácido aráquico C20:0	ND	ND
Ácido eicosanoico C20:1, n-11	ND	ND
Ácido eiocosadienoico C20:2, n-6	0,48	ND
Ácido dihomogammalinolénico C-20:3, n-6	0,45	ND
Ácido araquidónico C20:4, n-6	0,52	0,3
Ácido eicosapentanoico C20:5, n-3	ND	ND
Ácido docosatetranoico C22:4, n-6	0,10	ND
Ácido docosapentanoico C22:5, n-3	0,14	ND
Ácido docosahexanoico C22:6, n-3	0,27	ND
Ácidos grasos no identificados	4,45	2,2-11,7
- saturados	41	60,5-70
- monoinsaturados	39,04	25,0
- poliinsaturados	13,56	2,5
- poliinsaturados de cadena larga	1,96	0,3

Particular interés tiene la distribución de los ácidos grasos. En efecto, destaca la práctica ausencia de los de cadena corta (C:4 y C:6); la escasa cantidad de ácidos grasos de cadena media (C8:0 y C10:0) y el neto predominio de ácidos grasos de cadena larga, con proporción semejante de insaturados y saturados. El ácido graso mayoritario es el ácido oleico. Los ácidos grasos poliinsaturados de cadena larga (AGPI-CL) suponen el 0,5-3% del total de los ácidos grasos de la leche de mujer, cantidad 30 veces superior a leche de vaca. El 60% del cerebro está compuesto de AGPI-CL, que son importantes para el adecuado desarrollo cerebral y retiniano del recién nacido y lactante pretérmino. Están en una relación aproximada n-6/n-3 de 2; este cociente es semejante al encontrado en la leche materna, cubriéndose las necesidades del recién nacido (Tabla 14.7 y Fig. 14.4). En las fórmulas infantiles es precisamente ese cociente el que se trata de conseguir[21]. Trabajos recientes realizados en babuinos recién nacidos demuestran la eficacia de la incorporación de ácido araquidónico dietético en el cerebro en desarrollo[22]. Este dato debe tenerse en cuenta, dadas las importantes tasas de este ácido graso en el calostro y en la leche de tránsito humana.

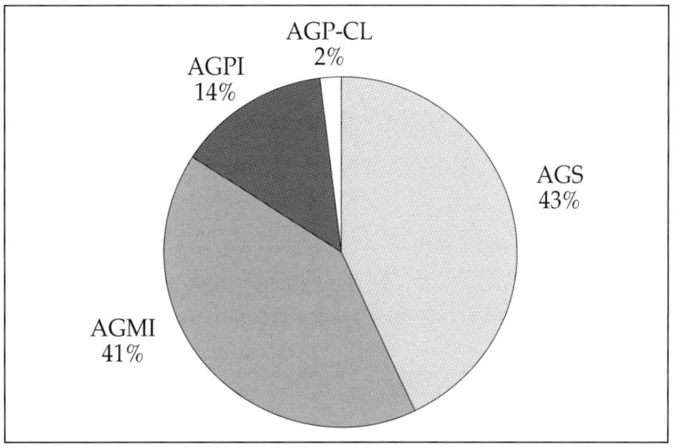

Figura 14.4. Composición grasa de la leche humana. AGPI: poliinsaturados; AGPI-CL: poliinsaturados de cadena larga; AGS: saturados; AGMI: monoinsaturados.

Vitaminas y minerales

Las vitaminas hidrosolubles y liposolubles están presentes en cantidad suficiente en la leche de mujer, con la excepción de la vitamina D que sólo cubre la cuarta parte de las necesidades del lactante y de la vitamina K.

El contenido vitamínico, sobre todo de las vitaminas hidrosolubles, depende del estado nutricional materno y de la dieta.

El contenido en hierro de la leche humana es bajo (0,5 mg/L), pero la presencia de lactoferrina permite que se absorba en un 50%. Debe recordarse que la absorción de este mineral en la leche de fórmula sólo es del 4% y en la leche de vaca del 10%. El ácido fólico, la vitamina B_{12} y el cinc tienen unas proteínas ligadoras que facilitan su paso a la leche humana.

Es importante la presencia de selenio, ya que forma parte de la enzima glutation-peroxidasa, esencial en la defensa antioxidante del organismo, que mantiene la integridad de las membranas celulares. Los lactantes alimentados con lactancia materna tienen cifras más elevadas de este mineral que los de leche de fórmula (Tabla 14.4)[23].

Enzimas

La leche humana contiene 60-70 enzimas, siendo de especial interés las que facilitan la digestión, como son lipasa, que favorece la formación de pequeños glóbulos de grasa cuya estructura espacial permite la absorción

Tabla 14.8. Ejemplo del efecto de protección de alguno de los agentes defensivos de la leche humana con producción retrasada en el recién nacido

Agentes	Funciones potenciales *in vivo*
IgA secretora	Se une a lugares de adherencia o de toxinas de patógenos microbianos a través de regiones variables de cadenas polipeptídicas ligeras y pesadas. Inmuniza actuando como anticuerpos antiidiotipo
Lactoferrina	Inhibe la multiplicación de bacterias siderofílicas quelando Fe^{3+}. Elimina ciertas bacterias entéricas, *Candida* y *Giardia*. Ataca a ciertos retrovirus. Estimula el crecimiento epitelial
Lisozima	Lisa ciertas bacterias degradando peptidoglicanos de la pared celular. Protege la elastina de su degradación
FAP*-acetilhidrolasa	Reduce la inflamación degradando el FAP
IL-6	Promueve el desarrollo de LB y el cambio de isotipo a IgA
IL-10	Actividad antiinflamatoria variada. Promueve el desarrollo y actividad de Th2 y LB
TNF-α	Estimula, en general, las defensas antimicrobianas
Interferón-γ	Estimula la maduración y las funciones del epitelio
Oligosacáridos	Adherencia a microorganismos (*E. coli, H. influenzae b*, rotavirus) y unión a toxinas
Nucleótidos	Efecto favorable sobre el desarrollo del tubo digestivo y acciones sobre macrófagos

**FAP: factor activador de plaquetas.*

de hasta un 95% en un recién nacido término; la amilasa necesaria para la digestión de almidones; y la proteasa, para las proteínas.

Hormonas

Además de factores de crecimiento (epidérmico, nervioso) se conoce la presencia de hormonas hipofisarias (prolactina, gonadotrofinas), tiroideas y estrógenos.

ASPECTOS INMUNOLÓGICOS DE LA LECHE HUMANA

Los mamíferos, incluido el ser humano, tienen una inmadurez inmunológica fisiológica al nacer lo que incrementa el riesgo de posibles infecciones en esta primera etapa de vida. La leche de cada especie aporta agentes de defensa que harán disminuir este riesgo (Tablas 14.8 y 14.9).

La leche de mujer es rica en estos elementos, lo que explica el menor número de infecciones de los lactantes alimentados así. Dentro de los agentes de defensa, se distinguen: agentes antimicrobianos, como son la IgA secretora abundante en el calostro, lactoferrina, lisozima y oligosacáridos, ya comentados con anterioridad; agentes antiinflamatorios, agentes citoprotectores, factores de crecimiento, factores madurativos, enzimas que degradan mediadores de la inflamación, agentes inmunomoduladores, complemento y leucocitos (neutrófilos, macrófagos y linfocitos). Todos ellos tienen un papel importante, no sólo durante la lactancia, sino también durante la niñez, adolescencia y edad adulta[24,25].

Tabla 14.9. Comparación de la presencia de las principales proteínas antimicrobianas en la leche humana y la leche bovina

	Humana	Bovina
IgA secretora	++++	+
IgG	+	++++
Lactoferrina	++++	+
Lactoperoxidasa	±	++++
Lisozima	++++	±
Complemento	+	++++

Los nutrientes esenciales condicionales (oligosacáridos y nucleótidos) han merecido un renovado interés en publicaciones recientes[26].

VENTAJAS Y DESVENTAJAS DE LA LACTANCIA MATERNA

La leche materna tiene tres características que la hacen única e inimitable:

- Ser cambiante, es decir, se adapta a las necesidades de cada momento del lactante;
- Ser específica, ofreciendo numerosos beneficios, tanto nutricionales como inmunológicos;
- Ser producida por la propia madre, lo que permite estrechar el vínculo afectivo madre-hijo. Como ejemplo de su adaptabilidad, debe citarse el caso de los niños pretérmino, que reciben una leche rica en agentes defensivos, como son la sIgA y lisozima.

El acto de lactar representa el mayor y mejor estímulo para el desarrollo del lactante, ya que permite establecer un vínculo afectivo único en un período crítico. La palabra

well-nourished. Swedish mothers. Am J Clin Nutr 1976; 29: 1127-33.

15. Räihä NCR. New developments related to nutritional aspects of protein in human milk. En: Hanson LA, ed. Biology of human milk. Nestlé Nutrition Workshop Series. Vol. 15. New York, Vevey/Raven Press, 1988; 1-5.
16. Lozano MJ, Martín JM. Aspectos nutricionales de la lactancia materna. Acta Pediatr Esp 1998; 56: 24-32.
17. Buts JP. Les facteurs trophiques du lait. Arch Pediatr 1998; 5: 298-306.
18. Gaull GE. Taurine in pediatric nutrtion: Review and update. Pediatrics 1989; 83: 433-42.
19. Poskitt EME. Nutrición pediátrica práctica. Zaragoza, Acribia, 1992; 27-45.
20. Harzer G, Haug M, Dieterich I, Gentner PR. Changing patterns of human milk lipids in the course of lactation and during the day. Am J Clin Nutr 1983; 37: 612-21.
21. Villacampa MJ, Casaus C, Grande F. Composición en ácidos grasos del calostro y leche humana en España. An Esp Pediatr 1982; 16: 324-55.
22. Wijendran V, Huang MC, Diau GY, Boehm G, Nathanielsz PW, Brenna J. Efficacy of dietary arachidonic acid provided as triglyceride for phospholipid as substrates for brain arachidonic acid accretion in baboon neonates. Pediatr Res 2002; 51: 265-72.
23. Litov RE, Combs GF. Selenium in pediatric nutrition. Pediatrics 1991; 87: 339-59.
24. Goldman AS, Chheda S, Garafalo R. Evolution of inmunologic functions of the mammary gland and the postnatal development of inmunity. Pediatr Res 1998; 43: 155-62.
25. Cruz M. Fundamento inmunológico de la lactancia natural. Perspectiva en 2002. An Esp Pediatr 2002; 56: 211-4.
26. Giovannini M. Overview: conditionally essential nutrients: Long-Chaing polyunsaturated fatty acids. En: Newburg DS, ed. Bioactive components of human milk. New York, Kluwer Acad/Plenum Pub, 2001; 351-5.
27. Molina JA, Valenzuela A. Lactancia natural. En: Cruz M, ed. Tratado de pediatría. 9ª ed. Madrid, Ergon, 2006; 11.4: 647-59.
28. Ivarsson A, Hernell O, Stenlund H, Psrsson LA. Breast-feeding protects against celiac disease. Am J Clin Nutr 2002; 75: 914-21.
29. Owen CG, Whincup PH, Odoki K, Gilg J, Cook DG. Infant feeding and blood cholesterol: a study in adolescents and a systematic review. Pediatrics 2002; 110: 597- 608.
30. Freeman V, vant Hof M, Harschke F. Patterns of milk and food intake in infants from birth to age 36 months: the Euro-Growth study. JPGN 2000; 31 (1): 76S-85S.
31. AEP. Comité de Lactancia Materna. Guía para profesionales. Madrid, Ergon, 2004.
32. Ballabriga A, Carrascosa A. Lactancia materna. En: Ballabriga A, Carrascosa A, eds. Nutrición en la Infancia y la Adolescencia. 3ª ed. Madrid, Ergon, 2006; 2: 53-137.
33. Zetterström R. Persistent organic chlorines as a threat to mother and child health. Acta Paediatr 2004; 93: 1012-4.
34. Cabezuelo G, Vidal S, Abeledo A, Frontera P. Factores relacionados con el abandono precoz de la lactancia materna. Rev Esp Pediatr 2006; 62: 212-8.
35. Naylor AJ. Baby-friendly hospital iniciative. Ped Clin North Am 2001;48: 475-83.

Capítulo

15

Lactancia con fórmula

A. Bueno

CONCEPTO

Cuando no es posible la alimentación del lactante al seno materno se recurre a las denominadas leches para lactantes o fórmulas de inicio. Son productos elaborados a partir de la leche de vaca y sustituyen a la lactancia materna durante los primeros 4-6 meses de vida. En estas leches se han llevado a cabo importantes modificaciones para asemejarlas en la medida de lo posible a la leche humana[1].

Además de las fórmulas de inicio, se han elaborado otras para completar la alimentación de los lactantes, una vez superado el primer semestre de vida.

- **Fórmula infantil.** El término fórmula infantil se empleará para designar productos para la alimentación artificial del lactante.
- **Fórmula de inicio.** Aquella fórmula que una vez reconstituida de acuerdo con las instrucciones del fabricante, cubre por sí sola todas las necesidades nutritivas del lactante durante los 4-6 primeros meses de vida, pudiendo ser utilizada junto con otros alimentos hasta la edad de un año de vida.
- **Fórmula de continuación.** Fórmula láctea menos sofisticada y más económica, pero que atiende todas las necesidades digestivas, metabólicas y nutricionales a partir de los 4-6 meses de vida. Esta fórmula fue adoptada por el Comité de Nutrición de ESPGAN en 1981 al comprobarse que se introducía con frecuencia la leche de vaca en la dieta de los lactantes antes del año de edad debido al excesivo coste de la fórmula inicial.
- **Fórmula unitaria.** Constituye la fórmula única para toda la lactancia propuesta por el Comité de Nutrición de la Asociación Americana de Pediatría. La diferencia fundamental entre la propuesta americana (AAP) y la europea (ESPGAN, UE) es que la primera aconseja una proporción de caseína/seroproteínas de 40/60, similar a la leche materna para toda la lactancia, mientras que la segunda admite que a partir de los 5 meses puede aportarse una leche de continuación de 80/20 idéntica a la presentada en la leche de vaca.
- **Leche de seguimiento.** Son leches a utilizar en lactantes mayores de un año. Son similares en su composición a la leche de vaca semidescremada, pero con modificaciones que la adecuan a los requerimientos nutricionales y a las posibilidades digestivas y metabólicas del niño entre 1 y 3 años. Se corrigen, asimismo, las posibles deficiencias, especialmente de hierro y vitaminas, que comporta el desnatado de la leche.

ANTECEDENTES HISTÓRICOS

La alimentación láctea procedente de otras especies de mamíferos se ha intentado utilizar como sustituto de la alimentación al seno materno desde tiempos remotos. La supervivencia en estos casos era difícil, ya que su composición era diferente a la de la leche humana, tanto cualitativa como cuantitativamente.

Como anécdota histórica, la fundación de la ciudad de Roma por Rómulo y Remo allá por el año 753 a. de C. no hubiera tenido lugar si realmente estos hermanos hubieran sido amamantados por una loba como así lo describe la tradición histórica. La leche de loba tiene una composición que haría imposible su asimilación por el tubo digestivo humano y los hermanos no hubieran podido sobrevivir con este tipo de alimentación.

Como ya ha sido indicado en el capítulo anterior, la leche materna es el mejor alimento para el bebé durante sus primeros meses de vida ya que proporciona adecuadamente todos los nutrientes que necesita en esta etapa del desarrollo. Simultáneamente, activa y refuerza las defensas inmunitarias creando una flora intestinal bifidógena saludable. Esta mezcla única de nutrientes y componentes funcionales es el principal determinante de su crecimiento, desarrollo y salud a corto, medio y largo plazo.

La lactancia materna se vio entorpecida a partir de la revolución industrial producida en el último siglo y medio; la incorporación de la madre a puestos de trabajo impedía la alimentación de sus hijos. La industria dietética láctea desde un principio trató de suplir estas carencias maternas. En los países occidentales, gracias al estudio y a la investigación, la lactancia de fórmula supone hoy una alternativa válida.

A manera de resumen vale decir que fue en 1874 cuando von Bunge publicó el primer análisis de la composición de las leches de mujer y vaca. Al conocerse las diferencias existentes se comenzaron a efectuar modificaciones en la leche de vaca para aproximarla a la de mujer. Se inició de esta manera una carrera, que todavía sigue, para lograr un producto lo más semejante posible a la leche humana.

Tomando a la leche de vaca como prototipo, ya que es la leche más fácilmente accesible y que más se aproxima a la leche humana, se ha asistido desde finales del siglo XIX hasta la primera mitad del siglo XX, a una mejora progresiva de las leches de fórmula, lo que supuso un importante avance en la alimentación infantil y consecuentemente, un adecuado crecimiento y desarrollo del niño. La ausencia de evidencias sobre la inferioridad de la fórmula adaptada frente a la lactancia con leche de mujer y aparentemente una supuesta mayor conveniencia de ésta, hizo que muchos padres y médicos adoptaran la leche de fórmula como la mejor opción para la alimentación del lactante. Esto supuso un incremento de la alimentación con leche de fórmula en detrimento de la lactancia materna.

Paralelamente a este descenso de la lactancia materna, se asoció una más temprana introducción del beikost (alimento distinto a la leche) y de la leche de vaca en la dieta de los niños. A finales de la década de los 50, la alimentación con *beikost* era frecuente durante el primer mes de vida y la mayoría de los niños iniciaban la diversificación dietética antes del final del segundo mes de vida. La leche de vaca entera o reducida en grasa habitualmente reemplazaba a la fórmula entre el cuarto y sexto mes de vida[2].

A partir del año 1971 resurge un entusiasmo por la lactancia materna, sustentado en parte por un incremento del número de artículos que demostraban o asumían sus ventajas[3]. Así, en el año 2001 alrededor del 70% de los niños eran alimentados con leche de mujer, exclusiva o ayudada con leche de fórmula, al menos durante algún tiempo[4].

En España los datos del año 2003 del Ministerio de Sanidad indican que el 61% de las madres dan lactancia durante 6 semanas, por tan sólo el 23% que han continuado hasta los 6 meses.

En la actualidad, a pesar de la presión laboral, el número de mujeres que alimentan al pecho a sus hijos durante 6 meses o más ha continuado en aumento. La *American Academy of Pediatrics* en el año 2005 emite el documento "Lactancia materna y el uso de la leche humana", cuya declaración propone varias actuaciones para que el pediatra pueda promover, proteger y apoyar la lactancia materna, no sólo en su práctica individual, sino también en el Hospital, Facultad de Medicina, Comunidad y Nación. Estas recomendaciones son concordantes con los objetivos de *Healthy People* 2010[5].

En los últimos años se ha asistido a un esfuerzo constante para desarrollar fórmulas infantiles cuya composición cuantitativa y cualitativa se acerque lo máximo posible al modelo de la leche materna. Los cambios fundamentales experimentados han sido: la reducción del contenido proteico, la inclusión de proteínas del suero para obtener una relación suero-caseína más próxima a la de la leche humana, la introducción de aceites vegetales reemplazando a la grasa de mantequilla, el azúcar añadido que es fundamentalmente lactosa, la inclusión de vitaminas y minerales y, por último, la utilización de prebióticos y probióticos.

La primera modificación fue la dilución de la leche de vaca para reducir las concentraciones altas de proteínas y de electrolitos, añadiendo azúcar para aumentar su contenido en hidratos de carbono. Esta manipulación en la composición de estas "fórmulas" resultó ser el anuncio de la Pediatría como especialidad, llegándose a recomendar hasta casi 100 fórmulas para cada etapa del desarrollo infantil y para cada enfermedad infecciosa; incluso se utilizaron reglas de cálculo para cambiar las fórmulas lácteas minuto a minuto[6].

Tabla 15.1. Composición comparada (100 ml)[9]

	LM	LV	F-I	F-C
Energía (kcal)	66	65	64-72	60-85
Proteínas (g)	0,9	3,4	1,2-1,9	2,0-3,7
Grasa (g)	3,8	3,7	2,7-4,1	2,0-4,0
H. carbono (g)	7,0	4,8	5,4-8,2	5,7-8,6

LM: leche materna; LV: leche de vaca; F-I: fórmula de inicio; F-C: fórmula de continuación.

Tabla 15.2. Composición comparada (100 kcal)[9]

	LM	LV	F-I	F-C
Proteínas (g)	1,4	4,8	1,8-2,8	3,0-5,5
Grasa (g)	3,8	3,7	4,0-6,0	3,0-6,0
H. carbono (g)	7,0	4,8	8-12	8-12

LM: leche materna; LV: leche de vaca; F-I: fórmula de inicio; F-C: fórmula de continuación.

Para facilitar el transporte y evitar la contaminación de la leche se procedió a su desecación total o parcial, obteniéndose la leche en polvo, la leche evaporada y la leche condensada, según la cantidad de agua extraída. La peor tolerancia de la grasa de la leche de vaca motivó la disminución de su cantidad dando lugar a la leche descremada.

El esfuerzo de la digestión de la grasa y de la caseína debido al mayor volumen de los glóbulos grasos y de las miscelas de caseína se atenuó fragmentándolos mediante la técnica denominada homogeneización o paso de la leche a presión a través de láminas metálicas con orificios de 0,8 mm de diámetro. La acidificación previa de la leche mejoró su digestión al inhibir el efecto tampón del exceso de sales minerales sobre el ácido clorhídrico del jugo gástrico[7].

A partir de los años sesenta[8] los conocimientos que se iban acumulando sobre nutrición, fisiología y composición corporal, unidos a la mejora en los procedimientos industriales, permitieron modificaciones cualitativas y no solamente cuantitativas, de la leche de vaca, siendo el origen de las que entonces se llamaron leches *humanizadas*.

Curiosamente, conforme se iban conociendo nuevas diferencias entre ambos tipos de leche se veía mejor la imposibilidad de obtener un producto idéntico a la leche humana. Esto dio lugar a un aumento en las tasas de lactancia materna.

La innovación actual se dirige hacia fórmulas que, aparte de proporcionar los requerimientos nutricionales básicos para el crecimiento, aporten funcionalidad e incorporen las características y propiedades presentes en la leche materna garantizando el correcto desarrollo y maduración del sistema inmunitario del lactante. Es el caso, por ejemplo, de los ácidos grasos poliinsaturados de cadena larga (LC-PUFas), que modulan la respuesta inmunitaria, o una combinación de probióticos en las leches de continuación (*Bifidobacterium longum* y *Lactobacillus GG*), que refuerza la protección inmunitaria durante el destete. Datos recientes aportados a propósito de la incidencia de la patología gastrointestinal en todo el mundo, comparando bebés alimentados con leche materna y con fórmula infantil, demuestran que la incidencia de patología gastrointestinal fue menor en los primeros, lo que evidencia que a las leches infantiles de fórmula "todavía les falta algo" al compararse con el modelo ideal.

NORMAS DE ESPGAN-1977

El Comité de Nutrición ESPGAN en el año 1977 dictaba dentro de las *Recomendaciones para la composición de una Fórmula Adaptada* en su primer párrafo que "...la alimentación con leche materna es superior a cualquier otro sistema de alimentación infantil".

Las composiciones cuantitativas por 100 ml y por 100 kcal de la fórmula inicial (FI) y de la fórmula de continuación (FC), comparadas con las de la leche de mujer y la de vaca figuran en las Tablas 15.1 y 15.2, respectivamente.

Las modificaciones cualitativas y cuantitativas de las fórmulas de inicio (FI) fueron las siguientes:

- *Energía:* 63-72 kcal/dl. Recomendación basada en el contenido medio de energía en la leche humana.
- *Proteínas:* 1,2-1,9 g/dl. Su valor mínimo cubría las necesidades de nitrógeno durante el período neonatal. El máximo no sobrepasaba la capacidad tampón ni excretora de los riñones ni la del metabolismo de los aminoácidos. Se modificó la proporción caseína/suero para asimilarla a la de la leche de mujer.
- *Grasas:* 2,7-4,1 g/dl. El 50% de la energía de la fórmula debía ser aportada por la grasa. Se indicaba la sustitución de parte de la grasa por aceites de semillas de vegetales para aumentar el contenido en ácidos grasos poliinsaturados de cadena larga. El ácido linoleico debía suponer del 3-6% del total de las calorías de la dieta.
- *Hidratos de carbono:* 5,4-8,2 g/dl. Lactosa en su totalidad o mayor parte, el resto dextrino-maltosa o glucosa.

Tabla 15.3. Composición comparada (100 ml)

	F-I	F-C
Energía (kcal)	64-72	60-85
Proteínas (g)	1,2-1,9	2,0-3,7
Grasa (g)	2,7-4,1	2,0-4,0
H. carbono (g)	5,4-8,2	5,7-8,6

F-I: fórmula de inicio; F-C: fórmula de continuación.

Tabla 15.4. Composición comparada (100 kcal)

	F-I	F-C
Proteínas (g)	1,8-2,8	3,0-5,5
Grasa (g)	4,0-6,0	3,0-6,0
H. carbono (g)	8-12	8-12

F-I: fórmula de inicio; F-C: fórmula de continuación.

NORMAS DE ESPGAN-1981

Fueron establecidas al comprobarse la introducción demasiado precoz de la leche de vaca en los lactantes a partir de los 6 meses de edad. Se recomendó una fórmula llamada de continuación (FC) cuya composición cuantitativa por 100 ml y por 100 kcal, comparada con la FI figura en las Tablas 15.3 y 15.4.

Las modificaciones cuantitativas y cualitativas de las FC resumidas son las siguientes:

- *Energía:* 60-85 kcal/dl. El margen mayor entre ambos límites se debía a que ya el lactante regula bien su apetito y la capacidad de concentración renal es mayor.
- *Proteínas:* 2,0-3,7 g/dl. El límite inferior correspondía al consumo medio de proteínas en los países industrializados. El límite superior atendía la posibilidad de que se hicieran únicamente 1-2 tomas diarias de fórmula y fuera menor el contenido proteico de los otros alimentos. No se consideraba necesario modificar la relación caseína/suero de la leche por la normal capacidad metabólica para los aminoácidos a esa edad.
- *Grasas:* 2,0-4,0 g/dl. El límite mínimo se bajó por ser menores las necesidades de lípidos. No se consideraba necesaria la suplementación sistemática de la fórmula con ácido linoleico si los alimentos no lácteos proporcionaban ácidos grasos esenciales.
- *Hidratos de carbono:* 5,7-8,6 g/dl. Los límites máximo y mínimo fueron muy ligeramente superiores a los de la fórmula de inicio para compensar el menor aporte calórico de la grasa.

Las concentraciones de ***cloro***, ***sodio*** y ***potasio*** se mantuvieron en los límites inferiores de la FI, a su vez semejantes a los de la leche de mujer. El límite superior no fue tan estricto para la ingesta de sodio puesto que la capacidad de concentración renal es a esta edad el 75% de la del adulto (800-1.600 mOsm/L).

El contenido mínimo de ***calcio*** se determinó teniendo en cuenta el requerimiento diario (unos 150 mg/día), el coeficiente de absorción escaso del de la fórmula (25-30%) y el escaso contenido en calcio de los alimentos beikost (> 60 mg/dl).

Las necesidades diarias de ***hierro*** durante el primer año son mayores, especialmente entre los 6 y 12 meses de edad. Aunque el organismo retiene el hierro en proporción a sus necesidades, en niños no deficitarios la absorción total quizás no sea superior al 10% del hierro ingerido. Estas consideraciones hacen recomendar una ingesta de 10-15 gramos diarios para niños de edad superior a 6 meses.

El documento de ESPGAN *"Recommendations for the Composition of Adapted Infant Formula"* ha sido durante los últimos 30 años el documento de referencia sobre esta cuestión en Europa. Posteriormente se ha ido adaptando periódicamente a las nuevas informaciones obtenidas a lo largo del tiempo[10].

Recientemente[11] un grupo de expertos internacionales ha redactado nuevas recomendaciones referentes a los requerimientos que debe reunir una fórmula estándar infantil global. Se ha tenido en cuenta, en contraste con recomendaciones anteriores, valorar factores como biodisponibilidad de las fórmulas con diferentes calidades de proteínas y pérdidas durante su procesamiento y almacenamiento.

Las recomendaciones estándar de macronutrientes para lactantes quedan resumidas de la siguiente manera:

- Proteínas de leche de vaca (g/100 kcal): 1,8-3.
- Aislado de proteína de soja (g/100 kcal): 2,25-3.
- Hidrolizado proteínas vaca (g/100 kcal): 1,8-3.
- Lípidos. Grasa total (g/100 kcal): 4,4-6.
- Ácido linoléico (g/100 kcal): 0,3-1,2.
- Ácido α-linolénico (mg/100 kcal): 50 mínimo no especificado.
- Índice linoléico/α-linolénico: 5:1-15:1.
- Ácido láurico + ácido mirístico % de grasa: no especificado y 20 de máximo.
- Ácidos grasos trans % de grasa: no especificado y 3 de máximo.
- Ácido erúcico % de grasa: no especificado y 1 de máximo.
- Total hidratos de carbono (g/100 kcal): 9,0-14,0.

Tabla 15.5. Requerimientos energéticos en lactantes alimentados con fórmula (FL) o con lactancia materna (LM) estimados a partir del ingreso energético[12]

	Edad (meses)	LM (kcal/d)	FL (kcal/d)	LM (kcal/k/d)	FL (kcal/k/d)
Niños	0-1	504	470	110	120
	1-2	500	520	99	112
	2-3	503	573	90	106
	3-4	513	625	83	100
	4-5	528	675	77	96
	5-6	549	721	73	93
	6-9	600	812	70	91
	9-12	693	963	78	98
Niñas	0-1	512	448	110	120
	1-2	515	474	99	112
	2-3	523	504	90	106
	3-4	535	540	83	100
	4-5	549	585	77	96
	5-6	567	632	73	93
	6-9	614	726	70	91
	9-12	707	842	78	98

REQUERIMIENTOS NUTRICIONALES

Energía

Las necesidades energéticas durante el primer año de la vida para lactantes alimentados con fórmula son muy variables. El coste energético comprende la energía contenida en los nuevos tejidos sintetizados y la energía consumida para su síntesis y ello está en relación con el coste energético del crecimiento. Este coste energético es más preciso cuando se separa el producido por la aposición de proteínas o de grasa. Además, ha de tenerse en cuenta que estos cambios en la aposición de grasa, en particular en relación con los componentes del aumento de peso, están muy ligados con la edad, especialmente durante el primer año de la vida.

Diversos autores han estudiado este fenómeno, encontrando variaciones muy significativas, oscilando desde 99 a 132 kcal/kg/día para el primer mes de la vida. A partir del momento que se utilizó el método de doble dilución isotópica, se dispone de datos más precisos valorando los requerimientos energéticos para el crecimiento y mantenimiento de estos lactantes.

Butte[12] aporta resultados muy pormenorizados de estos parámetros energéticos, incluyendo los valores estimados de aporte energético en lactantes durante los doce primeros meses de la vida, tanto con lactancia materna como lactancia de fórmula; asimismo, estudia el costo energético del crecimiento y el correspondiente a la aposición de grasa y proteínas (Tablas 15.5, 15.6, 15.7 y 15.8).

Estos datos cambian si se consideran poblaciones de alto riego infeccioso o expuestas a otros ambientes que puedan originar fuentes de estrés, ya que la energía requerida puede estar alterada en estas circunstancias.

Proteínas

Se acepta para una fórmula adaptada que la cantidad de proteína ha de estar entre 1,8-2,8 g/100 kcal, es decir de 1,2-1,9 g/100 ml de la fórmula reconstituida. El índice químico de la proteína debe ser al menos del 80% de la leche materna, tal como queda expresado en la memoria de la FAO sobre la composición de aminoácidos de los alimentos.

El *Comité de Nutrición de la Academia Americana de Pediatría*[13] permite hasta 4,5 g/100 kcal, si bien otros autores limitan estas cifras a 3,2-3,5 g/100 kcal[14,15], para evitar una sobrecarga de solutos exagerada a nivel renal. Los recién nacidos a término toleran bien un discreto aumento de sobrecarga proteica; cantidades de hasta 5,7 g/kg/día pueden incluso no inducir acidosis metabólica. En los prematuros la capacidad de reserva para excretar hidrogeniones es menor, por lo que aportes de 3,3 g/kg/día inducen la llamada acidosis metabólica tardía en relación directa con el ingreso proteico. Conviene tener presente que la ingesta diaria de proteínas debe mantenerse entre los límites citados. Una ingesta escasa de proteínas, por debajo del mínimo, condicionaría una alteración en el crecimiento y en el balance nitrogenado, así como también en la formación de anticuerpos. En el caso de aportar un exceso

Tabla 15.6. Costo energético del crecimiento[12]

	Edad (meses)	Aumento peso (g/d)	Aposición grasa (kcal/d)	Aposición grasa (g/d)	Aposición proteínas (g/d)	Aposición proteínas (kcal/d)
Niños	0-1	29	6	56	4	21
	1-2	35	14	130	4	20
	2-3	30	13	119	3	17
	3-4	21	8	77	2	13
	4-5	17	6	51	2	11
	5-6	15	4	38	2	11
	6-9	13	2	17	2	11
	9-12	11	1	9	2	10
Niñas	0-1	26	6	52	3	19
	1-2	29	13	118	3	16
	2-3	24	10	93	3	15
	3-4	19	7	68	2	12
	4-5	16	6	55	2	11
	5-6	15	5	45	2	11
	6-9	11	2	16	2	10
	9-12	10	1	11	2	10

Tabla 15.7. Costo energético total del crecimiento. Síntesis de grasas y proteínas[12]

	Edad (meses)	Síntesis de grasa (kcal/d)	Síntesis de proteínas (kcal/d)	Costo total energético del crecimiento (kcal/d)	Costo total energético del crecimiento (kcal/kg/d)
Niños	0-1	10	29	115	30
	1-2	23	27	201	42
	2-3	21	23	181	32
	3-4	14	18	121	19
	4-5	9	16	87	12
	5-6	7	16	72	9
	6-9	3	16	46	5
	9-12	2	14	35	4
Niñas	0-1	9	26	105	29
	1-2	21	22	177	41
	2-3	16	20	145	29
	3-4	12	16	108	19
	4-5	10	15	90	14
	5-6	8	15	79	11
	6-9	3	14	43	5
	9-12	2	13	36	4

Tabla 15.8. Requerimientos estimados de energía y proteínas en niños de 1-12 meses de edad y aportes recomendados (RDI) superiores a los estimados por el método factorial[12]

Edad (meses)	Requerimientos promedio Energía (kcal/kg/d)	Proteínas g/kg/d	Proteínas g/100 kcal	RDI g/kg/d	RDI g/100 kcal
0-1	120	1,98	1,65	2,6	2,2
1-2	110	1,71	1,55	2,2	2,0
2-3	100	1,46	1,46	1,8	1,8
3-4	95	1,27	1,34	1,5	1,6
4-5	90	1,18	1,31	1,4	1,6
5-6	90	1,18	1,31	1,4	1,6
6-9	90	1,17	1,30	1,4	1,5
9-12	90	1,14	1,26	1,3	1,5

Tabla 15.9. Estimación de los requerimientos en aminoácidos en el curso de la lactancia, comparándolos con la composición de proteínas de alta calidad[17,18]

	Requerimientos en aminoácidos*		Composición: mgl/g proteína		
	Lactantes 3-4 m** mg/kg/d	Lactantes 3-4 m mg/g proteína	L. materna	L. vaca	Proteína huevo
Histidina	28	16	26	27	22
Isoleucina	70	40	46	47	54
Leucina	161	93	93	95	86
Lisina	103	60	66	78	70
Metionina + cisteína	58	33	42	33	57
Fenilalanina + tirosina	125	72	72	102	93
Treonina	87	50	43	44	47
Triptófano	17	10	17	14	17
Valina	93	54	55	64	66

Tabla 15.10. Necesidades en aminoácidos y aporte de los mismos con leche materna[17,18]

Aminoácido	Crecimiento mg/d 1-3 meses	Total mg/kg/d 1-3 meses	Crecimiento mg/d 3-6 meses	Total mg/kg/d 3-6 meses	800 ml L. materna
Lisina	192	85	134	63	482
Aromáticos	222	88	132	60	564
Sulfurados	96	37	68	27	244
Valina	126	51	89	38	346
Leucina	200	75	142	54	707
Isoleucina	94	43	65	32	360
Treonina	109	45	78	34	299
Triptófano	49	16	34	11	170
Glicina	267		307		150
Arginina	207		237		244
Alanina	196		225		238

de proteínas, además del riesgo de sobrecarga renal, se puede inducir un aumento de la secreción de insulina. A mayor cantidad de proteínas aportadas, mayor excreción de péptido-C urinario[16].

En las Tablas 15.9 y 15.10, se expresan los requerimientos de aminoácidos en el curso de la lactancia materna, comparándola con la composición de otras proteínas de alta calidad[17,18].

Los lactantes alimentados con lactancia artificial entre los 4 y 6 meses ingieren una mayor cantidad de proteínas y tienen mayores concentraciones plasmáticas de algunos de los aminoácidos que los alimentados con leche materna[19].

Se ha comprobado que los lactantes alimentados con leche de fórmula cuyo contenido proteico es de 1,8 g/100 ml presentan niveles más elevados de fenilalanina, tirosina, valina, isoleucina, metionina y treonina, lo que supone un aporte proteico elevado e innecesario[20]. Además este aporte proteico elevado influye en la liberación de insulina con una alta concentración de péptido C en la orina y en el aumento de la concentración de algunos aminoácidos plasmáticos liberadores de esta sustancia, como ocurre con la valina, isoleucina, leucina, fenilalanina, treonina y arginina. Los valores de triptófano deben mantenerse dentro de los límites normales ya que este aminoácido es el precursor del neurotransmisor serotonina, influenciando con ello en los patrones del sueño. Algunas fórmulas adaptadas han sido enriquecidas con triptófano libre[21,22] o con α-lactalbumina bovina rica en triptófano[23].

Recientemente se recomienda evitar el exceso de aporte proteico en los primeros meses de la vida, dada la posible relación con la obesidad posterior, tal como sugieren estudios epidemiológicos. La lactancia materna juega de nuevo un papel fundamental como protector y frenador de la obesidad en la infancia y adolescencia. La alimentación de fórmula debe asemejarse, por lo tanto, al patrón que muestra la leche humana.

Diversos estudios comprueban el crecimiento durante los primeros 12 meses de la vida entre los alimentados con leche materna y los alimentados con fórmula; durante los primeros meses hay un mayor índice de crecimiento entre los alimentados al pecho materno, pero hacia los 6-8 meses las curvas de crecimiento se cruzan e invierten hasta una mayor ratio de peso y estatura a los 12 meses entre los alimentados con leches infantiles[24]. En esto se basa la "teoría de la programación" que concede una especial importancia a la lactancia materna en el segundo semestre de la vida en la prevención del sobrepeso y la obesidad durante la infancia. Un estudio británico realizado en una muestra de 17.000 niños nacidos en 1985 a la edad de 7 años, no encontró relación entre la lactancia materna y el IMC, mientras que ejerció un efecto protector entre los 16 y 33 años en mujeres, y a los 33 años en varones; sin embargo al considerar otros posibles factores que interfirieran en los resultados, por ejemplo el tabaquismo durante el embarazo, la clase social y el IMC de la madre, prácticamente desaparecían las diferencias entre los dos grupos estudiados[25].

El efecto protector de la lactancia materna frente a la obesidad parece estar relacionado con la presencia de ciertas hormonas, como la leptina y la ghrelina que se encuentran más elevadas en los lactantes que toman leche materna. No debe olvidarse el efecto insulinógeno de determinadas proteínas y la presencia elevada de DHA en las membranas de las células musculares aumentando significativamente la sensibilidad a la insulina. Axelsson *et al.*[26] han estudiado la relación entre los índices de ganancia de peso y los niveles plasmáticos de valina, llegando a la conclusión de que una ingesta elevada de proteínas produce niveles elevados de valina, insulina y quizás una velocidad de crecimiento más alta.

La composición de aminoácidos de la leche materna es mayor que la composición encontrada en las fórmulas adaptadas con suero láctico; por ejemplo, las tasas de triptófano se encuentran en cantidades inferiores a un 25%. Esta diferencia ha obligado tradicionalmente a incrementar el contenido proteico de las fórmulas adaptadas y así conseguir niveles mínimos de determinados aminoácidos para garantizar el normal crecimiento. La consecuencia es la producción de estrés metabólico por acúmulo de proteínas en sangre, producción de hiperaminoacidemia y su transformación hepática en urea, contribuyendo a mayor carga de excreción renal.

Se ha estudiado la asociación entre ingesta proteica, concentraciones del factor 1 de crecimiento similar a la insulina (IGF-1) y estatura en niños de 2,5 años. Los resultados mostraron una asociación significativa de los niveles séricos de IGF-1 con la ingesta de proteína animal y leche, pero no con la de proteína vegetal y carne; la misma asociación se encontró en relación con la estatura. El incremento del consumo de 200 a 600 ml/día se tradujo en el aumento del 30% de los niveles circulantes de IGF-1[27].

En la actualidad se pueden modificar las proteínas del suero láctico para así mejorar el perfil de aminoácidos de las fórmulas infantiles. La industria láctea para lactantes ensaya el incremento de α-lactoalbumina para mejorar la concentración de triptófano; de esta manera se consiguen fórmulas lácteas de bajo contenido proteico combinando la eliminación del glucomacropéptido de la caseína (CGMP), rico en treonina, con el incremento de α-lactoalbúmina, rico en triptófano, logrando un perfil de aminoácidos más equilibrado en triptófano y treonina.

En conclusión, debe admitirse que una ingesta proteica superior al 15% de la energía total parece ser un factor de riesgo de sobrepeso u obesidad en fases posteriores de la vida.

Otra fuente comercial de proteína empleada en las fórmulas infantiles es la soja; la proteína de soja es de calidad relativamente baja y debe ser enriquecida con aminoácidos esenciales cuando se emplee en fórmulas infantiles. A todas las fórmulas infantiles de soja se le adiciona metionina para crear una proteína equivalente a la caseína.

El Comité de Nutrición de la Academia Americana de Pediatría recomienda el uso de fórmula basada en proteína de soja sólo en lactantes con:

- Familias vegetarianas que no deseen fórmulas con proteína de origen animal;
- Galactosemia, déficit primario de lactasa, o la fase de recuperación de una intolerancia secundaria a la lactosa;
- Lactantes potencialmente alérgicos (con una historia familiar de atopia) que no han presentado manifestaciones clínicas de alergia. En estos casos debe vigilarse una posible alergia a la proteína de soja.

Grasas

La grasa aporta aproximadamente el 50% de la energía de la leche humana y el 40-50% de las fórmulas infantiles. La leche humana contiene colesterol, mientras que las fórmulas se realizan fundamentalmente con mezclas de aceites vegetales y su contenido en colesterol es escaso o nulo.

Las cifras de grasa fueron modificadas por ESPGAN con respecto a las promulgadas en 1977[28]; actualmente se considera recomendable una proporción de 4,4-6,0 g/100 kcal, con ello se cubre un 40-55% del total energético diario necesario para garantizar el aumento de peso en los 6 primeros meses de la vida. La grasa en este tiempo contribuye al aumento de peso en torno al 35% y constituye el 90% de la energía retenida[29].

Debe recordarse que aunque la aposición de grasa suministrada con la alimentación es importante, una parte de la grasa también puede ser sintetizada de forma endógena a partir de los hidratos de carbono y las proteínas, si bien esta síntesis endógena supone un consumo en torno del 25% por costo energético en la síntesis de la grasa[30].

La absorción es distinta según que la grasa que se aporte sea procedente de leche humana (90% a la semana de edad), o de la leche de vaca (60%). Los coeficientes de absorción también varían según los ácidos grasos suministrados. Dependiendo de la mezcla que se utilice para la confección de la fórmula, el coeficiente de absorción variará. Así la mezcla que contenga oleína de palma en un 53% y aceite de soja en un 40% se absorberá peor que una mezcla que contenga un 60% de aceite de soja y un 40% de aceite de coco; la absorción de calcio también será menor en el primer caso, probablemente en función de la formación de jabones de calcio insolubles a partir del ácido palmítico no absorbido[31].

Las recomendaciones realizadas para la composición en grasas de las fórmulas adaptadas para lactantes sanos y prematuros han sido recogidas por distintos organismos[9,32-34]. Las últimas recomendaciones han sido referidas a la adición de ácidos grasos de cadena media a algunas fórmulas y a la aplicación de los modernos conocimientos respecto a los ácidos grasos poliinsaturados de cadena larga LC-PUFAs, específicamente a los ácidos grasos araquidónico (ARA) (20:4n6) y docosahexanoico (DHA) (22:6n3), resaltando el papel que representan desde el punto de vista estructural y su importancia en el desarrollo neurológico, especialmente del cerebro y la retina, así como en el crecimiento global y la inmunidad en el primer año de la vida. Los niveles de interleucina-10 (IL-10) en los lactantes alimentados con fórmula suplementada con DHA a las 6 semanas, son muy similares a los que se alimentan con leche materna, lo que sugiere menor predisposición a las alergias en estos lactantes.

Los niveles de ARA y DHA en la leche materna son muy parecidos en todo el mundo lo que indica un alto grado de regulación metabólica. La mayor variabilidad encontrada está ligada a los hábitos alimentarios de la madre.

En prematuros, después de 3 semanas alimentados con leche materna, los niveles de ARA y ácidos grasos, tanto en plasma como en el tejido cerebral, doblan en cantidad a los que recibieron aportes con fórmula. También se ha comprobado la transferencia de DHA a la leche materna tras la suplementación alimentaria, alcanzándose concentraciones dos veces superior a las del grupo placebo a las 2 semanas[35]. En otros trabajos se comprueba que el desarrollo mental y psicomotor de niños alimentados con leche materna a los que previamente se había suplementado con DHA en la dieta, experimentaban una mejora significativa a la edad de 2,5 años[36]. En definitiva, el aporte de DHA durante el embarazo y el período de la lactancia parece modular la agudeza visual, la percepción del habla y las capacidades psicomotoras de los lactantes.

Diversos trabajos han comprobado el paso de estos ácidos grasos, palmítico-oléico-linoleico, a través de la placenta. El DHA sin embargo precisa de unas proteínas específicas (FATP-1 y FATP-4) para el transporte de la madre al feto y, posteriormente, al lactante.

El siguiente paso en la investigación ha sido la suplementación en las fórmulas infantiles de ARA y DHA. El grupo de Koletzko[37] ha podido medir de forma no invasiva la composición de ácidos grasos en las células de la mucosa oral del lactante; a partir de ahí se ha podido correlacionar la agudeza visual, (potenciales evocados visuales), y el aporte precoz de DHA; la suplementación de estos ácidos grasos no sólo tiene importancia en el período posnatal inmediato, sino que ejerce un efecto duradero.

Varios trabajos han dejado patente que la cantidad de LC-PUFAs que se incorporan a las membranas celulares tienen un efecto muy relevante sobre el comportamiento fisiológico de éstas, ya que estos ácidos grasos interactúan con las proteínas presentes en las membranas e influyen en su actividad. Pero lo más importante desde el punto de vista neurológico es que los LC-PUFAs modulan la liberación de neurotransmisores y regulan su actividad. También es conocido que los AA y DHA, a través de sus metabolitos, participan en la señalización neuronal, especialmente en la postsináptica.

En cuanto a los ácidos grasos *trans* se recomienda que las fórmulas contengan el menor número posible de ellos, ya que es conocido el efecto desfavorable que ejercen sobre la biosíntesis de los ácidos grasos de cadena larga y sobre el crecimiento en general. El producto final no debería contener una cantidad superior al 6% del total de los ácidos grasos o del 3% del total diario de la energía suministrada.

En la incorporación de ácido linoleico a las fórmulas se llegó a un exceso que actualmente ha sido corregido, ya que valores muy altos facilitaban la peroxidación inhibiendo la formación de ácido araquidónico con el subsiguiente déficits de formación de prostaglandinas e inmunosupresión[38]. La proporción recomendada en las fórmulas es de ácido linoleico: ácido linolénico 5-15:1. Con esta proporción y la adición de AA y DHA a las fórmulas parece conseguirse un mejor desarrollo nervioso y de la visión, pero son precisos estudios prospectivos randomizados más amplios para tomar una posición definitiva[39].

Actualmente se recomienda que el límite superior para el total de ácidos grasos de la familia n6 no debe exceder el 20% del total de los ácidos o el 10% de la energía total diaria, mientras que el ácido linolénico no debe exceder el 3% y de ellos el eicosapentanoico (20:5n3) y el docoxahexanoico (22:6n3) no deben exceder el 1% del total de los ácidos grasos[40].

Hidratos de carbono (HC)

Siguiendo las directrices de la ESPGAN[33], las recomendaciones básicas de las fórmulas de iniciación referidas a hidratos de carbono no deben diferir de las siguientes indicaciones:

Contenido total: 8-12 g/100 kcal o sea de 5,4-8,2 g/100 ml. Lactosa: 3,5 g/100 kcal. Sacarosa (% del total de HC): 20%. Almidón (% del total de HC): 30%.

Se aconseja, sin embargo, que el contenido total de HC esté entre 5,4-8,2 g/dl, siendo la lactosa el azúcar preferente y casi exclusivo, al menos durante los 4-5 primeros meses de vida. La lactosa es hidrolizada por la lactasa del borde en cepillo de la mucosa intestinal y absorbida como glucosa y sacarosa. Al nacer esta actividad enzimática está plenamente desarrollada por lo que la presencia de malabsorción de lactosa en el niño normal a término es excepcional. Puede contener, también dextrino maltosa y/o glucosa. Las razones de preferir la lactosa a cualquier otro carbohidrato se resumen seguidamente:

- La lactosa es una fuente de energía de fácil biodisponibilidad.
- Favorece la absorción intestinal de Ca y Mg.
- Aporta galactosa que se utiliza para la síntesis de galactolípidos cerebrales.
- Se transforma en el colon por el *Lactobacillus bifidus* en ácido láctico, que reduce el pH intestinal y aumenta la resistencia a la infección por bacterias enteropatógenas como el *E. coli*.
- Tiene menor poder edulcorante que otros carbohidratos por lo que disminuye el *gusto por lo dulce*, que favorecería la obesidad; y
- Parece reducir la intolerancia tardía a la lactosa[41].

Las bacterias colónicas fermentan los carbohidratos no absorbidos transformándolos en ácidos grasos de cadena corta y de esta forma son absorbidos rápidamente. Partiendo de este hecho, se ha estudiado si el tipo de alimentación condiciona una capacidad distinta de fermentación para los hidratos de carbono simples y complejos[42]. En los cultivos de heces de lactantes alimentados al pecho materno se encuentra mayor cantidad de ácido acético que en los lactantes alimentados con fórmula conteniendo otros azúcares (raftilosa o polisacáridos de soja), observándose en estos últimos mayor proporción de propionato con los azúcares y de butirato con raftilosa.

Otros estudios demuestran que en lactantes que requieren una alimentación sin lactosa –casos de deficiencia congénita de lactasa o con una deficiencia en lactasa secundaria a infecciones– se puede ensayar una fórmula enriquecida con calcio y fósforo cuyos componentes hidrocarbonatos sean dextrinomaltosa en un 72% y en un 25% de sucrosa. El balance metabólico en estos lactantes es favorable por lo que puede ser una alternativa en su la alimentación. No existe una justificación clara para adicionar con sucrosa las fórmulas para los lactantes, ni el empleo de fórmulas sin lactosa en recién nacidos normales.

En los pretérmino puede haber dificultades en la digestión de la cantidad de lactosa que contienen las fórmulas por lo que se ha disminuido en algunas fórmulas su contenido en lactosa, sustituyéndolos por polímeros de glucosa. La absorción de calcio en estas fórmulas es superior por lo que podría estar recomendado su uso.

Minerales

En la alimentación con fórmula los requerimientos básicos de minerales se exponen en la Tabla 15.11. Son recomendaciones propuestas por la *Academia Americana de Pediatría* que expresan la densidad mineral por 100 kcal recomendadas en las fórmulas para lactantes. El mantenimiento de estos niveles es importante para que no se puedan desarrollar situaciones de deficiencia bioquímica que, en casos de persistir, pueden conducir a manifestaciones clínicas.

En la industria de la elaboración de las fórmulas comerciales, en alguna ocasión, se ha asistido a graves errores como ocurrió con el síndrome de deficiencia de cloro[43,44].

25. Parsons TJ, Power C, Manor O. Infant feeding and obesity through the lifecourse. Arch Dis Child 2003; 88: 793-4.
26. Axelsson IEM, Ivarsson SA, Räihä NCR. Protein intake in early infancy: effects on plasma amino acid concentations, insulin metabolism and growth. Pediatr Res 1989; 26: 614-7.
27. Hoppe C, Udam TR, Lauritzen L, Molgaard C, Juul A, Michaelsen KF. Animal protein intake, serum insulin-like growth factor I, and growth in healthy 2,5-y-old Danish children. Am J Clin Nutr 2004; 79: 494-501.
28. ESPGAN Committee on Nutrition. Comment on the content and composition of lipids in infant formulas. Acta Paediatr Scand 1991; 80: 887-96.
29. Fomon SJ, Haschke F, Ziegler EE, Nelson SE. Body composition of reference children from birth to age 10 years. Am J Clin Nutr 1982; 35: 1169-75.
30. Flatt JP. The biochemistry of energy expenditure. En: Bay GA, ed. Recent Advances in Obesity Research II. London, Newman, 1977; 211-28.
31. Nelson SE, Rogers RR, Frantz JA, Ziegler EE. Palm olein in infant formula: absorption of fat and minerals by normal infants. Am J Clin Nutr 1996; 64: 291-6.
32. American Academy of Pediatrics Committee on Nutrition. Commentary on breast feeding and infant formulas, including proposed standards for formulas. Pediatrics 1976; 57: 278-85.
33. ESPGAN Committee on Nutrition. Guidelines on Infant Nutrition. II. Recommendations for the composition of follow up formula and beikost. Acta Paediatr Scand 1981; 287 (suppl): 1-25.
34. ESPGAN Committee on Nutrition. Nutrition and Feeding of Preterm Infants. Acta Paediatr Scand 1987; 336 (Suppl): 1-14.
35. Fidler N, Sauerwald T, Pohl A, Demmelmair H, Koletzko B. Docosahexaenoic acid transfer into human milk alter dietary supplementation: a randomized clinical trial. J Lipid Res 2000; 41: 1367-75.
36. Jensen CL, Herid WC. Lipids with and emphasis on long-chain polyunsaturated fatty-acids. Clin Perinatol 2002; 2: 261-81.
37. Koletzko B, Edenhofer S, Lipowsky G *et al*. Effects of omega-3 fatty acids on child and maternal health. J Pediatr Gastroenterol 1999; 29 (3): 318-26.
38. Cockburn F. Neonatal brain and dietary lipids. Arch Dis Child 1994; 70: F1-F2.
39. Molina JA, Valenzuela A. Lactancia artificial y mixta. En: Cruz M, ed. Tratado de Pediatría. 9ª ed. Madrid, Ergon, 2006; 11.5: 660-9.
40. Parte AM, Edwards CA. In vitro fermentation of carbohydrate by breastfed and formula fed infants. Arch Dis Child 1997; 76: 249-53.
41. Moya M, Lifschitz C, Ameen V, Euler AR *et al*. A metabolic balance study in term infant fed lactose-containing or lactose-free formula. Acta Paediatr 1999;88:1211-5.
42. Stathos TH, Shulman RJ, Schanler RJ, Abrams SA. Effect of carbohydrates on calcium abssortion in premature infants. Pediatr Res 1996; 39: 666-70.
43. Grossman H, Duggan E, McCamman S, Welchert E, Hellerstein S. The dietary chloride deficiency syndrome. Pediatrics 1980; 66: 366-74.
44. Rodríguez-Soriano J, Vallo A, Castillo G, Oliveros R, Cea JM, Balzategui MJ. Biochemical features of dietary chloride deficiency syndrome: A comparative study of 30 cases. J Pediatr 1983; 103: 209-14.
45. Ballabriga A, Carrascosa A. Tendencias y controversias en la composición de las fórmulas para la alimentación de los lactantes. En: Ballabriga A, Carrascosa A, eds. Nutrición en la infancia y adolescencia. 3ª ed. Madrid, Ergon, 2006; 4: 151-90.
46. American Association of Pediatrics, Committee on Nutrition: Fluoride Supplementation for children: interim policy recommendations. Pediatrics 1995; 95: 777.
47. Rassin DK, Sturmann JA, Gaull GE. Taurine and other free amino acid in milk of man and other mammals. Early Hum Develop 1978; 2: 1013.
48. Tyson JE, Lasky R, Flood D, Mize C, Picone T, Paule CL. Randomized trial of taurine supplementation for infants 1300g birthweight: Effect on auditory brainstem evoked responses. Pediatrics 1989; 83: 406-15.
49. Räihä NCR, Fazzolari-Nesci A, Boehm G. Taurine supplementation prevents hyperaminoacidemia in growing term infants fed high protein cow´s milk formula. Acta Paediatr 1996; 85: 1403-7.
50. Lönnerdal B. Lactoferrin in milk. An Nestlé 1996; 54: 79-87.
51. Boza JJ. Role/Function of Nucleotides in Infant Nutrition. En: Räihä NCR, Rubaltelli F, eds. Infant formula: closer to the reference. Workshop Series Vol. 47 (suppl), Philadelphia, Lippincott/Williams&Wilkins, 2002.

Capítulo

16

Alimentación complementaria

O. Bueno, M. Bueno-Lozano

DEFINICIÓN

Alimentación complementaria, diversificación alimentaria, *beikost* o alimentos de destete son términos sinónimos que hacen referencia a los alimentos que recibe el lactante, diferentes a la leche humana y a la fórmula, durante el primer año de vida.

Si bien la leche humana o la fórmula de inicio atienden a las necesidades del recién nacido y del lactante durante la primera época de la vida, faltan hechos evidentes que muestren cuál es el momento más idóneo para abandonar la lactancia exclusiva.

La alimentación complementaria se caracteriza por el aporte de complementos líquidos, semilíquidos o sólidos dados diariamente de modo regular y en cantidades significativas. El destete no supone en sí mismo el cese brusco del aporte de leche materna o de fórmula. Se trata de un período de adaptación a nuevos alimentos que debe conducir de forma lenta y progresiva a la alimentación familiar algo modificada. Esta etapa coincide con la disminución en el número de tomas y con la introducción de las fórmulas lácteas de continuación y de alimentos no lácteos[1].

La alimentación del niño en el segundo año de vida o la incorporación del lactante a la mesa familiar está en gran medida condicionada por la alimentación que recibió durante el primer año de vida[2].

EVOLUCIÓN DE LOS CONCEPTOS

El comienzo del período del destete y la iniciación de la alimentación complementaria han sido objeto de diferentes interpretaciones y modas. Desde un punto de vista científico su comienzo supone un buen grado de tolerancia gastrointestinal, así como que sea posible una buena capacidad de absorción de los nuevos nutrientes; también supone que la función renal esté capacitada para mayores cargas osmolares. Paralelamente el lactante debe haber alcanzado destrezas para succionar los nuevos alimentos, coordinar la deglución e iniciar las funciones de masticación[3].

En los últimos 20 años la edad de introducción de la alimentación complementaria ha variado, pasando desde la recomendación de un destete precoz a la de iniciar la diversificación alimentaria de forma más tardía. Durante los años en los que se produjo la tendencia a una disminución de la lactancia materna favoreciendo el empleo de diversas fórmulas lácteas, también se favoreció la introducción precoz de alimentos sólidos[4,5].

A partir de 1971 se inicia un "resurgimiento" de la lactancia materna, lo que permite establecer en el año 2001 que un 70% de los niños eran alimentados con leche de mujer, al menos algún tiempo[6]. Además, diferentes Comités de Expertos empiezan a llamar la atención sobre el riesgo que puede suponer la introducción precoz de la alimentación complementaria con la aparición de obesidad, hipertensión arterial y accidentes cerebrovasculares en épocas más tardías de la vida.

En 1977 el Comité de Nutrición de ESPGAN, al indicar en su definición de "fórmula infantil"[7] que ésta atendía todas las necesidades nutricionales del lactante hasta la edad de 4-6 meses, fijó el momento para iniciar la alimentación complementaria. Cuatro años después el citado Comité publicó unas normas sobre los alimentos *beikost* basadas todas en datos científicos nutricionales.

En Europa hay grandes diferencias en la edad en la que se introducen los alimentos no lácteos. Las costumbres locales y el nivel socioeconómico influyen en la elección de los alimentos y en el momento de su introducción. Aunque hay una tendencia general para introducir *beikost* entre los de 4 y 6 meses existen todavía grandes diferencias entre los países y amplias variaciones dentro de un mismo país, incluso entre sus zonas rural y urbana[8].

En EE.UU. la situación es bastante semejante a la de Europa. Las costumbres de los diversos grupos étnicos todavía influyen hoy en la edad de introducción del *beikost*.

En América Latina y Asia la introducción del *beikost* está muy influida por el nivel económico y la tradición. En general la tendencia es la introducción temprana de nutrientes no lácteos con una lactancia materna prolongada[9].

En el año 2000 se celebró en Casablanca una Reunión auspiciada por la *International Paediatric Association* y la ESPGHAN sobre Investigaciones Prioritarias en Alimentación Complementaria. El grupo aceptó las recomendaciones de la OMS de introducir los alimentos sólidos entre los 4-6 meses de edad[10]. La alimentación complementaria antes de los 6 meses se relaciona con mayor morbilidad en poblaciones de riesgo.

El Real Decreto 72/1998 por el que se aprueba la Reglamentación Técnico-Sanitaria específica de los preparados para lactantes y el 490/1998 que regula los preparados de continuación de los alimentos elaborados a base de cereales y alimentos infantiles en España, señalan las directrices que controlan la elaboración de estos alimentos y la autorización para su uso[11,12].

PERÍODOS DE LA ALIMENTACIÓN

El Comité de Nutrición de la Academia Americana de Pediatría estableció en 1980 lo que denominó **períodos de alimentación en la infancia**[13]. Los parámetros en los que se basó dicho Comité fueron las necesidades nutritivas del niño, su capacidad de ingestión, digestión y absorción, el metabolismo intermediario y la capacidad de eliminación renal. Tuvieron además en cuenta la evolución del desarrollo psicomotor. Estos períodos de la alimentación son tres:

1. Período de lactancia, durante los 4-6 primeros meses de vida.
2. Período transicional, hasta el final del primer año de vida.
3. Período de adulto modificado, que se prolonga hasta los 7-8 años de edad.

El denominado período transicional coincide con la introducción de los alimentos no lácteos y también se denomina segundo semestre del primer año de vida.

NECESIDAD DE LA ALIMENTACIÓN NO LÁCTEA

Necesidades nutricionales

La razón más importante para la introducción de la alimentación complementaria en la dieta del lactante es una razón nutricional. El niño alimentado al pecho o con una fórmula láctea alcanza un momento en el que este régimen lácteo exclusivo no cubre satisfactoriamente sus necesidades energéticas.

Los diferentes esquemas de diversificación alimentaria han sido analizados en países europeos que han participado en el Estudio *Euro-growth*, que han permitido elaborar tablas de crecimiento para niños de ambos géneros de edades comprendidas entre el nacimiento y los 36 meses de vida[12].

Energía. Las necesidades diarias de energía aumentan desde 550 kcal/día durante el primer mes de vida, a 765 kcal/día durante el 6º mes, hasta 1.050 kcal/día a los 12 meses. En términos generales el lactante precisa más del doble de energía que el adulto (95-120 kcal/kg/día *versus* 40 kcal/kg/día)[13]. No obstante existen discrepancias en estas necesidades energéticas para lactantes de 6 meses; Whitehead *et al.* recomendaban cifras de 87 kcal/kg/día[14].

Ante la discrepancia que existe entre las actuales recomendaciones sobre las necesidades de ingesta energética y la información de la que se dispone acerca de las ingestas de niños alimentados satisfactoriamente al pecho de sus madres se piensa que los requerimientos energéticos han de ser reevaluados[15,16]. Se ha demostrado que la tasa de crecimiento, el consumo energético total diario, el metabolismo durante el sueño, el metabolismo basal, la temperatura rectal y el gasto cardíaco son más bajos en los niños amamantados. El mantenimiento de dicha ingesta energética y de la velocidad del crecimiento durante el período de la suplementación con alimentos sólidos sugiere que la ingestión de la energía que aporta la leche humana a los lactantes, así como sus tasas metabólica y de crecimiento, son las respuestas fisiológicas que corresponden a una ingestión dietética apropiada.

Todo esto indica la necesidad de investigar y tener en cuenta las consecuencias que tanto a largo, como a corto plazo pueda tener la alimentación durante esta época tan temprana de la vida.

Capítulo

17

Efectos adversos de la leche de vaca en la dieta del lactante

M.J. Lozano

Durante los primeros meses de la vida del lactante la leche de mujer o las leches para lactantes constituyen la única fuente de nutrientes, cubren todas sus necesidades nutritivas y se adaptan a la limitada capacidad metabólica y digestiva del lactante pequeño(1). Sin embargo después de los 6 meses en los lactantes amamantados(2), y entre los 4-6 meses en los alimentados con fórmula, la ingesta exclusiva de leche es insuficiente para mantener un adecuado estado nutricional y es necesario introducir otros alimentos(3). Por tanto, durante el segundo semestre de la vida del lactante, las necesidades de energía y nutrientes deben cubrirse con la ingesta de leche y la alimentación complementaria (AC) en una proporción de cada uno de estos componentes que varía ampliamente de un país a otro y en regiones de un mismo país en función de la edad del lactante, hábitos y culturas tradicionales, disponibilidad de alimentos y condiciones socio-económicas(4). Es decir, en el lactante mayor, debido a la introducción de la AC, la leche ya no constituye la única fuente de energía y nutrientes, como ocurre en el lactante pequeño, pero continúa contribuyendo a ello de forma sustancial en una proporción que varía en función de la edad y de otros factores(1).

Por tanto, surge la siguiente pregunta: **¿qué tipo de leche deben de recibir**? Si el niño está siendo alimentado con lactancia materna, debe continuar con ella tanto tiempo como la madre y el niño deseen, complementándola con otro tipo de alimentos que cubran sus necesidades(2). Si el lactante está siendo alimentado artificialmente cabe preguntarse si las fórmulas diseñadas para cubrir las necesidades nutritivas del lactante pequeño son adecuadas para los lactantes mayores y si la leche de vaca es una alternativa aceptable a las fórmulas. Es decir, las posibles opciones son tres: continuar con la fórmula de iniciación (FI), sustituir ésta por una fórmula de continuación o introducir la leche de vaca. A la hora de contestar a estas preguntas debe considerarse que los requerimientos de la mayor parte de los nutrientes, expresados por unidad de masa corporal o por unidad de ingesta energética, disminuyen en los lactantes mayores. Por otra parte, las funciones metabólicas y excretoras del lactante maduran progresivamente durante el segundo semestre de vida aunque persiste un riesgo de sobrecarga renal de solutos y una capacidad limitada para excretar sodio(1). No debe olvidarse que la leche ya no constituye la única fuente de energía y nutrientes, ya que junto al componente lácteo el lactante ingiere otros alimentos sólidos que contribuyen en distinta proporción a satisfacer las necesidades nutricionales del niño a esta edad(1). Por tanto, es evidente que a la hora de diseñar las fórmulas destinadas a lactantes a partir de los 4-6 meses edad es necesario tener en cuenta la ingesta de energía y nutrientes procedentes de la AC que varían considerablemente en función de diversos factores(5).

LA LECHE DE VACA (LV) EN LA DIETA DEL LACTANTE

Si nos preguntamos si la leche de vaca no modificada es un alimento adecuado para el lactante durante el primer año de vida debemos responder negativamente. ¿Por

Tabla 17.1. Porcentaje de lactantes que consumen leche de vaca en Europa

Edad	Fomon 1990[6]	Estudio Euro-Growth[7]
6 meses	40%	18%
9 meses	75%	33%

qué?: por sus efectos adversos sobre el estado nutricional del hierro, su elevada carga renal de solutos, su bajo contenido en ácido linoleico, cinc, vitamina C y niacina y su elevada proporción de ácidos grasos saturados.

En Europa, según el estudio *Euro-Growth* que recoge datos de 12 países europeos, entre ellos España, el consumo de leche de vaca en el lactante ha disminuido en los últimos años. En 1987 se recogía que el 40% de los lactantes a la edad de 6 meses y el 75% a los 9 meses consumían leche de vaca[6], mientras que en el estudio *Euro-Growth* sólo el 18% de los lactantes a los 6 meses y el 33% a los 9 meses ingieren leche de vaca[7] (Tabla 17.1).

Leche de vaca y carga renal de solutos

La leche de vaca tiene un contenido en proteínas y sales minerales mucho más elevado que la leche de mujer y las fórmulas infantiles. Por ello, la ingesta de sodio de los lactantes mayores de 9 meses que consumen alimentos sólidos junto con leche de vaca, es muy superior a la de los lactantes pequeños alimentados con leche materna o fórmula[8]. Asimismo, la ingesta proteica media de los lactantes de 6 a 12 meses de edad alimentados con LV es 20-100% más alta que la de los lactantes alimentados con fórmulas y 2 -3 veces más elevada que el "nivel adecuado de ingesta proteica". Esta alta ingesta proteica unida a un aporte elevado de sales minerales, proporciona una sobrecarga renal de solutos. Aunque las funciones metabólicas y excretoras maduran progresivamente en el segundo semestre de vida, la elevada carga renal de solutos de la leche de vaca constituye en condiciones desfavorables un riesgo para el balance hídrico, incluso en lactantes más mayores[9].

La carga renal potencial de solutos (CRPS) es la suma de productos en disolución presentes en la dieta, ya sea directamente como tales (electrolitos) como de sus precursores (proteínas), que tendrían que ser excretados en la orina si ninguno de ellos se perdiese por otras vías (heces, piel) o se utilizasen para el crecimiento[9]. En los lactantes, una proporción considerable de la CRPS se utilizan en el crecimiento y un pequeño porcentaje se excreta por las heces y a través de la piel. Por tanto, la carga renal de solutos que llega realmente a los riñones para su excreción es siempre considerablemente inferior a la CRPS[1].

Tabla 17.2. Carga potencial de solutos en los alimentos del lactante[10]

Alimento	mmOs/L	mmOsm/100 kcal
Leche mujer	93	14
Fórmula	135-260	20-39
AC a los 6 meses	153	23
Leche de vaca	308	46

AC: alimentación complementaria.

En la Tabla 17.2 se detalla la CRPS, expresada en mOsm/100 kcal y mOsm/litro de los alimentos consumidos habitualmente por los lactantes[10]. Resulta evidente que la CRPS de los alimentos que forman parte de la dieta del lactante mayor es más elevada que la de la leche materna o la fórmula y considerablemente inferior a la de la leche de vaca. Ziegler y Fomon han sugerido que para proporcionar un adecuado margen de seguridad, la CRPS no debe exceder de 33 mOsm/100 kcal[9]. En condiciones normales, el lactante mayor tiene poca dificultad para excretar la carga renal de solutos, pero en aquellas situaciones en las que en las que la ingesta de agua está disminuida y/o las pérdidas de agua son elevadas (fiebre, temperatura ambiente alta, hiperventilación y diarrea), estas dietas con carga renal potencial de solutos elevada adquieren importancia clínica ya que conducen a la deshidratación más rápidamente que las dietas con menor CRPS[9]. Mientras que un lactante alimentado con fórmula podría necesitar 5 ó 6 días para perder por ejemplo un 10% del peso corporal, en las mismas circunstancias, un niño alimentado con leche de vaca podría necesitar sólo 2 ó 3 días para alcanzar el mismo grado de deshidratación[9].

Leche de vaca e ingesta de grasa

La composición de los ácidos grasos (AG) de la leche de mujer, aunque varía en función de distintos factores, particularmente dietéticos, es muy diferente a la de la leche de vaca[11].

La leche de vaca contiene ácidos grasos de cadena corta que son irritantes para el tubo digestivo, se comportan como sustancias capaces de inhibir la función eritropoyética de la médula ósea y aportan pocas calorías. Tiene mayor proporción de ácidos grasos saturados de cadena larga lo que supone un menor coeficiente de absorción y un mayor efecto hipercolesteremiante. Pero además sólo el 33% del palmítico de la leche de vaca se encuentra en posición interna mientras que en la leche

Tabla 17.3. Ácidos grasos leche de mujer y leche de vaca

Ácidos grasos	Leche de mujer	Leche de vaca
Saturados de cadena corta	0	6,86
Saturados de cadena media	3,43	5,34
Saturados de cadena larga	36,33	47,62
Total ácidos grasos saturados	41,76	59,82
Monoinsaturados	37,93	29,96
Ácido linoleico	10,85	2,39
Ácido araquidónico	0,46	0,14
Ácido α-linolénico	1,09	1,30
Ácido docosahexanoico	0,25	0,01

de mujer el 75% se encuentra en dicha posición lo que favorece su absorción.

La leche de vaca tiene menor proporción de ácidos grasos monoinsaturados y es, además, deficitaria en ácido linoleico, ácido graso esencial, y en poliinsaturados de cadena larga (PCL) (Tabla 17.3).

Fuch *et al.*[12] realizaron un estudio con el objetivo de determinar los efectos de distintos tipos de dietas con composición grasa diferente, sobre la ingesta de grasa y los niveles de lípidos en lactantes mayores, no encontrando diferencias en el peso y talla ni en la ingesta energética entre los diferentes grupos. Sin embargo, observaron que los lactantes que consumen leche de vaca ingieren escasa cantidad de ácido linoleico y cantidades elevadas de grasas, ácidos grasos saturados y colesterol. Cuando analizaron los niveles séricos de lípidos a los 12 meses de edad comprobaron que los lactantes que ingerían leche de vaca tenían valores significativamente más elevados de colesterol total, LDL-colesterol y apoproteína B.

En los adultos se ha demostrado que una dieta rica en grasas es un factor de riesgo para el desarrollo de enfermedad cardiovascular. Este hecho no ha sido establecido durante la primera etapa de la vida, aunque se acepta que las lesiones iniciales de la ateroesclerosis comienzan en la infancia y progresan con la edad, manifestándose clínicamente en épocas más tardías de la vida[13].

Actualmente se recomienda la necesidad de limitar la ingesta de grasas y ácidos grasos saturados a partir de los 2 años edad[14] pero no se ha alcanzado un consenso sobre la dieta óptima antes de los 2 años, principalmente por el temor que la limitación de la ingesta de grasa afecte al crecimiento. En los últimos años diversos estudios han demostrado que en niños menores de 2 años de edad, dietas con un porcentaje de grasas inferior al 30% del contenido energético no afectan al crecimiento[15-17]. Sin embargo, existe una notable controversia sobre las recomendaciones del aporte de grasas en los primeros años de la vida[18].

Leche de vaca y estado nutricional del hierro

Numerosos estudios han demostrado la asociación entre consumo de leche de vaca en el primer año de vida y anemia ferropénica al año de edad[19-21]. El estudio *Euro-Growth*[22] que recoge datos de 2.245 niños pertenecientes a 22 centros europeos revela que a la edad de 12 meses el 7,2% de los niños europeos presenta deficiencia de hierro y el 2,3% anemia ferropénica. La introducción precoz de la leche de vaca fue el factor que más influyó en el desarrollo del déficit de hierro. Un estudio realizado en Estados Unidos en niños de 1 a 2 años reportó una prevalencia de déficit de hierro en el 9% y de anemia ferropénica en el 3% de los niños estudiados[23]. Sin lugar a dudas la prevalencia de déficit de hierro es más elevada en los países en desarrollo o en poblaciones desfavorecidas de los países industrializados.

El estado nutricional del hierro en los lactantes y niños alimentados con leche de vaca se afecta por diversos mecanismos: su bajo contenido en hierro, su capacidad de reducir la biodisponibilidad del hierro procedente de otros alimentos, la presencia de factores inhibidores de la absorción del hierro y la tendencia a producir hemorragia intestinal oculta.

En la leche de mujer y en la leche de vaca el contenido de hierro es muy escaso (0,1-0,5 mg/L) pero su biodisponibilidad es muy distinta. Esta diferente disponibilidad se debe probablemente a diferencias en la composición y en la distribución del hierro en los distintos componentes de la leche. En la leche de mujer el 33% del hierro se encuentra en la grasa, el 9% se halla en la caseína y el resto está unido a las proteínas del suero láctico. Por el contrario en la leche de vaca el hierro unido a la caseína es del 24% y sólo el 14% se encuentra en la grasa[24], habiéndose demostrado que tanto la caseína como las proteínas del suero de la leche de vaca tienen un efecto inhibidor sobre la absorción del hierro[25]. Pero además, el alto contenido en calcio y fósforo de la leche de vaca contribuye a inhibir la absorción del hierro al formar complejos insolubles.

Por otra parte, el consumo de leche de vaca, sobre todo en los primeros meses de la vida, ocasiona excesivas pérdidas de sangre gastrointestinal[20] aunque este hecho no ha sido demostrado en otros estudios[21]. Ziegler *et al.* señalan que la pérdida de sangre por heces desaparece progresivamente entre los siete meses y medio y los 12 meses de edad[26].

Las consecuencias de la deficiencia de hierro sobre la síntesis de hemoglobina y otros índices hematológicos han sido ampliamente estudiadas. En los últimos años las investigaciones se han dirigido a demostrar las consecuencias que el déficit de hierro puede tener sobre las funciones de otros órganos, dado que el hierro es un componente y un cofactor esencial de diversos enzimas que desempeñan un papel importante en numerosos procesos metabólicos y bioquímicos como la síntesis del ADN, el transporte de electrones en las mitocondrias, el metabolismo de las catecolaminas, la destoxificación y otras funciones como la mielinización y la neurotrasmisión dopaminérgica[(27)].

La deficiencia de hierro puede condicionar diversas manifestaciones sistémicas, pero para los pediatras quizás una de las más importantes e inquietantes sea la relación entre el déficit de hierro y las alteraciones del aprendizaje y del desarrollo psicomotor. En los niños esta consecuencia de la carencia de hierro es especialmente preocupante, ya que el desarrollo de los procesos mentales y motores coinciden con el período de la vida en que el déficit de hierro es más frecuente (6-24 meses de edad)[(20)]. Por ello, el déficit de hierro en el lactante puede tener consecuencias más serias y menos reversibles que cuando el déficit de hierro ocurre en épocas más tardías de la vida[(28)].

Respuesta al tratamiento con hierro

En los últimos 30 años se han realizado numerosos estudios tratando de establecer una relación entre el déficit de hierro y las alteraciones del comportamiento y del aprendizaje así como la respuesta al tratamiento con hierro. En la década de los 80 algunos estudios realizados en niños menores de 2 años establecieron una clara asociación entre anemia ferropénica y puntuaciones bajas en los test de desarrollo mental y motor como la escala de Bayley y el test de Denver, alteraciones que persistían después de 3 meses de tratamiento con hierro[(28,29)]. Sólo dos de los trabajos que valoraron la respuesta al tratamiento prolongado con hierro fueron estudios controlados aleatorios doble ciego[(30,31)]. En uno de ellos no se encontró una mejoría significativa en las puntuaciones del test de Denver en la mayoría de los niños[(30)]. Por el contrario, en el otro estudio, utilizando el test de Bayley, se observó una notable mejoría en los test de desarrollo mental y motor en los niños tratados con hierro en relación al grupo tratado con placebo[(31)]. Recientemente se ha publicado un trabajo en el que las alteraciones en los test de desarrollo mental y motor se normalizaron tras 3 meses de tratamiento con hierro[(32)].

La persistencia, tras un tratamiento adecuado con hierro, de puntuaciones bajas en los test de desarrollo mental y motor observada en algunos estudios, sugiere que la corrección de la anemia es insuficiente para remitir las alteraciones de la conducta y del desarrollo en la mayoría de los lactantes anémicos[(28-30,33)] y podría indicar que la anemia ferropénica en el lactante tiene consecuencias irreversibles[(33)]. Otra posible explicación a la falta de respuesta al tratamiento es que además del déficit de hierro, otros factores ambientales y/o no identificados, sean los responsables de la alteración del desarrollo mental y motor[(33-35)].

Estudios longitudinales

Un aspecto particularmente importante es conocer si el déficit de hierro durante los dos primeros años de la vida tiene consecuencias negativas sobre el aprendizaje en edad escolar. En este sentido, estudios longitudinales iniciados en niños menores de 2 años demostraron que los niños que fueron anémicos a la edad de 12 meses, a pesar de que fueron tratados adecuadamente, tuvieron peor rendimiento escolar que el grupo de niños con un estado férrico normal a la edad de 1 año[(36,37)].

El grupo de lactantes anémicos de Costa Rica fue reevaluado nuevamente entre los 11 y 14 años de edad. La aplicación de una amplia batería de pruebas demostró puntuaciones significativamente más bajas en los test cognoscitivos que el grupo control[(38)].

Los estudios longitudinales indican una persistencia a largo plazo de un déficit cognoscitivo en niños que presentaron anemia durante el primer año de vida a pesar de que fueron tratados adecuadamente[(33-35)]. La principal duda que se plantea es si las distintas variables ambientales, medidas o no, pueden influir y explicar al menos parcialmente estos resultados, ya que es evidente que el déficit de hierro se asocia con condiciones sociales, económicas y biomédicas desfavorables[(35)]. Por ello, continua el importante reto de demostrar si la disminución de la capacidad cognitiva se debe sólo a una anemia por deficiencia de hierro[(33-35)].

Prevención del déficit de hierro

En los últimos años diversos estudios aleatorios han demostrado que la utilización de fórmulas suplementadas con hierro reduce la incidencia de la anemia ferropénica y que la prevención del déficit de hierro produce un efecto beneficioso sobre el desarrollo mental y motor aunque su duración fue transitoria o limitada[(39,40)]. En un estudio más reciente realizado en Inglaterra con 100 lactantes que a la edad de 7 meses ingerían leche de vaca, se observó que a la edad de 18 meses la incidencia de anemia ferropénica era mucho más baja en el grupo a los que se administró una fórmula suplementada con hierro que en los lactantes que continuaron con leche de vaca. Sin embargo, no se encontraron diferencias en el desarrollo psicomotor, medido con la escala de Griffiths, a la edad de 18 meses, aunque sí a la edad de 2 años con alteraciones en el grupo alimentado con leche de vaca[41]. Por el contrario, otro estudio inglés, realizado de forma aleatoria en lactantes de 9 meses alimentados con leche de vaca o fórmulas suplementadas con hierro, no demostró diferencias en el desarrollo mental y motor a la edad de 18 meses, aplicando la escala de Bayley[42]. Un estudio más reciente realizado por Lozoff *et al.* señala que los lactantes que no fueron suplementados con hierro respondían menos positivamente al entorno social y procesaban la información más lentamente[43]. En opinión de Logan se necesita un mayor número de estudios con seguimiento a largo plazo para intentar determinar si existe relación causal entre el déficit de hierro y la alteración del desarrollo[44].

Granthamm-McGregor, tras una amplia revisión de los estudios del efecto del déficit de hierro sobre el desarrollo cognitivo en niños, señalan que permanece inexplicado si las alteraciones del desarrollo en niños con déficit de hierro puede deberse a condiciones sociales desfavorables, a un daño irreversible, o si se solucionan con el tratamiento, y sugieren, que antes de emitir conclusiones definitivas son necesarios un mayor número de estudios aleatorios[35].

Entre las estrategias y recomendaciones actuales para la prevención del déficit de hierro en este grupo de edad se aconseja evitar el consumo de leche de vaca fresca en el primer año de vida y utilizar fórmulas enriquecidas con hierro a partir de los 4-6 meses de vida[45]. Los Comités de Nutrición europeo y americano[46,47] recomiendan que los lactantes mayores de 5-6 meses que no sean amamantados, consuman fórmulas suplementadas con hierro al menos durante el primer año de vida ya que su uso ha contribuido de forma considerable a la disminución de la incidencia de anemia ferropénica en Estados Unidos[23] y Europa[48].

BIBLIOGRAFÍA

1. Ziegler EE. Milk and formulas for older infants. J Pediatr 1990; 117: S76-S9.
2. Organización Mundial de la Salud. Estrategia mundial para la alimentación del lactante y el niño pequeño. Duración óptima de la lactancia materna A54/INF.DOC. Mayo 2001.
3. Poskitt EME. Energy needs in the weaning period. En: Ballabriga A, Rey J, eds. Weaning: why, what and when? New York, Nestlé Nutrition Vevey. Raven Press, 1987; 45-61.
4. Ballabriga A, Schmidt E. Actual trends of diversification of infant feeding in industrialized countries in Europe. En: Ballabriga A, Rey J, eds. Weaning: why, what and when? New York, Nestlé Nutrition Vevey. Raven Press, 1987; 129-31.
5. Di Toro R. Follow-on formulae. Acta Paediatr 1994; 402: 46-9.
6. Fomon SJ, Sanders KD, Ziegler EE. Formula for older infants. J Pediatr 1990; 116: 690-6.
7. Freeman V, Hof M, Haschke F. Patterns of milk and food intake in infants from birth to age 36 months: the Euro-Growth study. J Pediatr Gastroenterol Nutr 2000; 31 (suppl 1): S76-S85.
8. Glinsmann WH, Bartholomey SJ, Coletta F. Dietary guidelines for infants: a timely reminder. Nutr Rev 1996; 54: 50-7.
9. Ziegler EE, Fomon SJ. Potential renal solute load of infant formulas. J Nutr 1989; 119: 1785-8.
10. Fomon SJ. Potential renal solute load: considerations reating to complementary feedingd of breastfed infants. Pediatrics 2000; 106 (supp 5): 1284.
11. Jensen RG, GJensen GL. Specialty lipids for infant nutrition. I. Milks and formulas. J Pediatr Gastroenterol Nutr 1992; 15: 232-45.
12. Fuchs GJ, Farris RP, DeWier M, Hutchinson S, Strada R, Suskind RM. Effect on dietary fat on cardiovasvcular risk factors in infancy. Pediatrics 1994; 93: 756-63.
13. Stary HC. The sequence of cell and matrix changes in atherosclerotic lesions of coronary arteries in the first 40 years of life. Eur Heart J 1990; 11 (suppl): 3-19.
14. American Academy of Pediatrics: Committee on nutrition. Colesterol in childhood. Pediatrics 1998; 101: 141-7.
15. Niinikoski H, Viikari J, Ronnemaa T, Regulation of growth of 7- to 36-month-old children by energy and fat intake in the prospective, randomized STRIP Baby Trial. Pediatrics 1997; 100: 810-6.
16. Lagstrom H, Seppanen R, Jokinen E, Niinikoski H, Ronnemaa T, Viikari J *et al.* Influence of dietary fat on the nutrient intake and growth of children from 1 to 5 y of age: the special turku coronary risk factor intervention project. Am J Clin Nutr 1999; 69: 516-23.
17. Rogers IS, Emmett PM and the ALSPAC Study Team. Fat content of the diet among preschool children in Southwest Britain. II: relationship with growth, blood lipids and iron status. Pediatrics 2001; 108: 49-57.
18. Deckelbaum RJ, Williams CL. Fat intake in children: Is there a need for revises recommendations? J Pediatr 2000; 136: 7-9.
19. Penrod JC, Anderson K, Acosta PB. Impact on iron status of introducing cow's milk in the second six months of life. J Pediatr Gastroenterol Nutr 1990; 10: 462-7.
20. Ziegler EE, Fomon SJ, Nelson SE, Rebouche CJ, Edwards BB, Rogers RR *et al.* Cow milk feeding in infancy: further observations on blood less from the gastrointestinal tract. J Pediatr 1990; 116: 11-8.
21. Fuchs G, DeWier M, Hutchinson S, Sundeen M, Schwartz S, Suskind R. Gastrointestinal blood loss in older infants: Impact of cow milk versus formula. J Pediatr Gastroenterol Nutr 1993; 16: 4-9.
22. Male C, Persson LA, Freeman V, Guerra A, van't Hof MA, Haschke F, Euro-Growth Iron Study Group. Prevalence of iron deficiency in 12-mo-old infants from 11 European areas and

influence of dietary factor son iron status (Euro-Growth study). Acta Paediatr 2001; 90: 492-8.
23. Looker AC, Dallman PR, Carroll MD, Gunter EW, Jonson CL. Prevalence of iron deficiency in the United States. JAMA 1997; 277: 973-6.
24. Lönerdal B. Iron and breast milk. En: Sketel A, ed. Iron nutrition in infancy and childhood. Nestlé Nutrition Vevey. New York, Raven Press, 1984; 95-118.
25. Hurrell RF, Lynch SR, Trinidad TP, Dassenko SA, Cook JD. Iron absortion in humans as influenced by bovine milk proteins. Am J Clin Nutr 1989; 49: 546-52.
26. Ziegler EE, Jiang T, Romero E, Vinco A, Frantz JA, Nelson SR. Cow's milk and intestinal blood loss in late infancy. J Pediatr 1999; 135: 720-6.
27. Beard JL. Iron biology in immune function, muscle metabolism and neuronal functioning. J Nutr 2001; 131: 568-80.
28. Lozoff B, Brittenham GM, Wolf AW, McClish DK, Kuhnert PM, Jimenez E *et al*. Iron deficiency anemia and iron therapy effects on infant developmental test performance. Pediatrics 1987; 79: 981-95.
29. Walter T, De Andraca I, Chadud P, Perales CG. Iron deficiency anemia: adverse effects on infant psycomotor development. Pediatrics 1989; 84: 7-17.
30. Aukett MA, Parks YA, Scott Ph, Wharton BA. Treatment with iron increase weight gain and psychomotor development. Arch Dis Child 1986; 61: 849-57.
31. Idjradinata P, Pollit E. Reversal of developmental delays in iron-deficient anemic infants treated with iron. Lancet 1993; 341: 571-4.
32. Akman M, Cebeci D, Okur V, Angin H, Abali O, Akman AC. The effects of iron deficiency on infants' developmental test performance. Acta Paediatr 2004; 93: 1391-6.
33. Lozoff B, Wolf AW, Jiménez E. Iron-deficiency anemia and infant development: effects of extended oral iron therapy. J Pediatr 1996; 129: 383-9.
34. Booth IW, Aukett MA. Iron deficiency anaemia in infancy and early childhood. Arch Dis Child 1997; 76: 549-54.
35. Granthham-McGregor S, Ani C. A review of studies on the effect of iron deficiency on cognitive development in children. J Nutr 2001; 151: 649S-668S.
36. Lozoff B, Jiménez E, Wolf A. Long-term developmental outcome on infants with iron deficiency. N Eng J Med 1992; 326: 575-6.
37. Hurtado EK, Claussen AH, Scott KG. Early chidhood anemia and mild o moderate mental retardation. Am J Clin Nutr 1999; 69: 115-9.
38. Lozoff B, Jiménez E, Hagen J, Mollen E, Wolf AW. Poorer behavioral and developmental outcome more than 10 years after treatment for iron deficiency in infancy. Pediatrics 2000; 105: 351-7.
39. Moffatt MEK, Longstaffe S, Besant J, Dureski C. Prevention of iron deficiency and psychomotor decline in high-risk infants through use of iron-fortified infant formula: a randomized clinical trial. J Pediatr 1994; 125: 527-3.
40. Lozoff B. Does preventing iron-deficiency anemia (IDA) improve developmental test scores? Pediatr Res 1997; 39: 136.
41. Williams J, Wolff A, Daly A, MacDonald A, Aukett A, Booth IW. Iron supplemented formula milk related to reduction in psychomotor decline in infants from inner city areas: randomised study. Br Med J 1999; 318: 693-8.
42. Morley R, Abbott R, Fairweather Tait S, MacFadyen U. Stephenson T, Lucas A. Iron fortified follow on formula from 9 to 18 months improves iron status but not development or growth: a randomised trial. Arch Dis Child 1999; 81: 247-52.
43. Lozoff B, De Andraca I, Castillo M, Smith JB, Walter T, Pino P. Behavioral and developmental effects of preventing iron-deficiency anemia in healthy full-term infants. Pediatrics 2003; 112: 846-54.
44. Logan S. Commentary: iron deficiency and developmental deficit-the jury is still out. Br Med J 1999; 318: 697-8.
45. Dallmann PR. Progress in the prevention of iron deficiency in infants. Acta Paediatr Scand 1990; supp 365: 28-37.
46. ESPGAN Committee on Nutrition. Comment on the content and composition of cow's milk based follow-up formulas. Acta Paediatr Scand 1991; 79: 250-4.
47. AAP. Committee on Nutrition. Iron fortification of infant formulas Pediatrics 1999; 104: 119-23.
48. Gill DG, Vincent S, Segal DS. Follow-on formula in the prevention of iron deficiency: a multicentre study. Acta Paediatr 1997; 86: 683-9.

Capítulo

18

El lugar de los productos lácteos en la diversificación dietética

M. Bueno, A. Sarría, J.M. Pérez-González

INTRODUCCIÓN

La leche y los productos lácteos constituyen un grupo de alimentos con un alto valor nutritivo. La leche desde un punto de vista biológico es la secreción de las glándulas mamarias de las hembras de los mamíferos, que tiene por misión la nutrición óptima de las crías durante los primeros meses de vida. No obstante, dada su calidad nutricional también continua su utilización en la dieta de los humanos en las siguientes etapas de la vida.

La dieta media de los españoles responde a lo que viene considerándose dieta mediterránea[1], sinónimo de dieta prudente y saludable, tal como puede verse en la Figura 18.1, en la que se presentan datos del Estudio Nacional de Nutrición y Alimentación 1991[2]. La dieta está basada en un alto consumo de verduras, frutas, cereales y leguminosas y moderado en lácteos y carnes[3]. Dependiendo de la zona geográfica, también son importantes el pescado, aceite de oliva e ingesta de alcohol, principalmente en forma de vino.

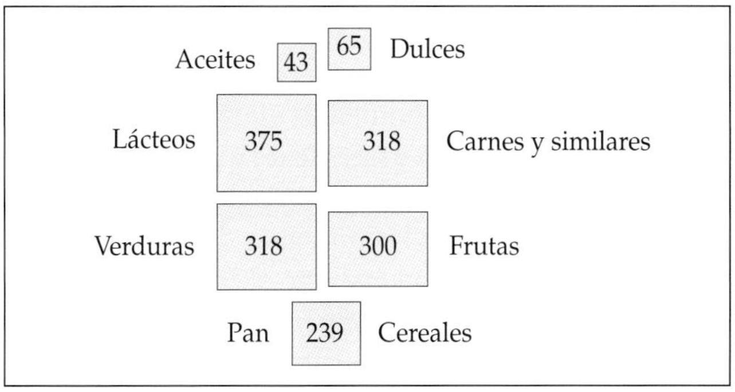

Figura 18.1. Ingesta de alimentos (g/día) en el Estado español[2].

Datos obtenidos en 1991 sobre el consumo de lácteos en nuestro país (Tabla 18.1), permitían observar tres zonas diferenciadas: el norte, con los mayores consumos; la costa mediterránea y Canarias, con los menores, y el centro y sur de la península con ingestas intermedias. El consumo medio por persona y día de lácteos era de 375 gramos, cuantitativamente el más importante de la dieta de los españoles, aspecto importante ya que proporciona la mitad

Tabla 18.1. Consumo de lácteos (g/persona/día). Conjunto nacional y Comunidades Autónomas[2]

	Total	Leche	Quesos	Yogur
Conjunto nacional	375	338	16,2	20,5
Andalucía	359	313	14,7	26,1
Aragón	333	304	14,5	15,5
Asturias	489	444	18,1	27,9
Baleares	269	229	19,3	19,7
Canarias	265	243	22,3	30,0
Cantabria	480	459	12,9	16,1
Castilla y León	439	409	13,9	16,4
Castilla-La Mancha	366	339	13,2	14,9
Cataluña	303	271	15,7	18,6
C. Valenciana	289	255	18,1	13,7
Extremadura	432	395	16,8	16,0
Galicia	449	405	21,8	22,7
Madrid	358	328	14,5	19,4
Murcia	346	302	19,7	20,8
Navarra	435	397	17,8	20,6
País Vasco	418	375	16,0	26,3
La Rioja	392	355	15,6	19,7

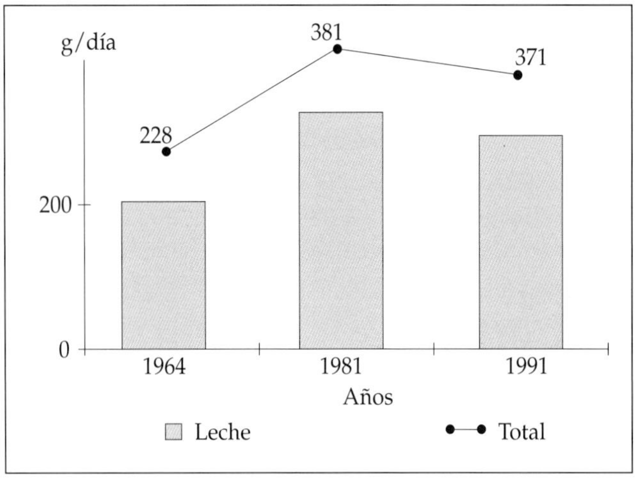

Figura 18.2. Evolución del consumo de lácteos en el conjunto nacional español[2].

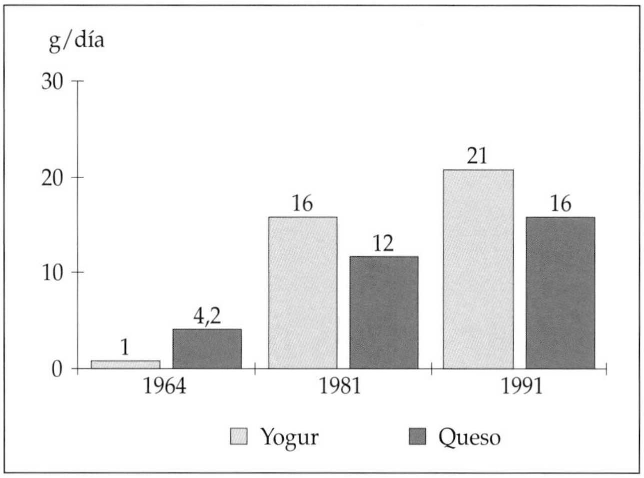

Figura 18.3. Evolución del consumo de queso y yogur en el conjunto nacional español[2].

de la ingesta del calcio total diario. El consumo medio de queso era bajo –de 16,2 gramos–, ampliamente superado por el yogur, 20,5 gramos. El consumo de queso oscila de 22,3 gramos en Canarias a 12,9 gramos en Cantabria; y el del yogur varía entre 30 gramos en Canarias y 13,7 en la Comunidad Valenciana. Los datos aportados en el Estudio sobre Alimentación en España realizado por el MAPA, en 1994, son muy semejantes a los anteriormente señalados[4].

El consumo de lácteos, que aumentó desde 1964 hasta 1981, había disminuido en 1991 (Figs. 18.2 y 18.3). Se aprecia una disminución de la leche líquida, relativamente compensada por el aumento de los quesos y yogures, especialmente por estos últimos productos, escasamente consumidos hace unos 30 años.

CARACTERÍSTICAS NUTRICIONALES DE LA LECHE Y OTROS LÁCTEOS

Existe una gran variedad de lácteos, incluyendo leche con distinto contenido en grasa, productos lácteos fermentados y productos deshidratados como la leche en polvo y la leche condensada. A los anteriores hay que sumar la gran variedad existente de quesos.

Leche

El término "leche", si no se adjunta algún calificativo, hace referencia a la leche de vaca, ya que las leches de cabra y de oveja, al menos en España, se emplean tan sólo para la elaboración de quesos[5,6]. La leche es un alimento líquido con una elevada proporción de agua, cuya composición ponderal en glúcidos, lípidos y prótidos está notablemente equilibrada (1,5; 1,0; 1,0, respectivamente), conteniendo además una importante cantidad de sales, vitaminas y enzimas[7,8]. Prácticamente todos los glúcidos de la leche están constituidos por lactosa α-D-galactopiranosil, D-glucopiranósido α o β, en una proporción del 5%. La fermentación láctica es la modificación bioquímica más importante de la lactosa. En productos derivados de la leche, como nata, mantequilla, quesos y yogur, es indispensable la acidificación láctica controlada, originándose pequeñas cantidades de sustancias aromáticas: diacetilo y etanal. La lactosa, además de ser una importante fuente de energía de la dieta, facilita la absorción del calcio.

La materia grasa está constituida en un 98% por triglicéridos. Una característica importante de la leche de los rumiantes es su contenido en ácidos grasos de cadena corta (C4-C10). La proporción de ácidos grasos insaturados en forma "cis" varía en relación con la alimentación, aumentando con el consumo de hierba. La concentración del ácido linolénico, que tiene carácter de esencial, oscila del 1,2 a 2,0%, concentraciones inferiores a las que tiene la leche materna. Con objeto de aumentar su contenido en la leche de vaca se están experimentando alimentos "protegidos", que contienen un aceite rico en ácido linolénico, suponiendo que de esta forma se alcance una proporción deseable de un 6%.

Las proteínas lácteas tienen un gran valor nutritivo, tanto las caseínas como las proteínas del suero. Ambas son complementarias con respecto al contenido de aminoácidos esenciales y esto compensa la ligera deficiencia de aminoácidos sulfurados, metionina y cisteína, de la caseína.

La leche es una importante fuente de calcio en la dieta y se considera que la asociación con las caseínas mejora su absorción en el tracto gastrointestinal.

El calcio es un factor clave para asegurar un buen estado óseo y el desarrollo dental en los jóvenes, y para ello es imprescindible una ingesta adecuada. Los niveles de calcio pueden influir en la aparición de osteoporosis post-menopáusica en las mujeres, y en un intento de prevenir esta alteración ósea se ha recomendado el consumo adecuado de leche y productos lácteos[9].

La leche contiene vitaminas liposolubles: A (en forma de β-caroteno), D y E; y vitaminas hidrosolubles: C, B_1, B_2, B_6, B_{12}, ácido pantoténico, niacina, biotina y ácido fólico. Sus concentraciones se modifican ampliamente en relación con los sistemas de procesado y almacenamiento. En los capítulos 14 y 15 de este libro se expone con más detalle la composición de la leche humana y de la leche de vaca, analizando su diferencias.

Leches fermentadas

Existen una amplia variedad de leches fermentadas, pero básicamente las diferencias entre ellas las establecen los distintos tipos de microorganismos que se utilizan en su preparación. Las más populares y consumidas son los yogures, al considerarlos productos beneficiosos para la salud. El yogur fue definido por el Código Alimentario de 1975 como un producto de leche coagulada que resulta a partir de la fermentación ácido láctica de la leche por dos tipos de bacterias: *Lactobacillus delbrueckii subsp. Bulgaricus* y *Streptococcus thermophilus*. Estas bacterias deben estar vivas y presentes en una cantidad mínima de 1 x 10^7 bacterias/gramo de producto (RD 179/2003)[10]. Muchas de las leches fermentadas tienen un bajo contenido en materia grasa e incluso existen productos pobres en colesterol. Algunos tipos de yogur contienen poca lactosa, por lo que son adecuados para individuos intolerantes a dicho disacárido. Se elaboran, también, leches fermentadas fortificadas con hierro, calcio y fibra dietética.

Quesos

El queso es un alimento muy antiguo, derivado tal vez de la costumbre mediterránea de transportar la leche en odres hechos con pieles de animales o con estómagos o vejigas[11]. A lo largo de los años se ha desarrollado una gran variedad de quesos, pero todos ellos comparten una tecnología básica en la que los cultivos fermentadores compuestos por bacterias lácticas desempeñan un papel fundamental. Los distintos tipos de quesos se clasifican, según su contenido en humedad y maduración, además de por el sabor, aroma y la presentación (frescos, maduros, fundidos, de pasta azul).

Tabla 18.2. PAIDOS'84. Estudio epidemiológico sobre nutrición y obesidad infantil

Los yogures: opinión de los pediatras	(%)
Buen alimento	57,3
Complemento proteico	11,7
Bueno a partir del 2º semestre	11,7
Rico en calcio	2,9
No es partidario	5,8
Otras respuestas	10,2
NS/NC	3,4

El queso tiene importancia en la dieta como fuente concentrada de proteínas y, en algunos casos, de grasa, según su contenido. Es un alimento de especial importancia como fuente de minerales, principalmente calcio, fósforo y hierro. Se ha citado que ciertos tipos de queso tienen un alto contenido en grasa saturada y colesterol. Datos de Tormo *et al.* no demuestran efecto negativo sobre las tasas séricas de colesterol, utilizando dos tipos de quesos frescos[12].

CONSUMO DE LÁCTEOS POR LOS NIÑOS

En edad pediátrica los datos existentes son escasos. La utilización de leche como alimento fundamental del niño hasta los 12 meses de edad es aconsejada por todos los Comités de Expertos en Nutrición. En España el consumo de lácteos en niños entre 5-15 años de edad es de unos 400 g/persona/día[13,14]. Estos datos son sensiblemente inferiores a los referidos en poblaciones del norte de Europa, como es el caso de Finlandia, en donde el consumo se sitúa en 734 g/persona/día. Es una práctica pediátrica extendida la introducción de leches fermentadas en la dieta del niño al cumplir el primer año de vida. El estudio PAIDOS'84 confirmaba la buena opinión de los pediatras en la introducción del yogur en la alimentación de los niños. El estudio PAIDOS'84, realizado en una población de escolares y adolescentes, representativa de todo el país, aportó información sobre las costumbres dietéticas en nuestro medio (Tablas 18.2 y 18.3, Fig. 18.4)[15]. El consumo de lácteos y derivados era moderado, como sucedía en la población en general, con matices según la procedencia geográfica de la muestra. Esta se obtuvo por sistema aleatorio simple y estaba constituida por un total de 6.000 individuos de ambos sexos, de edades comprendidas entre 6-12 años. El tipo de encuesta nutricional fue el recuerdo de 24 horas.

Tabla 18.3. PAIDOS'84[15]

	Total	Obesos	No obesos
Alimentos que más agradan al niño (2 a 6 años)			
Féculas y pastas	41,7	46,8	41,2
Legumbres	8,6	9,1	8,5
Verduras	7,5	2,6	8,1
Pescados	8,8	9,1	8,8
Carnes	39,5	36,4	39,9
Huevos	11,6	10,4	11,7
Frutas frescas	13,1	7,8	13,7
Frutos secos	0,3	—	0,3
Dulces	11,4	10,4	11,6
Leche	25,5	22,1	25,9
Bebidas	0,4	—	0,4
Todo	18,5	26	17,6
NS/NC	5,2	5,2	5,2
Base	769	77	692
Alimentos que actualmente agradan más al niño			
Féculas	64,8	64,9	64,7
Legumbres	13,8	10,4	14,2
Verduras	11,8	5,2	12,6
Pescados	10,0	3,9	10,7
Carnes	52,0	62,3	50,9
Huevos	18,7	23,4	18,2
Frutas frescas	11,1	6,5	11,6
Frutos secos	0,4	—	0,4
Dulces	16,3	16,9	16,2
Leche	16,1	15,6	16,2
Bebidas	1,0	—	1,2
Otros	6,2	10,4	5,8
NS/NC	3,3	3,9	3,2
Base	769	77	692

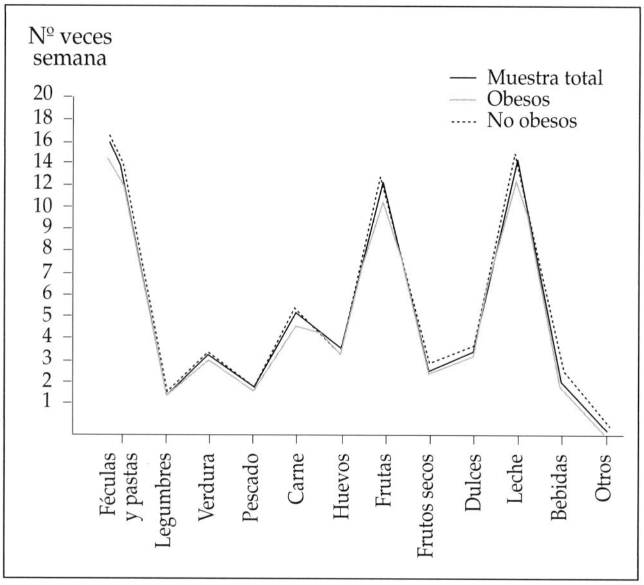

Figura 18.4. PAIDOS'84. Ingesta: nº de veces/semana que se ingieren determinados alimentos (puntuaciones medias)[15].

IMPORTANCIA DEL CALCIO EN LA ALIMENTACIÓN DEL NIÑO

El calcio es el quinto elemento corporal en cuanto a cantidad se refiere, encontrándose el 99% en los huesos. Es el catión más abundante. Se necesita para la formación y mantenimiento del esqueleto y de los dientes y, por tanto, para el crecimiento del niño[16,17], siendo esencial para la integridad funcional de los sistemas nervioso y muscular. La mitad del calcio se halla en plasma en forma ionizada y fisiológicamente activa y presumiblemente bajo control hormonal. El contenido de calcio en el esqueleto pasa de 30 g en el recién nacido a 1.200 g en el adulto y el de fósforo de 17 a 700 g. Estas diferencias reflejan la importancia de la formación de la matriz ósea y de su mineralización durante la infancia y la adolescencia[18]. Las concentraciones de calcio en el esqueleto, no solo afectan directamente a la mineralización, sino que también influyen indirectamente a través de su acción sobre la concentración circulante de hormonas que regulan la absorción de calcio. Cuando las tasas séricas de calcio disminuyen, la hormona paratiroidea (PTH) y el 1,25 (OH)2D elevan sus concentraciones para favorecer la absorción intestinal de calcio y su movilización desde el hueso[19].

Se recomienda una ingesta diaria de calcio de 400 mg en los 6 primeros meses de vida; de 600 mg en el segundo semestre; de 800 mg desde el primer año hasta los 10 años; y de 1.200 mg durante la adolescencia.

La ingesta diaria de lácteos debe estar, según la edad entre dos y cuatro raciones diarias.

Se consideran buenas fuentes de calcio la leche y sus productos derivados, como queso, yogur, helados. También lo son la yema de huevo, las vísceras, las sardinas y las almendras.

DIVERSIFICACIÓN DE LA ALIMENTACIÓN INFANTIL

El paso de la succión a la masticación no es un fenómeno simple de forma que pueda decidirse *a priori*, y para cada niño, el momento en el que deba realizarse. Para que se lleve a cabo de manera adecuada son necesarias cierto tipo de solicitudes. Por ello es conveniente que se requiera por parte del niño, periódicamente, la colaboración y aceptación de alimentos semisólidos[20]. La diversificación en la introducción de alimentos amiláceos y frutas, permite ofrecer al niño diferentes tipos de consistencia de las comidas a las que estaba acostumbrado, así como el

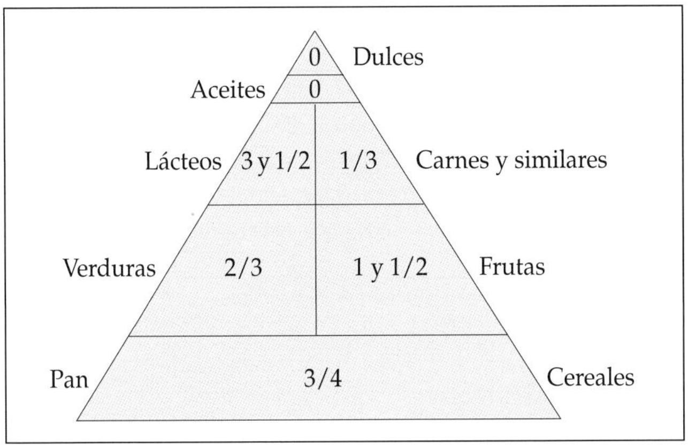

Figura 18.5. Menú de un día para un niño de 8 a 12 meses de edad. Porciones de alimento.

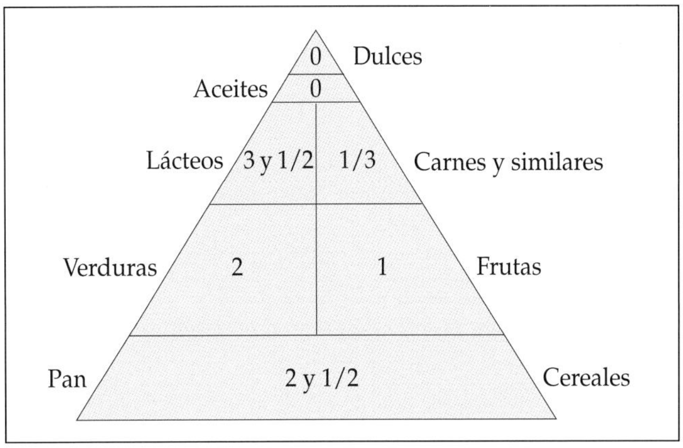

Figura 18.6. Menú de un día para un niño de un año de edad. Porciones de alimento.

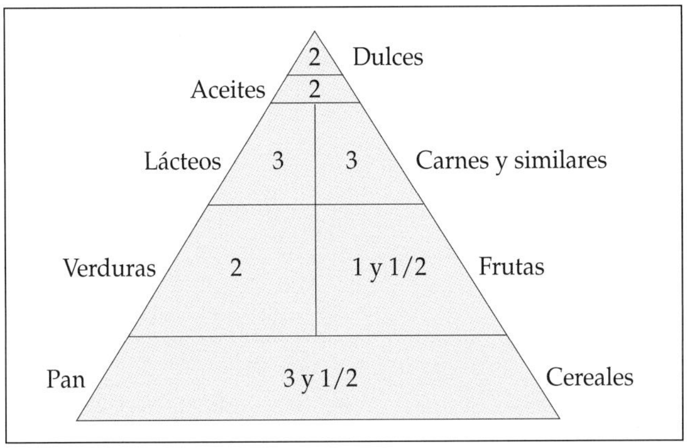

Figura 18.7. Menú de un día para un niño de 2 años de edad. Porciones de alimento.

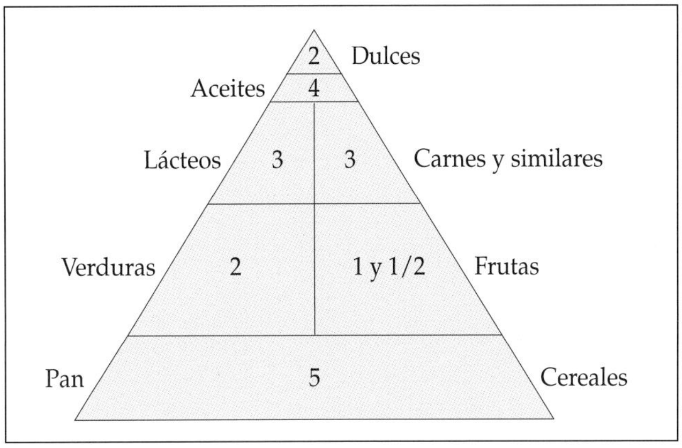

Figura 18.8. Menú de un día para un niño de 3 a 5 años de edad. Porciones de alimento.

descubrimiento de nuevos sabores. Pero es que, además, los fines de una educación alimentaria deben consistir no sólo en buscar un estado de nutrición adecuado, sino que conviene orientarlos según las grandes tendencias alimentarias del momento actual (ver cap. 16).

Las enfermedades llamadas de la civilización (obesidad, hipertensión, hipercolesterolemia, alergias y determinados cánceres) pueden prevenirse, o al menos evitar su aumento, si mejoran los hábitos alimentarias de la población, hecho que sólo es posible si se inicia una conveniente educación en edades infantiles[21]. Esta abarcará los siguientes puntos:

- Estimular la ingesta de productos lácteos.
- Restringir los productos azucarados.
- Disminuir globalmente el consumo de grasas.
- Enseñar a realizar una selección juiciosa de los alimentos.
- Controlar la toma de *snacks*.
- Aumentar la ingesta de productos ricos en fibra.

Como guías alimentarias pueden servir los menús expresados como pirámide de los alimentos que se presentan en las Figuras 18.5 a 18.8.

BIBLIOGRAFÍA

1. Sarría A, Moreno L. Dieta española. Dieta mediterránea. Zaragoza, Mira, 1993.
2. Instituto Nacional de Estadística. Encuesta de Presupuestos Familiares 1990-91. Estudio Nacional de Nutrición y Alimentación 1991. Tomo I, 1995.
3. Martí-Henneberg C. Reciente evolución de la dieta mediterránea en España. Alim Nutr Salud 1994; 1: 7-14.
4. Ministerio de Agricultura, Pesca y Alimentación. La alimentación en España 1994. Secretaría General Técnica, 1995.
5. Baró L, López-Huertas E, Boza JJ. Leche y derivados lácteos. En: Gil A, Ruiz MD, eds. Tratado de Nutrición. Tomo II. Composición y calidad nutritiva de los alimentos. Madrid, Acción Médica, 2005; 75-105.
6. Walstra P, Geurts TJ, Normen A. Ciencia de la leche y tecnología de los productos lácteos. Zaragoza, Acribia, 2001.

7. Dossier. La leche y la salud. Comité de Organizaciones Agrícolas de la CE, 1995.
8. Wong DWS. Química de los alimentos. Mecanismos y teoría. Zaragoza, Acribia, 1995.
9. Arnaud CD, Sánchez SD. Calcium and phosphorus. En: Present knowledge in nutrition. Washington, ILSI Press, 1996; 245-55.
10. Real Decreto 179/2003 por el que se aprueba la norma de calidad para el yogur. BOE 18 de febrero 2003.
11. Toussaint-Samat M. The history of dairy products. En: History of food. Oxford, Blackwell, 1992; 113-24.
12. Tormo R, Infante D, Taboada A. Influencia del consumo de queso fresco sobre el nivel de colesterol sérico en el niño. Acta Ped Esp 1996; 54: 733-40.
13. Ministerio de Sanidad y Consumo. Consumo de alimentos y estado nutricional de la población escolar de la Comunidad Autónoma de Madrid. Secretaría Técnica, 1994.
14. Salas J, Font I, Canals J, Guinovart L, Sospedra C, Marti-Henneberg C. Consumo, hábitos alimentarios y estado nutricional de la población de Reus (III): Distribución por edad y sexo del consumo de leche, derivados de la leche, grasas visibles, vegetales y verduras. Med Clin (Barc) 1985; 84: 470-5.
15. PAIDOS'84. Estudio epidemiológico sobre nutrición y obesidad infantil. Proyecto Universitario. Madrid, Jomagar, 1985.
16. Hernández M. Particularidades de la nutrición en la infancia: crecimiento y nutrición. En: Hernández M, ed. Alimentación infantil. 3ª ed. Madrid, Díaz de Santos, 2001; 3-12.
17. Mataix J, Rivas J. Lácteos y derivados. En: Mataix J, ed. Nutrición y alimentación humana. I Nutrientes y alimentos. Madrid, Ergon, 2002; 13: 311-26.
18. Tormo R. Masa ósea en las distintas etapas de la vida. Yogur vivo 2006; 22: 14-6.
19. Tylavsky FA, Ryder KA, Lyytikäinen A, Cheng S. Vitamin D, parathyroid hormone and bone mass in adolescents. J Nutr 2005; 135: 2735S-8S.
20. del Pozo Machuca J. Alimentación complementaria del lactante. En: Cruz M, ed. Tratado de Pediatría. 9ª ed. Madrid, Ergon, 2006; 11.6: 669-74.
21. National Research Council. Diet and health. Implications for reducing chronic disease risk. Washington, National Academic Press, 1989.

Capítulo

19

Fórmulas especiales en la alimentación del niño

L. Ros, J. Membrado, E. Ubalde

Durante los primeros meses de vida la leche de mujer es el mejor método para la alimentación del lactante. Cuando la lactancia materna no es posible, es necesario recurrir a las llamadas leches adaptadas o de fórmula (ver cap. 15). Estas fórmulas cumplen con las recomendaciones y normativas del Comité de la Sociedad Europea de Gastroenterología, Hepatología y Nutrición Pediátrica (ESPGHAN), aportando nutrientes parecidos a los que contiene la leche materna, con el fin de hacerlas compatibles con la madurez gastrointestinal del recién nacido y lactante y con sus necesidades nutricionales.

Cada vez son más frecuentes situaciones patológicas que afectan a la digestión, absorción o tolerancia de alguna sustancia; en estos casos no se pueden utilizar leches adaptadas o, incluso estas, están contraindicadas; en otras ocasiones, el cuadro clínico que presenta el niño justifica utilizar fórmulas que contengan un componente alimentario (nutriente o no) que afecte a una o a varias funciones del organismo de una manera determinada. En estos casos se usan las denominadas formulas especiales, preparados lácteos distintos en su composición a la leche materna o artificial.

Ante estas necesidades la industria dietética ha elaborado una serie de preparados para niños y lactantes cuyas características principales son que se ha modificado, suprimido o agregado, respecto a lo que se consideran leches de inicio o de continuación, uno o varios nutrientes[1-3].

Aunque existen preparados modulares para la elaboración de estas dietas, este capítulo estudia exclusivamente alimentos completos, que pueden constituir una única fuente de alimentación a lactantes si se administran en cantidad suficiente, no necesitando de la suplementación de otros nutrientes. Tampoco se incluyen las fórmulas para tratamiento de los errores congénitos del metabolismo que se estudian en el capítulo 49 de este libro.

Dentro de los productos existentes en el mercado, que constituyen un grupo heterogéneo de preparados infantiles, se presentan: fórmulas modificadas en principios inmediatos (hidratos de carbono, proteínas y/o grasas), dietas elementales (Tablas 19.1 y 19.2) fórmulas con adición de espesante (Tabla 19.3), fórmulas antiestreñimiento y las denominadas "fórmulas anticólico" (Tabla 19.4). En las Tablas 19.5 a 19.11 se incluyen los productos comerciales existentes en el mercado español, agrupados según sus características. Los datos reflejados respecto a su composición son los obtenidos de las propias casas elaboradoras de los productos.

FÓRMULAS MODIFICADAS EN PRINCIPIOS INMEDIATOS

Hidratos de carbono

Son diversos los cuadros clínicos que cursan con alteración de la absorción de uno o varios hidratos de carbono, pero solamente existen preparados comerciales para dos entidades: intolerancia a la lactosa, con fórmulas en las que se sustituye la lactosa por otro carbohidrato; y malabsorción glucosa-galactosa, en la que se utiliza fructosa como único hidrato de carbono.

Tabla 19.1. Fórmulas sin lactosa y con proteínas de soja existentes en el mercado Español (agosto 2006)

Fabricante	Fórmulas sin lactosa	Fórmulas soja inicio	Fórmulas soja continuación
Abbot	Similar L	Isomil	
Alter	Nutriben SL	Nutriben Soja	
Chiesi	Novalac AD		
Mead-Johnson	O-Lac	Prosobee	
Milte	Miltina SL	Miltina Soja	
Milupa	Milupa G.E.A.	Som 1	Som 2
Nestlé	Al-110		
Nutricia	Almirón SL	Nutrisoja	
Ordesa	Blemil Plus SL	Blemil Plus Soja 1	Blemil Plus Soja 2
Sanutri	Diarical	Velactin	
	Diarical Pepsina		

Tabla 19.2. Fórmulas hidrolizadas y elementales existentes en el mercado Español (agosto 2006)

Fabricante	Fórmulas con hidrólisis parcial de proteínas	Fórmulas con hidrólisis amplia de proteínas	Fórmulas elementales
Abbot		Nieda Plus	
Alter		Nutriben Hidrolizado	
Chiesi			
Mead-Johnson	Enfalac LS	Nutramigen 1	
		Nutramigen 2	
		Pregestimil	
Milte	Miltina HA		
Milupa	Aptamil HA	Pregomin	
Nestlé		Alfare	
Nutricia		Almirón Pepti	
		Peptinaut Junior	Nutri 2000 Pediátrico
Ordesa		Blemil Plus FH	
Sanutri		Damira	Damira elemental
		Damira 2000	
		Damira Atopy	
		LactoDamira	
ShS		Peptide	Neocate
		Peptide 1+	Neocate elemental
		Peptide MCT	
		Peptide MCT 1+	

Tabla 19.3. Fórmulas AR existentes en el mercado Español (agosto 2006)

Fabricante	Fórmulas AR inicio	Fórmulas AR continuación
Alter	Nutriben AR 1	Nutriben AR 2
Chiesi	Novalac AR 1	Novalac AR 2
Mead-Johnson	Enfalac AR 1	Enfalac AR 2
Milte	Miltina AR 1	Miltina AR 2
Milupa	Aptamil AR 1	Aptamil AR 2
Nestlé	Nidina AR	
Nutricia	Almirón 1 AR	Almirón 2 AR
Ordesa	Blemil Plus 1 AR	Blemil Plus 2 AR
Sanutri	Sanutri Digest AR	

Fórmulas sin lactosa

Dentro del conjunto de fórmulas especiales existen muchos preparados que no contienen lactosa (fórmulas con proteínas de soja, hidrolizados, etc.) pero se entiende como fórmula sin lactosa aquella en la que únicamente, respecto a las leches infantiles convencionales, se ha sustituido la lactosa por otro hidrato de carbono, siendo el resto de su composición similar a una leche de inicio. Habitualmente se utilizan como sustitutos de la lactosa dextrinomaltosa o polímeros de glucosa, dada la baja osmolaridad (respecto a glucosa libre) de estos productos y su mejor digestión y absorción. Estas fórmulas deberán cumplir las recomendaciones de los Comités de Nutrición

Tabla 19.4. Fórmulas "AE" y "AC" existentes en el mercado Español (agosto 2006)

Fabricante	Fórmula AE inicio	Fórmulas AE continuación	Fórmulas AC inicio	Fórmulas AC continuación
Alter	Nutriben AE 1	Nutriben AE 2	Nutriben AC 1	Nutriben AC 2
Chiesi	Novalac AE 1	Novalac AE 2	Novalac AC 1	Novalac AC 2
Ordesa	Blemil Plus 1 AE	Blemil Plus 2 AE	Blemil Plus 1 AC	Blemil Plus 2 AC

pediátricos con respecto a leches para lactantes o de continuación según el tipo de fórmula. Dentro de este grupo se engloban tanto las fórmulas sin lactosa como las que contienen pequeñas cantidades –trazas– de lactosa[4,5].

La indicación principal de estos productos es el tratamiento dietético de la hipolactasia[4-6]. Hasta hace unos años también se recomendaba su uso en el tratamiento de la galactosemia, pero la mayoría contienen cantidades pequeñas de lactosa y su utilización debería estar contraindicada.

- Fórmulas sin lactosa en la **intolerancia primaria a la lactosa**

El tratamiento dietético de esta rara entidad requiere la eliminación completa de lactosa de la dieta. El diagnóstico precoz de esta deficiencia es importante para evitar alteraciones en el desarrollo y prevenir deshidrataciones graves, que pueden ocurrir durante los primeros meses de vida, cuando el lactante se alimenta exclusivamente al pecho o con fórmulas que contienen lactosa. La respuesta a la dieta tiene que ser correcta e inmediata tras la supresión de la lactosa. En aquellos casos que la clínica continuase tras la dieta, será necesario administrar fórmula hidrolizada por la posibilidad de presentar alergia a proteína vacuna asociada a esta entidad[6,7].

- Fórmulas sin lactosa en la **intolerancia secundaria a la lactosa**

El déficit de lactasa puede ser secundario a un episodio de gastroenteritis aguda o a procesos crónicos, o ser la propia intolerancia a la lactosa un componente de la enfermedad gastrointestinal crónica. Entidades tales como enfermedad celíaca, enfermedad de Crohn, ileitis y síndrome de intestino corto, u otras alteraciones que cursan con atrofia vellositaria, se acompañan de una disminución de la actividad lactásica. El tratamiento de la deficiencia de lactasa en estos casos se sustenta en actuar sobre la causa original que ocasiona el daño de la mucosa (infección, componente tóxico de alimento, etc.) y en la restricción de lactosa.

La supresión estricta de lactosa debe hacerse en niños malnutridos; en estos casos la mejoría de la situación nutricional se acompaña de la recuperación de la intolerancia. Existe polémica sobre si los lactantes bien nutridos que presentan gastroenteritis sin deshidratación deben ser tratados con fórmulas infantiles diluidas o incluso sin diluir después de una rehidratación inicial o con fórmulas sin lactosa[8-11]. Según algunos trabajos no parece necesario el uso rutinario de fórmulas con bajo contenido en lactosa en la diarrea aguda, aunque su utilización debe ser considerada en pacientes malnutridos, menores de 3-6 meses con diarreas asociadas a deshidratación grave y/o patógenos específicos. La actividad de la lactasa se puede recuperar en poco tiempo, cuando el borde de cepillo de la mucosa se haya regenerado[6-8], debiendo restaurarse la alimentación normal precozmente y nunca debe mantenerse en períodos superiores al mes[6]. En aquellos casos en los que sea necesario requerir durante largo tiempo fórmulas sin lactosa, es recomendable aportar una suplementación de calcio de 800 mg/día.

- Fórmulas sin lactosa en la **intolerancia de lactosa en el niño mayor**

La intolerancia a la lactosa en el niño mayor causada por la disminución de la actividad de lactasa, se desarrolla en niños en edad escolar y, en ocasiones, en edad más temprana, cuando la síntesis de la proteína correspondiente de enzima en la mucosa intestinal disminuye. La hipolactasia total es una entidad muy rara y muchos de estos pacientes puedan tolerar cantidades limitadas de lactosa con las comidas[12].

Aunque a estas edades la leche no juega un papel nutricional tan importante como ocurre en la época de lactante, una prohibición total de leche debería utilizarse como último recurso, ya que esta supresión priva al niño de otros nutrientes, como calcio, proteínas, riboflavina y otros, por lo que es importante recomendar la ingestión de pequeñas cantidades de lactosa, con una cantidad individualizada para cada sujeto, sobre todo en las comidas principales y administrar fórmulas sin lactosa cuando el niño quiera ingerir leche sin otros alimentos (desayuno, merienda).

Las características de las fórmulas sin lactosa existentes en el mercado español son expuestas en la Tabla 19.5.

Tabla 19.5. Fórmulas sin lactosa, existentes en el mercado Español (agosto 2006)

Fórmulas sin lactosa	Energía kcal/100 ml	Proteínas g/100 ml	% Caseína/ suero	Grasa g/100 ml	H de C g/100 ml	H de C predominante
Al-110	66,4	1,66	40/60	3,30	7,50	Dextrinom
Almirón SL	70,1	1,70	100/0	3,70	7,52	Glucosa
Blemil Plus SL	71,4	1,75	39/61	3,64	7,91	Dextrinom
Diarical	67,2	1,64	40/60	3,77	6,70	Dextrinom
Diarical Pepsina	64,8	1,64	40/60	3,77	6,11	Dextrinom
Miltina SL	69,2	1,55	40/60	3,77	7,22	Dextrinom
Milupa G.E.A.	70,1	1,67	100/0	3,70	7,56	NE
Novalac AD	66,8	2,52	90/10	2,88	7,67	Dextrinom
Nutriben SL	66,9	1,61	40/60	3,79	6,70	Dextrinom
O-Lac	67,6	1,42	80/20	3,64	7,15	Glucosa
Similar L	67,1	1,46	40/60	3,66	7,25	Dextrinom

Fórmula exenta de disacáridos con fructosa como monosacárido

Su utilización esta indicada exclusivamente en el tratamiento de la malabsorción glucosa-galactosa, entidad muy poco frecuente que se hereda por un mecanismo autosómico recesivo. La glucosa y la galactosa utilizan el mismo sistema de transporte activo para su absorción a nivel del intestino delgado. Se trata de un cotransporte sodio/glucosa-galactosa a través de la membrana del borde en cepillo y su acción consiste en la transferencia de glucosa y galactosa entre la luz intestinal y el citoplasma de los enterocitos simultáneamente con el paso de Na^+, en base a su gradiente negativo entre la luz y el interior celular[13].

El defecto genético responsable de este cuadro reside en un cambio a nivel de la posición 92 del cromosoma 22. La sustitución de una única base (de guanina a adenosina) origina un cambio en el aminoácido 28, de aspartato a asparragina[14], siendo éste el responsable del cuadro clínico.

En los pacientes homocigotos, la malabsorción de glucosa y galactosa se acompaña de una reducción en el tiempo de tránsito intestinal, lo que hace que una gran cantidad de agua, electrolitos y glucosa lleguen al colon, sobrepasándose la capacidad absortiva del mismo y produciéndose una diarrea acuosa abundante que se inicia ya en los primeros días de vida y que conduce a una grave deshidratación hipertónica acompañada de acidosis metabólica.

El diagnóstico de malabsorción congénita de glucosa-galactosa se establece al objetivar la positividad de las pruebas genéricas de malabsorción de carbohidratos junto a la normalidad de la biopsia intestinal, con actividad de disacaridasas conservada y la mejoría clínica tras la introducción de una dieta basada en fructosa.

El tratamiento pasa por una inicial corrección de la deshidratación que suele ser hipernatrémica, seguida del establecimiento de una dieta exenta de glucosa y galactosa; se utiliza la fructosa como fuente de carbohidratos, lo que logra un normal crecimiento y desarrollo neurológico de los pacientes. Se recomienda comenzar con fórmulas exentas de carbohidratos en las primeras 24 horas para asegurar una buena tolerancia gastrointestinal e ir añadiendo fructosa progresivamente hasta llegar, tras 5-7 días, al aporte del 40% de la energía. En España existen varios módulos exentos de carbohidratos, pero sólo una fórmula que contenga fructosa como carbohidrato (Galactomin 19). En este preparado el resto de los nutrientes no están modificados. En los casos que el cuadro se asocie con otro tipo de alteraciones (alergia a proteínas vacunas) deben utilizarse fórmulas modulares ya que este preparado contiene proteínas vacunas. Superados los primeros 4 meses de vida los alimentos bajos en carbohidratos pueden ser introducidos gradualmente, vigilando siempre la tolerancia intestinal.

Proteínas

Las modificaciones en las proteínas de las fórmulas infantiles pueden ser de dos tipos, bien sustituyendo proteínas vacunas por proteínas de soja, dando lugar a las denominadas fórmulas con proteínas de soja; o bien modificando por hidrólisis las proteínas lácteas (caseína o lactoglobulina o ambas), las llamadas fórmulas hidrolizadas, que en función de la intensidad de la hidrólisis pueden clasificarse en fórmulas con bajo grado de hidrólisis (HA) e hidrolizados con alto grado de hidrólisis.

Fórmulas con proteínas de soja

En 1990 el Comité de Nutrición de la ESPGAN[15] publicó las características que debían tener estas fórmulas

Tabla 19.6. Fórmulas con proteínas de soja, existentes en el mercado Español (agosto 2006)

Fórmulas con proteínas soja	Energía kcal/100 ml	Proteínas g/100 ml	Grasa g/100 ml	H de C g/100 ml	H de C predominante
Blemil Plus Soja 1	78,84	2,03	3,50	7,80	Dextrino
Blemil Plus Soja 2	70,65	2,25	3,19	8,22	Dextrino
Isomil	72,38	1,92	3,93	7,35	NC
Miltina Soja	70,00	1,65	3,46	8,06	Dextrino
Nutriben soja	67,05	1,70	3,50	7,10	Glucosa
Nutrisoja	66,04	1,80	3,59	6,71	Dextrino
Prosobee	68,12	1,77	3,67	6,81	Glucosa
Som 1	66,42	1,80	3,59	6,71	NC
Som 2	71,93	2,20	3,60	7,69	Glucosa
Velactin	69,72	1,96	3,46	7,70	Dextrino

y en 1998 la Academia Americana de Pediatría[16] expuso las recomendaciones sobre composición e indicaciones de estos preparados; asimismo existe normativa de la Comunidad Europea de obligado cumplimiento en España.

Estas fórmulas contienen como componente proteico en exclusiva, proteína aislada de soja refinada que ha sido tratada con calor para aumentar su digestibilidad y una mayor biodisponibilidad de los minerales que contiene. Como la proteína de soja tiene un menor valor biológico que la caseína o que las proteínas del suero, el contenido en proteínas debe más elevado que el de las leches de lactantes, siendo de 1,8 a 2,09 g/dl. Para mejorar la calidad de la proteína hay que agregar L-metionina, L-carnitina y taurina en cantidades necesarias para que sus niveles se asemejen a los hallados en la leche humana.

Las fórmulas de soja existentes actualmente no contienen lactosa y utilizan como fuente de carbohidratos glucosa, dextrinomaltosa, sacarosa o una mezcla de varios. Este hecho hace que puedan ser utilizadas en las intolerancias a la lactosa, aunque para estos procesos están más indicadas las fórmulas sin lactosa. El contenido de sacarosa en algunas de ellas es elevado. Pueden contener almidón que debe estar exento de gluten y no sobrepasar la cantidad de 3 g/100 kcal.

Todos los productos existentes en el mercado español cumplen la normativa UE sobre los niveles de grasa entre 4,4-6,5 g/100 kcal. En la mayoría de los productos la grasa es de origen exclusivamente vegetal, utilizándose mezcla de distintos aceites: maíz, soja, palma, coco, girasol, en diferentes proporciones. Esto hace que exista entre estos productos una gran variabilidad en la distribución de ácidos grasos. Algunos de los preparados existentes contienen MCT aunque no existe motivo para su adición.

Al ser la soja fijadora de aluminio, los preparados existentes contienen cantidades elevadas de este mineral, por lo que no deben ser utilizadas en recién nacidos y lactantes menores de tres meses, ni en aquellos lactantes o niños con insuficiencia renal.

Debido al gran contenido de fitatos, estas fórmulas tienen que estar enriquecidas en hierro y cinc y el contenido en calcio y fósforo debe ser más elevado que en las elaboradas a partir de proteínas vacunas, debiendo mantener la relación calcio: fósforo de 1,1-2,0, ya que 30% del fósforo es ligado por los fitatos y no absorbido.

Las indicaciones de la utilización de fórmulas con proteínas de soja[17] son varias, aunque las recomendaciones actuales de la ESPGHAN y de la AAP se circunscriben al manejo dietético de la alergia a proteína de leche de vaca IgE-mediada (excepto en lactantes menores de 6 meses con síntomas digestivos), intolerancia primaria o secundaria a la lactosa, galactosemia y alimentación de lactantes hijos de padres vegetarianos que rechazan una fórmula con proteínas vacunas.

Está discutida su utilización en niños con síntomas atribuibles a alergia a proteínas vacunas. Se han utilizado para la prevención de la enfermedad atópica, pero igual que ocurre con las proteínas vacunas, la proteína de soja es también alergénica y su ingestión puede inducir hipersensibilidad a la soja

Las características de las fórmulas con proteínas de soja existentes en el mercado español se exponen en la Tabla 19.6.

Fórmulas con proteínas hidrolizadas

Los objetivos que se intentan conseguir al hidrolizar las proteínas son varios:

a) Excluir antígenos intactos que contacten con el tracto intestinal (que opcionalmente puedan ser absorbidos).

Tabla 19.7. Formulas con hidrólisis baja de proteínas, existentes en el mercado Español (agosto 2006)

Fórmulas con hidrólisis baja	Energía kcal/100 ml	Proteínas g/100 ml	Origen proteína	Grasa g/100 ml	H de C g/100 ml	H de C predominante
Aptamil HA	67,19	1,60	Caseína y séricas	3,60	7,1	Lactosa
Enfalac LS	68,11	1,52	Caseína y séricas	3,74	7,1	Lactosa
Miltina HA	70,28	1,74	Séricas	3,84	7,21	Lactosa y dextrino

b) Reducir el riesgo de fragmentos inmunogénicos que puedan llegar a ser presentados al sistema de células inmunocompetentes tras la absorción accidental de péptidos.
c) Reducir el período de exposición de la mucosa intestinal a los epítopos residuales de proteínas intactas o restos peptídicos.

Dependiendo del grado de hidrólisis a la que son sometidas las proteínas vacunas (caseína, séricas o ambas) bien sea por tratamiento térmico ó hidrólisis química o enzimática, se diferencian dos grupos de fórmulas: parcialmente hidrolizadas y altamente hidrolizadas. Estas fórmulas son clasificadas y denominadas de una manera distinta según el organismo que las defina. Así para la Sociedad Europea de Gastroenterología, Hepatología y Nutrición Pediátrica (ESPGHAN)[18] se dividen en fórmulas de bajo grado de hidrólisis o fórmulas hipoantigénicas y fórmulas de alto grado hidrólisis en las que se incluyen las fórmulas hipoalergénicas, así como las dietas semielementales. Para la Sociedad Europea de Alergia Pediátrica ESPACI[19] se trata de fórmulas parcialmente hidrolizadas o fórmulas extensivamente hidrolizadas.

• Fórmulas **parcialmente hidrolizadas**

Estos preparados también denominados de bajo grado de hidrólisis, hipoantigénicas o HA deben presentar según la ESPGHAN[18] una reducción de al menos 10 veces el contenido de antígenos, comparado con las leches convencionales. En el etiquetado y publicidad habrá que mencionar claramente que estas fórmulas están contraindicadas en el tratamiento de los lactantes que tienen alergia a la proteína a partir de la cual se deriva el hidrolizado.

El peso molecular de su componente proteico debe ser inferior a 10.000-20.000 daltons siendo el resto de nutrientes igual que las leches para lactantes. Los requisitos que deben cumplir son, que sean nutricionalmente adecuadas, su sabor aceptable, su precio razonable, y no presenten inmunogenicidad ni alergenicidad.

Sus indicaciones son muy limitadas, puesto que no lo están en el tratamiento de los lactantes con alergia probada a las proteínas vacunas, al tener una actividad antigénica residual. En cuanto a la prevención, faltan estudios controlados que demuestren a largo plazo la eficacia de estos preparados, ya que los trabajos existentes son contradictorios. En algunos de ellos la eficacia es únicamente transitoria. Por ello su indicación actual es la prevención de manifestaciones alérgicas en lactantes de riesgo. Su utilización debe asociarse a otras medidas, como son evitar alérgenos ambientales y/o retrasar la introducción de alimentos potencialmente alergénicos[17,20].

La elaboración de los futuros preparados de este tipo deberá basarse en la identificación y tipificación de los determinantes alergénicos (epítopos) de proteínas de leche de vaca más relevantes desde el punto de vista alergológico, para posteriormente proceder a su inactivación, bien por hidrólisis selectiva de estos epítopos y/o bloqueando o inhibiendo selectivamente dichos epítopos, de manera que se impida su acoplamiento a moléculas de IgE.

Las características de las fórmulas existentes de venta en España son expuestas en la Tabla 19.7.

• Fórmulas **altamente hidrolizadas**

Se denominan también de alto grado de hidrólisis o hipoalergénicas. Durante mucho tiempo los preparados con alto grado de hidrólisis presentaban cambios en otros principios inmediatos (grasas e hidratos de carbono). En los últimos años la industria dietética ha puesto en el mercado español fórmulas en las cuales la única modificación es el alto grado de hidrólisis de sus proteínas, sin grandes modificaciones del resto de los componentes de la fórmula. Esto ha justificado que algunos autores propongan denominar fórmulas de *alto grado de hidrólisis* a aquellas en las que únicamente existe alteración en las proteínas y fórmulas *semielementales* para aquellas en las cuales se varía también la composición de carbohidratos y grasas.

Tanto unas como otras deben contener una reducción de al menos 100 veces en el contenido de antígenos, comparados con las leches para lactantes convencionales y la fórmula debe ser tolerada por el 90% de lactantes con

Tabla 19.8. Fórmulas con hidrólisis alta de proteínas, existentes en el mercado Español (agosto 2006)

Fórmulas con hidrólisis alta	Energía kcal/100 ml	Proteínas g/100 ml	Origen proteína	Grasa g/100 ml	H de C g/100 ml	H de C predominante
Alfare	70,64	2,09	Séricas	3,54	7,60	Dextrino
Almirón Pepti	65,78	1,60	Séricas	3,59	6,82	Dextrino y lactosa
Blemil Plus FH	75,52	1,89	Séricas y caseína	3,92	7,42	Dextrino
Damira	67,76	1,78	Séricas y caseína	3,00	8,43	Dextrino
Damira 2000	68,60	1,68	Caseína	3,32	8,01	Dextrino
Damira Atopy	69,44	1,71	Caseína	3,22	8,40	Dextrino
Lacto Damira	70,42	1,76	Caseína	3,54	7,84	Dextrino y lactosa
Nieda Plus	71,01	1,87	Séricas y caseína	3,57	7,88	Dextrino
Nutramigen 1	68,00	1,90	Séricas	3,40	7,48	Glucosa
Nutramigen 2	71,54	2,31	Séricas	3,50	7,74	Glucosa
Nutriben hidrolizada	73,64	1,77	Caseína	3,83	8,01	Glucosa
Peptide	71,00	2,10	Soja y colágeno	3,50	7,80	Glucosa
Peptide 1+	100,00	3,10	Soja y colágeno	3,90	13,00	Glucosa
Peptide MCT	68,00	2,00	Soja y colágeno	2,70	8,80	Glucosa
Peptide MCT 1+	104,00	3,20	Soja y colágeno	4,10	13,60	Glucosa
Peptinaut Junior	69,94	1,78	Séricas	3,61	6,86	Dextrino
Pregestimil	67,50	1,89	Caseína	3,78	6,89	Glucosa
Pregomin	74,55	2,03	Soja y colágeno	3,60	8,55	Dextrino

alergia a leche de vaca comprobada. Sus proteínas deben estar constituidas por péptidos de peso molecular inferior a 5.000 daltons, aunque algunos de los preparados existentes en la actualidad contienen una pequeña cantidad de péptidos ± el 2% con peso superior a 5.000 daltons.

Estos preparados que vienen utilizándose, algunos de ellos, desde hace más de cincuenta años con buenos resultados nutricionales, no deben considerarse como no alergénicos porque a pesar del alto grado de hidrólisis, estos oligopéptidos siguen manteniendo una capacidad alergénica residual.

– Fórmulas con *alto grado de hidrólisis*

Salvo las modificaciones en la hidrólisis de las proteínas, su composición varía poco respecto a las fórmulas de inicio. Contienen lactosa como carbohidrato, junto con otros carbohidratos, principalmente dextrinomaltosa o polímeros de glucosa. El origen de sus grasas es 100% vegetal. En cuanto a los otros componentes, son similares a las leches de inicio.

Están indicadas en la prevención de los pacientes con posible enfermedad atópica y en el tratamiento de los lactantes afectos de alergias a proteínas vacunas, excepto en los casos que cursen clínicamente con diarreas, por la presencia de lactosa en estos preparados, ante la posibilidad de la existencia de una intolerancia a la lactosa junto a su alergia a las proteínas vacunas[20-22].

La composición de los dos productos de venta en nuestro país se refleja en la Tabla 19.8.

FÓRMULAS SEMIELEMENTALES

Estas fórmulas no contienen lactosa y utilizan como carbohidratos una mezcla de glucosa y dextrinomaltosa. Las existentes en el mercado contienen proteínas procedentes de la hidrólisis de caseína, seroproteínas, leche entera de vaca o de otro origen proteico no vacuno (soja, buey). En algunas de ellas existen modificaciones de la composición grasa, con un mayor aporte de MCT que las leches para lactantes. En el resto de los nutrientes no existen diferencias respecto a las leches convencionales.

Estas fórmulas se utilizan para el tratamiento de la intolerancia de lactosa en los lactantes que presentan, o se sospecha, una posible alergia a la proteína de leche de vaca. Su utilización está indicada tanto en la prevención, como en el tratamiento de las alergias a las proteínas vacunas, aunque no deben utilizarse en pacientes que han tenido reacciones anafilácticas o reacciones adversas severas, sin una prueba de provocación previa con el producto a administrar[20,21]. Se utilizan especialmente en pacientes con cuadros de malabsorción intestinal de grasas: insuficiencia pancreática, colestasis crónica, linfangiectasia· intestinal, abeta o hipobetalipoproteinemia y situaciones de afectación intestinal grave (síndrome de intestino corto, enteritis por radioterapia o quimioterapia, síndromes de malabsorción, diarrea grave del lactante y en pacientes con malnutrición primaria o secundaria) ya que necesitan menos mecanismos enzimáticos a nivel de la pared intestinal para su absorción.

Tabla 19.9. Fórmulas elementales, existentes en el mercado Español (agosto 2006)

Fórmulas elementales	Energía kcal/100 ml	Proteínas g/100 ml	Grasa g/100 ml	H de C g/100 ml	H de C predominante
Damira elemental	69,22	2,02	2	11	Dextrino
Nutri-2000 Pediátrico	64,37	1,47	3,41	6,97	Dextrino
Neocate	72,45	2,25	3,45	8,1	Glucosa
Neocate Advance	100	2,5	3,5	14,63	Glucosa

Entre las desventajas que presentan estos productos están su mal sabor, debido a la presencia de aminoácidos azufrados, que es mayor según el nivel de hidrólisis, lo que hace difícil su aceptación en aquellos niños que anteriormente han tomado algún otro tipo de fórmula. Los lactantes alimentados con estos hidrolizados realizan heces de consistencia pastosa, debido probablemente a la mayor cantidad de agua (la disminución del aporte de grasas saturadas de cadena larga y la existencia de aminoácidos libres puede ocasionar un descenso de neurotensina y un aumento de motilina, lo que provoca hiperperistaltismo con menor absorción de agua y mayor contenido de ésta en las heces)[23].

La composición de los productos en venta actualmente se refleja en la Tabla 19.8.

DIETAS ELEMENTALES

Son dietas elaboradas con aminoácidos de síntesis, dextrinomaltosa o polímeros de glucosa y más o menos el 40% de las grasas en forma de MCT. Aportan los minerales y vitaminas de la misma manera que una fórmula de inicio.

Estos productos que presentan menos grado de alergenicidad que los hidrolizados proteicos, están preparados para que su digestión y absorción se realice de una manera sencilla, no necesitando que los mecanismos de digestión sean competentes, ni que para su absorción se precise la acción de los enzimas de pared, pudiendo realizarse casi una absorción pasiva, lo que lleva consigo una disminución importante del volumen fecal. Como inconvenientes destaca su mal sabor y la elevada osmolaridad de algunos preparados que pueden producir diarrea osmótica.

Sus indicaciones, además de las mismas que en las fórmulas semielementales, son en caso de fracaso de dieta semielemental, tras nutrición parenteral prolongada, estados de malabsorción y maldigestión en insuficiencia pancreática, síndrome de intestino corto, enfermedad inflamatoria intestinal, diarrea "intratable" resistente a los tratamientos habituales y alergia-intolerancia a proteínas de leche de vaca que no responde a los diferentes hidrolizados[17,20,21].

En la actualidad, los preparados comerciales están elaborados más de acorde con las necesidades de los lactantes que hace unos años, pero aun todavía existen desventajas, entre ellas están el mal sabor peor que las fórmulas semielementales, alto coste, alta osmolaridad que puede originar diarreas osmóticas. En algunas fórmulas, aunque están indicadas para lactantes, su formulación no es la idónea.

Las existentes en la actualidad se exponen en Tabla 19.9.

FÓRMULAS CON ADICIÓN DE ESPESANTE

Estos preparados comercializados con el nombre de fórmulas AR, sinónimo de anti-regurgitación por su indicación para lactantes con regurgitaciones, se caracterizan por contener agentes espesantes (harina de algarrobo, amilopectina como almidón de arroz y almidón precocido de maíz). Puesto que el uso de fórmulas con adición de agentes espesantes forma parte de la primera fase del tratamiento del reflujo propuesto por el grupo de trabajo sobre la enfermedad por reflujo gastroesofágico de la ESPGAN[24], el tratamiento conservador de las regurgitaciones en lactantes tranquilizando a los padres y realizando tratamiento postural, es suficiente para obtener remisión clínica en la mayoría de estos pacientes.

Las incorporaciones de algunos de estos espesantes tiene inconvenientes. La harina de semilla de algarrobo, es un glucogalactomanano no digestible, fermenta en el colon, produciendo ácidos grasos de cadena corta que proporcionan al organismo un pequeño aporte energético extra, pero pueden producir dolor abdominal al disminuir la consistencia de las heces y el acelerar el tránsito intestinal dolor abdominal y diarrea. La harina de arroz se ha asociado con una tendencia al estreñimiento. Por otra parte, no se conoce con exactitud el efecto que la utilización de espesantes pueda tener sobre la absorción de algunos minerales y vitaminas[24].

Tabla 19.10. Fórmulas de inicio "AR", existentes en el mercado Español (agosto 2006)

Fórmulas AR inicio	Energía kcal/100 ml	Proteínas g/100 ml	%caseína/séricas	Grasa g/100 ml	H de C g/100 ml	Tipo espesante
Almirón 1 AR	66,97	1,71	80/20	3,10	8,09	Semilla algarrobo
Aptamil AR 1	69,07	1,60	60/40	3,42	7,99	Semilla algarrobo
Blemil Plus 1 AR	68,50	1,64	37,5/62,5	3,56	7,47	Semilla algarrobo
Enfalac AR 1	67,50	1,69	82/18	3,51	7,56	Almidón arroz
Miltina AR 1	68,60	1,62	45/55	3,77	7,06	Semilla algarrobo
Nidina AR	66,42	1,73	70/30	3,12	7,87	Almidón arroz
Novalac AR 1	64,48	1,69	80/20	3,12	7,41	Almidón maíz
Nutriben AR 1	66,69	1,40	40/60	3,41	7,61	Semilla algarrobo
Sanutri Digest AR	68,64	1,64	40/60	3,74	7,11	Semilla algarrobo

Tabla 19.11. Formulas continuación "AR", existentes en el mercado Español (agosto 2006)

Fórmulas AR continuación	Energía kcal/100 ml	Proteínas g/100 ml	%caseína/séricas	Grasa g/100 ml	H de C g/100 ml	Tipo espesante
Almirón AR 2	70,06	2,2	80/20	3,00	8,61	Semilla algarrobo
Aptamil 2 AR	60,32	1,9	80/20	2,59	7,38	Semilla algarrobo
Blemil Plus 2 AR	69,02	2,1	37,5/62,5	3,19	7,98	Semilla algarrobo
Enfalac AR 2	67,97	2,22	80/20	3,00	7,92	Almidón arroz
Miltina AR 2	76,06	1,80	50/50	3,70	8,89	Semilla algarrobo
Novalac AR 2	61,96	2,08	80/20	2,73	7,27	Almidón maíz
Nutriben AR 2	72,06	1,81	45/55	3,11	9,30	Semilla algarrobo

Muchos de estos productos, aunque deberían cumplir las recomendaciones de la ESPGAN sobre la composición de leches de inicio y/o continuación, presentan una composición distinta; generalmente contienen más carbohidratos de lo deseable y, algunos de ellos, contienen menos grasa, basados en la hipótesis de que una menor concentración de ácidos grasos de cadena larga puede favorecer un mejor vaciamiento gástrico.

La relación caseína/seroproteínas en la mayoría de estos productos es 80/20, similar a la leche de vaca, por lo que no deberían usarse en lactantes menores de 4 meses. La justificación de esta proporción es que así presentan una mayor viscosidad y con ello disminuye la rapidez del vaciamiento gástrico, lo que origina una disminución de la producción de reflujos ácidos, que suelen presentarse una vez concluido el vaciamiento gástrico[25]. Este aumento de la viscosidad conlleva el riesgo potencial de prolongar el tiempo de contacto del material refluido con la mucosa esofágica con el peligro de esofagitis.

Con la utilización de estas fórmulas disminuye el número de reflujos, pero el tiempo con pH inferior a 4 permanece igual, lo que indica que hay un peor aclaramiento esofágico y no mejora el reflujo propiamente dicho. Este extremo ha sido comprobado por estudios de pHmetrías; además, puede retrasarse el diagnóstico de un reflujo patológico, dado que los vómitos y las regurgitaciones suelen ser los síntomas guía en estos pacientes. Asimismo, no existen evidencias que con la utilización de estas fórmulas se presenten beneficios respecto a la aparición de esofagitis, ni disminuyan las complicaciones broncopulmonares del reflujo. Tampoco se conocen las acciones de los espesantes sobre la biodisponibilidad de otros nutrientes y sobre el desarrollo y frecuencia de reacciones adversas[26].

La utilización de este tipo de fórmulas es, por tanto, objeto de controversias. Aunque no deben ser aconsejadas de forma general, si debe evitarse su uso en lactantes con buen estado general y nutricional. El Comité de Nutrición del ESPGHAN ha publicado en los últimos años[27,28] unos comentarios en relación con las fórmulas con espesantes; en ellos aconseja su utilización solamente en niños con fallo de medro causado por un exceso de pérdidas de nutrientes por los vómitos, unido a un tratamiento farmacológico y recomienda no utilizar estos fórmulas indiscriminadamente hasta disponer de más información en niños sanos que presenten vómitos ni utilizarlos en los casos de reflujo con complicaciones.

En el mercado existen fórmulas con espesantes para ser utilizadas durante los primeros meses de vida (tipo 1) (Tabla 19.10) y otras para lactantes mayores (tipo 2) (Tabla 19.11).

FÓRMULAS ANTIESTREÑIMIENTO

El ácido palmítico representa un 25% de los ácidos grasos de la leche humana y más del 70% está esterificado, principalmente en la posición 2 (o posición β) de la molécula del triglicérido. Esta especial configuración hace que sea absorbido rápidamente en forma de 2-monoglicerido (2-monopalmitina), sin formar jabones cálcicos insolubles, consiguiendo con ello una mayor absorción de la grasa y el calcio presentes en la leche humana[29,30].

En la mayoría de las fórmulas infantiles el ácido palmítico se presenta en cantidades importantes en las posiciones 1 y 3 de los triglicéridos; durante la digestión, las grasas quedan libres a nivel del lumen intestinal, coprecipitando con el calcio presente en el tracto digestivo, formando jabones cálcicos insolubles[31,32] que parecen ser los responsables de la dureza de las heces y, como consecuencia, del estreñimiento[30].

Sobre estas bases, están apareciendo las formulas llamadas anti-estreñimiento (AE) que tienen un mayor aporte de ácido palmítico en posición β, con el objeto de reducir la formación de jabones cálcicos e incrementar la biodisponibilidad del calcio mejorando su absorción[33]. Se ha comprobado en estos casos que el calcio absorbido es depositado a nivel esquelético, ya que los lactantes alimentados con leches enriquecidas en β-palmitato presentan una mayor densidad ósea[30,33,34]. También se ha determinado la eficacia clínica de una fórmula infantil enriquecida con un 49% de β-palmitato en el tratamiento del estreñimiento de los lactantes[36].

Existen algunas fórmulas denominadas antiestreñimiento que en su composición añaden sales de magnesio (Tabla 19.4)

FÓRMULAS ANTICÓLICO

Las llamadas fórmulas anticólico (AC) están dirigidas a paliar los posibles factores desencadenantes del cólico del lactante, introduciendo diversas modificaciones, entre las que se incluyen: hidrólisis parcial de las proteínas séricas, reducción del contenido en lactosa añadiendo dextrinomaltosa, aporte de fructooligosacáridos para conseguir efecto prebiótico, mayor proporción de ácido palmítico en posición β, aporte de una pequeña cantidad de la grasa en forma de MCT y, en algunos casos, fibra.

En un metanálisis sobre la eficacia de estas fórmulas, se llega a la conclusión que el cambio de leche de fórmula por un hidrolizado de caseína debería reservarse a casos muy especiales, como son niños no lactados al pecho en los que las medidas educativas dirigidas a los padres no hayan surtido efecto y exista además un alto grado de ansiedad familiar. En estas situaciones puede ensayarse un "tratamiento de prueba" no superior a una semana de duración[37].

Con posterioridad a esta publicación, otra refiere resultados similares, pero informando además de la existencia de otras intervenciones eficaces como la leche de soja y el té herbal. Estos resultados han de ser tomados, sin embargo, con precaución debido a que este estudio tiene importantes limitaciones metodológicas que limitan su interpretación[38].

Como conclusión final, debe admitirse que la industria dietética ofrece cada día más fórmulas e indicaciones para su empleo. El uso correcto, basado en razones científicas de una determinada fórmula, puede ser útil, solucionando problemas concretos. Al mismo tiempo, se ofrecen preparados para determinadas situaciones, cuyas indicaciones son más discutibles, no resultando fácil determinar la efectividad de estos alimentos y decidir si el uso que se preconiza está sustentado en algo más que conceptos teóricos razonables, pero con nulas o muy escasas evidencias científicas. Es por ello que resulta fundamental conocer cuales son las fórmulas especiales existentes en el mercado, cuales son sus indicaciones reales y en que bases científicas están sustentadas.

BIBLIOGRAFÍA

1. Commision of the European Communities. Commission Directive 199/21/EC of 22 March 1999 on dietary foods for special medical purposes. Official J Eur Comm 1999; L91/29: 29-36.
2. Tamayo G, Sáenz de Urturi A, Hernández MR, Pedrón C, García-Novo MD. Fórmulas infantiles especiales. An Esp Pediatr 1997; 47: 455-65.
3. Ribes-Koninckx C. Fórmulas especiales en alimentacion infantil. MCM Pediatria 1998; 1: 37-44.
4. Committee on Nutrition, American Academy of Pediatrics. The practical significance of lactose intolerance in children. Pediatrics 1978; 62: 240-5.
5. Committee on Nutrition. American Academy of Pediatrics. Practical significance of lactose intolerance. Pediatrics 1990; 86: 643-4.
6. Vitoria JC. Fórmulas sin lactosa: indicaciones, ventajas e inconvenientes. An Esp Pediatr 1996; 86 (S): 82-3.
7. Simila S, Kokkonen J, Kouvalainen K. Use of lactose-hydrolyzed human milk in congenital lactase deficiency. J Pediatr 1982; 101: 584-5.
8. Davidson G, Barnes Gr, Bass D, Cohen M, Fasano A, Fontaine O. Guandalini S. Infectious diarrhea in children: Working Group Report of the First World Congress of Pediatric Gastroenterology, Hepatology and Nutrition. J Pediatr Gastroenterol Nutr 2002; 35: S143-S50.
9. Wall CR, Webster J, Quirk P, Robb TA, Cleghorn GJ, Davidson GP *et al*. The nutritional management of acute diarrhea in young

infants: effect of carbohydrate ingested. J Pediatr Gastroenterol Nutr 1994; 19: 170-4.

10. Brown KH, Peerson JM, Fontaine O. Use of nonhuman milks in the dietary management of young children with acute diarrhea: a meta-analysis of clinical trials. Pediatrics 1994; 93: 17-27.
11. Walker-Smith JA, Sandhu BK, Isolauri E, Banchini G, van Caillie-Bertrand M, Dias JA *et al*. Guidelines prepared by the ESPGAN Working Group on Acute Diarrhoea. Recommendations for feeding in childhood gastroenteritis. European Society of Pediatric Gastroenterology and Nutrition. J Pediatr Gastroenterol Nutr 1997; 24: 619-20.
12. Shaw A, Davies G. Lactose intolerance: problems in diagnosis and treatment. J Clin Gastroenterol 1999; 28: 208-16.
13 Santer R, Hillebrand G, Steinmann B, Schaub J. Intestinal glucose transport: evidence for a membrane traffic-based pathway in humans. Gastroenterology 2003; 124 (1): 34-9.
14 Gok F, Aydin HI, Kurt I, Gokcay E, Maeda M, Kasahara M. A novel mutation of Na+/glucose cotransporter in a Turkish newborn with congenital glucose-galactose malabsorption. J Pediatr Gastroenterol Nutr 2005; 40 (4): 508-11.
15. ESPGAN. Committee on Nutrition. Comment on the composition of soy protein based infant and follow up formulas. Acta Pediatr Scand 1990; 79: 1001-5.
16. Committee on Nutrition. American Academy of Pediatrics. Soy Protein-based formulas: recommendations for use in infant feeding. Pediatrics 1998; 101: 148-53.
17. Victoria JC, Dalmau J, Ros L, Olivera JE, Sánchez-Valverde F. Enteropatía sensible a proteínas de leche de vaca. An Esp Pediatr 1995; 45: 355-60.
18. ESPGAN Committe on Nutrition Comment on antigen-reduced infant formulae. Acta Paediatr 1993; 82: 314-9.
19. ESPACI Hydrolyzed cow's milk formulae. Allergenicity and use in treatment and prevention. Pediatr Allergy Inmuno 1993; 4: 101-11.
20. Dalmau J. Concepto e indicaciones de las fórmulas hidrolizadas. An Esp Pediatr 1996; 86 (S): 79-81.
21. Caffarelli C, Plebani A, Poiesi C, Petriccione T, Spattini A, Cagni G. Determinanation of allergenicity to three cow's milk hydrolysates and an amino acid-derived formula in children with cow's milk allergy Clin Exper Allergy 2002; 32: 74 9.
22. Martín M, García MC, Banque M, Boyano MT, Marti M, Díaz J. Evaluation of an extensively hydrolyzaded casein-whey protein formula in immediate cow's milk protein hypersensitivity. J Pediatr Gastroenterol Nutr 1998; 26: 398-401.
23. Soler MC, San Segundo C. Indicaciones y prescripción de fórmulas especiales. Bol Pediatr 2006; 46: 200-5.
24. ESPGAN. Working Group on Gastroesophageal Reflux Disease. A proposition for the diagnosis and treatment of gastroesophageal reflux in children: a report from a working group on gastroesophageal reflux disease. Eur J Pediatr 1993; 2: 704-11.
25. Vandeplas Y, Hachimi IS, Casteels A. A clinical trial with an "anti-regurgitation formula". Eur J Pediatr 1994; 153: 419-23.
26. Bosscher D, van Caillie-Bertrand M, van Dyck K. Thickening of infant formula with digestible and indisgestible carbohydrate: availabity of calcium, iron and zinc in vitro. J Pediatr Gastroenterol Nutr 2000; 30: 373-8.
27. Aggett P, Agostoni C, Goulet O, Koletzko B, Lafeber H, Michaelsen K *et al*. Antireflux or antiregurgitation milk products for infants and young children: a commentary by the ESPGHAN Committee on Nutrition. J Pediatr Gastroenterol Nutr 2002; 34: 496-8.
28. Agostoni C. ESPGHAN Committee on Nutrition. Antireflux or antiregurgitation milk products for infants and young children: a commentary by the ESPGHAN Committee on Nutrition. Acta Paediatr 2004; 93: 456.
29. Lien EL, Boyle FG, Yuhas R, Tomarelli RM, Quinlan P. The effect of triglyceride positional distribution o fatty acid absorption in rats. J Pediatr Gastroenterol Nutr 1997; 25: 167-74.
30 Rivero M, Santamaría A, Rodríguez-Palmero M. The importance of functional ingredients in pediatric milk formulas and cereals. Nutr Hosp 2005; 20 (2): 135-46.
31. Hernell O, Bläckberg L. Molecular aspects of fat digestion in the newborn. Acta Paediatr 1994; S405: 65-9.
32. Jensen RG, Ferris AM, Lammi-Keefe CJ. Lipids in human milk and infant formulas. Ann Rev Nutr 1992; 12: 417-41.
33. Carnielli VP, Luijendijk IHT, Van Goudoever JB, Sulker EJ, Boerlage AA, Degenhart HJ *et al*. Feeding premature newborn infants palmitic acid in amounts and steroisomeric position similar to that of human milk: effects on fat and mineral balance. Am J Clin Nutr 1995; 61: 1037-42.
34. Kennedy K, Fewtrell MS, Morley R, Abbott R, Quinlan PT, Bindels J *et al*. Double-blind, randomized trial of a synthetic triacylcglyceridol in formula-fed term infants: effects on stool biochemistry, stool characteristics and bone mineralization. Am J Clin Nutr 1999; 70: 920-7.
35. López A, Castellote AI, Campoy C, Rivero M, Tormo R, Infante D *et al*. The influence of dietary palmitic acid triacylglyceride position on the fatty acid, calcium and magnesium contents of at term newborn faeces. Early Human Dev 2001; 65: 83-94.
36. Miró FX, Santamaría A, Soriano V, Massaguer X, Prandi F, Rivero M. Efectividad del β-palmitato en la mejora del estreñimiento de los lactantes. Libro de Actas. XV Congreso Nacional de la Sociedad de Pediatría Extrahospitalaria de la AEP, 18-21 octubre 2001.
37. Buñuel JC. Cólico del lactante http://www.aepap.org./evidencias/pdf/tvc_colic.pdf
38. Garrison MM, Christakis DA. A Systematic review of treatments for infant colic. Pediatrics 2000; 106: 184-90.

Capítulo

20

Nutrición artificial en pediatría

S. Celaya, J. Fleta

El soporte nutricional constituye un pilar terapéutico fundamental en el tratamiento de un niño enfermo. De nada sirve la instauración de tratamientos intensivos, si simultáneamente no se aporta al organismo energía y nutrientes suficientes para reparar y poner de nuevo en funcionamiento los órganos y tejidos dañados. Frecuentemente, el niño gravemente enfermo presenta imposibilidad de un aporte suficiente de nutrientes por vía oral, lo que obliga a recurrir a la nutrición artificial en sus dos modalidades: bien por vía enteral, nutrición enteral a débito continuo (NEDC), o mediante el aporte de los nutrientes por vía intravenosa (NPT).

ELECCIÓN DE LA MODALIDAD DE NUTRICIÓN ARTIFICIAL EN EL NIÑO GRAVE

La elección de la vía de aporte de nutrientes (enteral/parenteral), cuando se hace obligada la nutrición artificial, debe sustentarse en la valoración de la situación funcional del tubo digestivo y su posibilidad de tolerar la administración de nutrientes. Ambas modalidades mantienen el objetivo común de nutrir adecuadamente al paciente por la vía que sea más utilizable en cada momento. En la actualidad, la elección de una u otra técnica responde a un criterio tan sencillo como el de priorizar la vía más fisiológica para el organismo, es decir, la vía enteral, la cual se utilizará siempre que sea posible; sin embargo, la NPT sigue manteniendo su extraordinario valor en todos aquellos pacientes que, por cualquier causa, no puedan nutrirse por vía digestiva.

En la Tabla 20.1 se exponen las indicaciones generales más aconsejables para la utilización de cada una de las dos modalidades de nutrición artificial en el niño enfermo[1].

NUTRICIÓN ENTERAL A DÉBITO CONTINUO

La nutrición enteral a débito continuo (NEDC) es una técnica de soporte nutricional mediante la que se infunden agua, minerales, vitaminas y principios inmediatos por vía digestiva (gástrica o duodeno-yeyunal), en general, mediante una bomba de perfusión que garantice el débito continuo a lo largo de 24 horas y a través de sondas o catéteres. Es una técnica relativamente sencilla siempre que se disponga de material adecuado y un personal entrenado capaz de ejercer una vigilancia clínica y biológica sobre el paciente.

Independientemente de la indicación, la NEDC persigue nutrir adecuadamente, frenar el peristaltismo intestinal, normalizar el tránsito digestivo y conseguir un franqueo continuo del píloro, sin reserva detectable de quimo en el estómago, lo cual disminuye las secreciones salival, gástrica y biliopancreática y la secreción de hormonas gastrointestinales. Como consecuencia de todo ello, disminuye la inflamación, mejora la digestión y absorción de los nutrientes, lo que condiciona una mayor utilización de los mismos. Por último, el estímulo lento y paulatino de los nutrientes administrados en NEDC favorece una recuperación más rápida de la capacidad funcional de la mucosa y una normalización de las vellosidades intestinales en aquellos casos en que exista atrofia de las mismas.

Tabla 20.1. Indicaciones generales de la nutrición artificial en pediatría

Nutrición enteral a débito continuo (NEDC)
(siempre que sea posible)

1. **Transición de nutrición parenteral total a nutrición oral fraccionada**
2. **Alteraciones digestivas o funcionales del tracto digestivo superior**
   Prematuridad, atresia de esófago, anorexia nerviosa, trastornos de deglución, trastornos psiquiátricos, coma, paladar hendido, neoplasias o traumatismos orofaríngeos o esofágicos, pseudoobstrucción intestinal crónica
3. **Necesidades nutricionales superiores a la ingesta oral voluntaria**
   Grandes quemados, politraumatismos, sepsis, tumores, Sida, cardiopatía congénita, fibrosis quística, quilotórax
4. **Alteraciones de digestión y/o absorción**
   Intestino corto, malnutrición aguda y crónica en general
5. **Trastornos metabólicos y/o de la eliminación de nutrientes**
   Glucogenosis I y II, aminoacidopatías, alteraciones del ciclo de la urea, insuficiencia renal, hepatopatías

Nutrición parenteral total (NPT)
(por imposibilidad de nutrición enteral)

1. **Congénitas**
   - Atresias intestinales (intestino "corto")
   - Onfalocele roto o gigante
   - Gastrosquisis
   - Laparosquisis
   - Ileostomías del recién nacido
2. **Adquiridas**
   - Resecciones intestinales amplias (tumor, vólvulo)
   - Íleos obstructivos (tumores, bridas, etc.)
   - Íleos postquirúrgicos (intervenciones prolongadas, trasplante hepático, peritonitis, etc.)
   - Íleos secundarios a trombosis mesentérica
   - Metabólicos (hipopotasemia)
   - Íleos terapéuticos (sedación, ventilación mecánica)

Nutrición mixta (NP + NEDC)

1. **Necesidad de reposo digestivo**
   - Diarrea crónica intratable
   - Diarreas pancreáticas
   - Diarreas hipersecretoras
   - Fístulas intestinales
   - Enterocolitis necrotizante
   - Colitis ulcerosa y otras colitis inflamatorias (E. Crohn)
   - Pancreatitis
   - Quilotórax
   - Vómitos incoercibles y prematuridad (primeros días)
2. **Necesidad de aportes extraordinarios**
   - Gran prematuridad y/o inmadurez
   - Gran quemado
   - Lactante malnutrido
   - Oncología pediátrica con malnutrición

Indicaciones

La NEDC está indicada en principio en cualquier paciente gravemente enfermo, siempre que pueda utilizarse la vía digestiva total o parcialmente. En este último caso recibe la denominación de mínima, trófica, no-nutritiva o hipocalórica y los requerimientos nutricionales se completarán por vía parenteral[2,3].

La NEDC se encuentra indicada en cuatro situaciones diferentes en las que el paciente no puede ingerir todas sus necesidades nutricionales por vía oral pero no existe contraindicación de la vía digestiva: 1) como etapa intermedia entre la alimentación parenteral exclusiva y la alimentación oral voluntaria fraccionada; 2) en pacientes con alteraciones anatómicas y/o funcionales del tracto digestivo superior que impidan la alimentación oral habitual; 3) cuando las necesidades nutricionales debidas a la enfermedad de base superen las que el niño pueda ingerir de manera voluntaria; y 4) por último, como primera fase terapéutica en diferentes situaciones patológicas en las que existen trastornos de digestión, absorción, metabolismo o eliminación de nutrientes.

Tabla 20.3. Soluciones parenterales de aminoácidos (preparados para la edad pediátrica). Cantidad de aminoácidos de algunas preparaciones IV*, expresadas por 16 g de N2 total (100 g de proteína). Comparación con patrón de la leche humana*

	Trophamine	Aminopaed	Aminosteril	Primene	Leche**
Isoleucina	8,4	5,26	8,79	7,14	5,5
Leucina	14,5	7,84	14,28	10,66	10,5
Lisina	8,4	20,45	9,35	11,72	9,4
Fenilalanina	5	3,2	4,12	4,47	5,1
Tirosina	2,4	1,09	4,61	0,48	5,9
Metionina	3,4	2,06	3,42	2,55	1,6
Cisteína-cistina	0,3	0,54	0,57	2,62	2,4
Treonina	4,3	5,26	4,83	3,94	4,7
Triptófano	2	4,12	2,2	2,13	1,9
Valina	8	6,29	9,89	8,1	5,5
E. total	56,7	56,11	62,06	53,81	52,5
Alanina	5,5	16,4	10,2	8,52	3,9
Arginina	12,5	9,39	8,24	8,95	4,9
Ácido aspártico	3,3	6,81	--	6,39	9,9
Ácido glutámico	5,2	0,46	--	10,66	16,9
Glicina	3,8	2,06	4,56	4,26	2,5
Histidina	5	4,75	5,23	4,05	2,4
Prolina	7	6,29	10,67	3,2	9,6
Serina	3,9	2,06	8,42	4,26	4,8
Taurina	0,2	0,31	0,43	0,64	0,3
Ornitina	--	--	--	2,65	--
Relación E/T	3,5	3,4	3,87	3,36	3,3
AA ramificados	30,9	19,39	32,96	25,9	21,5

**Calculado de los datos aportados por las casas comerciales: Trophamine (Pharmacia Upjhon); Aminopaed (Pharmacia Upjhon); Aminosteril Infant (Fresenius Pharma Lab. Mein); Primene (Clintec). **Tomado de Rassin et al. Pediatrics 1977; 59: 407-22.*

ciones parenterales, lo que impide su aplicación por una vía venosa periférica.

En situaciones especiales podría contemplarse la utilización de otras fuentes hidrocarbonadas, como pueden ser el xilitol o la fructosa.

La principal característica del aporte lipídico es conseguir un elevado contenido energético con un pequeño volumen de infusión, mediante soluciones endovenosas de baja osmolaridad. Los preparados actualmente disponibles tienen una gran similitud fisicoquímica y metabólica con los quilomicrones que se generan fisiológicamente durante la absorción intestinal de las grasas. Tienen una utilización relativamente rápida como fuente energética y las complicaciones son escasas.

Su metabolización genera un bajo cociente respiratorio (0,7), lo que resulta de gran interés para la nutrición en la insuficiencia respiratoria aguda. Igualmente, tienen un valor metabólico muy importante como fuente de aporte de ácidos grasos esenciales y tienen también un gran valor estructural, como elemento constituyente de las membranas celulares, prostaglandinas, etc.

Existen dos tipos de emulsiones lipídicas convencionales:

1. Preparados de ácidos grasos de cadena larga (LCT), que aportan energía y estructura lipídicas (ácidos grasos esenciales). Se consideran muy seguras para administracción en pediatría puesto que existe una gran experiencia en cuanto a tolerabilidad y eficacia como fuente energética. Proceden del aceite de soja y aportan principalmente ácidos grasos de la serie n-6 (ácido linoléico).
2. Preparados de mezclas de ácidos grasos de cadena media y de cadena larga (MCT/LCT). Sus posibles ventajas frente a los LCT es mejorar el perfil de estabilidad en las mezclas, aclaramiento más rápido, no se almacenan como grasa corporal al oxidarse con mayor rapidez. El menor aporte de ácidos grasos de la serie n-6 produce un menor impacto en el sistema inmunológico.

En los últimos años se están desarrollando emulsiones lipídicas enriquecidas en ácidos grasos monoinsaturados basadas en el aceite de oliva (ácido oleico) buscando los efectos que estos han demostrado en la dieta habitual.

Vitaminas y oligoelementos

Al igual que ocurre con los macronutrientes, toda NPT debe llevar un aporte adecuado de vitaminas y de oligoelementos. Su no administración se acompaña de una peor tolerancia nutricional y de aparición progresiva de signos clínicos de déficit de los mismos. Actualmente el punto de mayor dificultad en los aportes de estos micronutrientes es conocer los valores adecuados para su aporte pediátrico endovenoso. En lo que se refiere a los oligoelementos, los que se aportan de forma estándar en NPT, son superiores a los requerimientos admitidos para la vía oral y, generalmente, constituyen una sobrecarga que, si bien impide la aparición de signos de déficit, también representa un riesgo de toxicidad por exceso. Se sabe, no obstante, que ante un exceso de aporte de oligoelementos, el organismo es capaz de desembarazarse de ellos en etapas posteriores a su administración[17].

PLANIFICACIÓN DE LA NPT EN EL NIÑO

Aportes energéticos adecuados

Dar los aportes energéticos adecuados al objetivo planteado.

Proporcionalidad de los principios inmediatos

Para mantener el equilibrio metabólico del organismo acorde con los conceptos antes expuestos.

Aminoácidos

Es obligado suministrar todos los AA, tanto los esenciales como los semiesenciales. Igualmente, es recomendable que los no esenciales se aporten de forma equilibrada, para evitar el coste metabólico que representa su producción endógena, tal como se ha comentado inicialmente.

Carbohidratos

El aporte de glucosa se debe hacer en cantidades progresivas, hasta alcanzar los niveles de aporte energético útil, compatibles con la vía venosa de entrada de la NPT. Su administración en exceso puede significar el no deseable aumento del depósito graso en el hígado.

Lípidos

Es aconsejable suministrar ácidos grasos esenciales y ácidos grasos de cadena media. Su introducción puede ser desde el primer día, a mitad de dosis, para alcanzar la dosis recomendable en 1-2 días. En ocasiones pueden iniciarse al 2º-3º día de inicio de la NPT.

Relación carga solutos/aportes hídricos

Se debe cuidar esta relación, suministrando líquidos y electrólitos de acuerdo con las necesidades diarias, según edad, tonicidad de la mezcla parenteral y patología del paciente.

Oligoelementos y vitaminas

Se suministran según los requerimientos basales y la patología del paciente.

Cálculos

Se tendrá en consideración: edad, peso, estado de nutrición, patología basal, insuficiencias funcionales limitantes (oliguria-anuria, edemas, insuficiencia respiratoria), vía de administración (central o periférica), así como cualquier otra circunstancia clínica que pueda influir en la planificación y/o administración de la NPT. Tomando como referencia el patrón peso corporal y establecida la planificación, se realizan los cálculos sobre la base de los siguientes aportes iniciales:

- *Calorías:* disminuyen progresivamente con la edad. En el niño hospitalizado se deben calcular como demandas energéticas en reposo (REE), las cuales se pueden cuantificar en cifras entre 100-120 kcal/kg/día para el RN y lactante menor de 3 meses; de alrededor de 100 kcal/kg/día para el lactante durante los restantes 12 primeros meses de vida y de 90-80-70-60 kcal/kg/día en los niños, descendiendo su valor a medida que aumenta la edad del paciente.
- *Proteínas:* las cantidades estándar para el niño son: RN pretérmino: 3 g/kg/día; RN y lactante pequeño: 2,5-3 g/kg/día; lactante mayor y niño: 2-2,5 g/kg/día; adolescente: 1-1,5 g/kg/día. Es aconsejable iniciar la NPT con 1 g/kg/día el primer día, para subir en uno o dos días a las cifras estándar referidas. Se deben administrar soluciones de AA para niños.
- *Hidratos de carbono (glucosa):* 12-14 g/kg/día. Subir cada día 2 g/kg/día hasta llegar a 18 g/kg/día si la NPT es por vía periférica o hasta 22-24 g/kg/día si la NPT fuese central.
- *Lípidos:* 1 g/kg/día inicial hasta alcanzar los 2 g/kg/día. En determinadas circunstancias se puede incrementar este aporte.
- *Electrolitos:* el sodio, cloro y potasio se administran a razón de 2-3 mEq/kg/día. El calcio a 0,5-1 mEq/kg/día. El fósforo a 0,5-1,5 mEq/kg/día y el magnesio a 0,25-0,5 mEq/kg/día.
- *Oligoelementos y vitaminas:* se administran mediante las fórmulas comerciales disponibles, de acuerdo a la edad y peso de los pacientes. Para los oligoelementos es útil el preparado pediátrico de Pharmacia Upjohn, a razón

Tabla 21.3. Ingestas dietéticas recomendadas en vitaminas. *Food and Nutrition Board. Institute of Medicine. Dietary Reference Intakes* (DRI) 2006

Nutriente	4-8 años	9-13 años varón	14-18 años varón	9-13 años mujer	14-18 años mujer
Vitamina A (µg/día)	400	600	900	600	700
Vitamina C (mg/día)	25	45	75	45	65
Vitamina D (µg/día)	5	5	5	5	5
Vitamina E (mg/día)	7	11	15	11	15
Vitamina K (µg/día)	55	60	75	60	75
Thiamina (mg/día)	0,6	0,9	1,2	0,9	1,0
Riboflavina (mg/día)	0,6	0,9	1,3	0,9	1,0
Niacina (mg/día)	8	12	16	12	14
Vitamina B_6 (mg/día)	0,6	1,0	1,3	1,0	1,2
Folatos (µg/día)	200	300	400	300	400
Vitamina B_{12} (µg/día)	1,2	1,8	2,4	1,8	2,4
A. pantotenico (mg/día)	3	4	5	4	5
Biotina (µg/día)	12	20	25	20	25
Colina (mg/día)	250	375	550	375	400

Tabla 21.4. Distribución del aporte energético diario (%). *Food and Nutrition Board. Institute of Medicine. Dietary Reference Intakes* (DRI) 2006

Macronutrientes	4-18 años
Grasas	25-35
Ácido linoleico (n-6)	5-10
Ácido α-linoleico (n-3)	0,6-1,2
Carbohidratos	45-65
Proteínas	10-30

- **Vitaminas.** Las recomendaciones de aporte de vitaminas se especifican en la (Tabla 21.3). Es importante destacar el incremento sustancial de las ingestas recomendadas de folatos respecto a recomendaciones anteriores por su relación inversa con los niveles de la homocisteína, con el fin de prevenir el desarrollo de enfermedades cardiovasculares.

Distribución calórica de la dieta

Aunque el patrón de ingesta es caprichoso y poco estable durante esta etapa, hay que establecer un horario regular de comidas, siendo necesaria cierta flexibilidad en la composición de las raciones e incluir el consumo de pequeñas raciones entre horas.

Es recomendable ofrecer cuatro o cinco comidas al día. Una distribución calórica de la energía diaria sería: desayuno el 25%, comida el 30%, merienda del 15-20% y cena del 25 al 30%. De esta forma, el 55% de las calorías se recibirán en la primera mitad de la jornada, con objeto de cubrir mejor los gastos del período de actividad en vigilia. La cena debe tener una composición complementaria a la comida, aportando alimentos que no toman en comida del mediodía (Tabla 21.4).

Limitar ingesta de calorías vacías

Evitar su consumo entre horas (aperitivos o *snacks*, dulces, zumos industriales, refrescos) y favor el consumo de pequeños bocadillos preparados en casa, frutas y lácteos (yogur) y limitar el consumo de productos de bollería y pastelería, ricos en azúcares refinados y grasas.

Recomendar como única bebida agua

El escolar debe tomar entre 1,7 a 2,3 litros al día dependiendo de la edad y sexo (Tabla 21.1). Otros tipos de bebida (zumos de frutas industriales, bebidas carbonatadas) contienen exceso de azúcar por lo que deberá tenerse en cuenta el valor calórico de éstas. Los tónicos y las colas se desaconsejan en menores de 14 años por ser excitantes al igual que el té y el café. Las bebidas alcohólicas no deberán figurar en la alimentación del escolar.

Valorar costumbres y gustos

A la hora de plantear la alimentación habrá que valorar los gustos, costumbres y condiciones sociales y económicas siendo recomendable ofrecer varias posibles alternativas preparadas con distintos alimentos pero con el mismo valor nutritivo. Deben utilizarse preparaciones culinarias sencillas, que no precisen la adición de cantidades importantes de grasa y/o sal en su elaboración.

El ambiente físico y la atmósfera emocional también son importantes; los niños deben sentirse cómodos a la

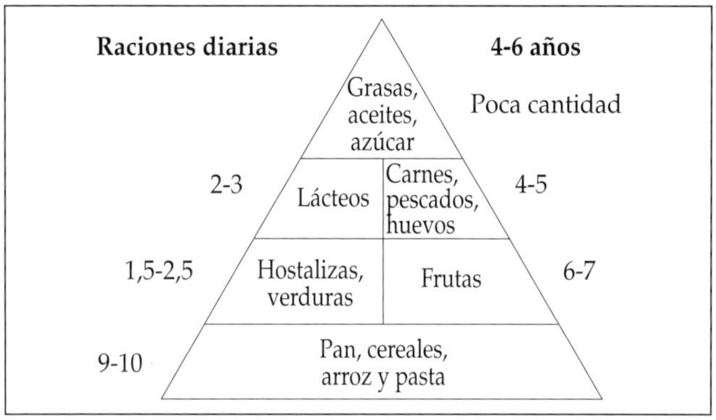

Figura 21.1.

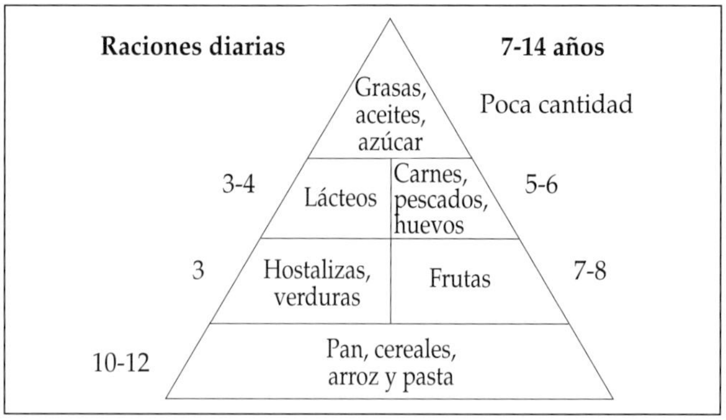

Figura 21.2.

hora de las comidas, estar bien sentados y con utensilios apropiados. Los niños pequeños no comen bien si se encuentran muy cansados y esto debe tomarse en cuenta cuando se establecen los horarios de juego y comidas.

GUÍA DE ALIMENTACIÓN PARA ESCOLARES

En función de las necesidades y las recomendaciones para la preparación de la dietas se han elaborado guías de alimentación siguiendo un modelo piramidal. En las Figuras 21.1 y 21.2 se presentan modelos para escolares en los cuales se indica el número de raciones diarias o intercambios de los diferentes grupos de alimentos. Es recomendable calcular las calorías de forma individualizada en función de la progresión del peso respecto a la talla y según el grado de actividad física intentando adecuarlas a las actividades escolares.

En los últimos años los escolares han variando las costumbres alimenticias respecto a la alimentación tradicional en función de sus hábitos, gustos personales y aportes nutricionales ingeridos fuera de casa, lo que motiva que sea frecuente que se salten comidas, que tomen picoteos ricos en calorías entre comidas pero con un bajo valor nutritivo o que la presión de otros compañeros les conduzca a la aparición de hábitos alimenticios irregulares por ser frecuentes las modas en la alimentación.

La mayoría de los escolares toman desayunos monótonos y deficientes desde el punto de vista nutricional, la comida del mediodía la hacen mayoritariamente en el colegio, donde nadie les obliga a comer lo que se les pone en el plato o si no, lo hacen en restaurantes de comidas rápidas donde suelen adquirir "alimentos rápidos", ricos en calorías pero pobres en micronutrientes y en fibra. Por la tarde suelen tomar bocadillos o bien algunos picoteos y a la hora de la cena tratan de evitar los alimentos caseros que no les gustan. Todo ello puede producir errores dietéticos con un reparto de energía inadecuado durante la jornada con un predominio en las comidas del mediodía y de la merienda, en detrimento del desayuno y cena.

Como consecuencia la dieta de los escolares se caracteriza por un aporte energético alto, una ingesta de proteínas correcta en cantidad, pero de origen casi exclusivamente animal, grasas en exceso, con un mayor consumo de huevos, embutidos, carnes de pollo y cerdo, preparados semi-industriales, ricos en grasa de mala calidad; hidratos de carbono ingeridos en gran cantidad especialmente los de absorción rápida (dulces, pastas entre horas), en detrimento de féculas de absorción lenta, casi no consumen verduras y ensaladas, seguramente una de las costumbres más saludables de nuestra alimentación. La ingesta de calcio en la dieta es en muchos casos insuficiente, por el menor consumo de leche y derivados.

Para mejorar las dietas en niños escolares sería recomendable:

- Las preferencias y patrones alimentarios del niño escolar estarán condicionados por los hábitos y creencias de los padres. Toda la familia debe implicarse en la práctica de los buenos hábitos alimentarios, si estos son inadecuados, la intervención sobre la familia es el único medio para mejorar la calidad de la dieta del niño.
- Se aconseja realizar 3 comidas principales y 2-3 secundarias. El horario de las comidas del niño debe adaptarse al horario de la comida familiar, enseñándole a comer despacio y sin distracciones (televisión, videojuegos, etc.). Debe establecerse un horario regular, teniendo especial importancia el desayuno y el resto de las comidas bien organizadas para conseguir alcanzar los requerimientos energéticos diarios. Es necesario insistir en la importancia del desayuno, puesto que no tomar esta primera comida, supone no cubrir ni

los dos tercios de las recomendaciones diarias para minerales y vitaminas.

- Hay que acostumbrarle a hacer caso de su sensación de saciedad. No debe quedarse con hambre, tiene que estar satisfecho, pero no demasiado lleno.
- Planificar una dieta variada, atendiendo a la calidad más que a la cantidad de los alimentos. La dieta del escolar debe incluir alimentos de todos los grupos, con el fin de conseguir un aporte de nutrientes satisfactorio, estimulando el consumo diario de alimentos de la estación (menor costo y mayor valor nutricional).
- Disminuir el aporte de proteínas animales, especialmente carne y potenciar el consumo de pescado, cereales y legumbres. En el desayuno es muy recomendable la combinación de leche y pan.
- Reducir la ingesta de grasas saturadas y colesterol evitando el consumo de grasa visible en la carne, disminuyendo el consumo de huevos, de bollería industrial (por su contenido en grasa saturada) y de margarina (contenido en ácidos grasos trans) y aumentar la ingesta de pescados como fuente principal de n-3, y recomendando el uso de aceite de oliva principalmente virgen por su aporte de antioxidantes (tocoferoles, carotenos, etc.), el consumo de frutos secos naturales ricos en monoinsaturados (cacahuete, pistacho, almendras, nueces) y poliinsaturados (nueces).
- Incrementar el aporte de fibra de origen natural con frutas y verduras (al menos 5 raciones diarias), cereales y legumbres.
- Asegurar una ingesta de lácteos (leche, yogur y queso) suficiente para cubrir las recomendaciones de calcio en las distintas edades.
- Rebajar el consumo de azúcar refinado y procesado, limitando el consumo de golosinas e incrementar la utilización de cereales no azucarados. Tratar que las comidas "especiales" en relación a eventos sociales, (cumpleaños, fiestas en el colegio) constituyan la excepción y no la regla.
- Disminuir el consumo de sal evitando el salero en la mesa y el consumo de aperitivos, salsas y precocinados.
- Modificar los hábitos en cuanto a alimentos basura y plantear los aportes nutricionales de las comidas rápidas, favoreciendo el consumo de frutas y lácteos (yogur) así como pequeños bocadillos preparados en casa (jamón, queso, etc.) debiendo evitar el picoteo entre horas, sobre todo si se trata de alimentos ricos en azúcares y grasas (golosinas, bollería, patatas fritas).
- Utilizar agua como bebida, en lugar de zumos artificiales, refrescos dulces y bebidas carbonatadas.

En el caso de escolares con sobrepeso las recomendaciones para conseguir unos hábitos nutricionales más saludables deben ser las siguientes.

- No se le debe forzar a dejar el plato limpio si ya no tiene más hambre.
- Es aconsejable llevarlo a comprar y hacerle partícipe de la preparación de las comidas.
- Dieta variada rica en verduras, ensaladas, evitando alimentos dulces (especialmente postres). No dar alimentos fritos y elaborar postres bajos en calorías. Eliminar las tentaciones de la casa (dulces, galletas, helados, etc.).
- El tomar dulces entre comidas (caramelos, golosinas, etc.) debe considerarse como extraordinario, puede resultar útil pactar con él cómo dosificarlos y ser comprensivos con las recaídas.
- Para impedir que tenga sensación de hambre, aportar alimentos para tomar entre las comidas principales bajos en calorías y grasas (frutas, yogur desnatado, etc.).
- Intentar frenar los impulsos inadecuados frente a la comida como no entrar en la pastelería o la heladería cada vez que se pase por delante de una o evitar el ritual de la pizza o la hamburguesa todos los fines de semana.

Para que estas recomendaciones se cumplan sería útil una información adecuada, obligatoria en las escuelas, sobre normas alimentarías a estas edades[21], recalcando los peligros que conlleva una mala alimentación, que puede llevarles a procesos patológicos a corto o medio plazo tales como obesidad, hipercolesterolemia e hipertensión.

Por todo ello la nutrición del escolar es un tema de importancia social creciente, que requiere de todos los sectores implicados, como la industria alimentaría, el ámbito educativo, los medios de comunicación, etc. En España a través del Ministerio de Sanidad y Consumo ha surgido una estrategia denominada NAOS (nutrición, actividad física y prevención de la obesidad), en la que se plantean modificaciones tales como la variación de la composición de los alimentos, para reducir su contenido en grasas, azúcar y sal, la edición de guías nutricionales y la promoción de la actividad física, y acciones en el ámbito escolar. Las personas encargadas de la salud de los escolares deberían informar a los padres y vigilar la alimentación de estos, con el fin de intentar corregir los malos hábitos alimentarios y con ello conseguir un óptimo crecimiento y menos peligros para la salud en la vida adulta.

BIBLIOGRAFÍA

1. Ekelund U, Ong K, Linne Y, Neovius M, Brage S, Dunger DB *et al.* Upward weight percentile crossing in infancy and early childhood independently predicts fat mass in young adults: the Stockholm Weight Development Study (SWEDES). Am J Clin Nutr. 2006; 83 (2): 324-30.
2. Schwab KO, Doerfer J, Hecker W, Grulich-Henn J, Wiemann D, Kordonouri O *et al.* DPV Initiative of the German Working Group for Pediatric Diabetology Spectrum and prevalence of atherogenic risk factors in 27,358 children, adolescents, and young adults with type 1 diabetes: cross-sectional data from the German diabetes documentation and quality management system (DPV). Diabetes Care 2006; 29 (2): 218-25.
3. Flynn MA, McNeil DA, Maloff B, Mutasingwa D, Wu M, Ford C *et al.* Reducing obesity and related chronic disease risk in children and youth: a synthesis of evidence with "best practice" recommendations. Obes Rev 2006; 7 (suppl 1): 7-66.
4. Brooks GA, Butte NF, Rand WM, Flatt JP, Caballero B. Chronicle of the Institute of Medicine physical activity recommendation: how a physical activity recommendation came to be among dietary recommendations. Am J Clin Nutr 2004; 79 (5): 921S-30S.
5. Ros I, Ros L, Baguer L, Ferrández A. Relación entre el IMC durante la infancia y adolescencia con el IMC en el adulto. XII Congreso de la SEGHNP Sevilla 25-27 Mayo 2006.
6. Máscarenhas MR, Zemel B, Stallings VA. Nutritional assessment in pediatrics. Nutrition 1998; 14 (1): 105-15.
7. Ballabriga A, Carrascosa A. Nutrición en la edad preescolar y escolar. En: Ballabriga A, Carrascosa A, eds. Nutrición en la infancia y adolescencia. 3ª ed. Madrid, Ergon, 2006; 425-47.
8. Pedrón C, Hernández M. Alimentación del niño preescolar y escolar. En: Hernández M, ed. Alimentación infantil. 3º ed. Madrid, Díaz de Santos, 2001; 73-8.
9. Leis R, Tojo R, Castro-Gago M. Nutrición del niño preescolar y escolar. En: Tojo R, ed. Tratado de nutrición pediátrica. Barcelona, Doyma, 2001; 411-36.
10. Puig M, Dini E. Alimentación del preescolar, escolar y adolescentes En: Nutrición Temas de Pediatría. Asociación Mexicana de Pediatría, Interamericana, 1996; 41-66.
11. Requejo AM. Alimentación durante la fase de crecimiento estable: la etapa preescolar y escolar. En: Varela P, ed. Alimentación infantil. Aspectos de interés farmacéuticos. Madrid, BJ Libros y Revistas, 1998; 109-18.
12. Pavón P, Monasterio L, Guillan B. Cambios en la dieta actual de los escolares. El comedor escolar. Pediatrika 1999; (S-1): 1-6.
13. Hammer LD. The development of eating behavior in childhood. Pediatr Clin North Am 1992; 39: 379-83.
14. Health Council of the Netherlands, Dietary reference intakes: energy, proteins, fats and digestible carbohydrates. The Hague: Health Council of the Netherlands 2001; 2001/19.
15. Apports nutrtionnels conseilles. Afssa. CNERMA-CNRS. 2001.
16. National Research Council. Food and Nutrition Board. Recommended Dietary Allowances. 10ª ed. Washington, National Academy of Sciences, 1989.
17. Otten JJ, Hellwig JP, Meyers LD, eds. Dietary reference intakes: The essential guide to nutrient requirements, 2006.
18. Johnston CC, Miller JZ, Slemenda CW, Reister TK, Hui S, Christian JC *et al.* Calcium supplementation and increases in bone mineral density in children. N Engl J Med 1992; 327: 82-5.
19. Lozoff B, Jiménez E, Wolf AW. Long term developmental outcome of infants with iron deficiency. N Engl J Med 1991; 325: 687-94.
20. Nakamura T, Nishiyama S, Futagoishi-Suginohara Y, Matsuda I, Higashi A. Mild to moderate zinc deficiency in short children: effect of zinc supplementation on linear growth velocity J Pediatr 1993; 123: 65-74.
21. Pérez-Rodrigo C, Aranceta J. School-based nutrition education. Lessons learned and new perspectives. Public Health Nutr 2001; 4: 131-9.

Capítulo

22

Alimentación del adolescente

A. Sarría, L.A. Moreno

Adolescencia es la época de la vida que marca la transición entre la infancia y el estado adulto[1]. Es un período en el que acontecen importantes cambios en todo ser humano (Tabla 22.1, Fig. 22.1). El crecimiento relativamente uniforme que tiene lugar durante la infancia se altera de forma repentina, debido al aumento que experimenta la velocidad de crecimiento. Este brusco estirón se asocia con cambios hormonales, cognitivos y emocionales. Todas estas modificaciones crean necesidades nutricionales especiales[2].

La adolescencia se considera un período vulnerable desde el punto de vista nutricional por varias razones. Primero, existe una gran demanda de nutrientes y calorías debido al rápido aumento del crecimiento físico y desarrollo en un período relativamente corto de tiempo. Segundo, acontecen cambios en el estilo de vida y en los hábitos dietéticos de los adolescentes, que afectan tanto a la ingesta de nutrientes como a las necesidades. Tercero, aquellos o aquellas adolescentes que participan en deportes, están embarazadas, mantienen dietas con frecuencia, beben alcohol e ingieren drogas, tienen necesidades nutricionales especiales[3].

Tabla 22.1. Adolescencia en humanos *vs* apes y homínidos

- No se detecta estirón del crecimiento en apes
- No existe evidencia de adolescencia en especies de *Australopithecus*

¿Fenómeno biocultural?

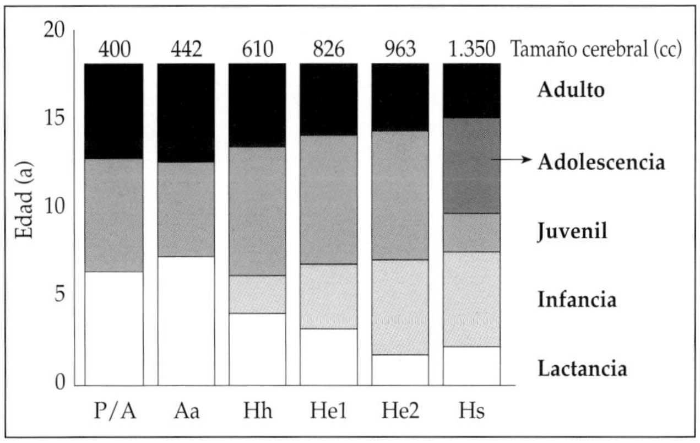

Figura 22.1. Evolución de los homínidos durante sus primeros 20 años de vida. P/A: *pan y A. afarensis*; Aa: *A. africanus*; Hh: *H. habilis*; He1: *H. erectus precoz*; He2: *H. erectus*; Hs: *H. sapiens*.

CRECIMIENTO Y DESARROLLO

La adolescencia es el único período tras el nacimiento, en el que aumenta la velocidad de crecimiento, lo cual se produce, en general, durante unos seis años en las muchachas (12 a 18 años) y nueve años en los muchachos (12 a 21 años), existiendo enorme variabilidad en el momento en que se presentan los cambios propios de las modificaciones corporales. Estas modificaciones tienen lugar en las muchachas en dos fases; una, de los 12 a los 15 años y otra, de los 16 a los 18 años. En los muchachos acontece en tres fases; de los 12 años a los 15, de los 16 a los 18 años, y de los 18 a los 21 años. Los adolescentes de una determinada edad cronológica experimentan variaciones en su desarrollo fisiológico y, por ello, la edad cronológica es a menudo un pobre indicador de madurez biológica

Tabla 22.2. Estadios de la maduración sexual en muchachas

EMS	Vello pubiano	Mamas
1	Preadolescente	Preadolescente
2	Escaso, ligeramente pigmentado, recto, en el borde medio de los labios	Mamas y papilas ligeramente elevadas; aumento del diámetro areolar
3	Más oscuro; comienza a rizarse, aumenta la cantidad	Mamas y aréolas agrandadas
4	Recio, rizado, abundante, pero con menos cantidad que el adulto	Aréolas y papilar, forman elevaciones secundarias
5	Distribución tipo adulto, en triángulo; se extiende a la cara interna de muslos	Maduras; el pezón se proyecta de la aréola por fuera del contorno general de la mama

Tabla 22.3. Estadios de la maduración sexual en muchachos

EMS	**Vello pubiano**	**Pene**	**Testículos**
1	Ninguno	Preadolescente	Preadolescente
2	Escaso, largo, ligeramente pigmentado	Ligero agrandamiento	Escroto aumentado, rosa, textura alterada
3	Más oscuro; comienza a rizarse	Más largo	Más grandes
4	Semeja el tipo adulto, aunque menos cantidad; recio, rizado	Más grande; el glande y la anchura aumenta	Más grandes; escroto oscuro
5	Distribución tipo adulto; se extiende a la cara interna de muslos	Adulto	Adulto

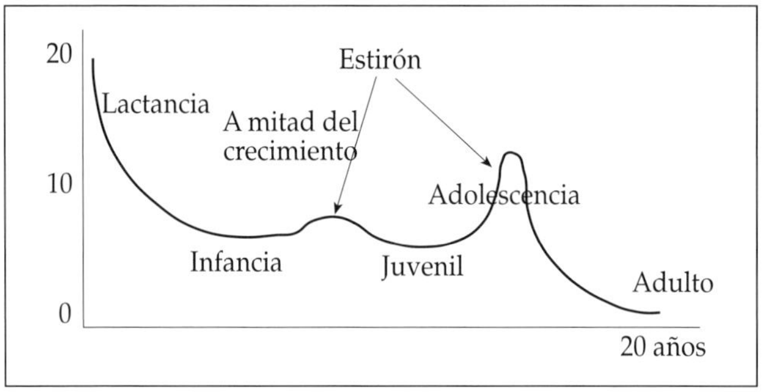

Figura 22.2. Curva de velocidad de la altura (cm/año) del crecimiento humano.

y de necesidades nutricionales. Durante la adolescencia los estadios de maduración sexual (EMS), desarrollados por Tanner, son utilizados con frecuencia para evaluar el desarrollo y la maduración en este período de la vida (Tablas 22.2 y 22.3).

Altura

Mientras continúa el proceso de desarrollo, los adolescentes consiguen aproximadamente el 15% de la altura final del adulto y el 45% de la masa esquelética máxima. En comparación con las adolescentes, los chicos tienen un período de crecimiento antes del estirón de la pubertad con una mayor velocidad del pico de crecimiento (o velocidad máxima), lo que da origen a una diferencia final término medio de la altura entre los hombres y las mujeres de 12,5 cm o más. Aunque existe una gran variabilidad, el crecimiento cesa en las mujeres a una edad media de 17,5 años, y en los hombres de 21,2 años. El incremento total en la altura, conseguido tras la menarquia, varía inversamente en relación con su edad de aparición (Fig. 22.2).

Peso y cambios en la composición corporal

El ritmo de ganancia del peso durante la adolescencia es paralelo al del estirón de la altura. En chicos, el pico de velocidad de la altura coincide con el del peso. Por el contrario, el pico de velocidad del peso en las muchachas tiene lugar 6-9 meses antes que el cambio de la velocidad en la altura. La ganancia de peso durante este período representa aproximadamente el 50% del peso ideal del adulto.

Tanto en un sexo como en otro, las concentraciones de andrógenos tienen un efecto estimulante. Sin embargo, las hormonas del sexo femenino, estrógenos y progesterona, promocionan la aposición de, proporcionalmente, más masa grasa que tejido muscular, en las chicas. Bajo la influencia de la testosterona, compuesto anabólico, los chicos ganan proporcionalmente más músculo que grasa, experimentan un aumento del crecimiento lineal, producen un esqueleto más pesado y alcanzan mayor masa celular de hematíes que las chicas. Durante la pubertad, los varones tienen más masa corporal no-grasa por unidad de altura que las mujeres. La masa no grasa aumenta de forma significativa en los chicos, y la masa muscular se duplica entre las edades de 10 y 17 años.

Estos cambios en la composición corporal tienen importantes implicaciones en cuanto a las necesidades de los adolescentes, particularmente respecto a energía, hierro y proteínas, nutrientes utilizados para las síntesis tisular. Aunque el volumen sanguíneo, el recuento de hematíes y las concentraciones de hemoglobina aumentan en los chicos durante la pubertad, sin embargo permanecen bastante constantes en las muchachas. Estos hechos afectan a los cambios diferenciales en la composición corporal y a los requerimientos nutricionales de uno y otro sexo.

Masa ósea

La masa ósea de una parte del esqueleto es directamente dependiente tanto de su volumen o tamaño como de la densidad del tejido mineralizado contenido dentro del envolvente perióstico[4]. Las técnicas de energía fotónica simple o dual o absorciometría de rayos X (DXA) miden la "superficie" de la densidad mineral ósea (en gramos de hidroxiapatita/cm^2), una variable que está directamente relacionada con la fortaleza del hueso. El contenido mineral óseo (en gramos de hidroxiapatita para una región determinada) puede usarse también para valorar la ganancia de masa ósea, por ejemplo a nivel de las vértebras lumbares. Durante la pubertad, se observan diferencias según sexos en la masa ósea, que es debido, al parecer, a la existencia de un período más prolongado de maduración ósea en los hombres que en las mujeres, con mayor aumento del tamaño del hueso y del grosor de la cortical. Durante la pubertad, el ritmo de acumulación en la densidad de mineral óseo en la columna lumbar y en el cuello femoral aumenta de 4 a 6 veces en un período de 3 y 4 años en mujeres y en hombres, respectivamente. Existe una asincronía entre la ganancia en la altura y el crecimiento de la masa ósea. Este fenómeno puede ser responsable del hecho, durante un período transitorio, de un aumento relativo en la fragilidad ósea que explica la incidencia de fracturas durante la adolescencia.

Muchos son los factores, más o menos independientes, que se supone que influyen sobre la acumulación de masa ósea durante el crecimiento. La lista de estos determinantes incluyen clásicamente: herencia, sexo, componentes dietéticos (calcio, proteínas)[5], factores endocrinos (esteroides sexuales, calcitriol, IGF-1), fuerzas mecánicas (actividad física, peso corporal) y exposición a factores de riesgo. Cuantitativamente, parece ser que el factor más prominente es el determinante genético. Estudios recientes han mostrado que las frecuencias alélicas diferentes, en los genes del receptor de la vitamina D, podrían tener importancia en cuanto a la variabilidad de parte de la masa ósea o densidad mineral ósea, aunque se desconoce el mecanismo. Es de gran interés práctico que la herencia no sea el único determinante del pico de masa ósea, ya que los factores ambientales pueden ser modificados. Con respecto a los factores mecánicos, conviene investigar el impacto de diferentes grados de actividad física en aquellas partes del esqueleto en donde el proceso osteoporótico puede tener consecuencias dramáticas en las últimas décadas de la vida de los humanos.

HÁBITOS ALIMENTICIOS DE LOS ADOLESCENTES

En los últimos años son varios los estudios realizados en España, Europa y EE.UU., para conocer los hábitos dietéticos de los adolescentes. Aunque se detectan características locales, se deduce la importancia de las influencias que sobre ellos tiene la industria alimentaria, por un lado y la de los medios de difusión por otro, de manera que las formas en el comer se parecen bastante en los países de tipo de vida occidental. Las principales características observadas se comentan a continuación.

Snacks

Se han detectado grandes diferencias en los patrones de ingesta de *snacks* entre los diferentes países. La mayor frecuencia de ingesta se observó en Francia, en donde más del 90% de los adolescentes comían uno o más *snacks* durante la mañana, tarde y noche. En el Reino Unido y Alemania, el 80% de los adolescentes consumían *snacks* de forma regular. En Italia, el 85% de los adolescentes lo hacían durante la mañana y tarde, y el 35% durante la noche. En España, el 20% de los adolescentes comió *snacks* durante la mañana y la noche, y el 60% durante la tarde. En los 5 países, la mayor frecuencia de *snacks* fue durante la tarde. Los productos más populares fueron patatas chips y tapas, dulces y chocolates, yogur y postres de tarritos, galletas, bebidas gaseadas, frutas y zumos de frutas. La pizza fue el más popular *snack* de los italianos. Los adolescentes del Reino Unido y de España prefirieron *chips* y tapas, mientras que los franceses optaron por pastelería, zumos de frutas y bebidas carbonatadas. Los adolescentes alemanes tienen, quizás, los hábitos más saludables en cuanto a los *snacks*, ya que consumen frecuentemente frutas, yogures o postres de tarritos[6].

Comidas fuera de casa

Los adolescentes españoles y franceses fueron los que comieron más frecuentemente fuera de casa; al menos una vez por semana no acudieron al comedor escolar. Entre los lugares favoritos para comer fuera se encontraban los restaurantes o los establecimientos de comida rápida que suelen ofrecer pizzas y hamburguesas. En todos los países, excepto en Italia, las hamburgueserías son los más solicitados; en Italia lo son las *pizzerie*.

El patrón de comidas en los restaurantes de comida rápida es diferente en Europa que en EE.UU. La frecuencia de comer fuera de casa en Europa es baja y por el contrario se estima que en EE.UU. come en este tipo de restaurantes el 20% de la población. Los alimentos en los restaurantes suelen contener un exceso de energía y pocos micronutrientes. Una comida típica es: una hamburguesa, patatas fritas, tarta de manzana y coca-cola, lo que significa, aproximadamente 1.300 kcal, de las que 44% son de grasa, 46% de carbohidratos y 10% de proteínas. Tal comida contribuye aproximadamente a la mitad de los requerimientos diarios de energía para un adolescente y con el 40% de las recomendaciones para calcio y tiamina, 30% de hierro, 20% de vitamina C y 5% de vitamina A. Como quiera que en el futuro los adolescentes tendrán más oportunidades de comer en restaurantes de comida rápida, se impone la necesidad de recomendar a las empresas propietarias de dichos establecimientos que se preocupen de servir productos saludables.

NUTRICIÓN EN EL ADOLESCENTE

La población mundial de 10 a 19 años de edad representa casi un 20% de la población total. En varias encuestas se ha detectado que de todos los grupos de edad, los adolescentes son los que tienen la prevalencia más alta en cuanto a insatisfacción de su estado nutricional. Según estas encuestas las ingestas de calcio, vitamina A, vitamina C, y hierro de los adolescentes están por debajo de las recomendaciones. Las ingestas de nutrientes de los chicos se encuentran más cercanas a las recomendaciones, porque comen más cantidad de alimento, mientras que las chicas mantienen con frecuencia dietas especiales. Las bebidas carbonatadas, café, té, y bebidas alcohólicas reemplazan con frecuencia a la leche y a los zumos[7-11].

Los hábitos de los adolescentes se caracterizan por: a) una tendencia aumentada a saltarse comidas, especialmente el desayuno y con menos frecuencia la comida de mediodía; b) realizar comidas fuera de casa; c) consumir *snacks*, especialmente dulces; d) comer en restaurantes de comida rápida; y e) practicar gran variedad de dietas. Algunos siguen dietas vegetarianas o regímenes restrictivos extremos tales como las macrobióticas Zen. Otros adolescentes siguen dietas "mágicas" y cambian con frecuencia sus hábitos dietéticos. Estos patrones conductuales se explican en parte por una serie de razones: nueva independencia de la que disfrutan, dificultad para aceptar los valores existentes, insatisfacción con la propia imagen, búsqueda de la propia identidad, deseo de aceptación y necesidad de adaptarse al estilo de vida de sus compañeros y amigos.

Respecto a la típica conducta alimenticia de los adolescentes, parece conveniente hacer algunos comentarios en relación con la nutrición inadecuada que suele conllevar:

a) Energía: la baja ingesta de energía dificulta la creación de dietas que contengan adecuados niveles de nutrientes, especialmente hierro; las necesidades de los adolescentes varían en relación con la actividad física y con el estadio de maduración.
b) Proteínas: durante la adolescencia, las necesidades proteicas, como las de energía, se relacionan más con el patrón de crecimiento que con la edad cronológica.
c) Calcio: debido al crecimiento acelerado muscular y óseo, las necesidades de calcio aumentan durante la pubertad y adolescencia.
d) Hierro: las necesidades de hierro, tanto para chicos como para chicas, aumenta durante la adolescencia para mantener el rápido aumento de la masa no-grasa y la de hemoglobina; en las muchachas hay que añadir las necesidades derivadas de las pérdidas menstruales[12].
e) Cinc: es un mineral esencial para el crecimiento y la maduración sexual; se ha detectado retraso de crecimiento e hipogonadismo en adolescentes con deficiencia de cinc.
f) Vegetarianismo del que existen varios tipos (Tabla 22.4): los adolescentes que no consumen productos animales son vulnerables a deficiencias de varios nutrientes, particularmente vitaminas D y B_{12}, riboflavina, proteínas, calcio, hierro, cinc y quizás otros elementos traza.
g) Caries dental: aunque la caries comienza en los primeros tiempos de la infancia, en los adolescentes puede llegar a ser un problema importante y de gran prevalencia; la caries se asocia con baja ingesta de flúor en la infancia y frecuente consumo de alimentos que contienen carbohidratos.

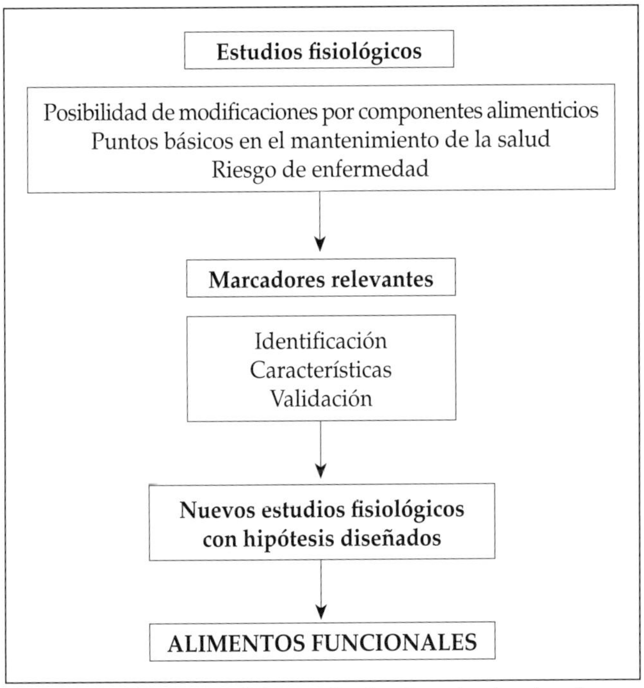

Figura 23.2. Proceso en el desarrollo de alimentos funcionales.

que son sensibles a la modulación por los componentes alimenticios y que tengan como idea básica la de mantener o mejorar la salud y que puedan cambiar el riesgo de desarrollo de determinadas enfermedades. Es preciso investigar en marcadores que sean suficientemente válidos y expresión de las funciones claves que se están analizando. A partir de entonces se pueden obtener unas conclusiones que permitan la producción de alimentos funcionales (Fig. 23.2).

Las más prometedores dianas para el estudio de la ciencia de los alimentos funcionales son: a) funciones gastrointestinales, incluyendo aquellas asociadas con la microflora colónica, mediada por la actividad endocrinológica del tracto gastrointestinal, dependiente de su inmunidad, biodisponibilidad, motilidad intestinal y moduladores de la proliferación de las célula epiteliales; b) sistemas redox y antioxidantes; c) metabolismo de los macronutrientes y en particular de la modulación hormonal de su metabolismo por medio del balance de insulina y glucagón o la producción de péptidos gastrointestinales; d) desarrollo durante la vida fetal y los primeros tiempos de lactante; son ejemplos, la importancia del ácido fólico y el papel de los ácidos grasos poliinsaturados en el desarrollo cerebral; e) el metabolismo xenobiótico y su modulación por componentes dietéticos no-nutricionales, como son los fitoquímicos; f) el humor, la conducta o la actividad física.

El estudio de las acciones específicas e interacciones de los nutrientes y genes servirán en la identificación de los momentos críticos para una intervención dietética y ayudarán a que las guías dietéticas puedan ser orientadas para individuos o grupos de ellos. Las ingestas adecuadas y seguras deben entrar en consideración, con objeto de conseguir los niveles óptimos de nutrientes. Sin embargo, hasta que no se conozcan los distintos componentes de los alimentos es difícil establecer sus necesidades y los aportes de los alimentos funcionales.

BIOMARCADORES

Casi cada medida que refleje un cambio en la bioquímica, estructura o funcionalidad, resultado de las interacciones entre un sistema biológico y el ambiente, puede servir como marcador biológico o para evaluar la evolución del crecimiento, de la salud y de la enfermedad (Fig. 23.3). Muchos marcadores, aunque de gran capacidad para su finalidad, obviamente no podrán ser utilizados por razones éticas (Fig. 23.4). Los más útiles son aquellos capaces de reflejar la ingesta de alimentos o metabolitos, su disponibilidad y presencia en tejidos y células, pero indudablemente no es fácil su incorporación en la clínica habitual. Además de los utilizados en las habituales técnicas de medición de los compartimentos corporales

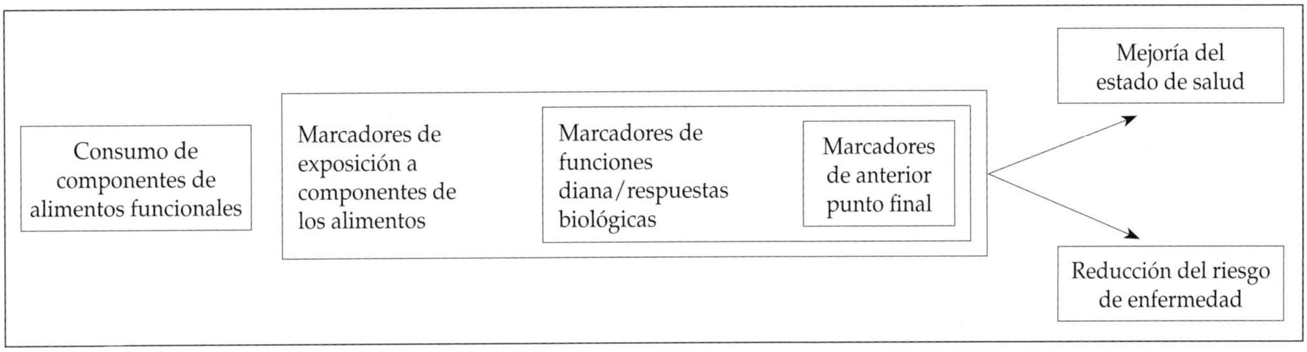

Figura 23.3. Marcadores indicadores de los efectos de los alimentos funcionales.

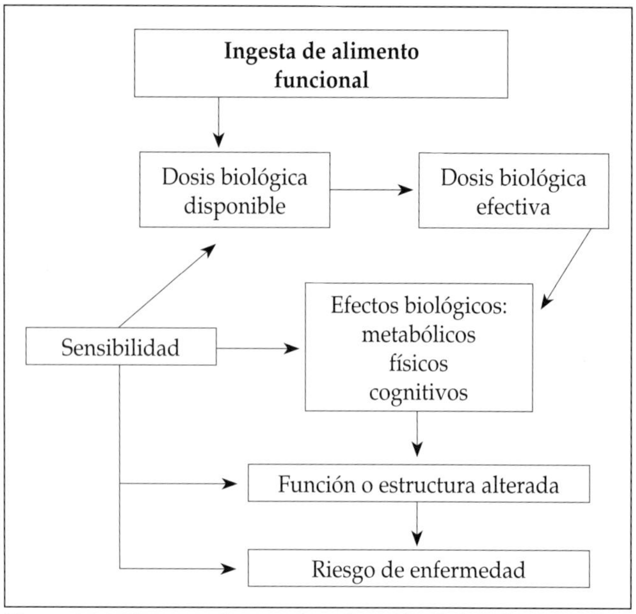

Figura 23.4. Biomarcadores en la valoración de los alimentos funcionales.

Crecimiento y composición corporal	
Marcadores	*Componentes alimentos*
Antropometría	Factores crecimiento
Masa grasa corporal	Aminoácidos esenciales
Agua total corporal	Ác. grasos insaturados
Excr. procolágeno	
Excr. creatinina	

Figura 23.6. Posibilidades de modulación de funciones diana.

Desarrollo psicomotor y cognitivo	
Marcadores	*Componentes alimentos*
Test de desarrollo, conducta y función cognitiva	AGPI Hierro Cinc Yodo
Agudeza visual	

Figura 23.8. Posibilidades de modulación de funciones diana.

Desarrollo esquelético	
Marcadores	*Componentes alimentos*
Ultrasonido	Calcio
Antropometría	Vitamina D
DEXA (mineral óseo)	Vitamina C
Desarrollo tubo neural	
Marcadores	*Componentes alimentos*
Ultrasonido	Ácido fólico

Figura 23.5. Posibilidades de modulación de funciones diana.

Función inmune	
Marcadores	*Componentes alimentos*
Elementos inmunes celulares y no-celulares	Vitaminas A y D Vitaminas antioxidantes AGPI n-3 y n-6 Elementos traza Arginina Nucleótidos, nucleósidos Probióticos

Figura 23.7. Posibilidades de modulación de funciones diana.

Fisiología intestinal	
Marcadores	*Componentes alimentos*
Peso de heces	Carboh. no-digeribles
Tiempo tránsito	Probióticos
Flora intestinal	Prebióticos
Secreción IgA	Simbióticos
Citocinas	
AGCC	

Figura 23.9. Posibilidades de modulación de funciones diana.

pueden ser prácticos algunos biomarcadores tales como los factores de crecimiento: derivados de plaquetas, de fibroblastos, epidérmicos, insulino-símiles, de hepatocitos y otros. Los biomarcadores que analicen la sensibilidad de los individuos pueden ser también importantes con objeto de evaluar el impacto de los cambios en los hábitos dietéticos (Figs. 23.5 a 23.9). Una serie de genes conocidos, productos asociados o receptores de susceptibilidad al cáncer pueden ser elementos valiosos para analizar las diferencias genéticas en la activación o detoxificación de agentes genotóxicos.

OBTENCIÓN DE ALIMENTOS FUNCIONALES

Según Roberfroid[7], un producto puede constituirse en funcional si se utilizan uno de los siguientes métodos:

Tabla 23.1. Tecnología para optimizar componentes funcionales de los alimentos

Ejemplos: péptidos bioactivos, oligosacáridos, antioxidantes, minerales, microorganismos

- Creación a partir de productos crudos o de nueva síntesis
- Aumentar su concentración y retención en productos crudos
- Aumentar su biodisponibilidad
- Monitorizar la producción

a) eliminación de un componente conocido que origine o esté identificado como causante de un efecto perjudicial, cuando se consume (p. ej., proteína alergénica); b) aumento de la concentración (fortificación) de un componente presente naturalmente en el alimento o de un componente no nutritivo, tanto que pueda inducir efectos previstos o beneficiosos; c) adición de un componente que no está normalmente presente en la mayoría de los alimentos y que no es necesariamente un macronutriente o un micronutriente, pero que ha demostrado efectos beneficiosos; d) sustitución de un componente, generalmente un macronutriente, tal como la grasa, cuya ingesta es excesiva o produce efectos perjudiciales; aumentando la biodisponibilidad o estabilidad de un conocido componente para producir un efecto funcional o para reducir el potencial riesgo de enfermedad de un alimento. La demostración de tales efectos beneficiosos debe basarse en conceptos científicos (Tabla 23.1), aunque siendo científico un alimento funcional no garantiza necesariamente el hecho de ser saludable.

EFECTOS DEL PROCESADO

El procesado de los alimentos puede tener influencia sobre la biodisponibilidad de los nutrientes, bien de forma positiva o negativa. Por ejemplo, la del licopeno mejora calentando las preparaciones de tomate en presencia de aceite. La cocción del ajo durante 15 minutos reduce de forma considerable su capacidad para inhibir tromboxano B-2. De manera semejante se ha observado que el calentamiento del ajo en microondas antes de pelarlo puede disminuir considerablemente su biodisponibilidad. Habrá que estudiar más el efecto de los diferentes métodos de procesamiento de los supuestos alimentos funcionales[8].

CARACTERÍSTICAS DE ALIMENTOS FUNCIONALES

Las características de una serie de alimentos (cereales, semillas, frutas, frutos secos, verduras, legumbres, productos lácteos, huevos, pescado, aceites vegetales y otros), que se consideran funcionales, se presentan a continuación.

CEREALES

Ya desde tiempos de Hipócrates se conoce el papel de los cereales sobre la salud. En los últimos años se ha insistido en el posible efecto beneficioso de uno de sus componentes, la fibra, en varias enfermedades crónicas[9]. La fibra alimentaria resistente a los enzimas digestivos de los humanos se encuentra en la fracción del salvado de los cereales integrales; otros componentes (compuestos fenólicos, lignanos y fitoestrógenos, tocotrienoles y ácido fítico), que no son elementos nutritivos, se supone que también están relacionados con determinados efectos saludables.

Trigo

El trigo, uno de los principales cereales de la dieta de una gran parte de la población mundial, contribuye de forma importante a su calidad nutricional y a la salud[10]. Uno de sus ingredientes, el salvado, fácil de obtener, es quizás la fracción más estudiada y conocida del grano de trigo; sus capas más externas componen el salvado y su contenido en fibra es alto. El endospermo es rico en almidón y proteína, y el germen, en elementos grasos. El salvado y el germen son fracciones ricas también en vitaminas y minerales. La fibra del salvado de trigo es insoluble y resistente a las fermentaciones por las bacterias del colon; contiene celulosa, 15-24% y lignina, 5-16%.

Varios son los efectos beneficiosos conocidos de la fibra del salvado sobre el tramo intestinal: a) actúa favorablemente sobre el estreñimiento, la diverticulosis, el síndrome de intestino irritable; b) reduce el riesgo de cáncer de colon, aunque se desconoce sus modos de acción; c) reduce la actividad enzimática de la flora bacteriana y secundariamente la formación de metabolitos, potenciales agentes mutagénicos o cancerígenos; d) establece un crecimiento equilibrado de las bacterias beneficiosas; e) disminuye el cáncer de mama; f) el consumo habitual de fibra insoluble se relaciona con disminución del riesgo de desarrollar enfermedades cardiovasculares y diabetes tipo II[11].

Algunos fitoquímicos presentes en el trigo integral tienen efectos saludables, tales como el ácido fítico o fosfato de inositol, antioxidante y anticancerígeno, los compuestos fenólicos como el lignano, elemento relacionado con la prevención de cáncer asociado a hormonas sexuales, el ácido fenólico y el ácido ferúlico, que es un antioxidante.

Avena

La avena común es la especie avena sativa, cereal que contiene numerosos componentes con efectos beneficiosos sobre la salud, aunque se admite que el principal ingrediente activo es la fibra soluble (1-3)(1-4)-β-D-glucano, o sencillamente β-glucano, que se distribuye por todo el endospermo. El β-glucano de avena purificado es un polisacárido lineal, compuesto en un 70% por unidades de β-D-glucopiranosilo unidas mediante enlaces 4-O, y en un 30% por unidades de β-glucapiranosilo unidas mediante enlaces 3-O.

Desde hace tiempo se conocen los efectos beneficiosos de la avena en el tratamiento de la diabetes. También es conocida la capacidad del β-glucano, en parte por su viscosidad, para reducir los niveles de colesterol sérico, específicamente el colesterol-LDL, sin modificar la fracción colesterol-HDL[12]. Se sugiere un consumo de, al menos, 3 g/día.

En la avena existe numerosos componentes que pueden modificar los lípidos sanguíneos o tener otros efectos beneficiosos. Las capas externas de la avena son una buena fuente de fibra alimentaria insoluble y tienen la capacidad de mejorar la función intestinal y quizás reducir el riesgo de cáncer de colon. En estas capas se encuentran ceras, lignina, compuestos fenólicos, fitato, vitaminas y minerales, elementos con importantes acciones beneficiosas para los humanos.

Arroz

El arroz (*Oryza sativa L.*) es uno de los principales cereales cultivados y el alimento básico de la mitad de la población mundial. Se conocen tres tipos de arroz: bruto (sin descascarillar), integral y pulido. El salvado de arroz comercial contiene 11,5-17,2 de proteína, 12,8-29,6 de grasa, 6,2-31,5% de fibra (1,9-2,4%, fibra alimentaria soluble) y 8,0-17,7 5 de cenizas. En el salvado de arroz se encuentra almidón,10-55%, fósforo como fitatos, potasio, magnesio, silicio y abundantes vitaminas del grupo B y antioxidantes, tocoferoles y tocotrienoles.

En el aceite de salvado de arroz se encuentran ácido palmítico, oleico y linoleico, que representan un total del 95% de los ácidos grasos. Es excelente para la fritura de alimentos, ya que produce pocos peróxidos y espuma, y es más estable que otros aceites vegetales debido al equilibrio entre los ácidos linoleico y oleico, y su contenido en antioxidantes es alto.

La fracción insaponificable del aceite de arroz (43%, de esteroles vegetales: campesterol, estigmasterol, β-sitosterol y otros) es más alta que la de otros aceites vegetales, y por ello se supone que contribuye a reducir los niveles de colesterol[13].

SEMILLAS

Algunas semillas se han utilizado en la alimentación de los humanos durante siglos. Los pseudocereales amaranto y quínoa fueron considerados por los aztecas y por los incas, respectivamente, alimentos que poseían cualidades mágicas. En textos sánscritos y sumerios, de hace unos 3.000 años, ya se reseña la utilización de las semillas de mostaza como condimento en los alimentos.

Amaranto

El contenido en proteínas del amaranto (*Amarantus hypochondriacus*) es alto, de 14-18%, con una proporción en aminoácidos esenciales mejor que la de otras proteínas de origen vegetal[14]. La cantidad de lípidos de las semillas es de 6,5-12,5%. El aceite de amaranto posee una alta cantidad de ácidos grasos insaturados, 53-95% de linoleico y oleico, y 0,3-0,3-1,3% de ácido linolénico. Como componentes menores se encuentran ácido fítico, polifenoles, saponinas, lectinas, inhibidores de tripsina y de quimotripsina. Un gramo de semillas de amaranto puede aportar el 46% de la ingesta diaria recomendada de calcio y el total de la de hierro.

El contenido en fibra bruta del amaranto es 7,1-17,8%, compuesta principalmente por lignina y celulosa. Por su riqueza en ácido linolénico puede servir de ayuda a la respuesta inmunológica y en la reducción del componente inflamatorio en artropatías crónicas.

Quínoa

El contenido de proteína total de las semillas de quinoa es de 11,0-15,0%. La mayor parte de la composición de ácidos grasos del aceite (68-84%) está constituido por los ácidos linoleico y oleico, conteniendo 7,0-9,5 g de ácido linolénico/100 g de aceite, lo que hace que este aceite pudiera ser aprovechado y utilizado para aumentar la respuesta inmunológica así como para el tratamiento de procesos inflamatorios. Un gramo de semillas de quínoa puede aporta 13% de la ingesta diaria recomendada de calcio y el total de la de hierro. El contenido de fibra alimentaria total de las semillas de quinoa enteras es de un 13%, ligeramente inferior al contenido de la harina integral de trigo y de centeno[15].

Mostaza

Sinapis alba (mostaza blanca) y *Brassica juncea* (mostaza marrón) son las dos principales especies de plantas de mostaza[16]. Las semillas son ricas en aceite, 29-36%, contienen 23-30% de proteínas, 12-18% de carbohidratos y también, isotiocianatos, ácido erúcico, compuestos fenólicos, fitina y ditioltionas. El salvado de mostaza es rico en fibra, 15%. El principal ácido graso del aceite de semillas de mostaza es el erúcico, 18-51% de los ácidos grasos totales; un 9-15% es de ácidos grasos n-3, cantidad superior al de la mayoría de los aceites vegetales utilizados.

Los componentes de las semillas de mostaza que poseen acciones fisiológicas beneficiosas son los isotiocianatos, las ditioltionas y el mucílago, que se encuentra en la capa epidérmica de la corteza de las semillas, ya que razonablemente posee acciones sobre la regularización de la función digestiva, normalización de lípidos séricos y atenuación de la respuesta postprandial de glucosa.

FRUTAS

Las frutas son buenas fuentes de azúcares y vitaminas, pero recientemente se consideran, además, excelentes alimentos por su contenido en fitoquímicos, actuando muchos de ellos como elementos antioxidantes, reductores del riesgo de enfermedades cardiovasculares y en la prevención de algunos tipos de cáncer[17].

Frutas de color rojo, naranja o amarillo

Los principales componentes de estas frutas (fresas, frambuesas, albaricoques, melocotones, melones, sandías, mangos) son vitamina C y vitamina A, fibra, fenoles y carotenoides, de los que se han identificado más de 600. El β-caroteno, al parecer, es particularmente efectivo en la protección del organismo frente a los efectos perjudiciales del daño celular. Otros carotenoides como luteina, criptoxantina, licopeno, cantaxantina y zeaxantina parecer ser que también previenen ciertos de tipos de cáncer.

Una fruta que ha recibido especial interés es el arándano, debido a sus beneficiosos efectos en las infecciones del tracto urinario[18].

La piel de algunas frutas de color rojo, naranja o amarillo tienen un alto contenido en pectina, fibra soluble, que favorece la reducción de los niveles de lípidos sanguíneos, ayuda a estabilizar la glucemia[19]. La mayoría de las variedades de estas frutas pueden proporcionar 10-25% de las necesidades diarias de fibra.

Frutos cítricos

Los frutos cítricos (limones, naranjas, pomelos) contienen vitamina C y amplias cantidades de fibra soluble, pectinas, lectinas, almidones, componentes que son difíciles de asimilar por los humanos. En la corteza y en las semillas de estos frutos se encuentran unas sustancias conocidas como limonoides, que estimulan la producción de enzimas que pueden desactivar carcinógenos. En especial D-limoneno, puede actuar como importante factor en la prevención del cáncer. En la naranja entera se encuentra un potente antioxidante, glutation; disminuyen sus concentraciones de forma rápida en el zumo, cuando éste se obtiene por presión.

Uva negra, vino tinto

La uva, su zumo y el vino contienen polifenoles y una sustancia activa denominada resveratrol (fungicida presente en la piel), producto prometedor en la prevención de enfermedades cardíacas. Los vinos blancos tienen pocos flavonoides, mientras que en los tintos, que se obtienen utilizando también la piel, se hallan esos beneficiosos compuestos.

Los flavonoides y los polifenoles son fitoquímicos que se admite tienen notables efectos preventivos en las enfermedades cardíacas, al disminuir la función coagulante de las plaquetas. Los compuestos fenólicos (catequinas, antocianinas y taninos) pueden prevenir la oxidación del colesterol-LDL[17].

Tomate

En tiempos se pensó que el tomate era una fruta venenosa. Nada más lejos de la realidad. En la actualidad se ha observado que este fruto posee numerosos efectos beneficiosos para la salud, debido a sus altas concentraciones de vitamina C, licopeno (miembro de la familia de carotenos) y otros compuestos nutricionales, tales como ácido p-cumárico y clorogénico, que inhiben la formación de nitrosaminas, compuestos carcinogenéticos originados en el tracto digestivo. Contiene también glutatión que con el licopeno, ambos, actúan como potentes antioxidantes.

FRUTOS SECOS

Los frutos secos entre los que se incluyen nueces, pistachos, almendras, avellanas, castañas y otros contienen numerosos nutrientes tales como proteína, vitamina E, fibra y lípidos (un 80% del total de calorías). La mayoría de los ácidos grasos son mono o poliinsaturados. También contienen los ácidos grasos esenciales (AGE): linoleico y (γ-linolénico que son elementos básicos en la prevención de las enfermedades cardiovasculares; el ácido α-linolénico puede convertirse en el interior del organismo en los ácidos grasos n-3: EPA y DHA.

En los frutos secos se encuentran, también, isoflavonas, ácido elágico, ligninas, que son importantes fitonutrientes con variadas acciones beneficiosas para la salud de los humanos.

VERDURAS

Varios son los tipos que tienen interés como alimentos y que se admite poseen importantes acciones saludables[20].

Verduras de color rojo, naranja, amarillo

Entre las verduras que presentan estos colores se incluyen calabazas, zanahorias, pimientos rojos, patatas dulces, ñames. La mayoría de los beneficios proporcionados por este grupo de alimentos reside en los carotenoides. Este grupo de fitoquímicos se ha relacionado con la disminución del riesgo de desarrollo de cánceres (pulmón, colon, vejiga, mamas y piel). Además, disminuyen la incidencia de cardiopatías, aumentan la respuesta inmune, disminuyen el riesgo de cataratas y degeneraciones maculares, y aumentan las funciones mentales.

Estas verduras proporcionan también amplias cantidades de vitamina A, vitamina C, fibra y otros compuestos protectores, tales como fenoles y ácido elágico.

Cebolla y ajo

Entre las plantas de la familia allium se incluyen cebollas, ajos, puerros, cebollinos. El ajo contiene más de 200 compuestos diferentes con efectos positivos en la prevención de enfermedades, incluyendo la supresión del crecimiento de células tumorales y la prevención de enfermedades cardiovasculares[21].

Los compuestos organosulfurados de estas plantas son varios, siendo el dialil disulfico (DADS) el más potente agente para bloquear o suprimir el crecimiento de los tumores, junto con el S-allil-cisteina (SAC). La cebolla y el ajo impiden también la formación de nitrosaminas.

El ajo es un buen ejemplo de un alimento entero que proporciona efectos beneficiosos, ya que el producto activo allicina, que da ese intenso olor y sabor característicos al ajo, se degrada con la exposición al oxígeno y con el cocinado.

Vegetales de hojas verdes, oscuras

La lechuga, que se suele utilizar en ensaladas, la espinaca, la col rizada, la endivia, la escarola, el berro, el perejil, contienen carotenoides, especialmente β-caroteno, ácido fólico y otros nutrientes. El consumo de estas verduras de color verde puede disminuir el riesgo de cardiopatías coronarias debido a su contenido en ácido fólico que regula los niveles de homocisteína. El ácido fólico es, además, un nutriente recomendado en los primeros tiempos del embarazo porque previene la formación de defectos del tubo neural en el feto.

Cruciferas

Los miembros de la familia crucíferas (que deben su nombre a la forma en cruz que adoptan los pétalos de las flores) están constituidos entre otros por brócoli, col de Bruselas, coliflor, col, colinabo, nabo y otros, contienen fitoquímicos que pueden prevenir ciertos tipos de cáncer.

El compuesto sulforafano del brócoli estimula la producción de enzimas anticáncer. Las crucíferas, además de contener amplias cantidades de fibra, así como de las vitaminas antioxidantes A y C poseen también indoles, especialmente indol-3-carbinol que previene el cáncer de mama. Los compuestos de indol de las crucíferas se pierden fácilmente en el agua de cocción, por lo que conviene comerlas crudas o tras ponerlas ligeramente al vapor.

LEGUMBRES

Con las legumbres (alubias, lentejas, garbanzos y otras) la naturaleza proporciona un alimento cercano a la perfección. Contienen altas cantidades de proteína, son pobres en grasa y en sodio, no tienen colesterol y, además, otros de sus componentes pueden reducir el riesgo de cáncer y de enfermedades cardiovasculares y estabilizan la glucemia.

Soja

La soja participa de los mencionados efectos beneficiosos sobre la salud que tienen las legumbres[22]. La proteína de la soja favorece la reducción de la hipercolesterolemia y del colesterol-LDL. Un compuesto de la soja, la genisteína, una isoflavona, parecer ser que no solamente previene el cáncer de varios tipos y localizaciones (mama, colon, pulmón, próstata, piel y leucemia), sino que frena el crecimiento de tumores ya formados. Otro compuesto, el fitato, puede inhibir el cáncer de colon y de mama y es un potente bloqueante de radicales libres. Los inhibidores de proteasas ayudan a prevenir numerosas formas de cáncer. Compuestos de la soja, conocidos como fitoestrógenos, pertenecientes a la familia isoflavona, previenen las sofocaciones de la mujer durante la fase inicial de la menopausia. Una de las ventajas de los productos de soja es que son fáciles de adquirir en el comercio en una amplia gama de variedades: tempeh, tofu, miso, etc., e incluso como fórmulas para lactantes.

PRODUCTOS LÁCTEOS

La industria láctea, sin atribuir el nombre de alimentos funcionales a muchos de sus productos, conocía los efectos beneficiosos de ellos. Era sabido que la leche de animales, se utilizaba habitualmente en la alimentación humana, mas los quesos o los diferentes tipos de lácteos fermentados contenían cantidades importantes de calcio, fósforo, riboflavina y caseína, además de otros micronutrientes. En la actualidad, en muchos países occidentales la leche aporta un 60-75% del total del calcio de la dieta y un 30% de la riboflavina.

Productos lácteos fermentados como yogur, kéfir y kumis[23,24] se han consumido en Europa, Asia y África desde hace años, pero no fue hasta la aparición de los trabajos de Metchnikoff cuando se apreciaron los efectos saludables de productos que se agrupan en la denominación de probióticos, prebióticos y simbióticos.

Son varios los péptidos relacionados con la caseína que tienen importantes efectos, aunque hasta el momento los estudios científicos en humanos son escasos. Los más conocidos son las casomorfinas, con efectos opiáceos, los inmunopéptidos, con actividad inmunoestimulante, los péptidos con actividad hipotensora y los fosfopéptidos, que tienen acción transportadora de calcio y quizás de otros minerales. Se están investigando los efectos beneficiosos sobre la salud de otras proteínas, como lactoperoxidasa, lactoferrina, α-lactalbúmina, β-lactoglobulina, aunque faltan más estudios que determinen sus acciones con mayor precisión.

Compuestos bioactivos de la leche de constitución lipídica son ácidos grasos, de los que se conocen sus acciones desde hace muchos años, especialmente en la nutrición infantil. Recientemente resaltan los posibles efectos beneficiosos del ácido gamma-linoleico conjugado en la inhibición del cáncer, en la arteriosclerosis y en la estimulación del sistema inmunológico.

HUEVO

El concepto de admitir al huevo como alimento funcional es nuevo y requiere un cambio en la importancia del papel dado a este alimento en la dieta[25]. Es bien conocido que los huevos constituyen una amplia fuente de nutrientes. Desde tiempos se sabe que contiene una proteína de alta calidad y una gran cantidad de nutrientes en proporción a su contenido energético. Más recientemente se ha observado que en los huevos se detectan cantidades significativas de carotenoides, luteína y zeaxantina, que previenen la degeneración macular, una de las principales causas de ceguera en los ancianos y que estos compuestos con acción antioxidante guardan relación con un bajo riesgo de necesidad de extracción de cataratas.

PESCADO

Algunos pescados contienen importantes grasas y proteínas. Sus aceites son ricos en ácidos grasos poliinsaturados n-3, y entre ellos, el ácido eisosapentaenoico (EPA) y ácido docosahexaenoico (DHA). Las mejores fuentes de ácidos grasos n-3 se encuentran en pescados de aguas frías, como salmón, caballa, sardina y anchoa; también son buenas fuentes de n-3 otros pescados como atún, pez espada, trucha arcoiris, ostra y calamar.

Por la riqueza y características de sus grasas y proteínas, algunos pescados pueden servir como ejemplo de alimento ya que ayudan a mejorar la calidad de vida de algunas poblaciones, por su protección frente al cáncer, artritis, diabetes, colitis, litiasis biliar y otras enfermedades. Especialmente son conocidas sus acciones saludables frente a las enfermedades cardiovasculares, ya que disminuyen el riesgo de cardiopatía isquémica[26]. Favorecen la normalización de la presión arterial, de los triglicéridos, del colesterol total y colesterol-LDL y de la agregación plaquetaria y aumentan la vasodilatación.

CARNE Y PRODUCTOS CÁRNICOS

La demanda de alimentos funcionales está creciendo a un gran ritmo lo que obliga a las empresas alimenticias a innovar en estos productos. La industria cárnica, a pesar de disponer de tecnología necesaria, se encuentra retrasada en el desarrollo y comercialización de productos funcionales en comparación con otros sectores de la alimentación, como por ejemplo, el lácteo.

Actualmente se pueden obtener cárnicos funcionales a) con menor contenido energético tras reducción de la grasa, adición de sustitutos de grasas, aumento del contenido de fibra y de agua; b) con mejor calidad grasa, disminuyendo el contenido de grasa saturada y colesterol y elevando el de ácidos grasos insaturados y de ácidos grasos específicos (p. ej., n-3, CLA); c) con diferente calidad de aminoácidos mediante la introducción de proteína de soja y aumento del cociente arginina/lisina; d) enriquecidos en fibra, particularmente en fibra soluble y/o fermentable; e) modificados en micronutrientes: minerales (p. ej., menos sodio) y vitaminas (p. ej., más toferoles); f) adicionados de fitoquímicos: fitosteroles (esteroles y estanoles), fitoestrógenos, polifenoles, etc.[27].

Los cárnicos funcionales pretenden: a) actuar sobre las funciones conductales y psicológicas; b) modificar las funciones gastrointestinales; c) regular el crecimiento, desarrollo y maduración; d) regular el metabolismo de los macronutrientes y en particular la homeostasis del peso corporal; e) actuar sobre los sistemas redox y antioxidantes; f) actuar sobre el equilibrio tromboxanos/ prostaciclinas/ leucotrienos; y g) imitar la acción de algunas hormonas.

Gran número de alimentos funcionales, entre ellos los cárnicos, se encuentran aún en fase de diseño o en fases muy precoces de comercialización, desconociéndose la respuesta real del consumidor y en muchos casos no se ha contrastado su inocuidad ni los efectos positivos.

ACEITES VEGETALES

En los últimos años se asiste a un gran interés en conocer los efectos sobre la salud de determinados aceites y grasas, así como la cantidad consumida de los mismos[28,29]. El hecho reside en gran parte en el papel que estos alimentos desempeñan en la patogenia de enfermedades crónicas como las cardiovasculares, el cáncer, la diabetes, la obesidad y la hipertensión.

Aceites vegetales especiales

Con la aplicación de avances en las técnicas tradicionales en el cultivo de los vegetales se han obtenido en los últimos años aceites con mejoradas propiedades. También se ha recurrido a la mutagénesis química y a la ingeniería genética con objeto de obtener aceites con unas características deseadas. Con esta metodología se ha pretendido obtener grasas y ácidos grasos específicos beneficiosos para la salud de los humanos. Uno de los adelantos más interesantes ha sido la producción de lípidos estructurados, según diseños específicos, utilizando técnicas de interesterificación enzimática para la producción de determinados triglicéridos.

Las fuentes de ácido γ-linolénico (AGL; 18:3n-6) han recibido especial interés, por haberse comprobado los efectos beneficiosos de este aceite en el tratamiento de pacientes con artritis reumatoide, neuropatía diabética, mantenimiento de la integridad de la epidermis, y su acción, todavía experimental, como agente anticanceroso.

Aceite de oliva

El aceite de oliva es el principal aceite en cuanto a contenido en ácido oleico. Otras fuentes de ácido oleico son los aceites de cacahuete, de canola y de cártamo. Las propiedades funcionales del ácido oleico no son las mismas que las del aceite de oliva, por ello hay que evaluar con precaución las conclusiones obtenidas en experiencias realizadas con ácido oleico. El aceite de oliva contiene ácido oleico en varias concentraciones, 65-82%, ácidos grasos n-6, 6-30% y ácidos grasos n-3, 0,3-3%. Este aceite contiene una fracción insaponificable, además de otros componentes, como el escualeno, producto que posee propiedades antiinflamatorias. Por tanto, el aceite de oliva tiene características funcionales más allá de los efectos del ácido oleico[30].

Los ácidos grasos monoinsaturados y los saturados pueden sintetizarse con facilidad a partir de otros nutrientes de la dieta, tales como glucosa o aminoácidos y por tanto no son componentes dietéticos esenciales. No así les ocurre a otros componentes, los ácidos grasos n-3 y n-6 que no pueden ser sintetizados y son por tanto esenciales. Una forma de aportar ácido monoinsaturado en la dieta es la de incorporar aceite de oliva a la misma.

OTROS ALIMENTOS FUNCIONALES

En este apartado se incluyen una serie de alimentos difíciles de encontrarles acomodo, como grupo, en una clasificación, debido a sus características orgánicas, muy diferentes unos de otros, y porque no se ha podido todavía demostrar ampliamente sus cualidades funcionales, pero que son de amplio uso y reconocimiento por parte del público no profesional[31]. Entre ellos se encuentran: té verde, setas, ginger, ginkgo biloba, coenzima-Q10.

- **Te verde.** Contiene polifenoles (catequina, especialmente epigalocatequina) y flavonoides (quercetina) y otros compuestos que actúan favoreciendo la disminución de las concentraciones séricas de los lípidos y como agentes antiproliferativos tumorales.
- **Ginger.** Es una raíz utilizada durante miles de años por su impresionante variedad de usos. Como antiinflamatorio, antimicrobiano, calmante de molestias digestivas y en los últimos años se le atribuyen efectos protectores cardiovasculares.
- **Ginkgo biloba.** El árbol ginkgo es el más antiguo de los conocidos en el planeta. Biloba es el nombre de sus hojas. Las semillas del ginkgo se han utilizado en China durante más de 5.000 años. Los principales componentes activos del ginkgo son flavonoides (quercetina y proantocianidinas) y terpenos, además de otros. Al-

Tabla 23.2. Categoría de alimentos funcionales. Investigados y aprobados por expertos

Alimentos	Componentes básicos	Beneficios potenciales
Cereales integrales	Fibra	Disminución del riesgo de cáncer y cardiopatía
Productos con psillium (pasta, pan)	Fibra psillium	Disminución del riesgo de cardiopatía
Verduras y frutas	Vitaminas, fitoquímicos, fibra	Disminución del riesgo de cáncer y cardiopatía
Soja	Proteína de soja	Disminución del riesgo de cardiopatía isquémica

Tabla 23.3. Categoría de alimentos funcionales. Investigados por expertos

Alimentos	Componentes básicos	Beneficios potenciales
Ajo	C. organosulforados	Disminución del riesgo de cáncer
Margarina modificada	Esteroles/ésteres de estanol de plantas	Niveles adecuados de colesterol
Pescado	Ácidos grasos n-3	Reduce el riesgo de coronariopatía

Tabla 23.4. Categoría de alimentos funcionales. Fortificados

Alimentos	Componentes básicos	Beneficios potenciales
Bebidas con antioxidantes	Vitamina E y C	Mejorar la salud en general
Zumo de naranja, pasta	Calcio	Evitar/disminuir osteoporosis
Cereales	Folato	Mujeres, en el embarazo
Barras alimenticias	Fibra	Disminución del riesgo de cáncer y cardiopatía
Bebidas con antioxidantes	Vitaminas E y C	Mejora la salud en general
Aderezos de ensalada	Ácidos grasos n-3	Reducir la respuesta inflamatoria en las enfermedades reumáticas

gunos autores mencionan una saludable actividad del gingko en la insuficiencia cerebral, debido quizás a sus efectos favorables frente a la hipertensión arterial.

- **Coenzima-Q10.** También conocido como co-Q10, o como ubiquinona; es un compuesto antioxidante liposoluble que se encuentra en las mitocondrias y que tiene una estructura molecular semejante a la vitamina E. El organismo produce co-Q10, que disminuye con la edad o por otras circunstancias. Las mejores fuentes externas son alimentos no-procesados, especialmente carne, pescado (salmón, sardinas, arenques), frutos secos, aceites de semillas y algunos otros aceites. Quizás el mejor beneficio aportado por co-C10 es su reconocido papel como antioxidante y sus favorables acciones en enfermedades originadas por reacciones frente a los radicales libres.

CATEGORÍAS DE LOS ALIMENTOS FUNCIONALES

Los alimentos funcionales se pueden considerar teniendo en cuenta sus componentes básicos, los beneficios potenciales, además de otras características en las siguientes categorías: a) investigados y aprobados por expertos (Tabla 23.2); b) investigados por expertos (Tabla 23.3); c) fortificados (Tabla 23.4); d) enteros, que reducen el riesgo de enfermedad (Tabla 23.5); e) suplementos dietéticos (Tabla 23.6).

REGULACIONES DE LAS ADVERTENCIAS SOBRE LA SALUD

En la Unión Europea no existe una legislación armonizada sobre las "advertencias sobre la salud", y por tanto las cuestiones relativas a las mismas se resuelven a nivel nacional. La legislación europea relativa al etiquetado prohíbe atribuir a los alimentos propiedades preventivas, terapéuticas o curativas, y la referencia a dichas propiedades. Las advertencias sobre la salud deben estar adecuadamente comprobadas.

Debido al creciente interés en los "Alimentos funcionales" y en las "Advertencias sobre la salud", la Unión Europea ha creado una Comisión Europea de Acción Concertada sobre Bromatología Funcional (*Functional*

Tabla 23.5. Categoría de alimentos funcionales enteros. Reducen el riesgo de enfermedad

Alimentos	Componentes básicos	Beneficios potenciales
Té verde o negro	Catequina	Disminución del riesgo de cáncer de estómago, esófago y coronariopatía
Uva y su zumo	Fenoles, resveratrol	Función cardiovascular
Brócoli	Sulforafano	Disminución del riesgo de cáncer
Zanahoria	β-caroteno	Disminución del riesgo de cáncer
Tomate y productos	Licopeno	Disminución del riesgo de cáncer de próstata e infarto de miocardio
Alcachofa Jerusalen	Fructooligosacáridos	Normal microflora intestinal
Raíces de achicoria	Fuctooligosacáridos	Normal microflora intestinal
Plátano	Fuctooligosacáridos	Normal microflora intestinal
Huevos	Si tienen ácidos grasos n-3	Reducen el colesterol
Lácteos fermentados	Probióticos	Mejoran la salud intestinal
Lácteos y carne roja	Ác. linoleico conjugado	Previenen la carcinogénesis

Tabla 23.6. Categoría de alimentos funcionales. Suplementos dietéticos

Alimentos	Componentes básicos	Beneficios potenciales
Bebidas con antioxidantes	Vitamina E y C	Mejora la salud general
Bebidas con hierbas	Variedad: equinácea, gingko, kawa, ginseng, saw palmeto	Varios beneficios para la salud
Sopas con hierbas	Equinacea, mosto St. John	Mejora inmunidad, reduce la depresión

Food Science in Europe, FUFOSE). Su objetivo es desarrollar y establecer un enfoque científico sobre las pruebas que se necesitan para respaldar el desarrollo de productos alimenticios que puedan tener un efecto beneficioso sobre la salud o reducir el riesgo de desarrollar enfermedades. Defiende principalmente que los alimentos funcionales deberían presentarse en forma de alimentos normales, y que se debe demostrar sus efectos en las cantidades que normalmente se consumirían en la dieta.

Para ello se ha creado un programa de Acción Concertada de la Comisión Europea, el Proceso para la Valoración de Soporte Científico de las Alegaciones con respecto a los Alimentos (*Process for the Assessment of Scientific Support for Claims on Foods*, PASSCLAIM), que tiene como objetivo resolver los temas relativos a validación y verificación científica de alegaciones y la información al consumidor. Esta estrategia integrada generará una mayor confianza por parte de los consumidores sobre las alegaciones científicas que se hacen de los alimentos y servirá para responder mejor a las preocupaciones de los consumidores.

Marco de la regulación específica de nuevos alimentos

Si se quiere considerar la seguridad de los nuevos alimentos, sean o no transgénicos o funcionales, en su valoración científica debe tenerse en cuenta toda la información relevante que esté disponible y basarse en los siguientes aspectos:

- Evaluación de la disponibilidad de un número suficiente de especificaciones sobre el origen y composición del nuevo alimento que aseguren su identificación.
- Análisis de los efectos que producen los procesos a los que pueda ser sometido el nuevo alimento.
- Información sobre las características de los organismos y de los productos utilizados para producir nuevos alimentos.
- Análisis de los efectos de las modificaciones introducidas sobre las propiedades del alimento.
- Consideración de los efectos intencionados y de los no intencionados.
- Análisis de los posibles impactos de tipo nutricional, toxicológico o microbiológico.
- Estudios sobre la estabilidad de las modificaciones introducidas; y en cada caso, analizar el mantenimiento estructural y el lugar de inserción del material genético introducido, así como la continuidad de su expresión en sucesivas generaciones.
- Al tratar con organismos transgénicos, debe hacerse un estudio de las posibilidades de transferencia del nuevo material genético, en particular en el tracto gastrointestinal y a microorganismos de su flora. En cada caso, debe analizarse la supervivencia del organismo modificado genéticamente durante su paso por el in-

Capítulo

24

Probióticos, prebióticos y simbióticos

A. Sarría

INTRODUCCIÓN

En la primera mitad del siglo XX la investigación en nutrición humana estuvo dedicada principalmente al papel desempeñado por los nutrientes esenciales, particularmente las vitaminas, en las enfermedades deficitarias de los humanos. No fue hasta poco después del final de la Segunda Guerra Mundial cuando el estudio de la nutrición en poblaciones de EE.UU. se centró en el papel de la dieta en enfermedades crónicas, tales como las cardiovasculares y el cáncer. Posteriormente, aparecieron las guías dietéticas proponiendo consejos y recomendaciones en un intento de reducir el riesgo de enfermedades crónicas[1]. A partir de entonces, cada vez está más aceptada la existencia de una estrecha relación entre alimentos y salud. En este sentido se han alcanzado rápidamente una serie de conocimientos sobre el papel que desempeñan algunos nutrientes en la prevención y tratamiento de determinadas enfermedades (Fig. 24.1)[2-4]. Conseguir productos que potencialmente posean efectos beneficiosos para la salud estimula a la industria a desarrollar los denominados "alimentos funcionales"[5], entre los que se incluyen los probióticos, los prebióticos y los simbióticos[6, 7].

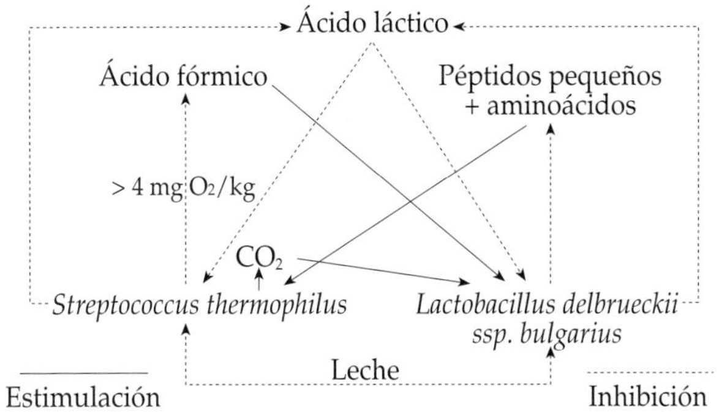

Figura 24.1. Fenómenos de estimulación e inhibición durante el crecimiento de las bacterias del yogur.

BREVE HISTORIA DEL YOGUR Y DE OTROS LÁCTEOS FERMENTADOS

Yogur es una variedad de leche fermentada en la que el ácido láctico, obtenido por la descomposición de la lactosa, forma un gel firme constituido por caseína[8]. El yogur se conoció inicialmente en Asia, fue introducido en Europa a través de Turquía y Bulgaria, país del que procede su denominación (*jaourt*, en búlgaro) y se obtiene, en su origen, utilizando el fermento llamado *maya*. Los búlgaros están orgullosos por poseer un número considerable de individuos que viven 100 ó más años. Atribuyen esta considerable longevidad a su dieta frugal que consta principalmente de yogur. El ácido láctico no es garantía absoluta de que uno sea centenario, aunque ciertamente es un buen componente alimenticio para al aparato digestivo, destruye los gérmenes que originan putrefacción, los cuales están presentes en las infecciones intestinales y que no pueden vivir en un ambiente ácido (Fig. 24.2).

Otros conocidos lácteos fermentados son: a) el *kefir* de los Balcanes, de Europa del Este y del Cáucaso, que es un suero de leche fermentado por adición de gránulos de una bacteria láctica, y que resulta ligeramente alcohólico (1%);

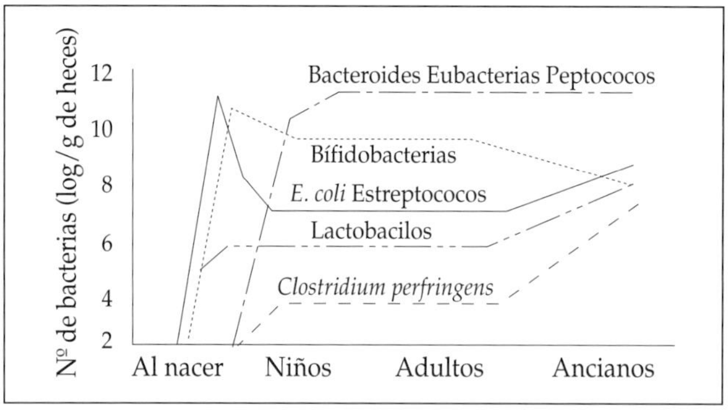

Figura 24.2. Número de bacterias en las heces, según la edad[14].

b) el *koumis* de Europa Central, aunque sus orígenes se encuentran en Asia; se obtiene de leche fermentada de yegua y c) el *dhallë* y la *salcë* que se preparan en Albania[9].

Desde 1908, año en que Metchnikoff[10] presentó la teoría de que los lácteos fermentados eran beneficiosos para la salud, estos productos biológicos han sido considerados de gran interés por los consumidores.

La fabricación industrial del yogur se realiza a partir de leche de vaca entera, desnatada, pasteurizada u homogeneizada. Se calienta a una temperatura de unos 40 °C y se le añaden dos fermentos lácticos en proporción de 3 ó 4%. Dichos fermentos son un estreptococo (*Streptococcus thermophilus*) que proporciona el aroma, y un bacilo (*Thermobacterium bulgaricum*), que proporciona la acidez. Añadidos los fermentos, la leche puede verterse directamente en recipientes o permanecer en los mismos hasta su total fermentación, pero hay que mantener constante la temperatura por medio de estufas o al baño maría (ver Anexo 6).

FLORA INTESTINAL

Desde hace algunos años ha aumentado el interés por conocer mejor la flora intestinal y su significado sobre la salud de los humanos. Se sabe que contiene, al menos, 500 diferentes tipos de bacterias que viven en simbiosis con su huésped, de manera que tanto los microorganismos como el macroorganismo se benefician de sus relaciones (Fig. 24.3). La composición de la flora intestinal es casi constante en cada uno de los humanos a pesar de las considerables variaciones intraindividuales de su dieta. Su estable composición es indicativo de la existencia de un balanceado ecosistema, al menos en los individuos sanos, que difícilmente se altera.

La microbiota bacteriana del intestino grueso de los humanos comprende un 95% del total de sus células, consistente en 10^{12} células por gramo de peso seco y debido a

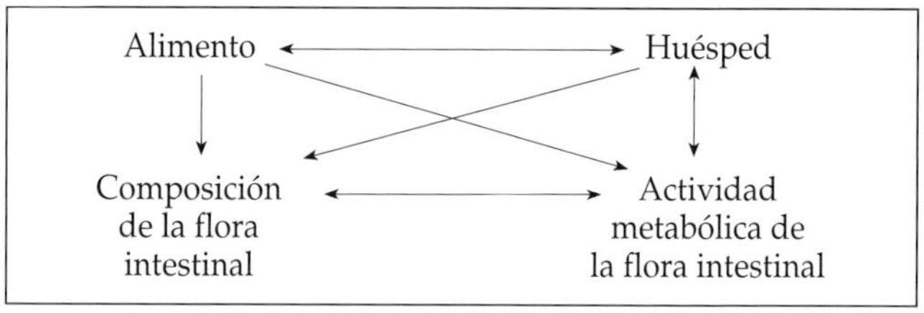

Figura 24.3. Interacciones entre alimento, flora intestinal y huésped.

las actividades de la microflora residente el colon representa un importante papel en la nutrición del huésped por lo que la modulación dietética en el intestino humano puede proporcionar grandes beneficios a la salud. En los últimos años, el concepto de alimento funcional se ha desplazado de lo que significan los suplementos de vitaminas y minerales en una dirección, a aquella dirigida a mejorar la funcionalidad de intestino. El colon es la diana principal de dichas intervenciones dietéticas[11,12].

El tracto gastrointestinal es estéril en el momento del nacimiento y la colonización bacteriana comienza durante el parto; los microorganismos se transfieren al sistema gastrointestinal del recién nacido desde la flora materna fecal o vaginal y/o el ambiente. El lactante adquiere los gérmenes al ingerir el líquido vaginal en el momento del parto. Debido a que la flora vaginal y la intestinal son similares, la del lactante semeja a la intestinal de la madre. Otro factor que afecta a los microrganismos del intestino del lactante es la forma del parto. El vaginal permite comúnmente transferir las bacterias de la madre al hijo, hecho que no sucede en los partos por cesárea. Los recién nacidos por este procedimiento son colonizados con flora del ambiente hospitalario y por ello difiere bastante de la materna.

Las bacterias que inicialmente se instauran en el colon son organismos anaeróbicos facultativos, tales como *Escherichia coli* y estreptococos. Estos primeros colonizadores metabolizan cualquier traza de oxígeno y de esta manera reducen el ambiente a altas condiciones anaeróbicas. La bacteria que entonces se instaura en el tracto intestinal depende en gran parte del perfil alimenticio del lactante. Los lactados al pecho tienen a las bifidobacterias como el género numéricamente predominante, mientras que los alimentados con fórmula presentan una flora más compleja, tipo adulto, con clostridios, bacteroides, bifidobacterias y estreptococos, como géneros prevalentes[13]. La principal razón de estas diferencias es que la leche de mujer contiene un "factor bifidus" (una glicoproteína con glucosa, galactosa, fructosa y N-acetil glucosamina) que estimula el crecimiento de bifidobacterias. Los lactados al pecho tienen generalmente menos problemas gastrointestinales que los alimentados con leche de fórmula, lo que puede

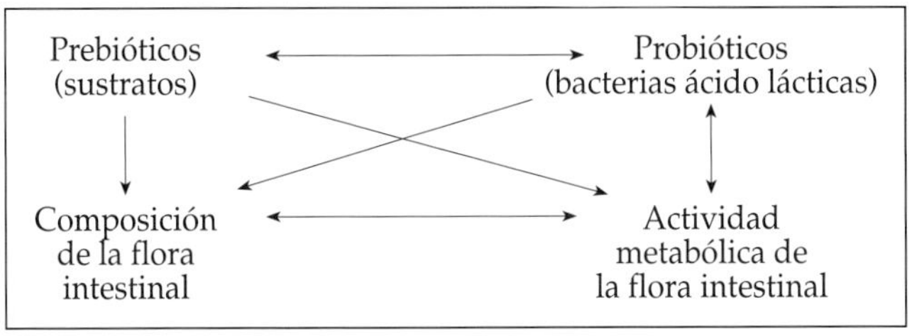

Figura 24.4. Interacciones en el tracto intestinal entre probióticos/prebióticos y flora.

atribuirse a los efectos anti-patógenos que ejercen las bífidobacterias. La fase final de la adquisición de la microflora tiene lugar durante el período del destete, en el que se desarrolla una compleja flora (Fig. 24.4)[14]. En la actualidad existe gran interés en modular los constituyentes de las fórmulas infantiles de manera que las bífidobacterias puedan ser estimuladas más efectivamente.

Estudios en animales que han crecido asépticamente proporcionan información sobre el significado fisiológico de la flora intestinal. En estos animales se ha detectado que: a) no poseen células plasmáticas intestinales; b) las placas de Peyer son pequeñas; c) la motilidad intestinal es escasa; d) el vaciado gástrico está retrasado; e) la absorción de carbohidratos está acelerado; f) el ciego está agrandado. Estos hallazgos sugieren que los gérmenes que habitan en el intestino influyen tanto en el sistema inmune como en la función intestinal.

Alteración de la flora intestinal

Una serie de hechos pueden alterar la flora intestinal e inducir la colonización del intestino por bacterias indeseables. Incluyen el tratamiento con antibióticos, contaminación alimenticia (p. ej., *Salmonella* spp., *Campylobacter* spp. o *Escherichia coli*), infecciones virásicas, disminución de jugo gástrico y enlentecimiento de la motilidad intestinal. Una flora intestinal balanceada es una precondición para que exista un ecosistema estable en el que los factores relacionados con el huésped y las interacciones antagonistas entre las bacterias intestinales desempeñen un adecuado papel.

Con respecto a los factores relacionados con el huésped debe anotarse que el intestino realiza, además de la digestión, otra función cual es la de ser una barrera que evita la invasión bacteriana y en la que intervienen diversos factores: a) secreción gástrica ácida; b) jugos biliares y pancreáticos; c) motilidad y perístalsis intestinal; d) rechazo de las células epiteliales; e) secreción de inmunoglobulinas; y f) actividad lisosomal y de macrófagos.

Las interacciones antagonistas entre las bacterias pueden clasificarse bien en indirectas, tales como son la deconjugación y la formación secundaria de las sales biliares, la secreción de inmunoglobulinas A, la estimulación de los movimientos peristálticos intestinales, o bien en directas, como son la competición por los sustratos y por los lugares de unión, la formación de metabolitos inbidores del crecimiento y la disminución del pH.

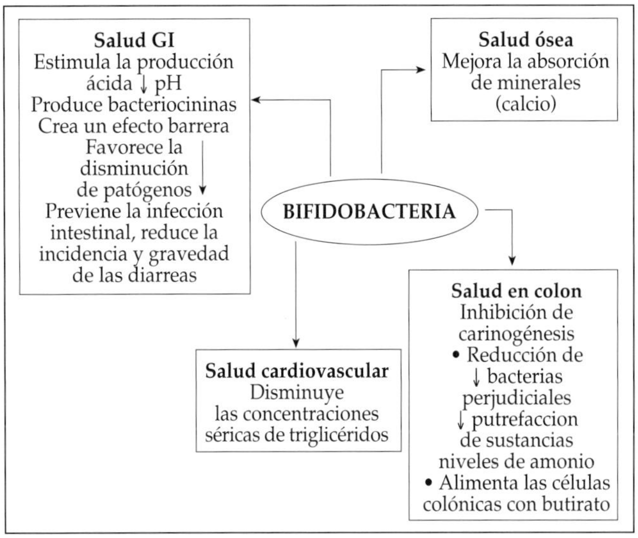

Figura 24.5. Estimulación de bífidobacterias y salud.

Dieta y microflora intestinal

La microbiota residente en el tracto gastrointestinal fermenta sustancias, principalmente las proporcionadas por la dieta, que no pueden ser digeridas por el huésped en el intestino delgado. Estas incluyen almidón resistente a la digestión, polisacáridos no-almidón (fibra dietética), oligosacáridos, proteínas, aminoácidos, etc. En una dieta típica de adulto, aproximadamente 80 g de alimento ingerido cada día llega al intestino grueso y es susceptible de fermentar por medio de la flora del intestino. Las dos principales formas de fermentación que se realizan en el intestino son la sacarolítica y la proteolítica (Fig. 24.5)[15]. Los más importantes productos finales del metabolismo de los carbohidratos son los ácidos grasos de cadena corta, acetato, propionato y butirato; éstos pueden posteriormente ser metabolizados sistemáticamente o localmente para proporcionar energía al huésped. Los productos finales de la fermentación proteolítica incluyen compuestos fenólicos, aminas y amonio, todos ellos productos tóxicos. El colon proximal es esencialmente una zona de fermentación sacarolítica, mientras que la parte distal se ocupa más de la fermentación proteolítica, lo que tal vez explique el hecho de que los desórdenes gastrointestinales (incluyendo el cáncer de colon y la colitis ulcerosa) predominan distalmente.

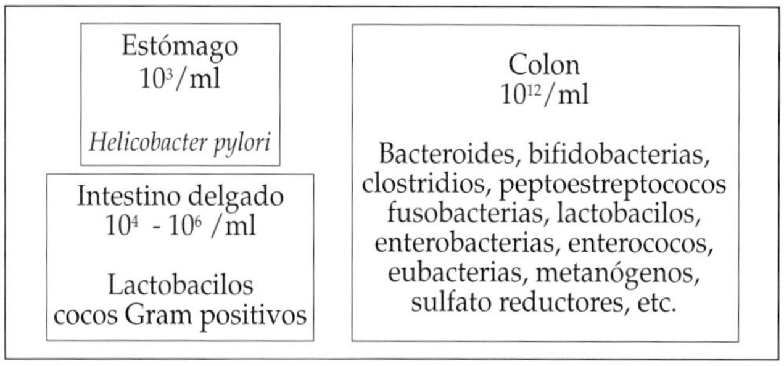

Figura 24.6. Número aproximado de bacterias y grupos predominantes en el tracto gastrointestinal de los humanos.

MODULACIÓN DIETÉTICA

La modulación dietética de la flora intestinal en los humanos se realiza desde hace años, especialmente en cuanto se refiere a la fermentación, la cual puede mejorar ciertos aspectos de la salud del huésped. La microflora contiene bacterias, unas que pueden considerarse promocionadoras de la salud, y otras, elementos patógenos (Fig. 24.6)[16]. Las bifidobacterias y los lactobacilos pueden ayudar a mejorar la resistencia a las infecciones intestinales de varias formas: inhibiendo el crecimiento de microorganimos patógenos, disminuyendo los niveles de los lípidos séricos, mejorando la respuesta inmune y protegiendo contra el desarrollo de determinados tipos de cánceres. El uso de probióticos ha sido amplio y los alimentos tales como diversos productos de leche fermentada, conteniendo cultivos viables, se admiten como beneficiosos, utilizados para aumentar las poblaciones del colon.

PROBIÓTICO

La definición generalmente aceptada de producto probiótico es "un suplemento alimentario, para la alimentación humana o animal, que contiene microorganismos vivos que mejoran el equilibrio microbiano en el intestino de las personas o de los animales". También se conoce como probióticos a "organismos vivos (en cultivo mixto o monocultivo) que ejercen efectos favorables a la salud cuando son ingeridos por los animales o por el hombre al mejorar las propiedades de la flora intestinal". Las principales cepas de bacterias utilizadas en los productos probióticos, *Lactobacillus acidophilus* y varias especies de *Bifidobacterium*, son los microorganismos dominantes en el intestino delgado y grueso (Fig. 24.7)[17]. Estos organismos tendrían la capacidad de inhibir el crecimiento de otros patógenos por medio de la producción de ácidos orgánicos y bacteriocidinas, así como por la deconjugación de las sales biliares.

Probióticos más frecuentemente utilizados

La mayoría de los probióticos son bacterias, siendo las especies de *Lactobacillus* y *Bifidobacterium* los tipos más frecuentemente utilizados.

Probiótico como suplemento alimenticio

Los criterios admitidos para considerar como probiótico un suplemento alimentario son varios; la cepa debe: a) no ser patógena, ni toxigénica y preferentemente de origen humano; b) tener estabilidad para garantizar la supervivencia en el tracto gastrointestinal; c) capacidad de producir componentes antimicrobianos; e) poseer antagonismo frente a bacterias patógenas; f) haber demostrado clínicamente sus efectos beneficiosos sobre la salud, g) retener viabilidad durante el almacenamiento y uso; h) presentar seguridad demostrada en alimentos y en su utilización.

Efectos protectores de los probióticos

Algunos probióticos como *Lactobacillus GG* secretan activamente alguna sustancia antimicrobiana que inhibe el crecimiento de ciertos organismos. Ácidos grasos volátiles producidos por la microflora indígena, de la que

A. Bacterias

a. Lactobacillus: acidophilus, sporogenes, plantarum, rhamnosum, delbrueck, reuteri, fermentum, lactus,cellobiosus, brevis
b. Bifidobacterium: bifidum, infantis, longum, thermophilum, animalis
c. Streptococcus: lactis, cremoris, salivarius, intermedius
d. Leuconostoc
e. Pediococcus
f. Propionibacterium
g. Bacillus
h. Enterococcus
i. E. faecium

B. Hongos

A. cerevisiae, A. niger, A. oryzue, C. Pintolopesii, Sacharomyces boulardii

Figura 24.7. Microorganismos utilizados como probioticos.

gastrointestinal, realzando así sus potenciales efectos en el intestino grueso. La Unión Europea ha patrocinado el proyecto SYNCAN que ha investigado la preparación simbiótica más conveniente contra carcinogénesis; sus primeras conclusiones son alentadoras.

La mayor parte de los estudios publicados hasta ahora han implicado dos elementos en el producto simbiótico. La primera experiencia fué la mezcla de una única cepa de *Lactobacillus plantarum* con fibra, como prebiótico. Recientemente ha sido utilizada una mezcla de cuatro probióticos de los géneros *Lactobacillus*: *Pediacoccus pentosaceus*, *Leuconostoc mesenteroides*, *Lactobacillus paracasei* subsp *paracasei* y *Lactobacillus plantarum*. Los prebióticos en esta formulación han sido β-glucano, inulina, pectina y almidón resistente. Esta mezcla simbiótica ha mostrado ser beneficiosa en arteriosclerosis, enfermedad de Crohn y enfermedad crónica de hígado y otros procesos gastrointestinales. La ventaja que tienen estos probióticos reside en su capacidad de sobrevivir en un bajo pH del estómago y en el contenido "alto de ácidos biliares " del intestino delgado. También pueden unirse a la mucosa colónica y residir temporalmente en el intestino grueso. Además pueden fermentar varios tipos de fibras vegetales, incluyendo inulina.

Aunque sea técnicamente un reto mantener con eficacia la viabilidad de probióticos en alimentos procesados, es relativamente fácil el incluir prebióticos y su presencia puede ayudar al mantenimiento de la viabilidad de microorganismos probióticos.

SEGURIDAD DE LOS PROBIÓTICOS

Los probióticos son organismos vivos y, por ello, teóricamente pueden ser responsables de algunos efectos secundarios como son: enfermedades sistémicas, actividades metabólicas perjudiciales, efectos indeseables sobre la inmunomodulación y transferencia genética[26,27].

Hasta el momento presente son muy pocas las publicaciones que refieren infecciones sistémicas en relación con microorganismos utilizados como probióticos. Indudablemente que una previa alteración inmune por parte del huésped es un factor que puede contribuir al desarrollo de un proceso sistémico. También, si se acepta que los probióticos tienen capacidad para promocionar actividades metabólicas en el tracto gastrointestinal con efectos positivos sobre la salud, hay que admitir la parte inversa del razonamiento, y pudiera ser que en determinados casos las actividades metabólicas repercutieran de forma negativa sobre el huésped. Otro tanto puede decirse de la vertiente inmune. Sin embargo, no se conocen casos de efectos adversos inmunológicos en poblaciones infantiles, producidos por la ingesta de probióticos. Algunos genes resistentes a antibióticos, especialmente los que codifican plásmidos, pudieran transferirse entre microorganismos. Esta propiedad hace pensar que si los genes de resistencia fueran transferidos por los probióticos a la flora endógena o a patógenos ¿cuál sería el impacto que las transferencias tendrían sobre el tratamiento subsiguiente antimicrobiano? No parece ser que la resistencia a antibióticos sea un problema real en cuanto a la seguridad de los probióticos.

PROBIÓTICOS COMO ALIMENTO PROFILÁCTICO EN PROCESOS INFANTILES

La idea de que la leche suministra sólamente nutrientes al lactante estuvo en boga hasta hace unas cuatro décadas, aunque existían datos del siglo pasado que señalaban lo contrario. Durante los últimos 30-40 años, se sabe que la leche humana modula funciones del tracto gastrointestinal y posee agentes que intervienen en su crecimiento y desarrollo, actuando sobre determinados elementos dianas, como son el epitelio, el sistema nervioso enteral y el inmune de la mucosa.

El cambio de la vida intrauterina a la extrauterina, que tiene lugar en los mamíferos, es un hecho trascendental en varios aspectos. Uno de ellos, quizás de los más importantes, es la necesidad que tienen para luchar contra una serie de patógenos microbianos invasores en el tracto gastrointestinal. Es por ello que se admite la existencia de unas estrategias evolutivas en orden a entender las relaciones entre el estado inmune de la glándula mamaria y el recipiente lactante[28]. Entre estas estrategias puede citarse la presencia de agentes defensivos en la leche humana que compensa el retraso de aparición de algunos de sus elementos defensivos, como son: a) IgA secretoria, lisozima, lactoferrina, factor-acetilhidrolasa activador de plaquetas y varias citocinas; b) oligosacáridos y nucleótidos; y c) la aportación de factores de crecimiento para los comensales bacterianos que predominan en el intestino grueso de los lactados al pecho. Estas bífidobacterias producen ácidos orgánicos que inhiben el crecimiento de gérmenes enteropatógenos, pero el comensal bacteriano persiste a pesar de la presencia de los agentes antimicrobianos de la leche humana.

Existe preocupación por la resistencia aparecida a los antibióticos; de ello se deriva el interés en controlar las infecciones comunes de lactantes y de niños mayorcitos. Puesto que la prevención obviaría la necesidad del tratamiento, se ha propuesto el uso profiláctico de bacterias probióticas. Muchos de estos probióticos son bacterias ácido lácticas, tales como lactobacillus o bifidobacterium, pero no todos ellos tienen las mismas características y, presumiblemente, la misma eficacia.

Se ha utilizado *Lactobacillus rhamnosus* cepa *GG* para prevenir diarreas y enfermedades respiratorias en niños normales asistentes a guarderías[29] y también se han observado menos episodios de diarrea en niños malnutridos[30,31], experiencias que pueden estimular la utilización de probióticos en niños pequeños con alto riesgo de presentar diarreas o procesos respiratorios[32,33].

Un metanálisis reciente sugiere que *Lactobacillus* de cualquier especie o cepa constituye un tratamiento inocuo y eficaz en niños afectados de diarrea infecciosa aguda[34].

BIBLIOGRAFÍA

1. Motulsky AG. Preface. En: Implications for reducing chronic disease risk, ed. Diet and health. National Research Council Washington, D.C., National Academy Press, 1989; IX-XII.
2. Andersson-H, Asp NG, Bruce A, Roos S, Wadstrom T, Wold AE. Health effects of probiotics and prebiotics. A literature review on human studies. Scand J Nutr 2001; 45: 58-75.
3. Conway PL. Prebiotics and human health: the state-of-the-art and future perspectives. Scand J Nutr 2001; 45: 13-21.
4. Scheppach W, Luehrs H, Menzel T. Beneficial health effects of low-digestible carbohydrate consumption. Br J Nutr 2001; 85 (supl 1): 23-30.
5. Goldberg I. Introduction. En: Functional Foods, Designer Foods, Pharmafoods, Nutraceuticals, ed. I. Goldberg. Nueva York, Chapman & Hall, 1994; 3-19.
6. Robertfroid MB. Prebiotic and probiotics: Are they functional foods? Am J Clin Nutr 2000; 71 (supl): 1682-7.
7. Ballabriga A, Carrascosa A. Probióticos y prebióticos. En: Nutrición en la infancia y adolescencia. 3ª ed. Tomo 1. Madrid, Ergon, 2006; 24: 791-819.
8. Toissaint-Samat M. Yoghurt: fermented milk. En: History of food, ed. Toissaint-Samat M. Cambridge, Blackwell; 1992; 118-20.
9. Gjergji A. Nourriture et traditions alimentaires en Albanie. En: Padilla M, Oberti B, eds. Alimentation et nourritures autour de la méditerranée. Paris-Montpellier, Karthala & CIHEAM-IAM, 2000; 151-7.
10. Metchnikoff E. The prolongation of life. New York, Putman & Sons, 1908.
11. Gibson GR, Robertfroid MB. Colonic microbiota, nutrition and health. Dodrecht, Kluwer Academic, 1999.
12. Steer T, Carpenter H, Tuohy K, Gibson GR. Perspectives on the role of the human gut microbiota and its modulation by pro- and prebiotics. Nutr Res Rev 2000; 13: 229-54.
13. Hall MA, Cole CB, Smith SL, Fuller R, Rollers CJ. Factors influencing the presence of faecal lactobacilli on early infancy. Arch Dis Child 1990; 65: 185-8.
14. Mitsuoka T. Intestinal bacteria and health. Tokyo, Harcourt Brace Jovanovich, 1978.
15. Gibson GR, Collins MD. Concept of balanced colonic microbiota, prebiotics and symbiotics. En: Hanson LA, Yolken RH, eds. Probiotics, other nutritional factors and intestinal microflora. Nestlé Nutrition Workshop Series, Philadelphia, Lippincott-Raven, 1999; 42: 139-56.
16. Fuller R. Modulation of the intestinal microflora by probiotics. En: Hanson LA, Yolken RH, eds. Probiotics, other nutritional factors and intestinal microflora. Nestlé Nutrition Workshop Series, Philadelphia, Lippincott-Raven, 1999; 42: 33-46.
17. Anuradha S, Rajeshwari K. Probiotics in health and disease. JIACM 2005; 6 (1): 67-72.
18. Macfarlane GT, Cummings JH. Probiotics and prebiotics: can regulating the activities of intestinal bacteria benefit health? Br Med J 1999; 318: 999-1003.
19. Vanderhoof JA. Probiotics: future directions. Am J Clin Nutr 2001; 73 (supl): 1152-5.
20. Marteau P, Flourie B, Pochart P, Chastang C, Desjeaux JF, Rambaud B. Effect of microbial lactase activity in yogurt on the intestinal absortion of lactose. Br J Nutr 1990; 64; 71-97.
21. Chen C, Walker WA. Probiotics and prebiotics: role in clinical disease states. Adv Pediatr 2005; 52: 77-113.
22. Robertfroid MB, Delzenne NM. Dietary fructans. Annu Rev Nutr 1998; 18: 117-43.
23. Menne E, Guggenbuhl N, Roberfroid M. Fn-type chicory inulin hydrolysate has a prebiotic effect in humans. J Nutr 2000; 130: 1197-9.
24. Kapusniak J, Tyflewska A. The utilisation of dextrins from the thermolysis of starch with biogenic amino acids by Lactobacillus rhamnosus bacteria. Vol 2. Food, Agric Envir, 2004; 153-7.
25. Tuohy KM, Kolida S, Lustenberger AM, Gibson GR. The prebiotic effects of biscuits containing partially hydrolysed guar-gum and fructo-oligosaccharides - a human volunteer study. Br J Nutr 2001; 86: 341-8.
26. Bengmark S, Martindale R. Prebiotics and synbiotics in clinical medicine. Nutr Clin Prac 2005; 20: 244-61.
27. Goldman AS. Modulation of the gastrointestinal tract of infants by human milk. Interfaces and interactions. An evolutionary perspective. J Nutr 2000; 130: 426-31.
28. Marteau P, Salminen S. Safety of probiotics. En: Hanson LA, Yolken RH, eds. Probiotics, other nutritional factors and intestinal microflora. Nestlé Nutrition Workshop Series, Philadelphia, Lippincott-Raven, 1999; 42: 259-69.
29. Hatakka K, Savilahti E, Pönkä A, Meurman JH, Poussa T, Näse L *et al*. Effect of long term consumption of probiotic milk on infections in children attending day care centres: double blind, randomised trial. BMJ 2001; 322: 1327-9.
30. Oberhelman RA, Gilman RH, Sheen P, Taylor DN, Black RE, Cabrera L. A placebo-controlled trial of Lactobacillus GG to prevent diarrhea in undernourished Peruvian children. J Pediatr 1999; 134: 15-20.
31. Saavedra JM. Agentes probióticos y sus aplicaciones clínicas. En: Tojo R. Tratado de Nutrición pediátrica. Barcelona, Doyma, 2001; 285-91.
32. Weizman Z, Asli G, Alsheikh A. Effect to a probiotic infant formula on infections in child care centers: comparison of two probiotic agents. Pediatrics 2005; 115: 5-9.
33. Lin C, Su B, Chen A, Lin T, Tsai C, Yeh T *et al*. Oral probiotics reduce the incidence and severity of necotizing enterocolitis in very low birth weight infants. Pediatrics 2005; 115: 1-4.
34. van Niel CW, Faudtner C, Garrison MM, Christakis DA. Lactobacillus therapy for acute infectious diarrhea in children: a meta-analysis. Pediatrics 2002; 109: 678-84.

Capítulo

25

Encuestas nutricionales

L.A. Moreno, A. Sarría

La encuesta dietética es el tipo de exploración que permite conocer el consumo de alimentos de los individuos, tanto en situaciones de normalidad como de enfermedad. A pesar de los muchos años que se viene realizando, todavía no se ha encontrado el "estándar de oro" ideal. La persona que realice este tipo de trabajo debe ser gran conocedor de los alimentos, su composición, elaboración técnica y conservación, hábitos alimentarios e incluso prácticas culinarias. Antes de iniciar cualquier tipo de encuesta debe establecerse con precisión los fines que se persiguen[1,2]. En el caso de niños y adolescentes habrá que utilizar en cada caso métodos adaptados al grupo de edad en el que se este utilizando[3].

MÉTODOS DE VALORACIÓN DE LA INGESTA DIETÉTICA

Los métodos de valoración de la ingesta dietética proporcionan información cualitativa o cuantitativa tras el análisis de encuestas realizadas a nivel nacional, familiar o individual. Se expresan en términos de alimentos o nutrientes[4].

Para conocer la ingesta habitual término medio de un gran número de individuos o de una población o comunidad es apropiado el método de Recuerdo de 24 horas o el Registro de alimentos de un día, si la muestra estudiada es representativa del total de individuos de la población o de la comunidad.

En dependencia del número de días analizados, el Recuerdo de 24 horas o el Registro de alimentos de un día, si se hace durante varios días, puede servir también para conocer la ingesta término medio de nutrientes de un único individuo. El número y selección de días dependen de la forma en cómo se lleve a cabo la selección, de la estación del año o de otros condicionantes.

La historia dietética y el cuestionario sobre frecuencia de consumo de alimentos se utilizan también para valorar el tipo de consumo habitual de alimentos realizado durante un período de tiempo relativamente largo. Con ciertas modificaciones, ambos sirven para estimar la ingesta habitual de un individuo[5,6].

MÉTODOS DE VALORACIÓN DE LA INGESTA DIETÉTICA A NIVEL FAMILIAR

Con los métodos de consumo de alimentos a nivel familiar se cuantifican todos los alimentos y bebidas disponibles en las familias, grupos o instituciones, durante un período determinado de tiempo. Suelen utilizarse los métodos de estimación, recuerdo y registro, que se complementan con pesado de alimentos y ayudas o encuestas telefónicas. En todos ellos se tienen en cuenta, también, las características demográficas y socioeconómicas de la familia. Los valores de la ingesta de nutrientes *per capita* se obtienen multiplicando los obtenidos del consumo de alimentos de cada individuo por los correspondientes valores de los nutrientes de cada alimento, según las tablas de composición de alimentos. Algunos países utilizan los métodos de estudio de consumo familiar para deducir datos de lo que sucede a nivel nacional.

MÉTODOS DE VALORACIÓN DE LA INGESTA DIETÉTICA A NIVEL INDIVIDUAL

El conocimiento de la ingesta dietética que un individuo realizó en tiempos pasados al del momento en que se quiere valorar su estado nutricional suele hacerse por medio de entrevistas o cuestionarios. La ingesta actual, es decir, aquella que el individuo hace durante el día o los días que dura la encuesta, se obtiene con anotaciones o registros practicados en los mismos momentos en los que se consumen los alimentos[7-10].

Los métodos que habitualmente se utilizan en la valoración de la ingesta dietética individual se basan en técnicas de análisis indirectos o directos y, tanto unos como otros, pueden ser cualitativos o cuantitativos. A continuación se exponen los más utilizados.

La utilización del teléfono, fotografías y algunos métodos electrónicos ayudan a reducir los errores derivados de algunos fallos de memoria, así como de la trascripción de las notas tomadas a mano. Además, inspiran confianza al individuo entrevistado y se incrementa, por tanto, su colaboración.

MÉTODOS DE VALORACIÓN DE LA INGESTA DIETÉTICA A NIVEL NACIONAL

El método más ampliamente utilizado para valorar el alimento disponible, pero no necesariamente consumido por una nación, es el que utiliza las hojas de balance de alimentos. La FAO define las hojas de balances de alimentos como: "la estimación nacional de la producción anual de alimentos, los cambios en el almacenaje, importaciones y exportaciones, así como la distribución de alimentos para los varios usos de un país"[11].

Proporciona información de la disponibilidad *per capita* de alimentos de los individuos de una nación durante un período de tiempo, pero no permite sacar conclusiones individualmente. Las hojas de balance de alimentos no suministran datos en relación con diferencias regionales, económicas, demográficas, estacionales o socioeconómicas de cada país.

Los datos contenidos en estas hojas tienen en cuenta los suministros (producción, importación y almacenamiento) y pérdidas (exportaciones, alimentos no utilizados, alimentos para animales, pérdidas en la producción y manufacturación) antes de la disponibilidad para el consumo doméstico. Se expresan en forma de gramos *per capita* de cada una de las clases de alimentos y cuando éstos se multiplican por los correspondientes valores de la composición nutricional, proporcionan una estimación de la disponibilidad, para cada individuo, de energía y de nutrientes. En los países industrializados se tienen en cuenta, también, las marcas de los productos, y para ello se utilizan las bases de datos del comercio de alimentación. En un futuro próximo se dispondrá, además, de códigos y de bases de datos internacionales que estarían conectados por redes informáticas.

REGISTRO DIETÉTICO

Registro dietético es el término genérico que se utiliza para todos aquellos métodos en los que se anotan o registran los alimentos o líquidos consumidos durante unos días determinados, tras recibir adecuadas instrucciones de un encuestador y seguirlas posteriormente. Habitualmente son de 3 a 4 el número de días consecutivos en los que se llevan a cabo las anotaciones. Períodos de registro de más de 7 días consecutivos son habitualmente insatisfactorios debido a la fatiga que acumula el respondedor. Teóricamente, la anotación se hace en el mismo momento en el que se come, pero no es necesario hacerlo de forma escrita[12].

Es preciso entrenar a quienes van a realizar el registro con objeto de que describan adecuadamente los alimentos y las cantidades consumidas, así como las marcas, la preparación de los guisos y las porciones de los alimentos que los constituyen. La presencia del entrevistador, aunque sea ocasional, mejora la calidad del registro.

Aunque se acostumbran a usar cuestionarios abiertos, es posible utilizar también los de preguntas cerradas con los que se puede conseguir cierta ayuda a la persona que realiza el registro. A continuación se describen algunas de las variedades del método de registro dietético.

Registro estimado

Así se denomina al registro dietético en el que se anotan las porciones de alimento, valorándolas según medidas caseras (tazas, cucharadas, etc.), con o sin ayuda de dibujos o fotografías.

Registro pesado

Es aquél en el que se anota el peso del alimento que se sirve y el que se retira del plato.

Registro pesado con precisión

En este tipo de encuestas se pesan y anotan todos los componentes que entran a formar parte de las comidas, así como las cantidades que consume el individuo estudiado, que se deducen tras conocer la diferencia que resta entre lo preparado y lo no consumido.

Tabla 25.1. Encuesta: Recuerdo de 24 horas (modelo)

Apellidos y nombre: .... Edad: .... Sexo: ....
Dirección: ....
Fecha: .... Día de la semana: ....

Descripción del alimento Comida o bebida	Código	Cantidad	Código	Lugar Comida	Tiempo minutos
1	....	....	....	....	....
2	....	....	....	....	....
3	....	....	....	....	....
4	....	....	....	....	....
Etc.	....	....	....	....	....

Suplementos: ....
....

¿Ingesta distinta de la habitual? .... Sí: .... No: ....
¿Por qué? ....
....
....

Registro fotográfico

Se fotografía cada una de las comidas que realiza el encuestado. Posteriormente se hace una cuantificación de las mismas.

RECUERDO DIETÉTICO DE 24 HORAS

En este método al encuestado se le insta a recordar y referir el alimento, sólido o líquido, que consumió durante unos determinados días, habitualmente el día anterior o las anteriores 24 horas al momento en el que se realiza la entrevista (Recuerdo 24 horas). En ocasiones y según el tipo de la encuesta se le solicita memorizar períodos más largos de tiempo[13-15] (Tabla 25.1).

Son básicos los entrevistadores bien entrenados, de manera que tengan amplios conocimientos en alimentos, especialmente deben conocer los disponibles en el mercado local. También es preciso que conozcan la cocina de la región. Las cantidades de los alimentos se estiman en medidas caseras y es conveniente ayudarse de modelos o de fotografías. Actualmente existe la posibilidad de realizarlos en programas de ordenador diseñados a tal efecto, algunos de los cuales se han creado específicamente para población infantil o adolescente[16].

FRECUENCIA (Y CANTIDAD) DE INGESTA DE ALIMENTOS

Generalmente este método consta de un cuestionario compuesto por una lista de alimentos (100 a 150) que se presenta al encuestado y se le solicita que indique con qué frecuencia come cada uno de ellos, utilizando términos fáciles de precisar, tales como veces por día, por semana o por mes. Los alimentos se eligen, habitualmente, según los fines del estudio y no es indispensable el valorar la ingesta total diaria. Los cuestionarios sobre frecuencia de alimentos suelen ser cumplimentados por los propios individuos encuestados o en ocasiones éstos necesitan la ayuda del entrevistador. Es conveniente incluir, también, si ello es posible, las cantidades de alimentos consumidos en cada una de las comidas[17,18] (Tablas 25.2 y 25.3).

HISTORIA DIETÉTICA

Durante aproximadamente 1-2 horas de duración el individuo describe y comenta sobre su ingesta dietética "típica" o "habitual". El fin que se persigue es reconstruir el patrón de comidas que durante cada semana ha mantenido a lo largo de un período prolongado de tiempo. Conviene que en la encuesta se tenga en cuenta y quede constancia de los alimentos consumidos en cada una de las principales comidas, así como lo ingerido entre ellas, en los distintos días de la semana. Las preguntas deben ser abiertas, aunque es práctico apoyarse en una encuesta básica de tipo estructurado. El esquema de la historia dietética es el siguiente:

A.

1. Método de recuerdo de 24 horas.
2. Información general sobre el tipo habitual de ingesta alimentaria. Pregunta ejemplo: ¿cuál es su desayuno habitual?

Tabla 25.2. Cuestionario frecuencia de ingesta de alimentos (modelo semicuantitativo)

Marcar con una (x) el círculo que mejor indique el tamaño del alimento, así como la frecuencia con la que se come habitualmente.

Alimento	(Habitual)	Tamaño P	Tamaño M	Tamaño G	Frecuencia D	Frecuencia S	Frecuencia M	Frecuencia A	Frecuencia N
Manzana	1 o 1/2 taza	O	O	O	O	O	O	O	O
Plátano	1 mediano	O	O	O	O	O	O	O	O
Cerezas	1/2 taza	O	O	O	O	O	O	O	O
Naranja	1 mediana	O	O	O	O	O	O	O	O
Zumo Naranja	1 vaso	O	O	O	O	O	O	O	O
Melón	1 tajada	O	O	O	O	O	O	O	O
Etc.									

P: pequeño; M: medio; G: grande; D: diario; S: semanal; M: mensual; A: anual; N: nunca.

Tabla 25.3. Frecuencia de ingesta de alimentos (modelo puntuación)

Grupo de alimentos	Puntuación Por porción	Puntuación Máxima
Leche y productos lácteos (hasta un máximo de 2)	2	4
Carne y productos cárnicos* (hasta un máximo de 2)	2	4
Frutas y verduras (hasta un máximo de 4)	1	4
Pan y cereales (hasta un máximo de 4)	1	4
Puntuación máxima: 16		

Se incluye pescado, legumbres y nueces.

B. Cuestionario de frecuencia de ingesta de alimentos, con objeto de verificar y aclarar la información previamente proporcionada. Pregunta ejemplo: ¿le agrada o desagrada la leche?

C. Registro de alimentos de 3 días[19].

ENCUESTA DIETÉTICA ESPECÍFICA

Así se denomina al tipo de encuesta que no corresponde a ninguno de los antes mencionados y que como su nombre indica está diseñada para obtener tan sólo una determinada información.

Encuestas abreviadas

Varios son los métodos abreviados para valoración de la ingesta dietética. Se utilizan en aquellas situaciones en las que no se necesita conocer con exactitud la ingesta total o parcial de la misma. En general, estos métodos son útiles en clínica o en determinadas situaciones en las que el fin es la promoción de la salud o la educación alimentaria (Tabla 25.4).

Así como las encuestas de frecuencia deben contar con un número de alimentos no inferior a 100, en estas abreviadas acostumbran a valorarse tan sólo unos 15-30 alimentos, pero siempre con la idea de obtener suficiente información del estudio.

Los diversos tipos de métodos abreviados que se han utilizado hasta el momento son muy variados (con alimentos seleccionados, con preguntas abiertas, con ayuda del teléfono, y otros). Debido a que el proceso cognoscitivo necesario para contestar a las preguntas de la encuesta puede ser complejo, algunos autores recomiendan facilitar la respuesta del encuestado de forma que sólo tenga que limitarse a contestar "sí" o "no".

A veces, con la encuesta se quiere conocer el tipo de preparación culinaria o los hábitos dietéticos respecto a ciertos alimentos más que la frecuencia con la que se consumen.

Aunque los métodos abreviados tienen, obviamente, muchas aplicaciones, tienen, también, derivadas de sus características, un gran número de limitaciones, siendo las principales el que no permiten cuantificación alguna y que los hallazgos obtenidos en una población no pueden extrapolarse a otra.

VALORACIÓN DIETÉTICA EN SITUACIONES ESPECÍFICAS

La elección del tipo y características de la evaluación dietética depende de las particularidades de determinadas

Tabla 25.4. Cuestionario frecuencia de ingesta de alimentos (modelo abreviado)

Marcar con una (x) el círculo que mejor describa la frecuencia con la que se come habitualmente un determinado alimento.

Alimento	Más de una vez/día	Una vez/día	3-6 veces/ semana	1-2 veces/ semana	Una vez/mes o menos	Nunca
Pollo	O	O	O	O	O	O
Jamón						
Hamburguesa	O	O	O	O	O	O
Judías	O	O	O	O	O	O
Lentejas	O	O	O	O	O	O
Nueces	O	O	O	O	O	O
Etc.						

....

....

....

(Un cuestionario completo puede contener más de 100 alimentos)

situaciones. Factores importantes son: personal, costos, duración, nivel cultural de los entrevistados, localización y otros. Algunas situaciones específicas son las que a continuación se detallan.

Estudios transversales

Una de las formas más frecuentes de estudio son los de tipo transversal, que proporcionan una instantánea de la práctica dietética de una población en un momento determinado. La población puede considerarse algo tan variado como un país, los residentes de una región o capital o las personas que asisten a un centro de salud o a un hospital[20-24].

El método más frecuentemente utilizado es el de Recuerdo de 24 horas, aunque debe repetirse en varios días, si se quiere conocer con bastante precisión la ingesta de las personas a estudio, ya que la información recogida en una sola ocasión puede infra o supravalorar la ingesta[25].

Estudios caso-control

Los estudios caso-control analizan la relación entre algunas enfermedades y el estado nutricional previo. El método más utilizado es el de frecuencia de ingesta alimentaria y el de historia dietética, ya que son los únicos que tienen un admisible grado de precisión.

Estudios de cohortes

Estos tipos de estudios se realizan en grupos de individuos y el fin que se persigue es relacionar las posibles enfermedades nutricionales de aparición posterior, con estudios nutricionales realizados anteriormente. Cuando se estudian enfermedades crónicas, se necesita el seguimiento de gran número de individuos durante un prolongado período de tiempo antes de que aparezca un número de enfermos que sea estadísticamente significativo.

Los métodos más utilizados y que han demostrado ser más eficaces son las encuestas de registro de alimentos, el recuerdo de 24 horas, los cuestionarios de frecuencia de ingesta de alimentos, practicados en repetidas ocasiones.

Estudios tras intervenciones dietéticas

La medición de los cambios dietéticos, como resultado de intervenciones dietéticas, requieren una medición fiable antes, durante y tras el período de intervención[26].

PARTICULARIDADES DE LOS MÉTODOS DE VALORACIÓN DIETÉTICA

Determinación del tamaño de la muestra

Es difícil considerar, desde un punto de vista estadístico, el número de individuos que deben ser encuestados; es más fácil teniendo en cuenta las razones por las que se va a realizar el estudio. En el caso que se quiera analizar una hipótesis, por ejemplo, sobre diferencias dietéticas entre dos grupos de personas o acerca de la relación entre dieta y enfermedad, pueden ser necesarios cientos o miles de individuos.

Por regla general, el fin que se persigue es la descripción de la dieta de una población. Puede esperarse que la ingesta media de una muestra de solamente 20 personas de una ciudad estaría más alejada del verdadero término medio, que si la muestra es de 200. La variabilidad de la dieta de una población también afecta al tamaño de la muestra, de forma que cuanto más variada sea la dieta de la población, mayor tiene que ser el número de individuos encuestados para alcanzar el mismo nivel de confianza en la estimación de la ingesta media de la población.

Número de días de recogida de información

Cuando se realizan algunos tipos de encuestas dietéticas, como las de registros o recuerdos de 24 horas, con objeto de conocer la ingesta individual de alimentos o para analizar la relación entre dieta y enfermedad, se necesita obtener más de un día de información. Los hábitos dietéticos varían de un día a otro, de una estación del año a otra, son distintos según los días de la semana, especialmente los festivos y, por tanto, conviene tener en cuenta estas oscilaciones de la ingesta.

Es preferible estudiar días no consecutivos y, además, el número de días en que se necesita recoger información depende del parámetro dietético que se quiera valorar, de la variabilidad de la población en estudio, de los objetivos de la encuesta y del número de nutrientes o alimentos que se van a analizar.

Para la mayor parte de los nutrientes son necesarios, al menos, 7-14 días independientes si se quiere determinar la ingesta de un individuo.

Estimación de las porciones de alimentos

En general, los individuos tienen dificultades a la hora de estimar las características de las porciones de los alimentos, especialmente en cuanto al peso se refiere. Suelen anotar con más precisión aquellas porciones que son las habitualmente compradas o consumidas, como, por ejemplo, una pieza de fruta, una botella de leche, un tarrito de "alimento para niños". Fotografías, dibujos o reproducciones de porciones de alimentos son de gran ayuda para que los encuestados aporten más precisión a sus estimaciones[27].

Ayudas en la realización de las encuestas dietéticas

La utilización del teléfono o el correo disminuye el gasto de las encuestas y además son métodos menos invasivos que los realizados personalmente, lo que puede favorecer el número de respuestas realizadas. Es difícil precisar por teléfono el tamaño de los alimentos, pero ello puede subsanarse enviando previamente por correo ayudas visuales[28].

La calidad de los datos obtenidos por medio de entrevistas telefónicas es limitada, especialmente cuando se comparan con los que aportan otros métodos en los que el entrevistador actúa como un factor estimulante por su presencia y explicaciones.

El hacer llegar el correo a unas determinadas personas es, con relativa frecuencia, bastante difícil. Si a ello añadimos la posibilidad de que no puedan cumplimentar de forma satisfactoria el cuestionario enviado, hace que este método de encuesta dietética deba ser considerado tan sólo como complementario a otros más aceptados y utilizados.

Suplementos nutricionales

Es importante y útil en la valoración nutricional de un individuo conocer su ingesta suplementaria de vitaminas, minerales u otros elementos que ha podido realizar en forma de comprimidos, cápsulas, soluciones, etc. En cualquiera de los tipos de encuestas que se practiquen debe constar un apartado para este tipo de ingesta.

Conocimientos, actitudes y creencias acerca de las ingestas dietéticas

Aunque el nivel de conocimientos no forma parte de la conducta humana puede ser un importante determinante de los hábitos o comportamientos dietéticos. En el caso en que se vaya a necesitar el componente educativo para llevar a cabo una intervención dietética es preciso estudiar previamente aquellos factores que puedan tener cierta repercusión sobre los conocimientos de un individuo. Éstos, junto a sus actitudes y creencias sobre la dieta, pueden ser unas grandes barreras que impidan la producción de modificaciones apropiadas, o por el contrario pueden ser elementos que potencien los mensajes favorecedores de ciertas intervenciones dietéticas.

Parece razonable, antes de practicar la encuesta, determinar, en una parte del grupo (5-15 individuos), sus conocimientos, actitudes y creencias, pero siempre de manera que ello no conlleve o signifique tipo alguno de valoración cuantitativa. Puede conseguirse utilizando algún cuestionario de preguntas abiertas.

Aspectos cognoscitivos en relación con la valoración nutricional

Casi todos los tipos de encuestas dietéticas se basan en la información que proporcionan los encuestados. Puesto que el recuerdo se basa en el proceso cognoscitivo, es importante conocer cuáles son los mecanismos que la memoria utiliza para almacenar la información y cómo ésta se comunica al encuestador. La memoria episódica es utilizada básicamente en los métodos de recuerdo de 24 horas, mientras que los métodos de frecuencia de ingesta se basan fundamentalmente en la memoria genérica. Cuanto más se quiera precisar en cuanto a conductas ali-

En general, se recomienda que la cantidad de energía ingerida en forma de grasa no debe sobrepasar el 30%, siendo el porcentaje de grasa saturada inferior al 10%[15]. Las dietas con gran cantidad de grasa, además de asociarse con los factores de riesgo cardiovascular, posiblemente disminuyen la capacidad de resistencia. Para disminuir la frecuencia e intensidad de los factores de riesgo cardiovascular las recomendaciones de ingesta de grasa deben ir asociadas a la práctica de ejercicio físico[16].

Hidratos de carbono

Los hidratos de carbono son una fuente de energía tanto para el ejercicio intenso (anaeróbico) como para el prolongado, submáximo (aeróbico). Los hidratos de carbono se pueden almacenar como glucógeno en el músculo o en el hígado, o pueden encontrarse en la circulación sanguínea en forma de glucosa. Durante el ejercicio anaeróbico el glucógeno muscular es la fuente primaria de energía. Una disminución del glucógeno muscular almacenado durante sesiones de entrenamiento intensas y repetitivas puede conducir a una fatiga crónica o a una falta de interés en la realización de esa actividad física.

Durante el ejercicio submáximo que es primariamente aeróbico, las fuentes de energía son tanto el glucógeno como los ácidos grasos. La proporción de energía obtenida de los hidratos de carbono depende de varios factores. En primer lugar, cuanto más intenso es el ejercicio, más elevada es la proporción de glucógeno utilizada. En segundo lugar, una dieta con elevada proporción de hidratos de carbono aumenta la oxidación de los mismos para servir de combustible al ejercicio subsiguiente. Para finalizar, el entrenamiento de resistencia tiene como consecuencia un cambio hacia una mayor utilización de la grasa y una menor utilización del glucógeno durante el ejercicio submáximo prolongado.

Los depósitos de glucógeno pueden incrementarse con la dieta[17], mediante este incremento se puede aumentar el tiempo que transcurrirá hasta llegar al agotamiento[18]. El tipo de hidratos de carbono consumidos (complejos o simples) no es un factor que influya en la repleción de los depósitos de glucógeno. Si las necesidades de energía no están cubiertas, ello puede comprometer la capacidad del organismo para sintetizar glucógeno, ya que incluso una ingesta elevada de hidratos de carbono puede no ser efectiva para el restablecimiento de los depósitos de glucógeno.

Debido a que se debe limitar la ingesta de grasa y, tal vez, la de proteínas, se recomienda que más de la mitad de la energía ingerida lo sea en forma de carbohidratos, insistiendo en que se debe aumentar la ingesta de hidratos de carbono complejos[15]. Por lo que respecta a la fibra, se recomienda su ingesta a partir de frutas, verduras, legumbres y cereales integrales, sin añadir preparados artificiales, ya que con este nivel de ingesta no se disminuye la absorción de minerales.

Agua y electrolitos

El agua es una prioridad durante el ejercicio. Una pérdida del ~2% del peso corporal, altera la homeostasis del volumen intracelular y extracelular en el organismo, provocando un descenso de la funcionalidad celular y de la volemia efectiva. Como consecuencia de esto último, disminuye la presión arterial media y el gasto cardíaco. Se reduce así la liberación de O_2 a los músculos activos, lo que potencia la activación de las rutas glucolíticas anaerobias, con la consiguiente formación de lactato intramuscular y sanguíneo[19,20]. En consecuencia, los sistemas cardiovascular, termorregulador, metabólico, endocrino o excretor, se encuentran mermados, lo que puede afectar a la aparición temprana de fatiga física y mental durante el ejercicio. Cuando la deshidratación alcanza niveles del 7-10%, puede provocar un paro cardíaco e incluso la muerte[21].

La cantidad de agua necesaria, en circunstancias normales, es generalmente de 1 ml/kcal de energía consumida. La tolerancia a las distintas condiciones atmosféricas cambia con la pubertad. Los niños prepúberes tienen una menor tolerancia al ejercicio a temperatura elevada debido a la alta relación superficie/peso, a una menor producción de sudor por glándula sudorípara, un mayor umbral para la aparición de la sensación de sed y a una aclimatación más lenta al ejercicio a temperatura elevada[22].

Vitaminas

Las vitaminas y los minerales son importantes reguladores metabólicos, por lo que la práctica de actividades deportivas va acompañada de un aumento en los requerimientos de las vitaminas implicadas en el metabolismo energético. Al aumentar la ingesta de proteínas habrá que incrementar el consumo de piridoxina. Debido al fuerte estrés oxidativo inducido por el ejercicio físico, es aconsejable el consumo de antioxidantes, como por ejemplo, las vitaminas E y C[23]. Esta ingesta no hay que realizarla de manera aguda o episódica, sino de manera continuada.

En los niños y adolescentes que realizan actividad deportiva la ingesta recomendada de vitaminas tanto hidrosolubles como liposolubles, es la misma que la que se recomienda para la población general de la misma edad y sexo[9]. Es frecuente la creencia de que los suplementos de vitaminas mejoran el rendimiento físico, sin embargo, ello no es así[24]. Los individuos que ingieren una alimentación normal y variada, con la cantidad de alimentos necesaria para alcanzar la cantidad de energía adecuada, también ingerirán la cantidad suficiente de vitaminas. En deportistas en los que el consumo de energía es limitado, el riesgo de carencias vitamínicas puede ser elevado[25]. Se podrán por tanto dar suplementos vitamínicos adaptados en los niños y adolescentes en los que la ingesta sea insuficiente.

Minerales y oligoelementos

Las cantidades de minerales y oligoelementos que estos niños y adolescentes deben ingerir son las mismas que los demás individuos de la misma edad[9]. Los suplementos de minerales tampoco mejoran el rendimiento físico[24]. Si el individuo ingiere una dieta energéticamente normal y variada, ingerirá también una cantidad adecuada de minerales y oligoelementos. Al igual que para las vitaminas, en los participantes en algunos deportes, el riesgo de carencias en minerales es importante, en especial por lo que respecta al hierro y al calcio. A continuación se hará especial referencia a estos dos minerales.

Hierro

El hierro es un componente importante de algunas sustancias transportadoras de oxígeno, como la hemoglobina, la mioglobina y los citocromos. La deficiencia de hierro con anemia disminuye de manera significativa la capacidad física; sin embargo, se discute aún en la actualidad sí la deficiencia de hierro sin anemia puede disminuir la capacidad física[26]. Recientemente se ha podido observar que la suplementación con 100 mg diarios de sulfato ferroso en mujeres deportistas con deficiencia de hierro, pero no anémicas, mejoró la adaptación al ejercicio aeróbico[27].

La pérdida excesiva de hierro corporal observada en los deportistas se ha atribuido a numerosos factores. Algunos de ellos, como la pérdida de sangre menstrual y los hábitos dietéticos deficientes, son característicos de personas tanto deportistas como no deportistas. Otros, como la hemólisis y la pérdida gastrointestinal de sangre, se pueden inducir de manera específica al participar en el deporte, en especial en las carreras de fondo[28]. Estos factores tienen un impacto particular sobre los adolescentes, cuyo crecimiento rápido plantea una mayor necesidad de hierro que en cualquier otro momento de la vida.

Desde el punto de vista de la dieta, se pueden dar algunas sugerencias para el incremento de la ingesta de hierro y de su absorción[6]: 1) ingerir una cantidad de energía suficiente para mantener el peso; 2) aumentar la ingesta de alimentos ricos en vitamina C en cada comida (la vitamina C aumenta la absorción de hierro); 3) comer pan, pasta y cereales enriquecidos con hierro; y 4) comer carne roja magra y las piezas más "oscuras" de la carne de pollo (el hierro contenido en las carnes se absorbe mejor que los otros tipos de compuestos de hierro).

Calcio

La importancia de la ingesta adecuada de calcio se ha puesto de manifiesto recientemente debido al aumento de los conocimientos en relación con la osteoporosis, en especial en el sexo femenino. La prevención de la osteoporosis requiere que se tomen medidas ya desde la infancia[29]; en este sentido, las mejores fuentes de calcio son los productos lácteos.

ALIMENTACIÓN ANTES Y DURANTE LA COMPETICIÓN

Durante la fase de competición, el aspecto saludable de la dieta pasa a un segundo plano, y el objetivo se centra en conseguir el aporte de nutrientes necesario para un óptimo rendimiento, como se detalla a continuación.

Alimentación pre-competición

Las cantidades relativas de carbohidratos ingeridas durante los días anteriores a la competición son determinantes de la cantidad de carbohidratos acumulados en el hígado y en el músculo como glucógeno. En consecuencia, si el glucógeno almacenado al comienzo del ejercicio es bajo, debido por ejemplo a una insuficiente ingesta de carbohidratos, se limitará la cantidad de energía disponible para el trabajo muscular durante el ejercicio por lo que el rendimiento será menor. La comida previa a la competición tiene como objetivo principal conseguir un mantenimiento de los depósitos de glucógeno y un óptimo nivel de hidratación. En este sentido es importante que la cena previa al día de la competición sea rica en carbohidratos. Nunca se debe acudir a la competición en ayunas.

La alimentación antes de la competición debe ser programada desde el punto de vista cronológico y de la composición de la dieta a ingerir. El objetivo fundamental de dicha programación será que los depósitos de glucógeno estén completos. Existen numerosos protocolos de alimentación previa a una jornada de competición. La mayoría de ellos programan la semana previa a la misma, de tal manera que a lo largo de esos días se disminuye progre-

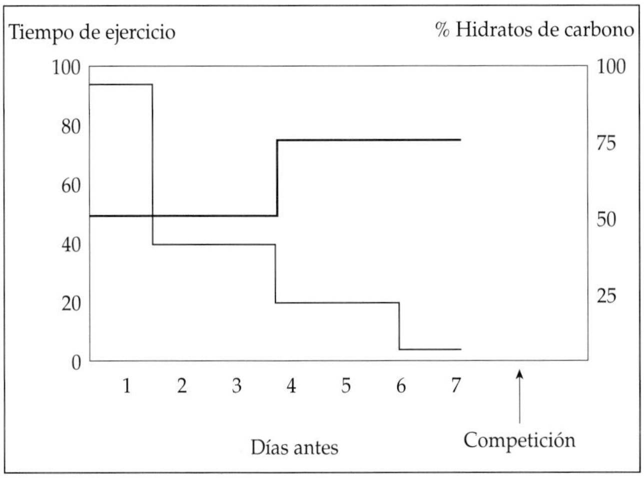

Figura 26.1. Protocolo para repleción de depósitos de glucógeno, 7 días antes de una competición de larga duración. Línea fina: tiempo de ejercicio; Línea gruesa: % hidratos de carbono.

Tabla 26.3. Alimentación líquida en competiciones de duración muy elevada

• **Días con buen tiempo**	• **Días con mal tiempo**
– Salida: agua cada 20 minutos	– Té con azúcar y limón
– Mitad: agua + dextrinomaltosa	– Cacao con miel
– Final: glucosa con mucha agua	

Tabla 26.4. Alimentación sólida en competiciones de duración muy elevada

• **Bolsa de comida**
– 2 piezas de fruta (manzana y plátano)
– 2 pasteles (manzana, cabello de ángel...)
– 2 barritas energéticas
– 2 bocadillos (jamón york, queso, mermelada...)

sivamente el tiempo de entrenamiento y se aumenta la proporción de hidratos de carbono en la dieta (Fig. 26.1).

En el mismo día de la competición, el objetivo debe ser minimizar la sensación de hiper-repleción y prevenir la aparición de hipoglucemia durante la competición. Sí se ingiere una comida importante, debería realizarse 3 a 4 horas antes de la competición. Las comidas más ligeras se deben ingerir 2 a 3 horas antes de la competición, y se pueden tomar comidas líquidas 1 ó 2 horas antes. Todas las comidas ingeridas antes de la competición deberían ser pobres en grasa (retrasan el vaciado del estómago) y en proteínas (favorecen la deshidratación), y ricas en hidratos de carbono (60 a 70% del total de la energía). Las comidas ricas en hidratos de carbono, en general, se digieren y absorben bien. Uno o dos vasos de agua contribuyen a la buena hidratación y se deben ingerir un rato antes de la competición.

En la última hora antes de la competición no se debe ingerir alimentos sólidos, ni líquidos que contengan glucosa u otros hidratos de carbono. Estos líquidos pueden desencadenar una secreción de insulina, con la subsiguiente hipoglucemia. Además, la insulina también suprime la movilización de los ácidos grasos libres a partir del tejido adiposo. Tanto la disminución de la glucemia, como la disminución de la disponibilidad de los ácidos grasos libres pueden disminuir la capacidad física[30].

Alimentación durante la competición

Si el ejercicio se desarrolla en menos de 60 minutos, no es necesario dar ningún aporte específico de carbohidratos. No obstante, la ingesta de 300-500 ml de bebida con una concentración de carbohidratos del 6-10%, cada 15 min, puede ayudar a preservar el glucógeno muscular y equilibrar la pérdida de fluido corporal, máxime si el ejercicio se realiza a altas temperaturas.

Una vez que el ejercicio ha comenzado y los niveles de insulina han disminuido en la sangre (su liberación es inhibida por el aumento de actividad del sistema nervioso simpático), se puede ingerir líquidos con hidratos de carbono. Últimamente se dispone en el comercio de soluciones de hidratación que contienen polímeros de glucosa y fructosa, que aparentemente no retardan el vaciado gástrico, como otros hidratos de carbono. Algunos estudios con dichos productos muestran un aumento del rendimiento en competiciones de larga duración, debido seguramente al aumento de disponibilidad de hidratos de carbono exógenos, como fuente de energía[31].

Cuando se trate de deportes de muy larga duración, como carreras de maratón o ciclismo, se podrá ingerir incluso alimentos sólidos. La tolerancia a los mismos es muy variable y por lo tanto deberá adaptarse de manera individual. En Tablas 26.3 y 26.4 se proponen algunos alimentos a usar en estos casos.

Alimentación post-competición

Tras realizar un esfuerzo físico de más de 1 hora de duración, las reservas de glucógeno muscular pueden estar disminuidas, con una pérdida que puede estar en torno al 90%. Como consecuencia, se precisa un aporte exógeno de sustratos para alcanzar los niveles de glucógeno previos al ejercicio. La recarga completa de las reservas de glucógeno muscular tras el ejercicio transcurre entre las 24 y 48 primeras horas[32], siendo el ritmo de re-síntesis directamente proporcional a la cantidad de carbohidratos en la dieta durante las primeras 24 horas.

El objetivo primordial de la alimentación post-competición será el volver a recuperar los depósitos de glucógeno que se han gastado con la competición y volver a hidratar completamente al deportista. Para ello también se podrán usar en un primer lugar las soluciones de rehidratación que existen en el comercio y posteriormente comidas sólidas ricas en hidratos de carbono complejos.

BIBLIOGRAFÍA

1. Benson J, Geiger CJ, Eiserman PA, Wardlaw GM. Relationship between nutrient intake, body mass index, menstrual function and ballet injury. J Am Diet Assoc 1989; 89: 58-63.
2. Bueno M, Sarría A, Moreno LA, Ramos FJ. Eating disorders: Nutritional aspects. En: Ballabriga A, ed. Feeding from toddlers to adolescence. Nestlé Nutrition Workshop Series. Philadelphia, Vevey/Lippincott-Reven, 1996; 37: 221-30.
3. González-Gross M, Gutiérrez A, Mesa JL, Ruiz J, Castillo MJ. Nutrition in the sport practice: adaptation of the food guide pyramid to the characteristics of athletes diet. Arch Latinoam Nutr 2001; 51: 321-31.
4. Rodríguez G, Moreno LA, Sarría A, Fleta J, Bueno M. Resting energy expenditure in children and adolescents: Agreement between calorimetry and prediction equations. Clin Nutr 2002; 21: 255-60.
5. Pencharz PB, Azcue MP. Measuring resting energy expenditure in clinical practice. J Pediatr 1995; 127: 269-71.
6. Committee on Sports Medicine and Fitness. Nutrition and the athlete. En: Dyment PG. Sports Medicine: Health care for young athletes. American Academy of Pediatrics. Elk Grove Village, 1991.
7. Meredith CN, Dwyer JT. Nutrition and exercise: effects on adolescent health. Annu Rev Publ Health 1991; 12: 309-33.
8. Butterfield GE, Calloway DH. Physical activity improves protein utilization in young men. Br J Nutr 1984; 51: 171-84.
9. Food and Nutrition Board. National Research Council. Recommended dietary allowances. Washington, National Academy of Sciences, 1989.
10. Moreno L. Actividad física y deporte en el niño y adolescente: implicaciones en su nutrición y alimentación. Bol Soc Pediatr Arag, La Rioj Sor 1992; 22: 121-33.
11. Bueno M, Sarría A y Grupo Colaborativo Español: Paidos' 84-II. Datos de una encuesta nutricional en escolares españoles. Madrid, Nilo, 1988.
12. Coggan AR, Raguso CA, Gastaldelli A, Sidossis LS, Yeckel CW. Fat metabolism during high-intensity exercise in endurance-trained and untrained men. Metabolism 2000; 49: 122-8.
13. Sidossis LS, Wolfe RR, Coggan AR. Regulation of fatty acid oxidation in untrained vs Trained men during exercise. Am J Physiol 1998; 274 (3 Pt 1): E510-E5.
14. Oscai LB, Bobirak SP, Mc Garr JA, Spirakis CN. Effects of exercise on adipose tissue cellularity. Fed Proc 1974; 33: 1956-8.
15. Sarría A, Moreno L, Mur M, Lázaro A, Bueno M. Recomendaciones dietéticas para niños y adolescentes. Población sana. Acta Pediatr Esp 1993; 51 (Supl): 62-8.
16. Sarría A, Martín MT, Lomba B, Moreno LA, Lázaro A, Bueno M. Determinantes del perfil lipídico en niños y adolescentes de una consulta de lípidos. Importancia de la dieta, composición corporal y actividad física. An Esp Pediatr 1997; 47: 357-62.
17. Tsintzas K, Williams C. Human muscle glycogen metabolism during exercise. Effect of carbohydrate supplementation. Sports Med 1998; 25: 7-23.
18. Costill DL, Miller JM. Nutrition for endurance sport: carbohydrate and fluid balance. Int J Sports Med 1980; 1: 2-14.
19. González J, Calbet JAL, Nielsen B. Metabolic blood flow is reduced with dehydration during prolonged exercise in humans. J Physiol 1998; 513: 895-905.
20. González J, Calbet JAL, Nielsen B. Metabolic and thermodynamic responses to dehydration-induced reductions in muscle blood flow in exercising humans. J Physiol 1999; 520: 577-89.
21. Armstrong LE, Epstein Y. Fluid-electrolyte balance during labor and exercise: Concepts and misconceptions. Int J Sport Nutr 1999; 9: 1-12.
22. Bar-Or O. Climate and the exercising child: a review. Int J Sports Med 1980; 1: 53-65.
23. Ji LL. Antioxidants and oxidative stress in exercise. Proc Soc Exp Biol Med 1999; 222: 283-92.
24. Barnett DW, Coulee RK. The effects of a commercial dietary supplement on human performance. Am J Clin Nutr 1984; 40: 586-90.
25. Loosli AR, Benson J. Nutritional intake in adolescent athletes. Pediatr Clin North Am 1990; 37: 1143-52.
26. Woodson RD. Hemoglobin concentration and exercise capacity. Ann Rev Resp Dis 1984; 129 (suppl): S72-S5.
27. Hinton PS, Giordano C, Brownlie T, Haas JD. Iron supplementation improves endurance after training in iron-depleted, nonanemis women. J Appl Physiol 2000; 88: 1103-11.
28. Nickerson HJ, Holubets MC, Weiler BR, Haas RG, Schwartz S, Ellefson ME. Causes of iron deficiency in adolescent athletes. J Pediatr 1989; 114: 657-63.
29. Carrié A-L, Bonjour J-P. Osteoporosis as a pediatric problem. Pediatr Clin North Am 1995; 42: 811-24.
30. Foster C, Costill DL, Fink WJ. Effects of pre-exercise feedings on endurance performance. Med Sci Sports 1979; 11: 1-5.
31. Ivy JL, Miller W, Dover L, Goodyear LG, Sherman WM, Farrella S *et al*. Endurance improved by ingestion of a glucose polymer supplement. Med Sci Sports Exerc 1983; 15: 466-71.
32. Coyle EF, Jeukendrup AE, Wagenmarkers AJ, Saris WH. Fatty acid oxidation is directly regulated by carbohydrate metabolism during exercise. Am J Physiol 1997; 273: E268-E75.

Capítulo

27

Nutrición materna y teratogenicidad

J.M. Pérez-González, M.P. Samper, M.P. Ventura

INTRODUCCIÓN

La patología prenatal, desde un punto de vista general, puede obedecer a dos grandes categorías etiológicas: factores genéticos o endógenos y factores ambientales o exógenos. Entre ambos grupos se sitúa un amplio apartado de desórdenes en los que se precisa la interacción entre factores hereditarios y ambientales, constituyentes de la herencia multifactorial. Estas diferentes categorías etiológicas son responsables, en diferente proporción, de enfermedad prenatal/postnatal[1] (Tabla 27.1).

Aproximadamente un 3% de las mismas es atribuible a factores ambientales o teratógenos. Un teratógeno se define como un agente exógeno que, actuando en cualquier momento del embarazo, es capaz de inducir alteraciones morfológicas y/o funcionales embriofetales con repercusión postnatal en caso de supervivencia[2]. Actualmente, estos agentes teratógenos se clasifican en:

a) Agentes infecciosos.
b) Agentes físicos.
c) Drogas y agentes químicos.
d) Factores metabólicos y genéticos maternos.

En este último apartado, aunque los desórdenes metabólicos maternos puedan tener un origen genético (errores innatos del metabolismo), o endocrino (diabetes materna), el resultado es un paso transplacentario inadecuado de nutrientes con capacidad teratogénica para el producto.

Tras la fecundación, los programas de desarrollo se inician con una lectura selectiva del código genético. Estos programas dependen de la expresión del genoma materno, fetal y del aporte regulado de nutrientes a través de la placenta.

En algunos casos, una deficiencia o un exceso de nutrientes, concretos, en un momento determinado "ventanas críticas", pueden alterar el proceso de desarrollo genéticamente determinado (Fig. 27.1). Por otra parte, como

Tabla 27.1. Etiología de las malformaciones

Origen	Wilson (1973)%	Nelson y Holmes (1989)%
Causas genéticas		
– Cromosomopatías	3-5	10,1
– Genopatías	20	3,1
– "Familiar"		14,5
– Multifactorial	?	23,0
Teratógenos	8,5	3,2
Factores uterinos	–	2,5
Gemelaridad	–	0,4
Desconocido	65-70	43,2

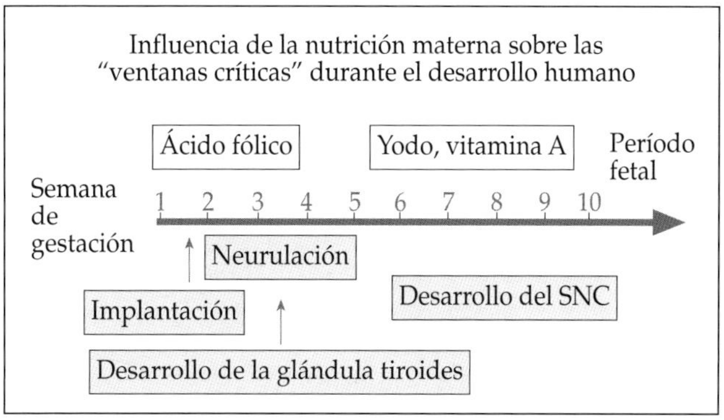

Figura 27.1. Desarrollo embriofetal y "ventanas críticas" influenciadas por la nutrición materna.

se estudia más adelante, variaciones genéticas modifican las necesidades embriofetales de nutrientes, con repercusiones clínicas a veces trascendentes, ejemplificadas en algunos defectos del tubo neural[3].

Con fines de exposición, podríamos establecer tres categorías de teratógenos relacionados con la nutrición de la gestante[4]:

1. Desórdenes metabólicos de los hidrocarbonados, cuyo ejemplo clínico más sobresaliente es el hijo de madre diabética (HMD).
2. Desórdenes del metabolismo intermediario de origen genético, ejemplificados en los hijos de madres fenilcetonúricas.
3. Alteraciones embriofetales secundarias a un déficit o exceso de nutrientes en la dieta de la gestante.

HIJO DE MADRE DIABÉTICA

El hijo de madre diabética (HMD) es el principal ejemplo de problemas embriofetales/neonatales relacionados con un inadecuado control del metabolismo hidrocarbonado materno secundario a enfermedad endocrina. El amplio espectro de morbilidad del HMD (Tabla 27.2), a pesar de un control metabólico/nutricional estricto de la gestante insulino-dependiente, no permite asegurar la prevención de estas complicaciones, incluyendo la presencia de patología malformativa[5].

Los resultados desfavorables pueden relacionarse con la gravedad de la diabetes materna y de complicaciones, surgidas durante el embarazo, como son: 1) pielonefritis química; 2) cetoacidosis diabética; 3) toxemia; y 4) control negligente del embarazo[6]. Se señalan como áreas principales de morbilidad neonatal, los desórdenes del crecimiento fetal, parto pretérmino, hipoglucemia, asfixia perinatal y síndromes de insuficiencia respiratoria. En un 5-8% de los HMD insulino-dependiente, las malformaciones mayores explican un 50% de todas las muertes neonatales[7].

Tabla 27.2. Morbilidad del hijo de madre diabética

Asfixia perinatal	Macrosomía
Traumatismo obstétrico	Retraso crecimiento
Malformaciones congénitas	Organomegalias
Hipoglucemia	Policitemia e hiperviscosidad
Hipocalcemia	Miocardiopatía hipertrófica
Hipomagnesemia	Enfermedad de las membranas hialinas
Hiperbilirrubinemia	Nesidioblastosis

Los mecanismos patogénicos de los problemas del HMD no están totalmente definidos. No obstante, muchos de los efectos pueden ser atribuidos a las dificultades del control de la glucosa materna, modificaciones en el paso placentario de nutrientes y efectos del hiperinsulinismo embriofetal secundario, que afecta a diversos órganos y sistemas incluyendo la placenta[8] (Fig. 27.2). Hod *et al.*[9] concluyen que estas mezclas anormales de productos energéticos a lo largo del embarazo condicionan:

1. En el primer trimestre, la aparición de malformaciones congénitas.
2. En el segundo trimestre, los mismos factores, más la hipoxemia crónica relacionada con el hiperinsulinismo fetal, interfieren en el neurodesarrollo.
3. En el tercer trimestre, los efectos teratogénicos de esta mezcla anormal de nutrientes, hiperinsulinismo fetal y fenómenos hipoxémicos secundarios, se expresaría por:

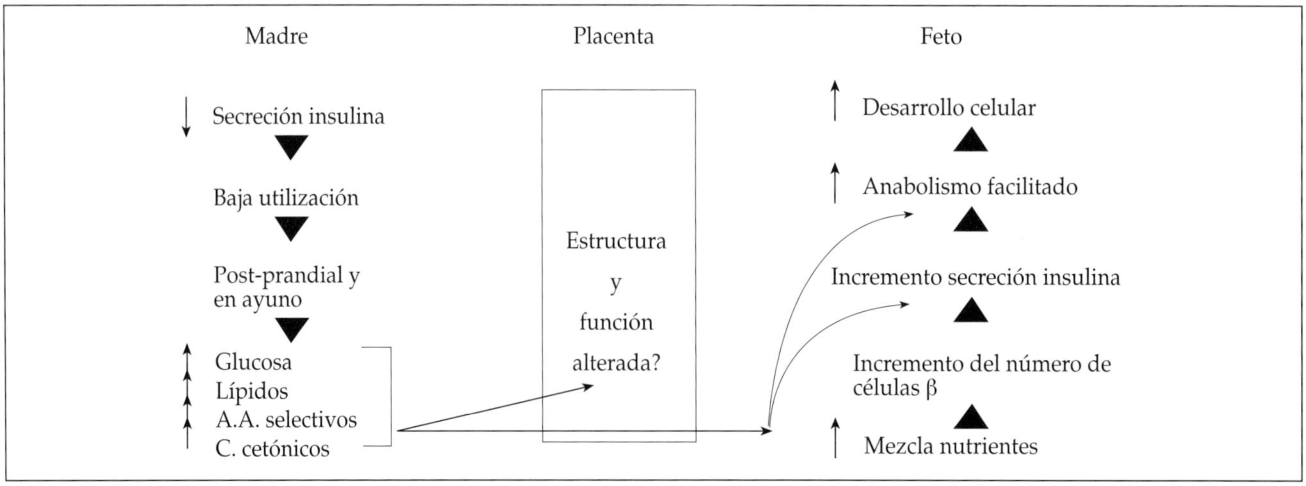

Figura 27.2. Hijo de madre diabética.

Capítulo

28

Alimentación de la madre durante la gestación y lactancia

S. Santiago, M.I. Zubieta, J.A. Martínez

INTRODUCCIÓN

La gestación y la lactancia son situaciones fisiológicas interrelacionadas e influidas por la alimentación y el estado nutricional materno previo. La alimentación durante estos períodos debe ser suficiente en cantidad y de calidad para favorecer el desarrollo adecuado del feto y posteriormente del recién nacido a través de la lactancia, así como para prevenir posibles complicaciones en el parto y lograr un pronta recuperación de la madre junto con un adecuado amamantamiento. En ambas etapas, la mujer presenta una mayor predisposición a mejorar sus hábitos alimentarios y de vida, situación que puede ser aprovechada para realizar una correcta educación nutricional.

Las necesidades nutricionales, pautas dietéticas recomendadas y alimentación en estas situaciones especiales, tanto para la etapa de gestación como para la posterior lactancia, presentan algunas diferencias respecto a una mujer de referencia como consecuencia de los cambios fisiológicos asociados.

GESTACIÓN

Necesidades nutricionales

Los cambios fisiológicos que se producen durante el embarazo incluyen el aumento del metabolismo basal, del volumen de sangre, de la frecuencia cardíaca, de la tasa de filtración renal, del tamaño de las glándulas mamarias, así como la modificación de los niveles de insulina y la disminución de la motilidad gastrointestinal, que son en su mayoría resultado del aumento en la secreción de hormonas como progesterona y estrógenos[1].

La mujer embarazada debe supervisar el aumento de peso que se va produciendo a lo largo de la gestación, de forma que sea gradual y que la ganancia total sea adecuada evitando, tanto un incremento insuficiente como excesivo. Estas situaciones de desequilibrio ponderal pueden conllevar un mayor riesgo de morbi-mortalidad tanto para la madre como para el feto y, además, influyen en el establecimiento y desarrollo de la lactancia e incluso en la recuperación ponderal de la madre. En general, se considera adecuado que el aumento de peso total sea de 9 a 12 kg durante el embarazo. Sin embargo, atendiendo a características individuales el incremento varía de unas mujeres a otras. De manera orientativa, se han establecido recomendaciones de ganancia de peso a partir del índice de masa corporal (IMC) previo a la concepción, presentadas en la Tabla 28.1[2]. Casos con especial relevancia son los embarazos en las mujeres diabéticas, adolescentes o embarazos múltiples, que deben vigilarse más estrechamente, por los mayores riesgos nutricionales que les acompañan.

Durante el embarazo existe un aumento generalizado de los requerimientos energéticos y nutricionales. Para compensar estas demandas adicionales, se producen en el organismo de la mujer adaptaciones fisiológicas y metabólicas encaminadas a aumentar al máximo el aprovechamiento de los nutrientes ingeridos[1]. A pesar de ello, para cubrir las nuevas necesidades la mujer gestante debe cuidar que su dieta sea nutricionalmente adecuada tanto en cantidad como en calidad.

Tabla 28.1. Ganancia de peso[2] y aumento energético recomendado[1] según el estado nutricional previo a la gestación

Índice de masa corporal (IMC)	**Ganancia aproximada de peso aconsejada[a]**	**Aumento energético medio recomendado (kcal/día)**
IMC < 19,8 (peso bajo)	12,7-18,2 kg	300-400
IMC 19,8 - 26 (normopeso)	11,4-15,9 kg	200
IMC 26 - 29 (sobrepeso)	6,8-11,4 kg	100
IMC > 29 (obesidad)	< 6,8kg	0-100
Embarazo gemelar	15,9-20,6 kg	-

a: para las mujeres de baja estatura los aumentos recomendados son los indicados en los rangos inferiores y para las adolescentes los indicados en los rangos superiores.

Energía

El aporte energético debe establecerse atendiendo a las características individuales y al estado nutricional previo al embarazo con el objetivo de mantener un aporte suficiente que favorezca lograr o mantener un óptimo estado nutricional y aumento de peso. El consumo energético total de una mujer embarazada se incrementa siendo al final del embarazo cuando es más elevado. El aumento del requerimiento energético promedio se estima en 300 kcal diarias, pudiendo presentarse variaciones desde 210 a 570 kcal[3].

De manera general, la *Food and Nutrition Board* (FNB) recomienda para las mujeres de 19 a 50 años con estado nutricional adecuado previo al embarazo y que mantienen el mismo ejercicio físico, un aporte extra durante el segundo trimestre de 340 kcal/día y en el tercero 452 kcal/día[4]. En promedio, suele recomendarse un aporte adicional de 300 kcal durante los últimos 6 meses de gestación.

Para facilitar la personalización de la recomendación de incremento energético, se han establecido valores orientativos atendiendo al IMC (Tabla 28.1). El mejor indicador de referencia para establecer el aporte energético de la dieta es la evolución de peso de la madre.

Proteínas

Las recomendaciones de proteína actuales se estiman en el 15% de la energía total de la dieta (VCT), principalmente (mínimo en un 40%) como proteína de alto valor biológico. La FNB recomienda aumentar la ingesta dietética de referencia (DRI) en 25 g diarios para mujeres embarazadas de 19 a 50 años. En España las recomendaciones de ingesta de proteína propuestas por la Universidad Complutense de Madrid (UCM) varían ligeramente, puesto que se aconseja a las mujeres a partir de los 20 años aumentar la ingesta durante la segunda mitad del embarazo en 15 g diarios. Tanto el déficit como el exceso de proteínas, se asocia con un mayor riesgo de partos prematuros y un aumento del índice de muertes neonatales[5]. De hecho, una deficiencia en la ingesta de proteínas en el período de gravidez se asocia a edemas.

Lípidos

El contenido lipídico de la dieta debería suponer un 30-35% del VCT en la mujer gestante. En cuanto al perfil de la grasa aportada se recomienda que los ácidos grasos saturados no superen un tercio del aporte lipídico total, intentando que su presencia sea lo más baja posible (7%) y el resto, sea en forma de monoinsaturados (13-18%) y poliinsaturados (10%).

Se debe asegurar el consumo adecuado de ácidos grasos esenciales, cuya deficiencia se ha relacionado con alteraciones en el crecimiento y desarrollo fetales. La FNB señala como ingesta adecuada consumos diarios de 13 g de ácido linoleico y de 1,4 g de ácido α-linolénico. El aporte de *colesterol* es conveniente que no supere regularmente los 300 mg diarios, siendo la recomendación general que su presencia en la dieta sea lo más baja posible[4].

Hidratos de carbono y fibra

La cantidad de *hidratos de carbono* en la dieta durante el embarazo debería suponer el 50-60% del VCT, principalmente como hidratos de carbono complejos, aportando un máximo de 10% en forma de hidratos de carbono sencillos. La FNB recomienda un consumo diario mínimo de 175 g de hidratos de carbono para cubrir las necesidades de glucosa de la madre y del feto. De manera general, la cantidad de *fibra* recomendada es de 20 a 35 g diarios, en forma de soluble e insoluble. La FNB señala como ingesta adecuada el consumo de 28 g diarios.

Vitaminas

La ingesta diaria recomendada por la FNB para las vitaminas liposolubles únicamente varía respecto a la mu-

Tabla 28.2. Tabla comparativa de las recomendaciones nutricionales (internacionales y nacionales) en las mujeres gestantes[22-24]

		Food and Nutrition Board 1997-2004[(a)]				*Universidad Complutense de Madrid, 2006*[(d)]		
		Mujer no gestante		Mujer gestante		*Mujer no gestante*		*Mujer gestante*
Nutrientes	Unidades/día	19-30 años	31-50 años	19-30 años	31-50 años	*20-39 años*	*40-49 años*	*2ª mitad embarazo*
A	µg equivalentes de retinol	700	700	+70	+70	*800*	*800*	*800*
D	**µg colecalciferol**	**5**	**5**	**5**	**5**	*5*	*5*	*+5*
E	mg α-tocoferol	15	15	15	15	*12*	*12*	*+3*
K[(b)]	**µg/mg**	**90**	**90**	**90**	**90**	*3.500*	*3.500*	*3.500*
B_1	mg	1,1	1,1	+0,3	+0,3	*0,9*	*0,9*	*+0,1*
B_2	mg	1,1	1,1	+0,3	+0,3	*1,4*	*1,3*	*+0,2*
B_6	mg	1,3	1,3	+0,6	+0,6	*1,6*	*1,6*	*+0,3*
B_{12}	µg	2,4	2,4	+0,2	+0,2	*2*	*2*	*+0,2*
C	mg	75	75	+10	+10	*60*	*60*	*+20*
Folatos[(e)]	µg	400	400	+200	+200	*400*	*400*	*+200*
Ác. pantoténcio	**mg**	**5**	**5**	**+1**	**+1**	-	-	-
Biotina	**µg**	**30**	**30**	**30**	**30**	-	-	-
Niacina	mg equivalentes de niacina	14	14	+4	+4	*15*	*14*	*+2*
Calcio	**mg**	**1.000**	**1.000**	**1.000**	**1.000**	*800*	*800*	*+600*
Cobre	µg	900	900	+100	+100	-	-	-
Cromo	**µg**	**25**	**25**	**+5**	**+5**	-	-	-
Flúor	**µg**	**3**	**3**	**3**	**3**	-	-	-
Fósforo	mg	700	700	700	700	*700*	*700*	*700*
Potasio[(c)]	**g/mg**	**4,7**	**4,7**	**4,7**	**4,7**	*3.500*	*3.500*	*3.500*
Sodio	**g**	**1,5**	**1,5**	**1,5**	**1,5**	-	-	-
Hierro	mg	18	18	+9	+9	*18*	*18*	*18*
Yodo	mg	150	150	+70	+70	*110*	*110*	*+25*
Magnesio	mg	310	320	+40	+40	*330*	*330*	*+120*
Manganeso	**mg**	**1,8**	**1,8**	**+0,2**	**+0,2**	-	-	-
Molibdeno	mg	45	45	+5	+5	-	-	-
Selenio	mg	55	55	+5	+5	*55*	*55*	*+10*
Cinc	mg	8	8	+3	+3	*15*	*15*	*+5*

[a]: las cantidades en negrita corresponden a las ingestas adecuadas (IA) y el resto son ingestas recomendadas (RDA); [b]: la FNB expresa las recomendaciones de vitamina K en mg y las recomendaciones españolas lo hacen en µg; [c]: la FNB expresa las recomendaciones de potasio en g y las recomendaciones españolas lo hacen en mg; [d]: (-) no existe recomendación para dicho nutriente.
[e]: se asume que las mujeres continuarán consumiendo 100 µg en forma de suplementos o alimentos fortificados hasta que su embarazo está confirmado y finaliza el período periconcepcional.

jer no gestante en relación con la *vitamina A* a diferencia de la UCM que incluye aumentos en las recomendaciones para las vitaminas D y E, durante la 2ª mitad del embarazo (Tabla 28.2). Diversos trabajos han puesto de manifiesto que tanto la ingesta deficiente como excesiva de vitamina A se asocia con alteraciones en el desarrollo del feto en relación al sistema nervioso central, siendo el primer trimestre el de mayor riesgo (ver capítulo 27). La deficiencia materna de vitamina D causa osteomalacia en la madre, raquitismo e hipocalcemia, tetania y anomalías del esmalte dental y el consumo excesivo es teratogénico (ver capítulo 27).

Las necesidades de vitaminas hidrosolubles se ven en general aumentadas (Tabla 28.4). De todas ellas, merecen especial mención los aportes de *folatos* antes de la concepción y en el comienzo del embarazo, especialmente durante el período que coincide con las primeras fases del desarrollo embrionario, dada su implicación en el correcto desarrollo del tubo neural, siendo el período más crítico del día 17 al 30 del embarazo. La recomendación general es un aporte extra en forma de suplementos farmacológicos de 400 µg/día, antes de la concepción (8-10 semanas previas), y durante los 3 primeros meses de embarazo[(6)]. El déficit de folatos puede ser debido a

Tabla 28.3. Tabla comparativa de las recomendaciones nutricionales (internacionales y nacionales) en las mujeres lactantes[22-24]

		Food and Nutrition Board 1997-2004[(a)]				*Universidad Complutense de Madrid, 2006*[(d)]		
		Mujer		Madre lactante		*Mujer*		
Nutrientes	**Unidades/día**	**19-30 años**	**31-50 años**	**19-30 años**	**31-50 años**	***20-39 años***	***40-49 años***	***Madre lactante***
A	µg equivalentes de retinol	700	700	+600	+600	*800*	*800*	*+500*
D	**µg colecalciferol**	**5**	**5**	**5**	**5**	*5*	*5*	*+5*
E	mg α-tocoferol	15	15	+4	+4	*12*	*12*	*+5*
K[(b)]	**µg/mg**	**90**	**90**	**90**	**90**	*3.500*	*3.500*	*3.500*
B_1	mg	1,1	1,1	+0,3	+0,3	*0,9*	*0,9*	*+0,2*
B_2	mg	1,1	1,1	+0,5	+0,5	*1,4*	*1,3*	*+0,3*
B_6	mg	1,3	1,3	+0,7	+0,7	*1,6*	*1,6*	*+0,4*
B_{12}	µg	2,4	2,4	+0,4	+0,4	*2*	*2*	*+0,6*
C	mg	75	75	+45	+45	*60*	*60*	*+25*
Folatos	µg	400	400	+100	+100	*400*	*400*	*+100*
Ác. pantoténcio	**mg**	**5**	**5**	**+2**	**+2**	-	-	-
Biotina	**µg**	**30**	**30**	**+5**	**+5**	-	-	-
Niacina	mg equivalentes de niacina	14	14	+3	+3	*15*	*14*	*+3*
Calcio	**mg**	**1.000**	**1.000**	**1.000**	**1.000**	*800*	*800*	*+700*
Cobre	µg	900	900	+400	+400	-	-	-
Cromo	**µg**	**25**	**25**	**+20**	**+20**	-	-	-
Flúor	**µg**	**3**	**3**	**3**	**3**	-	-	-
Fósforo	mg	700	700	700	700	*700*	*700*	*700*
Potasio[(c)]	**g/mg**	**4,7**	**4,7**	**+0,4**	**+0,4**	*3.500*	*3.500*	*3.500*
Sodio	**g**	**1,5**	**1,5**	**1,5**	**1,5**	-	-	-
Hierro	mg	18	18	-9	-9	*18*	*18*	*18*
Yodo	µg	150	150	+140	+140	*110*	*110*	*+45*
Magnesio	mg	310	320	310	320	*330*	*330*	*+120*
Manganeso	**mg**	**1,8**	**1,8**	**+0,8**	**+0,8**	-	-	-
Molibdeno	µg	45	45	+5	+5	-	-	-
Selenio	µg	55	55	+15	+15	*55*	*55*	*+20*
Cinc	mg	8	8	+4	+4	*15*	*15*	*+10*

[a]: las cantidades en negrita corresponden a las ingestas adecuadas (IA) y el resto son ingestas recomendadas (RDA); [b]: la FNB expresa las recomendaciones de vitamina K en mg y las recomendaciones españolas lo hacen en µg; [c]: la FNB expresa las recomendaciones de potasio en g y las recomendaciones españolas lo hacen en mg; [d]: (-) no existe recomendación para dicho nutriente.

una baja ingesta dietética o ser secundario a un inadecuado aporte de vitaminas B_6 y/o B_{12} e incluso a una mutación de los enzimas implicados en su metabolismo[(7)]. Las mujeres fumadoras, que consumen alcohol o con prescripción de anticonceptivos orales y medicación antiepiléptica suelen presentar menores niveles séricos de folatos, por lo que constituyen un importante grupo de riesgo[(8)].

Minerales

Las ingestas dietéticas de referencia (DRIs) propuestas tanto por la FNB como por la UCM para los minerales en general se presentan aumentadas durante el embarazo respecto a la mujer no grávida (Tabla 28.2). En ellas, se puede observar que las diferencias en cuanto a las cantidades recomendadas varían en diferente grado según el nutriente, siendo, en general, valores muy similares para la mayoría a excepción del calcio, hierro, yodo, cinc y magnesio.

En relación al *calcio*, la FNB no varía su DRI para las embarazadas respecto a las no embarazadas. Anteriormente, se recomendaban cantidades suplementarias, pero en la actualidad se estima que las necesidades se cubren siempre que el pico de masa ósea de la madre sea ade-

Tabla 28.4. Suplementación de la dieta durante el embarazo y la lactancia[25,26]

Ejemplo de productos	Comentarios
Complementos alimenticios	
Macronutrientes, vitaminas y minerales	Sobres a base de proteínas, hidratos de carbono, lípidos, vitaminas y minerales Cápsulas con n-3, vitaminas y minerales
Vitaminas y minerales	Comprimidos que aportan vitaminas hidrosolubles, liposolubles y minerales Comprimidos con ácido fólico, B_{12} yoduro potásico Comprimidos con ácido fólico, yodo y hierro
Ácido fólico	Comprimidos de ácido fólico en cantidad variable
Hierro	Comprimidos de sulfato ferroso en cantidad variable
Yodo	Comprimidos de yoduro potásico en cantidad variable
Alimentos enriquecidos o fortificados*	
Sal	Yodada** Con yodo, magnesio, calcio y fósforo
Leche	Con calcio, hierro, ácido fólico y n-3 Con ácido fólico, vitamina B_{12} y B_6 Con calcio, fósforo, vitaminas A, D, E y ácido fólico Con EPA y DHA
Huevos	Con EPA y DHA
Galletas, cereales de desayuno, pan tostado, etc.	Con n-3, salvado de trigo, hierro, vitaminas B_1, B_2, B_6, folatos y B_{12}
Zumos y refrescos a base de leche	Con calcio, fósforo, vitaminas C y D Con hierro, vitaminas y fibra

**: según la legislación vigente en España se considera que un alimento está enriquecido en un determinado nutriente cuando contiene más del 15% de la cantidad diaria recomendada; **: RD 1424/1983 referente a la sal yodada establece que el contenido de yodo debe ser de 60 mg por kg de sal, de tal manera que con la ingesta diaria normal de sal (unos 3 g/día) se cubrirían las necesidades diarias.*

cuado y con el importante aumento que se produce en la tasa de absorción de calcio. La UCM, por el contrario, recomienda aumentar la ingesta diaria en la segunda mitad de la gestación. La adecuada presencia de calcio además de asegurar el desarrollo óseo fetal óptimo se asocia a la prevención de hipertensión arterial[9].

En relación al *hierro*, la FNB recomienda aumentar el aporte dietético respecto a las no gestantes, a diferencia de la UCM que mantiene la misma ingesta en ambos casos, considerando que las necesidades del embarazo se cubren con el aumento fisiológico de su absorción y el "ahorro" de hierro que supone para el organismo la ausencia de menstruaciones. Es muy común que la mujer embarazada presente anemia ferropénica especialmente al final del embarazo y puerperio, de las cuales hasta un 10% se relacionan con el déficit de ácido fólico[8]. Es por todo ello, que la suplementación farmacológica de hierro es una práctica habitual (60-200 mg/día).

Las DRIs de *cinc* en la mujer embarazada se encuentran aumentadas, siendo superiores las propuestas por la UCM. Inadecuadas concentraciones de cinc en la dieta dan lugar a alteraciones congénitas e inadecuado desarrollo fetal. En las mujeres que toman suplementación farmacológica, se debe tener presente que la suplementación de hierro y de ácido fólico interfieren en la absorción intestinal de cinc[1,9,10].

El *yodo* debe ser considerado con especial atención. La ingesta dietética recomendada por la FNB para las mujeres embarazadas de 19 a 50 años es de 220 µg diarios frente a los 135 µg diarios de la UCM. La deficiencia en este micromineral da lugar a cretinismo y alteraciones en el desarrollo, crecimiento y función cognitiva. Las zonas de mayor riesgo son las denominadas zonas de bocio endémico, donde los suelos y el agua son pobres en yodo. Actualmente, tras estudios realizados en población española en los que se detectaron niveles bajos en yodo, se está recomendando la suplementación farmacológica de dicho mineral en las embarazadas, e incluso, antes de la gestación[11-14].

Agua

Durante el embarazo se producen adaptaciones fisiológicas dirigidas a cubrir el incremento de las necesidades hídricas como consecuencia del aumento del volumen extracelular, los requerimientos del feto y el líquido amniótico. En muchos casos, esas adaptaciones no son suficientes para cubrir los requerimientos, por ello se recomienda un aumento de su ingesta. La FNB recomienda una ingesta mínima de 3 litros al día.

Pautas dietéticas recomendadas

Al igual que en el resto de las etapas vitales, el seguimiento de una alimentación saludable evitando dietas restrictivas y desequilibradas, es el modo más adecuado de alimentarse. Las recomendaciones generales de la alimentación saludable en el embarazo se exponen en el Anexo III. A continuación se describen las pautas dietéticas especialmente recomendadas para la mujer gestante:

- El incremento de la *energía* debe realizarse a partir del aumento de la ingesta de alimentos vegetales y alimentos bajos en grasa y azúcares sencillos.
- El aporte extra de *proteína* suele ser cubierto con la dieta habitual, puesto que la alimentación en España se caracteriza por ser hiperproteica.
- El *perfil graso* recomendado y la cobertura de los requerimientos de ácidos grasos esenciales (AGE), puede precisar disminuir el consumo de grasa animal y de productos procesados, manteniendo y/o aumentando el consumo de grasa de origen vegetal y pescados, ricos en AGE. Fuentes importantes de AGE son: aceite de semillas (girasol, maíz, soja), frutos secos (nuez y almendras), yema de huevo y carne magra, especialmente ricos en n-3: aceites de hígado de pescado, pescado azul y nueces. El aporte de AG monoinsaturados puede incrementarse con el consumo de aceite de oliva y colza, aguacate, olivas y carne de cerdo. Respecto al consumo de pescado azul indicar que tanto las mujeres en edad fértil como las embarazadas y las que estén amamantando, deben evitar la ingesta de pescados en los que se sospeche un alto contenido en mercurio por sus efectos neurotóxicos para el feto o niño(15).
- El aprovechamiento del *hierro* de la dieta, debe considerar que la fracción hemo es la que mayor absorción presenta, encontrándose en los alimentos de origen animal (hígado, carne roja, marisco, huevo, pescado azul y pescado blanco). Los alimentos vegetales ricos en hierro (germen de trigo, legumbres secas, frutos secos y verduras de hoja verde) en forma no hemo, son de menor absorción. Para facilitar su aprovechamiento se aconseja incluirlos acompañados de compuestos que favorecen su absorción como ácido ascórbico (frutas cítricas), ácidos orgánicos (frutas), aminoácidos histidina, lisina, cistina y metionina (carne y pescado), fructosa (fruta) y azúcares reductores como la lactosa (lácteos). Al igual que existen componentes de la dieta que facilitan la absorción, existen compuestos que la disminuyen. En este sentido, se debe evitar el consumo conjunto de alimentos ricos en hierro no hemo y alimentos ricos en fibra (cereales integrales), ácido oxálico (espinacas, remolacha, cacao), taninos (café y té) y fosvitina (huevo).
- El *calcio* contenido en la leche es el que suele aprovecharse por el organismo, ya que se encuentra en una adecuada relación con el fósforo, contenido proteico y acompañado de vitamina D. Además, está solubilizado, modo de presentación de mejor biodisponibilidad (los zumos enriquecidos también presentan el calcio solubilizado). En este caso, es recomendable su consumo en las comidas y no con el estómago vacío ya que parece que es mejor absorbido. Otras fuentes de calcio son los quesos y yogures, los pescados que se consumen con espina (pescaditos o sardina en lata, etc.), las legumbres secas, las verduras de hoja verde y los frutos secos. Sin embargo, la presencia de fitatos u oxalatos en algunos alimentos vegetales dificulta su aprovechamiento por parte del organismo.
- Los depósitos corporales de *vitamina D* dependen de la ingesta dietética y de la producción endógena relacionada con las radiación solar, por lo que se recomienda una adecuada exposición al sol. Las fuentes típicas de vitamina D son los lácteos, aceites de pescado, pescado azul, yema de huevo e hígado.
- Una dieta rica en *ácido fólico* requiere preferir el consumo de alimentos frescos, cuidar su almacenamiento y manipulación culinaria, ya que esta vitamina es sensible al calor, luz y oxígeno del aire(16). Por exposición a estos agentes se pueden llegar a producir pérdidas de hasta el 70-95% en 3 ó 4 días, siendo los vegetales frescos los más afectados. Alimentos ricos en ácido fólico son las verduras sobre todo las de hoja verde, hortalizas e hígado. En menor cantidad, quesos fermentados, germen de trigo y levadura de cerveza.
- El contenido de yodo en la dieta es normalmente suministrado por pescados sobre todo los de origen marino, carne, verduras y huevos. En ocasiones, suele recomendarse el utilizar *sal yodada* tanto para cocinar como para aliñar.

Dadas las necesidades nutricionales especiales que presentan las mujeres durante la gestación, y la lactancia, existen productos y medidas que pueden resultar de utilidad para complementar la alimentación durante estas etapas (Tabla 28.4).

Otras medidas dietéticas o higiénicas a considerar durante el embarazo son:

- Limitar la cantidad de *cafeína* y bebidas estimulantes (café, té, refrescos de cola, etc.), ya que se asocia a efectos perjudiciales. Se recomienda no tomar más de dos tazas de café al día(17).

- Reducir y, si es posible, evitar el consumo de *alcohol* durante el embarazo puesto que puede llegar a provocar síndrome de alcoholismo fetal, que produce en el feto malformaciones físicas, disminución de las capacidades mentales, bajo peso, y complicaciones en el parto[18].
- *No fumar*, ya que el tabaquismo se asocia con bajo peso al nacimiento y puede provocar deficiencias nutricionales y complicaciones al recién nacido[17].

Alimentación en situaciones especiales

Las *náuseas y vómitos* son frecuentes durante el primer trimestre de embarazo y generalmente no suelen persistir más allá de la semana veinte de gestación. Entre las recomendaciones dietéticas que pueden ayudar a reducirlos se encuentran: tomar algún alimento sólido antes de levantarse de la cama (galletas, cereales o tostadas) para evitar náuseas matutinas, así como evitar la ingesta de grandes cantidades de líquidos en ayunas y en las comidas principales, siempre asegurando una adecuada hidratación. Otra medida recomendable es realizar comidas ligeras y frecuentes, incluyendo alimentos fríos o templados, ya que se suelen tolerar mejor que los calientes, procurando evitar olores y alimentos que provoquen aversiones alimentarias y valorando su repercusión nutricional.

La *pirosis* o *acidez postprandial* es frecuente sobre todo en el último trimestre de embarazo. Algunas medidas dietéticas dirigidas a prevenirla y tratarla son: realizar comidas frecuentes y poco voluminosas, procurando beber los líquidos fuera de las comidas, evitando las bebidas con gas y no tumbarse inmediatamente después de haber ingerido alimentos. En general, se deben eliminar de la dieta los alimentos ácidos, salados y grasos (encurtidos, embutidos, snacks, etc.), aunque en algunos casos se hace necesario además limitar el consumo de alimentos crudos. Se aconseja la preparación de alimentos utilizando tecnologías culinarias sencillas que no incorporen mucha grasa (hervidos, plancha, vapor, papillote, horno) y evitar el consumo de alimentos a temperaturas extremas así como la condimentación excesiva, limitando los ácidos (vinagres, limón, etc.), picantes (chile, tabasco, etc.), especias fuertes (pimienta, pimentón, etc.) y utilizando en su lugar condimentos suaves como hierbas aromáticas.

Para intentar minimizar el *estreñimiento* se recomienda una dieta rica en fibra (soluble e insoluble), abundante en líquidos y acompañada de la práctica habitual de ejercicio físico. La incorporación de alimentos ricos en fibra (verduras, frutas frescas consumidas con piel, legumbres secas, cereales integrales y derivados, frutos y frutas secas), debe ser progresiva para evitar molestias digestivas. Están especialmente recomendadas las frutas (ciruelas, kiwis, naranjas y frutas secas) porque aportan cantidades importantes de sorbitol, lignina y ácidos orgánicos que favorecen la humidificación de la mucosa y el tránsito intestinal. Es muy importante beber abundante cantidad de líquidos para favorecer el peristaltismo intestinal. Además, suele aconsejarse el consumo de yogur y otras leches fermentadas, puesto que contienen probióticos que ayudan a equilibrar la flora del intestino y mejoran las secreciones intestinales, favoreciendo la regulación de la función intestinal. En algunos casos, atendiendo a las características individuales, se puede recomendar un mayor consumo de aceite, por su potencial lubricante y función inductora de la secreción de colecistoquinina, que provoca un aumento de la presencia de sales biliares en el intestino, ocasionando una acción cooperativa en favor de la motilidad intestinal.

LACTACIÓN

Necesidades nutricionales

En la actualidad no existe en España un sistema oficial que monitorice la lactancia materna a nivel nacional. Aunque las cifras de lactancia materna al alta hospitalaria rondan el 70%, lo cierto es que muy pocas madres continúan con la lactación hasta los 6 meses[19,20]. La lactación supone una de las etapas de mayores requerimientos energéticos y nutricionales para la mujer. La alimentación en esta etapa debe cubrir las necesidades nutricionales propias de la madre, las necesidades extra que supone para el organismo materno la síntesis de leche y ofrecer una adecuada calidad nutricional para optimizar el crecimiento y desarrollo del recién nacido[21]. La producción de leche se activa en el organismo materno gracias a los cambios hormonales que tienen lugar tras el parto (disminución de estrógenos, progesterona y somatotropina coriónica y aumento de la prolactina). A partir de este momento, la succión por parte del bebé estimulará la secreción de oxitocina que facilita su eyección intermitente[6]. Durante la lactancia materna se produce un incremento generalizado en los requerimientos de la mayoría de los nutrientes, que por un lado, se ve compensado por las reservas acumuladas durante el embarazo y, por otro, gracias a las adaptaciones fisiológicas en el organismo materno. No obstante, habrá que cuidar la dieta para asegurar un adecuado aporte de energía y nutrientes para la homeostasis corporal y la producción de leche por la madre. Las variaciones en la dieta que sigue la madre y su estado nutricional, tienen una influencia limitada en la composición de la leche secretada, no observándose diferencias significativas en relación con las proteínas y la lactosa, aunque sí en cuanto al perfil de ácidos grasos y la proporción de algunas vitaminas.

Energía

La lactancia materna implica para la mujer un mayor gasto energético que el derivado de la gestación. La producción de 100 ml de leche materna, implica un gasto total de 85 kcal (70 kcal que aporta la leche materna y 15 kcal que supone su síntesis). En promedio, la secreción diaria de leche suele ser de entre 800 y 1.200 ml, (pudiendo llegar hasta los 3.000 ml en caso de partos múltiples). Esto supone que el volumen medio de leche producido se asocia con un gasto energético aproximado de 800 kcal/día. De estas 800 kcal, en los primeros meses de lactación, unas 300 kcal se cubren gracias a los 2-4 kg de grasa almacenados durante la gestación y el resto deben ser aportados por la dieta materna[6,17,20]. Si las reservas maternas son adecuadas, la madre lactante requiere un aporte de energía extra de 500 kcal/día respecto a una mujer no lactante (Tabla 28.3). Si la ganancia de peso durante el embarazo fue insuficiente o si el peso de la madre disminuye durante la lactancia por debajo de los valores normales, deberían adicionarse 650 kcal/día durante los primeros seis meses. Aunque normalmente se pierde peso al amamantar, algunas madres pueden plantearse la posibilidad de realizar dietas restrictivas para recuperar lo antes posible su peso previo habitual. Hay que tener en cuenta que el seguimiento de dietas hipocalóricas por debajo de 1.500 kcal (sobre todo al inicio de la lactancia), podría comprometer el mantenimiento de una producción láctea adecuada y suficiente.

Proteínas

Los requerimientos de proteínas se incrementan en esta etapa. Así, la UCM y la FNB recomiendan una cantidad suplementaria de 25 g/día, cuidando que sean de alto valor biológico. En España es habitual que la dieta sea hiperproteica, por lo que esta recomendación no suele suponer ningún problema en la práctica[4].

Lípidos

Las recomendaciones en relación al aporte de lípidos apuntan más a la calidad de la grasa ingerida que a la cantidad, ya que se ha comprobado que el perfil de ácidos grasos de la leche materna está influenciado por el tipo de grasa que ingiere la madre. Los LC-PUFA: ácido araquidónico y ácido docosahexanoico (DHA) son esenciales para el desarrollo cerebral del recién nacido, y son aportados por la leche materna. Éstos proceden en parte de la dieta materna, observándose niveles de LC-PUFA bajos en hijos de madres malnutridas, por lo que resulta recomendable enriquecer la dieta materna con pescado y aceites vegetales[19]. En cuanto a la ingesta de ácidos grasos esenciales, la FNB, considera como ingesta adecuada 13 g/día de ácido linoleico y 1,3 g/día de ácido α-linolénico[4].

Hidratos de carbono y fibra

La ingesta de hidratos de carbono en las madres lactantes recomendada por la FNB es de 210 g/día y considera como ingesta adecuada de fibra la cantidad de 29 g/día[4].

Vitaminas

La concentración de la mayoría de las vitaminas presentes en la leche materna guarda una estrecha relación con su ingesta por parte de la madre, aunque es cierto que entre las adaptaciones fisiológicas de la madre se encuentra la puesta en marcha de mecanismos adaptativos para optimizar la absorción y aprovechamiento de los depósitos maternos de vitaminas, especialmente en el caso de la vitamina E y el ácido fólico[19].

Durante la lactancia materna se produce un incremento generalizado en los requerimientos de la mayoría de las vitaminas, recomendándose cantidades adicionales que superan en muchos casos a las dadas para la etapa de embarazo, aunque es preciso señalar que existen diferencias entre las recomendaciones dadas por la FNB y la UCM (Tabla 28.3).

Minerales

Los requerimientos de minerales también aumentan durante la lactancia materna (Tabla 28.3). Las recomendaciones de calcio y hierro son significativamente inferiores en el caso de la FNB. En relación con el *calcio*, las antiguas RDAs americanas recomendaban un suplemento extra en las madres lactantes, pero en la actualidad, se considera que durante esta etapa se produce una optimización del metabolismo cálcico, siendo la principal fuente la movilización de los depósitos óseos maternos, independientemente de la ingesta, por lo que no resultaría necesario un aporte extra en la madre lactante.

Respecto al *hierro*, la FNB recomienda una ingesta de 9 mg/día para madres lactantes. Esta disminución respecto a otras etapas, se explica por un lado, en que la producción de leche no requiere gran cantidad de hierro y, por otro, en que la ausencia de menstruación supone un ahorro de hierro para el organismo materno. Se estima que se secretan diariamente en la leche materna de 0,15 a 0,3 mg de hierro; cantidad inferior a la pérdida menstrual. Sin embargo, hay que controlar los depósitos de hierro tras el embarazo, sobre todo si se han producido pérdidas importantes de sangre en el parto y puerperio.

El *yodo* merece una especial atención en la madre lactante; actualmente diferentes organismos como la OMS, UNICEF o el Ministerio de Sanidad y Consumo Español, aconsejan continuar con el suplemento farmacológico (de 200-250 µg/día) ya recomendado a la mujer embarazada, para asegurar su adecuada presencia en la leche secretada[11-14].

Agua

No es necesaria una ingesta elevada de líquidos extra con el objetivo de incrementar la producción láctea. Incluso en casos de deshidratación, se observa que disminuye el volumen de orina, pero el volumen de leche secretado se mantiene relativamente constante[19]. La FNB considera que la ingesta adecuada de líquidos en esta etapa (incluyendo agua, bebidas y agua contenida en alimentos) debe ser alrededor de 3,8 litros.

Pautas dietéticas recomendadas

Al igual que en el embarazo, durante la lactancia la madre debe seguir una dieta variada y equilibrada tal y como se recoge en el Anexo III. La madre debe intentar iniciar lo antes posible una alimentación normal tras el *parto* para favorecer la producción de leche y se intentará en la medida de lo posible, iniciar la lactancia en las horas inmediatamente posteriores al parto. Se comentan a continuación las pautas dietéticas y hábitos especialmente recomendadas para madres lactantes.

- Asegurar un *aporte hídrico* adecuado consumiendo una dieta rica en hortalizas, verduras y frutas y bebiendo suficientes líquidos.
- Evitar alimentos que pueden modificar el *sabor de la leche* pudiendo provocar rechazo (aunque no siempre) en el bebé. Entre ellos están: coliflor, espárragos, puerros, rábano, ajos, cebollas, pimientos, pimienta, mostaza, chile y embutidos con especias. Además, en algunas ocasiones, pueden presentarse molestias intestinales en los bebés cuando las madres consumen bebidas con gas, coliflor, etc. En caso de que la madre observe dicha asociación, procurará evitar su consumo.
- Controlar lo que ingiere la madre, ya que puede pasar a la leche materna, por lo que será necesario restringir algunas sustancias perjudiciales para el lactante como es el caso del etanol, la nicotina y la cafeína.
  - *Etanol:* el consumo elevado de bebidas alcohólicas puede bloquear la eyección de leche, ya que disminuye la secreción de oxitocina. Además, resulta perjudicial para el lactante por su limitada capacidad para metabolizarlo y se asocia con retrasos en el desarrollo psicomotor. Aunque la recomendación general es que debe evitarse el consumo de bebidas alcohólicas mientras dure la lactancia, la Asociación Americana de Pediatría admite una ingesta de hasta 0,5 g/kg/día.
  - La *nicotina:* el hábito tabáquico se asocia con una disminución en el volumen de leche producido y con una lactancia de menor duración. Podría ser debido a que provoca un descenso en los niveles de prolactina.
  - La *cafeína* contenida en bebidas estimulantes como el café, té, refrescos de cola, etc. puede provocar irritabilidad y trastornos en el sueño del bebé, por lo que se recomienda limitar su consumo[20].
- Existen numerosas creencias populares acerca de alimentos y sustancias que aumentarían la producción láctea, aunque en la mayoría de los casos no hay estudios científicos contrastados o resultan contradictorios. Los ejemplos más representativos serían:
  - *Cerveza:* el consumo de cerveza podría estimular la liberación de prolactina, debido a un polisacárido presente en la cebada. No obstante, no hay que descartar el contenido de etanol presente también en la cerveza, por lo que no parece prudente recomendar su consumo en esta etapa.
  - *Infusiones:* una práctica popular extendida entre las madres lactantes es el consumo de infusiones a base de mezclas de hierbas o plantas como hinojo, comino, alcachofa, lúpulo, anís estrellado, hojas de consuelda, semilla de culantro, efedra, etc. Hay que extremar la precaución en este sentido, ya que en muchas ocasiones, se les considera infusiones "naturales" que lejos de conseguir el efecto buscado, en algunos casos podrían resultar tóxicas y peligrosas para el bebé, aunque no impliquen riesgo alguno para la madre[19].
- La lactancia no es incompatible con la *actividad física*. La práctica de ejercicio físico suave puede contribuir a una mejor recuperación del peso y la figura materna previos al embarazo. Estarían desaconsejados los ejercicios físicos muy intensos que provoquen un aumento de ácido láctico, que pasa a la leche modificando su sabor. Se recomienda que la madre realice la actividad física después del amamantamiento.

BIBLIOGRAFÍA

1. González de Agüero R y Fabre E. Nutrición y dietética durante el embarazo. Barcelona, Masson, 1996.
2. National Academy of Sciencies. Nutrition during pregnancy. Part: I. Weight gain. Part: II. Nutrient supplements. Washington, DC, National Academy Press, 1990.
3. King JC. Physiology of pregnancy and nutrient metabolism. Am J Clin Nutr 2000; 71: 1218S-5S.
4. National Academy of Sciencies. Dietary reference intakes for energy, carbohydrate, fiber, fat, fatty acids, cholesterol, protein and amino acids. Washington, DC, National Academy Press, 2005.
5. Mataix J, Aranda P. Gestación. En: Mataix J, ed. Nutrición y alimentación humana. II. Situaciones fisiológicas y patológicas. Madrid, Ergon, 2002; 803-18.
6. Van Raaij JMA, de Groot CPGM. Gestación y lactancia. En: Gibney MJ, Macdonald IA, Roche HM, eds. Nutrición y metabolismo. Zaragoza, Acribia, 2005; 109-26.
7. Fernández J. Alimentación y embarazo. Necesidades nutricionales en el embarazo. Act Diet 2002; 10.
8. Muñoz M, Aranceta J, García-Jalón I. Nutrición aplicada y dietoterapia. 2ª ed. Barañáin, Eunsa, 2004.
9. Bretón I, De la Cuerda C, Camblor M, García Peris P. Alimentación durante el embarazo, la lactancia y la menopausia. En: Vázquez C, De Cos AI, López-Nomdedeu C, eds. Alimentación y nutrición. Manual teórico-práctico. 2ª ed. Madrid, Díaz de Santos, 2005; 215-26.
10. Allen LH. Embarazo y lactancia. En: Bowman BA, Russell RM, eds. Conocimientos actuales sobre nutrición. Washington, DC, Organización Panamericana de la Salud e Instituto Internacional de Ciencias de la Vida, 2003; 441-54.
11. De Luis DA, Aller R, Izaola O. Problemática de la deficiencia de yodo durante la gestación. Madrid. An Med Interna 2005; 22: 445-8.
12. Díaz-Cadórniga F, Delgado-Álvarez E. Implicaciones clinicoterapéuticas de la deficiencia de yodo en España. Endocrinol Nutr 2006; 53 (2): 101-12.
13. Sociedad Española de Neonatología (SEN), Sociedad Española de Endocrinología Pediátrica (SEEP), Sociedad Española de Endocrinología y Nutrición (SEEN), Sociedad Andaluza de Endocrinología y Nutrición (SAEN), Sociedad Española de Ginecología y Obstetricia (SEGO), Sociedad Española de Medicina de Familia y Comunitaria (SEMFYC), Federación de Consumidores en Acción (FACUA) y UNICEF España. Manifiesto contra la erradicación de la deficiencia de yodo en España. Málaga. 2004. (http://www.aeped.es/).
14. Viamonte A. Prevención de los trastornos por deficiencia de yodo (TDY) en el embarazo. Revista Profesional del Colegio de Farmacéuticos de Navarra 2005; 6: 6-9.
15. European Commission. Heath and Consumer Protection Directorate-General. Methyl mercury in fish and fishery products. Brussels, 2004.
16. Fernádez J, Arija V. Dieta durante el embarazo y la lactancia. En: Salas-Salvadó J, Bonada A, Trallero R, Saló ME, eds. Nutrición y dietética clínica. Barcelona, Masson, 2002; 99-106.
17. Martínez JA, Santiago S, Zubieta MI. Comer bien a cualquier edad. Pamplona, Eunsa, 2004.
18. Brown JE. La nutrición durante el embarazo. En: Brown JE, ed. Nutrición en las diferentes etapas de la vida. 2ª ed. México, Mc Graw Hill, 2006; 119-42.
19. Comité de Lactancia Materna de la Asociación Española de Pediatría. Lactancia Materna: guía para profesionales. Madrid, Ergon, 2004.
20. Hernández MT, Aguayo J. La lactancia materna. Cómo promover y apoyar la lactancia materna en la práctica pediátrica. Recomendaciones del Comité de Lactancia de la AEP. An Pediatr (Barc) 2005; 63 (4): 346-56.
21. Martínez JA. Guía de la lactancia infantil. Consejo General de Farmacéuticos. Madrid, 1996.
22. Food and Nutrition Board. Institute of Medicine. National Academy of Sciences. Dietary Reference Intakes (DRIs): Recommended Intakes for individuals. Vitamins 2004.
23. Food and Nutrition Board. Institute of Medicine. National Academy of Sciences. Dietary Reference Intakes (DRIs): Recommended Intakes for individuals. Elements 2004.
24. Moreiras O, Carvajal A, Cabrera L, Cuadrado C. Ingestas recomendadas de energía y nutrientes para la población española. En: Tablas de composición de alimentos. 10ª ed. Madrid, Pirámide, 2006.
25. Consejo General de Colegios Oficiales de Farmacéuticos. Catálogo de Parafarmacia. Madrid, 2006.
26. Osakidetza. Medicamentos y embarazo: motivos de consulta frecuentes. Infac 2005; 13: 1-6.

Capítulo

29

Ácidos grasos poliinsaturados y desarrollo cerebral

C. Redondo, S. García-Calatayud, D. González-Lamuño, M. García-Fuentes

INTRODUCCIÓN

El desarrollo del sistema nervioso es un proceso dinámico que se inicia en las primeras semanas de la gestación con la aparición en el embrión de la placa neural, y que se prolonga después del nacimiento con la adquisición de las diferentes funciones cerebrales. El despliegue de todo este proceso está dirigido por un conjunto de factores cuyas influencias se interrelacionan a lo largo del desarrollo. Los factores genéticos marcan de forma decisiva la dirección en que debe movilizarse todo el potencial celular y condicionan el nivel al que ha de llegar el grado de desarrollo. Por otra parte están los factores ambientales que, desde el principio y con influencia creciente, modulan las características e intensidad del desarrollo cerebral. Dentro de los factores ambientales los lípidos presentes en la dieta tienen gran importancia en el desarrollo neurológico. El cerebro es el órgano con un mayor contenido graso después del tejido adiposo, con un 50% del mismo en forma de lípidos de las membranas celulares[1].

Las membranas celulares del sistema nervioso son ricas en ácidos grasos poliinsaturados de larga cadena (LC-PUFA), sobre todo en ácido araquidónico (AA, 20:4 n-6) y ácido docosahexaenoico (DHA, 22:6 n-3)[2]. Los precursores de estos LC-PUFA son respectivamente los ácidos grasos linoleico (18:2 n-6) y α-linolénico (18:3 n-3), que son los ácidos grasos esenciales que deben ser aportados necesariamente por la dieta. El sistema nervioso necesita, por tanto, un aporte adecuado de estos lípidos durante las etapas de multiplicación y diferenciación celular[3], así como durante el período de rápido crecimiento cerebral, ya que es en estas fases del desarrollo cuando el cerebro presenta una especial vulnerabilidad a la restricción nutricional[4].

Durante el desarrollo intrauterino se garantiza un suministro correcto de estos ácidos grasos gracias al transporte placentario, y durante el período postnatal mediante la lactancia materna[5]. En ocasiones, este aporte puede verse comprometido al producirse la interrupción de la vía placentaria como consecuencia de un parto prematuro, o postnatalmente como consecuencia de una alimentación con fórmulas deficientes en estos ácidos grasos respecto a la leche materna. Si a estas circunstancias se unen las características propias del período perinatal, como son la inmadurez de los sistemas enzimáticos, la escasez de reservas grasas y la importante demanda de AA y DHA necesarios para completar los procesos de diferenciación celular, se puede comprender que este período de la vida es el más propicio para desarrollar una deficiencia en estos ácidos grasos.

El carácter esencial de algunos ácidos grasos en los mamíferos fue descrito por primera vez en 1929[6]. En humanos, el primer trabajo en el que se identificaron los efectos bioquímicos y clínicos de una dieta baja en grasas fue publicado por Hansen *et al.*[7] quienes demostraron que lactantes alimentados con dietas deficientes en ácido linoleico padecían un cuadro clínico de retraso de crecimiento y dermatitis descamativa, que era reversible al incorporar dicho ácido graso de nuevo en la dieta. A lo largo de los años 70 se publicaron diversos trabajos describiendo los efectos clínicos y bioquímicos surgidos como consecuencia de aportes nutricionales carentes de grasa en recién nacidos, a término y pretérmino, sometidos a nutrición parenteral exclusiva sin grasa[8].

La descripción de los rasgos clínicos atribuibles a la deficiencia de ácidos grasos de las series n-3 y n-6 apareció publicada a finales de los años 60 y durante los años 70[9,10]. En este sentido se diferenciaron en mamíferos los cuadros clínicos de una deficiencia en n-6 como retraso en el crecimiento, lesiones cutáneas, alteraciones en la reproducción e hígado graso[11,12] y los de una deficiencia en n-3, caracterizados por un aprendizaje deficiente, electrorretinograma anormal y alteraciones de la agudeza visual[13-15]. Estos cuadros clínicos, caracterizados de forma completa en animales de experimentación, son excepcionales en los humanos adultos, ya que el suministro alimentario habitual aporta suficientes cantidades de ácidos linoleico, α-linolénico, AA y DHA y además, los sistemas enzimáticos hepáticos son capaces de sintetizar AA y DHA a partir de sus precursores.

Los trabajos preliminares de Crawford *et al.* sobre ácidos grasos esenciales y desarrollo cerebral marcaron el inicio de múltiples investigaciones en el campo del neurodesarrollo en humanos[16]. A partir de ellos se definieron por primera vez en niños los rasgos dependientes de una deficiencia selectiva n-3[17], describiéndose inicialmente un cuadro clínico reversible, de anomalías visuales y neurológicas, en una niña de 7 años, sometida crónicamente a nutrición parenteral deficiente en n-3 y, posteriormente, otro cuadro similar en adultos[18]. En la última década del siglo XX la investigación en el modelo experimental ha definido el papel de los LC-PUFA en importantes efectos de la membrana, diferenciación de fotoreceptores, activación de la rodopsina, actividad de enzimas, canales iónicos y sobre el nivel y metabolismo de neurotransmisores y eicosanoides.

Existe por tanto sobrada evidencia de la importancia de los ácidos grasos esenciales en diferentes procesos fisiológicos y de comportamiento, tanto en animales como en humanos. Por otro lado, la génesis, mantenimiento y tratamiento de diversos procesos crónicos, a menudo se relacionan con deficiencias en ácidos grasos de la serie n-6 (ácido linoleico) y n-3 (ácido α-linolénico) y sus derivados.

INCORPORACIÓN DE LC-PUFA DURANTE EL DESARROLLO CEREBRAL

El perfil de ácidos grasos de los lípidos cerebrales es único y muy similar en todas las especies de mamíferos estudiadas[19], lo que indica la importancia de los mismos en el mantenimiento de la integridad y función del sistema nervioso[20]. El análisis bioquímico de la composición en ácidos grasos del cerebro de rata en diferentes etapas del desarrollo[21,22], así como los estudios *in vivo* de incorporación de ácidos grasos marcados radiactivamente[23], demuestran la importante aposición de los ácidos grasos DHA y AA en los fosfolípidos de las membranas celulares durante los primeros estadios del desarrollo cerebral. En primates también se ha observado un acúmulo rápido de DHA en corteza cerebral y retina durante la vida intrauterina y a lo largo del primer año de vida[24].

Los LC-PUFA acumulados en el cerebro proceden de la dieta o de otros tejidos, aunque también pueden sintetizarse en el propio cerebro a partir de sus precursores[25]. La actividad de las desaturasas y elongasas, encargadas de la síntesis de LC-PUFA a partir de los precursores, depende del balance del contenido de ácidos grasos n-6/n-3 de la dieta y del período de desarrollo del organismo. Así, en las primeras etapas del desarrollo, dicha actividad es mínima[26,27], lo cual hace recomendable un aporte dietético de los LC-PUFA (DHA y AA). La movilización de estos ácidos grasos y de sus precursores, desde la placenta hasta el feto, se produce mediante un transporte preferencial que asegura un aporte adecuado de los mismos al feto[28,29]. En cuanto al transporte desde otros tejidos hacia el cerebro, existen datos experimentales en la rata que confirman que los ácidos grasos esenciales presentes en los triglicéridos del hígado son utilizados posteriormente en la formación de los fosfolípidos del cerebro[30,31]; también se ha descrito en pollos un transporte similar desde el tejido adiposo hacia el cerebro[32]. La posibilidad de una síntesis dentro del propio sistema nervioso ha sido postulada en algunos trabajos en los que se propone que las células gliales sintetizarían LC-PUFA y los ofertarían a las neuronas[33].

Aunque inicialmente se pensó que la composición de las membranas de las neuronas eran resistentes a modificaciones en el contenido lipídico de la dieta, se han demostrado cambios en la composición de ácidos grasos del cerebro, secundarios a variaciones dietéticas en las primeras etapas del desarrollo, que pueden afectar la fluidez y funcionalidad de la membrana[34]. La instauración de dietas deficientes en ácidos grasos esenciales durante la gestación e incluso antes de la concepción, produce un descenso de los ácidos grasos n-3 y n-6 y un aumento del ácido eicosatrienoico (20:3 n-9) en los diferentes tejidos, hígado, riñón, corazón y en cerebro, siendo estos cambios menos acentuados en este último órgano[35-37]. Durante las décadas de los 80 y 90 han aparecido publicaciones que destacan las posibles consecuencias neurológicas que podrían tener las fórmulas infantiles según su composición en LC-PUFA. Lactantes fallecidos de muerte súbita mostraban que los lactados al pecho tenían un mayor contenido cerebral de los referidos ácidos, que aquellos que habían sido lactados con fórmulas[38].

En animales dietas semisintéticas con diferente relación en ácidos grasos n-6/n-3 determinan cambios paralelos en la composición lipídica del cerebro. De este modo, a medida que esta relación se hace mayor y aumenta el contenido en ácido linoleico, se produce un descenso en el contenido de DHA en cerebro y retina y un aumento del contenido en 22:5 n-6, manteniéndose el contenido total de PUFA en cerebro de ratas[39-41] y de primates[42]. Por el contrario, dietas ricas en ácido α-linolénico producen un descenso de los PUFA n-6 y un aumento del contenido en DHA en cerebro. En situaciones de deficiencia en ácidos grasos n-3, por el contrario, el cuadro clínico y bioquímico desencadenado puede revertirse administrando dietas ricas en DHA y eicosapentaenoico (EPA)[43], aunque dicha reversión es muy lenta, sobre todo en el cerebro[10]. Todo ello ha sugerido la existencia en el cerebro de un sistema de regulación de la composición lipídica[43-45], incluso se ha constatado trasiego de LC-PUFA entre fracciones fosfolipídicas[46].

AGUDEZA VISUAL Y LC-PUFA

La retina es el tejido del organismo con mayor contenido en DHA. Este ácido graso se encuentra formando parte de los fosfolípidos de la membrana de las células fotorreceptoras confiriéndole unas características biofísicas especiales para la función visual. Al igual que en el cerebro, la composición lipídica de la retina puede verse afectada por las variaciones en la dieta, pudiendo alterarse de esta manera la función visual. Los estudios de Benolken *et al.*[15] demostraron en ratas alimentadas con dietas sin grasa que una disminución del contenido en DHA en retina se asociaba con alteraciones en su función. En ratas, cobayas y felinos sometidos a una alimentación deficiente en ácido α-linolénico durante el período gestacional, se ha demostrado un descenso en el contenido cerebral de DHA y alteraciones en la agudeza visual y en el electrorretinograma de la progenie[25,47,48]. En estos animales también se ha descrito la persistencia de estas alteraciones a los 3-4 meses de edad, pero no en la edad adulta[42,49].

Los datos experimentales anteriores aportaron una base científica suficiente para plantear la hipótesis de que los recién nacidos alimentados con fórmulas deficientes en DHA podrían presentar alteraciones visuales respecto a los alimentados al pecho. En los últimos años múltiples estudios han investigado esta hipótesis a través de la valoración de la función de los bastones, mediante electrorretinografía (ERG) o mediante otras técnicas, que valoran la vía óptica a partir de los conos. Entre estas últimas se incluyen los potenciales evocados visuales (PEV) que valoran la integridad de la vía óptica desde la retina a la corteza visual, y las técnicas conductuales, que analizan respuestas motoras desencadenadas a partir de estímulos visuales y que por tanto, además de valorar la vía óptica, valoran otras regiones cerebrales necesarias para establecer la respuesta motora asociada.

Los estudios ERG en pretérminos que recibieron fórmulas deficientes en α-linolénico han demostrado un retraso en la maduración de los bastones respecto a los lactados al pecho o con suplementos de DHA, desapareciendo estas diferencias a los 5 meses de vida[50]. En cambio, en recién nacidos a término, la suplementación con DHA no ha demostrado alteraciones en la función visual medida mediante esta técnica[51].

La realización de PEV y valoración visual mediante métodos conductuales en pretérminos que habían recibido fórmulas suplementadas con aceites de pescado ricos en DHA, demostró una agudeza visual mejor que en los que no habían sido suplementados, persistiendo estas diferencias hasta los 4 meses[52]. En otro estudio semejante que utilizó técnicas conductuales las diferencias halladas desaparecieron a partir de los 4 meses[53]. En recién nacidos a término los estudios no randomizados que comparan lactados con fórmula y al pecho no son concluyentes, ya que algunos demuestran peor agudeza visual a los 4 meses en lactados con fórmula[54], y otros no demostraron diferencias en la agudeza visual a esa misma edad[55].

Hay pocos estudios que valoren a largo plazo la repercusión de la dieta de los recién nacidos sobre la función visual. En un estudio no randomizado, la valoración de la agudeza visual en niños de 3 años, no demostró diferencias entre los que fueron lactados al pecho o mediante fórmula. Sin embargo, se observaron mejores resultados en lactados al pecho al valorar parámetros de visión más complejos, como la agudeza visual espacial o la agudeza visual de reconocimiento[56]. En estudios randomizados donde se valora exclusivamente el efecto de la suplementación con LC-PUFA, tampoco existen datos absolutamente concluyentes en recién nacidos a término, existiendo trabajos que demuestran mejor agudeza visual en suplementados con LC-PUFA a los 4 y 8 meses[57], otros que sólo demuestran mejores resultados a los 2 meses pero no posteriormente[58,59] e incluso, algunos autores no han encontrado diferencias en la agudeza visual en lactantes nacidos a término alimentados con y sin LC-PUFA durante los primeros 9 meses de vida[60] e incluso durante los 12 primeros meses[61].

De los datos existentes hasta la fecha podría inferirse que los LC-PUFA presentes en la alimentación de los recién nacidos, podrían comportarse como un factor acelerador de la maduración visual en el recién nacido pretérmino. El DHA de las fórmulas lácteas mejora la función retiniana y la agudeza visual en los primeros meses. En el recién nacido a término, sin embargo, su posible efecto beneficioso es mucho más controvertido, debido a la diversidad de los hallazgos encontrados en los estudios, siendo por ello necesaria la realización de nuevos trabajos metodológicamente más cuidados que corrijan los inconvenientes de estudios previos y que valoren la importancia, a largo plazo, de los déficit visuales transitorios de las primeras etapas de la vida, conociendo otros antecedentes del daño a largo plazo de déficits visuales limitados en el tiempo tanto en humanos[62] como primates[63].

FUNCIONES COGNITIVAS Y LC-PUFA

Caldwell y Churchill en 1966[64] demostraron que ratas alimentadas con dietas carentes de grasas mostraban una menor capacidad de aprendizaje. Dicho efecto fue posteriormente asociado a una ausencia selectiva de ácidos grasos poliinsaturados, de manera que roedores alimentados con una dieta pobre en los mismos obtenían peores resultados en pruebas de aprendizaje espacial y memoria[13,65,66]. Estudios realizados por Kameyama *et al.* en 1996[67], mostraron una menor capacidad de aprendizaje de los ratones alimentados con dietas deficientes en n-3 y una mejor respuesta en los alimentados con dietas ricas en dichos ácidos grasos. La reversión de estos efectos se ha conseguido mediante el aporte de un suplemento de un aceite rico en n-3[68-70].

Al igual que ocurre en la valoración de las funciones visuales, los estudios sobre los factores influyentes en las funciones cerebrales superiores en humanos presentan una dificultad importante como es discriminar entre los efectos atribuibles exclusivamente a la alimentación y los efectos atribuibles a factores genéticos o ambientales, que también influyen en el desarrollo cerebral. Por otra parte, existe otra limitación derivada del hecho de que las funciones cognitivas valorables en los lactantes no son fácilmente correlacionables con las funciones superiores medidas en niños o adultos. Actualmente, los estudios randomizados y el progresivo perfeccionamiento de los test de desarrollo psicomotor han permitido superar en parte estas limitaciones.

La escala de Bayley y el test de Brunet-Lezine son pruebas que valoran globalmente las funciones superiores y el desarrollo psicomotor en lactantes y niños. En recién nacidos a término lactados al pecho o que recibieron fórmulas suplementadas con DHA, el test de Brunet-Lezine mostró mejores resultados a los 4 y 24 meses de vida[71] respecto a los que recibieron fórmulas sin DHA, sin embargo estas diferencias desaparecieron al realizar de nuevo el test a los 12 y 24 meses[72]. Las diferencias bioquímicas halladas en la sangre de los tres grupos parecen demostrar que, a medida que transcurren los meses, otros factores ambientales diferentes a la dieta influyen de forma progresiva en el desarrollo de las funciones superiores. Otros estudios, por el contrario, no encontraron diferencias en recién nacidos a término alimentados al pecho o con fórmulas sin AA o DHA en pruebas visuales y de neurodesarrollo[61,73]. La suplementación con DHA en recién nacidos pretérmino parece mejorar el procesamiento de la información, pero no afecta a la memoria visual según los resultados obtenidos en el test de Fagan a los 6, 9 y 12 meses[58].

En prematuros que recibieron fórmulas con EPA y DHA la valoración del desarrollo mental con la escala de Bayley (MDI) fue similar respecto al grupo control, pero resultó peor en el test de desarrollo psicomotor (PDI)[74]. Los resultados de este trabajo no son concluyentes porque las diferencias encontradas parecen explicarse, más bien, por el retraso del crecimiento causado por el descenso de los niveles de AA, consecutivo a una sobrecarga de EPA. En un segundo trabajo, los mismos autores utilizando fórmulas suplementadas sólo con DHA, concluyeron que el grupo de pretérminos suplementados presentó mejores valores en el MDI y similares en el PDI respeto al grupo no suplementado[75].

En la valoración de otras funciones superiores se han encontrado resultados no concluyentes. En este sentido, mediante pruebas que valoran la adquisición del lenguaje a los 15 meses, los recién nacidos a término suplementados sólo con DHA presentan peores resultados que los lactados al pecho y, sin embargo, en términos suplementados con DHA y AA, no se observan diferencias con los lactados al pecho[76]. Otros trabajos en niños de 14 meses han encontrado una relación inversa entre los resultados

73. Nelson CM, Innis SM, Waslen P, Whitfield M. Prospective measures of visual and cognitive development in term gestation breast-fed and formula fed infants to 18 months of age. Pediatr Res 1995; 37: 1873A.
74. Carlson SE, Werkman SH, Peeples JM, Wilson WM 3rd. Growth and development of premature infants in relation to n-3 and n-6 fatty acid status. World Rev Nutr Diet 1994; 75: 63-9.
75. Carlson SE. Perceptual and cognitive function: methods of assessment and relation to LC-PUFA status during infancy. En: Carlson SE, ed. Assessment of infant visual and cognitive function in relation to long chain polyunsaturated fatty acids. Basel, Neuringer, 1996. 49-69.
76. Janowsky J, Scott DT, Wheeler RE, Auestad N. Fatty acids affect early language development. Pediatr Res 1995; 37: 310A.
77. Schwade JA, Dropik P. A little language hurts a lot: productive vocabulary and non verbal recall in 16 to 20 months old. Infant Behav Dev 1996; 19: 732.
78. Lucas A, Morley R, Cole TJ, Lister G, Leeson-Payne C. Breast milk and subsequent intelligent quotient in children born preterm. Lancet 1992; 339: 261-4.
79. Rodgers B. Feeding in infancy and later ability and attainment: a longitudinal study. Dev Med Child Neurol 1978; 20: 421-6.
80. Horwood LJ, Fergusson DM. Breastfeeding and later cognitive and academic outcomes. Pediatrics 1998; 101: e9.
81. Yehuda S, Rabinovitz S, Mostofsky DI. Essential fatty acids are mediators of brain biochemistry and cognitive functions. J Neurosci Res 1999; 56: 565-70.
82. Taubes G. The soft science of dietary fat. Science 2001; 291: 2536-45.
83. Kodas E, Galineau L, Bodarad S. Serotoninergic neurotransmission is affected by n-3 polyunsaturated fatty acids in the rat. J Neurochem 2004; 89: 696-702.
84. Bristrian BR. Clinical aspects of essential fatty acid metabolism. Parenter Enteral Nutr 2003; 27: 68-175.
85. Blondeau N, Widmann C, Lazdunski M, Heurteaux C. Polyunsaturated fatty acids induce ischemic and epileptic intolerance. Neurosci 2002; 109: 231-41.
86. Schlanger S, Shinitzky M, Yam D. Diet enriched with omega-3 fatty acids alleviates convulsion symptoms in epilepsy patients. Epilepsia 2002; 43: 103-4.
87. Martínez M. Abnormal profiles of polyunsaturated fatty acids in the brain, liver, kidney and retina of patients with peroxisomal disorders. Brain Res 1992; 583: 171-82.
88. Pullarkat RK, Reha H. Accumulation of dolichols in brains of elderly. J Biol Chem 1982; 257: 5991-3.
89. Reddy TS, Bazan NG. Synthesis of docosahexaenoyl-, arachidonoyl- and palmitoyl-coenzyme A in ocular tissues. Exp Eye Res 1985; 41: 87-95.
90. Connor WE, Neuringer M, Reisbick S. Essential fatty acids: the importance of n-3 fatty acids in the retina and brain. Nutr Rev 1992; 50: 21-9.
91. McColl AJ, Converse CA. Lipid studies in retinitis pigmentosa. Progress in Lipid Research 1995; 34: 1-16.
92. Von Groer F. Zur Frage der praktischen Bedeutung des Nährwertbegriffes nebsteinigen Bemerkungen über das Fettminimum des mennschilen Säuglings. Biochem Z 1919; 97: 311-29.
93. Cone TE. History of infant and child feeding from the earliest years through the development of scientific concepts. En: Blond JT, Filer LJ, Leveille GA, Thomson AM, Weil WB, eds. Infant and child feeding. New York, Academic Press, 1981; 3-34.
94. ESPGAN Commitee on Nutrition. Guidelines on infant nutrition. Recommendations for the composition of an adapted formula. Acta Paediatr Scand 1977; suppl 262: 1-202.
95. Koletzko B, Thiel I, Springer S. Lipids in human milk: a model for infant formulas? Eur J Clin Nutr 1992; 46: S45-S55.
96. Directiva 96/4/ CE de la Comisión Europea. Diario Oficial de las Comunidades Europeas 28.2.96.
97. Koletzko B, Agostoni C, Carlson SE, Clandinin T, Hornstra G, Neuringer M *et al.* Long chain polyunsaturated fatty acids (LC-PUFA) and perinatal development. Acta Paediatr 2001; 90: 460-4.
98. Koletzko B, Baker S, Cleghorn G, Neto UF, Gopalan S, Hernell O *et al.* Global standard for the composition of infant formula: recommendations of an ESPGHAN coordinated international expert group. J Pediatr Gastroenterol Nutr 2005; 41 (5): 578-9.

Capítulo

30

Nutrición y expresión génica

F.J. Ramos, M. Bueno

INTRODUCCIÓN

Desde sus inicios la ciencia de la nutrición ha cambiado radicalmente. Se ha pasado de la recomendación de ingerir determinados alimentos en determinadas cantidades para evitar enfermedades por déficit, al reconocimiento de nutrientes que pueden evitar el desarrollo de enfermedades hereditarias degenerativas. Quizá en el futuro, la dieta de cada individuo irá dirigida a favorecer la expresión de sus genes "de salud" y reprimir la de sus genes "de enfermedad". Es cierto que esta última afirmación está lejos de ser una realidad, pero ya se han dado los primeros pasos en el conocimiento de la relación entre nutrientes y genes. En este capítulo se expondrán, de forma resumida, los conocimientos actuales sobre nutrientes y su influencia en la expresión de genes que, en general aunque no siempre, intervienen en su metabolismo. Existen excelentes revisiones sobre el tema donde se puede ampliar la información aquí recogida[1-9].

El patrón dietético de los procesos metabólicos a veces implica la expresión de un gen que codifica un enzima fundamental en una vía metabólica específica. Este tipo de regulación se inicia con la dieta, que pone en marcha una serie compleja de acontecimientos que culminan con la modificación en la concentración de la proteína (enzima) en un tejido determinado.

La nutrigenómica es el nuevo área de conocimiento científico que trata sobre la interacción a nivel molecular entre nutrientes y sus derivados y el genoma de un individuo, así como de las repercusiones de dicha interacción en la salud. Al igual que está ocurriendo con la "farmacogenómica", la nutrigenómica abrirá un nuevo camino hacia la que podemos llamar "nutrición a la carta" o " alimentación personalizada". En los últimos años han aparecido excelentes revisiones en las que se tratan todos los aspectos de estas interacciones, estudiando las relaciones fenotipo-genotipo que permitirán sentar las bases de potenciales actuaciones preventivas o terapéuticas en relación con la salud y los trastornos alimentarios[10-14].

A partir del desciframiento del genoma humano se conoce la existencia en el mismo de los llamados "polimorfismos de nucleótido único" (*single nucleotide polymorphisms* –SNPs–) que son variaciones, digamos fisiológicas, en la secuencia genómica de cada individuo que pueden dar lugar, entre otra muchas acciones, a modificaciones en la interacción entre los componentes de la dieta, la respuesta metabólica del organismo y la expresión de determinados genes. El conocimiento de estas variaciones permitirá en el futuro diseñar una "nutrición inteligente", que podrá mejorar el estado de salud o incluso curar ciertas enfermedades relacionadas con la nutrición[9].

MECANISMOS DE CONTROL GENÉTICO

Para sobrevivir en condiciones óptimas, los organismos vivos deben detectar y utilizar los estímulos procedentes del ambiente, entre los cuales se encuentran los alimentos. Estos, aparte de su función metabólica, tienen una misión de información, muchas veces relacionada con la primera.

La regulación de la expresión génica en relación a la dieta precisa de dos elementos de control: los receptores (sensores) y los mecanismos de transducción. Los prime-

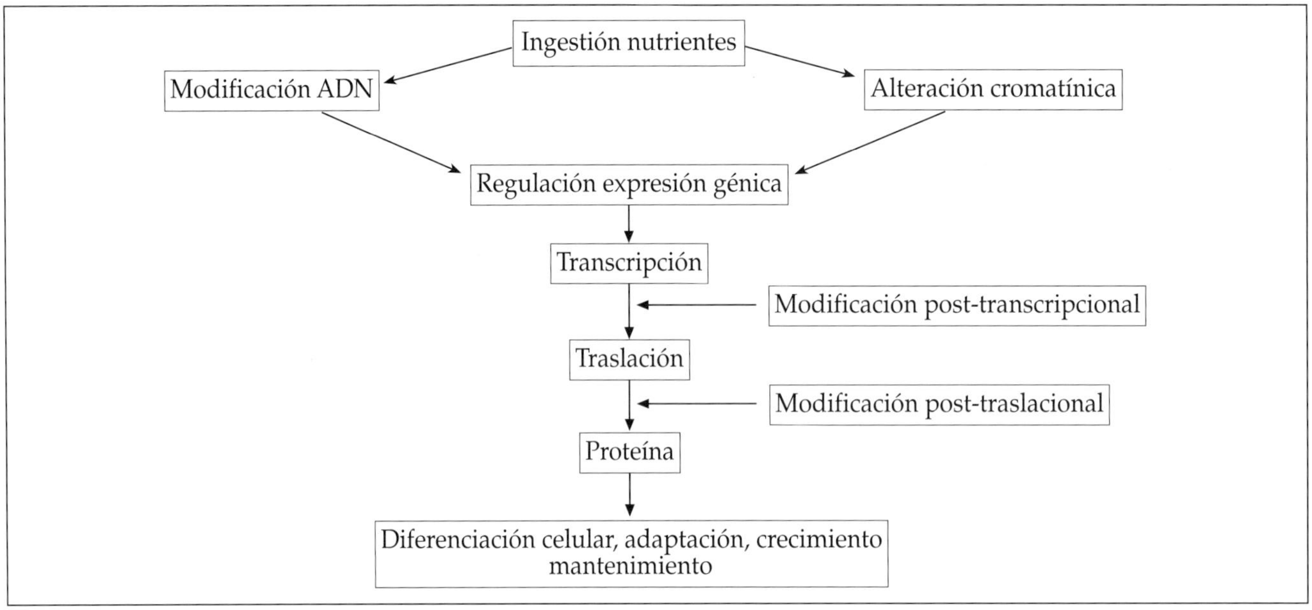

Figura 30.1. Etapas del proceso de expresión génica que pueden verse afectadas por el efecto, directo o indirecto, de los nutrientes o derivados nutricionales.

ros detectan la presencia de un determinado nutriente o grupo de nutrientes y los segundos se encargan de regular, entre otras, las funciones de los genes que intervienen en la metabolización de aquéllos[5].

En las especies superiores (p. ej., mamíferos), los mecanismos endocrinos y neuronales han sustituido a los nutrientes como señal principal en las redes de transmisión intercelular. En organismos unicelulares, la disponibilidad de nutrientes es el estímulo principal en la activación/desactivación de la expresión génica.

La expresión de los genes, consistente en la producción de proteínas funcionales, está finamente controlada por elementos reguladores que intervienen en cada uno de los procesos que la componen (Fig. 30.1). La acción de los nutrientes sobre la expresión génica se realiza principalmente a través de su interacción con proteínas que actúan sobre dichos elementos reguladores (promotores, activadores, supresores, etc.). El resultado es habitualmente la modificación (aumento o disminución) de la transcripción de ADN a ARNm del gen diana[15].

Los componentes de los alimentos afectan a la expresión génica de forma directa o indirecta a través de los siguientes mecanismos[16]:

1. Actuando como ligandos de receptores biológicos, principalmente factores de transcripción.
2. Siendo metabolizados y alterando la concentración plasmática de sustratos o metabolitos intermediarios en diferentes vías metabólicas.
3. Actuando como moléculas de señalización.

Para producir una respuesta específica, los nutrientes (o sus metabolitos) deben unirse a receptores celulares, los cuales han de mostrar una alta especificidad para cada nutriente, así como una afinidad apropiada a las concentraciones fisiológicas del mismo. El modelo más simple de este tipo de interacción sería el de una proteína cuya afinidad por un elemento regulador de la expresión de un gen fuera alterada por la presencia de un determinado nutriente o de sus metabolitos. Un ejemplo de lo anterior sería el de algunos iones metálicos, como el cinc y el hierro, que modifican la transcripción y traslación, respectivamente, de proteínas que intervienen en sus correspondientes procesos metabólicos[17,18]. Sin embargo, muchos nutrientes tienen sistemas de receptores mucho más complejos que los de los iones metálicos. Un ejemplo sería el sistema de las células β del páncreas que en dependencia, de las concentraciones de glucosa, regulan la liberación de insulina[19]. Muchos de los efectos de los nutrientes en la expresión génica son mediados por el sistema endocrino, lo cual no impide que ciertos nutrientes sean capaces de modificar la respuesta a determinadas hormonas y factores de crecimiento tisular[20].

Las primeras demostraciones de la respuesta génica a nutrientes fueron realizadas a final del siglo pasado en organismos unicelulares (bacterias y hongos). En estos microorganismos, los hidratos de carbono, aminoácidos y compuestos inorgánicos dan lugar a la iniciación o terminación de la transcripción de genes específicos, al

su síntesis y actividad tras el nacimiento están condicionadas por la disponibilidad de glucosa en la dieta. La falta de la misma (ayuno) induce la síntesis de tirosín-aminotransferasa, que interviene en la gluconeogénesis. También en ese momento el enzima comienza a ser sensible a la dieta y a ciertas hormonas. Un segundo aspecto interesante de este enzima es la existencia de un ciclo diurno en sus niveles plasmáticos, condicionado por la dieta y quizá por algunas hormonas (insulina, glucagón, glucocorticoides adrenales). Los efectos se deben a la alteración en la producción de ARNm (transcripción)[33].

Un último ejemplo de actividad enzimática regulada por el contenido proteico de la dieta es la serina-treonina dehidratasa, que cataliza la desaminación de dichos aminoácidos. Una dieta hiperproteica estimula la síntesis enzimática en el hígado y corteza renal, incrementando la transcripción del gen en ARNm en esos órganos. Los HC de la dieta (glucosa) disminuyen la tasa de síntesis de este enzima, al inhibir la transcripción y disminuir la concentración de ARNm disponible para su traslación a proteína[35].

NUTRIENTES Y HORMONAS

Muchas hormonas actúan como señales nutricionales y sus receptores juegan un papel fundamental como mediadores de los efectos de los nutrientes en numerosos genes que intervienen en la diferenciación, crecimiento y metabolismo de los tejidos. Las hormonas polipeptídicas actúan como receptores de membrana que desencadenan la transcripción de un gen a través de vías complejas de señalización celular. Por otro lado, los receptores nucleares de moléculas liposolubles, como los glucocorticoides o las hormonas tiroideas, regulan directamente la transcripción uniéndose al ADN y remodelando la estructura de la cromatina. Los receptores nucleares hormonales son miembros de una gran familia de reguladores transcripcionales que pueden activar o inhibir numerosos genes que intervienen en procesos de desarrollo y también en ciertas patologías. La nutrición, por tanto, no sólo influye en la síntesis de hormonas y en su metabolismo, sino también en los receptores hormonales y su regulación[36].

La malnutrición intraútero y postnatal producen diferencias significativas en las isoformas de los receptores de las hormonas tiroideas en músculos de diferentes sistemas, dando lugar a diferencias importantes en la transcripción de las isoformas de miosina, transportadores de glucosa, proteínas *desacoplantes* y bombas de iones. Estos hallazgos resaltan la importancia de la participación del estado nutricional en el proceso de desarrollo normal, utilización de nutrientes, termogénesis, sensibilidad periférica a la insulina y función cardíaca adecuada[36]. Un ejemplo bien conocido es la regulación de la transcripción del gen de la insulina por la glucosa, cuyo aumento estimula la transcripción de insulina y viceversa[19].

La concentración de hormonas gastrointestinales aumenta en la circulación portal en respuesta a la presencia de nutrientes en la luz del tubo digestivo. Los tejidos que contienen receptores para estas hormonas peptídicas responden a las mismas, aunque en algunos órganos, como el hígado, no está claro su mecanismo de acción. Se sabe que el péptido intestinal vasoactivo (PIV) activa la adenilciclasa, regulando la expresión de varios genes hepáticos[37]. En la Tabla 30.3 se incluyen ejemplos de control nutricional sobre la expresión de hormonas gastrointestinales.

La capacidad de distintos aminoácidos para estimular la secreción hormonal depende de cada hormona y de cada especie. En general, los aminoácidos son inductores de insulina menos potentes que la glucosa, aunque algunos (p. ej., leucina, glicina, serina y alanina) aumentan la secreción de insulina cuando se inyectan en animales de experimentación[33].

La dieta es un potente factor regulador de la secreción hormonal en la hipófisis. El ayuno, tanto en animales como en humanos, inhibe la secreción de la mayoría de hormonas pituitarias, lo que también ocurre a nivel de la glándula tiroidea, que responde escasamente al estímulo de la TRH hipotalámica. Esta insensibilización se debe a unos niveles reducidos de ARNm del gen de la TRH[33].

La secreción de hormona de crecimiento (GH) es controlada por su factor hipotalámico (GHRF), la somatostatina y ciertos neurotransmisores como la dopamina. Estudios experimentales han demostrado que el ayuno reduce la concentración del ARNm del GHRF, pero no afecta al ARNm de la somatostatina. Al realimentar a los animales con una dieta hipoproteica, los niveles de ARNm-GHRF aumentaban[38]. También se han empleado animales transgénicos para sobre-expresar el gen de la GH, introduciendo en el genoma animal el promotor del gen de la metalotineína, que es inducido a su vez por una dieta rica en cinc[8]. Estudios recientes sugieren que la alteración del receptor de la hormona humana de crecimiento (hGH) puede interferir con los efectos beneficiosos logrados tras una restricción calórica (dietas) en el organismo[39].

Tabla 30.3. Tipos de control nutricional en la expresión génica de las hormonas GI

Hormona	Tipo de control	Nutrientes (efecto)
Gastrina	Transcripcional Estabilidad del ARNm	Proteínas (+++) Grasa (+) Glucosa (-) Ayuno (-)
Colecistoquinina	Transcripcional	Ayuno (-) Realimentación (++) Dieta elemental (-) Inhibidor tripsínico de soja (++)
Somatostatina	Transcripcional Estabilidad del ARNm (tipo célula-específico)	Ayuno (++) (antro) Aumento pH (++) (antro) Proteínas (-) (antro) Inhibidor tripsínico de soja (++) (duodeno)
Glucagón/enteroglucagón	¿Transcripcional?	Ayuno (+) Glucosa (-)

(+): estimulación; (-): inhibición; ARNm: ARN mensajero.

Hoy se conoce que el receptor de insulina está controlado transcripcionalmente por la activación del enzima cinasa-Akt, que a su vez, regula su expresión a través de los factores de transcripción FOXO/FOXO1, que actuarían como sensores para activar la producción de insulina tras la ingestión de alimentos[40].

En este apartado podemos incluir a la leptina, hormona reguladora del apetito, que se produce en el tejido graso y es transportada por la sangre al cerebro, donde lleva a cabo su función estimulando receptores situados en el hipotálamo. Su producción depende de la cantidad de reservas grasas tisulares, si éstas son altas hay mayor concentración de leptina circulante, inhibiéndose el apetito y estimulando el gasto energético[41].

Todos estos conocimientos demuestran que la dieta juega un papel importante en la regulación de la secreción hormonal en los diferentes tejidos. Dicha regulación se realiza fundamentalmente a nivel de la transcripción de los genes implicados, la cual condicionará la disponibilidad de cada hormona en el tejido diana.

NUTRICIÓN EN LA ERA POSTGENÓMICA. METABOLÓMICA

La era postgenómica nos ofrece una gran oportunidad para estudiar los llamados "biomarcadores" del estado nutricional adecuado en cada individuo. Para ello, surgen nuevas áreas de conocimiento como herramientas de trabajo, como la *proteómica*, que estudia las proteínas celulares desde un punto de vista estructural y funcional, considerando también las interacciones con otras proteínas y el propio ADN[42]. Pero ésto no sería suficiente para conocer los mecanismos íntimos de la interacción nutrientes-genes. La función de las proteínas depende de su localización en la célula, del tipo de célula, de la concentración de sus ligandos, de los substratos, de sus formas oligoméricas, etc. Por tanto, la proteómica debe complementarse con conocimientos sobre el metabolismo celular, dando lugar a otro área de conocimiento emergente: la *metabolómica*[43]. Ya disponemos de modernas tecnologías, como la espectrofotometría de masas o la espectroscopia por resonancia nuclear magnética, que permitirán avanzar en el estudio de la metabolómica nutricional, investigando cómo la interacción de un nutriente con un gen determinado se integra en la actividad global de la célula[44].

En este capítulo se han revisado las interacciones de los principales, componentes de la dieta con la expresión de genes cuyos productos (enzimas) regulan el metabolismo de los nutrientes. Los avances en el campo de la biología molecular en los últimos años han permitido conocer y comprender la influencia de los genes en procesos fisiológicos relacionados con la nutrición[45], abriendo un abanico de posibilidades de prevención, intervención y tratamiento de las enfermedades relacionadas con la nutrición[46-49] (Fig. 30.2). Las posibilidades de aplicación práctica de estos conocimientos para mejorar nuestra alimentación son inmensas (Tabla 30.4). Como recientemente se ha apuntado, los alimentos que ingieren los humanos son capaces de modificar la carga genética, haciendo realidad la frase "somos lo que comemos"[50]. Por otro lado, también se abren nuevas posibilidades terapéuticas basadas en la modificación de la expresión de genes relacionados

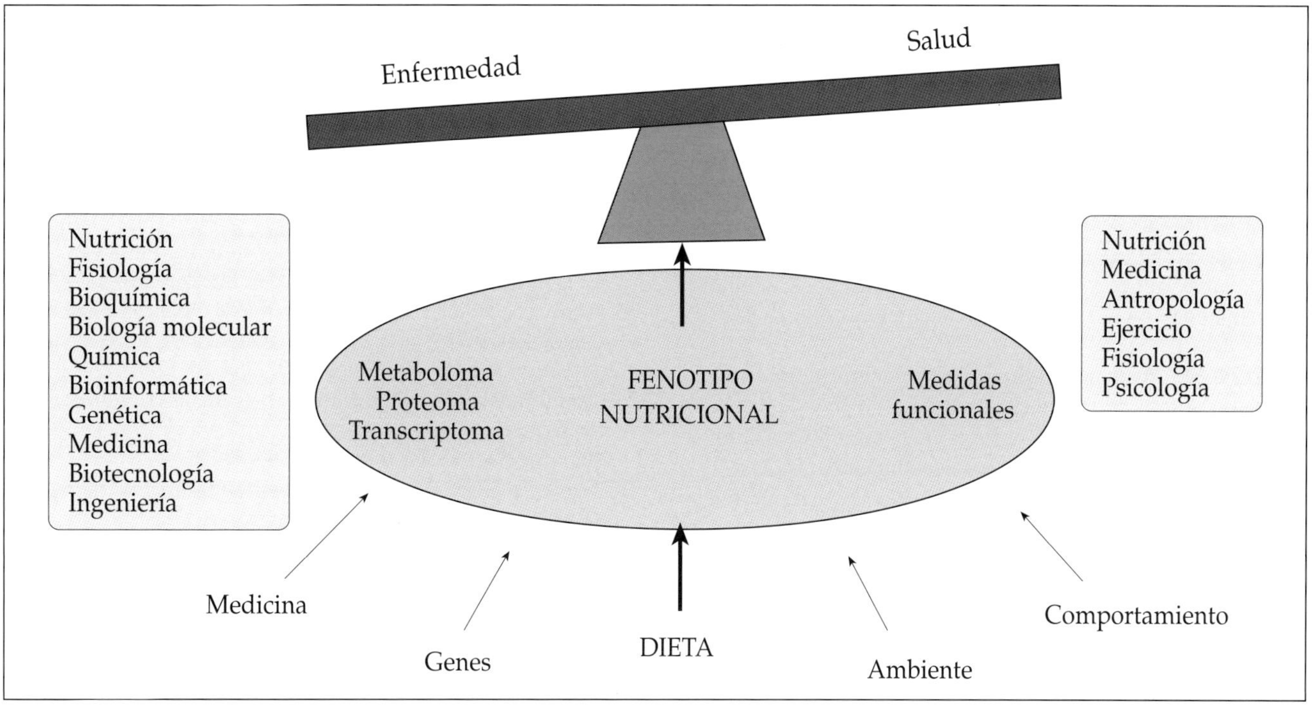

Figura 30.2. Componentes del llamado "fenotipo nutricional", compuesto por la suma de metabolitos (metaboloma), proteínas (proteoma) y ARN (transcriptoma) y de medidas corporales funcionales (peso, comportamiento). Este fenotipo puede tener una gran influencia en el balance entre salud y enfermedad. A los lados, se incluyen las disciplinas biológicas que influyen en el desarrollo del fenotipo nutricional (modificado de Zeisel *et al.*[43]).

Tabla 30.4. Aplicaciones de la biología molecular en nutrición

• Clonaje de ADNc de moléculas con importancia nutricional – Definición de mecanismos moleculares reguladores – Desarrollo de nuevos productos
• Definición de las bases de patología relacionada – Obesidad – Aterosclerosis – Neoplasia – Errores innatos del metabolismo
• Modificación de factores genéticos – Modificaciones de genes – Sustitución de genes
• Regulación nutricional de la expresión génica

ADNc: ADN complementario (sólo contiene exones).

con la nutrición. La ciencia de la nutrición en el siglo XXI estará condicionada por los avances en el campo de la genética molecular y la terapia génica. De cómo se utilicen los nuevos avances dependerá en gran medida la calidad de vida de nuestra especie.

Nota de los autores. En la última cita bibliográfica[51] el lector encontrará un listado actualizado de más de 30 páginas de los artículos más relevantes publicados en la literatura sobre nutrición y genética en cualquiera de sus aspectos.

BIBLIOGRAFÍA

1. Rucker R, Tinker D. The role of nutrition in gene expression: a fertile field for the application of molecular biology. J Nutr 1986; 116: 177-89.
2. Goodridge AG. Dietary regulation of gene expression: enzymes involved in carbohydrate and lipid metabolism. Ann Rev Nutr 1987; 7: 157-85.
3. Goodridge AG, Fantozzi DA, Klautky SA, Ma XJ, Roncero C, Salati LM. Nutritional and hormonal regulation of genes for lipogenic enzymes. Proc Nutr Soc 1991; 50: 115-22.
4. Smith RJ. Molecular biology in nutrition. Nutr Clin Practice 1992; 7: 5-15.
5. Hargrove JL, Berdanier CD. Nutrient receptors and gene expression. En: Berdanier CD, Hargrove JL, eds. Nutrition and gene expression. Boca Raton, CRC Press, 1993; 1-22.
6. Berdanier CD. Nutrient-gene interactions. En: Ziegler E, Filer LJ Jr, eds. Present knowledge in nutrition. 7ª ed. Washington, ILSI Press, 1996; 574-80.
7. De Caterina R, Madonna R, Hassan J, Procopio AD. Nutrients and gene expresión. World Rev Nutr Diet 2001; 89: 23-52.
8. Cousins RJ. Regulación nutricional de la expresión genética. En: Shils ME, Olson JA, Shike M, Ross AC, eds. Nutrición en Salud y Enfermedad. 9ª ed. Vol. I. México DF, McGraw-Hill Int., 2002; 657-70.
9. Gil A, Sánchez de Medina F. Nutrigenómica. Regulación de la expresión génica mediada por nutrientes y otros componentes alimentarios. En: Gil Hernández A, ed. Tratado de Nutrición. Tomo I. Madrid, Acción Médica, 2005; 1038-77.
10. Stover PJ. Nutritional genomics. Physiol Genomics 2004; 16: 161-5.

11. Lee WP, Go VL. Nutrient-gene interaction: tracer-based metabolomics. J Nutr 2005; 135: 3027S-32S.
12. Mutch DM, Wahli W, Williamson G. Nutriogenomics and nutrigenetics: the emerging faces of nutrition. FASEB J 2005; 19: 1602-16.
13. Go VL, Nguyen CT, Harris DM, Lee WP. Nutrient-gene interaction: metabolic genotype-phenotype relationship. J Nutr 2005; 135: 3016S-20S.
14. Corthesy-Theulaz I, den Dunnen JT, Ferre P, Geurts JM, Muller M, van Belzen N *et al*. Nutriogenomics: the impact of biomics technology on nutrition research. AnnNutr Metab 2005; 49: 355-65.
15. Clarke SD, Abraham S. Gene expression: nutrient control of pre- and post-transcriptional events. FASEB J 1992; 6: 3146-52.
16. Kaput J, Rodríguez RL. Nutricional genomics: the next frontier in the postgenomic era. Physiol Genomics 2004; 16: 166-77.
17. Chesters JK. Trace element-gene interactions with particular reference to zinc. Proc Nutr Soc 1991; 50: 123-9.
18. Munro H. The ferritin genes: their response to iron status. Nutr Rev 1993; 51: 65-73.
19. Docherty K, Clark AR. Nutrient regulation of insulin gene expression. FASEB J 1994; 8: 20-7.
20. Straus DS. Nutritional regulation of hormones and growth factors that control mammalian growth. FASEB J 1994; 8: 6-12.
21. Vaulont S, Kahn A. Transcriptional control of metabolic regulation genes by carbohydrates. FASEB J 1994; 8: 28-35.
22. Klip A, Tsakiridis T, Marette A, Ortiz PA. Regulation of expression of glucose transporters by glucose: a review of studies in vivo and in cell cultures. FASEB J 1994; 8: 43-53.
23. Montgomery RK, Büller HA, Rings EH, Dekker J, Grand RJ. Lactose intolerance and regulation of small intestinal lactase activity. En: Berdanier CD, Hargrove JL, eds. Nutrition and gene expression. Boca Raton, CRC Press, 1993; 23-54.
24. Montgomery RK, Büller HA, Rings EH, Dekker J, Grand RJ. Lactose intolerance and the genetic regulation of intestinal lactase-phlorizin hydrolase. FASEB J 1991; 5: 2824-32.
25. Motohashi Y, Fukushima A, Kondo T, Sakuma K. Lactase decline in weaning rats is regulated at the transcriptional level and not caused by termination of milk ingestion. J Nutr 1997; 127: 1737-43.
26. Girard J, Perderau D, Foufelle F, Prop-Buus C, Ferré P. Regulation of lipogenic enzyme gene expression by nutrients and hormones. FASEB J 1994; 8: 36-42.
27. Ness GC, Keller RD, Pendleton LC. Feedback regulation of hepatic 3-hydroxy-3-methylglutaryl-CoA reductase activity by dietary cholesterol is not due to altered mRNA levels. J Biol Chem 1991; 266: 14854-7.
28. Erskine JM, Jensen DR, Eckel RH. Macronutrient regulation of lipoprotein lipase is post-translational. J Nutr 1994; 124: 500-7.
29. Sul HS, Moustaid N, Sakamoto K, Smas C, Gekakis N, Jerkins A. Nutritional and hormonal regulation of genes encoding enzymes involved in fat synthesis. En: Berdanier CD, Hargrove JL, eds. Nutrition and gene expression. Boca Raton, CRC Press, 1993; 207-26.
30. Dreon DM, Fernstrom HA, Miller B, Krauss RM. Low-density lipoprotein subclass patterns and lipoprotein response to a reduced-fat diet in men. FASEB J 1994; 8: 121-6.
31. McGrane MM, Hanson RW. From diet to DNA: dietary patterning of gene expression. Nutr Clin Practice 1992; 7: 16-21.
32. Kilberg MS, Hutson RG, Laine RO. Amino acid-regulated gene expression in eukaryotic cells. FASEB J 1994; 8: 13-9.
33. Chan DC, Hargrove JL. Effects of dietary protein on gene expression. En: Berdanier CD, Hargrove JL, eds. Nutrition and gene expression. Boca Raton, CRC Press, 1993; 353-76.
34. Nizielski SE, Lechner PS, Croniger CM, Wang ND, Darlington GJ, Hanson RW. Animal models for studying the genetic basis of metabolic regulation. J Nutr 1996; 126: 2697-708.
35. Ogawa H, Fujioka M, Su Y, Kanamoto R, Pitot HC. Nutritional regulation and tissue-specific expression of the serine dehydratase gene in rats. J Biol Chem 1991; 266: 20412-9.
36. Dauncey MJ, White P, Burton KA, Katsumata M. Nutrition-hormone receptor-gene intereactions: implications for development and disease. Proc Nutr Soc 2001; 60: 63-72.
37. Lund PK. Nutritional control of gastrointestinal hormone gene expression. En: Berdanier CD, Hargrove JL, eds. Nutrition and gene expression. Boca Raton, CRC Press, 1993; 91-116.
38. Dauncey MJ, Burton KA, White P, Harrison AP, Gilmour RS, Duchamp C, Cattaneo D. Nutritional regulation of growth hormone receptor gene expression. FASEB J 1994; 8: 81-8.
39. Bonkowski MS, Rocha JS, Masternak MM, Al Regaiey KA, Bartke A. Targeted disruption of growth hormone receptor interferes with beneficial actions of caloric restriction. PNAS 2006; 103: 7901-5.
40. Puig O, Tjian R. Transcriptional feedback control of insulin receptor by FOXO/FOXO1. Genes Develop 2006; 19: 2435-46.
41. García-Olmedo F. Sobre genética y nutrición. Alim Nutr Salud 2001; 8: 96-9.
42. Kaussmann M, Affolter M, Fay LB. Comb chem high throughput screen 2005; 8: 679-96.
43. Zeisel SH, Freake HC, Barman DE, Bier DM, Burrin DG, German JB *et al*. The nutricional phenotype in the age of metabolomics. J Nutr 2005; 135: 1613-6.
44. Young VR. 2001 W.O. Atwater memorial lecture: human nutrient requirements: The challenge of the post-genome era. J Nutr 2002; 132: 621-9.
45. Bowers DF, Allred JB. Advances in molecular biology: implications for the future of clinical nutrition practice. J Am Diet Assoc 1995; 95: 53-9.
46. Affolter M, Bergonzelli GE, Blaser K, Blum-Sperisen S, Corthésy B, Fay LB *et al*. –Omics for prevention: gene, protein and metabolite profiling to better understand individual disposition to disease. En: Lucas A, Sampson HA, eds. Primary prevention by nutrition intervention in infancy and childhood. Nestlé Nutr Workshop Ser Pediatr Program. Vol. 57. Basel, Karger AG, 2006; 247-55.
47. Afman L, Muller M. Nutriogenomics: from molecular nutrition to prevention of disease. J Am Diet Assoc 2006; 106: 569-76.
48. Trujillo E, Davis C, Milner J. Nutrigenomics, proteomics, metabolomics, and the practice of dietetics. J Am Diet Assoc 2006; 106: 403-13.
49. Stover PJ, Garza C. Nutrition and development biology – implications for public health. Nutr Rev 2006; 64 (suppl. 1): 60-71.
50. Blonz ER. You are what you ate: the Biosetpoint hypothesis. Med Hypotheses 2006; 67: 270-5.
51. Current World Literature. Curr Opin Clin Nutr Metabol Care 2006; 9: 508-34.

leculares más vanguardistas, como el microarray de ADNc, utilizado para estudiar los diferentes grados de expresión de los genes del alimento en cuestión; o las derivadas de la metabolómica, con la que se detectan y cuantifican las más pequeñas moléculas de un organismo[19,20].

En conclusión, las normas de seguridad para los alimentos modificados genéticamente deben ser más rígidas que las que se aplican a los alimentos naturales. Como sucede con los alimentos tradicionales, el Estado tiene dos obligaciones fundamentales: proteger la salud pública y evitar que se engañe al consumidor. La salud pública debe asegurarse con la autorización obligatoria de estos alimentos, que deben ser rigurosamente controlados. La prevención del fraude se consigue con una adecuada legislación y un etiquetado adecuado.

ASPECTOS LEGALES[21]

El reglamento nº 258/97 del Parlamento Europeo clasifica los (nuevos) alimentos modificados genéticamente en 6 categorías:

Clase 1. Organismos modificados genéticamente (OMG) que son alimento en sí mismos, o alimentos o ingredientes que contienen dichos organismos.

Clase 2. Alimentos o ingredientes modificados a partir de OMG.

Clase 3. Vegetales modificados genéticamente y sus productos derivados.

Clase 4. Alimentos modificados genéticamente y sus productos derivados

Clase 5. Microorganismos modificados genéticamente y sus productos

El Reglamento nº 178/2002 crea la agencia llamada "Autoridad Europea de Seguridad Alimentaria" que dictará los procedimientos relacionados con la seguridad de los alimentos y se establecen los principios y requisitos generales de la legislación alimentaria de la UE.

La Posición Común nº 22/2003 del Consejo de Europa define que un OMG destinado a la alimentación humana es aquél que puede utilizarse como alimento o como compuesto de partida para la producción de alimentos. En el mismo documento se considera que un alimento modificado genéticamente es aquél que contiene o se compone por OMG o ha sido producido a partir de ellos.

El Reglamento nº 1830/2003 del Parlamento Europeo se refiere a la trazabilidad y etiquetado de los OMG y de los alimentos y piensos producidos a partir de aquéllos. En dicho reglamento se garantiza que la información pertinente a la modificación genética sufrida por el producto esté incluida y sea visible en todas las etapas de comercialización, tanto de los OMG como de los alimentos modificados genéticamente. Dicha información debe estar presente en el etiquetado de cada producto.

El Reglamento nº 65/2004 de la Comisión Europea establece un sistema de creación y asignación de identificadores únicos a los OMG que sean comercializados.

En España, la primera norma legislativa sobre alimentos transgénicos fue la Ley 15/1994, de 3 de junio, que regulaba la producción y utilización de productos transgénicos en general. Posteriormente, debido a los rápidos avances biotecnológicos en este campo, se publicó la Ley 9/2003, de 25 de abril, por la que se establecía el régimen jurídico sobre la utilización confinada, liberación voluntaria y comercialización de los OMG. En dicha Ley se crearon 2 organismos competentes en la materia: El Consejo Interministerial de OMG y la Comisión Nacional de Bioseguridad. El primero se encarga de conceder las autorizaciones de las actividades relacionadas con los OMG y la segunda es un órgano consultivo mixto, compuesto por autoridades estatales y autonómicas y expertos científicos, cuya misión es informar preceptivamente las solicitudes de autorización correspondientes.

BIBLIOGRAFÍA

1. Ramón D. Alimentos transgénicos: ¿son seguros para el consumidor? Nutr Obes 1999; 2: 164-6.
2. Mataix J, Pérez-Llamas F. Alimentos del futuro: alimentos funcionales y transgénicos. En: Mataix J, ed. Nutrición y alimentación humana I. Nutrientes y alimentos. Madrid, Ergon, 2002; 421-46.
3. Pedauyé J, Ferro A, Pedauyé V. Alimentos transgénicos. La nueva revolución verde. Madrid, McGraw Hill, 2000.
4. Ballabriga A, Moya M. Alimentos transgénicos. An Esp Pediatr 1999; 51: 617-21.
5. Ramón D. Alimentos transgénicos: ¿peligro o beneficio? Rev Pediatr Atención Primaria 2000; 2: 101-12.
6. Protocolo de Cartagena sobre Seguridad de la Biotecnología del Convenio sobre la Diversidad Biológica. http://www.biodiv.org/biofase/BIO-SAFETY-PROTOCOL. htm. 29 de enero, 2000.
7. Jones L. Genetically modified foods. Br Med J 1999; 318: 581-4.
8. Patterson RE, Eaton DL, Potter JD. The genetic revolution: change and challenge for the dietetics profession. J Am Diet Assoc 1999; 99: 1412-20.
9. Feldman M. Sears ER. Los recursos genéticos del trigo silvestre. Invest Ciencia 1981; 54: 50-61.
10. Beadle GW. El origen del maíz. Invest Ciencia 1980; 42: 84-93.

11. Editorial. A golden bowl of rice. Nature Biotechnol 1999; 17: 831.
12. Young A, Lewis Ch G. Biotecnología y posibles consecuencias en la nutrición. Clin Pediatr Norteam 1998; 1: 855-67.
13. O'Brochtta DA, Atkinson PE. Ingeniería genética contra la plaga de insectos. Invest Ciencia 1999; 269: 64-9.
14. Chesson A, James PH. Los alimentos con OGM ¿están exentos de peligro? Mundo Científico 2000; 210: 23-31.
15. Perr HA. Children and genetically engineered food: potentials and problems. J Pediatr Gatroenterol Nutr 2002; 35: 475-86.
16. Margulis C. The hazards of genetically engineered foods. Environ Health Perspectives 2006; 114: 146-7.
17. Ewen SWB, Pusztai A. Effects of diets containing genetically modified potatoes expressing Galanthus nivalis lectin on rat small instestine. Lancet 1999; 354: 1353-4.
18. Dixon B. Genes in food – why the furore? Biochem Soc Trans 2003; 31: 299-306.
19. Roy S, Sen CK. cDNA microarrray screening in food safety. Toxicology 2006; 221: 128-33.
20. Rischer H, Oksman-Caldentey KM. Unintended effects in genetically modified crops: revealed by metabolomics? Trends Biotechnol 2006; 24: 102-4.
21. Gil A, López MC. Alimentos transgénicos. En: Gil Hernández A, ed. Tratado de Nutrición, Tomo II. Acción Medica, Madrid, 2005; 572-614.

Capítulo

32

Nutrición e inmunidad

M. Bueno, G. Bueno

INTRODUCCIÓN

Las relaciones entre estado nutricional e inmunidad ya fueron destacadas por Pfaundler que en el año 1906 afirmaba que en los *"trastornos nutritivos crónicos los lactantes enferman de un trastorno nutritivo, pero mueren de una infección"*. La mortalidad infantil en lactantes alimentados con lactancia artificial, por aquellas épocas, multiplicaba por 7 a la de los lactados al pecho, ya que el primer grupo era vulnerable a las infecciones, especialmente a las intestinales.

Durante los últimos años se han realizado numerosos estudios sobre los aspectos inmunológicos de la leche humana (ver capítulo 14). Dentro de los agentes protectores que contiene destaca la presencia de IgA secretora, lactoferrina, lisozima, oligosacáridos, nucleótidos, TNF-α e interleucinas 6 y 10, que hacen disminuir el riesgo de infección intestinal. Además de su calidad nutricional, esta capacidad defensiva la hacen el alimento idóneo durante los primeros 6 meses de vida post-natal.

En el año 1987 el CDC americano proponía para los niños infectados por el virus de la inmunodeficiencia (VIH) el concepto de *The Wasting Syndrome* que define el grave estado de depauperación que presentan estos pacientes en sus estadios terminales (ver capítulo 46).

Diversas publicaciones han comunicado efectos positivos de determinados nutrientes sobre el sistema inmunológico. El primer contacto entre los alimentos y el sistema inmunológico tiene lugar a nivel gastrointestinal. La interacción de diversos factores a nivel local, puede influir en los mecanismos reguladores íntimos de la función inmunológica, especialmente durante las primeras etapas de la vida (Fig. 32.1)[1].

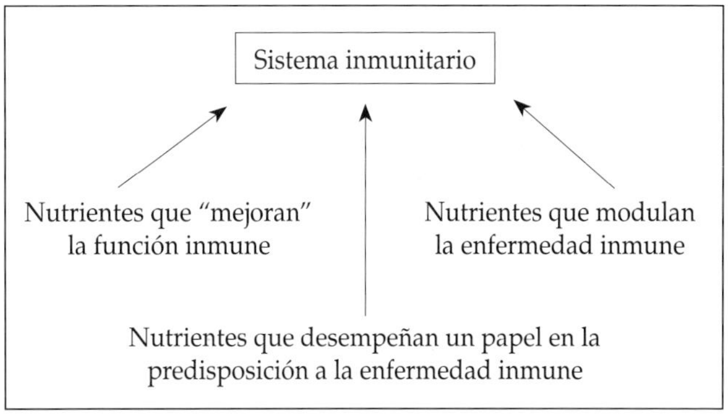

Figura 32.1. Diferentes acciones sobre el sistema inmune de los nutrientes.

En este capítulo se analizan algunos aspectos de la interrelación nutrición e inmunidad, referidos de forma especial a la edad pediátrica.

SISTEMA INMUNE INTESTINAL

El sistema inmune de las mucosas tiene dos brazos defensivos: la inmunoexclusión a través del mecanismo de las inmunoglobulinas (Igs) y la inmunorregulación que es un estado de respuesta específica inducida por la administración previa de antígenos. La primera se dedica a la remoción de antígenos extraños que han penetrado en las mucosas, en tanto que la inmunorregulación se efectúa en el caso de la mucosa intestinal a través del denominado tejido linfoide asociado al intestino (GALT)[2].

Tabla 32.1. Sistema inmunitario específico (GALT)

1. Placas de Peyer
2. Células inmunocompetentes
   - Presentadoras de antígenos
   - Linfocitos T
   - Linfocitos B

Tabla 32.2. Sistema inmunitario innato

1. Componentes estructurales: mucosa intestinal, células, zonas de oclusión
2. Factores colaboradores de la barrera intestinal: enzimas, jugo gástrico, peristaltismo intestinal
3. Flora saprofita (microbiota)
4. Células inmunocompetentes: granulocitos, macrófagos, linfocitos citolíticos, factores solubles, receptores TLR

El GALT, aunque considerado como órgano linfoide secundario, tiene la importante función de procesar a los antígenos que actúan sobre la mucosa intestinal y que expanden la respuesta inmunológica. Este sistema se denomina también **sistema inmunitario específico** (Tabla 32.1).

A nível intestinal se distinguen dos tipos principales de poblaciones linfocitarias: los *sitios inductivos*, que son donde se inicia la respuesta inmunológica una vez estimulada por el antígeno y cuyo representante característico son las placas de Peyer (linfocitos B-2); y los *sitios efectores* que son los linfocitos responsables de finalizar la respuesta inmunológica (linfocitos de la lámina propia y linfocitos intraepiteliales). Otra población linfocitaria inductiva son los linfocitos peritoneales (linfocitos B-1). Los antígenos presentes en la luz intestinal son transportados al interior de las placas de Peyer por las células M, localizadas entre los enterocitos

Además del referido sistema, otros componentes intestinales colaboran en estas funciones defensivas, como son: estructurales (membranas celulares, mucosa intestinal, zonas de oclusión), factores colaboradores de la barrera intestinal (jugo gástrico, enzimas, peristaltismo intestinal), flora saprofita intestinal (microbiota) y diversas células inmunocompetentes (granulocitos, macrófagos, linfocitos citolíticos, factores solubles, receptores TLR). Todo este otro conjunto defensivo se denomina **sistema inmunitario innato** (Tabla 32.2).

Los sistemas inmunitarios innato y específico no actúan de forma independiente. La mayoría de los antígenos son detectados y eliminados en pocas horas por los mecanismos defensivos innatos a través de los fagocitos (macrófagos, polimorfonucleares) y de las opsoninas con la participación de distintos receptores de reconocimiento de patrones (PRRs) y células NK. Esta primera fase es seguida de una primera respuesta inflamatoria. En los organismos superiores (vertebrados) si el antígeno consigue superar estas primeras líneas defensivas, se pone en acción la respuesta de inmunidad adaptativa o específica, con la aparición de antígenos específicos, células T *helper* (Th) efectoras, células reguladoras (TReg) y células B que específicamente dirigen el antígeno e inducen las células de memoria. Otras células, las dendríticas, toman muestras en los sitios de colonización del antígeno y las transportan a los ganglios linfáticos de drenaje, activando las distintas células Th y TReg (Fig. 32.2).

El sistema inmunológico intestinal desempeña una función adicional con respecto a otras mucosas: debe distinguir lo propio y lo no propio, más discriminar entre antígenos extraños peligrosos y antígenos alimentarios a los que esta expuesto de forma continuada. En estas actividades parecen desempeñar un papel relevante poblaciones linfocitarias apropiadas y la expresión ordenada de citocinas[3].

ECOSISTEMA INTESTINAL

El ecosistema intestinal está configurado por tres componentes principales que tienen interrelaciones complejas: **bacterias** (microbiota), **nutrientes** y **células del huésped**.

Bacterias (microbiota)

El desarrollo y la maduración del sistema inmunitario del lactante dependen del establecimiento de la microflora intestinal (Fig. 32.3).

La **microflora intestinal** representa una enorme biomasa de más de 100 billones de células bacterianas que comprenden alrededor de 400 especies diferentes. Su actividad metabólica diaria es muy intensa, especialmente en el colon. Los lactantes alimentados al pecho tienen poblaciones colónicas donde predominan las bifidobacterias y las bacterias lácticas y son escasos los bacteroides, clostridia y bacterias coliformes. Los lactantes alimentados con fórmula tienen poblaciones predominantes en estos últimos. La lactancia materna induce una colonización intestinal diferente de la lactancia con fórmulas infantiles convencionales. Durante el período del destete, la introducción de alimentos sólidos favorece la aparición de los bacteroides y otras bacterias gram- negativas (Fig. 32.4)[4,5].

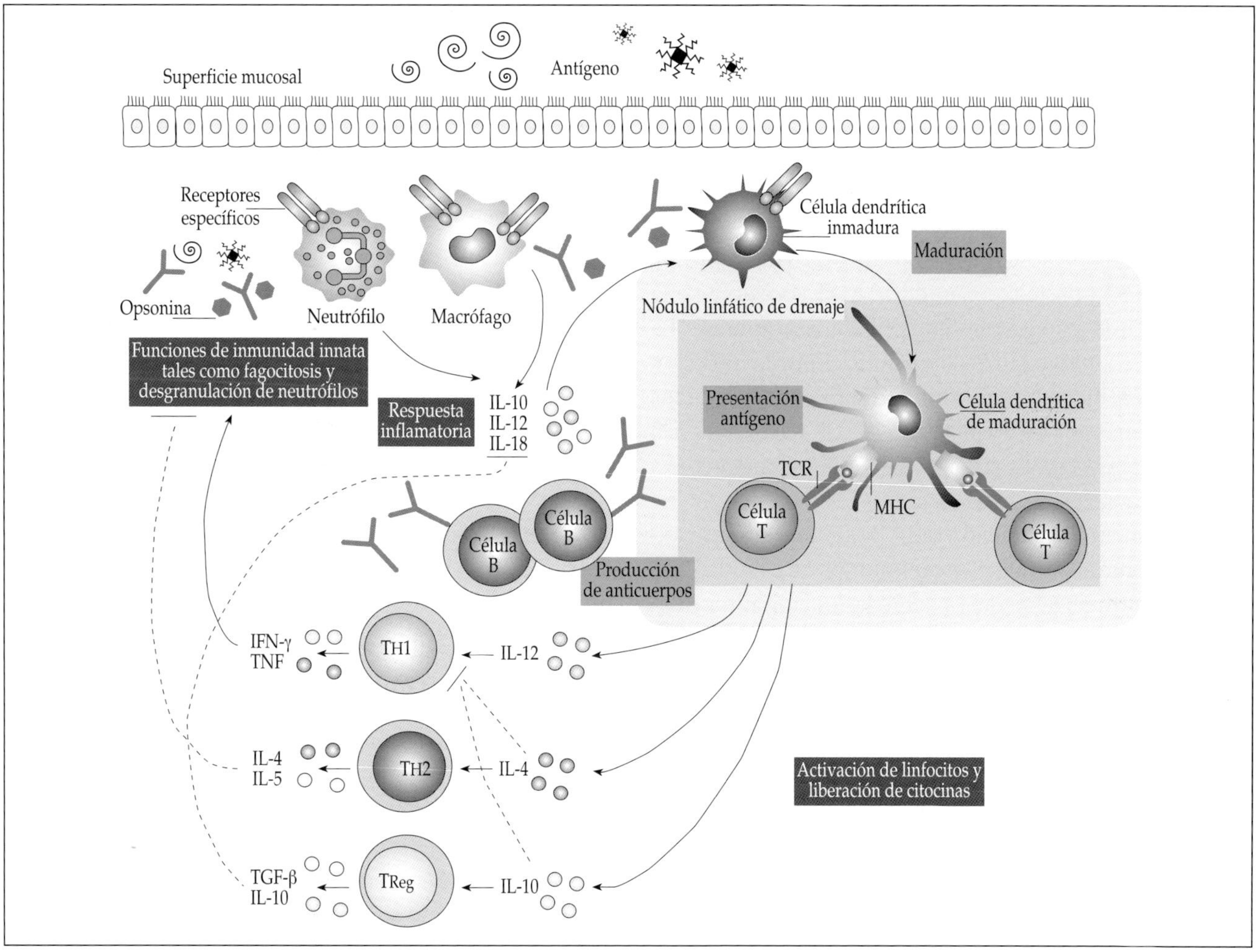

Figura 32.2. Interdependencia de los sistemas inmunitarios innato y específico (modificado de *Romani L. Immunity to fungal infections. Nat Rev Immunol 2004; 4: 1-23*).

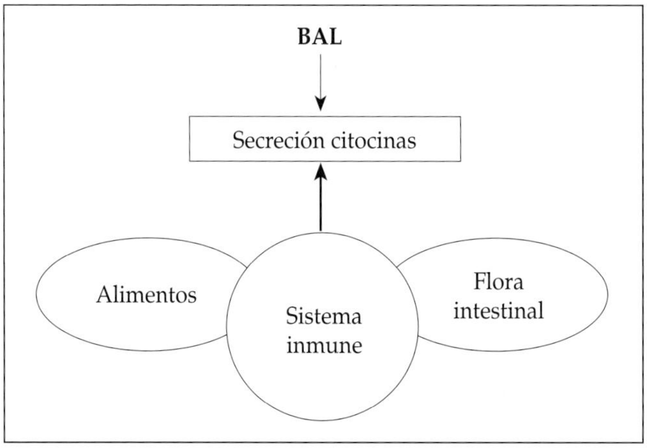

Figura 32.3. Mecanismo hipotético de la acción beneficiosa de las bacterias ácido-lácticas (BAL).

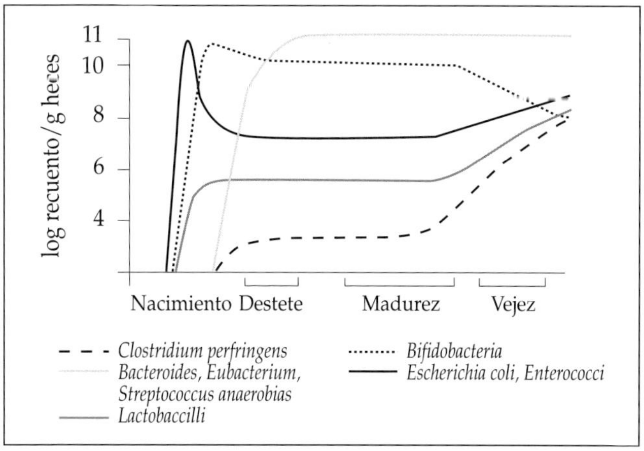

Figura 32.4. Evolución de la microbiota intestinal (ver cap. 24).

La **microbiota intestinal** desempeña un papel muy importante como barrera que dificulta la colonización de patógenos; también interviene en funciones metabólicas (fermentación de la fibra no-digestible, producción de vitamina K) y ejerce una acción estimulante sobre el desarrollo del sistema inmune[6]. Los más importantes determinantes de la composición microbiótica intestinal son: la modalidad del parto, tipo de lactancia, edad gestacional, hospitalizaciones o no del lactante y utilización o no de antibióticos[7].

Nutrientes

Los nutrientes pueden tener diversas acciones sobre el sistema inmune. Tradicionalmente era bien conocido que la malnutrición proteico-energética (MPE) ocasionaba la inhibición de la respuesta inmune celular y humoral[8]. La interacción o sinergismo de la malnutrición y la infección es la causa principal de morbilidad y mortalidad de los niños en la mayoría de los países de África, Asia y América Latina. Las infecciones empeoran la malnutrición y ésta agrava las enfermedades infecciosas.

Actualmente la situación Sida/Marasmo ha sido exhaustivamente analizada (ver capítulo 46). La desnutrición tiene una influencia negativa sobre la función inmunitaria intestinal a través de la inducción de una respuesta inflamatoria. La deficiencia selectiva de IgA en humanos se asocia con una estimulación crónica inmunológica de consecuencias adversas.

Los denominados ***probióticos*** tienen su principal función beneficiosa en los efectos clínicos e inmunomoduladores. Estos alimentos estimulan la actividad de los macrófagos, incrementan la fagocitosis y estimulan la producción intestinal de IgA. Además, se ha comprobado que compiten con los sitios de adhesión y producción de metabolitos inhibidores de la flora patógena. Se ha constatado el beneficio de la administración de los probióticos (yogures) en la gastroenteritis infecciosa aguda, en la diarrea asociada al consumo de antibióticos y en las alergias alimentarias[9,10].

También han sido estudiados los mecanismos potenciales de los nucleótidos como inmunomoduladores (modulación de citocinas y de los precursores de las células plasmáticas)[11].

En otros casos, los nutrientes colaboran eficazmente en funciones defensivas como son los ejemplos de los micronutrientes, vitaminas (A y D, principalmente) y ácidos grasos, además de las conocidas funciones de los distintos principios inmediatos.

La carencia crónica de ***cinc*** ha sido estudiada ampliamente. Entre sus manifestaciones clínicas en el lactante y niño pequeño está el retraso de crecimiento y una susceptibilidad aumentada a las infecciones[12]. La deficiencia de cinc afecta diferentes aspectos de la función inmunitaria, desde la barrera cutánea, hasta la regulación génica de los linfocitos[13]. Estudios recientes han demostrado en lactantes y preescolares que la prevención de la deficiencia de cinc influye positivamente en la morbilidad por diarrea, neumonía y malaria[14].

El ***selenio*** y ***vitamina E*** actúan sinérgicamente en los tejidos para reducir el daño de los radicales libres en las membranas celulares. En modelos animales y en humanos las deficiencias en estos micronutrientes conducen a un fallo en la respuesta inmune y a una disminución de la resistencia del huésped frente a las enfermedades infecciosas, Las deficiencias severas de vitaminas E y de selenio ocurren excepcionalmente, pero no así deficiencias marginales en recién nacidos prematuros, en lactantes malnutridos y a continuación de infecciones bacterianas y virales. También deben vigilarse posibles estados deficitarios de vitamina E asociados con malaabsorción intestinal de lípidos y en la fibrosis quística[15].

El ***hierro*** ha sido considerado como un importante modulador de la inmunidad. Durante las infecciones agudas se observa un descenso de este nutriente que es captado rápidamente por los depósitos titulares (ver capítulo 37). En otros casos la sobrecarga de hierro incrementa la tendencia a las infecciones al disminuir la actividad bactericida del suero.

Los ***gangliósidos*** de la dieta aumentan el número de células intestinales secretores de IgA en el modelo experimental, si bien dentro de las acciones de los lípidos sobre la función inmune son mejor conocidas las acciones de los ***ácidos grasos poliinsaturados n-6*** y ***n-3*** regulando la respuesta inflamatoria[16].

La ***vitamina A*** tiene varias funciones entre las que destaca mantener la integridad del sistema inmunitario. Su deficiencia se correlaciona con la disminución de la respuesta mitógena de los linfocitos T y de los anticuerpos frente a antígenos bacterianos (ver capítulo 8). Las tasas de mortalidad por día de diarrea infecciosa en países en vías de desarrollo como India, Indonesia y Nepal han descendido entre un 35 y un 50%; tambien las de sarampión.

Durante años, la ***vitamina D*** y sus metabolitos sólo se relacionaron con el metabolismo del calcio y las alteraciones esqueléticas. Datos de diferentes investigadores posteriormente llamaron la atención sobre posibles interacciones entre la vitamina D y la respuesta inmune[17]. El origen de este interés surgió al constatar la síntesis de calcitriol en los macrófagos alveolares y la existencia de receptores de la vitamina D en monocitos y linfocitos.

La producción de calcitriol en células monocíticas explica la hipercalcemia de algunas enfermedades tumorales o inflamatorias, como tuberculosis, sarcoidosis o adiponecrosis neonatal. La deficiencia de vitamina D aumenta

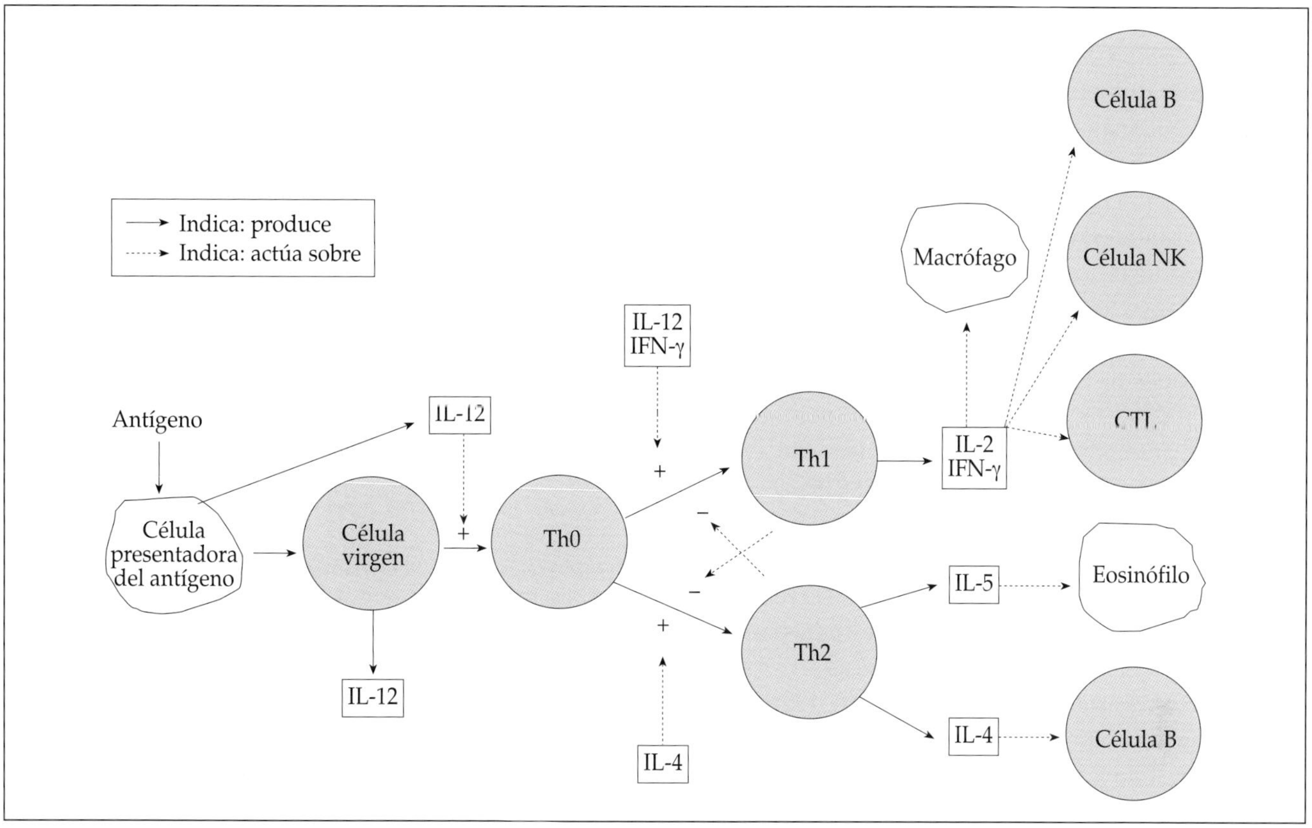

Figura 32.5. Paradigma Th1-Th2. Los linfocitos T colaboradores se diferencian en una o dos vías fenotípicas. La vía a seguir dependerá de la naturaleza del antígeno presentado a la célula colaboradora indiferenciada y de las citocinas presentes. Un antígeno intracelular, que resulta de la captación fagocitaria de la bacteria y de la presencia de IL12, conducirá a la diferenciación por la vía Th1. Los antígenos extracelulares promoverán la diferenciación de la vía Th2[25].

la susceptibilidad infecciosa, probablemente limitando la respuesta inflamatoria. El calcitriol estimula la citotoxicidad de los macrófagos y optimiza la fagocitosis y destrucción de los bacilos tuberculosos. Tambien se han reportado efectos positivos del calcitriol sobre la infección celular por el VIH. Algunos de estos datos son especulativos, por lo que serán necesarias ulteriores investigaciones[18].

Células del huésped

El otro componente del ecosistema intestinal, células del huésped, también tiene efectos inmunomoduladores, especialmente por lo que se refiere al balance de los linfocitos Th1/Th2 inducidos en su desarrollo por la interleucina-10 (Fig. 32.5). La disrupción de este balance puede influir en la aparición de la enfermedad alérgica.

Durante la gestación el feto se mantiene en un contexto Th2 para evitar su rechazo. El desarrollo de la línea celular Th1 sólo tiene lugar a partir del nacimiento. En neonatos alérgicos esta sustitución de Th2 por Th1 está dificultada, según datos obtenidos en el modelo experimental. Estos resultados deben ser comprobados en humanos en estudios ulteriores, si bien parece que la presencia de una población bacteriana intestinal adecuada puede ser un importante colaborador del desarrollo y función del GALT[19]. En general, la mayoría de las bacterias tienden a activar los linfocitos Th1, con la consiguiente producción de las citocinas IL-2, IL6, IL12 y IFN-γ; este no es el caso de las endotoxinas de los gérmenes gram-negativos cuyo componente lipídico induce la actividad Th1.

Otras células, como son las TReg, B, dendríticas, ya han sido analizadas con anterioridad.

Datos recientes sugieren que los ***nucleótidos*** de la dieta (representados en la leche humana) pueden favorecer el balance de diferenciación de los linfocitos T hacia células Th1 o Th2, particularmente hacia los primeros.

INMUNONUTRICIÓN

Se denomina inmunonutrición a la capacidad para modular la actividad del sistema inmunológico a partir de intervenciones con nutrientes específicos[20]. En un sentido amplio esta definición incluye a cualquier suplementación de nutrientes que puedan modificar la respuesta inmunológica o inflamatoria.

En pediatría puede considerarse una modalidad de inmunonutrición la adición de nutrientes inmunomoduladores a fórmulas enterales, como sería el caso de pacientes críticos quirúrgicos o no. También puede catalogarse como una variedad de inmunonutrición la incorporación a las fórmulas infantiles de probióticos o de ácidos grasos poliinsaturados de cadena larga.

Los LC-PUFAs modulan la liberación de neurotransmisores y regulan su actividad. La leche humana contiene metabolitos de estos ácidos grasos, como son los ácidos araquidónico (ARA) y docohexanoico (DHA). Son bien conocidos los efectos favorables de estos ácidos grasos sobre la función cognitiva y la agudeza visual. Con respecto a la función inmunitaria están documentadas sus acciones antiinflamatoria y protectora frente a enfermedades alérgicas[21].

Las bacterias ácido-lácticas (BAL) que se ingieren con la leche tienen la capacidad de sobrevivir en el tracto gastrointestinal. Ello les permite interaccionar con la microflora y con las células de la mucosa intestinal, modulando diversas actividades biológicas que pueden ser beneficiosas. Sin embargo, se necesita profundizar en investigaciones que confirmen la naturaleza de estas interacciones y que precisen cuáles son las cepas más beneficiosas y qué concentraciones de las mismas son las más adecuadas[22,23]. Otro aspecto importante a considerar es el posible riesgo de su uso en neonatos nacidos prematuramente o en pacientes con deficiencia inmunitaria[24].

BIBLIOGRAFÍA

1. Gil A, Rueda R. Interaction of early diet and the development of the immune system. Nutr Res Rev 2002; 15: 263-92.
2. Chandra RK. Nutrition and the immune system from birth to old age. Eur J Clin Nutr 2002; 56/3: S73-S76.
3. Ogra Pl, Mestecky J, Lamm ME *et al.* Mucosal immunology 2nd ed. San Diego, Academic Press, 1969.
4. Bartolomé R. Ecología intestinal. En: Serrano M, Sastre A, CoboJM, eds. Tendencias en alimentación funcional. Madrid, You/Us, 2005; 15-35.
5. Lenoir-Wijnkoop I, Hopkins M. The intestinal microflora. Understanding the symbiosis. Paris, John Libbey Eurotext, 2003.
6. Warner F, Malagelada JR. Gut flora in health and disease. Lancet 2003; 361: 512-9.
7. Penders J, Thijs C, Vink C, Stelma FF, Snijders B, Kummeling I *et al.* Factors influencing the composition of the intestinal microbiota in early infanty. Pediatrics 2006; 118: 511-21.
8. Suskind RM, Lewinter-Suskind L. Textbook of Pediatric Nutrition. 2nd ed. New York, Raven Press, 1993.
9. Ballabriga A, Carrascosa A. Probióticos y prebióticos. En: Ballabriga A, Carrascosa A, eds. Nutrición en la infancia y adolescencia. 3ª ed. Madrid, Ergon, 2006; 24: 821-36.
10. Tormo R, Infante D, Rosello E, Bartolomé R. Efecto de la ingesta de leche fermentada con *Lactobacillus casei* DN-114001 sobre la flora intestinal. An Pediatr (Barc) 2006; 65: 448-53.
11. Gil A, Sánchez de Medina F. Metabolismo de los nucleótidos. En: Gil A, Sánchez de Medina F, eds. Tratado de Nutrición. Tomo I. Bases fisiológicas y bioquímicas de la nutrición. Madrid, Acción Médica, 2005; 523-60.
12. Bueno O. Suplementación de cinc y crecimiento postnatal de recien nacidos con retraso de crecimiento intrauterino. Tesis Doctoral. Universidad de Zaragoza, 2000.
13. Shankar AH, Prasad AS. Zinc and immune function: the biological basis of altered resistance to infection. Am J Clin Nutr 1998; 68: S447-S463.
14. Sazawal S, Malik T. Preventing zinc deficienty in early infancy: impact on morbility, growth and mortality. En: Delange FM, West KP Jr., eds. Mironutrient dificiences in the first months of life. Nestle Nutrition Workshop Series Pediatric Program. Basel, Wewey/S. Karger 2003; 52: 143-63.
15. Meydani SN, Chung H, Han SN. Effect of selenium and vitamin E status on host defence and resistance to infection. En: Delange FM, West KP Jr., eds. Mironutrient dificiences in the first months of life. Nestle Nutrition Workshop Series Pediatric Program. Basel, Wewey/S. Karger 2003; 52: 165-80.
16. Rueda R. Sistema inmunológico intestinal: nutrición e inmunidad. En: Gil A, Sánchez de Medina F, eds. Tratado de Nutrición. Tomo I. Bases fisiológicas y bioquímicas de la nutrición. Madrid, Acción Médica, 2005; 36: 1231-60.
17. Rigby WFC. The immunobiology of vitamin D. Immunol Today 1988; 9: 54-8.
18. Blanco A. Nutrición e inmunidad. En: Tojo R, ed. Tratado de Nutrición Pediátrica. Barcelona, Doyma, 2001; 56: 849-58.
19. Calder PC. El sistema inmunitario, ¿diana de alimentos funcionales? En: Serrano M, Sastre A, Cobo JM, eds. Tendencias en alimentación funcional. Madrid, You/Us, 2005; 15-35.
20. McCowen KC, Bistrian BR. Immunonutrition: problematic or problem solving? Am J Clin Nutr 2003; 77: 764-70.
21. Kalliomaki M, Salminen S, Arvilommi H, Kero P, Koskinen P, Isolauri E. Probiotics in primary prevention of atopic disease: a randomised placebo-controlled trial. Lancet 2001; 357: 1076-9.
22. Nova E, Gómez S, Marcos A. La actuación de las leches fermentadas sobre el sistema inmune. Alim Nutr Salud 2006; 13: 15-22.
23. Cobo JM, Mateos JA, Muñoz A. Efecto de *Lactobacillus casei* sobre la incidencia de procesos infecciosos en niños/as. Nutr Hosp 2006; 21: 547-51.
24. Boyle RJ, Robins-Browne Rm, Tang MLK. Probiotic use in clinical practice: what are the risks? Am J Clin Nutr 2006; 83: 1256-64.
25. Mossman TR, Sad S. The expanding universe of T-cell subsets: Th1, Th2 and more. Immunol Today 1996; 17: 138-46.

Capítulo

33

Tendencia secular del crecimiento y nutrición

M.M. Bueno, O. Bueno, A. Sarría

INTRODUCCIÓN

El estudio de las relaciones existentes entre el crecimiento humano y los factores nutricionales ha sido de gran interés en clínica pediátrica. Una nutrición adecuada es esencial para el mantenimiento de la salud y para asegurar un crecimiento óptimo[1]. El crecimiento estatural es un proceso dinámico que comienza en el momento de la concepción y finaliza en la edad adulta. La tasa y capacidad de crecimiento están genéticamente codificadas en el momento de la concepción, pero es la compleja interacción entre factores hormonales, estado nutricional y salud, quien determina la expresión de los genes[2].

El siglo XX fue protagonista del fenómeno de la Revolución Industrial en los países desarrollados. En estos, sus individuos se hicieron más altos, crecieron aceleradamente, se anticipó su maduración sexual y se modificaron sus proporciones corporales. El conjunto de estos cambios se ha denominado *tendencia secular del crecimiento* o *cambio secular*. En definitiva, estos cambios se han caracterizado por el progresivo aumento del tamaño corporal y por el acortamiento del período de crecimiento. Los cambios seculares en el crecimiento y maduración son inherentes a plantas y animales. Se interpretan como un reflejo de los cambios ambientales y no como el resultado de transformaciones del genoma.

Tanner[3] revisó más de 100 publicaciones relacionadas con los cambios seculares del crecimiento y maduración en diferentes países. El comienzo de los cambios positivos en el crecimiento coincide en el siglo XIX con el momento del inicio de la industrialización y con la mejoría de las condiciones socioeconómicas. Paralelamente, se asiste a un importante descenso de la mortalidad. Esta tendencia se inicia directamente desde el nacimiento. A la edad de 5-7 años la talla se incrementa 1-2 cm/década. La ganancia de peso es proporcional a la talla. La guerra y el hambre enlentecen esta tendencia secular. Después de la 2ª Guerra Mundial la aceleración positiva del crecimiento en varios países fue más intensa aún que en la primera mitad del siglo XX.

Las mediciones de la talla realizadas en escolares holandeses en 1967, comparadas con las alcanzadas a finales del siglo XIX, fueron de un incremento de 10-12 cm, aunque la talla adulta se limitó a una ganancia de 5-7 cm. Tojo *et al.*[4] comprueban en soldados españoles un incremento de la talla que pasa de 163,6 cm en 1903 a 173,5 cm en 1990, lo que supone un incremento de 1,1 cm por década. En Aragón la talla media de reclutas en 1965 era de 168,4 cm, pasando en 1990 a 174,2 cm.

Diferentes publicaciones constatan en diversos países (Brasil, Austria, territorio de Hong Kong, Reino Unido) que se mantiene la tendencia secular del crecimiento en el último tercio del siglo XX[5-8].

La menarquia de niñas inglesas y suecas, que a principios del siglo XX se instauraba hacia los 17 años, en la actualidad tiene lugar entre los 11,8 y 12,7 años de edad. En un trabajo retrospectivo realizado por los autores, estudiando la edad de la menarquia durante los cursos escolares 1973-74, 1974-75 y 1975-76 en un total de 2.740 muchachas se obtuvo que el 66% la tuvieron entre los 12 y los 13 años de edad. En general, las mejores condiciones socioeconómicas y el menor tamaño familiar se correlacionan con un comienzo más precoz de la menarquia.

Existen diversas interpretaciones para explicar los cambios seculares. De una parte, se invocan la mejora de la dieta humana, el aprovechamiento más racional de los nutrientes y, en definitiva, una alimentación más adecuada para las necesidades extra que supone el crecimiento y desarrollo; de otra, la supresión de factores negativos, como catástrofes e infecciones, el aumento del nivel socioeconómico, también ha podido ser determinante. No debe olvidarse el éxodo de poblaciones desde el medio rural al urbano, así como el fenómeno de la emigración, que ha supuesto un freno a la endogamia. Los factores ambientales más importantes que influyen en el crecimiento son la *nutrición* y la *enfermedad*.

Los distintos patrones de crecimiento de los humanos guardan una estrecha relación con los grupos étnicos y familiares a que pertenecen y con las condiciones ambientales en las que habitan. Por ello, el crecimiento no es un proceso estático, sino cambiante.

La importancia de identificar los cambios seculares, reside en su relación con los índices de salud. El crecimiento del ser humano, en palabras de Tanner, es un "espejo de las condiciones de vida existentes en su ambiente". Así, el índice talla para edad debe ser incluido como un indicador del estado nutricional de una población determinada.

Otro aspecto importante para el estudio de los cambios seculares, a la hora de emprender cualquier análisis sobre el crecimiento de poblaciones, es la elección adecuada de las muestras de referencia. Los valores de referencia podrían estar obsoletos de no tener en cuenta el fenómeno de la tendencia secular.

Es objeto de discusión si los cambios seculares son un fenómeno autolimitado o no. La mayoría de los estudios realizados lo han sido en varones utilizando las mediciones obtenidas en reclutas. Cabe preguntarse sobre si en estas muestras los reclutas habían finalizado el período de crecimiento. En la mayoría de los países éstos se midieron a los 19 años de edad. Considerando la lenta maduración en décadas precedentes, cabría esperar que dichos varones aún no habían finalizado de expresar su potencial de crecimiento.

Los cambios seculares en la talla final se han observado en muchos países, pero no son universales, ni se han iniciado contemporáneamente en todas las comunidades. Así, en aquellas áreas en las que no hubo importantes cambios en el nivel de atención a la salud y a la nutrición, apenas se habían modificado los patrones de crecimiento y maduración. Por el contrario, en poblaciones en las que se han ido eliminando las diferencias entre las clases sociales, el ritmo de crecimiento y maduración presenta signos de agotamiento pese a mantener una tendencia secular positiva[9-11].

NUTRICIÓN Y CRECIMIENTO

Los principios nutricionales básicos contemplan que la ingesta de niños y adolescentes debe suministrar proteínas, grasa, hidratos de carbono, agua, vitaminas, minerales y oligoelementos. Los alimentos deben proporcionar energía para la tasa metabólica basal, la acción dinámico-específica, el crecimiento, las actividades físicas y las pérdidas fecales y urinarias.

Los problemas nutricionales de los niños difieren de los del adulto en tres aspectos esenciales: 1) los nutrientes no sólo deben aportar energía para el mantenimiento tisular, sino para asegurar el crecimiento; 2) la mayoría de órganos de los niños tienen una capacidad funcional limitada; 3) diversas actividades metabólicas, que incluyen los requerimientos nutricionales y la dosificación de medicamentos, están mucho más estrechamente relacionados con la superficie corporal que con otras medidas más simples, como es el peso[12].

Los factores nutricionales ejercen influencias significativas sobre los patrones de crecimiento, tanto durante la etapa prenatal, como durante la postnatal. El modo de crecimiento de un niño, especialmente cuando se acompaña de ganancia ponderal, constituye un instrumento de gran sensibilidad para la evaluación del estado nutricional. En presencia de una nutrición óptima el niño sano deberá crecer de forma normal. Por el contrario, un niño *hambriento, infeliz y rechazado, será de baja talla*, según escribía Dickens a propósito de Oliver Twist. Clásicamente, Glanzmann había definido al niño bien nutrido como el *niño criado al pecho, que se desarrolla bien*[13]. La malnutrición sigue siendo la causa más frecuente de alteración del crecimiento a nivel mundial[14,15].

La nutrición actúa sobre el crecimiento de forma directa, mediante el aporte de energía y de moléculas estructurales; y, de forma indirecta, a través del sistema endocrino y de los factores tisulares estimulantes o inhibidores del crecimiento. Una nutrición adecuada es imprescindible para asegurar un metabolismo celular normal y el equilibrio de las hormonas y factores tisulares que regulan el crecimiento[16].

No son bien conocidos los requerimientos nutricionales que aseguran un crecimiento longitudinal óptimo.

Tabla 33.1. Evolución económica de Aragón durante el período 1975-1991

Años	Habitantes (número)	Renta anual (pesetas)
1975	1.154.534	126.534
1977	1.196.927	190.677
1979	1.210.969	283.011
1981	1.196.952	317.814
1983	1.223.592	465.573
1985	1.233.172	586.361
1987	1.185.840	780.538
1989	1.112.266	929.635
1991	1.297.952	1.091.801

Varían de acuerdo con diferencias genéticas y metabólicas. Para lactantes y niños, sin embargo, los objetivos nutricionales esenciales son atender a un crecimiento normal y evitar los estados de deficiencia. Los lactantes alimentados al pecho han sido utilizados como modelo de los requerimientos nutricionales que aseguran el crecimiento durante los primeros 4-6 meses de vida. La leche humana es el alimento óptimo para los niños aunque una fórmula adaptada de calidad puede también proporcionar una nutrición adecuada. Los datos disponibles en la actualidad, aunque limitados, apoyan la idea de que las hormonas y factores de crecimiento de la leche humana tienen un papel regulador en el recién nacido. Además, existen otros péptidos aún no bien definidos. Cabe especular sobre la significación de estas sustancias como estimuladoras del desarrollo intestinal y como agentes "protectores y terapéuticos" (enterocolitis necrotizante).

También son del mayor interés los datos acumulados sobre lactoferrina, nucleótidos y poliaminas. Parece que pueden tener una acción beneficiosa en la salud del niño alimentado al pecho (sistema inmunitario, crecimiento y diferenciación gastrointestinales, función hepática y metabolismo lipídico).

Los requerimientos nutricionales, una vez superado el período de la lactancia, son aportados por una dieta equilibrada, diversificada y prudente.

EVALUACIÓN DEL CRECIMIENTO Y DEL ESTADO NUTRICIONAL

En otro capítulo de este libro se estudia con mayor detalle la antropometría nutricional. A continuación se resumen los métodos más utilizados para la exploración de la tendencia secular del crecimiento.

Tabla 33.2. Valores medios de talla para edad (cm) y diferencias entre ellos de niños de Zaragoza

Años edad	1972	1982	1990	Δ 72 *vs* 82	Δ 82 *vs* 90	Δ 72 *vs* 90
Niños						
4+	106,2	-	107,0	-	-	0,8
5+	112,2	113,3	113,5	1,1	0,2	1,3
6+	117,3	118,9	119,2	1,6	0,3	2,0
7+	122,6	123,9	124,4	1,3	0,5	1,8
8+	127,6	128,8	129,7	1,2	0,9	2,1
9+	132,6	134,1	135,2	1,5	1,1	2,6
10+	137,7	138,7	140,0	1,0	1,3	2,3
11+	142,0	143,5	145,3	1,5	1,8	3,3
12+	145,6	149,6	151,5	4,0	1,9	5,9
13+	149,1	155,8	157,9	6,7	2,1	8,8
14+	153,8	161,1	164,0	7,3	2,9	10,2
Niñas						
4+	104,4	-	106,6	-	-	1,6
5+	110,1	112,8	113,0	2,7	0,2	2,9
6+	115,8	117,5	119,0	1,7	1,5	3,2
7+	121,0	123,4	124,3	2,4	0,9	3,3
8+	125,3	128,2	130,2	1,9	2,0	4,9
9+	134,8	135,5	136,3	1,7	0,8	4,5
10+	137,1	139,3	141,0	2,2	1,7	3,9
11+	142,8	146,1	147,1	3,3	1,0	4,3
12+	148,1	151,6	153,0	3,5	1,4	4,9
13+	152,5	155,8	157,2	3,3	1,4	4,7
14+	154,7	157,1	158,4	2,4	1,3	3,7

Métodos antropométricos

Las medidas antropométricas de la composición corporal son relativamente rápidas, no invasivas y requieren un equipamiento mínimo si se comparan con las técnicas de laboratorio[17].

Ellas incluyen:

- Peso.
- Talla/longitud; índice segmento superior/segmento inferior.
- Perímetro del brazo.
- Circunferencias cintura-caderas y abdominal.
- Grosor de los pliegues cutáneos (tríceps, bíceps, subescapular y suprailíaco).
- Índices que relacionan los anteriores parámetros entre los que son imprescindibles T/E, P/E y P/T, y el índice de masa sorporal (IMC) o índice de Quetelet. Son útiles, además, los conocidos índices de evaluación nutricional de Waterlow y de McLaren[18]. Otro índice útil es el IMC relativo, que relaciona el IMC del sujeto con el percentil 50 de IMC obtenido a partir de una población de referencia de la misma edad y sexo:

$$100 \times \frac{PC/(\text{Talla})^2}{PC_{P50}/(\text{Talla}_{P50})^2}$$

Tabla 33.3. Valores medios del peso para edad (cm) y diferencias entre ellos de niños de Zaragoza

Años edad	1972	1982	1990	Δ 72 *vs* 82	Δ 82 *vs* 90	Δ 72 *vs* 90
Niños						
4,5	18,0	-	18,5	-	-	0,5
5,5	19,9	20,4	20,5	0,5	0,1	0,6
6,5	22,0	22,6	23,4	0,6	0,8	1,4
7,5	24,4	24,8	25,9	0,4	1,1	1,5
8,5	26,8	27,3	29,0	0,5	1,7	2,2
9,5	29,5	30,7	32,6	1,2	1,9	3,1
10,5	32,4	33,5	37,2	1,1	3,7	4,8
11,5	35,0	37,5	41,1	2,5	3,6	6,1
12,5	38,3	42,1	44,3	3,8	2,2	6,0
13,5	41,8	46,5	49,8	4,7	3,3	8,0
14,5	46,5	51,9	53,5	5,4	1,6	7,0
Niñas						
4,5	17,1	-	17,9	-	-	0,8
5,5	19,0	19,1	20,4	0,1	1,3	1,4
6,5	21,4	21,4	23,0	0,0	1,6	1,6
7,5	23,7	24,2	26,5	0,5	2,3	2,8
8,5	26,1	27,7	29,6	1,6	1,9	3,5
9,5	29,3	30,7	33,8	1,4	3,1	4,5
10,5	32,8	34,8	37,3	2,0	2,5	4,5
11,5	36,5	39,3	42,2	2,8	2,9	5,7
12,5	40,9	43,7	46,3	2,8	2,6	5,4
13,5	46,9	48,1	50,1	4,2	2,0	5,2
14,5	48,6	51,9	52,8	3,3	0,9	3,2

Tabla 33.4. Crecimiento de los niños escolares de Zaragoza, años 1972, 1983 y 1990, expresado en ecuaciones de regresión lineal

Años	Pendiente	Constante	R2
Niños			
	Talla para la edad		
1972	4,6079	108,71	0,9957
1982	5,2345	107,78	0,9958
1990	5,5303	107,65	0,9965
	Peso para la edad		
1972	2,8788	15,827	0,9888
1982	3,4588	14,707	0,9778
1990	3,7255	15,240	0,9923
Niñas			
	Talla para la edad		
1972	5,3024	108,79	0,9917
1982	5,2442	107,89	0,9914
1990	5,1430	105,93	0,9902
	Peso para la edad		
1972	3,4279	13,667	0,9819
1982	3,7485	13,473	0,9913
1990	3,7655	15,500	0,9964

donde PC es el peso corporal en kilogramos y la talla se expresa en metros^2.
- Desarrollo puberal en niños mayores o adolescentes.

Otros métodos

- Calorimetría indirecta.
- Ultrasonidos.
- Densitometría.
- Tomografía computarizada y resonancia nuclear magnética.
- Bioimpedancia eléctrica.
- Conductividad eléctrica corporal total (TOBEC).

Tablas de referencia

Naturalmente, la evaluación del crecimiento y estado nutricional debe ser un procedimiento dinámico que considere especialmente datos longitudinales, que puedan compararse con valores de referencia fiables(19).

Diferentes estudios han realizado propuestas en relación con las medidas antropométricas. La primera de ellas se refería a disponer de valores internacionales de referencia. Para este propósito, se recomendó el programa de la WHO (Ginebra, 1983) basado en la población estudiada en el *National Center for Health Stadistics* (NCHS). Los parámetros básicos del estudio son peso, talla, edad y sexo, así como los índices que los relacionan (peso para talla, peso para edad y talla para edad). Las medidas de estudio de una población se deben relacionar con la población de referencia, expresando los datos según la puntuación típica (*z-score*). Actualmente se dispone del programa *WHO Child Growth Standards*, que incluye tablas para niños entre 0-5 años de edad referidas a: longitud/talla para edad, peso para edad, peso para longitud, peso para talla e IMC para edad y la correspondiente escala de puntuación típica(20).

TENDENCIA SECULAR DEL CRECIMIENTO EN NIÑOS ARAGONESES

Tanner propone una serie de recomendaciones en los estudios sobre crecimiento humano. Entre ellas, destaca la necesidad de comprobar cada década los cambios de talla, peso, maduración sexual y sus relaciones con grupos socioeconómicos. La talla para la edad es, según este autor, un excelente indicador del estado nutricional de la población.

Se ha realizado en Zaragoza un estudio retrospectivo de tres poblaciones diferentes infantiles de ambos sexos,

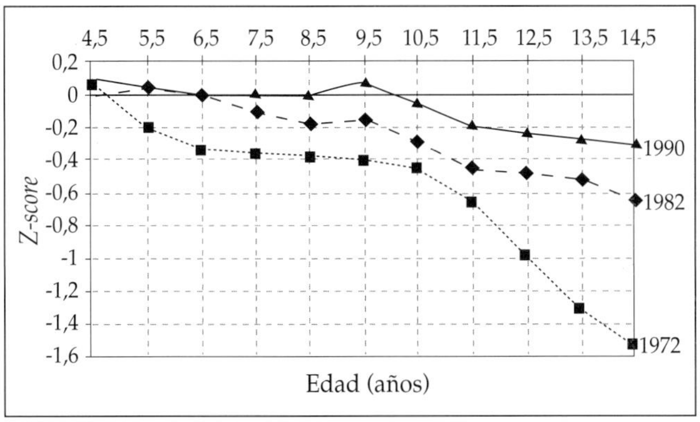

Figura 33.1. Valores de la *z-score* de la talla para la edad, de muchachos de Zaragoza comparados con los referentes a la NCHS-WHO durante los años 1972, 1982 y 1990.

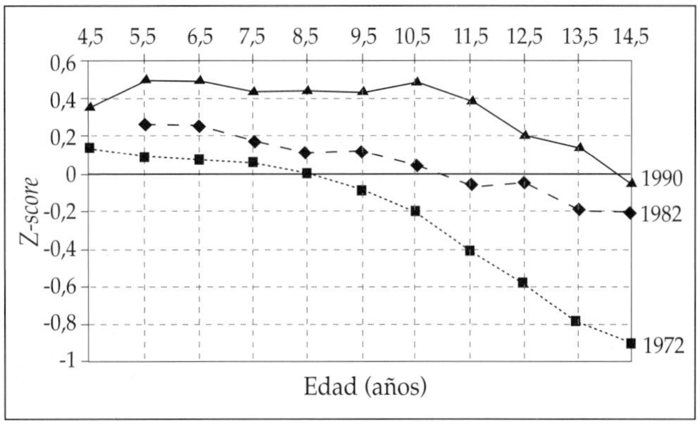

Figura 33.2. Valores de la *z-score* del peso para la edad, de muchachos de Zaragoza comparados con los referentes a la NCHS-WHO durante los años 1972, 1982 y 1990.

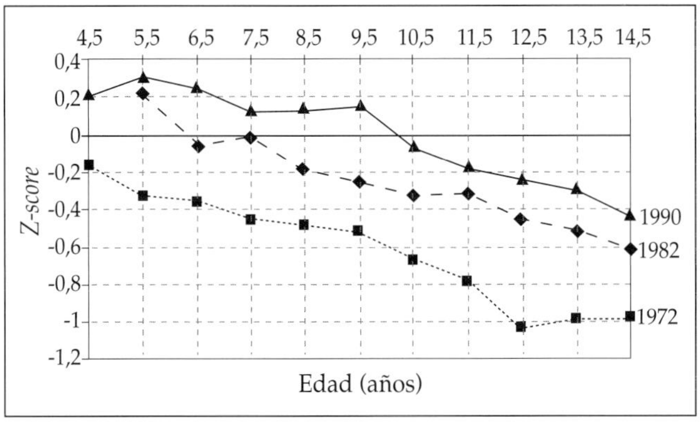

Figura 33.3. Valores de la z-score de la talla para la edad, de muchachas de Zaragoza comparados con los referentes a la NCHS-WHO durante los años 1972, 1982 y 1990.

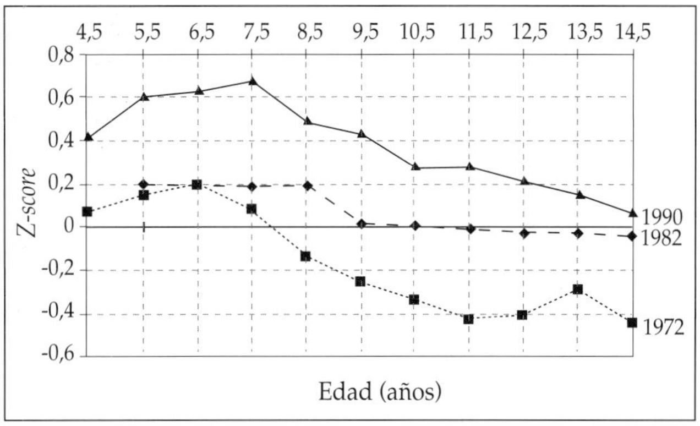

Figura 33.4. Valores de la z-score del peso para la edad, de muchachas de Zaragoza comparados con los referentes a la NCHS-WHO durante los años 1972, 1982 y 1990.

cuyas edades estaban comprendidas entre 4,5-14,5 años de edad. Cada población era una muestra transversal de la población escolar de Zaragoza correspondiente a los años 1972, 1982 y 1990[21]. La muestra total estaba constituida por 10.656 niños (5.380 niños y 5.276 niñas) y se ha distribuido de la forma siguiente:

a) Serie Zaragoza, 1972: 4.375 niños.
b) Serie Zaragoza, 1982: 3.082 ñiños.
c) Serie Zaragoza, 1990: 3.199 niños.

La ciudad de Zaragoza, capital de Aragón, tiene 600.000 habitantes y está situada en el valle del río Ebro. Esta región ha experimentado un excelente crecimiento económico en las últimas décadas. En laTabla 33.1 se incluyen datos del Instituto Aragonés de Estadística (1994), que analizan la evolución de un indicador económico.

Todas las medidas y el trabajo de campo han sido supervisados por un mismo investigador que coordina un equipo constituido por dos pediatras, dos auxiliares y un ATS que estaban adiestrados en los protocolos auxométricos internacionales. La talla y el peso fueron obtenidos en estadiómetros y escalas que fueron chequeadas de forma regular. La talla y el peso fueron medidos en posición de bipedestación; las edades de los niños se calcularon a partir de sus certificados de nacimiento. La talla y el peso de niños y niñas se agruparon en intervalos de 1 año de acuerdo con la edad del momento de la medida. Los valores que se utilizan en este texto se refieren a las medias de los grupos de niños (p. ej., 7+ años son todos los niños que se agrupan entre 7,0-7,9 años).

Se obtuvieron, además, los índices talla para edad, peso para edad y peso para talla. Se ha elegido el sistema informático ANTHRO (*CDC/WHO International Growth Reference*) para calcular los valores de la *Z-score*. Los resultados que se presentan en las tablas son los valores de la media y de la *Z-score*. Finalmente, se han establecido modelos de regresión con las medidas antropométricas como variables dependientes y la edad como variable independiente.

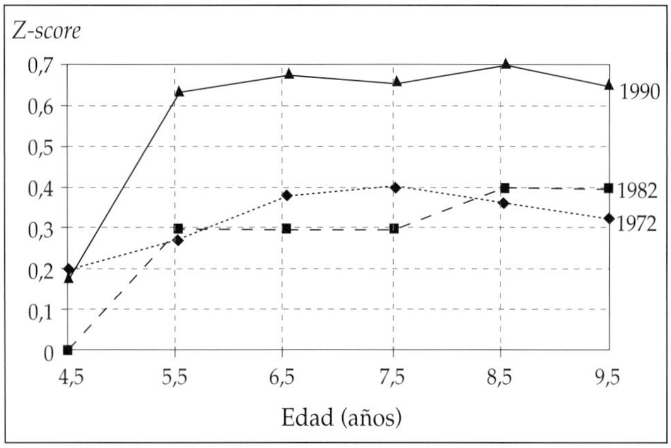

Figura 33.5. Valores de la z-score del peso para la talla, de muchachos de Zaragoza comparados con los referentes a la NCHS-WHO durante los años 1972, 1982 y 1990.

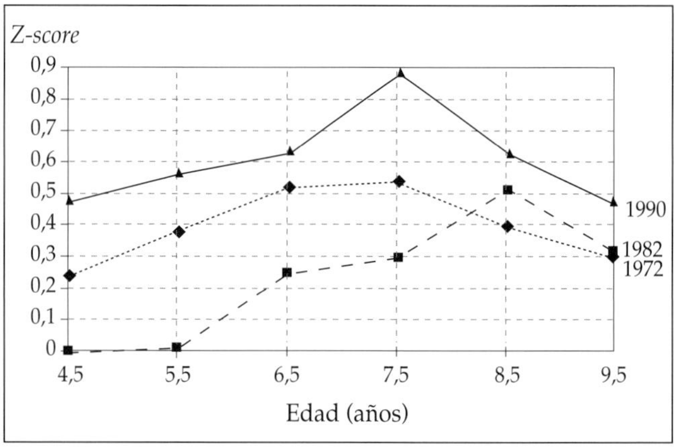

Figura 33.6. Valores de la z-score del peso para la talla, de muchachas de Zaragoza comparados con los referentes a la NCHS-WHO durante los años 1972, 1982 y 1990.

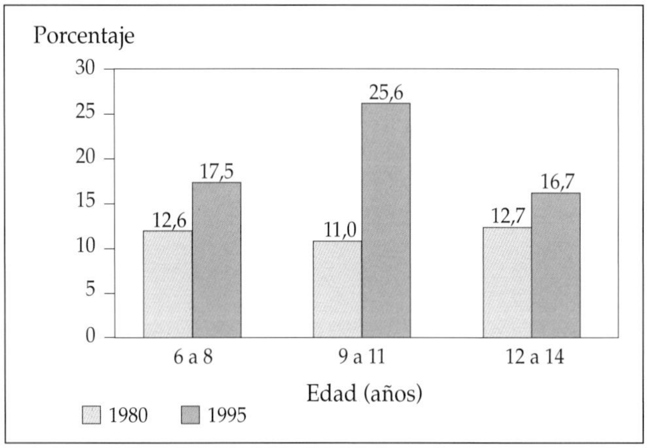

Figura 33.7. Prevalencia de sobrepeso en niños de Zaragoza (1980 a 1995) (de Moreno LA *et al*, Disponible en: http://www.bmj.com/cgi/eletters/322/7277/24).

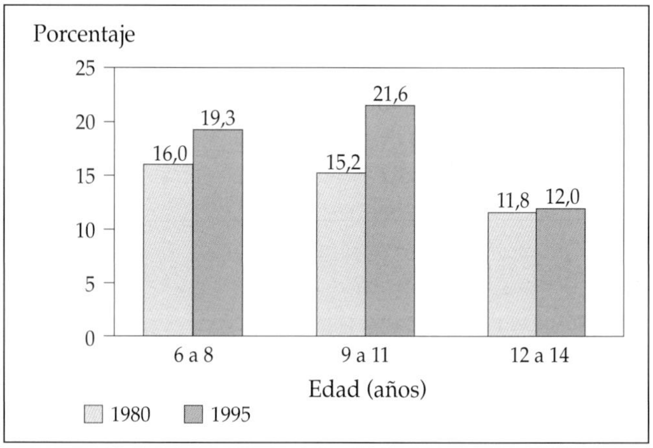

Figura 33.8. Prevalencia de sobrepeso en niñas de Zaragoza (1980 a 1995) (de Moreno LA *et al*, Disponible en: http://www.bmj.com/cgi/eletters/322/7277/24).

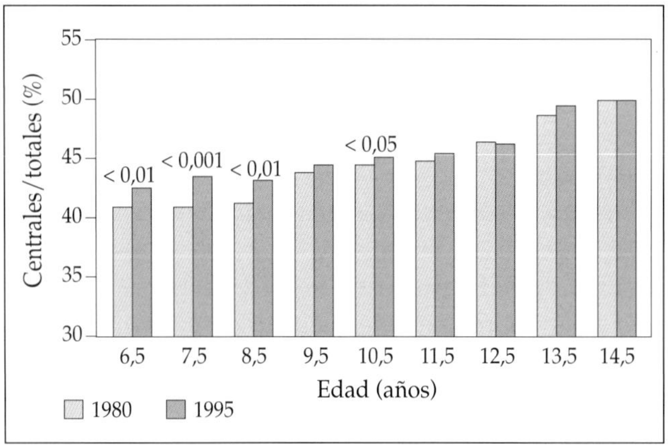

Figura 33.9. Aceleración secular de la relación pliegues centrales/pliegues totales (ajustada por IMC) en niños de Zaragoza.

En las Tablas 33.2 a 33.4 se expresan estos datos y en las Figuras 33.1 a 33.6 los valores de la *Z-score*.

Estos resultados permiten asegurar que durante el período comprendido entre las décadas 1972-1990 el peso y la talla de los niños y adolescentes de Zaragoza han mantenido una tendencia positiva del crecimiento. Dado que no se han modificado los factores genéticos de esta población, la tendencia puede atribuirse a la modificación de los factores ambientales. El mejor conocimiento de las necesidades nutricionales y de las prácticas de la alimentación, la elevación del índice sanitario y del nivel de vida, así como la mayor movilidad geográfica inherente a la industrialización aragonesa, permiten explicar de forma satisfactoria el fenómeno de la tendencia secular del crecimiento. Los cambios seculares del crecimiento y de la maduración de niños y adolescentes europeos han variado en décadas recientes. En el Reino Unido se han comprobado estos datos a partir de la década de los 70[22].

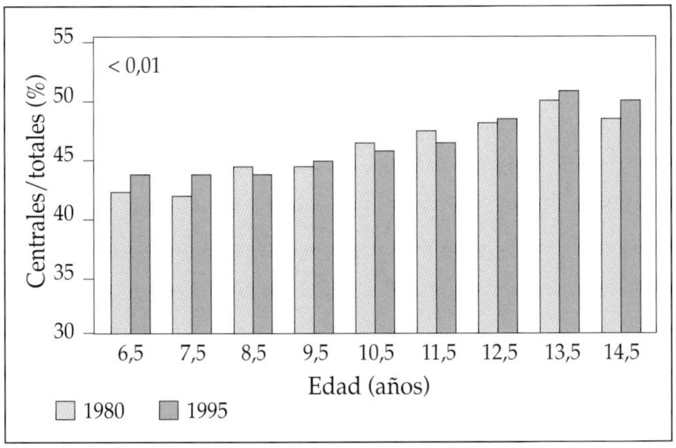

Figura 33.10. Aceleración secular de la relación pliegues centrales/ pliegues totales (ajustada por IMC) en niñas de Zaragoza.

En Zaragoza, en dos cohortes correspondientes a los años 1980 y 1995, representativas de la población escolar, los autores han comprobado un incremento de la prevalencia de sobrepeso y obesidad, especialmente en niños prepuberales de ambos sexos (Figs. 33.7 y 33.8), así como un incremento del patrón adiposo de distribución troncular (Figs. 33.9 y 33.10)[23].

En el futuro, el mejor conocimiento del papel de los nutrientes sobre la expresión de los factores genéticos será otro argumento de interés.

BIBLIOGRAFÍA

1. Bueno M. Crecimiento y desarrollo humanos y sus trastornos. 2ª ed. Madrid, Ergon, 1996.
2. Casado E. La tendencia secular en el crecimiento. An R Acad Med (Madrid) 1999; 116: 83-95.
3. Tanner JM. Growth as a measure of the nutritional and hygienic status of a population. Horm Res1992; 38 (1): 106-15.
4. Tojo R, Leis R, Facio A *et al.* Evolución del crecimiento, maduración y desarrollo humano en Galicia y España 1900-1990. Xornadas Luso-Galaicas de Ciencias 1990-1992. Galicia, Academia Galega de Ciencias, 1993; 189-212.
5. Monteiro CA, Benicio MH, Iunes R, Gouveia NC, Taddei JA, Cardoso MA. Nutritional status of Brazilian children: trends from 1875 to 1989. Bull WHO 1992; 79: 657-66.
6. Leung SS, Lau JT, Xu YY, Tse LY, Huen KF, Wong GW *et al.* Secular changes in standing height, sitting height and sexual maturation of chinese-the Hong Kong growth study. Ann Hum Biol 1996; 23: 297-306.
7. Weber G, Seiler H, Wilfing H, Hauser G. Secular changes in height in Austria: an effect of population stratification? Ann Hum Biol 1995; 22: 277-88.
8. Hughes JM, Li L, Chinn S, Riba RH. Trends in growth in England and Scotland. Arch Dis Childh 1997; 76: 182-9.
9. Fredriks AM, van Buuren S, Burgmeijer RJ, Meulmeester JF, Beuker RJ, Brugman E *et al.* Continuing positive secular growth change in The Netherlands 1955-1997. Pedriatr Res 2000; 47: 316-23.
10. Lindgren G, Strandell A, Cole T, Healy M, Tanner J. Swedish population reference standards for height, weight and body mass index attained at 6 to 16 years (girls) or 19 years (boys). Acta Paediatr 1995; 84: 1019-28.
11. Brundtland GH, Liestol KL, Walloe L. Heigth, weight and menarcheal age of Oslo school children during the last 60 years. Ann Hum Biol 1980; 7: 307-22.
12. Bueno M. Crecimiento y nutrición. Alim Nutri Salud 1997; 4: 6-9.
13. Bueno M, Olivares JL, Lázaro A, Sarría A. Situaciones malnutritivas actuales y crecimiento insuficiente. An Esp Pediatr 1995; S72: 106-8.
14. Waterlow JC. Chilhood malnutrition in developing nations: looking back and looking foward. Annu Rev Nutr 1994; 14: 1-19.
15. de Luca F. Impaired growth plate chondrogenesis in children with crhonic Illnesses. Pediatr Res 2006; 59: 625-9.
16. Hernández M, Muñoz MT, Bonet T, Argente J. Papel de la nutrición en la regulación endocrina y paracrina del crecimiento. An Esp Pediatr 1993; 39: 163-6.
17. Sarría A, Ruiz PJ, Bueno M. New methods for measuring adipose tissue distribution in children. En: Somogyi JC, Elmadfa I, Walter P, eds. New aspects of nutritional Status. Bibl Nutr Dieta. Karger, Basel, 1994; 51: 18-25.
18. Waterlow JC. Classification and definition of protein calorie malnutrition. Br Med J 1972; 3: 566-9.
19. Gerver WJM, De Bruin R. Body composition in children based on anthropometric data. A presentation of normal values. Eur J Pediatr 1996; 155: 870-6.
20. WHO Child Growth Standards. Department of Nutrition for Health and Development. Geneva, WHO, 2006.
21. Bueno MM. Estudio de la aceleración del crecimiento en niños aragoneses de ambos sexos en las últimas décadas del siglo XX. Tesis Doctoral. Zaragoza, Universidad de Zaragoza, 1996.
22. Chinn S, Rona RJ. Prevalence and trends in overweight and obesity in three cross sectional studies of Brithish children, 1974-94. BMJ 2001; 322: 24-6.
23. Moreno LA, Sarría A, Fleta J, Rodríguez G, Bueno M. Trends in body mass index and overweight prevalence among children and adolescents in the region of Aragon (Spain) from 1985 to 1995. Int J Obes Relat Metab Disord 2000; 24: 925-31.

Capítulo

34

La alimentación y otras costumbres de los españoles hace más de dos mil años

J. Fleta

Uno de los aspectos menos conocidos de la historia es el relativo a la alimentación y nutrición humanas a través del tiempo y en las distintas culturas, aunque existen vestigios que muestran cuáles eran las fuentes alimenticias de las sociedades más primitivas. Son muchos los restos de animales encontrados en aldeas del Neolítico que indican claramente cuál era el origen de las proteínas de nuestros antepasados y ocurre algo parecido con los vegetales, como por ejemplo granos de cebada o de trigo, hallados frecuentemente en yacimientos, incluso antes del nacimiento de las ciudades. Otros muchos alimentos que no dejan restos pudieron ser fuente de elementos nutritivos en etapas prehistóricas.

Pero si es poco conocido este aspecto, también son bastante desconocidos los relativos a la higiene y a la enfermedad. La paleopatología, sin embargo, como ciencia multidisciplinar, ha aportado en este sentido datos que dan luz sobre las causas de muerte de nuestros antepasados. También es verdad que desde tiempos inmemoriales se ha relacionado la alimentación con los estados de salud, atribuyendo cualidades curativas o sanadoras a determinados alimentos, o sustancias empleadas por el hombre de hace ya diez mil años.

Estos hechos, más o menos conocidos y hasta cierto punto enigmáticos, los relata Antonio García y Bellido en su obra *"España y los españoles hace dos mil años según la Geografía de Estrabón"*(1). García y Bellido ha recopilado de Estrabón no sólo aspectos relativos a la geografía española, parte fundamental de su obra, sino que ha recogido cuantos datos se refieren a las costumbres, creencias, ritos y otros aspectos antropológicos de los habitantes de España de hace unos dos mil años, incluyendo aspectos higiénicos y sanitarios.

LA ALIMENTACIÓN Y LA ENFERMEDAD EN LA ANTIGÜEDAD

La ciencia de la nutrición es bastante joven, ya que no tiene más de doscientos años de existencia. Su desarrollo se debe a los avances de la química. La especie humana existe desde hace unos dos millones de años; los conceptos e ideas sobre nutrición humana están todavía bajo la influencia de las creencias de las propiedades mágicas de los alimentos, mantenidos por remotos antepasados(2).

Los cazadores del Neolítico comían el corazón y bebían la sangre de los animales que cazaban con la esperanza de adquirir la fuerza, la velocidad o la astucia que admiraban en ellos. Estas ideas y otras semejantes persistieron durante mucho tiempo y aun en la actualidad todavía se tiene fe en ciertas virtudes mágicas y propiedades extraordinarias de algunos alimentos(3).

Con Hipócrates (460-370 a. C.) nace la observación sobre estas cuestiones; llega a relacionar la alimentación con la salud y se añaden al arsenal terapéutico las reglas y recomendaciones dietéticas. Para el padre de la Medicina, el papel de los alimentos consistía en mantener el equilibrio adecuado de los principales componentes del cuerpo, como son la sangre, la flema, la bilis amarilla y la bilis negra. El predominio de uno de ellos producía temperamentos sanguíneo, flemático, colérico y melancólico, respectivamente.

Las ideas hipocráticas persistieron en el pensamiento médico durante la Edad Media, y se unieron a los conocimientos aportados por la Escuela de Salerno (S. XI), la medicina árabe y la judía.

El estudio de la nutrición humana desde el punto de vista científico fue iniciado en tiempos de Galileo por Sanctorius (1561-1636) en Venecia; pero fue Lavoisier (1743-1794) quien inició el estudio de la nutrición desde el punto de vista químico, ligado al descubrimiento del oxígeno.

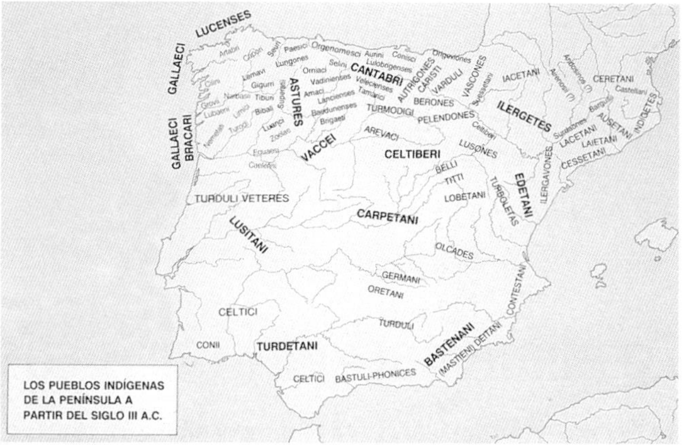

Figura 34.1. Mapa que muestra la localización aproximada de los pueblos hispanos prerromanos.

ESTRABÓN

Este escritor nació alrededor del año 63 a. de C. en Amasia (antiguo reino del Ponto, Asia Menor). Su familia era de origen griego y procedía de la isla de Creta. Tomó lecciones en su lugar de origen y en Roma y pronto se identificó con las corrientes éticas estoicas que lideraba Poseidonio. De Roma pasa a Corinto y luego a Egipto. Tras su estancia en Alejandría vuelve a Roma hacia el año 20 a. C. Por lo que él mismo cuenta se sabe que recorrió gran parte del mundo conocido cruzando desde Cerdeña hasta Armenia y desde el Mar Negro hasta Etiopía. Su vida transcurrió en los reinados de Augusto y Tiberio y se cree que murió hacia el año 19 de nuestra era.

Sus obras más importantes fueron *Remembranzas Históricas* y *Geografía*. Esta última constituye uno de los monumentos geográficos heredados de la Antigüedad Clásica, según García y Bellido. Esta última obra no es sólo geográfica sino que contiene noticias históricas, mitológicas, antropológicas y otras relativas a matemáticas, literatura, física, cosmología, astronomía, botánica y medicina.

La obra consta de 17 libros, es decir apartados, y es en el tercero donde, casi exclusivamente, están contenidos los datos relativos a Iberia. Las referencias proceden de sus propias observaciones y de otras fuentes que él mismo cita, entre las cuales cabe destacar las aportaciones de Homero, Píndaro, Aristóteles y Eratóstenes. Mención especial merecen las fuentes aportadas por Polibio, que estuvo en Numancia con Escipión, hacia el año 133 a. C; las de Asclepíades, que vivía como maestro por esa época en la Turdetania ibérica (las zonas actuales de Jerez, Montilla, Málaga etc.), y las de Poseidonio, que se estableció en España, concretamente en Cádiz, en donde estudió el fenómeno de las mareas oceánicas.

No cabe tampoco ninguna duda de que Estrabón se valió de los relatos que debió oir a oficiales militares y comerciantes que habían llegado hasta Cantabria y Galicia, pues consta que modificó su obra a raíz de las nuevas informaciones obtenidas en el curso de la conquista romana de Asturias y Cantabria (29-19 a. C.).

LOS ALIMENTOS, LA HIGIENE Y OTRAS COSTUMBRES

Estrabón, en su Libro III, trata sobre todo de la descripción geográfica de la Península Ibérica, pero añadiendo pinceladas respecto al carácter de los distintos pueblos peninsulares en los que destaca el espíritu inquieto y guerrero, su tendencia a formar bandas y su gran fidelidad a los compromisos de amistad y de obediencia a sus jefes. Anota también la gran resistencia a la fatiga de los habitantes de los pueblos de la Península y hace referencia en múltiples ocasiones a las grandes riquezas del suelo ibérico, en especial minerales.

A lo largo de su obra vuelve a insistir en las abundantes riquezas ibéricas, sobre todo del subsuelo, rico en minerales y piedras preciosas. Llega a decir incluso que los íberos turdetanos eran tan longevos debido a la gran felicidad que les producían las riquezas, señalando en una ocasión que solían usar plata incluso para hacer sus cántaros (III,2;14). En algunas de sus anotaciones se puede adivinar cierta simpatía y admiración hacia los habitantes de Iberia.

Una idea de la distribución de los distintos pueblos que existieron en la Península en esta época, se muestra en la Figura 34.1. En la Figura 34.2, se observa una de las esculturas más emblemáticas del arte íbero: la Dama de Elche.

En la obra de Estrabón aparece la primera reseña relativa a la alimentación. Describe el conocimiento por parte de los pobladores de Bolonia (la antigua Baelo Claudia, cerca de Tarifa) y en otros lugares de la Turdetania, de la industria de la salazón. Ésta estaba bien desarrollada en dicha zona, en pueblos que vivían de la pesca y salaban sus pescados para

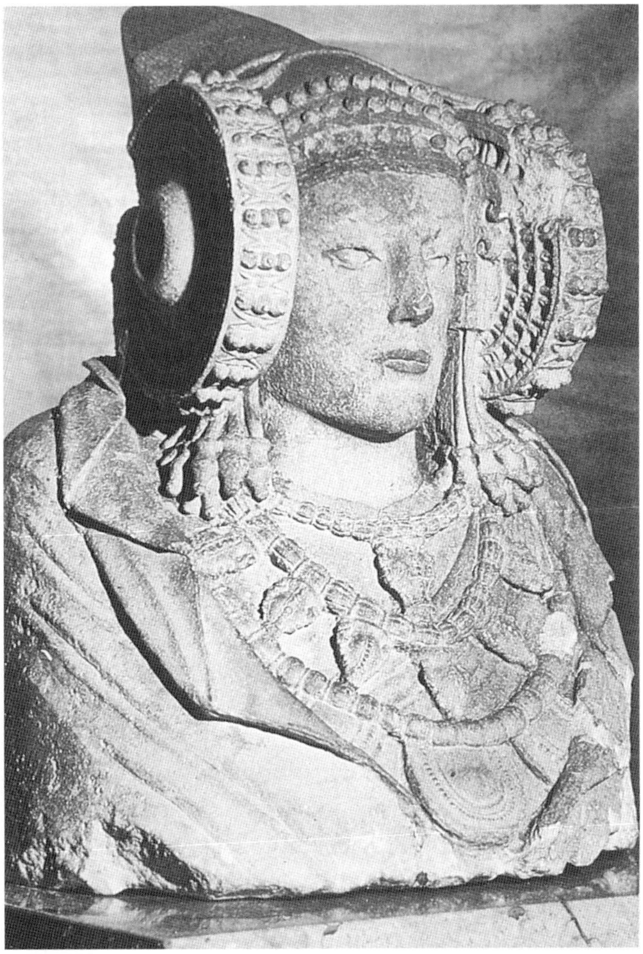

Figura 34.2. La Dama de Elche. Museo Arqueológico Nacional, Madrid.

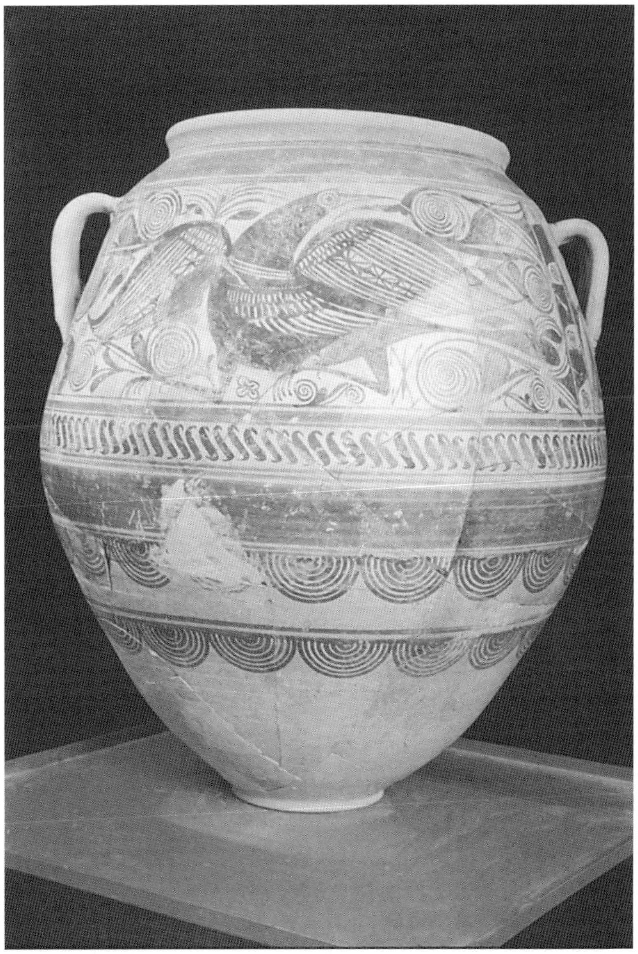

Figura 34.3. Gran ánfora ibérica de la Alcudia de Elche. Museo Arqueológico Provincial, Alicante.

la conservación ya que eran zonas de abundantes salinas y minas de sal. Sus habitantes confeccionaban una salsa o pasta muy sabrosa, *garum* o *garos*, que se exportaba incluso hasta Atenas ya en el siglo V a. C., tal como consta en un texto teatral de Aristófanes y a Roma en la época imperial. Las excavaciones han puesto al descubierto varios talleres y aljibes que se usaban para la salazón del pescado (III,1;8).

Posteriormente, se nombran por primera vez ciertos productos agrarios y otros alimentos de los que alaba su calidad. Dice que desde la Turdetania se exportaba trigo, vino y aceite. De estos últimos dice además que son abundantes y de muy buena calidad, cualidades que todavía conservan muchos caldos y el aceite de oliva. Añade también que se exportaba cera y miel desde la Península a diversas partes del mundo.

La vid fue introducida por los griegos hacia los siglos VI o V a. C. y de su calidad habla el hecho de que en un ánfora romana puede leerse un *tituli picti* con mención de origen *vinum gaditanum*. Plinio añadió que el vino de la Bética es uno de los mejores del mundo e incluso algunas monedas de la Bética llevan un racimo como emblema. También abundaba el buen vino en lo que actualmente son Cataluña y Aragón. Incluso se sabe que el precio de un litro rondaba alrededor de la cuarta parte de una peseta.

El olivo, en su forma silvestre, el acebuche, era ya conocido en Iberia hacía mucho tiempo. Incluso en una ocasión a Cádiz se le denominó "Kotinoussa" (*Kotinos*: olivo silvestre) por parte de los griegos, los cuales introdujeron el olivo cultivado. Mela, geógrafo romano del siglo I, llega a decir que en esta zona costera existe un bosque que recibe el nombre de *Oleastrum* y hacia el siglo VI a. C. al Ebro se le llama *Oleum Flumen*. Otra fuente dice incluso que con los restos de ánforas que llevaban aceite a Roma se llegó a formar el monte Testaccio (de tiestos). En la Figura 34.3 se muestra una ánfora íbera.

Además de carneros había ganados de bastantes especies y caza abundante, en especial conejos, denominados por los griegos "liebrecillas", puesto que no conocían esta especie.

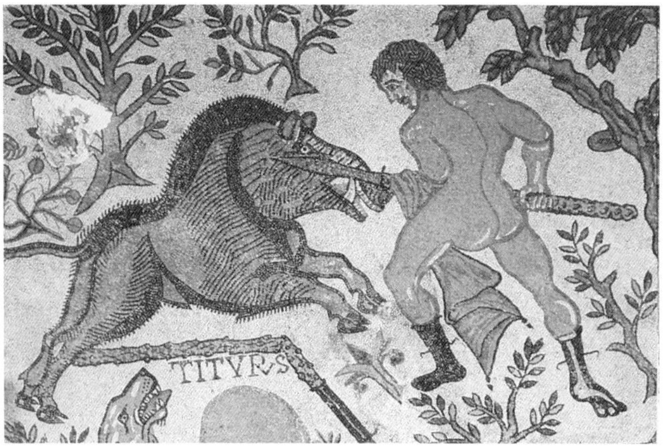

Figura 34.4. Escena de caza en un mosaico hallado en Carranque, Toledo.

Así, Polibio los describe de la siguiente manera: "Visto de lejos se asemeja a una liebre pequeña; aunque cuando se le apresa en la mano se ve que tiene otra figura muy diferente, sabiendo también de modo distinto al comerlo; vive la mayor parte del tiempo bajo tierra". Polibio le da el nombre de *kiniklos*, en griego, derivado del latín *cuniculus*. Posiblemente, como señala García y Bellido, el conejo pasó desde Marruecos a España en tiempos prehistóricos.

Los conejos eran cazados con comadrejas salvajes, los actuales hurones, que eran capaces de sacar a las presas de sus madrigueras. En la Figura 34.4 se muestra una escena de caza de la época.

Estrabón nombra otro producto abundante en la Península y cuya preparación constituía por aquel entonces una verdadera industria, el jamón. En esta época ya existía una industria derivada de este producto cárnico, muy apreciado en la zona íbera del Pirineo como señala el geógrafo. Incluso destaca el producido por los cerretanos en la zona de Puigcerdá (Cerdaña), "el cual proporciona ingresos no pequeños a sus habitantes" (III,4;11).

También se refiere la existencia de otro alimento, el queso. Según Estrabón, en ciertas regiones béticas existen zonas muy abundantes en pastos y la leche de los ganados que allí pastan no hace suero. El contenido de grasa de la leche es muy alto para hacer queso por lo que hay que mezclarlo con agua y añade, además, que si no se sangrasen las bestias cada cincuenta días, se ahogarían (III,5;4).

De los productos pesqueros que se consumían cabe destacar la ostra. Esta especie era abundante en la costa de Turdetania. También eran consumidos el congrio, las morenas y otras especias piscícolas, como los pulpos y los calamares. Respecto de los atunes dice que eran muy abundantes y que se podían acercar a las costas y comer las bellotas de las numerosísimas encinas que existen en la zona: "son estos peces una especie de cerdos de mar, porque apetecen las bellotas y engordan extraordinariamente con ellas, hasta el punto que nacen tanto más atunes cuanto más bellotas produce el mar" (III,2;6).

Estrabón describe algo sobre las costumbres y los cuidados que se prodigaban, en especial los lusitanos y habitantes de los pueblos que viven cerca del río Duero. Dice que sus moradores se untan de aceite, se bañan en agua fría y sólo hacen una comida al día, "mesurada y sencilla". El autor aclara que era la suya una vida austera, sobria y de ejercicio continuo, para endurecer el cuerpo y el ánimo. Los lusitanos, además, "hacen sacrificios y examinan las vísceras sin separarlas del cuerpo, observan las venas del pecho y adivinan palpando. También auscultan las vísceras de los prisioneros, amputan la mano derecha de los cautivos y los consagran a los dioses". Todo ello podían constituir prácticas de adivinación sobre cadáveres humanos y ofrendas a las divinidades (III,3;6).

También relata algunas de las características de los moradores de las montañas. Dice que sus habitantes son también sobrios, no beben más que agua, duermen en el suelo y llevan colgando espesa cabellera al modo femenino pero combaten con la frente ceñida por una banda, algo que podía ser semejante al cachirulo de los aragoneses. Comen principalmente carne de macho cabrío y durante dos tercios del año se alimentan de bellotas que secan y pelan moliéndolas después para hacer pan. A veces en lugar de aceite usan manteca, ya que en estas zonas montañosas apenas había olivos. También escaseaba el vino y por ello consumían, en ocasiones, una especie de cerveza denominada *zytos* (III,3;7).

A la hora de comer, los comensales se colocaban sentados alrededor de la estancia y los mejores puestos eran ocupados por las personas de más categoría. Los alimentos se iban pasando de uno a otro.

La primera referencia que hace Estrabón a la enfermedad es cuando cuenta que a los enfermos se les exponía en los caminos para ser aconsejados por los que habían sufrido la misma enfermedad y acertaban a pasar por allí. Esta actitud todavía perduraba en León no hace mucho tiempo, en testimonio de Caro Baroja (III,3;7).

Más adelante narra algunos hábitos de tipo higiénico de los habitantes de las costas septentrionales de la Península, a los que describe como más negligentes y con instintos brutales. Dice que se lavan con los orines guardados durante algún tiempo en recipientes y tanto los hombres como las mujeres de estos pueblos se frotan los dientes con ellos, como hacen también los cántabros y sus vecinos (III,4;16). Los griegos y romanos también hacían uso de la orina como fármaco, pero Estrabón desea mostrar aquí la barbarie hispana y calla sobre usos semejantes en Grecia y Roma.

Otra costumbre que relata es relativa a la vestimenta, que, según Estrabón, en algunos lugares las mujeres se depilaban la parte alta de la cabeza, dejándola más brillante que la misma frente. Esta costumbre pervivió en Vasconia hasta el siglo XVII en que las mujeres solteras y las doncellas llevaban la cabeza parcialmente rapada (III,4;17).

Los íberos se cubrían con tejidos diversos, los coloreaban con minio y *kermes*, producidos por el *cocus ilicis*, que es el piojo de la encina y daban a las lanas unos teñidos de colores bastante estables.

Dice también el autor que algunas tribus mostraban su crueldad y valentía en las guerras. En ellas las madres llegaban a matar a sus hijos antes de permitir que cayesen en manos de sus enemigos para evitar el futuro de esclavo para el hijo.

Una noticia particularmente interesante la constituye un hecho relativo al parto y nacimiento. Las mujeres que acababan de dar a luz eran capaces de seguir trabajando y con frecuencia parían en plena labor. Tras el parto, lavaban al niño recién nacido introduciéndolo en la corriente de un arroyo y luego lo envolvían en telas o pañales. Incluso a Poseidonio le relataron un caso de una mujer que, por no perder el salario, y habiendo notado el anuncio del parto, se apartó del lugar donde trabajaba, dio a luz y volvió al trabajo. El dueño se dio cuenta de que la mujer trabajaba con dificultad pero no sospechó la causa, lo cual indica también la capacidad de la madre para ocultar que acababa de dar a luz, en este caso, por mantener el puesto de trabajo. Ella misma, prosigue el relato, llevó al niño a la fuente, lo lavó, lo envolvió y lo llevó a casa (III,4;17).

Añade Estrabón que entre los celtíberos era costumbre que las mujeres, apenas habían dado a luz, cedían el lecho a sus maridos y los cuidaban; esta costumbre es conocida posteriormente como "covada". El padre sustituye a la madre en el lecho y éste cuida del niño. La madre, a su vez, proporciona todo tipo de cuidado al padre como si el convaleciente fuese él. Esta práctica curiosa ha permanecido con alguna variante en algunos lugares de España e incluso en otros lugares del mundo. Además de los cántabros, se sabe que existía entre los corsos y en el Ponto. Todavía persistía no hace mucho tiempo en zonas de Galicia, Asturias, Santander, Burgos, León y Huesca, es decir, en áreas donde las describe Estrabón.

Esta costumbre parece que se debía a una necesidad legal de establecer la paternidad masculina, susceptible de duda, lo cual no ocurre en el caso femenino. Por otra parte, esta práctica pone de manifiesto la gran resistencia física de la madre y de las mujeres celtibéricas en general.

Narra además la costumbre íbera de llevar habitualmente un veneno obtenido de ciertas plantas parecidas al apio y que se caracterizaba por producir la muerte sin dolor. Con ello tenían un remedio siempre disponible ante imprevistos. Probablemente se trataba de la cicuta, *conium maculatum*, abundante en el norte de la Península. Los cántabros disponían de una "herba cantabrica" que podía corresponder a la *caryophyllacea*, indicada ante espasmos, temblores y vértigos; Plinio, en el siglo I, cree que se usaba también como antídoto contra el veneno de las víboras. También Celso, hacia el comienzo de nuestra era, cita esta misma hierba (III,4;18).

Los pueblos galaicos utilizaban para suicidarse un veneno extraído *ex arboribus taxeis*, es decir de los tejos, árboles cuyas hojas son venenosas.

En el Libro IV las noticias relativas a la Península Ibérica son mucho más escasas, y por lo tanto apenas se describen costumbres de sus habitantes. No obstante, relata la nota curiosa recogida por Eforo quien dice que los celtas y los íberos de la Península hacen ejercicios para no engordar y para evitar la dilatación del abdomen, siendo castigado el joven cuya cintura sobrepase una medida normal (IV,4;6). Quizá sea éste uno de los primeros indicios documentados de la preocupación de la especie humana por evitar la obesidad, apuntando además la importancia del ejercicio físico para su tratamiento.

Por último, hay que destacar la existencia de otra costumbre entre los pueblos de la Península, la antropofagia. Estrabón dice que era una costumbre no excepcional durante las guerras y existen casos documentados de su práctica en la época de la II guerra entre Roma y Cartago. El hecho narrado se refiere al sitio de Calagurris (Calahorra) y es comentado por el historiador Salustio: "los calagurritanos, para ser por más tiempo fieles a las cenizas del fallecido Sertorius... en vista de que no quedaba ya ningún animal, convirtieron en nefanda comida a sus mujeres e hijos, y para que los combatientes no reservistas en armas pudiesen alimentarse por más tiempo de sus propias vísceras, no dudaron poner en salmuera los tristes despojos de los cadáveres" (IV,5;4).

BIBLIOGRAFÍA

1. García y Bellido A. España y los españoles hace dos mil años, según la Geografía de Estrabón. Austral. Madrid, Espasa Calpe, 1993.
2. Cervera P, Reixach M. Alimentación de los pueblos prerromanos en la Península Ibérica. En: Salas J, García P, Sánchez JM, eds. La alimentación y la nutrición a través de la historia. Barcelona, Glosa, 2005; 113-132.
3. Ritchie C. Comida y civilización. Barcelona, Altaya, 1997.

Capítulo

35

Objetivos de la nutrición infantil en el nuevo milenio

A. Sarría, L.A. Moreno, M. Bueno

A pesar de los considerables avances conseguidos en los últimos decenios, el mundo todavía está muy lejos del objetivo de una alimentación y nutrición suficientes para todos. Existen más de 800 millones de personas que no tienen alimentos suficientes para satisfacer las necesidades diarias básicas de energía y proteínas, sobre todo en África, sur de Asia y América Latina. Más de 2.000 millones de personas sobreviven con una dieta carente de vitaminas y minerales esenciales para un crecimiento y desarrollo normales, así como imprescindibles para prevenir la muerte prematura e incapacidades como la ceguera y el retraso mental. Al mismo tiempo, cientos de millones de personas padecen enfermedades causadas o agravadas por una alimentación excesiva o desequilibrada o por el consumo de alimentos y aguas insalubres.

La erradicación del hambre y la malnutrición está al alcance de la humanidad. La voluntad política y unas acciones bien concebidas y concertadas a escala nacional e internacional pueden tener efectos espectaculares sobre estos problemas de nutrición.

Con objeto de lograr un estado nutricional satisfactorio, es imprescindible asegurar el acceso constante a un suministro suficiente de alimentos variados e inocuos a precios asequibles, de manera que todas las personas, especialmente los grupos pobres y vulnerables, puedan recibir una alimentación nutricionalmente adecuada.

La "genómica nutricional" se ocupa de la relación entre la bioquímica de las plantas, la genómica y la nutrición humana. La modificación genética de las plantas, como ha sido analizado en el capítulo 31, puede conseguir que los más de 800 millones de personas cuya dieta no contiene suficientes macronutrientes y es deficiente en micronutrientes, dispongan de una alimentación suficiente en un futuro. Se estima que actualmente existen 250 millones de niños con riesgo de deficiencia en vitamina A, por ejemplo. Las deficiencias de hierro y de iodo afectan a 1.500 millones.

PRINCIPALES PREOCUPACIONES SOBRE NUTRICIÓN

Deficiencia de hierro, obesidad, caries, fallo de medro e, incluso, hambre son los principales problemas de salud que amenazan a los niños de las sociedades civilizadas. La excesiva ingesta de azúcar, grasa, colesterol y sodio son también habituales en estos niños, así como una disminución de la ingesta de frutas y verduras. En los adolescentes preocupa el escaso consumo de alimentos ricos en calcio.

La información científica existente a partir de las encuestas dietéticas y del perfil bioquímico lipídico de niños y adolescentes españoles de la última década del siglo XX puso de manifiesto una alta ingesta calórica como grasa total y saturada, baja de carbohidratos y alta de colesterol, que coinciden con niveles séricos altos de colesterol total y LDL-C, circunstancias que favorecen un desarrollo precoz de aterosclerosis.

Tanto la infancia como la adolescencia son períodos importantes de la vida en los que se establecen los hábitos dietéticos y de actividad física. Algunos de ellos podrían evitar el comienzo de la obesidad y el desarrollo de enfermedades crónicas (cardiopatía, hiperlipemia, osteoporosis y algunos cánceres) que aparecen en edades posteriores[1,2].

NIÑOS CON ALTO RIESGO NUTRICIONAL

Aunque en el siglo pasado se han observado mejorías sustanciales en la salud infantil, no todos los grupos de niños se han beneficiado de igual forma. Tanto la ingesta inadecuada de alimentos como la mala nutrición, se observan todavía en ciertos grupos minoritarios pertenecientes a las clases sociales más necesitadas. Existen trabajos en los que se demuestra que los niños de estos grupos sociales son más bajos que los pertenecientes a las familias de la esfera influyente de la sociedad.

Algunos niños que necesitan cuidados especiales (enfermedades crónicas, niños con handicaps físicos) tienen mayores riesgos de presentar problemas relacionados con la nutrición, tales como dificultades alimentarias, alteraciones del crecimiento y del metabolismo, así como interacciones nocivas medicamentos-nutrientes[3,4]. Otro grupo de riesgo lo forman aquellos niños cuya madre o persona que lo cuida está mentalmente enferma o es dependiente de drogas o del alcohol. También son de riesgo nutricional los adolescentes con anorexia, bulimia u otros trastornos de la conducta alimentaria así como los que limitan su ingesta, sin ningún conocimiento o control, con la única idea de perder peso[5]. Igualmente pueden considerarse de riesgo nutricional las adolescentes embarazadas[6,7]. Las consecuencias de una mala nutrición durante la infancia y adolescencia incluyen limitación en el crecimiento, disminución de la resistencia a las enfermedades, alteraciones de la capacidad de aprendizaje y disminución de la actividad física.

SOCIOLOGÍA E INFANCIA

Es preciso encuadrar los problemas nutricionales de los niños en el contexto de la sociedad en la que viven. Para ello es preciso conocer algunos aspectos que relacionan ambos conceptos: sociología e infancia.

Según Gastón[8], si los sociólogos tienen más dificultades que otros profesionales para definir la sociedad, es por tener demasiado presente que se trata de un concepto vivo y cambiante, muy diverso en el mundo y que en ningún lugar puede darse por terminado. Esto contribuye a que, de la misma manera que no se puede hablar de una Sociología de la Infancia, sino de muchas, no pueda tratarse de un modelo de sociedad para la infancia, sino de muchos. Además, por más que se intente sintetizar y reducir, hay dos circunstancias opuestas que determinan la vida de los niños, incluso en términos estadísticos: el vivir bajo situaciones de violencia organizada; o el beneficiarse de los privilegios de las culturas complejas avanzadas.

Richman[9] ha estudiado en los casos más recientes los efectos psicológicos que la violencia organizada produce en niños y refugiados. En la literatura científica empiezan a utilizarse las siglas PTSD (*Post Traumatic Stress Disorder*), debido a que hace falta una nueva estrategia que todavía no se ha desarrollado científicamente lo suficiente. No se conocen bien las vías por las que los niños construyen su experiencia de la violencia. Sin duda intervienen factores culturales y morales. Todas las civilizaciones del mundo tienen, junto a la responsabilidad de mitigar el dolor y la tragedia, la de favorecer el desarrollo de comportamientos morales incompatibles con las causas del PTSD. Es una tarea pendiente que tiene que realizarse a escala mundial y permanentemente. También la existencia de miseria, en nuestra sociedad, hay que considerarla hoy como una forma de violencia organizada, mucho más cuando nos estamos refiriendo a los niños. La igualdad de oportunidades para el niño forma parte de la escala de valores de todas las sociedades democráticas, aunque no en el nivel deseable. El entorno social que recibe a los niños al nacer es tan diverso y patente, que no se ocultan al sentido común los efectos que sobre ellos puede producir.

Para los otros niños, los pertenecientes a las sociedades avanzadas que se benefician de su situación privilegiada, el escenario futuro es distinto, a partir de las tendencias que pueden estudiarse. Metodológicamente el panorama que se ofrece parte de la aplicación a la infancia de estudios prospectivos de carácter general, de lo que nos ha enseñado la teoría en Sociología de la Infancia y de un factor corrector importante, que en este caso es optimista, que es la creencia de que los humanos, por la vía de la racionalidad, son capaces de poner elementos de corrección a las consecuencias no deseadas de las tendencias actuales. Incluir esto último, que científicamente no es más que un juicio de valor, nunca demostrable en el presente, es la principal limitación de la ciencia prospectiva que, en última instancia, tiene que aceptar la especulación filosófica[10].

TENDENCIAS SOCIALES ACTUALES EN EL MUNDO OCCIDENTAL

Es preciso conocer algunas de las tendencias sociales que previsiblemente van a tener lugar en las sociedades llamadas civilizadas con objeto de entender cuáles pueden ser las repercusiones que puedan tener, primero sobre las formas de vida y después sobre la adquisición de alimentos y por tanto sobre la nutrición de los niños.

Continuación de la prosperidad

No quiere esto decir que el progreso, en términos de bienestar, vaya a ser paralelo al tecnológico y a la velocidad de cambios culturales y sociales; una progresiva reducción de la inflación económica y una mayor accesibilidad a los recursos financieros afectará al mundo occidental. Esta tendencia es clave para entender las restantes. A los niños afectará, globalmente, en una mejor salud, alimentación, posibilidades de juego, educación y utilización del espacio.

Más contacto de los niños con la naturaleza

El aumento de población hizo temer por una saturación del espacio urbano y la fatal consecuencia de viviendas cada vez más pequeñas, junto a calles cada vez más peligrosas y menos toleradas para menores. Esta situación parece más presente que futura. Sin embargo, el fenómeno imparable es el avance de los individuos hacia el medio rural.

Mayor movilidad geográfica

Esta tendencia puede tener consecuencias negativas para los niños. La sociedad mundializada, las nuevas formas de vida económica y los constantes cambios tecnológicos, vaticinan una gran movilidad laboral y espacial. Este fenómeno se está produciendo y se producirá mucho más en sociedades no preparadas para ello. Ya fue detectado en el Informe FAST de la Comunidad Europea.

Influencia de la tecnología

Las nuevas tecnologías permitirán un considerable aumento de bienes y servicios, si bien con las dos grandes limitaciones que hoy son conocidas: la necesidad de evitar la contaminación y la de conservar recursos no renovables. Las mejoras económicas repercutirán en todo lo relacionado con el ocio, mantenimiento del cuerpo en buen estado físico, arte y alta cultura.

Los niños no serán una excepción en esta tendencia al consumo. Sus habitaciones se parecerán muy poco a las actuales. Tenderán a ser espacios preparados para la interacción y la creatividad. Al disponer por sí mismos de grandes posibilidades para diseñar y cambiar cosas, es presumible que intervengan en su propio espacio, que tendrá muchas mayores posibilidades de ser cambiante: masas de plástico movibles, adaptables y baratas; o pantallas para facilitar cualquier fantasía[11].

ESTRATEGIAS Y MEDIDAS

El objetivo básico de la protección y la promoción del bienestar nutricional para todos sólo se podrá alcanzar mediante una combinación de políticas, con intervención de diversos sectores a distintos niveles de responsabilidad. La incorporación de consideraciones nutricionales en el marco más amplio de las políticas de crecimiento económico y desarrollo, ajuste estructural, producción agrícola y alimentaria, elaboración, almacenamiento y comercialización de alimentos, asistencia sanitaria, enseñanza y desarrollo social puede aportar significativas mejoras a la nutrición.

Los esfuerzos para mejorar el bienestar nutricional deberán basarse en el reconocimiento de que la mejora del bienestar humano en armonía con el medio ambiente y la naturaleza, es el principal objetivo del desarrollo económico y social. El estado nutricional de una población está determinado por un conjunto de factores sociales, económicos, ambientales y biológicos que influyen en su capacidad de adquirir, consumir y utilizar efectivamente los alimentos requeridos para atender a sus necesidades, pero una población sana y bien alimentada es también un factor esencial para el logro del desarrollo económico y social.

Seguridad alimentaria en los hogares

La seguridad alimentaria se define en su forma más básica como el acceso de toda la población, en cualquier momento, a los alimentos que se necesitan para llevar una vida sana. Alcanzar la seguridad alimentaria es un problema tridimensional. En primer lugar, es preciso garantizar un suministro de alimentos inocuos y nutricionalmente adecuados, tanto a escala nacional como en los hogares. En segundo lugar, es preciso conseguir un grado razonable de estabilidad en el suministro de alimentos, tanto de un año a otro, como a lo largo del año. En tercer lugar, y ésta sería la dimensión fundamental, cada hogar debe tener acceso material, social y económico a una cantidad suficiente para satisfacer sus necesidades de alimentos, es decir, cada familia debe tener conocimientos y capacidades para producir o adquirir, en forma sostenible, los alimentos que necesita. En este contexto, deberán fomentarse regímenes alimentarios debidamente equilibrados, que aporten todos los nutrientes y la energía necesarios, sin excesos ni desperdicios. También es importante promover una distribución apropiada de los alimentos entre todos los miembros del hogar.

Fomento de la lactancia materna

La lactancia materna proporciona la nutrición ideal a los lactantes y los niños pequeños. Juntamente con otros muchos efectos beneficiosos, como espaciar los embarazos y prevenir las enfermedades, es la forma más económica de alimentar a los lactantes. Deberá darse a todas las mujeres la posibilidad de criar al pecho a sus hijos en forma exclusiva durante 4-6 meses y seguir amamantándolos, completando la lactancia materna con alimentos apropiados, hasta que tengan dos años o más. Para ello, la comunidad internacional, así como los gobiernos e instancias interesadas, necesitan sensibilizar a las mujeres y prestarles el máximo apoyo para que den de mamar a sus hijos.

Cerciorarse en la medida de lo posible de que la información difundida sobre alimentación de los lactantes y niños pequeños está en consonancia y es compatible con los conocimientos científicos más recientes y adoptar medidas para contrarrestar toda información errónea sobre la alimentación del lactante.

Examinar con la mayor atención posible las cuestiones relativas a la lactancia materna y a la infección por el virus de la inmunodeficiencia humana (VIH), basándose en el asesoramiento científico más autorizado y actualizado.

Prestación de cuidados a los grupos socioeconómicamente desfavorecidos y nutricionalmente vulnerables

Prestar cuidados significa dedicar tiempo, atención, apoyo y conocimientos técnicos para satisfacer las necesidades físicas, mentales y sociales de los grupos socioeconómicamente desposeídos y nutricionalmente vulnerables, tanto en los hogares como en las comunidades. Los niños en crecimiento constituyen el más vulnerable de estos grupos, pero hay otros en los que se incluyen las mujeres, los ancianos y los discapacitados mentales físicos y sensoriales.

En general corresponde a la familia la responsabilidad primordial de la prestación de cuidados. No obstante, también la sociedad está obligada a ayudar a las personas que no pueden cuidar de sí mismas. Los cuidados dentro de la familia incluyen el apoyo en el curso del embarazo y después la lactancia materna, la protección, la reducción de las tensiones a que está sometido el niño, el suministro de techo, ropa, alimentos y aseo, la prevención y tratamiento de las enfermedades y las demostraciones de afecto y respeto.

Asegurar que todos los lactantes y niños pequeños, sobre todo los que se hallan en circunstancias difíciles, tengan acceso a una alimentación suficiente, bien equilibrada e inocua, así como a asistencia sanitaria y educación, para que puedan desarrollar y mantener todo su potencial de crecimiento físico y mental y alcanzar un estado nutricional adecuado. Habrá que prestar especial atención a que las niñas reciban los cuidados adecuados.

Promover unas buenas prácticas de destete, en particular la introducción oportuna de alimentos complementarios, una cantidad y calidad suficientes de alimentos de destete y mejores prácticas de alimentación, por ejemplo tomas más frecuentes y supervisadas.

Carencias de micronutrientes

Las carencias de micronutrientes plantean un importante problema de salud pública. Están muy generalizadas, si bien la prevalencia de una carencia determinada puede variar considerablemente dentro de un país y entre unos países y otros. Las carencias de vitamina A (incluido el betacaroteno), yodo y hierro son especialmente importantes a causa de las graves consecuencias que pueden tener para la salud, su amplia distribución geográfica y el empeño mundial por combatirlas.

La carencia de otros micronutrientes, como folato y otras vitaminas del complejo B, vitamina C, selenio, cinc y calcio, tiene también importantes consecuencias sanitarias y merecerían una mayor atención por parte de los gobiernos de los países donde se padecen tales carencias.

Fomento de dietas

La prevalencia de las enfermedades no transmisibles relacionadas con dietas inadecuadas y estilos de vida poco sanos está creciendo en muchos países. Al aumentar la prosperidad y urbanización, las dietas tienden a ser por término medio más ricas en energía y grasas, especialmente saturadas, y a tener un contenido menor de fibra y carbohidratos complejos y un contenido mayor de alcohol, carbohidratos refinados y sal[12,13]. En los medios urbanos disminuyen con frecuencia el ejercicio físico y el gasto de energía, mientras que tienden a aumentar el consumo de tabaco y el estrés[14,15]. Estos y otros factores de riesgo, así como el incremento de la esperanza de vida, van unidos a una mayor prevalencia de la obesidad, hipertensión, enfermedades cardiovasculares, diabetes mellitus, osteoporosis y algunos tipos de cáncer, con los consiguientes e inmensos costos sociales y de atención de salud. En algunas regiones la caries dental es también una importante condición relacionada con la dieta.

Modos de vida sanos

Aunque la urbanización tiene en general efectos positivos, especialmente en los países en desarrollo, puede dar lugar a graves dificultades económicas y sociales entre las poblaciones pobres. A menudo, un crecimiento urbano excesivamente rápido provoca una gran demanda de instalaciones urbanas, con el resultado de que gran número de personas pobres viven en tugurios atestados con un acceso limitado al agua potable, a los servicios higiénicos, a la asistencia sanitaria y a los alimentos. La excesiva urbanización, en particular la migración de las zonas rurales a las urbanas, puede contribuir también a la fragmentación de la sociedad y al deterioro de los valores tradicionales y de las prácticas de asistencia y de alimentación. Los cambios en la dieta y en el modo de vida consiguientes a la migración a zonas más ricas pueden influir en el estado de salud de diversas maneras, positivas y negativas.

NUTRICIÓN INFANTIL

Varios son los aspectos a considerar en esta amplia vertiente de la sanidad infantil.

Programas de salud de una comunidad

Un estado nutricional óptimo se consigue con más efectividad cuando en los programas sanitarios de una comunidad se incorporan todas las preocupaciones existentes sobre nutrición. Las necesidades nutricionales de un niño no pueden separarse de otros muchos aspectos que afectan al crecimiento y al desarrollo, así como a la adquisición de experiencias propias de este período de la vida. Tampoco las intervenciones en materia de nutrición deben quedar aisladas de otras acciones importantes, tales como los cuidados en guarderías y jardines de infancia, escolaridad, educación, juegos u otros programas que contribuyan al bienestar del niño en nuestra sociedad. La intervención de los pediatras y de otros grupos de profesionales de la salud es importante en esta faceta de la atención sanitaria.

En la clínica

Los pediatras han diseñado estándares nutricionales de calidad no sólo para los niños sanos sino también para los enfermos. Intentan anticiparse para evitar que se desarrollen situaciones patológicas nutricionales y han aprendido a tratar los problemas y las enfermedades que están estrechamente relacionadas con la nutrición. Además, han sabido establecer fructíferos contactos con otros grupos sanitarios preocupados por los mismos problemas.

Sin embargo, es sabido que no basta con establecer estándares, ya que los pediatras deben participar en el despistaje y valoración y en la educación y consejos, tanto en la vertiente física, como en la social y económica; deben estar además disponibles para las familias en aquellos centros de salud, clínicas u hospitales donde los niños reciben la mayor parte de su atención médica. Desgraciadamente lo cierto es que no suele ser frecuente que se disponga de pediatras interesados y que quieran encargarse de tales actividades.

Aptitudes de los pediatras

Se necesita no sólo que los programas sobre nutrición infantil tengan una serie de características, sino también los pediatras que los deben desarrollar. Deben ser flexibles, creativos y capaces de hacer ver a los niños sus necesidades nutricionales. La hora de la comida en los comedores escolares es un momento ideal para divulgar líneas maestras respecto a una adecuada nutrición. Conviene que a los adolescentes se les haga ver la importancia que tiene que no autovaloren sus escasos conocimientos y que tengan en cuenta las recomendaciones que se les hacen, considerando las necesidades propias de su edad. Para poder influir sobre la vertiente nutricional, los pediatras deben pensar en ofrecer recomendaciones asequibles para que puedan alcanzar los beneficios que se espera conseguir.

PROMOCIÓN DE LA SALUD NUTRICIONAL EN EL NIÑO

La estrategia sobre nutrición infantil para los próximos años, si ha de ser efectiva, necesita imaginación y colaboración. Los pediatras interesados en este aspecto de la salud infantil deben trabajar con y a través de las

Tabla 35.1. Objetivos sobre nutrición infantil para los próximos años

- Aumentar hasta por lo menos el 75% la proporción de madres que den el pecho a sus hijos después del parto y que un 50% de las mismas continúen haciéndolo hasta que sus hijos tengan 5 ó 6 meses
- Reducir la frecuencia de deficiencia en hierro a menos de un 3% entre los niños de 1 a 4 años
- Reducir la ingesta media de grasa al 30% o menos en relación con la cantidad de energía, y a menos del 10% la de grasa saturada en niños de 2 o más años de edad
- Aumentar la ingesta de calcio de manera que por lo menos el 50% de los jóvenes entre 12 y 24 años de edad consuman diariamente tres o más raciones de alimentos ricos en calcio
- Reducir el sobrepeso a una prevalencia no superior al 15% entre adolescentes de edades comprendidas entre 15 y 19 años
- El 50%, al menos, de los individuos sobrepesados deben adoptar prácticas dietéticas adecuadas junto a una actividad física regular con objeto de que consigan un peso apropiado
- Reducir el porcentaje de niños con edades inferiores a 5 años y retraso del crecimiento a menos de un 10%, entre los pertenecientes a clases sociales más desfavorecidas
- Aumentar hasta por lo menos el 75% la proporción de centros de atención primaria que valoren el estado nutricional y den consejos sobre problemas nutricionales

escuelas, medios de difusión, industria privada e instituciones gubernamentales, para que su mensaje llegue al niño y a su familia. Por tanto, la estrategia debe estar bien planeada, teniendo en cuenta los patrones familiares y locales sobre alimentación, las actuales presentaciones comerciales, los nuevos estilos de la restauración, así como los factores económicos.

No debe olvidarse además que la infancia tiene su propio valor intrínseco y que la sociedad tiene la responsabilidad de aumentar la duración y la calidad de la vida de los niños. A cambio recibirá los beneficios que ellos puedan aportar en el futuro. La nutrición es un elemento a considerar no sólo en los años infantiles sino durante toda la vida. Los pediatras deben esforzarse en desarrollar programas de nutrición, no sólo sobre el niño enfermo sino también sobre el sano, que se aproximen lo más posible a cuantos ideales teóricos se conocen en el momento presente.

La ciencia de la nutrición está experimentando cambios sustanciales. En el momento actual, los esfuerzos más importantes están dirigidos al estudio de la relación entre los alimentos y la salud[16-18].

Tabla 35.2. Metas básicas relacionadas con la nutrición

- Eliminar la inanición y las muertes por hambre
- Reducir considerablemente la malnutrición y la mortalidad entre los niños
- Eliminar las principales enfermedades nutricionales

Se exploran de forma activa nuevas posibilidades sobre la prevención de las enfermedades crónicas a través de la nutrición (Tablas 35.1 y 35.2).

HÁBITOS DIETÉTICOS

La infancia es el período de la vida en el que se forman y, posteriormente persisten, los hábitos dietéticos y la adecuación nutricional. Es también el momento que establece el contacto con alimentos típicos de la particular cultura a la que pertenece el niño.

Desde hace pocos años se conoce que un alto consumo de frutas y hortalizas de las poblaciones es un factor protector frente a las enfermedades cardiovasculares y varios tipos de cáncer. Como consecuencia de ello, las guías dietéticas de diferentes países recomiendan la ingesta diaria de, al menos, cinco porciones de frutas y hortalizas. Se sugiere aplicar estas guías a la población infantil por varias razones: se detectan enfermedades de evolución crónica en edades tempranas de la vida, las neoplasias tienen largos períodos de desarrollo, los factores de riesgo para determinadas enfermedades son elevados en algunos niños y, además, la infancia puede ser la mejor época de la vida para aprender conductas dietéticas saludables y de esta forma minimizar los riesgos de padecer procesos que pueden presentarse en años posteriores.

En la actualidad existe la evidencia de que existen mecanismos bioquímicos adecuados, que permiten explicar los efectos favorables de frutas y verduras, al ser éstas fuente de vitaminas, minerales, fibra y fitonutrientes. Cada una de estas sustancias puede desempeñar su papel para disminuir los riesgos mencionados de enfermedad.

NUEVA NUTRICIÓN

La nueva nutrición es una ciencia biológica y también social y ambiental. Por consiguiente, está relacionada con el individuo, la población y con la salud del planeta; y también con la vida y los mundos físicos.

Los responsables de formular este acercamiento tridimensional proponen que, ahora, la ciencia tiene que enfrentarse a ocasiones únicas y sin precedentes, así como a los desafíos del siglo XXI. Son muy diferentes de los que tuvieron lugar a mediados del siglo XIX cuando por primera vez se habló de ciencia en su forma moderna. La nueva nutrición debe diseñarse para enfrentarse y actuar con eficacia ante un continuado crecimiento de la población humana, persistencia de la desnutrición, incremento de la obesidad y de la diabetes en los primeros años de la vida, aumentada desigualdad entre naciones y sus poblaciones, a los cambios rápidos de los alimentos globales y locales y a la disminución y agotamiento de los recursos naturales.

Se ha propuesto que sólo combinando los componentes biológicos, sociales y ambientales, puede la ciencia de la nutrición realizar con eficacia su potencial para conservar, mantener, desarrollar y sostener la vida sobre la tierra. Además, la especie humana se ha movido en un tiempo de la historia en que la ciencia de la nutrición, el alimento y las políticas nutricionales estaban principalmente preocupadas por la salud personal, la demografía y la explotación, la producción y el consumo de recursos de alimentos y derivados; ahora se está asistiendo a un nuevo período de la historia. Todas las ciencias relevantes, incluyendo la nutrición, deberían estar principalmente orientadas a la conservación y sustento de los humanos y a que los seres vivientes y los recursos físicos, todo ello junto, contribuyeran a la salud de la biosfera.

Las ciencias químicas y biológicas han constituido una importante base para la nutrición y han sido esenciales para conformar una ciencia con gran trascendencia sobre la salud pública. Sin embargo, estos antecedentes son claramente insuficientes para dirigir los principales desafíos con lo que se enfrenta la ciencia de la nutrición en el siglo XXI. Existe necesidad apremiante de incluir los aspectos sociales, económicos y los derechos humanos dentro de un marco ético, para definir la futura política que asegurará el derecho a un alimento sano y nutritivo para todos.

La ciencia de la nutrición ha tenido un progreso gigantesco en el siglo pasado. Pero la población humana sigue aumentando; y el clima global cambia, con enormes implicaciones. Nuestra ciencia ha cumplido en situaciones específicas, pero no ha atendido y ha pasado por alto el bienestar planetario, así como los determinantes básicos de la salud humana. Ahora debemos asegurarnos que la práctica de nuestra ciencia apoye a los ecosistemas sostenibles y al mantenimiento de los ambientes sanos.

Por ello la ciencia de la nutrición debería constituir la base de las políticas de la nutrición y de la alimentación. Convendría que estas políticas se diseñaran para identificar, crear, conservar y proteger sistemas racionales, sostenibles y equitativos, comunales, nacionales y globales de los alimentos, así como para mantener la salud, el bienestar y la integridad del género humano, y también para realizar proyectos a nivel mundial[19].

Nutrición molecular

El éxito del Proyecto del Genoma Humano y los poderosos instrumentos de la biología molecular han introducido una nueva era en la medicina y en la nutrición. La industria farmacéutica espera obtener datos aprovechables del Proyecto del Genoma Humano para desarrollar nuevas medicinas basadas en la constitución genética del paciente; de la misma manera, la industria de los alimentos tiene una oportunidad para posicionarse en cuanto a los alimentos y sus componentes bioactivos con objeto de promover la salud e impedir el desarrollo de la enfermedad basándose en la constitución genética del consumidor. Esta nueva era de nutrición molecular, es decir la interacción nutritiva-génica, puede contemplarse en dos direcciones. Una, sería la de enfocar los efectos de las sustancias nutritivas o bioactivas de los alimentos sobre la regulación de la expresión génica (nutrigenómica) y otra, en cuanto al impacto de las variaciones en la estructura génica sobre la respuesta de algunas sustancias nutritivas o bioactivas de los alimentos (nutrigenética). El especialista en nutrición de salud pública deberá equilibrar las necesidades de la comunidad con las de los individuos. El entusiasmo y el futuro de la nutrición molecular deberán ser atenuados ante la necesidad de validar los datos científicos que surgen de las disciplinas de nutrigenómica y nutrigenética y por ello será preciso educar a los médicos y comunicar su importancia a los consumidores y hacerlo todo dentro de un marco socialmente responsable y bioético.

La ciencia de la nutrición ha ido más allá de la nutrición molecular al estudiar la interacción nutrición-genética. Está en línea con el consejo profético de Hipócrates: "La salud positiva requiere un conocimiento de la constitución primaria del hombre y los poderes de los varios alimentos, tanto los naturales como aquellos que son el resultado de la habilidad humana".

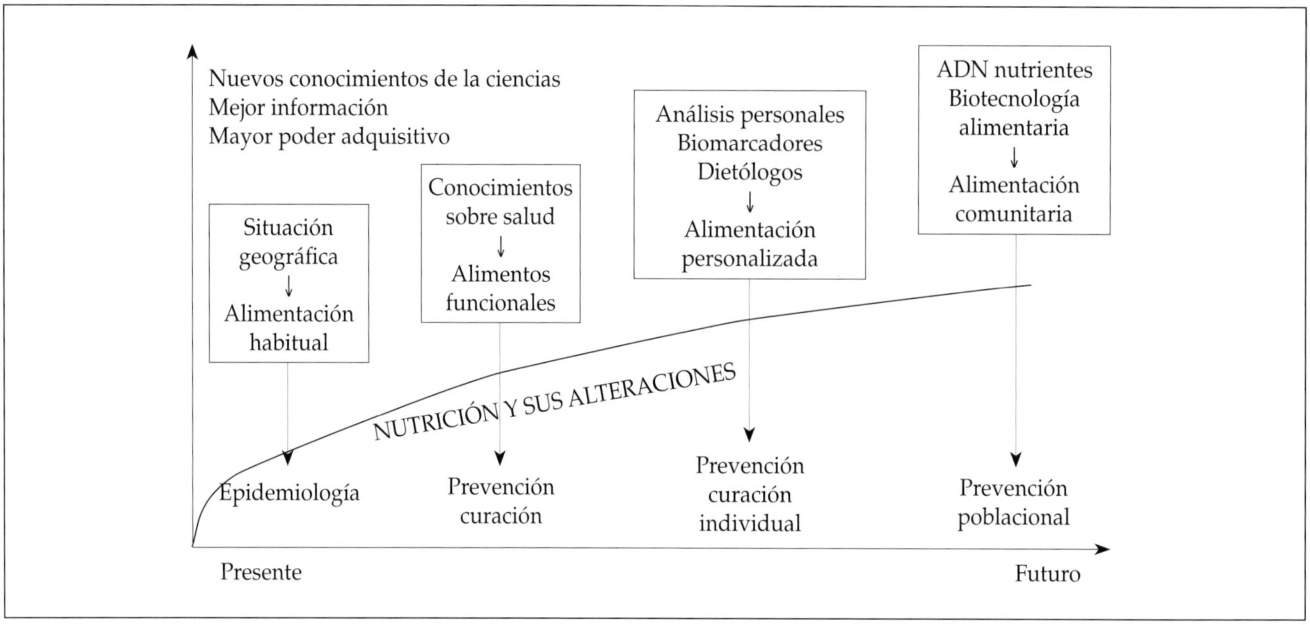

Figura 35.1. Evolución de la ciencia de la nutrición.

Tal como la nutrición molecular se presenta y parece que va a ser desarrollada por las industrias agrícolas y alimenticias, se puede prever la evolución de nuevas tendencias y tecnologías (Fig. 35.1). De las muchas fuerzas que han favorecido el cambio en la ciencia de la nutrición, existen tres con excepcionales coeficientes de alto impacto: a) éxito del Proyecto del Genoma Humano; b) apertura y acceso sin precedentes a la información sobre la salud y la nutrición, vía Internet; y c) aparición de consumidores con alto poder adquisitivo. Estas potentes fuerzas se entrecruzan en el campo de la nutrición personal y de la nutrigenómica[20].

Nutrigenómica

La investigación génica puede ayudar en las nuevas formas de tratamientos médicos. Se ha dicho durante décadas que los genes predeterminan ciertos peligros para la salud y que no se puede hacer nada para cambiar los genes que aportaron los padres. Los genes, desde luego, son los programas biológicos que gobiernan la mayor parte de las funciones corporales o, según el caso, el mal funcionamiento y la causa de la enfermedad. Pero las investigaciones recientes han revelado que los genes no son rígidos, de forma que se puede mejorar la herencia génica y la función de los genes. Basta, según se observa, en compensar los defectos de aquellos que originan enfermedades incorporando determinados nutrientes en la alimentación habitual, aportando suplementos alimenticios, o mejorando la forma de vivir.

La capacidad de modificar el comportamiento de los genes se incluye dentro del concepto clave, la nutrigenómica. Aplicando esta nueva forma de intervención se puede favorecer la actividad de los genes más sanos con objeto de lentificar la evolución del envejecimiento y disminuir el riesgo de determinadas enfermedades. La importancia de la nutrición en la salud no es una nueva idea, se remonta a muchos siglos atrás. Hoy muchas personas entienden que algunos alimentos, tales como por ejemplo el pescado y las verduras, son saludables y reducen el riesgo de problemas cardíacos y cáncer, mientras que los refrescos azucarados y los dulces son perjudiciales porque predisponen a la obesidad y a la diabetes.

Hasta hace relativamente poco tiempo, los científicos tenían un conocimiento general de cómo algunos nutrientes, como vitaminas y minerales, afectan a la salud. Los de ahora han obtenido nuevos conocimientos de hechos específicos por los que los alimentos y ciertas sustancias nutritivas afectan a la actividad de los genes y, por consiguiente, a la salud. Con este entendimiento de cómo las sustancias nutritivas y genes actúan recíprocamente, es posible ahora determinar si un individuo puede necesitar cantidades extra de ciertas vitaminas, minerales u otros nutrientes. De esta manera una persona puede mejorar su salud, con independencia de los genes presentes en el nacimiento.

Los genes usan el ADN para formar un juego entero de instrucciones que dirigen el comportamiento de todas y de cada una de las células de los seres vivientes; este programa genético gobierna la organización y las funciones de los organismos. Sin embargo, los genes hacen mucho más que cumplir este programa. Orquestan toda la creación en el cuerpo, incluyendo miles de proteínas y decenas de miles de otros compuesto bioquímicos. Aunque muchos de sus rasgos físicos sean fijos, los genes responsables de los procesos cotidianos bioquímicos no lo son. Contrariamente a lo que se había creído, los genes poseen una gran flexibilidad y esta característica puede aprovecharse para, a largo plazo, conseguir ventajas en cuando a la salud.

Los genes responden, tanto los "buenos" como los "malos", a lo que se come, al microambiente alimenticio dentro de cada una de las células del cuerpo. Si se mantiene un ambiente génico sano, los genes funcionarán adecuadamente y el organismo será más resistente a enfermedades crónicas o degenerativas. En cuanto a las recomendaciones específicas para alimentar adecuadamente a los genes[21] conviene saber que:

- Algunos genes heredados pueden predisponer a una serie de enfermedades.
- El daño relacionado con la edad de los genes aumenta el riesgo de enfermedades importantes como cardiopatías, cáncer, enfermedad de Alzheimer, así como disminución de la capacidad de energía.
- Las carencias alimenticias crean entorpecimientos bioquímicos, impidiendo a los genes realizar sus funciones normales e intencionadas.
- Los alimentos ricos en azúcares y carbohidratos refinados aumentan los niveles de insulina, una hormona que modifica la actividad génica y aumenta su riesgo de obesidad, diabetes, problemas cardíacos y cáncer.
- Ciertos hábitos culinarios pueden dañar al ADN y acelerar el envejecimiento.

Para proteger al ADN y compensar tanto las debilidades genéticas heredadas como el daño relacionado con la edad, conviene conocer que:

- Alimentos sanos, nutritivos densos, como pescado y verduras, proporcionan alimentación óptima para los genes y debilitan a muchos de ellos en cuanto a la promoción de ciertas enfermedades.
- Alimentos, como pueden ser algunos frutos como arándanos, frambuesas, kiwi y otros, ayudan a prevenir y reparar el daño del ADN.
- Vitaminas B ayudan también a reparar el ADN y a regular el comportamiento de los genes.
- Antioxidantes, como vitaminas E y C, protegen al ADN de miles de moléculas peligrosas.
- El selenio, un nutriente esencial, interviene en la acción favorable de genes en células cancerosas.
- Sustancias nutritivas semejantes a vitaminas, como coenzima Q10 y carnitina, neutralizan moléculas perjudiciales al ADN e incrementan los niveles de energía.

Pruebas analíticas de laboratorio de bioquímica y genética

En la actualidad una serie de pruebas de laboratorio pueden indicar mutaciones genéticas, factores de riesgo de enfermedad o deficiencias nutricionales en algunos individuos y pueden servir de apoyo a la hora de tomar decisiones de carácter dietético ante determinadas situaciones. Convendrá solicitar aquellas que orienten la historia y la clínica médica en cada caso; algunas de ellas se presentan a continuación:

- *Antioxidantes*, varios. Con esta prueba se miden los niveles en sangre de varios nutrientes como vitaminas E y C, β-caroteno, y otros.
- *Transglutaminasa antitejido*. Una prueba positiva para anti-tTG indica intolerancia al gluten, causa de la enfermedad celiaca.
- *Aspartato, aminotransferasa*. Prueba extremadamente sensible para valorar los niveles funcionales de vitamina B_6. Mide la actividad de una enzima dependiente de B_6, en vez de medir la vitamina.
- *BRCAl* y *BRCA2*. Mutaciones de estos genes se asocian con aumentado riesgo de cáncer de mama y cervical.
- *Proteína C-reactiva*. La "alta sensibilidad" de la prueba PCR refleja los niveles de inflamación del organismo, afectado en gran número de enfermedades. Unos niveles de PCR de 3,5 mg/dl, indican alto riesgo de cardiopatía. Niveles ideales son inferiores a 0,1 mg/dl.
- *Glucosa*. Cifras elevadas de glucemia en ayunas (superiores a 90 mg/dl), como parte de una serie de pruebas estándar, puede indicar riego de desarrollo de diabetes.
- *Glutation, reductasa*. Prueba para vitamina B_2 que mide la actividad de una serie de enzimas antioxidantes que dependen de dicha vitamina.
- *Mutación HbS*. Indica bien anemia de células falciformes o bien rasgo para dicha anemia.

- *Mutaciones HFE*. Detección de mutaciones C282Y y H63D indican hemocromatosis, enfermedad que aumenta el riego de diabetes, cardiopatía y muerte prematura.
- *HLA-DQ2* y *HLA-DQ8*. Estas pruebas indican predisposición genética a enfermedad celiaca.
- *Homocisteína*. Niveles elevados de homocisteína (especialmente superior a 13 mmol/L) indican bajos de ácido fólico, posiblemente bajos de vitamina B12 y pobres reacciones de metilación. Un nivel ideal se encuentra entre 4 y 8 mmol/L.
- *Insulina*. Un nivel elevado de insulina en ayunas (superior a 20 mcUI/ml) puede indicar resistencia prediabética a la insulina. Un nivel ideal es inferior a 12 McUI/ml.
- *Lipoproteína* (a). Los niveles de Lp (a) (subfracción de colesterol) superior a 20 mg/L sugieren un aumentado riesgo de enfermedad cardiovascular. El nivel ideal es inferior a 15 mg/L.
- *Ácido metilmalónico*. Prueba muy sensible para analizar vitamina B_{12}. La prueba indica el impacto funcional de la vitamina B_{12} sobre el ácido metilmalónico, y no los niveles de dicha vitamina.
- *Polimorfismos MTHFR*. La presencia de polimorfismos en el gen que codifica metilenetetrahidrofolato reductasa puede indicar aumentados requerimientos nutricionales de ácido fólico y riesgo aumentado de coronariopatía, infarto cerebral, enfermedad de Alzheimer y depresión.
- *Transquetolasa*. Prueba muy sensible para la vitamina B_1. Mide la actividad de una enzima influenciada por los niveles de B_1.
- *Gen receptor de la vitamina D*. Polimorfismos en el gen VDR interfieren con la utilización de vitamina D y pueden aumentar el riesgo de osteoporosis, diabetes, cáncer y esclerosis múltiple.

Medicina predictiva

Para Segovia de Arana[22] los recientes avances de la medicina genómica han dado lugar a una modalidad nueva de la medicina preventiva que constituye la llamada *medicina predictiva* basada en el conocimiento de las posibles enfermedades que puede padecer un individuo relacionadas con su constitución genética. El estudio de los polimorfismos o mutaciones que se producen en determinados genes pueden suministrar información sobre el posible desarrollo de enfermedades monogénicas o multifactoriales o bien condicionar una predisposición a las mismas activadas por factores ambientales. La *medicina predictiva* tiene connotaciones éticas, legales y sociales que se van conociendo cada vez más a medida que este concepto de la medicina va cobrando más importancia.

La medicina está mostrando su extraordinaria y lógica diversidad, no solo en su evolución histórica sino en sus componentes actuales, cada vez más abundantes y complejos. La medicina curativa tradicional se va a transformar en la sanidad moderna en la que los conceptos, tanto personales como colectivos, van a marcar unas conductas de gran trascendencia para el individuo y para la sociedad.

BIBLIOGRAFÍA

1. Sarría A, Moreno L, Mur M, Lázaro A, Bueno M. Recomendaciones dietéticas para niños y adolescentes. Población sana. Acta Pediatr Esp 1993; 51 (supl.): 62-8.
2. Morali A, Vidailhet M. Quoi de neuf en nutrition infantile? Arch Pédiatr 2002; 7: 726-32.
3. Langnas AN, Shaw BW, Antonson DL, Kaufman SS, Mack DR, Heffron TG *et al*. Preliminary experience with intestinal transplantation in infants and children. Pediatrics 1996; 97: 443-8.
4. Farrell PM, Kosorok MR, Laxova A, Shen G, Koscik RE, Bruns WT *et al*. Nutritional benefits of neonatal screening for cystic fibrosis. Wisconsin cystic fibrosis neonatal screening study group. N Engl J Med 1997; 337: 963-9.
5. Bueno M, Sarría A, Moreno LA, Ramos FJ. Eating disorders: nutritional aspects. En: Ballabriga A, ed. Feeding from toddlers to Adolescence, nº 37. Nueva York, Lippincott-Raven Press, 1996; 221-30.
6. Frisancho AR. Reduction of birth weight among infants born to adolescents: Maternal-fetal growth competition. Ann N Y Acad Sci 1997; 817: 272-80.
7. Rees JM. Nutrition for pregnant and childbearing adolescents: demographics, developmental needs, behavior, and outcome. Ann N Y Acad Sci 1997; 817: 246-50.
8. Gastón E. El niño en los nuevos modelos de sociedad. Once tendencias para el año 2020. Zaragoza, 1995.
9. Richman N. Children in situations of political violence. J Child Psychol Psychiatr Allied Disciplines 1993; 1286-302.
10. Ritchie OW, Koller MR. Impact of social stratification upon children. En: Sociology of Childhood. Nueva York, Kent State University, 1964; 47-60.
11. Pesanelli D. Reinventing the children's room. The Futurist 1991; 9-10: 28-32.
12. Bueno M, Sarría A, Equipo Colaborativo Español. Paidos'84-II. Datos de una encuesta nutricional en escolares españoles. Madrid, Jomagar, 1988.
13. Committee on Diet and Health. Food and nutrition board. Commission on life sciences. Diet and health. Implications for reducing chronic disease risk. National Research Council. Washington, National Academy Press, 1989.

14. NIH Consensus development panel on physical activity and cardiovascular health. physical activity and cardiovascular health. JAMA 1996; 276: 241-6.
15. Butte NF, Henry CJ, Torun B. Report on the working group on energy requirements of infants, children and adolescents. Eur J Clin Nutr 1996; 50 (suppl 1): S188-9.
16. Horisberger M. The role of nutrition research in planning for a better nutrition in the 21st century: industry. En: Leathwood P, Horisberger M, James WPT, eds. For a netter nutrition in the 21ST century. Nestlé Nutrition Workshop Series, nº 27. New York, Vevey/Raven Press, 1993; 239-46.
17. García M, Quintero R, López-Munguía A. Biotecnología alimentaria. México, Limusa, 2000.
18. Oken E, Lighdale JR. Updates in pediatric nutrition. Curr Opin Pediatr 2000; 12: 282-90.
19. Editorial. Nutrition science for the new millennium. Asia Pac J Clin Nutr 2006; 15: 2-5.
20. Gillies PJ. Nutrigenomics. The rubicon of molecular nutrition. J Am Diet Assoc 2003; 103: S50-S55.
21. Challem J. Feed your genes right. Eat to turn off disease-causing genes and slow down aging. Honoken, New Jersey, John Wiley and Sons, 2005; 214-5.
22. Segovia de Arana JM. Diversidad y medicina. En: Ciencia y Sociedad. Diversidad humana. Fundación Santander-Central-Hispano. Madrid, Nobel, 2002; 171-88.

Capítulo

36

Malnutrición del lactante (MPE)

M. Bueno, A. Sarría

CONCEPTO

La desnutrición es un problema de salud complejo que puede deberse a diversas carencias simultáneas de proteínas, energía, micronutrientes y vitaminas.

En los países subdesarrollados el potencial de crecimiento y desarrollo de niños menores de 6 años de edad está limitado por las deficiencias nutricionales. A medida que mejoran las condiciones prevalentes en un país, se origina un desplazamiento de la edad de mayor incidencia de la desnutrición hacia etapas más tempranas de la vida[1].

En el niño pequeño, los graves estados deficitarios anteriormente aludidos se agrupan bajo el término general de *malnutrición proteico-energética* (MPE).

CLASIFICACIÓN

La MPE puede clasificarse en dos grandes grupos: primaria y secundaria.

La MPE primaria es típica de países preindustrializados en donde puede calificarse como emergencia alimentaria-nutricional. Generalmente combina ingesta alimentaria inadecuada y mal estado de salud. Un informe de UNICEF[2] refiere que en 35 de los países más pobres del mundo, un 30-50% de la población carece completamente de acceso a los servicios de salud. Esta situación fue descrita en 1906 por Czerny con la denominación de *distrofia farinácea*, dentro del grupo de los trastornos nutritivos del lactante de evolución crónica[3]. El médico militar francés Normet[4] describió en 1926 en la Región de Annam (Vietnam) una malnutrición con edemas en niños que consumían una alimentación a base de arroz, a la que denominó *la hinchazón de Annam*. Con posterioridad la doctora Williams[5] describe con la denominación de *kwashiorkor*, un cuadro de malnutrición protéico-calórica que afectaba a niños menores de 5 años de edad y que asociaba a la malnutrición edema por hipoalbuminemia. La tribu Ga en Costa Dorada (actual Ghana) utilizaba este término para denominar "la enfermedad que afecta al niño mayor, cuando nace el siguiente bebé". Este cuadro fue denominado en Centroamérica *síndrome pluricarencial infantil*[6]. La Organización Mundial de la Salud (OMS) ha propuesto los términos de malnutrición proteico-calórica y, más recientemente, malnutrición proteico-energética. Las formas más graves de este trastorno se denominan kwashiorkor, si existe edema, y marasmo en el caso que no exista (Fig. 36.1)[7,8].

Waterlow[9] introdujo los conceptos *"stunting" "wasting"* en los estados de malnutrición. El primero, en castellano "detenido en talla", define la deficiencia de talla para la edad y representa una malnutrición de larga duración (crónica); el segundo, "depauperación", es la situación de deficiencia de peso para la talla y representa un estado agudo de malnutrición (Fig. 36.2).

La malnutrición proteico-energética en los países industrializados ha sido erradicada como tal; sin embargo, persisten las formas secundarias a patologías subyacentes como son los casos del Sida, neoplasias, enteropatías crónicas y otras (Tabla 36.1)[10].

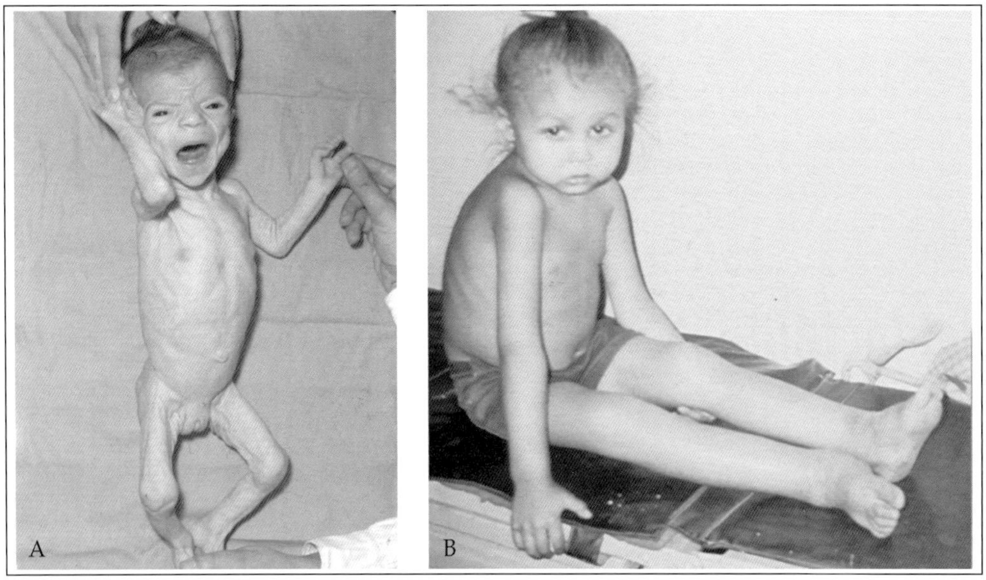

Figura 36.1. Los dos síndromes. A: marasmo (edad = 9 meses); B: kwashiorkor (niña de 4 años).

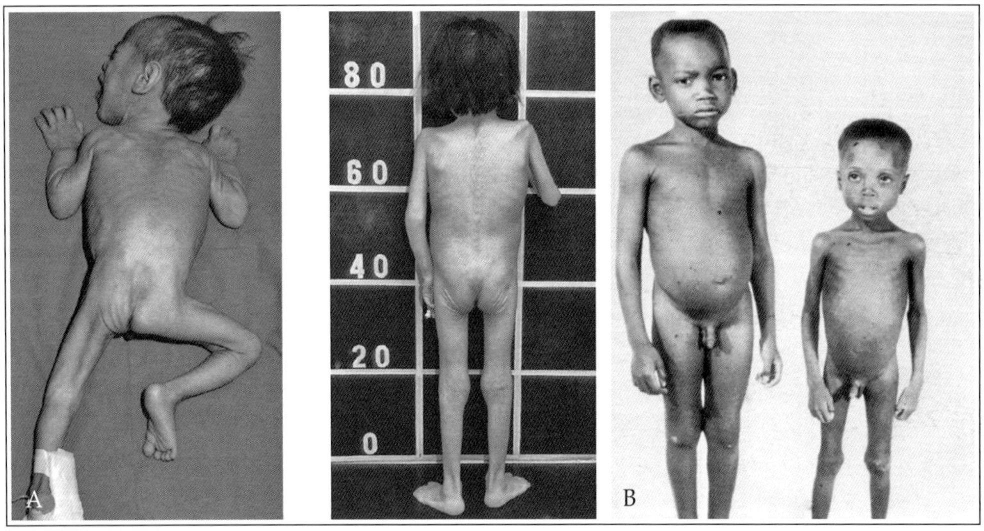

Figura 36.2. A: MPE secundaria (Sida) síndrome de depauperación (*wasting syndrome*); B: MPE primaria síndrome de detención de la talla (*stunting*).

Tabla 36.1. MPE secundaria

Recién nacido de bajo peso
Síndrome de intestino corto
Fibrosis quística
Enfermedad mucosal
- Celíaca
- Enteropatía por proteína de la leche de vaca
- Enteritis infecciosa
- *Sprue* tropical
- Gastroenteritis alérgica
- Diarrea intratable
- Desórdenes inmunitarios
Enfermedad hepática crónica
Enfermedad inflamatoria crónica intestinal
Quemaduras y traumatismos
Anorexia nerviosa
Cáncer

En el mundo más de 14 millones de niños en edad preescolar fallecen cada año por nutrición inadecuada, pero son muchos más los que sobreviven, pudiendo presentar durante su vida adulta secuelas de su precoz malnutrición (Fig. 36.3).

La desnutrición es una emergencia en gran parte silenciosa e invisible que origina consecuencias de mayores proporciones que las que se derivaron de la peste negra que asoló Europa en el siglo XIV. El *Estado Mundial de la Infancia de 1998* informa en detalle sobre la escala de las pérdidas y los pasos que se han dado para tratar de detenerlas[2].

En este capítulo se estudia la malnutrición proteicoenergética primaria. La MPE secundaria asociada a celíaca, fibrosis quística, enfermedad inflamatoria intestinal, Sida

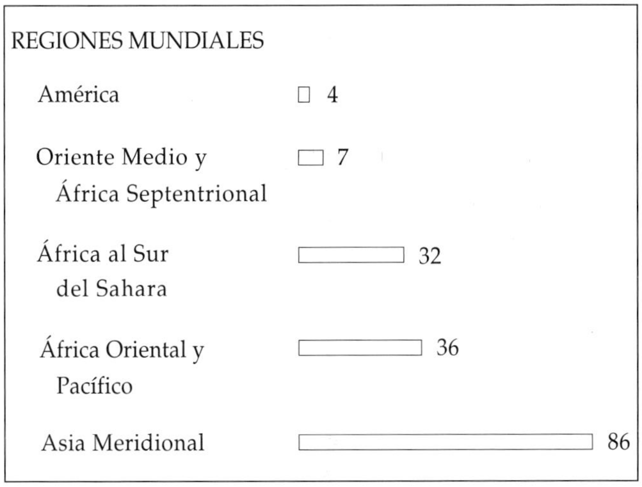

Figura 36.3. Niños desnutridos (millones) menores de 5 años (*World Nutrition Situation, 1996*).

y cáncer, se analiza en los capítulos 41, 42, 43, 46 y 50 de este libro.

TIPOS DE MALNUTRICIÓN

Según la intensidad de la malnutrición se admiten distintos grados. McLaren estableció los grados de MPE leve, moderada y severa de acuerdo con el porcentaje de la pérdida de peso referido a talla y edad. En los casos leves la pérdida de peso se estima entre el 85-90% del ideal, en la moderada entre el 75-85% y en la severa cuando el peso es inferior al 75% del ideal para talla y edad[11]. El mismo autor subdivide las formas de MPE severa en: con edema (Kwas) y sin edema (marasmo) (Tabla 36.2).

La clasificación de Waterlow del estado nutricional se expone en la Tabla 36.3[12].

EPIDEMIOLOGÍA

Como se ha comentado anteriormente, la MPE es consecuencia de una dieta insuficiente en la que de forma variable se combinan aportes inadecuados de proteína, energía, vitaminas y micronutrientes. Esta situación se agrava como consecuencia de circunstancias ambientales desfavorables. En los países en desarrollo, la carencia de alimentos se asocia con servicios inadecuados de atención de la salud, falta de agua potable y saneamiento ambiental y atención materno infantil ineficaz. De esta forma se cierra el denominado por Fanconi "círculo vicioso de la miseria" (Fig. 36.4)[13]. Se estima que en la actualidad existen más de 800 millones de personas subalimentadas en el mundo y que la gran mayoría viven en países en vías de desarrollo.

Tabla 36.2. Clasificación de McLaren (% peso para talla y edad)

Normal	90-110%
MPE leve	85-90%
MPE moderada	75-85%
MPE severa	< 75%
- Con edema = "Kwas"	
- Sin edema = Marasmo	

Tabla 36.3. Estado nutricional (Waterlow)

Grado	**Malnutrición aguda (% peso-altura)***	**Malnutrición crónica (% altura-edad)****
I (leve)	< 90	< 95
II (moderado)	< 80	< 90
III (severo)	< 70	< 85

**: P/T = peso actual dividido por el valor P50 del peso/altura/edad x 100; **:T/E = talla actual; valor P50 A/E x 100.*

El marasmo puede presentarse en niños tan pequeños como de 3 meses de edad, si falta la lactancia materna y no reciben un adecuado alimento sustitutivo y/o complementario. El kwashiorkor es más frecuente a partir del 2º-3er año de vida.

Los factores que participan en el desarrollo de la MPE son, por tanto, diversos, pero pueden sistematizarse en predisponentes y precipitantes, como se recoge en la Figura 36.5. El marasmo y el kwashiorkor son, sin embargo, la punta visible del iceberg que constituye la totalidad de la malnutrición (Fig. 36.6).

Las causas de la desnutrición son, por tanto, múltisectoriales y abarcan la alimentación, la salud y las prácticas de atención. En la Figura 36.7 se exponen los diferentes factores que intervienen en el mantenimiento de la MPE primaria.

PATOGENIA

El marasmo es la forma más frecuente de desnutrición. Las diferencias entre éste y el kwashiorkor son clínicas, pero no están deslindadas con nitidez a nivel bioquímico y fisiopatológico.

La MPE es consecuencia de ingesta inadecuada de energía y proteína, que conduce a la respuesta del organismo infantil con un mecanismo de "adaptación" que aumenta los niveles plasmáticos de cortisol y disminuye los de insulina. El músculo proporcionaría los aminoácidos

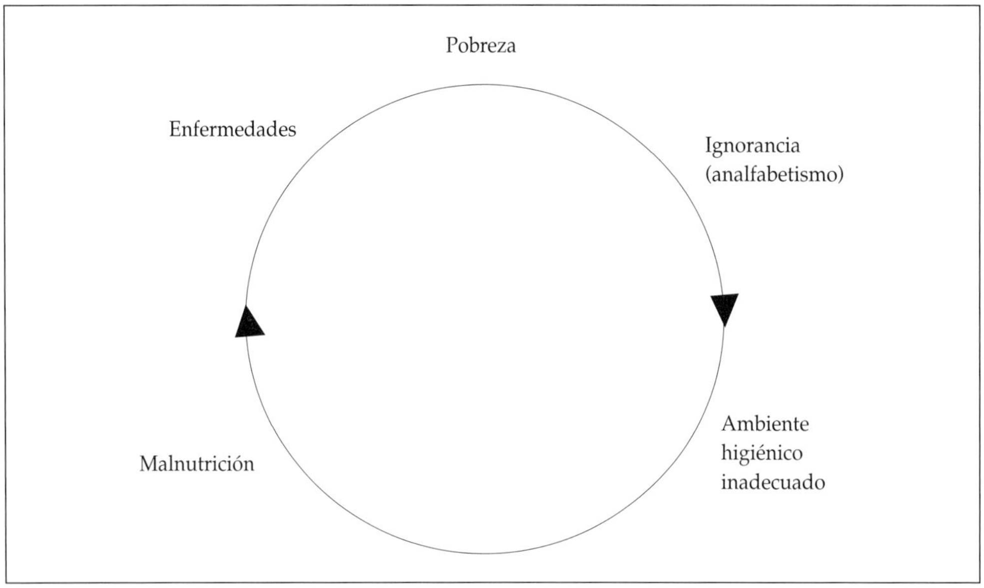

Figura 36.4. Círculo vicioso de la miseria[13].

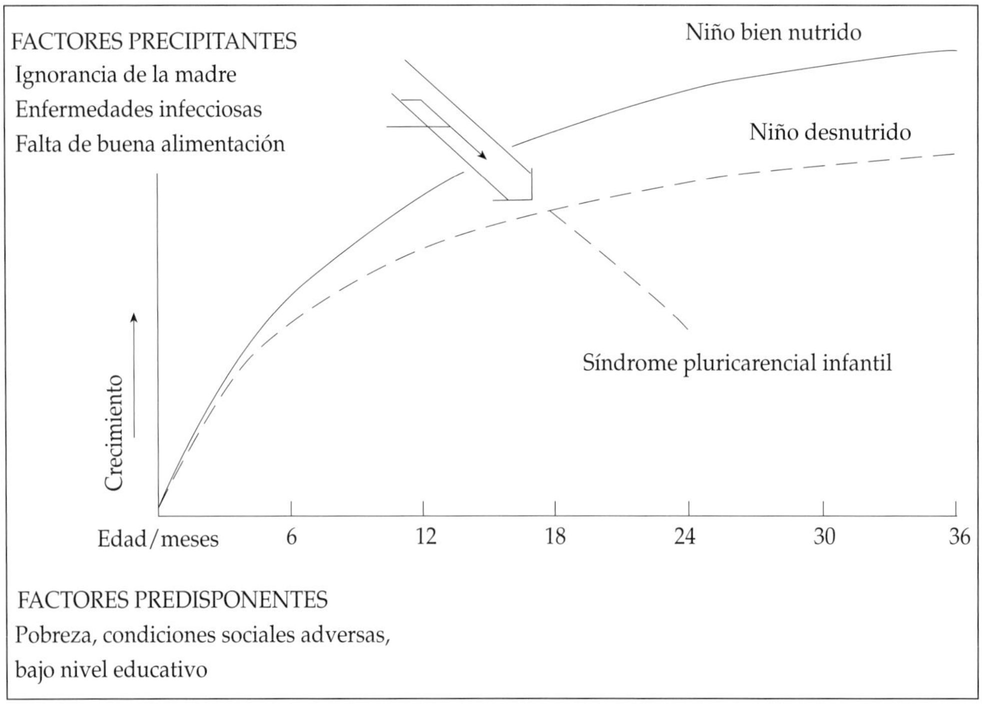

Figura 36.5. Factores que participan en el desarrollo de desnutrición proteica en la América Central[6].

esenciales para el desarrollo de las proteínas viscerales, manteniendo concentraciones normales séricas de albúmina y otras proteínas. En el kwashiorkor se asocia el estrés catabólico de la infección. Esta favorece la producción de citocinas, inhibición de la síntesis de proteínas viscerales y estimulo de la liberación de reactantes de fase aguda. Los aminoácidos se orientarían principalmente a la elaboración de estos reactantes y no de las proteínas viscerales. Ello conduce a hipoalbuminemia, edema e infiltración grasa del hígado (Fig. 36.8). Algunos autores sostienen, además, que la hipoalbuminemia estaría agravada por lesión hepática secundaria a la acción de radicales libres o de algún tóxico.

El metabolismo de todos los minerales traza está alterado. La concentración de cinc y de cobre en el músculo está disminuida en relación con las tasas de proteínas.

La MPE mantenida origina retardo de crecimiento, especialmente en las formas precoces o marasmáticas.

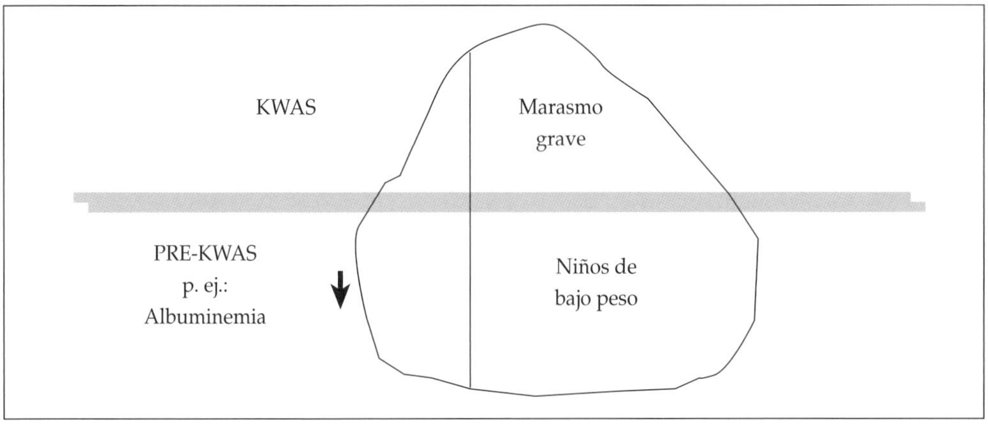

Figura 36.6. *Iceberg* de la malnutrición.

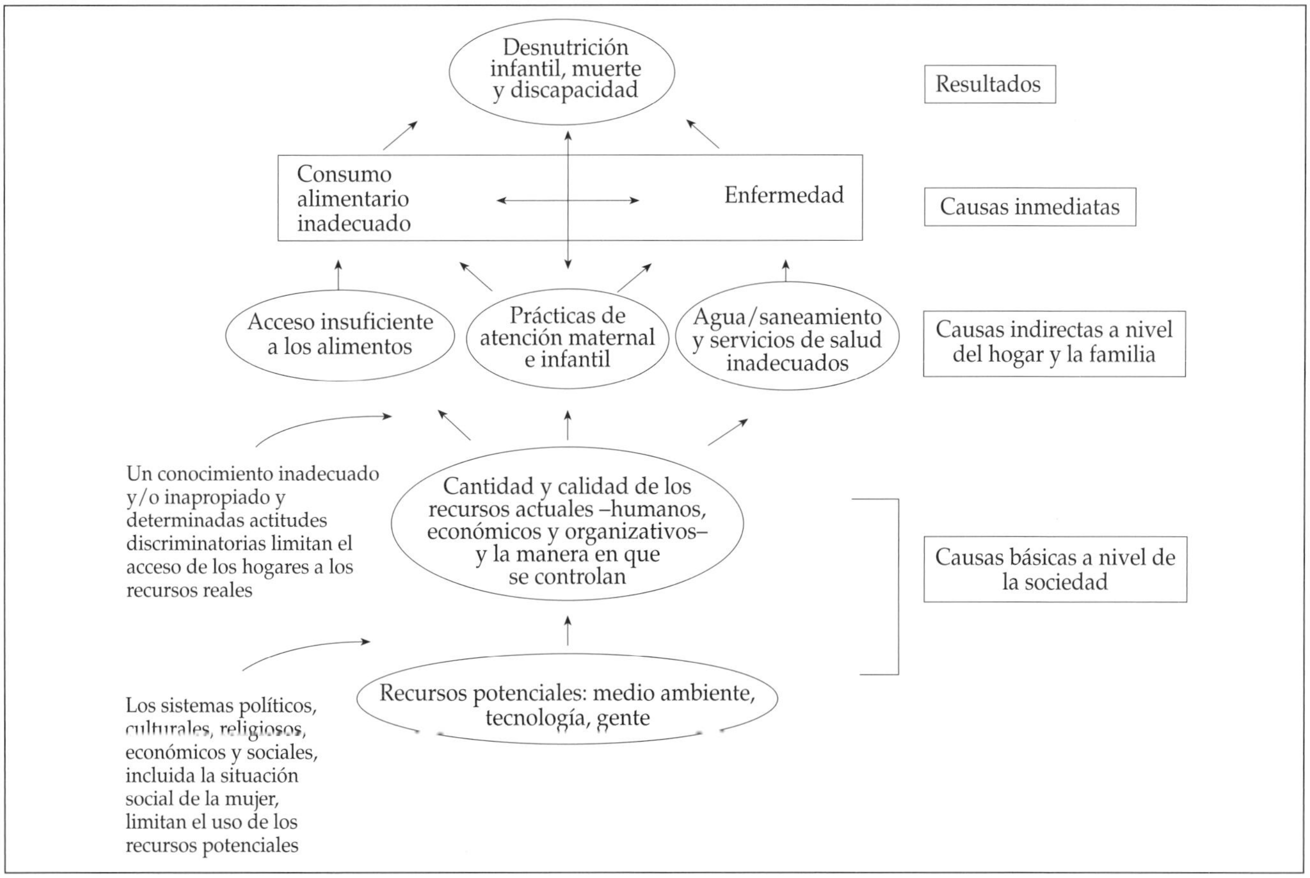

Figura 36.7. Factores que intervienen en el mantenimiento de la MPE primaria.

En las deficiencias graves los pacientes no pueden mantener el suministro de energía tisular y celular, apareciendo hipoglucemia, hipotermia, alteración de las funciones circulatoria y renal, acidosis, coma y muerte[14].

CLÍNICA

Las formas graves de malnutrición son de fácil diagnóstico. El marasmo tiene como principal expresión la pérdida de masa grasa y muscular, lo que sugiere que su causa es simplemente la deficiencia de alimento. El cuadro se caracteriza por un grave retraso de crecimiento y el niño tiene un aspecto emaciado[15].

Por el contrario, el kwashiorkor presenta signos clínicos específicos como son: edema, hepatomegalia, degeneración grasa del hígado, lesiones dérmicas y decoloración del cabello[16].

La pirámide de Jelliffe (Fig. 36.9) representa la intensidad de los signos clínicos y biológicos, a medida que se alejan del vértice. La base representaría las situaciones

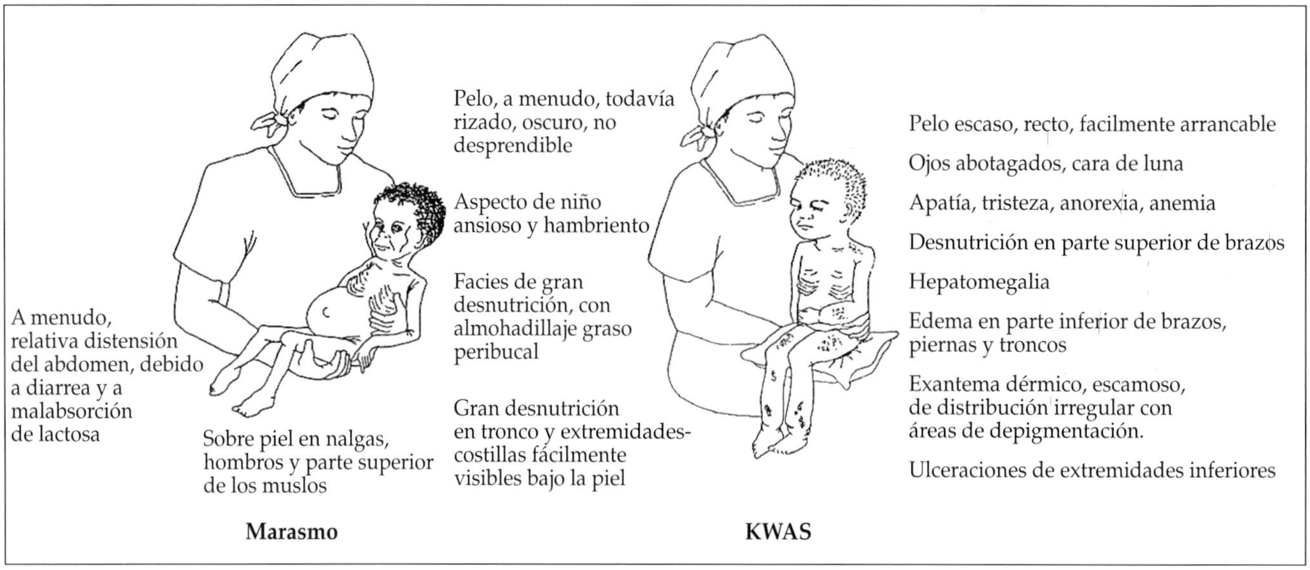

Figura 36.8. MPE. Diferencias clínicas entre marasmo y kwashiorkor.

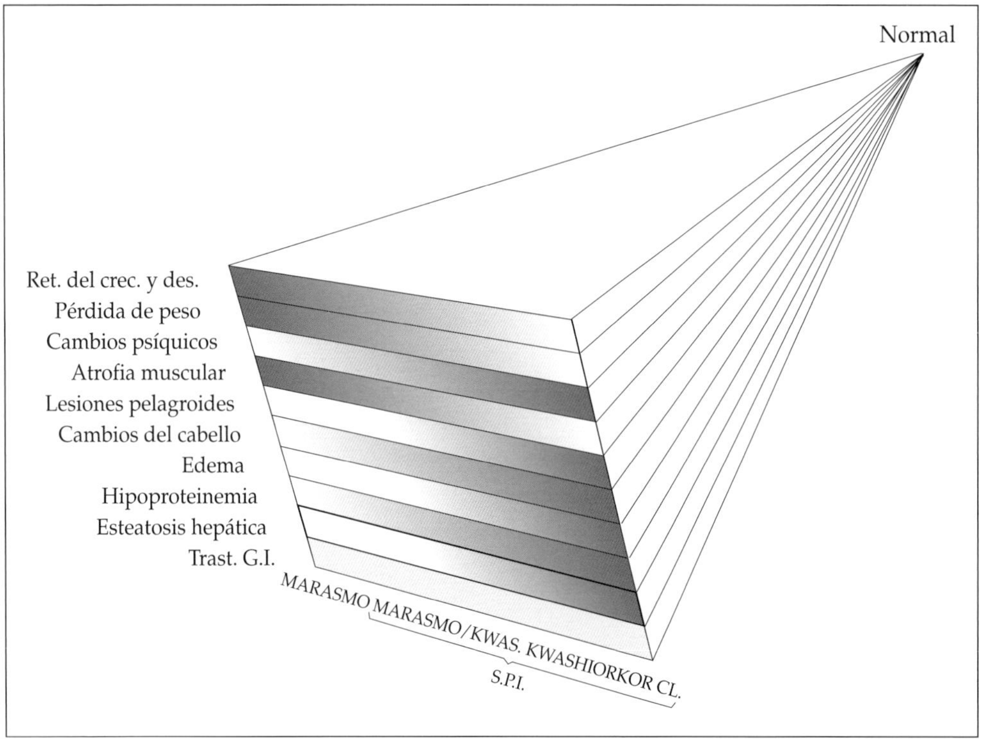

Figura 36.9. Representación esquemática de la interrelación entre el kwashiorkor clásico y el marasmo[17].

más graves, apareciendo más sombreados los hallazgos clínicos específicos de marasmo o de kwashiorkor[17].

Las formas leves y moderadas presentan déficits de peso y de talla como síntomas de malnutrición. Las pruebas de laboratorio en estos casos no son útiles.

Como se ha citado con anterioridad, el primer signo de malnutrición marásmica es el retraso del crecimiento que llega a detenerse por completo en las formas más graves. También, en estos casos son característicos la disminución de la actividad física y el retraso del desarrollo psicomotor. El tejido celular subcutáneo es escaso, llegando a la desaparición de la bola adiposa de Bichat, lo que confiere a la facies de estos niños un aspecto de envejecimiento. Las piernas son especialmente delgadas debido a la atrofia de las masas musculares. Los cambios en la piel y en el cabello son frecuentes. Éste se vuelve ralo, depigmentado y caedizo; cuando es oscuro presenta bandas más claras en las regiones próximas al cuero cabelludo (signo de la

Tabla 36.4. Nutrición clínica en la infancia. Comparación entre los signos clínicos y biológicos de la desnutrición proteica pura, de la desnutrición energética y de la carencia de cinc

	Malnutrición proteica pura (Kwashiorkor)	**Malnutrición energética (marasmo)**	**Carencia de cinc**
Retraso del crecimiento	±	++	++
Pérdida de peso (con relación a la talla)	- o +	+++	-
Panículo adiposo subcutáneo	++	-	+
Edemas	+++	- o +	-
Hipogonadismo	±	±	++
Hepatomegalia	++	±	+ a ++
Lesiones de la piel y de las faneras	+++	-	++
Anemia	++	+	++
Proteínas y albúminas plasmáticas	Disminuidas	Normales	Normales
Fosfatasas alcalinas	Disminuidas	Normales	Muy disminuidas

bandera). La piel presenta lesiones en "mosaico" o como "pavimento destruido".

En la Tabla 36.4 se comparan los signos clínicos y biológicos de la desnutrición proteica pura (kwashiorkor), marasmo y carencia de cinc. En la práctica, son más frecuentes las formas mixtas, particularmente el kwas-marasmático.

Los procesos infecciosos son frecuentes en lactantes con desnutrición marásmica severa y constituyen a menudo la causa de su fallecimiento. La susceptibilidad incrementada a las infecciones se explica por los trastornos de los mecanismos inmunitarios específicos e inespecíficos(18).

Los episodios intercurrentes de diarrea o de cualquier otra infección disminuyen el apetito y provocan un balance nitrogenado negativo. Estos episodios tienden a tener mayor duración en los niños desnutridos, siendo frecuentes sus recidivas y, por tanto, una mayor morbi-mortalidad.

Los lactantes que presentan marasmo grave tienen dificultades para mantener la normalidad de su equilibrio hidroelectrolítico, debido a cambios en la composición corporal y a alteraciones de la función renal(19).

Otro aspecto de particular interés es la repercusión de la desnutrición severa en el desarrollo cerebral. El cerebro de los niños desnutridos que fallecen precozmente muestra cambios de la estructura neuronal, como son la disminución de la arborización dendrítica y alteraciones de la orientación del axón. El perímetro craneano de los niños desnutridos es menor que el de sus coetáneos normales. Es evidente que estos lactantes son apáticos y manifiestan indiferencia frente al ambiente que los rodea; en ocasiones, el retraso psicosocial resulta evidente. No obstante, no todos los niños severamente malnutridos presentan estas alteraciones, lo que sugiere que probablemente intervienen otros factores, además de los nutricionales, como son las condiciones ambientales de extrema pobreza y la falta de estímulo familiar que estos niños reciben(20,21).

ESTUDIOS DE LABORATORIO

Los países en vías de desarrollo raramente disponen de fácil acceso a laboratorios bien equipados. No obstante, es asequible disponer de mediciones de proteínas séricas totales y fracciones, hemoglobina e ionograma sérico.

En áreas endémicas se debe realizar un frotis sanguíneo para descartar malaria.

También son útiles los estudios parasitológicos de las heces, así como la radiografía de torax para el posible diagnóstico de tuberculosis pulmonar.

Las investigaciones del virus de la inmunodeficiencia adquirida se estudian en el capítulo 46.

En la Tabla 36.5 se resumen algunas de las anomalías bioquímicas descritas en el kwashiorkor.

PREVENCIÓN

La OMS ha desarrollado en los últimos 6 años el programa de hospitales "amigos del lactante" que tiene por objetivo fundamental asegurar la lactancia natural al seno materno. Este programa ha conseguido transformar 12.700 hospitales de 114 países en centros de apoyo a una buena alimentación para el recién nacido y el lactante pequeño. La promoción de una buena alimentación para el lactante debe, además, garantizar una práctica saludable de alimentación suplementaria para lactantes mayores de 6 meses.

Tabla 36.5. Anomalías de la bioquímica sanguínea, asociadas con Kwashiorkor

- Hemoglobina disminuida
- Proteínas disminuidas
  - Albúmina disminuida
  - Cociente aumentado de aminoácidos no-esenciales/esenciales
  - Cociente aumentado de alanina/valina
  - Transferrina disminuida
  - Proteína ligada a retinol disminuida
  - Pre-albúmina ligada a tiroxina disminuida
- Hormonas
  - Tiroideas disminuidas
  - Insulina disminuida
  - Hormona de crecimiento normal o aumentada
  - Cortisol normal o aumentado
- Glucosa disminuida
  - Colesterol disminuido, especialmente LDL-C
  - Triglicéridos disminuidos

Otro aspecto de gran importancia preventiva es el de crear condiciones favorables para el acceso de la mujer a la educación. Ello incluye los esfuerzos legislativos y políticos destinados a combatir la discriminación entre la mujer y su explotación, así como mejorar la educación que reciben las niñas y las mujeres.

La mayoría de los países donde ha mejorado la situación nutricional han disfrutado de unas altas tasas de crecimiento económico en términos relativos. La inseguridad alimentaria familiar suele ser el elemento central en la relación entre crecimiento económico y situación en materia de nutrición.

Otras acciones sanitarias que han contribuido a mejorar la nutrición de los niños y la salud de las madres es el de llevar agua potable y saneamiento a zonas endémicas de malnutrición.

La desnutrición normalmente es el resultado de la combinación de ingesta inadecuada y una infección mantenida. Por ello, los programas de inmunoprevención son del mayor interés.

El Programa Mundial de Alimentos (PMA) promocionado por la UNICEF suministra tres tipos de ayuda alimentaria: raciones de emergencia para damnificados por desastres naturales o provocados por el hombre; asistencia alimentaria que se distribuye en clínicas de salud y escuelas a sectores de la población vulnerables; y raciones de alimento que se entregan a cambio de trabajo en proyectos de desarrollo.

La UNICEF propone el método de las tres "A": Apreciar o valorar el problema, Analizar sus causas y realizar Acciones basadas en el análisis[2].

Un programa preventivo engloba diversas estrategias que se integran en las siglas anglosajonas GOBI que comprenden: control periódico del crecimiento, rehidratación oral, lactancia materna, vacunaciones, espacio de tiempo entre embarazos, suplementos alimentarios y educación familiar[22].

TRATAMIENTO Y REHABILITACIÓN

El tratamiento de la MPE debe tener como estrategia fundamental que es básico el aporte de nutrientes para curar las lesiones de la deficiencia, recuperar las funciones metabólicas, proveer los depósitos corporales, permitir un "crecimiento recuperador" y mantener ulteriormente un crecimiento normal[23].

El tratamiento de las formas moderadas de desnutrición consiste en corregir los errores dietéticos, facilitando la alimentación que cubra las necesidades energéticas y en nutrientes esenciales. Durante la etapa de crecimiento recuperador los requerimientos son más elevados que los que corresponderían de acuerdo con el peso ideal. Por ello, se debe calcular el aporte inicial entre el calculado para el peso real y el peso ideal, aproximándose progresivamente al de un niño de la edad del paciente.

En las formas graves la rehabilitación nutricional es más compleja y se basa en un programa integrado en el que la dieta es el elemento básico. El tratamiento dietético se divide en dos fases: una inicial y otra de recuperación nutricional rápida (convalecencia). La primera fase también llamada de resucitación, corresponde a un malnutrido con enfermedad aguda y/o infección. Debe prevenirse la hipoglucemia e hipotermia y el catabolismo tisular. Las capacidades funcionales de intestino, hígado y otros órganos son limitadas y el tratamiento será dirigido a controlar el disbalance metabólico que puede ocurrir durante la renutrición. Transcurre en 1-2 días. En la Tabla 36.6 se detalla la composición de las mezclas F-75 y F-100 que se han recomendado para estas situaciones.

La segunda fase, también denominada de estabilización se inicia una vez recuperado el apetito, y entonces se administra exclusivamente la mezcla F-100. Esta fase puede durar hasta 10 días.

Finalmente, la fase de rehabilitación utiliza ya alimentos familiares con el suplemento de la mezcla F-100.

El tratamiento debe valorar las posibles deficiencias en proteínas, energía, vitaminas y minerales. Además, deberá atenderse a la existencia de una posible infección. El "paciente séptico" debe ser sospechado cuando se presenten hipotermia (< 36 °C), hipotensión (< 60/40), petequias,

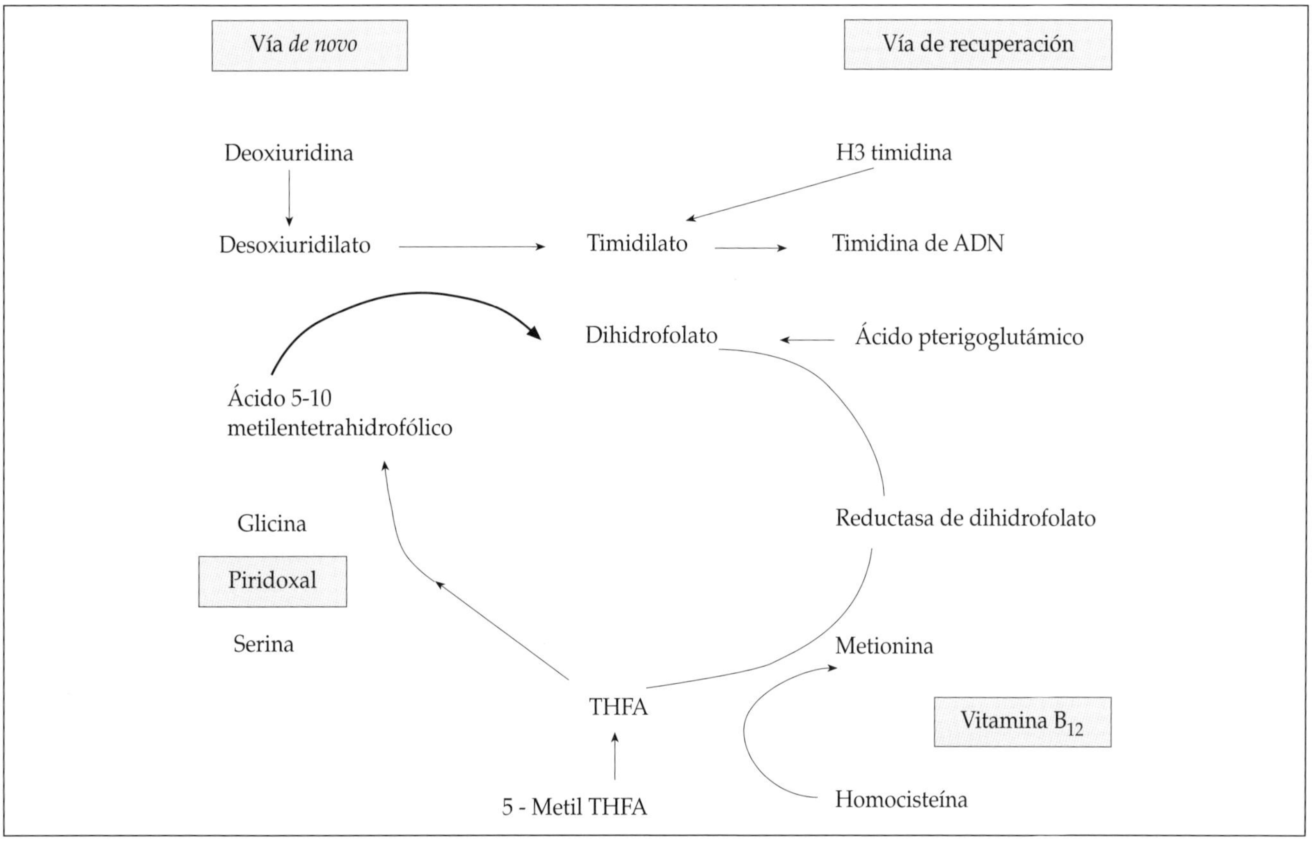

Figura 37.3. Vitamina B_{12} y ácido fólico en la síntesis de ADN.

proceso activo. Se precisa de un factor intrínseco secretado por las células gástricas y de un receptor específico situado en el íleon; la forma pasiva de absorción es poco importante, ocurre en cualquier parte del intestino delgado por simple difusión y sólo en casos en que haya grandes cantidades de vitamina en el intestino. Una vez absorbida es transportada por la transcobalamina I y II. De la unión con la primera dependen las tasas séricas de vitamina B_{12}, de la unión con la transcobalamina II su liberación en la médula.

La vitamina B_{12} interviene en dos reacciones metabólicas importantes: 1) en el catabolismo de la metil-malonil-CoA a succinil-CoA a través de coenzimas metil-malonil-CoA y de la 5-deoxi-adenosil-B_{12}; y 2) en forma de metil-B_{12} en la metilación de homocisteína a metionina (Fig. 37.3).

El déficit de vitamina B_{12} es poco frecuente en el niño. En el lactante se presenta en los alimentados al pecho por madres con carencia de vitamina B_{12} que siguen una dieta vegetariana prolongada. Los lactantes alimentados al pecho con dietas macrobióticas con escasos suplementos en vitaminas tienen riesgo de desarrollar una carencia de vitamina B_{12}. Los hijos lactados por madres con anemia perniciosa pueden desarrollar precozmente síntomas de carencia[32].

Puede aparecer en síndromes de malabsorción intestinal (celiaquía), parasitosis intestinal[33], ingestión de quelantes (fitatos, EDTA), fármacos (neomicina, colchicina), en niños con síndrome de Down por mecanismos no bien conocidos[34], en niños epilépticos tratados con valproato[35], en adolescentes con fenilcetonuria[36].

La anemia perniciosa juvenil se origina por una ausencia del factor intrínseco. Tiene herencia autosómica recesiva y los síntomas se inician en los primeros años de vida cuando se han agotado las reservas prenatales de vitamina B_{12}.

Las alteraciones en el transporte por deficiencias de transcobalamina II, acidemia metil malónica, malabsorción ileal selectiva de vitamina B_{12} (Imerslund y Gräsbeck) y los trastornos en la síntesis de pirimidina (orótico-aciduria) son poco frecuentes[37].

Clínicamente se manifiesta por un síndrome anémico que cursa con palidez intensa, anorexia, irritabilidad, cansancio, diarrea, fiebre, infecciones frecuentes, glositis atrófica, lengua roja y lisa por atrofia de papilas y alteraciones hemorrágicas. Puede aparecer neuropatía simétrica que afecta más a los miembros inferiores y en la que participan los cordones posteriores y laterales de la médula espinal. Hay pérdida de la sensibilidad en las piernas y Romberg positivo.

Dentro de los errores innatos del metabolismo de la vitamina B_{12} deben citarse: 1) Acidurias metilmalónicas que presentan acidosis metabólica grave y concentraciones elevadas de ácido metilmalónico en sangre u orina y herencia autosómica recesiva. Existen tres formas clínicas: a) deficiencia de metilmalonil-CoA-mutasa; b) deficiencia de adenosil cobalamina por déficit de reductasa cobalamina o por déficit de adenosiltransferasa; y c) deficiencia combinada de adenosil cobalamina y de metilcobalamina. 2) Deficiencia de metilcobalamina por trastorno de la metionina sintetasa que cursa con homocistinuria e hipometioninemia pero sin aciduria metilmalónica. Es fundamental el diagnóstico precoz y la terapia con aporte de B_{12}[(33)].

La carencia de vitamina B_{12} se detecta mediante estudio sérico por métodos microbiológicos y radioinmunológicos. Las cifras normales oscilan entre 150-900 pg/ml. Es útil determinar la eliminación urinaria de ácido metilmalónico. El test de Schilling mediante ingestión de cobalamina marcada con Co57 o Co60 valora su absorción.

La carencia de vitamina B_{12} desaparece eliminando la causa etiológica y administrando 500-1.000 µg intramuscular, seis dosis en el espacio de tres semanas. Posteriormente 500 µg cada tres meses por espacio de tres años. Los errores innatos del metabolismo precisan un tratamiento adecuado para cada situación.

Una terapia combinada con vitamina B_{12}, ácido fólico, eritropoyetina y hierro pueden ser eficaces para el tratamiento de la anemia del prematuro[(38)].

DÉFICIT DE ÁCIDO FÓLICO

Los folatos son necesarios para la formación de purinas, para la conversión de desoxiuridilato en timidilato y para la síntesis de la metionina a partir de la homocisteína. La carencia de folato explica la detención de la hematopoyesis en el estadio megaloblástico por incapacidad de una maduración normal de los eritroblastos primordiales en ausencia de un aporte adecuado de ácidos nucleicos (Fig. 37.3).

Los folatos se absorben principalmente en el tercio superior de intestino delgado mediante un sistema saturable y por difusión pasiva. Las proteínas de la leche favorecen su absorción. Son transportados por una proteína en forma de 5-metiltetrahidrofolato. La entrada en la célula precisa de la colaboración de la vitamina B_{12}.

El déficit de folatos es debido a varias causas: 1) ingesta insuficiente. Se estiman unas necesidades de 25-50 µg/día. La leche de mujer y de vaca contienen aproximadamente 50 µg/L; sin embargo, la leche de cabra es pobre (6 µg/L); 2) malabsorción adquirida (celiaquía, enfermedad inflamatoria intestinal, divertículos intestinales, resecciones amplias de intestino delgado); 3) malabsorción congénita por defecto de los sistemas de transporte; 4) prematuridad por aumento de las necesidades debido al rápido crecimiento; 5) drogas anticonvulsivantes (fenitoína, fenobarbital); 6) pacientes con insuficiencia renal que son sometidos a hemodiálisis frecuentes; 7) se han observado casos de carencia de ácido fólico en niños con cardiopatía congénita, probablemente en relación con unas mayores necesidades y un déficit en la absorción. También se ha señalado en niños con ritmo de crecimiento rápido[(39,40)].

Los síntomas principales de carencia de folatos en lactantes y niños pequeños son la falta de medro corporal, debilidad, anorexia, glositis, palidez, anemia megaloblástica y retraso de desarrollo cerebral. También pueden aparecer trastornos neurológicos y psiquiátricos[(41)].

Los niveles séricos de folatos varían con la edad y el tipo de alimento, en el recién nacido las cifras de normalidad varían entre 7-32 ng/ml, más tarde entre 1,8-9 ng/ml. El límite más bajo del rango normal hallado en la mayoría de los laboratorios es de 3 ng/ml. Niveles de folato en los eritrocitos inferiores a 150 ng/ml confirman la carencia de folatos.

La ingesta recomendada de folatos es de 25 µg/día desde el nacimiento hasta los 6 meses de edad y de 50 µg/día (5 µg/kg/día) hasta el año de edad.

La dosis para corregir el déficit es de 5 mg/día por vía oral. Si existe trastorno en la absorción debe elevarse hasta 15 mg/día.

Los errores innatos del metabolismo de los folatos obedecen a: 1) déficit de metilenentetrahidrofolato-reductasa, que cursa con microcefalia, retraso psicomotor, convulsiones, homocistinuria y niveles séricos bajos de metionina; 2) déficit de glutamato-formimino-transferasa, que cursa con macrocitosis, convulsiones y retraso mental; 3) déficit de dehidrofolato reductasa, que cursan con anemia megaloblástica. Estos cuadros precisan de un diagnóstico precoz y tratamiento especializado.

Actualmente, tiene especial interés el conocer los niveles de homocisteina, vitamina B_{12} y ácido fólico, en relación con la edad, índice de masa corporal y factores familiares. Las concentraciones de homocisteina dependen de una serie de reacciones metabólicas intracelulares en las cuales el ácido fólico actúa como un substrato mientras que la vitamina B_{12} sirve como coenzima, se piensa que la suplementación dietética con estas 2 vitaminas puede bajar los niveles del homocisteina, evitando el daño del endotelio vascular y disminuyendo el riesgo cardiovascular[42-44].

BIBLIOGRAFÍA

1. Kazal LA. Prevention of iron deficiency in infants and toddlers. Am Fam Physicians 2002; 66: 1217-24.
2. Committee on Nutrition. American Academy of Pediatrics. Iron fortification of infant formulas. Pediatrics 1999; 104: 119-22.
3. Kholi-Kumar M. Screening for anemia in children: AAP recomentations- A critique. Pediatrics 2001; 108: 1-2.
4. Oski FA. Iron deficiency in infancy and childhood. N Engl J Med 1993; 329: 190-3.
5. Hallberg L. Perspectives on nutritional iron deficiency. Annu Rev Nutr 2001; 21: 1-21.
6. Dallman PR. Blood and blood-forming tissues. En: Rudolph AM, ed. Rudolp's Pediatrics. 19ª ed. East Norwalk, CT, Appleton and Lange, 1991.
7. Oski FA, Honig AS, Helu B, Howanitz P. Effect of iron therapy on behavior performance in non anemic, iron-deficient infants. Pediatrics 1983; 71: 877-80.
8. Bloem M, Gross R, Schultink W, Shrimpton R, Yip R. Prevention of iron deficiency in infants: issues and approach. En: Preedy V, Grimble G, Watson R, eds. Nutrition in the infant. Problems and practical procedures. London, Greenwich Medical Media, 2001; 141-8.
9. Looker AC, Dallman PR, Carroll MD, Gunter EW, Johnson CL. Prevalence of iron deficiency in the United States. JAMA 1997; 277: 973-6.
10. Villalpando S, Shamah-Levy T, Ramírez-Silva CI, Mejía-Rodríguez F, Rivera JA. Prevalence of anemia in children 1 to 12 years of age. Results from a nationwide probabilistic survey in México. Salud Publica Mes 2003; 45; S490-8.
11. Olivares JL, Gracia M, Bueno I *et al.* Contribución al estudio de la anemia ferropénica en la infancia. Bol Soc Pediatr Arag Rioj Sor 1979; 11: 92-107.
12. González de Aledo A, Rollán A, Bonilla C. Estudio prospectivo sobre la prevalencia de ferropenia en lactantes de Cantabria, su relación con la introducción de la leche de vaca y el desarrollo psicomotor. An Esp Pediatr 1990; 32: 24-7.
13. Abellán A, Alcaraz M, Mengual M *et al.* Prevalencia de ferropenia en la primera infancia y factores relacionados en una comarca de la región de Murcia. An Esp Pediatr 1992; 36: 265-8.
14. Lafuente P, Ojembarrena E, Sasieta M *et al.* Anemia y depleción de depósitos de hierro en lactantes sanos de 12 meses de edad. An Esp Pediatr 1992; 37: 24-8.
15. García C, Muñoz E, Fortea E *et al.* Evaluación del déficit de hierro en niños urbanos sanos de 18 y 24 meses de edad. An Esp Pediatr 1995; 43: 252-6.
16. Díaz J, Alarcón F, Legrós JR *et al.* Valores hematimétricos del lactante. Estudio prospectivo sobre prevalencia de microcitosis y anemia microcítica en dos grupos étnicos. An Esp Pediatr 1995; 43: 171-8.
17. Arija V, Fernández J, Salas J. Carencia de hierro y anemia ferropénica en la población española. Med Clin 1997; 109: 425-30.
18. Viteri F. Minerales. En: Martínez JA, Astiazaran I, Madrigal H. Alimentación y Salud Pública, 2ª ed. Madrid, McGraw-Hill, Interamericana, 2002; 146-65.
19. Gitli JD. Aceruloplasminemia. Pediatr Res 1998; 44: 271-6.
20. Worwood M. Regulación del metabolismo del hierro. Anales Nestlé 1995; 53: 1-11.
21. Olivares JL, Fernández R, Fleta J, Ruiz Y, Clavel A. Iron deficiency in children with Giardia lamblia and Enterobius vermicularis. Nutr Res 2004; 24: 1-5.
22. Novak RW. Red blood cell distribution width in pediatric microcytic anemias. Pediatrics 1987; 80: 251-4.
23. Bessman JD, Gilner PR, Gardner AF. Improved classification of anemias by MCV and RDW. Am J Clin Pathol 1983; 80: 322-6.
24. Hernell O, Domellöf, Lind T. Iron requirements in infant formulas during the fist 6 months of life. En: Räihä CR, Rubaltelli FF, eds. Infant formula: closer to the reference. Nestlé Nutrition Workshop Series. Vevey/Lippincott, Philadelphia/Williams and Wilkins, 2002; 47: 71-83.
25. Oken E, Duggan C. Update on micronutrients: iron and zinc. Curr Opin Pediatr 2002; 14: 350-3.
26. Stevens D, Nelson A. The effect of iron in formula milk after 6 months of age. Arch Dis Child 1995; 73: 216-20.
27. Lozoff B, Wolf AW, Jiménez E. Iron-deficiency anemia and infant development: Effects of extended oral iron therapy. J Pediatr 1996; 129: 382-9.
28. Bhargava S, Meurer LN, Jamieson B, Hunter-Smith D. What is appropriate management of iron deficiency for young children? J Fam Pract 2006; 55: 629-30.
29. Northrop-Clewes CA, Paracha PI, McLoone UJ, Thurnham DI. Effect of improved vitamin A status on response to iron a supplementation in Pakistani infants. Am J Clin Nutr 1996; 64: 694-9.
30. Childs F, Aukett A, Darbyshire P, Ilett S, Livera LN. Dietary education and iron deficiency anaemia in the inner city. Arch Dis Child 1997; 76: 144-7.
31. Preziosi P, Prual A, Galán P, Daouda H, Boureima H, Hercberg S. Effect of iron supplementation on the iron status of pregnant women: consequences for newborns. Am J Clin Nutr 1997; 66: 1178-82.
32. Monagle PT, Tauro GP. Infantile megaloblastosis secondary to maternal vitamin B12 deficiency. Clin Lab Haematol 1997; 19: 23-5.
33. Olivares JL, Fernández R, Fleta J, Ruiz MY, Clavel A. Vitamin B12 and folic acid in children with intestinal parasitic infection. J Am Coll Nutr 2002; 21: 109-13.
34. David O, Fiorucci GC, Tosi MT, Altare F, Valori A, Saracco P *et al.* Hematological studies in children with Down syndrome. Pediatr Hematol Oncol 1996; 13: 271-5.
35. Hauser E, Seidl R, Freilinger M, Male C, Herkner K. Hematologic manifestations and impaired liver synthetic function during valproate monotherapy. Brain Dev 1996; 18: 105-9.
36. HanleyWB, Feigenbaum AS, Clarke JT, Schoonheyt WE, Austin VJ. Vitamin B12 deficiency in adolescents and young adults with phenylketonuria. Eur J Pediatr 1996; 155: S145-7.
37. Kapadia CR. Vitamin B12 in health and disease: part I - inherited disorders of function, absorption, and transport. Gastroenterologist 1995; 3: 329-44.

38. Haiden N, Klebermass K, Cardona F, Schwindt J, Berger A, Kohlhauser-Vollmuth C *et al.* A randomized, controlled trial of the effects of adding vitamin B12 and folate to erythropoietin for the treatment of anemia of prematurity. Pediatrics 2006; 118: 180-8.
39. Rook GD, López R, Shimizu N, Cooperman JM. Folic acid deficiency in infants and children with heart disease. Br Heart J 1973; 35: 87-92.
40. Requejo AM, Ortega RM, Navia B, Gaspar MJ, Quintas E, Lopez-Sobaler A. Folate and vitamin B12 status in a group of preschool children. Int J Vitam Nutr Res 1997; 67: 171-5.
41. Bottiglieri T. Folate, vitamin B12, and neuropsychiatric disorders. Nutr Rev 1996; 54: 382-90.
42. Papandreou D, Mavromichalis I, Makedou A, Rousso I, Arvanitidou M. Total serum homocysteine, folate and vitamin B12 in a Greek school age population. Clin Nutr. 2006; 25:797-802.
43. Öner N, Vatansever Ü, Karasalihoglu S, Ekuklu G, Celtik C, Biner B. The prevalence of folic acid deficiency among adolecen girls living in Edurne, Turkey. J Adolesc Health 2006; 38: 599-606.
44. Lee H, Kim J, Kim H, Lee I, Chang N. Folic acid supplementation can reduce the endothlelial damage in rat brain microvasculature due to hyperhomocysteinemia. J Nutr 2005; 135: 544-8.

Capítulo

38

Síndrome de falta de medro (SFM)

M. Cruz-Hernández

En la Pediatría quedarán de manera permanente, o por mucho tiempo, los problemas de siempre y entre ellos la ecopatología, es decir, la influencia patógena del ambiente, tanto en la vivienda, como en la casa; o bien el crecimiento y desarrollo y la nutrición. Todos los factores citados forman parte de las recientes predicciones sanitarias de la OMS para el año 2020, es decir ¿qué ocurrirá cuando sean jóvenes los niños que están naciendo ahora? El llamado "síndrome de falta de medro" (SFM) enlaza precisamente con los tres grandes capítulos últimamente mencionados y con el primero: la psicopatología. En efecto, entre las principales causas de hipocrecimiento, destacan por su frecuencia el retraso constitucional del crecimiento, incluyendo la baja talla familiar y a continuación el síndrome de falta de medro; luego, los retrasos de crecimiento secundarios (por afecciones digestivas o metabólicas, por ejemplo), y en cuarto lugar los lactantes y párvulos con retrasos de crecimiento hormonal (hipófisis, tiroides, etc.) y malformativos.

Tabla 38.1. Sinonimia del síndrome de falta de medro

- Retraso o deficiencia de crecimiento
- Insuficiencia para progresar
- Ganancia lenta de peso
- Retraso en la ganancia de peso
- Retraso del desarrollo
- Desmedro
- Fallo en crecer
- Fallo de medro
- Distrofia nutricional ambiental
- Desnutrición en el lactante y párvulo
- Deprivación materna, carencia afectiva
- Hipocrecimiento psicosocial
- Retraso de crecimiento de causa no orgánica
- Enanismo por privación
- Hipocrecimiento por abuso o negligencia

CONCEPTO

A la hora de plantear una definición del síndrome de falta de medro (SFM) se encuentran bastantes dificultades[1-4], ya evidentes al ver las numerosas denominaciones propuestas (Tabla 38.1). Desde el término aquí utilizado hasta "falta de desarrollo" (impropio al evocar ante todo la vertiente de maduración cognitiva o psicomotora) o "retraso, insuficiencia o incapacidad para el crecimiento", lo que haría innecesario independizar este síndrome, que vendría a ser una modalidad de hipocrecimiento, término ya bien arraigado en la pediatría clínica; o bien "retraso en la ganancia de peso y desnutrición pediátrica", lo que sólo sería un nuevo sinónimo de la antigua distrofia, que luego se rebautizó como malnutrición o desnutrición en la primera infancia; incluso se habla de "crecimiento inadecuado" para unas condiciones dadas, lo que ya tiene más sentido, si no fuera porque el término "inadecuado" se usa a veces en endocrinología como equivalente a excesiva secreción, como en el cuadro de secreción inadecuada de hormona antidiurética.

Hay que buscar, en suma, las peculiaridades, clínicas o fisiopatológicas, que justifican la consideración individualizada de este cuadro de falta de medro, fallo para medrar o desmedro. El presente esfuerzo es un indicio de que existen realmente suficientes fundamentos para su mantenimiento en la clínica pediátrica presente[5].

La opinión personal es que SFM equivale a una situación clínica de "retraso de crecimiento y desarrollo en la edad del lactante y párvulo pequeño, cuando se aprecia un trastorno en el crecimiento y nutrición de origen incierto y cuyo estudio mostrará una frecuente alteración psicosocial, sin descartar otras posibilidades etiológicas", como en todo síndrome o enfermedad de causa no conocida inicialmente. Existirá retraso de peso y talla por debajo del percentil 3 y la clínica somática irá generalmente acompañada de diversos síntomas psicológicos. Bueno *et al.*[2] lo definen como: "fallo de un niño para alcanzar plenamente su capacidad de crecimiento y desarrollo: físico, social y emocional", incluyéndolo en los retrasos de crecimiento de causa nutricional.

Se utiliza el término "medro" porque según los diccionarios significa algo más que crecer, haciéndolo de forma saludable y vigorosa. Por el mismo motivo en inglés se distingue entre *Thrive* (crecer de forma sana y vigorosa) y el concepto de *Growth* (crecer simplemente). Es preferible delimitar el concepto de "falta de medro no orgánico", que para algunos sería el SFM en sentido estricto, siguiendo al Comité de Nutrición de la AAP, aunque en nutrición pediátrica es frecuente seguir la definición amplia de Fomon, como retraso de peso y talla en lactantes con independencia de su etiología y si ésta es orgánica o no, pero siempre en menores de 3 años.

EPIDEMIOLOGÍA

Ciertamente el SFM ha sido un problema presente en la clínica pediátrica hace muchos años. Sin embargo, sólo ha adquirido una verdadera significación y un estudio independiente desde hace poco más de dos décadas. Como ha sucedido en otros aspectos de la Pediatría actual, no deja de sorprender que bastantes pediatras habían detectado el trastorno, pero sin darle una suficiente importancia nosológica, aunque sólo sea como síndrome.

En el Departamento de Pediatría del Hospital Clínico de Barcelona de 1982 a 1992 no se estableció nunca como primer diagnóstico: aparecieron sólo 27 casos y como diagnóstico secundario. Esto representaba un 2 por 1.000 en la época y medio indicados. Por el contrario, en la bibliografía anglosajona la incidencia es mucho mayor, predominando estadísticas como la de Mitchell en 1980 que lo encontró en el 3% de lactantes asistidos en consulta y en el 1% de los hospitalizados e incluso en el 5%. Bueno *et al.* llegan hasta el 4,7% en niños menores de 3 años hospitalizados. Cabe pensar que la especialización en los cuidados hospitalarios puede menospreciar algunos trastornos generales, que tal vez a la larga tienen mayor repercusión psíquica y somática que un problema orgánico localizado. La discrepancia sirvió de estímulo para reconsiderar el problema y aumentar progresivamente su interés. Zenel refirió en 1997 que hasta un 10% de los niños atendidos en asistencia primaria en los EE.UU. seguían presentando datos de posible falta de medro, lo que ocurriría en el 1-5% de los hospitalizados menores de 3 años. La proporción sube enormemente, hasta el 19-30% cuando los niños son llevados a un servicio de urgencias.

El origen de la discrepancia, aparte del enfoque pediátrico asistencial, puede estar en las diferencias conceptuales citadas a propósito de la terminología; si el niño es atendido por un pediatra dedicado a la gastroenterología y nutrición es fácil que lo catalogue de entrada como malnutrido, mientras que un paidoendocrinólogo tendería a clasificarlo inicialmente como hipocrecimiento. Por eso, el interés y la incidencia son mayores cuando se trabaja en Pediatría general y en atención primaria, donde se está en mejores condiciones para apreciar que, además de la alteración auxológica y nutricional, estos niños suelen mostrar otras perturbaciones.

ETIOLOGÍA

Si hay diferencias en el concepto y en la terminología, parece que el acuerdo es unánime en que se trata no de una enfermedad, sino de un *síndrome*, al que se puede llegar por más de un mecanismo y a partir de varios factores causales, admitiendo que existen hipótesis diversas y algunos problemas pendientes.

La desnutrición es uno de los grandes capítulos de la Pediatría Social y en ésta el factor causal o etiológico se debe considerar en realidad desde la perspectiva de un factor de riesgo. En términos muy generales, pueden existir para el SFM factores funcionales o no orgánicos y otros orgánicos. Con frecuencia se confunde el diagnóstico[4], simplemente con "desnutrición del lactante y párvulo", que también en nuestro medio es "predominantemente social". De ahí que en algunos estudios los porcentajes aparecen invertidos. Para Bueno *et al.* las causas orgánicas representan el 51% y las no orgánicas únicamente el 14%.

Factores no orgánicos. Contemplan a menudo un núcleo de *disturbio familiar* favorecido, por un lado, por un niño vulnerable o difícil, una madre aislada, abrumada o claramente psicopática y la ausencia del padre o su estado de incapacidad[6,7].

Por otro lado, se suma casi constantemente la evidencia de un *medio social deficiente*. Todo ello unido conduce a una situación de aislamiento, de abandono, de malos cuidados higiénicos, de alimentación incorrecta y frecuentemente a una carencia afectiva. Como es fácil apreciar, se confunden en algunos aspectos con los conocidos factores de riesgo para el abandono o negligencia dentro del *maltrato infantil*, sean familiares (separación precoz de la madre, sus problemas psicosociales, pero también los relativos al padre), sociales (pobreza, escasez de recursos, familia numerosa, educación sanitaria deficiente, etnia minoritaria o inmigrante) o inherentes al propio niño, cuando tiene un temperamento provocador o negativista, si no es algo más: un trastorno de conducta o un retraso en la locución o un problema de anorexia con todas sus implicaciones, que de nuevo vuelven a solaparse con el SFM, que la familia y algún pediatra pueden catalogar únicamente como el "niño que no come". Todavía se puede tratar de un niño vulnerable, con especial sensibilidad para la separación de la madre, la falta de afecto en el medio familiar o la repercusión de problemas familiares y sociales.

Factores orgánicos. En la mitad de casos, de forma aislada o bien unidos a lo anterior, se comprueban factores de riesgo de tipo orgánico. Pueden ser los antecedentes de prematuridad o malnutrición intrauterina, ya que a menudo la recuperación de estos niños no se va a producir de forma total hasta los 4 años. También, las anomalías congénitas, como pueden ser una fisura palatina, anomalías digestivas o una cardiopatía. Todavía conviene tener presente ante un SFM la posibilidad de una enfermedad ignorada, pero persistente, como otitis, infección del tracto urinario, Sida e incluso la renaciente tuberculosis. Es fácil deducir que estos factores orgánicos pueden colocar al lactante en esa situación vulnerable citada y conducir al círculo vicioso de insuficiente atención y en definitiva retraso de crecimiento y desarrollo como motivo de consulta.

Yatrogenia. En la Pediatría actual no se debería olvidar nunca. Ciertamente, en el SFM puede incidir, por ejemplo, cuando se dan sustancias como las benzodiacepinas, que parecen modificar los picos nocturnos de secreción de hormona de crecimiento. O bien la corticoterapia que actúa igualmente como una antihormona de crecimiento. Otras veces serán dietas especiales, antihistamínicos, antiserotonínicos o anticomiciales (antivitamina D). Una forma del síndrome de Münchhausen es la administración por la madre o personas próximas de dietas vegetarianas o insuficientes con los pretextos más peregrinos.

PATOGENIA

Los distintos factores señalados, sea por parte del niño, sea por parte de la familia, bien con predominio del deficiente medio ambiente o un trastorno aislado y específico de carencia afectiva, conducen al síndrome de retraso en el progreso pondoestatural considerado normal para su edad. Para el SFM de origen no orgánico hay datos que apoyan lógicamente una disfunción hipotalámica, justificando el SFM a través de la alteración de neurohormonas, neuropéptidos y neurotransmisores. Hay comprobados trastornos límbicos, autonómicos, es decir, neurovegetativos y en consecuencia endocrinos. A menudo a través de la carencia afectiva, que inhibe los estímulos vitales y desconecta al lactante y párvulo de su entorno.

La *deficiencia nutritiva* aislada, situada por algunos en el primer lugar de la responsabilidad de este fracaso, destaca en los lactantes, pero en general no suele admitirse como elemento patogénico único o fundamental, a menos que la repercusión neuroendocrina no sea tan evidente o aceptada. Destacará entonces el aspecto nutricional o gastroenterológico, sea de clínica evidente o de curso subclínico. En efecto, una *deficiencia en la absorción intestinal* puede tener su origen en algunos procesos fáciles de distinguir por su sintomatología o mediante exámenes complementarios, desde la alergia gastrointestinal o la intolerancia a las proteínas de la leche, hasta la intolerancia a la lactosa, al gluten y la fibrosis quística, pasando por lambliasis ignorada y enfermedad inflamatoria intestinal inicial. En otras ocasiones actuará una *ingesta alimentaria insuficiente*, sea por defectos anatómicos todavía no valorados (reflujo gastroesofágico, estenosis hipertrófica de píloro atípica) o por otras dificultades existentes en el propio lactante o párvulo[8]. No rara vez el origen estará en una *etiología multifactorial* como sucede cuando la causa primera han sido patologías tan complejas como una cardiopatía congénita, una nefropatía crónica, la infección urinaria oculta, una encefalopatía más o menos evidente, anemias de diverso mecanismo, una infección generalizada o el frecuente síndrome postenteritis. En todos estos casos, la noción etiológica ocupará el primer plano y el SFM será un diagnóstico secundario[9].

La edad permite una orientación en esta investigación etiológica:

1. Si se trata de un lactante pequeño de 0 a 3 meses de edad hay que pensar ante todo en un componente psicosocial, como tanto se ha repetido, seguido de la repercusión de una infección prenatal, del reflujo gastroesofágico, de una metabolopatía congénita o de la fibrosis quística.

2. En el lactante de 3-6 meses se suman a las causas anteriores el Sida, la intolerancia a las proteínas de la leche y la no excepcional acidosis renal tubular.
3. Cuando es un lactante mayorcito de 7 a 12 meses hay que agregar al retraso en la alimentación complementaria, otros errores dietéticos o una posible lambliasis, como parasitosis intestinal más frecuente en nuestro medio.
4. Para el niño de 12 meses a 3 años, que se considera como límite cronológico máximo del SFM, vuelven a destacar el retraso en la alimentación complementaria, junto con otros errores dietéticos y el reflujo gastroesofágico, ya que las demás causas suelen dar ya una clínica evidente, que facilita su diagnóstico. En el niño menor de 2 años destaca la carencia afectiva (hipocrecimiento psicosocial tipo I) y en los mayores el maltrato (hipocrecimiento psicosocial II) y la depresión (hipocrecimiento psicosocial III).

DIAGNÓSTICO

Se basará en la *sintomatología*. Los signos y síntomas son tan numerosos como los posibles factores causales, pero se pueden reducir, por un lado a los de malnutrición, como pérdida de peso (dos desviaciones estándar, ganancia inferior a 20 gramos al día en el primer trimestre o de 15 gramos al día en el segundo), del panículo adiposo (pliegue del triceps menor de 5 mm), mala turgencia de los tejidos blandos, escaso tono y relieve muscular, palidez de mucosas, signos posibles de las carencias específicas asociadas o de la causa correspondiente, frecuente dermatitis y no raras infecciones de repetición. Por otra parte, se apreciarán los datos correspondientes al hipocrecimiento, aunque estos sean menos elocuentes y requieran una comprobación de la deficiencia en dos determinaciones próximas. La reducción de la talla o longitud suele ser más evidente en los niños de 2-3 años de edad[10], pero no es necesaria una causa orgánica. En niños afectos de SFM no orgánico o psicosocial las características auxológicas pueden ser tan marcadas como en la deficiencia primaria de GH. En estos niños se han encontrado asimismo descenso de diversas hormonas hipofisarias (TSH, FSH, LH, ACTH, PRL)[11]. No suelen faltar indicios de abandono.

Dado que el cuadro clínico del SFM es elemental y fácilmente apreciable, interesa hacer hincapié en las *normas de diagnóstico*, a fin de que no pasen desapercibidos los niños afectos de este síndrome, lo que ocurre con más frecuencia de lo reflejado en las estadísticas ¿Qué objetivos interesan en el diagnóstico del SFM? No se olvidará la valoración psicológica, pero tampoco el estudio del medio social y la exploración médica general, y todo ello después de estudiar el crecimiento y la nutrición, cuya deficiencia define el síndrome. En consecuencia, como suele ser también muy práctico en todo hipocrecimiento, antes de nada se practicará una *somatometría* o auxometría en sus mediciones básicas: peso, que es el primer parámetro que disminuye; la talla o longitud, cuya afectación es posterior y ofrece los datos propios de un retraso de crecimiento armónico, y los perímetros principales, en especial el craneal, ya que puede disminuir en los casos más graves o intensos, aparte de evocar alguna etiología con microcefalia, como las cromosomopatías, metabolopatías, patología perinatal y retraso del crecimiento intrauterino. Para el *examen de la nutrición* se contará con el peso, los pliegues cutáneos, la circunferencia del brazo y los índices peso/talla y sobre todo el índice de masa corporal (IMC). La determinación ahora tan frecuente de estos parámetros permite detectar pronto el SFM, siendo evidente la ventaja del IMC. Se considerarán datos diagnósticos un peso y longitud por debajo del percentil 5, una disminución de la velocidad de crecimiento, un cambio de dos o más percentiles en un espacio de 6 meses, y una relación peso/talla o IMC por debajo del percentil 5. Si los dos datos previos confirman que hay un retraso nutricional y del crecimiento, será preciso completar el estudio en busca de sus condicionantes etiopatogénicos, aunque a veces será preciso instaurar un tratamiento inicial hasta tanto se conozca mejor la causa.

En primer lugar hay que recurrir a la *anamnesis dirigida*: antecedentes perinatales, trastornos alimentarios y digestivos, infecciones frecuentes y alteraciones neuropsíquicas, entre otros ya mencionados. A continuación se pasará al imprescindible examen clínico y algunas pruebas complementarias, según la orientación etiológica, empezando por los análisis básicos (hemograma, orina, bioquímica), aunque lo peculiar aquí será no olvidar, ante la Pediatría actual tan organicista, la valoración psicológica y social. Es posible detectar un perfil propio de un estrés crónico, caracterizado bioquímicamente por una secreción disminuida de los metoxi-indoles (parecida a la propuesta en la depresión), de los neuropéptidos y betaendorfinas.

Valoración psicológica. Se trata de detectar, en cuanto sea posible si hay una situación de estrés. Todo lo que altere el funcionamiento familiar, como puede ser el nacimiento de un nuevo hermano; las pérdidas, es decir, cuando desaparece el padre, la madre, un hermano u otro familiar, incluyendo al mismo nivel cuando la madre experimenta cambios desfavorables de la imagen corporal, los traumatismos y los abortos; los disturbios matrimoniales, aunque muchas veces serán problemas ocultos y sólo se apreciarán los resultados nocivos en el hijo; la pobreza y marginación como hechos más evidentes; los trastornos constatados en el propio paciente o en la madre[12].

Son *rasgos psicológicos frecuentes en los niños afectos de SFM* un cierto grado de retraso psicomotor, al no ir consiguiendo las adquisiciones básicas. A menudo existirá lentitud en la locución y si se practica un test adecuado para la edad, como el de Brunet-Lezine, se evidenciará una disminución del cociente de desarrollo, asociado generalmente a trastornos de conducta. Entre ellos destacan los problemas con la alimentación: rechazo del alimento, vómitos, polidipsia, tendencia a la diarrea, o a la rumiación. No es raro el insomnio y posible la enuresis o encopresis, valoradas según la edad.

Es preciso prestar mucha *atención a la actitud de la madre*. Así se podrá captar el hecho sorprendente de un escaso o nulo contacto visual o físico con su hijo, la incapacidad de relacionarse, la falta de tolerancia y la responsabilidad, la pérdida frecuente de autocontrol, la respuesta insuficiente a las demandas o ante las molestias del niño y, en resumen, una sensación de falta de afecto y de agrado.

Aunque sea más difícil describir que apreciar, esta triple consideración: del medio, de la madre y del estado psicológico del niño, permitirá deducir cuales son las ***interacciones***: si son normales, o bien desequilibradas, contradictorias, escasas, pobres o indiscriminadas. Para una valoración más detenida del medio social es recomendable el método de García Caballero.

Exploración clínica. Por un lado, permite establecer el diagnóstico básico de SFM con los datos auxológicos, nutritivos y psicológicos comentados. En segundo lugar, completará la orientación diagnóstica que ya sugirió la anamnesis, como puede ser un SFM orgánico de *origen gastrointestinal*: intolerancia al gluten, alergia alimentaria o fibrosis quística. En algunas ocasiones, se podrán descubrir síntomas *malformativos mínimos*, que por ejemplo llegan a permitir un diagnóstico de un síndrome alcohólico fetal o bien un proceso malformativo cromosómico, como puede ser el síndrome de Turner, recordando una vez más la variabilidad de su fenotipo, en ocasiones muy poco alterado, aparte del constante retraso de crecimiento.

Por la importancia y la situación epidemiológica actual se debe recordar el SFM por Sida. Los lactantes o párvulos afectados por el VIH llegan a él en parte por los *trastornos psicosociales*, pero como es bien sabido, también, por problemas orgánicos como la disminución de la ingesta, la malabsorción, las pérdidas elevadas por el tubo digestivo y los requerimientos aumentados de nutrientes (ver cap. 46).

Diagnóstico diferencial

En la actualidad los progresos diagnósticos no requieren demasiadas elucubraciones a este respecto: los exámenes complementarios pronto aclaran las dudas sobre la etiología. Sin embargo, antes de solicitar pruebas complementarias conviene también tener aquí una orientación clínica. Es lógico que ante un niño con posible SFM se piense en los distintos tipos de desnutrición exógena o endógena; también en algunos procesos neurológicos, como pueden ser la caquexia diencefálica o formas atípicas de parálisis cerebral infantil; infecciones ocultas de evolución prolongada; anemias, sobre todo ferropénicas; insuficiencia renal; cardiopatías congénitas ignoradas; acidosis congénita de tipos diversos; hiperplasia suprarrenal congénita con pérdida salina; hipo o hipertiroidismo e incluso un déficit de hormona de crecimiento. Se ha descrito un cuadro de falta de medro con hiperfagia y polidipsia asociado a déficit de GH en niños maltratados (a partir de los 3 años).

En el síndrome de falta de medro en el *niño de 1 a 3 años* de edad hay que descartar especialmente: enfermedad celiaca, fibrosis quística, enfermedad inflamatoria intestinal, neoplasia maligna, inmunodeficiencia e insuficiencia renal crónica. Se trata, por otra parte, de evocar casi siempre los *mismos factores causales* indicados antes. En el *lactante mayorcito* de 6 a 12 meses: reflujo gastroesofágico, cardiopatía, infección del tracto urinario y las infecciones respiratorias de repetición. En el *lactante pequeño* de 0 a 6 meses: hay que agregar o destacar los errores dietéticos, la displasia broncopulmonar, los trastornos en la succión y deglución y las malformaciones del tubo digestivo. Pero en *todas las edades citadas* se tendrán en cuenta el trastorno psicosocial, síndromes emetizantes, la parálisis cerebral mínima, el Sida, la infección crónica, el síndrome postenteritis (viral) y la alergia gastrointestinal.

Por encima de todo lo antes dicho, el pediatra debe estar alerta para la *diferenciación del SFM con otros trastornos psicológicos y psicosociales*. Entre los problemas psicológicos, es posible la confusión con un retraso mental, con el cuadro de hospitalismo en sus modalidades actuales, como pueden ser paradójicamente los niños en custodia, por familias adoptivas y todavía la depresión anaclítica. Aunque aquí interesa especialmente lo concerniente al lactante, también hay hipocrecimiento psicosocial en niños mayores, como el citado tipo II con carencia afectiva, maltrato y déficit transitorio de GH y el tipo III de la edad escolar donde predominan los ragos depresivos.

Tabla 38.2. Sospecha de maltrato en el SFM

- Trastorno del comportamiento
- Carácter asustadizo
- Lesiones características
- Cambios de centro asistencial

Datos comunes:
- Edad menor de 3 años
- Deficiente peso y talla
- Retraso psicomotor
- Higiene defectuosa
- Mala asistencia sanitaria

Dentro de la *patología psicosocial*, las consecuencias del abandono se identifican fácilmente con el SFM, pero tiene más interés práctico diferenciarlo de los cuadros de maltrato. Por desgracia a veces se suman. Cuando se observa un lactante o párvulo (Tabla 38.2), que une a su conducta anormal signos de mala higiene, mala cumplimentación del calendario de vacunaciones (con interrogante) o una alimentación francamente incorrecta, se indagará si al lado de estos signos de desatención, hay otros de abuso: contusiones, hematomas, mordeduras, fracturas, quemaduras, con lesiones en genitales especialmente. En tal caso el diagnóstico de *síndrome de maltrato* será evidente, poniendo en marcha con urgencia las normas jurídicas y médicas para su cuidado. Baste subrayar que la conducta asustadiza, las lesiones citadas y los cambios frecuentes de Centro asistencial son especialmente significativos del síndrome de maltrato.

Síntesis diagnóstica en el SFM. Como siempre, es necesaria una visión global de estos niños, somática y psíquica. En segundo lugar, el binomio pediatra-niño debe ampliarse, para detectar trastornos a varios niveles: paciente, madre, familia, medio social. Junto a ello, es preciso prestar mayor atención a los factores no orgánicos, aunque sea obligado descartar las enfermedades orgánicas, repetidamente ya citadas. Dada la complejidad y la facilidad de caer en el error, más que nunca hay que recordar al pediatra la conveniencia de una vigilancia paciente, atenta y además prolongada de la nutrición y demás aspectos. Este último punto a veces falla y no siempre por culpa del pediatra, sino porque son familias que en bastantes ocasiones no suelen volver a la consulta. En caso de duda, el pediatra debe saber requerir la ayuda de un equipo multidisciplinario (Tabla 38.3), es decir, de otros especialistas: psicólogo, paidopsiquiatra, nutrólogo, asistente social, etc.

Tabla 38.3. Normas diagnósticas básicas en el SFM

- Selección: según datos auxológicos y nutricionales
- Visión global: somática y psíquica
- Indagar a diversos niveles: individual, materno, familiar, social
- Especial atención: a factores no orgánicos
- Diagnóstico: etiológico y diferencial muy amplios
- Observación: atenta y prolongada, paciente, madre
- Posible necesidad de un equipo multidisciplinario:
  - Pediatra
  - Enfermería
  - Psicología
  - Nutrición. Endocrinología. Asistente social

TERAPÉUTICA

Alimentación y nutrición. Sea una u otra la causa del SFM, existe siempre un *trastorno nutritivo*. En consecuencia, se comenzará por revisar la alimentación. Si por la anamnesis se llega a la conclusión de que el aporte nutricional y en concreto el calórico es correcto, aunque existan trastornos psicológicos, se insistirá en la investigación de alguna posible *enfermedad orgánica*, generalmente fácil de confirmar tanto si la evolución es aguda, como subaguda y crónica.

Cuando la anamnesis nutricional indica una *alimentación incorrecta*, de forma muy esquemática se pueden diferenciar dos situaciones: una, con *oferta alimentaria insuficiente*. En este caso tal vez el asesoramiento en nutrición debe permitir romper el círculo vicioso. En formas clínicas iniciales, en efecto, da buenos resultados la recomendación de evitar bebidas frecuentes de bajo contenido calórico, como agua o zumo de fruta. Por el contrario se ayudará sensiblemente si el niño recibe leche entera, mantequilla, queso, alimentos con azúcar y huevo (natillas, flan) o frutos secos de manera que no puedan ser inhalados y como postre, dada la saciedad que producen. En caso preciso se recurrirá a suplementos protéico-calóricos, tipo Meritene y similares.

En otros niños la alimentación es inadecuada, ante todo por un *rechazo del alimento*. Aquí es donde hay que prestar la máxima atención al conocimiento de la situación clínica y luego modificar la disfunción familiar.

El *tratamiento nutricional* propuesto dependerá lógicamente de la evaluación previa, la edad y la etiología[13], pero en general es preciso multiplicar por 1,5 la ración habitual, aumentando o disminuyendo según el control evolutivo. A veces, se puede conseguir un aporte nutricional suficiente con la ayuda del experto profesional de enfermería y en casos extremos mediante alimentación con sonda nasogástrica e incluso recurriendo a la nutrición parenteral, de preferencia como un recurso de corta duración, ya que no carece de inconvenientes y riesgos, como la fácil inhalación a vías respiratorias o la pérdida del hábito de succionar y deglutir, en niños que ya pueden tenerlo deficiente.

Farmacoterapia. Si se considera que el trastorno familiar es nulo o de escaso relieve, algunos pacientes mejorarán con suplementos de oligoelementos como hierro o cinc, cuyo papel sobre la maduración neuropsíquica es comúnmente aceptado. O bien, diversas vitaminas, sobre todo de tipo B. Excepcionalmente se recurrirá a la ciproheptadina. En algunos estudios se ha ensayado el anabolizante progesterónico megestrol y la risperidona[14]. En el tipo III están indicados los antidepresivos.

Psicoterapia. En el caso de SFM con alimentación incorrecta, en el ámbito familiar de una disfunción grave o moderada, lo principal será la *intervención psicosocial y la terapia familiar*, pero siempre después de haber resuelto los trastornos de alimentación y nutrición, tratar adecuadamente los procesos patológicos y además intervenir sobre el lactante o párvulo. Desde hace tiempo es reconocido que en cualquier trastorno de nutrición en estas edades la recuperación es más rápida y el tratamiento más eficaz si se recurre a la estimuloterapia, con ayuda de un personal especializado y más adelante con instrucción adecuada de la familia.

Cabe considerar tres escalones en el plan terapéutico:

1. *Eminentemente pediátrico*, con la recuperación del crecimiento y la nutrición, la curación de posibles procesos patológicos orgánicos asociados o causales y estimuloterapia.
2. *Intervención social y terapia familiar*, para lo cual será precisa la colaboración del psicólogo especializado.
3. *Mantenimiento de los progresos conseguidos*, gracias al asesoramiento en nutrición, higiene general y vigilancia periódica, donde de nuevo el pediatra tiene la mayor responsabilidad.

Indicaciones de hospitalización. En el SFM hay una indicación indiscutible en la experiencia del autor: cuando hay signos de maltrato. A esta se suman otras indicaciones que son comunes prácticamente a toda la patología de esta edad: fracaso del tratamiento ambulatorio, gravedad o complicaciones en el curso de la enfermedad, síndromes específicos que requieren un estudio diagnóstico especial hospitalario, iniciación de un tratamiento complejo o la ansiedad engendrada en el ambiente familiar. Dado que la hospitalización puede producir por si sola un síndrome de carencia afectiva y por tanto de falta de medro, sus indicaciones se harán aquí con un criterio muy estricto y con los condicionantes, perfectamente conocidos, a fin de humanizar, por así decir, la vida del niño dentro del hospital.

PRONÓSTICO

Interesa considerar tanto el pronóstico inmediato como el lejano.

Pronóstico a corto plazo. El SFM se considera leve cuando el peso ha quedado reducido al 75-90% del normal y la talla al 90-95 de la esperada. Será de pronóstico moderado si la deficiencia de peso corresponde al 60-74% y la talla o longitud al 85-89%, siendo grave cuando las cifras respectivas han caído al 60% (peso) y 85% (talla). No es preciso insistir demasiado en la influencia desfavorable de las consecuencias de la malnutrición, al margen de su origen: la inmunodeficiencia con infecciones de repetición, entre otras.

Pronóstico lejano. Para el grupo de niños con SFM de origen no orgánico, en la experiencia del autor, cuando fue posible seguir un control mínimo de 6 años, los problemas más frecuentes fueron la inadaptación escolar y los trastornos de conducta. En un 15% se comprobó además un cociente intelectual por debajo de 70. En cambio, lo que mejor responde es el crecimiento: al cabo de 6 años sólo un 5% tenían una talla inferior al percentil 10. En la bibliografía hay datos semejantes, si bien en los anteriormente referidos influye ciertamente el hecho de haber establecido el diagnóstico en casos graves y dentro de una clientela hospitalaria. La *edad* es fundamental. De ahí la necesidad de distinguir entre SFM e hipocrecimiento psicosocial. El lactante y párvulo no guardan memoria consciente (como sucede con el dolor), pero quedan con graves secuelas, mientras el escolar y adolescente si tienen memoria, pero sufren menos secuelas, gracias a su resistencia o *resiliencia*.

Otra clave para conocer el pronóstico en el SFM psicosocial es aclarar cómo consideran los padres al niño. Si lo ven como un *enfermo*, la solución será, posiblemente, fácil al eliminar el factor causal; cuando hablan de un *niño difícil*, el pronóstico es reservado; pero en el caso de manifestar que es un *niño malo* o perverso, la gravedad es máxima y la disfunción familiar muy probable, por lo que se tomarán todas las medidas oportunas.

Hay secuelas orgánicas comunes a toda desnutrición precoz (sea del feto o del lactante), como son el padecimiento lejano de hipertensión arterial, cardiopatía coronaria, hiperlipemia e hiperglucemia, con estudios estadísticos bastante admitidos, describiéndose igualmente con más frecuencia trastornos lejanos en la conducta, incluidos los referentes a la alimentación.

En el SFM de fundamento orgánico, que en algunas estadísticas representa la mitad de los casos, el pronóstico va a depender, lógicamente, de la causa (será malo en el Sida, por ejemplo), de la precocidad del diagnóstico (como se puede comprobar en la intolerancia al gluten, en la fibrosis quística o en el reflujo gastroesofágico) y del planteamiento terapéutico: buen pronóstico cuando es correcto con las líneas básicas apuntadas, la intervención del especialista cuando sea precisa y en ocasiones la participación de un equipo multidisciplinario, sobre todo en el caso más delicado de maltrato, que representa el 10 por 100 de la totalidad.

En *resumen*, el problema del SFM recuerda la permanente necesidad de considerar siempre al objeto de la pediatría, el niño, como un todo, con su vertiente somática y psíquica, y con especial sensibilidad a su entorno. Por ello, la formación del pediatra debe seguir contando con una sólida base general y advirtiendo que el futuro de la pediatría cada vez estará más presionado por las tareas preventivas y los problemas psicosociales. Hay que tener suficiente preparación y actualización en este sentido para conseguir así una mejor promoción de la salud del menor.

BIBLIOGRAFÍA

1. Cruz-Hernández M. Síndrome de falta de medro. En: Bueno M, Sarria A, Pérez González J, eds. Nutrición en pediatría. 2ª ed. Madrid, Ergon, 2003; 333-42.
2. Bueno M, Olivares JL, Bueno-Lozano MM, Sarría A. Retraso de crecimiento de causa nutricional. En: Bueno M, ed. Crecimiento y desarrollo humano y sus trastornos. 2ª ed. Madrid, Ergon, 1996; 173-85.
3. Kurgman SD, Dubowitz CH. Failure to thrive. Am Fam Physician 2003; 68: 879-84.
4. Bogner E, Rafal RB. Failure to thrive. Clin Pediatr 2005; 44: 185-8.
5. Dalmau J. Nutrición y fallo de medro. En: Tojo R, ed. Tratado de Nutrición en Pediatría. Barcelona, Ergon, 2001; 695-702.
6. Drewett R, Blair P, Emmett P, Emond A, ALSPAC Study Team. Failure to thrive in the term and preterm infants of mothers depressed in the postnatal period: a population-based birth cohort study. J. Chil Psychol Psychiatry 2004; 45: 359-66.
7. Wright CM, Parkinson KN, Drewett RF. The influence of maternal socioeconomic and emocional factors on infant weight gain and weight fallering (failure to thrive) data from a prospective birth cohort. Arch Dis Child 2006; 91: 312-7.
8. Berkovitch M, Heyman E, Afriat R, Matz-Khromchenko I, Avgil M, Greenberg R *et al*. Copper and zinc blodd levels among children with nonorganic failure to thrive. Clin Nutr 2003; 22: 183-6.
9. Bonuck KA. Sleep disordered breathing and failure to thrive. Arch Pediatr Adolesc Med 2005; 159: 299-300.
10. Raynor P, Rudolph MCJ. Antrompometric indices of failure to thrive. Arch Dis Child 2000; 82: 5-9.
11. Finkelstein BS, Imperiale TF, Speroff T, Marrero U, Radcliffe DJ, Cuttler L. Effect of growth hormone therapy on height in children with idiopathic short stature: a meta-analysis. Arch Pediatr Adolesc Med 2002; 156: 230-40.
12. Block RW, Krebs NF. Failure to thrive as a manifestation of child neglect. Pediatrics 2005; 116: 1234-7.
13. Wright CM, Identification and management of failure to thrive. Arch Dis Child 2000; 82: 5-9.
14. Berger-Gross P, Coletti DJ, Hirschkorn K, Terranova E, Simpser EF. The effectiveness of risperidone in the treatment of three children with feeding disorders. J Child Adolesc Psychopharmacol 2004; 14: 621-7.

Capítulo

39

Obesidad infantil

M. Bueno, O. Bueno, G. Bueno

CONCEPTO

La obesidad se define como el exceso de grasa corporal secundario a una alteración de la relación ingesta energética (incrementada) y gasto energético (disminuido). El índice de masa corporal (IMC) o peso/talla^2 (kg/m^2) aunque es excelente para medir la adiposidad en el adulto, es menos confiable en los niños, ya que cambia con la edad. No obstante, puede considerarse la determinación grosera más aceptable para la detección de obesidad[1]. Se denomina *sobrepeso* a la situación clínica en la que el IMC es superior al percentil 85 según valores de referencia para edad y género; y *obesidad* cuando el IMC supera el percentil 95. La distribución del exceso de grasa corporal se asocia con factores de riesgo. La obesidad androide o central (tipo manzana) comporta un mayor riesgo de complicaciones que la obesidad ginoide o periférica (tipo pera). Por ello, es de gran interés clínico la medición de las circunferencias cintura/caderas. La Figura 39.1 destaca algunos de los factores de riesgo descritos en ambos tipos de obesidad. Datos propios recogidos en una serie de 1.360 niños y adolescentes demuestran un aumento de la obesidad central en la última década[2].

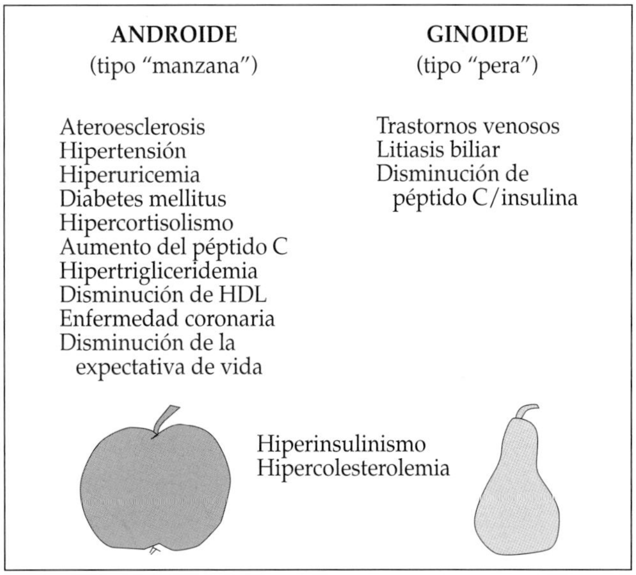

Figura 39.1. Factores de riesgo en la obesidad.

CLASIFICACIÓN

La mayoría de niños obesos (95%) son la consecuencia de una ingesta energética excesiva y/o un gasto calórico reducido. Este tipo de *obesidad nutricional* (simple, exógena) será objeto de especial atención en este capítulo; el 5% restante de niños obesos constituyen la *obesidad orgánica* (intrínseca, endógena) que se corresponde con síndromes dismórficos, endocrinopatías y lesiones del SNC (Fig. 39.2). Esta clasificación probablemente no podrá mantenerse en un futuro, ya que en los últimos años se han identificado diversos tipos de obesidad monogénica.

PREVALENCIA

La prevalencia de obesidad en la población adulta de los EE.UU. se estima actualmente en un 65%, siendo causa de 300.000 muertes cada año y de numerosos problemas asociados al gran número de sus comorbilidades

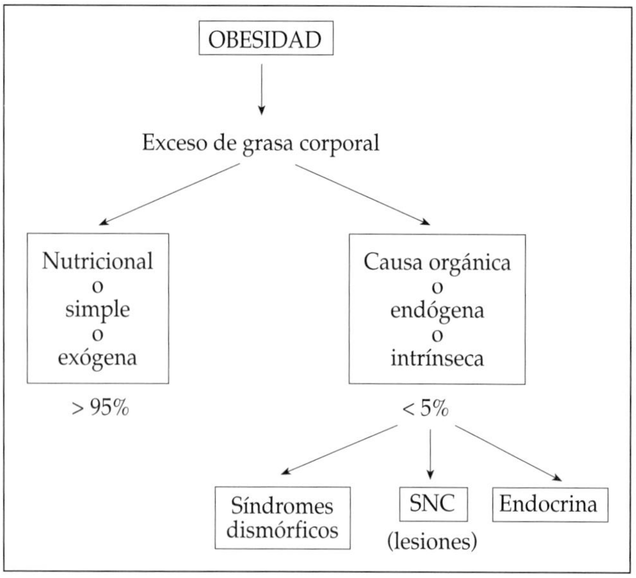

Figura 39.2. Clasificación de la obesidad.

(Tabla 39.1). La obesidad, la diabetes tipo 2 y las complicaciones asociadas son actualmente un problema importante de salud. El 80% de obesos adolescentes seguirán siéndolo durante su vida adulta. El estudio Bogalusa realizado en niños con cardiopatía encontró que el 22% de niños que sobrevivían en 1990 tenían un IMC superior al percentil 85. En algunas poblaciones la prevalencia de la obesidad infantil puede ser tan alta como 20-30%[3].

El estudio PAIDOS realizado en España en 1984 comunicó una prevalencia de obesidad infantil del 4,9% para niños de ambos géneros de 6-12 años de edad. El estudio AVENA también realizado en España en una muestra representativa de adolescentes de ambos géneros durante el período 2001-2002 refiere una prevalencia de sobrepeso de 20% en hombres y de 16% en mujeres. Datos propios muestran un incremento de grasa corporal total del 2,46% a los 13,5 años durante el período 1980-1995[4,5].

MEDICIÓN DE LA MASA GRASA

La definición de obesidad está subordinada a la cuantificación del exceso del contenido graso del organismo. El *método directo* consiste en la cuantificación en el cadáver de la masa grasa, que no es de utilidad por razones obvias en la investigación clínica. Por ello, se han aceptado los *métodos indirectos* de medida del tejido adiposo, empezando por las técnicas de antropometría nutricional.

El *peso* y la *talla* y sus índices relacionados combinan escaso costo, fácil uso y precisión; sin embargo no permiten analizar la distribución de la grasa corporal.

Tabla 39.1. Complicaciones de la obesidad

Complicaciones	Efectos
Psicosocial	Discriminación de los compañeros, burlas, mala aceptación escolar, aislamiento, menor promoción laboral
Crecimiento	Edad ósea adelantada, mayor estatura, menarquia temprana
Sistema nervioso central	*Pseudotumor cerebri*
Respiratorio	Apnea nocturna, síndrome de Pickwick, infección. Asma (?)
Cardiovascular	Hipertensión, hipertrofia cardíaca, isquemia cardíaca*, muerte súbita*
Ortopédica	Dislocación de la cabeza femoral, enfermedad de Blount (tibia vara)
Metabólica	Resistencia a la insulina, diabetes mellitus tipo II, hipertrigliceridemia, hipercolesterolemia, gota*, esteatosis hepática*, enfermedad del ovario poliquístico

**Complicaciones infrecuentes antes de la edad adulta.*

El *grosor de los pliegues cutáneos* es otro procedimiento de bajo costo y fácil uso, que permite obtener el importante dato de la distribución central o periférica del exceso de grasa, aunque no se trata de una técnica exacta que precisa recurrir a complejas ecuaciones para transformar los datos en términos de composición corporal.

Los *perímetros de cintura y caderas* permiten una información más adecuada de la distribución de la grasa corporal.

Las técnicas más sofisticadas utilizan distintos *métodos isotópicos*, químicos y físicos. La *absorciometría dual* con energía de rayos X fotónica (DEXA) parece mejor índice para la estimación de la grasa corporal total.

En la Tabla 39.2 se recuerdan los métodos actualmente disponibles, su costo y su rentabilidad.

ETIOPATOGENIA

La obesidad nutricional es una enfermedad crónica definida por el desequilibrio entre ingesta y gasto energético. En la mayor parte de los casos su etiología es multifactorial en la que se involucran factores genéticos y ambientales y la interacción de ambos. La etiología exclusivamente genética es rara y constituye un nuevo grupo de obesidades que se heredan de forma mendeliana (obesidades monogénicas). Hasta el mes de octubre de 2005 se habían

Tabla 39.2. Métodos de cuantificación de la grasa corporal y su distribución

Método	Costo	Facilidad de uso	Precisión	Grasa regional
Talla y peso	+	Fácil	Alta	No
Grosor de pliegues cutáneos	+	Fácil	Baja	Sí
Circunferencias	+	Fácil	Moderada	Sí
Ultrasonidos	++	Moderada	Moderada	Sí
Densidad				
Inmersión	+	Moderada	Alta	No
Pletismografía	+++	Difícil	Alta	No
Agua pesada				
Tritiada	++	Moderada	Alta	No
Óxido de deuterio u oxígeno pesado	+++	Moderada	Alta	No
(^{40}K)	++++	Difícil	Alta	No
Conductividad eléctrica total del cuerpo	+++	Moderada	Alta	No
Impedancia bioeléctrica	++	Fácil	Alta	No
Gas soluble en grasa	++	Difícil	Alta	No
Absorción con energía dual de rayos X				
absorciometría fotónica dual	+++	Fácil	Alta	No
Tomografía computarizada (TC)	++++	Difícil	Alta	Sí
Imagen por resonancia magnética (RM)	++++	Difícil	Alta	Sí
Activación de neutrones	++++	Difícil	Alta	No

+: costo económico bajo; ++: moderado; +++: alto; ++++: muy alto.

reportado 176 casos de obesidad monogénica en un total de 11 genes diferentes[6].

Clásicamente el papel fundamental del tejido adiposo era el ser depósito de triglicéridos en el adipocito; actualmente se reconoce que, es un tejido productor de diferentes factores hormonales denominados genéricamente *adipocitocinas* que, a su vez, están reguladas por un conjunto de señales hipotalámico-hipofisarias para las que se ha propuesto el término de *adipotropinas* (Fig. 39.3)[7,8].

Factores ambientales

Son capaces de influir en el determinismo de la obesidad, además del estilo de vida, aspectos relacionados con el estado socio-económico, tamaño familiar y ambiente físico. El estilo de vida sedentario es un componente importante del incremento de la prevalencia de la obesidad en los países occidentales (ambiente obesogénico). Sin embargo, no es fácil distinguir si la reducción de la actividad física de los niños obesos es la causa o la consecuencia de su adiposidad. Particular relieve adquieren los factores conductuales familiares, como tiempo dedicado a la televisión, conducta alimentaria en la mesa familiar y actividad física[9].

Durante los últimos 50 años el aporte calórico de la dieta española ha pasado desde 1.700 calorías/persona/día hasta más de 3.200 calorías/persona/día, habiéndose triplicado la ingesta lipídica. La asociación entre dieta grasa y sobrepeso, sin embargo, ha sido cuestionada. Más interesante parece el riesgo del exceso de bebidas azucaradas como consecuencia de su alto índice glicémico.

Los factores ambientales prenatales y postnatales tienen un importante papel en el desarrollo de la obesidad, discutiéndose su protagonismo sobre el de los factores genéticos[10,11].

Factores genéticos

Las bases genéticas de la obesidad han sido confirmadas a partir del descubrimiento de la *leptina*, producto del gen *Lep* y del incremento en el conocimiento del papel de neuropéptidos tales como el *neuropéptido Y* (NPY), la *proopiomelanocorticotropina* (POMC), las *orexinas* y la *hormona concentrada en los melanocitos y sus receptores* (MSH y MCR).

La leptina es la adipocitocina más importante expresada en el adipocito por el gen *Lep* localizado en 7q31.3, homólogo del gen ob mutado en la obesidad murina y con el que comparte un 84% de homología. Circula en plasma unida a su proteína transportadora y atraviesa la barrera hematoencefálica para acoplarse a su receptor localizado en el núcleo arqueado del hipotálamo (también en leptomeninges y plexo coroideo) en donde inhibe la secreción del NPY, dando lugar a la supresión de la saciedad y al

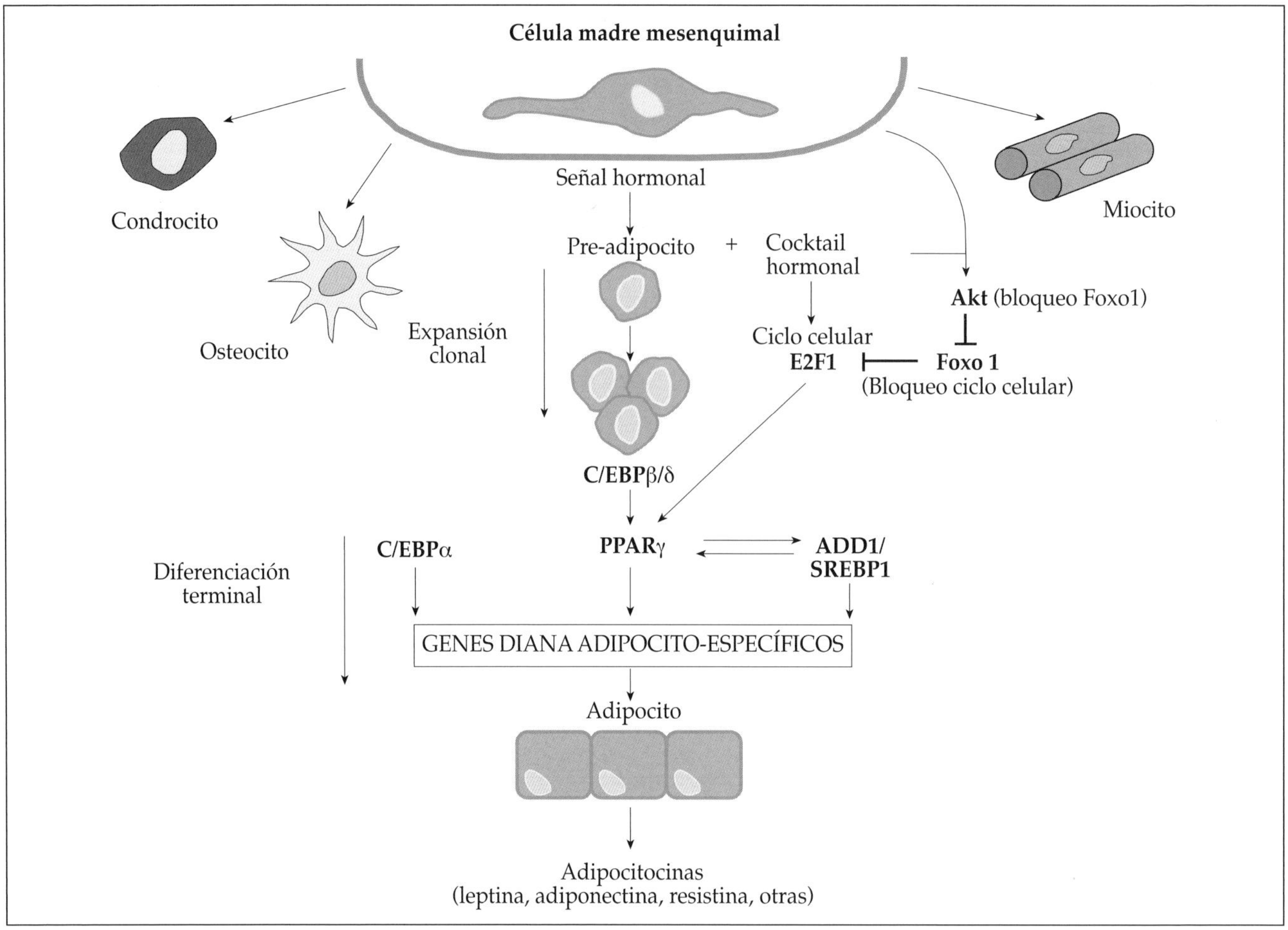

Figura 39.3. Formación del adipocito a partir de las células madre mesenquimales[7].

incremento de la actividad física. No obstante, las tasas plasmáticas de leptina en la obesidad están elevadas, lo que sugiere la existencia de una resistencia a la acción de la misma. El grupo de Farooqi ha diagnosticado un total de seis pacientes con deficiencia congénita de leptina, todos ellos de origen pakistaní, afectos de obesidad grave de comienzo precoz, hipogonadismo hipogonadotropo y anomalías de grado variable en la función de los T-linfocitos. La respuesta al tratamiento con leptina ha sido satisfactoria[12].

El receptor de la leptina (*Rlep*) se localiza en 1p31 y pertenece a la familia de los receptores de citocinas. Se ha reportado una mutación del gen Rlep en tres niños de una familia de origen argelino con alto índice de consanguinidad, cuyo fenotipo era similar al de la deficiencia congénita de leptina.

La POMC es un polipéptido producido en el núcleo arqueado del hipotálamo y es precursor de dos subunidades proteicas de menor tamaño: la hormona corticotropa (*ACTH*) y la lipotropina β. Su gen se ha localizado en 2p23.3 y se han comunicado siete pacientes homocigotos o heterocigotos compuestos para sus mutaciones, que presentan la peculiaridad de debutar con crisis neonatales adrenales debidas a la deficiencia de ACTH.

El receptor número 4 de la melanocortina (*MC4R*) se localiza en el cerebro y su ligando activador es la α-MSH que genera un estímulo anorexígeno, mientras que el AGRP lo inhibe, siendo por tanto orexígeno. MC4R se localiza en 18q22 y sus mutaciones son las más frecuentes en el grupo de obesidades monogénicas. Se estima que la prevalencia en población adulta se sitúa entre 0,5 y 1%[13].

En el año 1999 fue purificado en el estómago de rata un secretagogo de 28 aminoácidos, denominado *ghrelina* que estimula el apetito, además de inducir la secreción de GH. Sus interacciones con las neuronas NPY/AgRP en el núcleo arqueado apoyan la hipótesis de que sean la diana para su acción en el hipotálamo. En humanos la mayor parte circulante de este péptido procede de la síntesis en las células X de la mucosa oxíntica del estómago[14,15].

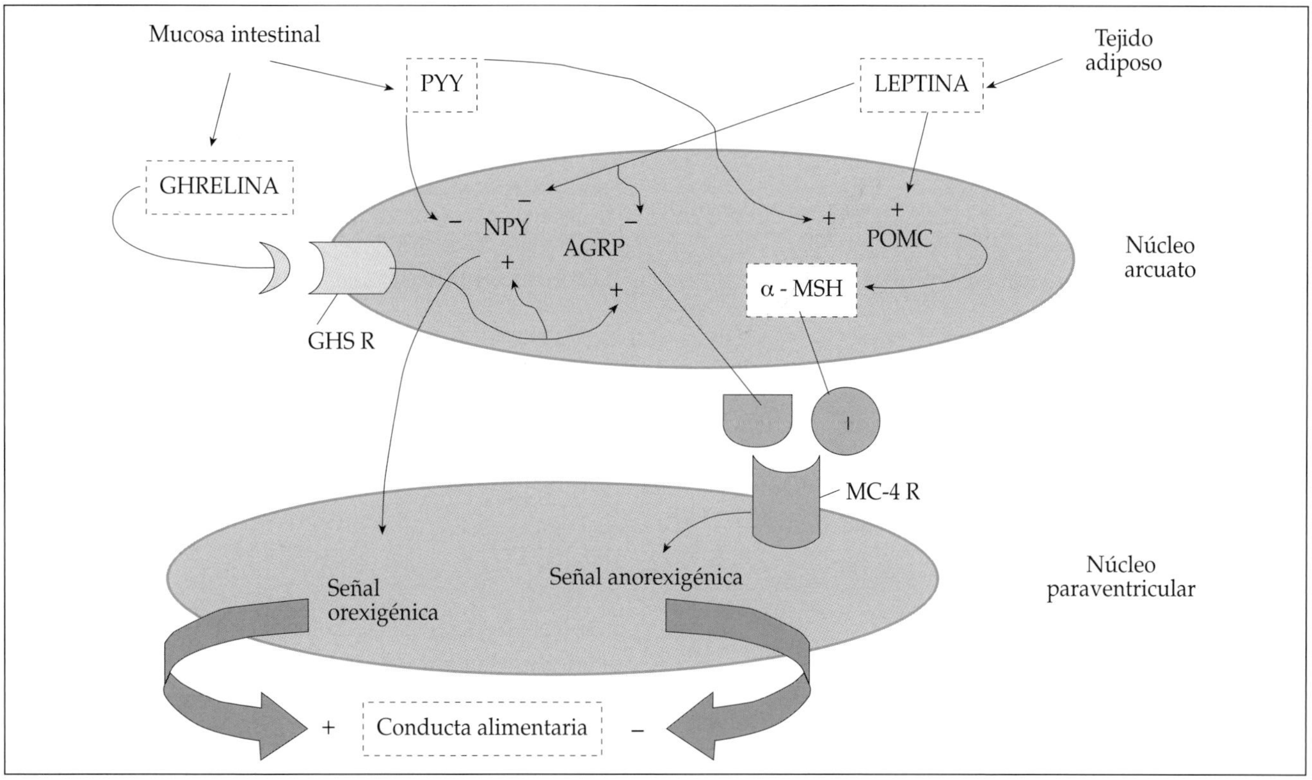

Figura 39.4. Factores que influyen en la conducta alimentaria.

Actúa a nivel central promoviendo el acúmulo calórico en forma de grasa y ejerce acción sobre los adipocitos activando su diferenciación y proliferación y previniendo la apoptosis. En definitiva, parece que su función sea la de favorecer un estado de balance energético positivo ante momentos de ingesta insuficiente. Recientemente se ha aislado del estómago de rata una nueva hormona, denominada *obestatina*, que deriva de la misma prohormona de la ghrelina, pero que actúa como ligando de un receptor hipotalámico distinto. Este nuevo péptido, codificado por el mismo gen de la ghrelina, tiene una acción opuesta a ésta, ya que suprime en la rata el apetito, disminuye la contractilidad yeyunal y la ganancia de peso[16,17].

También han sido identificadas otras proteínas en el adipocito, como adiponectina, resistina, ASP y PAI-1 que pueden tener responsabilidad en la aparición de algunas de las complicaciones médicas de la obesidad. Así, por ejemplo, la adiponectina puede ser un buen biomarcador del síndrome metabólico[18].

Los avances más importantes en el estudio del gasto energético se han concretado en la identificación de una proteína mitocondrial desacopladora (*uncoupling protein*) denominada UCP1; posteriormente se han identificado UCP2 y UCP3. Estas proteínas también se han denominado termogeninas. Las proteínas desacopladoras se localizan en la membrana interna mitocondrial y son esenciales para el proceso denominado termogénesis adaptativa a través del cual desvían la energía inicialmente destinada a la síntesis de compuestos de alto contenido energético (ATP) hacia la producción de calor.

La Figura 39.4 resume los mecanismos de regulación de la conducta alimentaria. La Tabla 39.3 informa sobre algunos de los genes candidatos a obesidad y su localización.

Rastreos hologenómicos

Se han localizado marcadores cromosómicos relacionados con la obesidad humana en todos los cromosomas, con excepción del cromosoma Y[6].

Interrelación entre los diferentes factores[19]

Como se ha señalado anteriormente la obesidad es un modelo complejo de base poligénica sobre el que ejercen su influencia una serie muy importante de factores ambientales (Tabla 39.4). No deben olvidarse en este modelo la influencia de diversos *factores psicológicos* que inciden de forma especial durante la adolescencia (Fig. 39.5).

Tabla 39.3. Designaciones y localizaciones de genes/regiones candidatos de obesidad

Gen candidato/región	Símbolo	Localización
Receptor leptina	LEPR	1p31
Factor a necrosis tumoral	TNFA	6p21.3
Leptina	LEP	7q32
Lipoproteín-lipasa	LPL	8p22
Carboxipeptidasa E	CPE	4q28
Receptor β_3-adrenérgico	ADRB3	8q11.1-p12
Prader-Willi	PWS	15q11-13
Lipasa hepática	LIPC	15q21
Glucógeno sintetasa	GYS	19q13.3
Homólogo del ratón "Tubby"	TUB	11q15.4- p15.5
Homólogo del ratón "Agouti"	ASIP	20q11.2-q12
Proteína desacoplante	UCP1	4q31
Proteínas desacoplantes	UCP2, UCP3	11q13
Receptor activado por proliferadores de peroxisoma	PPAR-γ	3q25
NPY	NPYR5	4q31-32
Receptor de CCK	CCKAR	4q15.1
Receptor de melanocortina	MC3R	20q13
Otro receptor de melanocortina	MC4R	18q21.3-q22

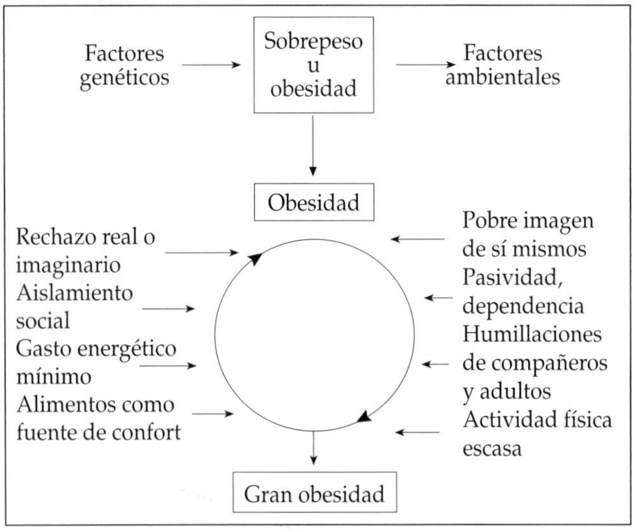

Figura 39.5. Factores que contribuyen a la obesidad en adolescentes: vertiente psicológica.

CLÍNICA

Anamnesis

Interesa conocer el peso y la longitud en el momento del nacimiento, aunque no suele diferir del observado en niños no obesos. No obstante, se ha destacado en otros estudios el efecto a largo plazo sobre obesidad y diabetes tipo 2 de niños que sufrieron retraso de crecimiento intrauterino (hipótesis de Barker). Otros aspectos a recordar

Tabla 39.4. Etiología de la obesidad nutricional

- **Factores genéticos (G)**
  - Genes
  - Estudios en niños adoptados
  - Actividad de la lipoproteinlipasa
  - Gasto energético
  - Sobrealimentación en gemelos idénticos
  - Estudios familiares
- **Factores ambientales (A)**
  - Ambiente físico
  - Estado socioeconómico
  - Raza y ambiente
  - Tamaño familiar
  - Patrones familiares de conducta
- **Conclusión**
  - O = G + A + (G x A) + E

O: obesidad; E: variable de confusión.

son el tipo de lactancia y el calendario de la diversificación dietética del lactante. Algunos estudios refieren el probable papel protector de obesidad de la lactancia materna, si se prolonga al menos 4-6 meses. El desarrollo psicomotor, historia de traumatismos o de intervenciones quirúrgicas que obligan a largos períodos de inactividad, así como una detallada encuesta dietética y encuestas de actividad física, no deben olvidarse en la anamnesis. También se anotarán cuidadosamente el peso y talla de los progenitores y hermanos. El árbol genealógico puede ser importante en los casos de obesidad monogénica; en cualquier caso se buscarán antecedentes familiares de diabetes, hipertensión, dislipidemias, enfermedades cardiovasculares y gota. Finalmente, las relaciones escolares con compañeros y profesores pueden contribuir a valorar la probable existencia de factores psicológicos obesogénicos.

Exploración clínica

El obeso simple o nutricional es un niño/niña generalmente de talla normal o superior al percentil 50 y con maduración ósea normal o acelerada, mientras que los niños afectos de obesidades de origen endógeno suelen presentar tallas inferiores al percentil 5 y maduración ósea retrasada.

La adiposidad es generalizada, con predominio troncular en un tercio de los casos; ello favorece la aparición de una seudoginecomastia (depósito aumentado de grasa) y el enterramiento en la grasa suprapúbica del varón de los genitales externos. Frecuentemente se observan estrías cutáneas de color rosado o blanco localizadas en abdomen tórax y caderas, que en casos exagerados pueden plantear el diagnóstico diferencial

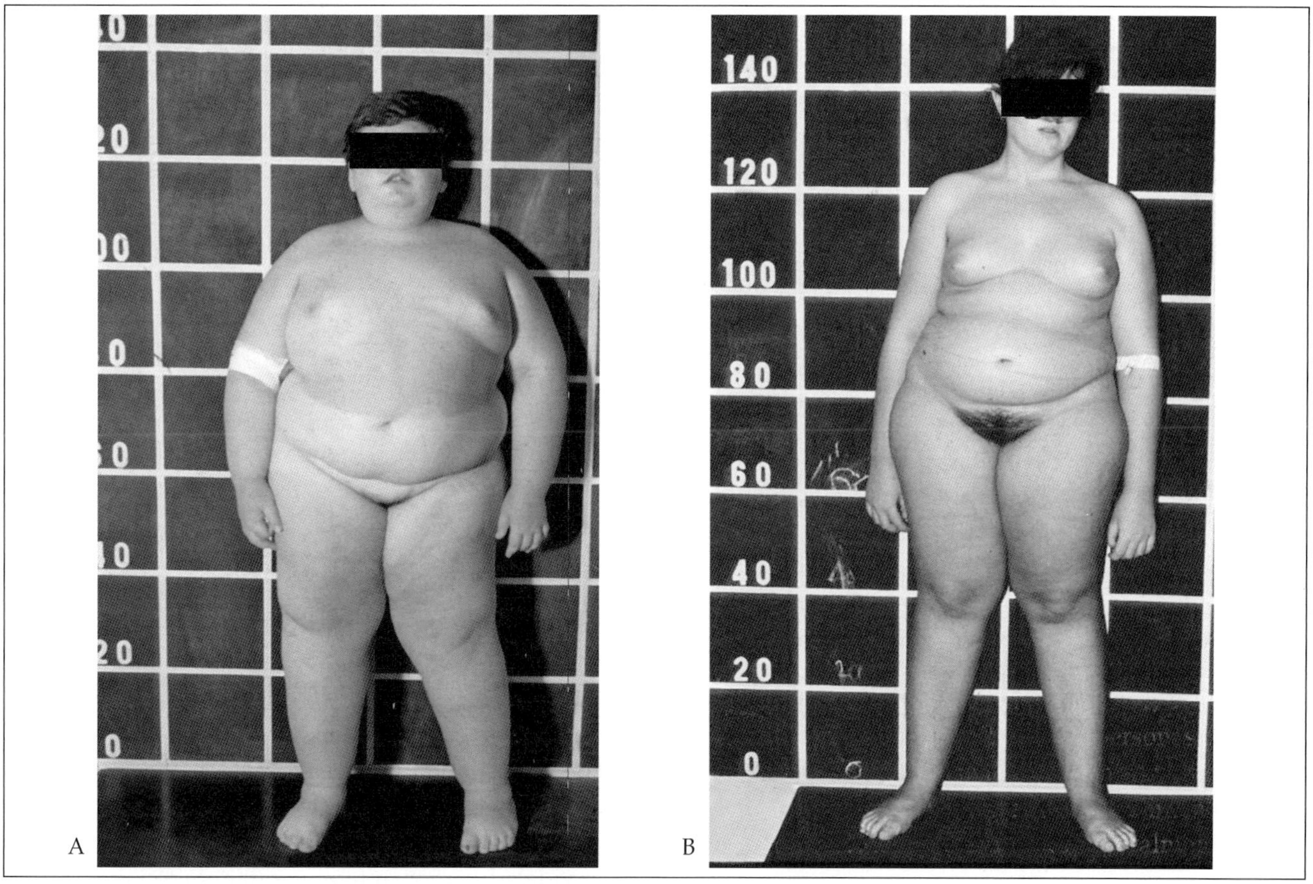

Figura 39.6. A: obesidad androide (tipo "manzana"); B: obesidad ginoide (tipo "pera").

con el síndrome de Cushing. En otros casos, sobre todo en niñas, el depósito graso se localiza en caderas (tipo pera) (Fig. 39.6). Algunas niñas obesas suelen mostrar una pubertad retrasada, probablemente secundaria a las tasas plasmáticas elevadas de leptina.

En resumen, la exploración de un niño obeso puede ser muy simple; en la mayoría de los casos la antropometría nutricional y el control de la maduración ósea serán suficientes, como demuestra el algoritmo de la Figura 39.7.

COMPLICACIONES

En la Figura 39.1 y en la Tabla 39.1 se han adelantado las numerosas complicaciones que se asocian a la obesidad. Unas son de tipo clínico y otras de tipo metabólico. Datos propios demuestran la importancia de las complicaciones cardiovasculares desde la edad pediátrica, especialmente en el caso de las grandes obesidades. El *EKG* y el estudio del *ECG* deben incorporarse a la monitorización de estos pacientes, vigilando el tamaño de la masa del ventrículo izquierdo y el intervalo QT. También en obesidades mórbidas son frecuentes las *apneas durante el sueño*.

La mayoría de las anomalías metabólicas referidas, así como las hormonales, son secundarias a la obesidad, siendo reversibles con la pérdida de peso[20,21]. La denominada *tolerancia grasa*, definida como la respuesta de los triglicéridos plasmáticos a una sobrecarga oral de grasa, puede ser un marcador interesante de riesgo aterogénico. Datos propios demuestran que la lipemia postprandial alcanza tasas más elevadas en niños con valores más bajos de HDL-colesterol que en controles con valores normales.

Las tasas de *leptina* plasmática están estrechamente correlacionadas con el IMC. La Figura 39.8 demuestra la diferencia de los valores de leptina plasmática en niños obesos comparados con controles no obesos.

La obesidad infantil predispone a resistencia a la insulina y diabetes tipo 2, dislipidemia, esteatosis hepática/esteatohepatitis, hipertensión arterial y otras complicaciones metabólicas. En el momento actual es objeto de especial atención el *síndrome metabólico* o síndrome X. Reaven describió el síndrome X en el adulto para definir una compleja situación que asociaba obesidad central, hiperinsulinemia, hiperuricemia, hipertrigliceridemia, hipertensión arterial y propensión a la enfermedad co-

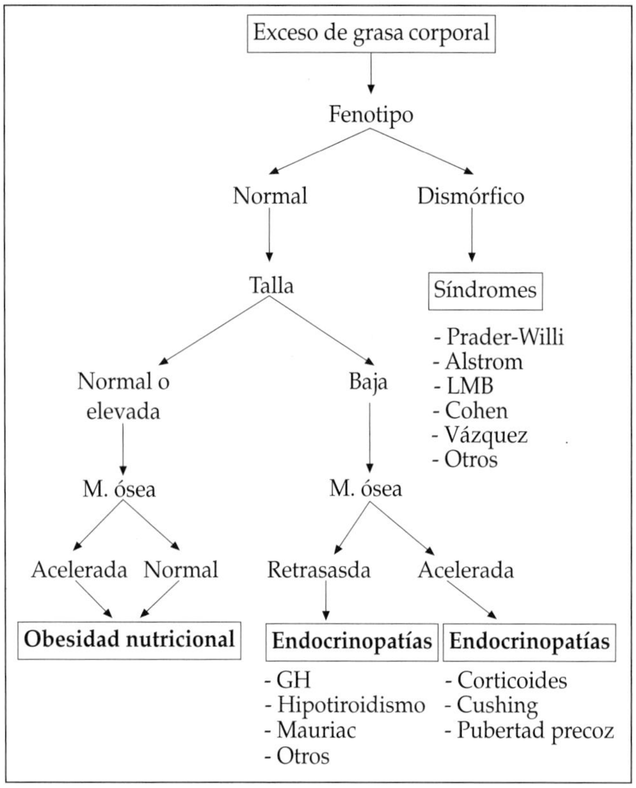

Figura 39.7. Algoritmo diagnóstico de la obesidad.

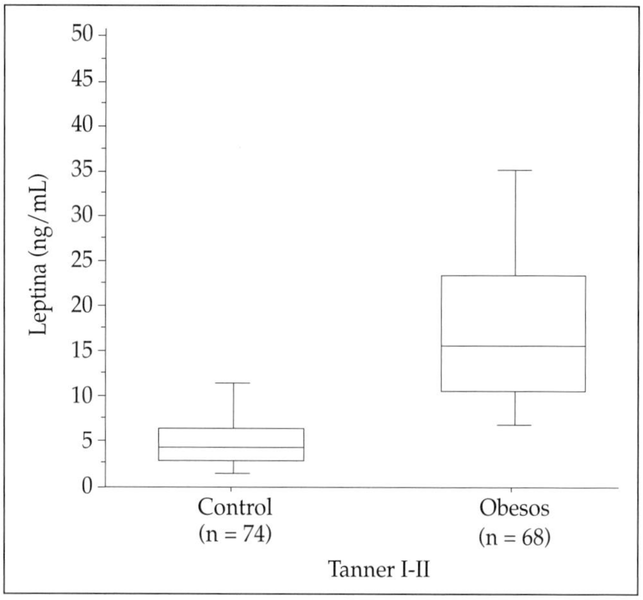

Figura 39.8. Leptinemia en niños con obesidad.

ronaria y al infarto. Actualmente se prefiere hablar de *síndrome de resistencia a la insulina* (ver cap. 45). Las claves más importantes de este síndrome en edad pediátrica son el excesivo consumo en la dieta de carbohidratos y grasa y pobre en fibra y la ausencia de ejercicio físico. Algunos grupos étnicos que han transitado desde ser una sociedad de subsistencia hasta vivir en un ambiente de "modernización" en breve período de tiempo, han sufrido una epidemia de obesidad y de diabetes tipo 2; el ejemplo paradigmático lo constituyen los indios Pima de Arizona[22,23].

DIAGNÓSTICO

El diagnóstico de obesidad no presenta dificultades en la práctica clínica. Los datos obtenidos de una correcta anamnesis y de una rigurosa exploración permiten establecer las diferencias entre el grado de obesidad y la presencia de factores de riesgo. Como se ha comentado con anterioridad, en la mayoría de ocasiones basta con determinar el IMC, la talla y la maduración ósea para distinguir entre obesidad nutricional (talla normal o incrementada y maduración ósea normal o acelerada) y obesidades dismórficas o endocrinas.

PREVENCIÓN

La prevención del sobrepeso y de la obesidad infantil son objetivos fundamentales de cualquier programa de salud. Durante la infancia debe considerarse una prioridad, dado el comprobado riesgo de su perpetuación en la vida adulta, cuando precisamente son más graves sus comorbilidades. Esta prevención debe instaurarse desde el comienzo de la vida con lactancia al seno materno y diversificación dietética no antes de los 4 meses de edad[24].

La prevención de la obesidad requiere identificar de forma precoz factores de riesgo. Existen evidencias que correlacionan una rápida ganancia de peso en los dos primeros años de vida con la aparición de obesidad en etapas más tardías[25,26].

Recientemente la Agencia Española de Seguridad Alimentaria ha elaborado la Estrategia NAOS, cuya publicación aborda las acciones a desarrollar dentro del ámbito familiar y comunitario para conseguir una nutrición saludable de la infancia y adolescencia, que consigan invertir la tendencia ascendente de la prevalencia de obesidad. Estas acciones también se dirigen al plano escolar y al contexto empresarial, sin olvidar la vertiente sanitaria. La publicación analiza los hábitos alimentarios de los niños y ofrece sugerencias en cuanto a menús (plan semanal de comidas para el escolar) y estilo de vida[27].

Todo programa de salud se basa en *reducir la ingesta energética* del niño en términos prudentes y equilibrados y en establecer una *actividad física adecuada*.

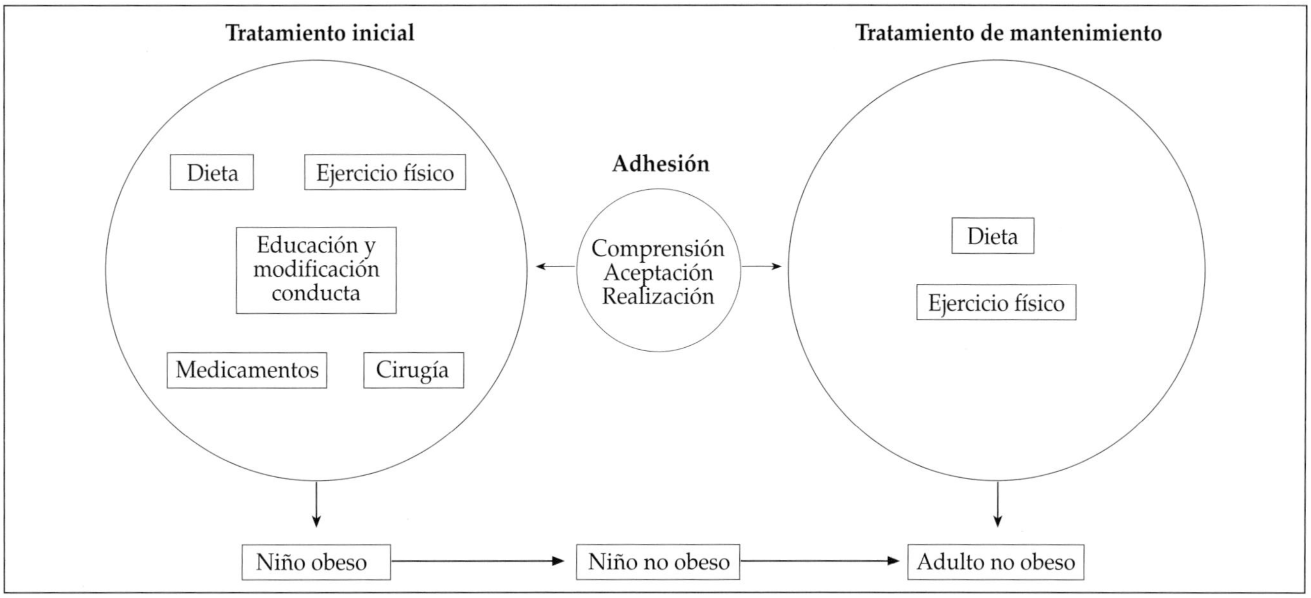

Figura 39.9. Enfoque general en el tratamiento de la obesidad.

TRATAMIENTO

Dado que la obesidad es un factor de riesgo para numerosas complicaciones médicas, problemas psicosociales y elevada mortalidad en la vida adulta, las estrategias terapéuticas deben ser *multidisciplinares* e incluirán educación nutricional, intervenciones psicosociales y terapia familiar, cambios en el estilo de vida y programas de actividad física[28].

El esquema general del tratamiento de la obesidad comprende varias etapas. En el *período inicial* debe conseguirse una pérdida de peso. Su duración dependerá del grado de obesidad y del tipo de dieta y ejercicios físicos elegidos. A continuación, durante el *período de mantenimiento* se debe aceptar la imposibilidad de un retorno a la situación inicial; la duración de esta etapa está estrechamente relacionada con la comprensión que el niño tenga de la importancia, que para su vida futura, tiene mantener un tipo de alimentación, de acuerdo con sus gustos y necesidades nutricionales. Es básico que el problema de la obesidad sea plenamente comprendido y aceptado para que el tratamiento se pueda llevar a cabo de forma completa y satisfactoria. La *adhesión al tratamiento* es una condición imprescindible en la que la familia debe involucrarse (Fig. 39.9).

Período inicial

- **Regímenes dietéticos (dietas).** Sigue siendo fundamental recurrir a una dieta con restricción calórica. Los regímenes dietéticos pueden agruparse en: a) dietas en las que manipulando los alimentos quede disminuido el ingreso energético (p. ej., dilución de los alimentos); b) dietas para aumentar la pérdida calórica del organismo, como el aumento relativo de proteínas o la inclusión de triglicéridos de cadena media; c) dietas conteniendo alimentos de poca absorción intestinal, como es el caso de la utilización de ciertos ésteres de poliglicerol o de alimentos ricos en fibra; y d) dietas que aumentan la excreción de calorías, como pueden ser los regímenes cetogénicos. Ninguna de ellas es totalmente recomendable en el tratamiento de la obesidad infantil. En la Tabla 39.5 se ilustran ejemplos de dietas recomendadas. Las dietas hipocalóricas balanceadas son las más utilizadas, aportando una ingesta calórica de 1.000-1.200 kcal/día. Desde un punto de vista práctico es útil recomendar una dieta rigurosa el primer mes de tratamiento para pasar a partir de la 5ª semana a una dieta menos restrictiva.
- **Actividad física.** Se admite que el menor gasto de energía de un organismo está estrechamente relacionado con el desarrollo de la obesidad infantil. Algunos estudios apoyan la idea de que los niños obesos son menos activos que los no obesos. El ejercicio físico es una parte importante del tratamiento del niño obeso, ya que, además de contribuir a la pérdida de peso, aumenta la capacidad funcional del organismo infantil. Se recomienda que este programa sea mantenido de forma regular y unido al tratamiento dietético.

Período de mantenimiento

Alcanzado el peso fijado al inicio del tratamiento, es el momento de establecer una alimentación prolon-

Tabla 39.5. Dietas hipocalóricas para niños y adolescentes obesos

	Características	Indicación	Monitorización
Dieta deficitaria balanceada en calorías	Disminución a un tercio de los ingresos habituales, disminución del contenido en grasas (leche semidescremada), eliminación en la comida del mediodía de las carnes, mantequillas, salsas y fritos	Todos los niños y adolescentes con obesidad ligera o moderada	Peso bisemanal
Ayuno modificado con proteínas de ahorro	700-1.000 kcal/día, 1,5 g de prot/kg/peso ideal/día de carne, huevos o quesos. *Ad libitum*, ensalada y salsas de bajas calorías. Suplementos diarios: Ca, 800 mg/día; ClK, 25 mEq/multivitaminas y minerales	Obesidad acentuada o con complicaciones mórbidas. Necesitan monitorización	Cetonurias dos veces al día. Peso semanal: dos primeras semanas después, bisemanal. Mensualmente, electrolitos, Ca, P, Mg, C3, transferrina, albúmina
Proteínas más hidratos de carbono	Las mismas que en el grupo anterior, más de 1 g de hidratos de carbono por kg de peso ideal por día	Las mismas que en el grupo anterior. Terapéutica dietética prolongada (> 1 mes)	Peso bisemanal. Monitorización mensual semejante al grupo anterior

gada, de acuerdo con las necesidades energéticas que aseguren un normal crecimiento y desarrollo y que sea del gusto de cada niño. Una dieta de fácil utilización es la denominada *dieta "semáforo"*. Se basa en la distribución de los alimentos en tres grupos: *verde*, que tienen vía libre en la dieta (verduras, hortalizas, tomates, pimientos, frutos frescos y agua natural); *ámbar*, alimentos que deben ser controlados (cereales, legumbre, patatas, frutos secos, aceite vegetal, lácteos, huevos –2 por semana–, pescados, carnes magras, frutas no azucaradas); y *rojo*, que sólo deberán recomendarse con carácter extraordinario (dulces, fritos, nata, mantequilla, quesos grasos).

Adhesión al tratamiento

Ninguna estrategia terapéutica tendrá éxito, a largo plazo, si el niño obeso no cumple las instrucciones recomendadas. Para que esto ocurra, es fundamental su adhesión al tratamiento, así como la plena colaboración de su familia.

Tratamiento quirúrgico

La *cirugía bariátrica* es una indicación de las obesidades mórbidas del adulto, cuando han fracasado las medidas clásicas de tratamiento. En la infancia es un procedimiento excepcional. Consiste en restringir la capacidad gástrica (*intervenciones restrictivas*) y/o acelerar la motilidad intestinal (*intervenciones malabsortivas*), con lo que se pretende conseguir una menor ingesta y una importante disminución de la absorción intestinal. Las indicaciones de la cirugía bariátrica son: pacientes de edad superior a los 18 años, IMC superior a 35, fracasos terapéuticos previos y obesidad grave de más de 5 años de evolución.

Tratamiento farmacológico

El tratamiento con fármacos dirigido hacia una reducción del peso puede dividirse en tres objetivos: 1. Fármacos que interfieran la regulación apetito/saciedad a nivel del SNC; 2. Medicamentos que incrementen el gasto energético o que directamente estimulen la utilización de la grasa; 3. Fármacos que inhiban a nivel intestinal la captación de energía.

Dentro del primer grupo se han utilizado *leptina*, *ghrelina* y *sibutramina*. La primera es altamente eficaz sólo en los raros casos de deficiencia congénita de leptina. La sibutramina tiene, también, algún efecto en aumentar el gasto energético. *Orlistat* es una sustancia que reduce la captación intestinal de grasa.

El tratamiento farmacológico de la obesidad nutricional en niños precisa de ulteriores desarrollos y debe supeditarse a consideraciones éticas. El dramático aumento de la prevalencia de la obesidad en los países industrializados obedece a factores ambientales que son los que deben modificarse.

BIBLIOGRAFÍA

1. Simons-Morton DG, Obarzanek E, Cutler JA. Obesity research: limitations of methods, measurements and medications. JAMA 2006; 295: 826-8.
2. Bueno M. Obesidad. En: Cruz M, ed. Tratado de Pediatría. 9ª ed. Madrid, Ergon, 2006; 11/13: 715-21.

3. Caballero B. A nutrition paradox-underweight and obesity in developing countries. N Engl J Med 2005; 352: 1514-6.
4. Moreno LA, Sarría A, Fleta J, Marcos A, Bueno M. Secular trends in waist circumference in spanish adolescents, 1995 to 2000-2002. Arch Dis Child 2005; 90: 818-9.
5. Moreno LA, Mesana MI, Fleta J, Ruiz JR, González-Gross M, Sarria A *et al*. Overweight, obesity and body fat composition in spanish adolescents. The AVENA study. Ann Nutr Metab 2005; 49: 71-6.
6. Rankinen T, Zuberi A, Chagnon YC, Weisnagel SJ, Argyropoulos G, Walts B *et al*. The human obesity gene map: the 2005 update. Obesity 2006; 14: 529-644.
7. Rajala MW, Scherer PE. Adipose tissue deriver hormones: their role in energy homeostasis and pathophysiology. Top Endocr 2004; 24: 6-9.
8. Schäffler A, Schölmerich J, Buechler C. The role of "adipotropins" and the clinical importance of a potential hypotalamic-pituitary-adipose axis. Nature Clinical Practice. Endocrinology and Metabolism 2006; 2: 374-83.
9. Tauber M, Jouret B. Role of environmental factors in childhood obesity. En: Kiess W, Marcus C, Wabitsch M, eds. Obesity in childhood and adolescence. Pediatr Adolesc Med. Bassel, Karger, 2004; 9: 91-102.
10. Davison KK, Marshall SJ, Birch LL. Cross-sectional and longitudinal associations between TV viewing and girls' body mass index, overweight status, and percentage of body fat. J Pediatr 2006; 149: 32-7.
11. Dencker M, Thorsson O, Karlsson MK, Linden C, Eiberg S, Wollmer P *et al*. Daily physical activity related to body fat in children aged 8-11 years. J Pediatr 2006; 149: 38-42.
12. Farooqi IS. Genetic and hereditary aspects of childhood obesity. En: Hamilton-Shield JP, Sabin M. Childhood obesity. Best Practice and Res Clin Endocrinol Metab 2005; 19: 359-74.
13. Bueno M. Endocrinología pediátrica en el siglo XXI. El modelo de la obesidad: pasado, presente y futuro. An Pediatr 2004; S60: 26-9.
14. Lechuga AM, Chowen JA, Argente J. Función de la proteína ghrelin en la regulación de la proliferación celular. Rev Esp Pediatr 2005; 61: 403-13.
15. Martos GA, Argente J. Bases neuroendocrinológicas y moleculares de la obesidad. Rev Esp Pediatr 2005; 61: 99-105.
16. Zhang JV, Ren PG, Avsian-Kretchmer O, Luo CW, Rauch R, Klein C *et al*. Obestatin, a peptide encoded by the ghrelin gene, opposes ghrelin's effects on food intake. Science 2005; 310: 996-9.
17. Nogueiras R, Tschöp M. Separation of conjoined hormones yields appetite rivals. Science 2005; 310: 985-6.
18. Trujillo ME, Scherer PE. Adiponectin-journey from an adipocyte secretory protein to biomarker of the metabolic syndrome. J Intern Med 2005; 257: 167-75.
19. Kimm SYS. Nature versus nurture in childhood obesity: a familiar old conundrum. Am J Clin Nutr 2003; 78: 1051-2.
20. Weiss R. Caprio S. The metabolic consequences of childhood obesity. Best Practice and Res Clin Endocrinol Metab 2005; 19: 405-19.
21. Artz E, Hagg A, Freemark M. Hormonal and metabolic consequences of childhood obesity. Endocrinol Metab Clin N Am 2005; 34: 643-58.
22. Eckel RH, Grundy Sm, Zimmet PZ. The metabolic syndrome. Lancet 2005; 365: 1415-26.
23. Bueno M, Bueno G, Bueno O. El síndrome metabólico y la diabetes mellitus tipo 2 en niños y adolescentes. En: Una vida dedicada a la Universidad. Homenaje al profesor V. Calatayud. Zaragoza, Prensas Universitarias, 2005; 171-80.
24. American Academy of Pediatrics. Preventing childhood obesity: a National conference focusing on pregnancy, infance and early childhood factors. Pediatrics 2004; 114: 1139-73.
25. Ong KK, Loos RJ. Rapid infancy weight gain and subsequent obesity: systematic reviews and hopeful suggestions. Acta Paediatr 2006; 95: 904-8.
26. Modi N, Thomas EL, Harrington TAM, Uthaya S, Doré CJ, Bell JB. Determinants of adiposity during preweaning postnatal growth in appropriately grown and growth-restricted term infants. Pediatr Res 2006; 60: 345-8.
27. Agencia Española de Seguridad Alimentaria. Estrategia NAOS. www.aesa.msc.es
28. Skelton JA, DeMattia L, Miller L, Olivier M. Obesity and its therapy: from genes to community action. Pediatr Clin N Am 2006; 53: 777-94.

Capítulo

40

Anorexia nerviosa

M. Bueno, M. Velilla, A. Sarría, A. Jiménez

CONCEPTO

La anorexia nerviosa es considerada habitualmente un problema de salud mental, incluido en el amplio grupo de los trastornos del comportamiento alimentario. Constituye un desafío de Salud Pública por su incidencia creciente, gravedad, evolución clínica prolongada con tendencia a la cronicidad, necesidad de tratamiento especializado multidisciplinario y frecuentes hospitalizaciones.

Se incluyen dentro del grupo de trastornos del comportamiento alimentario: **anorexia nerviosa** (AN), **bulimia nerviosa** (BN) y **trastornos de la conducta alimentaria atípicos** (TCA). En el lactante y niño pequeño, también se estudian los cuadros de merecismo o rumiación, pica y otros tipos de patologías que comprometen la alimentación. En un sentido más amplio, debería incluirse la obesidad simple o nutricional, que se estudia en otro capítulo de este libro.

La Asociación Suiza para la alimentación afirma que actualmente ha surgido una nueva ola de obsesión alimentaria denominada **ortorexia** u **ortorexia nerviosa**; esta terminología deriva de los vocablos griegos "orthos" que significa recto y correcto y "orexis" que significa apetito. La ortorexia nerviosa podría definirse como la obsesión patológica por mejorar el estado de salud a través de la alimentación[1].

La AN es una enfermedad psicosomática que se caracteriza por una alteración de la imagen corporal, asociada a un trastorno de la conducta alimentaria. En la décima revisión (1992) de la Clasificación Internacional de las Enfermedades se define la AN como un "trastorno caracterizado por la presencia de una pérdida deliberada de peso, inducida o mantenida por el mismo enfermo"[2].

La bulimia nerviosa es un síndrome caracterizado por "episodios repetidos de ingesta excesiva de alimentos y por una preocupación exagerada por el control del peso corporal, lo que lleva al enfermo a adoptar medidas extremas para mitigar el aumento de peso producido por la ingesta de comida"[2].

Ambos trastornos de la conducta alimentaria pueden presentarse en otras formas clínicas que se denominan atípicas. Se reservan estas denominaciones para aquellas situaciones en las que falta una o más de las características principales que definen a los cuadros típicos.

La última revisión de la Academia Americana de Psiquiatría (DSM-IV, 2000), recoge los criterios diagnósticos básicos para definir ambos trastornos y sus tipos específicos (Tablas 40.1 y 40.2)[3].

RECUERDO HISTÓRICO

La AN es conocida desde tiempos remotos, aunque se atribuye su primera descripción a Richard Morton (1689), que observó a una persona cuyo grado de consunción era tal que *parecía un esqueleto únicamente cubierto por piel*. No obstante, en los textos hipocráticos ya se reconocía el cuadro cuando se escribía que "es vergonzoso no reconocer que la debilidad que se relaciona con la inanición, no se sufre como consecuencia de la dieta del paciente".

El término AN fue acuñado por Gull en 1873; durante el siglo XX se aceptó como de origen psicogénico, por

Tabla 40.1. Criterios diagnósticos para la anorexia nerviosa DSM-IRT, 2000

- Rechazo mantener peso corporal mínimamente por encima del normal para edad/talla
- Pérdida de peso < 85% del esperado
- Temor intenso a ganar peso, aún con peso bajo
- Distorsión imagen corporal
- Excesiva influencia del peso o forma corporal en la autoevaluación
- Negación de gravedad en el peso alcanzado
- Amenorrea en adolescentes postmenárquica

Tipos específicos:
- *Restrictivo:* durante el episodio de la anorexia nerviosa, la persona no se ve implicada regularmente en un comportamiento purgativo o de atracones (vómitos autoinducidos, laxantes o diuréticos)
- *Atracón/purgativo:* durante el episodio de la anorexia nerviosa, la persona se ve implicada de forma regular en comportamientos de atracones o purgativos (vómitos autoinducidos, uso de laxantes o diuréticos)

lo que son muy abundantes las publicaciones psiquiátricas en la consulta bibliográfica. Los estudios de larga evolución indicaban que este trastorno se asociaba, sin embargo, con serios problemas de morbilidad y mortalidad.

Actualmente se ha establecido que el 10% de los pacientes diagnosticados de AN fallecen de malnutrición y/o graves infecciones secundarias, asociadas al trastorno nutricional; algunos se suicidan[4-6].

La BN fue descrita por Jenofonte (400 a.C.), que la denominó *hambre canina*, para definir a un trastorno que se expresaba por ingesta incontrolada de alimentos sin aparente sensación de saciedad.

EPIDEMIOLOGÍA

La AN es un desorden de la conducta alimentaria que afecta primariamente a sociedades industrializadas. Esta impresión clínica ha sido documentada por estudios transculturales que no han reportado casos en países en vías de desarrollo, quizás con la excepción de pacientes aislados en áreas rurales de África. Estos hallazgos han sugerido que se trata de un "síndrome ligado a la cultura" en el cual los signos y síntomas reflejan las presiones psicosociales de ciertos ambientes[7].

El número de adolescentes con conductas dietéticas restrictivas, incluidos trastornos subclínicos de la alimentación, ha ido en aumento en los últimos años. La triada de la atleta femenina –anorexia, amenorrea y osteoporosis– empieza a ser motivo de frecuente consulta[8].

Tabla 40.2. Criterios diagnósticos para bulimia nerviosa (DSM-IV)

- Episodios recurrentes de atracones. Un episodio de atracón se caracteriza por:
  1) Comer en un período de tiempo (dos horas) una cantidad de comida, que es claramente mayor a lo que la mayoría de la gente comería en un período similar de tiempo y en las mismas circunstancias
  2) Sentimiento de pérdida de control sobre el acto de comer durante el episodio (sentimiento de no poder parar de comer o de controlar qué o cuánto está comiendo)
- Comportamiento recurrente e inapropiado compensatorio, para prevenir la ganancia ponderal, como vómitos autoinducidos, uso de laxantes, diuréticos u otras medicaciones; ayuno o ejercicio excesivo
- Los atracones y los comportamientos compensatorios inapropiados ocurren ambos, al menos, dos veces por semana durante tres meses
- La autoevaluación está indebidamente influenciada por la figura corporal y el peso
- Las alteraciones no ocurren exclusivamente durante los episodios de anorexia nerviosa

Tipos específicos:
- *Purgativos:* la persona se ve implicada en vómitos autoinducidos, uso de laxantes o diuréticos
- *No purgativos:* la persona utiliza otros comportamientos compensatorios inadecuados, como períodos de ayuno, o ejercicio excesivo, pero no se implica regularmente en vómitos autoinducidos, uso de laxantes o diuréticos

La AN se ha considerado clásicamente como una enfermedad que afecta a mujeres adolescentes. La prevalencia de este desorden se ha incrementado en los países desarrollados, hasta el extremo de considerarla una "enfermedad epidémica"[7]. En orden de frecuencia, ocupa actualmente el tercer lugar como enfermedad crónica más común entre adolescentes[9].

La BN es más común que la AN. La prevalencia para la AN en Europa se acepta cercana al 1% y la de BN del 2-3%, ambas en mujeres jóvenes, si bien la bulimia suele manifestarse más allá de la adolescencia. Un estudio desarrollado durante los años 1993-1994 en adolescentes de un área de la Comunidad de Madrid, demuestra una prevalencia para la AN del 0,69%, de 1,4% para BN y del 2,76% para síndromes parciales o atípicos[10].

Durante el período de tiempo 1976-2005 se han estudiado un total de 1.312 casos de trastornos de la conducta alimentaria (TCA) en la Sección de Psiquiatría Infanto-Juvenil del Hospital Clínico Universitario de Zaragoza, apreciándose un importante aumento en el número de casos nuevos diagnosticados por año, así como de la precocidad de su presentación (Tablas 40.3, 40.4, 40.5 y 40.6).

Tabla 40.3. Trastornos de la conducta alimentaria (TCA) en la adolescencia

Unidad TCA adolescentes H.C.U. Zaragoza	
TCA de inicio temprano (10-13 años)	
Período: 1975-1999	**Diagnósticos**
N 73 (15,30%)	AN 70%
M 58 (79,5%)	BN 5,5%
V 15 (20,5%)	TCA atíp. 24%

Tabla 40.4. Trastornos de la conducta alimentaria (TCA) en la adolescencia

Período 2000-2003	**Diagnóstico**	
Total 418	AN	40%
10-13 años 32 (7,6%)	BN	9%
V 21,8% M 78,2%	TCA atip.	50%
Edades		
8 a 1		
11 a 5		
12 a 9		
13 a 17		

Tabla 40.5. TCA en niños y adolescentes

Unidad TCA adolescentes H.C.U. Zaragoza		
TCA de inicio temprano (10-13 años)		
Período: 2004-2005	**Diagnósticos**	
Total casos nuevos: 212	AN	8 (30,8%)
Inicio temprano	BN	2 (7,7%)
N 26 (12,26%)	TCA atip.	8 (30,8%)
M 17 (65,3%)	Riesgo	2 (7,7%
V 9 (34,3%)	Obesidad / Atracones	6 (23%)

Tabla 40.6. TCA en niños y adolescentes

Unidad TCA adolescentes H.C.U. Zaragoza
TCA de inicio temprano (10-13 años)
Período 2004-2005 Casos nuevos 212 Inicio temprano: 26

Edad	10 a		11 a		12 a		13 a	
Sexo	V	M	V	M	V	M	V	M
AN						3	1	4
BN						1		1
TCA atip							4	4
Riesgo						1		1
Obesidad-ingestas compulsivas			1	1	1		2	1

Actualmente se han modificado los datos epidemiológicos clásicos en el sentido de un comienzo, cada vez más precoz y de un relativo aumento de la presencia de la AN en el sexo masculino. Los datos recogidos en España coinciden con los reportados en la literatura. La edad más frecuente de aparición es de 13,2 años, mientras que en el caso de la BN es de 15,8 años.

En el momento actual no se aceptan diferencias por clases sociales.

ETIOPATOGENIA

Aunque existen interrogantes sin respuesta convincente, se acepta que la AN es un trastorno multifactorial en el que intervienen factores predisponentes, precipitantes y perpetuantes (Fig. 40.1). El papel de estos factores individuales (biológicos y psicológicos), familiares y culturales es variable en una población clínica heterogénea. En los países desarrollados se han modificado los factores precipitantes y perpetuantes de la AN[11]. El modelo de belleza de nuestra sociedad ha influido en los hábitos de conducta alimentaria (publicidad, dietas de adelgazamiento, modelos de alta costura, juguetes infantiles femeninos). En el inicio del nuevo siglo los estereotipos se difunden, especialmente a través de la publicidad. Consignas repetitivas del tipo de "cuerpos perfectos", "figura ideal", "dietas milagrosas para adelgazar", penetran en el entorno de adolescentes que intentan emular una identidad grupal; en este caso, el canon de belleza. En otros, se trata de la intensa promoción de actividades deportivas como gimnasia, patinaje artístico y ballet, que incluyen en sus entrenamientos una extremada vigilancia del peso. No es infrecuente en adolescentes que siguen dietas vegetarianas la asociación con trastornos de la conducta alimentaria[12].

Los desórdenes de la personalidad son un factor de riesgo para presentar estos trastornos. Los disturbios de la propia imagen corporal y/o la existencia de familiares con adicciones, así como la pérdida de la autoestima y del autocontrol de muchas de estas pacientes, se singularizan realizando una dieta estricta. La depresión ha sido documentada en muchas de las series publicadas. En este sentido, algunos de los datos encontrados en la investigación hormonal son comunes en ambos cuadros patológicos.

A los factores anteriormente mencionados, se suman como precipitantes los cambios corporales habituales en la pubertad/adolescencia, especialmente el rápido incremento de peso o las críticas recibidas respecto a la imagen física; en otros casos, están presentes acontecimientos vitales importantes, como pueden ser un traumatismo desfigurador, rupturas conyugales de los padres o fallecimiento de alguno de ellos[13].

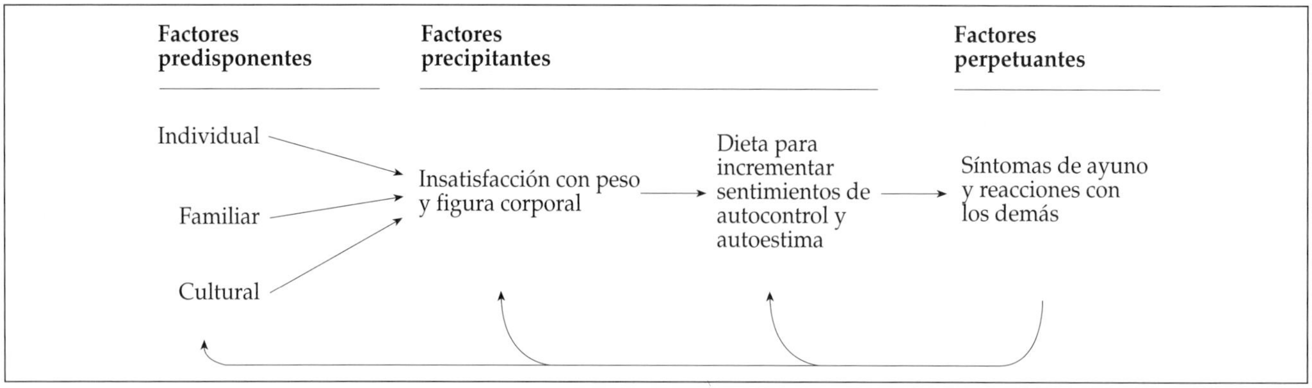

Figura 40.1. La anorexia nerviosa como un trastorno multifactorial.

Finalmente, la interacción familiar, aislamiento social y actividad física excesiva, son factores perpetuantes de la AN.

CLÍNICA

La AN se ha considerado clásicamente como una enfermedad, preferentemente de adolescentes femeninas, que se manifiesta por negación a comer, delgadez extrema, amenorrea, nerviosismo e hirsutismo (Fig. 40.2). Estos signos y síntomas plantean un diagnóstico diferencial con la tirotoxicosis, de la que se diferencia por estar presente en esta última enfermedad, además, taquicardia y aumento de la temperatura en extremidades, en contraste con la frialdad y bradicardia presentes en la AN.

La historia clínica de estos pacientes debe realizarse de forma completa, tanto a nivel individual como familiar. Ello exige una especialización del equipo médico que debe ocuparse de su manejo. Son muy importantes algunos datos específicos, como cuando empezó el problema y hasta donde tiene de acto voluntario. La antropometría nutricional es imprescindible, así como el conocimiento detallado de la ingesta, el tipo de alimentos que consume o evita, horarios de la comida y formas de comer. La historia menstrual es importante, debiéndose recoger la aparición de la menarquia, existencia de irregularidades en el ciclo, así como la actividad sexual o el uso de métodos contraceptivos.

Los trastornos del comportamiento alimentario presentan una serie de problemas psicológicos, familiares, sociales y vocacionales que perpetúan la historia natural de estos procesos. En ocasiones, es frecuente que AN y BN estén íntimamente relacionadas. La Figura 40.3 presenta estas relaciones según datos de Woodside[14].

Las complicaciones cardiovasculares suelen estar presentes en el 80% de las pacientes con AN, especialmente

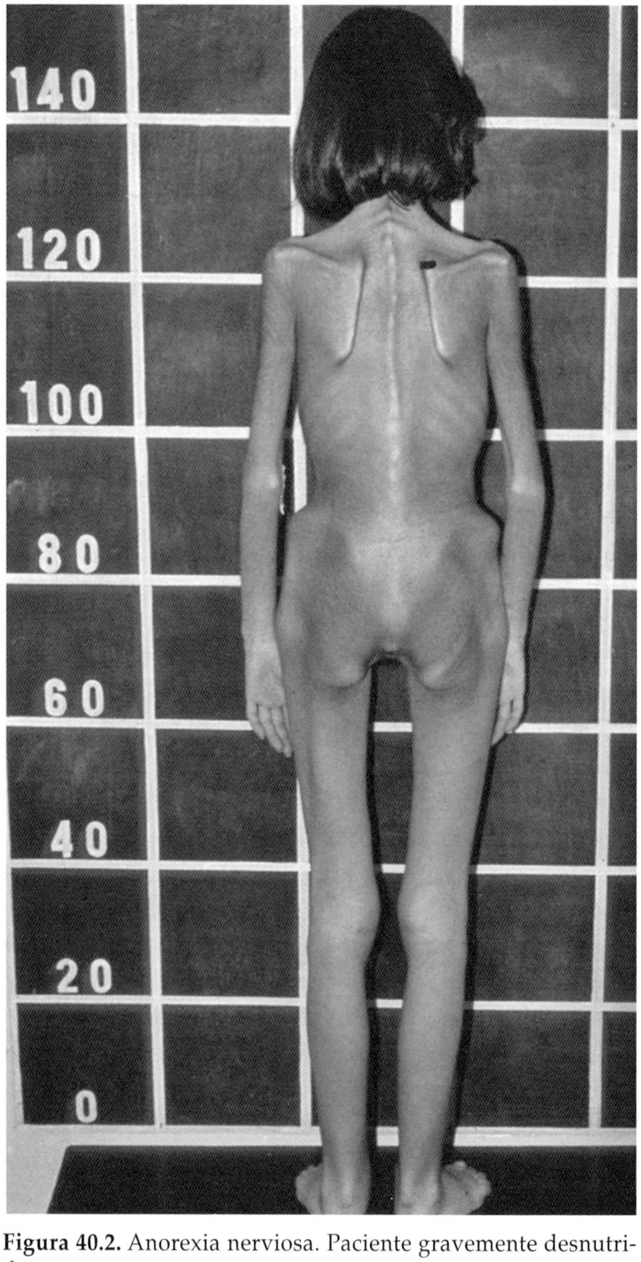

Figura 40.2. Anorexia nerviosa. Paciente gravemente desnutrida.

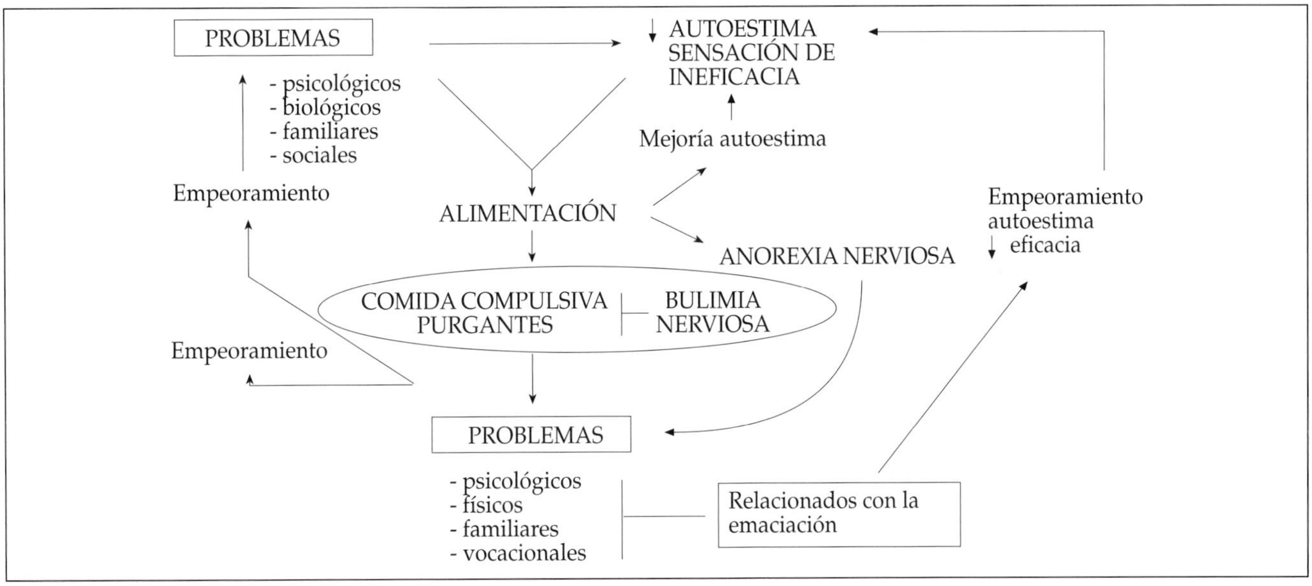

Figura 40.3. Formulación de los trastornos de la conducta alimentaria[14].

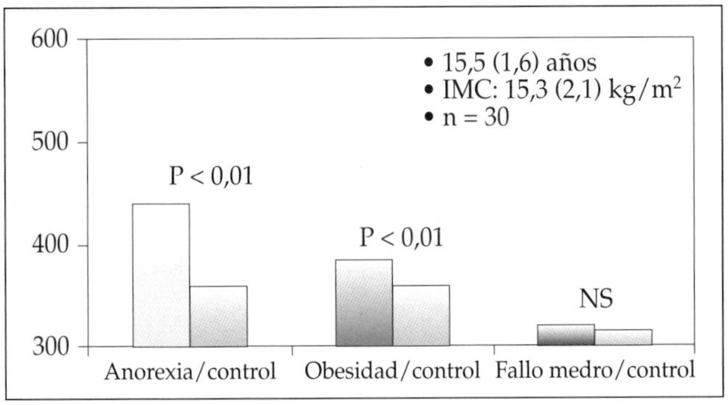

Figura 40.4. Anorexia nerviosa e intervalo QT del ECG (M. Vázquez Olivares. Facultad de Medicina. Universidad de Zaragoza).

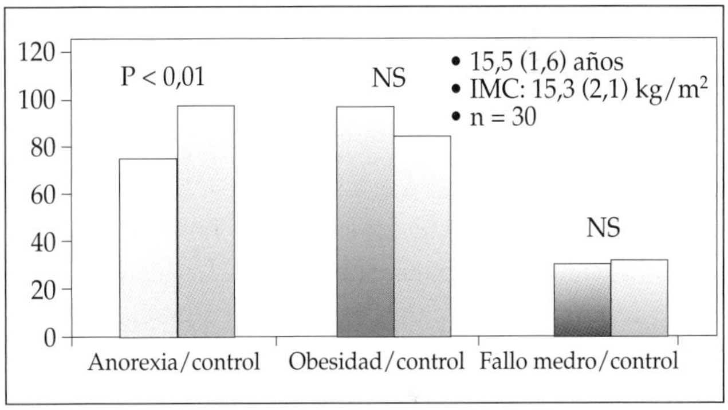

Figura 40.5. Anorexia nerviosa y masa del ventrículo izquierdo.

referidas a anomalías del espacio QT y a modificaciones de la masa miocárdica y función cardíaca[15] (Figs. 40.4 y 40.5).

La historia clínica será completa, ya que la presencia del trastorno de comportamiento alimentario no descarta la posibilidad de patología orgánica o psiquiátrica asociadas. En la Tabla 40.7 se exponen algunos signos precoces de AN y BN; no obstante, en el momento actual se comprueba un aumento de casos de BN y TCA Atípicos.

Con fines pronósticos y terapéuticos se establecen grados de intensidad de la AN, según el riesgo médico que presenta el paciente (intensidad de la pérdida de peso) y su cooperación (respuesta al tratamiento).

EXPLORACIÓN DEL ESTADO NUTRICIONAL

La nutrición es un factor importante a tener en cuenta en el tratamiento de la AN.

La AN constituye un proceso de malnutrición crónica secundaria a una restricción voluntaria y sostenida de la alimentación. Las modificaciones patológicas que se originan son comparables con las descritas en los cuadros de inanición. Las pacientes tienen una importante alteración de la composición corporal que se caracteriza por la depleción de grasa y de la masa libre de grasa. La exploración nutricional que permite comprobar estas alteraciones es la medición del grosor del pliegue subcutáneo tricipital y la determinación del peso y del IMC[16].

Los autores han estudiado las correlaciones entre antropometría y bioquímica nutricional en una serie de 22 pacientes sometidos a renutrición por anorexia grave en tratamiento hospitalario. La ingesta de alimentos se administró con dieta controlada por vía oral, recurriendo a la alimentación por sonda nasogástrica cuando la cooperación de los pacientes era nula. Todos los pacientes tenían

Tabla 40.7 Signos precoces de alteraciones en la conducta alimentaria

Anorexia nerviosa	Bulimia nerviosa
Excesiva preocupación por la apariencia externa	Frecuentes variaciones del peso corporal
Negación de pérdidas importantes de peso	Depresión
Distorsión de la imagen corporal	Conducta distímica
Aumento de la actividad diaria	Caries dental
Preocupación excesiva por la alimentación	Dolor abdominal y meteorismo
Disminución de la ingesta alimentaria	Faringitis de repetición
Aislamiento del medio externo	Deshidratación
Disminución del rendimiento	Gran consumo calórico y de alimentos en períodos cortos de tiempo
Intolerancia al frío	
Amenorrea	
Depresión	

Tabla 40.8. Evolución de las proteínas viscerales plasmáticas a los 0 y 21 días de tratamiento

Días	0		21		
	$\bar{X}$	DE	$\bar{X}$	DE	p
Albúmina (g/dl)	4,09	0,53	4,27	0,65	NS
Prealbúmina (mg/dl)	16,81	5,06	28,63	3,92	< 0,005
Transferrina (mg/dl)	200,28	50,55	300,33	59,86	< 0,005
Proteína ligadora retinol (mg/dl)	2,73	0,68	4,33	0,60	< 0,005

Tabla 40.9. Evolución de lípidos y lipoproteínas a los 0 y 45 días de renutrición

Días	0		45		
	$\bar{X}$	DE	$\bar{X}$	DE	p
Colesterol (mg/dl)	239,44	89,22	186,40	34,51	NS
c-HDL (mg/dl)	65,42	11,71	84,75	19,59	NS
c-LDL (mg/dl)	179,62	81,45	96,27	25,17	< 0,005
Triglicéridos (mg/dl)	89,00	51,98	55,33	23,12	NS

un peso inferior al 62% del ideal. En las Tablas 40.8 y 40.9 se resumen los principales datos obtenidos[17].

La repercusión de la malnutrición sobre el eje hipotálamo-hipófiso-órganos diana periféricos ha sido bien estudiada en los últimos años. Los cambios hormonales descritos en la AN son similares a los encontrados en la enfermedad depresiva. Argente *et al.*[18] han estudiado las anomalías de este eje, comprobando que el índice de masa corporal (IMC) se correlaciona positivamente con los niveles plasmáticos de IGF-I y negativamente con los de IGFBP-1 e IGFBP-2. Sin embargo, no encuentran correlación entre el IMC y los niveles séricos de GHBP, lo que demostraría que los cambios anteriores no dependen del patrón de secreción de GH.

El comportamiento de la leptina plasmática en la AN reporta tasas disminuidas, aunque su correlación con el índice de masa corporal no es tan demostrativa como en el caso de la obesidad[19]. Otros parámetros que han sido investigados son las modificaciones de los neurotransmisores, especialmente noradrenalina, dopamina y serotonina. Los datos encontrados apoyan la idea de que el hipotálamo desempeña una función relevante en la interacción de nutrientes, aminas, neuropéptidos y hormonas. En la Figura 40.6 se representa un modelo de control del peso corporal con las correlaciones leptina e IMC[20].

En la Tabla 40.10 se resumen los principales datos que valoran el estado nutricional de los pacientes con AN.

También debe destacarse la repercusión negativa de la AN sobre el metabolismo óseo, al coincidir la época en que se alcanza el "pico máximo" de masa ósea con la adolescencia. La osteopenia es habitual, con el agravante de su persistencia, pese a la recuperación del trastorno principal[21].

PRONÓSTICO

Es difícil comparar los datos comunicados sobre recuperación, curación o mortalidad de los pacientes con trastornos de comportamiento alimentario. No existen claros factores predictivos de mal pronóstico, si bien la mayor duración de la enfermedad, sus recidivas, el número de ingresos hospitalarios o la asociación AN y BN, están presentes en los casos de peor pronóstico.

Datos reportados en adolescentes establecen que se alcanza la recuperación en el 86% de los pacientes seguidos durante más de 5 años, con una mortalidad que varía entre el 0 y el 6,6%. La causa de muerte suele deberse a complicaciones médicas o por suicidio[22]. Lázaro *et al.*[23], en un estudio retrospectivo de adolescentes con AN, comprueban que las alteraciones psiquiátricas más frecuentes eran la depresión mayor y el trastorno obsesivo-compulsivo.

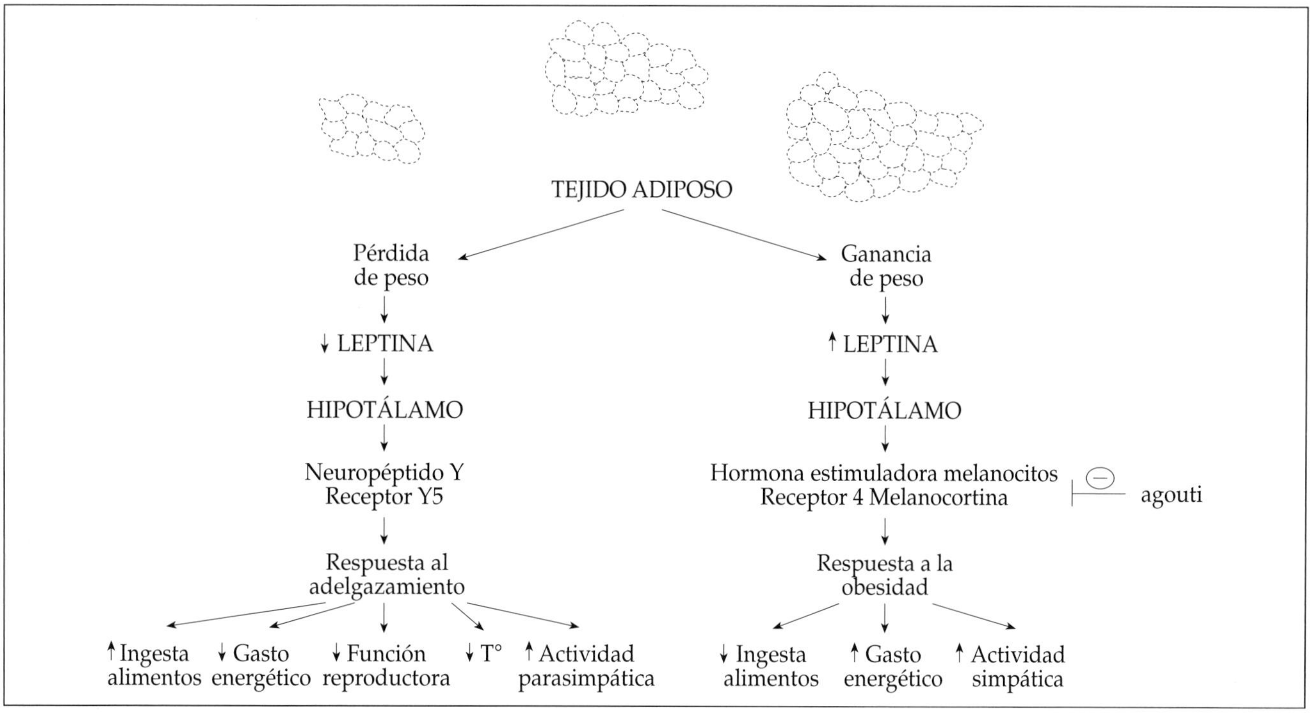

Figura 40.6. Alfabeto del control de peso[20].

Tabla 40.10. Evaluación nutricional de los pacientes con AN

Historia dietética
- Ingesta energética y de principios inmediatos
- Preferencias alimentarias
- Perfil alimentario familiar

Evaluación antropométrica
- Peso
- Talla
- Índice de masa corporal (IMC)
- Espesor de los pliegues cutáneos
- Maduración ósea
- Circunferencia del brazo
- Comparación con estándar de referencia

Evaluación bioquímica y hematológica
- Hematimetría completa
- Bioquímica
- Albúmina y proteínas totales
- Transferrina
- Colesterol total
- Creatinina
- LH y FSH
- T3 y T4
- Carotenos y vitamina A
- Elementos traza

TRATAMIENTO

El tratamiento de los trastornos del comportamiento alimentario debe enfocarse de forma integral, cumpliendo los siguientes objetivos:

Tabla 40.11. TCA. Ingresos hospitalarios

- El 26% de los pacientes requiere ingreso
- Estancia media prolongada (1,5-3 meses)
- Primer motivo de ingreso psiquiátrico en muchachas adolescentes
- Ha disminuido el número de hospitalizaciones desde la puesta en funcionamiento del programa "hospital de día"

- Renutrición y alimentación.
- Obtención y mantenimiento de un peso adecuado.
- Tratamiento de las complicaciones médicas asociadas.
- Tratamiento farmacológico (psicofármacos).

El tratamiento exige un compromiso o pacto con la paciente y su familia, durante un período mínimo de 2-5 años[24,25]. Es fundamental establecer una relación adecuada, que puede permitir en un comienzo de la enfermedad el tratamiento ambulatorio.

En un importante número de ocasiones la falta de cooperación de la familia y del paciente, la gravedad de la desnutrición y otros factores ambientales negativos, justifican el tratamiento hospitalario, previa separación de la familia del paciente (Tabla 40.11).

La rehabilitación nutricional es esencial[26]. En la Tabla 40.12 se recogen datos sobre la modalidad de renutrición (vía oral, nutrición enteral total o parcial) y lugar de la

Tabla 40.12. Tratamiento de la anorexia nerviosa

Cooperación	Riesgo médico	Lugar	Vía
Buena	Mínimo (paciente estable con peso sobre 80% del ideal)	Hogar	Oral
Buena	Ligero (estable pero con peso entre 75-80% del ideal)	Hogar o parcial hospital	Oral
Discreta (coopera sólo en programas estructurados)	Ligero	Parcial o total en hospital, residencial	Oral
Discreta	Peso entre 62-75% con clínica de malnutrición	Residencial u hospital	Oral
Pobre (consiente tratamiento pero rehúsa comer)	Significativo	Hospital	Nutrición enteral total o parcial
Discreta	Grave	Hospital	Oral (breve ensayo) si no hay éxito
Pobre	Grave	Hospital	Enteral total o parcial
Ninguna	Grave	Hospital	Enteral total o parcial

misma. Se aconseja iniciar la dieta con el 80% de las recomendaciones energéticas, aumentando progresivamente 250 kcal/semana, que aseguran una ganancia de peso de 200 g/día. En aquellas situaciones en las que existan modificaciones importantes del metabolismo hidrosalino y cardiovasculares, se realizará una corrección urgente de las mismas.

Cuando se alcance el peso acordado, se procederá a una dieta normocalórica que podrá seguirse en el domicilio, una vez que el paciente se haya estabilizado médicamente y se hayan controlado las anomalías del comportamiento. Debe establecerse un plan de cuidados coordinados que requerirá un tratamiento multidisciplinar que proporciona consejos de alimentación, trabajo con la familia y creación de programas comportamentistas.

El tratamiento de las complicaciones médicas debe contemplar la asistencia a la amenorrea y a la osteopenia.

Los psicofármacos deben ser incluidos en el tratamiento de acuerdo con las indicaciones establecidas por el psiquiatra. Actualmente se manejan fármacos inhibidores de la recaptación de serotonina (fluoxetina), antidepresivos tricíclicos y benzodiacepinas.

En un próximo futuro, el mejor conocimiento de la regulación hipotalámica de la conducta alimentaria puede conseguir implicaciones terapéuticas. El sistema homeostático de control del peso corporal utiliza diversos neurotransmisores y neuropéptidos. Actualmente están en fase de experimentación los antagonistas del NPY y de su receptor hipotalámico Y5[27].

En el tratamiento de la AN y la BN el papel de la familia y amigos es primordial. Debe destacarse el importante papel de las Asociaciones Familiares, como la creada en Aragón – "Asociación Aragonesa de Familiares de Enfermos con Trastornos de la Conducta Alimentaria (ARBADA)", cuyo objetivo fundamental es prestar asesoramiento y ayuda a las familias afectadas por este grave problema.

PREVENCIÓN

La AN requiere un tratamiento multidisciplinario muy complejo. Las medidas preventivas pueden disminuir la incidencia de la enfermedad e, incluso, mejorar el pronóstico.

Prevención primaria

- Información adecuada
- Modificación de conductas precursoras.
- Identificación de grupos de riesgo.
- Acción sobre los estereotipos culturales.
- Educación escolar.

Prevención secundaria

- Diagnóstico y tratamiento precoces.
- Tratamientos correctos.
- Dispositivo asistencial eficaz.

Prevención terciaria

- De los síntomas más graves.
- De las complicaciones más severas.

BIBLIOGRAFÍA

1. Bratman S, Knight D. Health food junkies. New York, Broadway Books, 2000.
2. INSALUD. Protocolo de trastornos del comportamiento alimentario. Madrid, Instituto Nacional de la Salud, 1995.
3. American Psychiatric Association. Diagnostic and Statistical Manual of Mental Disorders. 4ª ed. text revision.Washington DC, American Psychiatric Press, 2000.
4. Muñoz MT, Argente J. Trastornos del comportamiento alimentario. En: Argente J, Carrascosa A, Gracia R, Rodríguez F, eds. Tratado de Endocrinología Pediátrica y de la Adolescencia. 2ª ed. Barcelona, Doyma, 2000. p. 1333-51.
5. Bueno M, Sarría A, Moreno LA, Fleta J. Nutrition in eating disorders: anorexia nervosa and bulimia. En: Ghraf R *et al.*, eds. Infant nutrition in special situations. Madrid, Ergon, 1995. p. 111-8.
6. Morandé G. Trastornos de la conducta alimentaria en adolescentes. ¿Una epidemia? An Esp Pediatr 1998; 48: 229-32.
7. Herbold NH, Frates SE. Update of nutrition guidelines for the teen: trends and concerns. Curr Opin Pediatr 2000; 12: 303-9.
8. Chinchilla A. Anorexia y bulimia nerviosas. Madrid, Ergon, 1994.
9. Lucas AR, Beard CM, O'Fallon WM, Kurland LT. 50-Year trends in the incidence of anorexia nervosa in Rochester, Minn. A population based study. Am J Psychiatry 1991; 148: 917-22.
10. Velilla M. Trastornos del comportamiento alimentario. Obesidad frente a anorexia. En: Serra L, Aranceta J, eds. Obesidad infantil y juvenil. Estudio en Kid. Barcelona, Masson, 2001. p. 63-77.
11. Silber TJ. Anorexia nervosa among children and adolescents. Adv Pediatr 2005; 52: 49-76.
12. Ballabriga A, Carrascosa A. Vegetarianismo en la infancia y adolescencia. En: Ballabriga A, Carrascosa A, eds. Nutrición en la infancia y adolescencia. 3ª ed. Madrid, Ergon, 2006; 765-89.
13. Muñoz MT, Casas J, Jáuregui I, Ceñal MJ, De los Reyes M. Los trastornos del comportamiento alimentario: aspectos clínicos, orientaciones terapéuticas y sus implicaciones éticas y legales. Rev Esp Pediatr 1997; 53: 172-87.
14. Woodside DB. A review of anorexia nervosa and bulimia nervosa. Curr Probl Pediatr 1995; 25: 67-89.
15. Olivares JL, Vázquez M, Fleta J, Moreno LA, Pérez-González JM, Bueno M. Cardiac findings in adolescents with anorexia nervosa at diagnosis and after weight restoration. Eur J Pediatr 2005; 164: 383-6.
16. Kerruish KP, O'Connor J, Humphries IR, Kohn MR, Clarke SD, Briody JN *et al.* Body composition in adolescents with anorexia nervosa. Am J Clin Nutr 2002; 75: 31-7.
17. Bueno M, Sarría A, Moreno LA, Ramos FJ. Eating disorders: nutritional aspects. En: Ballabriga A, ed. Feeding from toddlers to adolescence. Nestlé Nutrition Workshop Series, nº37. Philadelphia, Lippincott-Raven Publishers, 1996; 221-30.
18. Argente J, Caballo N, Barrios V, Muñoz MT, Pozo J, Chowen JA *et al.* Multiple endocrine abnormalities of the growth hormone and insulin-like growth factor axis in patients with anorexia vervosa: effect of short-and long- term weight recuperation. J Clin Endocrinol Metab 1997; 82: 2084-92.
19. Weigle DS, Duell PB, Connor WE, Steiner RA, Soules MR, Kuijper JL. Effect of fasting, refeeding, and dietary fat restriction on plasma leptin levels. J Clin Endocrinol Metab 1997; 82: 561-5.
20. Friedman JM. The alphabet of weight control. Nature 1997; 385: 119-20.
21. Ward A, Brown N, Treasure J. Persistent osteopenia after recovery from anorexia nervosa. Int J Eating Disord 1997; 22: 71-5.
22. Madruga D, Morandé G, Martínez J, Capsir F. El pediatra y la anorexia nerviosa. An Esp Pediatr 1991; 34: 62-7.
23. Lázaro L, Toro J, Canalda G, Castro J, Martínez E, Puig J. Variables clínicas, psicológicas y biológicas en un grupo de 108 pacientes adolescentes con anorexia nerviosa. Med Clin (Barc) 1996; 107:169-74.
24. Casper RC. Psycotherapy in anorexia nervosa. En: Beumont PJV, Burrows GD, Casper RC, eds. The handbook of eating disorders. Part 1: anorexia nervosa and bulimia nervosa. Amsterdam, Elsevier, 1987; 255-70.
25. Kleinman RE, ed. Pediatric nutrition handbook. 5ª ed. Washington DC, American Academy of Pediatrics, 2004.
26. Yager J, Andersen AE. Anorexia nervosa. N Engl J Med 2005; 353: 1481-8.
27. Fan W, Boston BA, Kesterson RA, Hruby VJ, Cone RD. Role of melanocortigenic neurons in feeding and the agouti obesity syndrome. Nature 1997; 385: 165-8.

Capítulo

41

Nutrición en la enfermedad celíaca

M. Bueno, A. Sarría, A. Lázaro

CONCEPTO

La enfermedad celíaca se define como una afección del intestino delgado que se asocia a una intolerancia permanente al gluten; la eliminación del mismo de la dieta lleva a la remisión clínica y a la normalización de las alteraciones histológicas de la mucosa intestinal.

La celíaca o sprue celíaco se caracteriza en su forma clásica por presentarse entre los 4-24 meses de edad, con fallo del crecimiento, diarrea y distensión abdominal. Los lactantes y niños pequeños, además, suelen presentar vómitos, palidez y edema.

La enfermedad se interpreta en la actualidad como el resultado de una compleja relación entre factores intrínsecos (genéticos) y extrínsecos (ambientales) (Fig. 41.1).

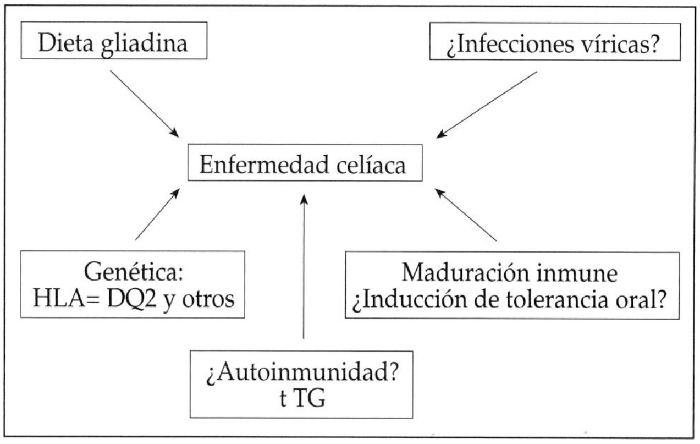

Figura 41.1.

Los niños celíacos presentan, sin embargo, un amplio espectro de diferentes síntomas inespecíficos, por lo que la forma clásica de la enfermedad probablemente es solo el final de una serie de desórdenes inducidos por el gluten[1,2].

ANTECEDENTES HISTÓRICOS

Areteo de Capadocia, dos siglos antes de Cristo, realizó la primera referencia a una enfermedad crónica de la edad adulta que se relacionaba con la ingesta de cereales[3]. No obstante, la primera descripción clínica surge bastantes años más tarde cuando Gee la define como "un tipo de indigestión crónica que se da en individuos de cualquier edad, sobre todo, en niños de 1-5 años. Los signos de la enfermedad se observan si existen deposiciones blandas, voluminosas y pálidas pero no líquidas. El comienzo de la enfermedad es habitualmente progresivo. El vientre es especialmente blando y frecuentemente distendido, considerando importante el papel de la dieta para el tratamiento"[4].

El retraso del crecimiento de estos pacientes llamó la atención de Herter que la denominó "infantilismo intestinal"[5].

Con posterioridad, Hass utiliza con éxito una dieta a base de plátanos, que fue el primer intento de tratamiento dietético de la enfermedad[6].

Dicke publica su tesis doctoral en el año 1950, comprobando la intervención de las harinas de trigo y centeno en la aparición de la enfermedad[7]. Este mismo autor, dos años más tarde, refiere que la acción tóxica de los cereales iba ligada a la gliadina del gluten[8].

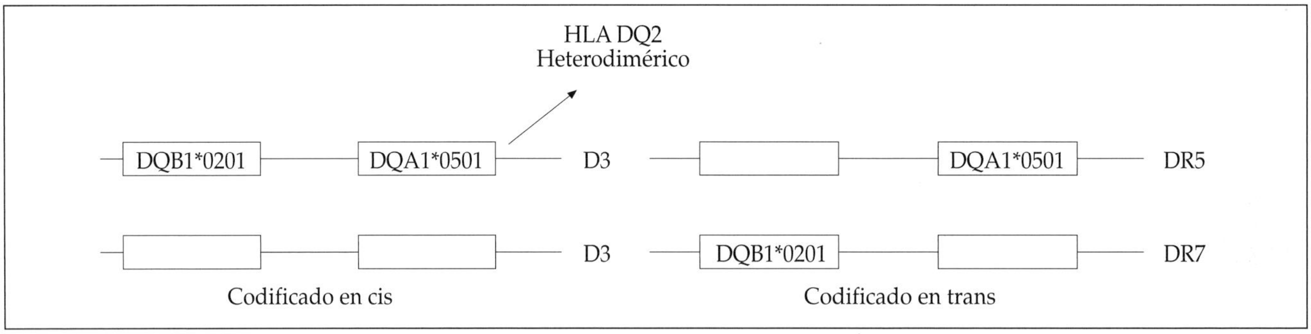

Figura 41.2. La enfermedad celíaca se asocia al locus HLADQ2; más del 95% de los pacientes sintomáticos son heterocigotos para DR3, o para DR5 y DR7 codificados, respectivamente, por HLA-DQ2 en posición cris o trans.

Desde entonces y hasta el momento actual se ha desarrollado una importante investigación en torno a la etiopatogenia de la enfermedad, aunque aun permanecen algunos aspectos sin aclarar.

ETIOPATOGENIA

La etiología de la enfermedad no está completamente aclarada, aunque un prerrequisito es la susceptibilidad genética. La celiaquía se considera una enfermedad inmunológica, posiblemente autoinmune, en la que la transglutaminasa intestinal sería el principal autoantígeno. La alteración de la mucosa intestinal, no obstante, depende de la exposición individual al gluten y proteínas relacionadas con el mismo[9].

Existe una estrecha asociación entre la enfermedad celíaca y el heterodímero HLA-DQ (DQA1*0501, DQB1*0201). En la Figura 41.2 se resume la relación entre el locus HLADQ2 y la enfermedad[10].

Actualmente, la investigación intenta aclarar la estructura de los epitopes cruciales de los cereales que contienen gluten y su influencia en los procesos inmunológicos que resultan de la tolerancia o intolerancia a estos alimentos[11,12]. Las bases moleculares de la enfermedad celíaca han sido recientemente revisadas[13]. El daño de la mucosa intestinal es la lesión terminal de una respuesta inmune inapropiada de las células T-mediadas contra los péptidos del gluten que son modificados en la lámina propia por la enzima transglutaminasa.

La introducción gradual en la dieta de los lactantes de alimentos que contienen gluten, mientras aún continua la lactancia al seno materno, disminuye el riesgo de enfermedad celíaca de aparición precoz y, probablemente, también durante períodos ulteriores de la infancia[14]. Este fenómeno de inmunomodulación puede ser de gran interés en un futuro, desde un punto de vista preventivo.

Otro dato clínico que apoya la naturaleza autoinmune de la enfermedad celíaca es su frecuente asociación con la diabetes mellitus[15].

CLÍNICA

Con independencia del mecanismo patogenético, el resultado es la lesión del intestino delgado con pérdida de superficie útil de absorción por la atrofia vellositaria, disminución de la capacidad funcional del enterocito por su alteración estructural y bioquímica y por la rápida multiplicación, destrucción y pérdida de los microvilli. Todo ello da lugar a una malabsorción de hidratos de carbono, grasas, proteínas, minerales y vitaminas, con distinta repercusión clínica según la edad del paciente[16] (Fig. 41.3)

Los criterios diagnósticos de la enfermedad se basan en la demostración de la lesión de la mucosa intestinal (primera biopsia) y la comprobación de su recuperación cuando se elimina el gluten de la dieta (remisión clínica e histológica con una segunda biopsia intestinal). De acuerdo con los criterios establecidos en Interlaken, el diagnóstico definitivo de la enfermedad se establecía después de que la mucosa intestinal se hubiera recuperado, con la reexposición al gluten (prueba de provocación) y reaparición de las lesiones histológicas (tercera biopsia intestinal)[17].

En la actualidad, el conocimiento de marcadores serológicos y la asociación con determinados antígenos HLA, ha permitido revisar aquellos criterios.

La tercera biopsia intestinal se cuestiona en aquellos pacientes en los que concurren los siguientes hechos:

1. Historia clínica característica.
2. Primera y segunda biopsia intestinales compatibles, antes y después de dieta sin gluten.
3. Posesión del heterodímero HLA-DQA1*0501/DQB1*0201.

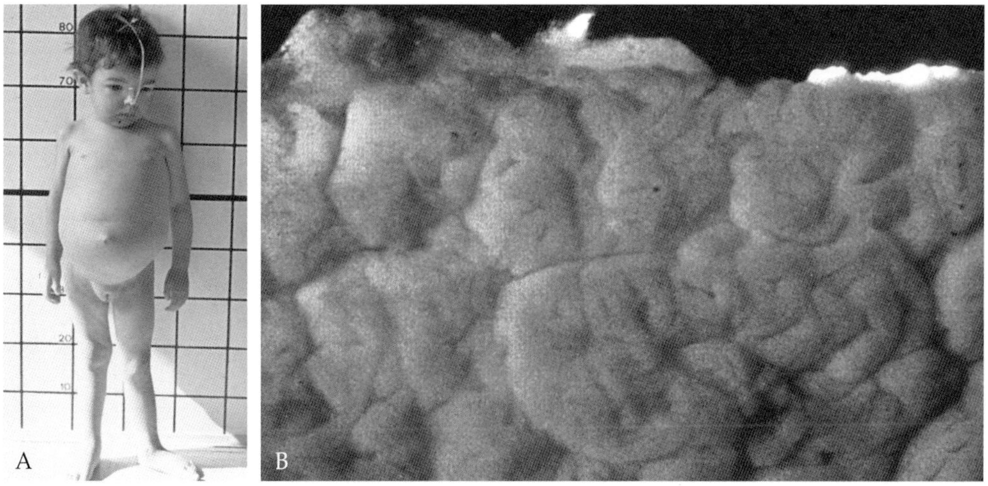

Figura 41.3. Celiaquia. A: hábito celíaco; B: lupa: atrofia vellosidades intestinales.

4. Familiar de primer grado con diagnóstico de certeza de la enfermedad.

La forma clásica se manifiesta entre los 9-18 meses con estacionamiento de peso y fallo de medro. Las deposiciones se hacen voluminosas, pálidas y menos consistentes. Cambia el carácter del niño que se muestra apático y anoréxico.

Actualmente interesan de forma especial las formas de aparición *tardía* y las formas *silente* y *potencial*. Esta última asocia anomalías inmunológicas, sin lesión anatomopatológica, en tanto que las formas silentes son asintomáticas, pero existe atrofia del intestino delgado proximal[18].

El gran número de casos que permanecen sin diagnosticar es lo que se ha venido en denominar el iceberg de la enfermedad celíaca[19].

Ha sido ampliamente estudiada la relación entre enfermedad celíaca y cáncer. Estos pacientes tienen una incidencia más elevada que la población general a padecer linfoma no Hodgkin. Este es uno de los argumentos para mantener la dieta exenta de gluten durante toda la vida. Se han descrito otras enfermedades asociadas, como son el síndrome de Down, dermatitis herpetiforme, diabetes mellitus, tiroiditis y síndrome nefrótico[20].

DIAGNÓSTICO

El diagnóstico de la enfermedad se basa en los criterios revisados por la ESPGAN en el año 1990[21]. En la Figura 41.4 se incluye un algoritmo diagnóstico-terapéutico de la enfermedad celíaca. Actualmente se ha introducido la determinación de la transglutaminasa tisular, identificada como un autoantígeno endomisial altamente específico. En las Figuras 41.5 y 41.6 se exponen datos serológicos, utilizando anticuerpos antigliadina, antirreticulina y antiendomisio antes del diagnóstico y tras la supresión del gluten de la dieta.

TRATAMIENTO

La dieta sin gluten, que debe instaurarse de por vida al paciente celíaco, es más costosa que la libre y limita desde un punto de vista social a niños y adolescentes. Por ello, no debe iniciarse hasta que el diagnóstico esté firmemente establecido[22]. Los principios fundamentales de la dieta se resumen en la Tabla 41.1.

En la edad infantil, el tratamiento de la enfermedad deberá cumplir los siguientes objetivos:

1. Suprimir el agente causal (gluten).
2. Asegurar una ingesta energética que cubra de forma satisfactoria las necesidades basales y de crecimiento.
3. Corrección de los déficits minerales, electrolíticos, vitamínicos y de ácidos grasos esenciales.

La dieta exenta de gluten permite que el niño pueda tomar leche entera o fermentada, yogur, quesos frescos o curados, aceites de oliva, soja y girasol y todo tipo de frutas. Además, el niño puede comer todo tipo de carne o vísceras frescas de ternera, cerdo, cordero, pollo y caza, con la salvedad que en sus condimentos no intervenga el gluten. Esto es válido, igualmente, para jamón cocido o curado, pescados y huevos frescos.

Cuando se utilicen productos comerciales elaborados, deben llevar el anagrama *sin gluten* y consultar el etiquetado. La Federación de Asociaciones de Celíacos de España (FACE) facilita un listado anual de productos comerciales sin gluten[23]. En el Anexo IV se incluye una pirámide guía de alimentos para niños celíacos.

Los problemas nutricionales más frecuentes en individuos afectos de enfermedad celíaca incluyen las

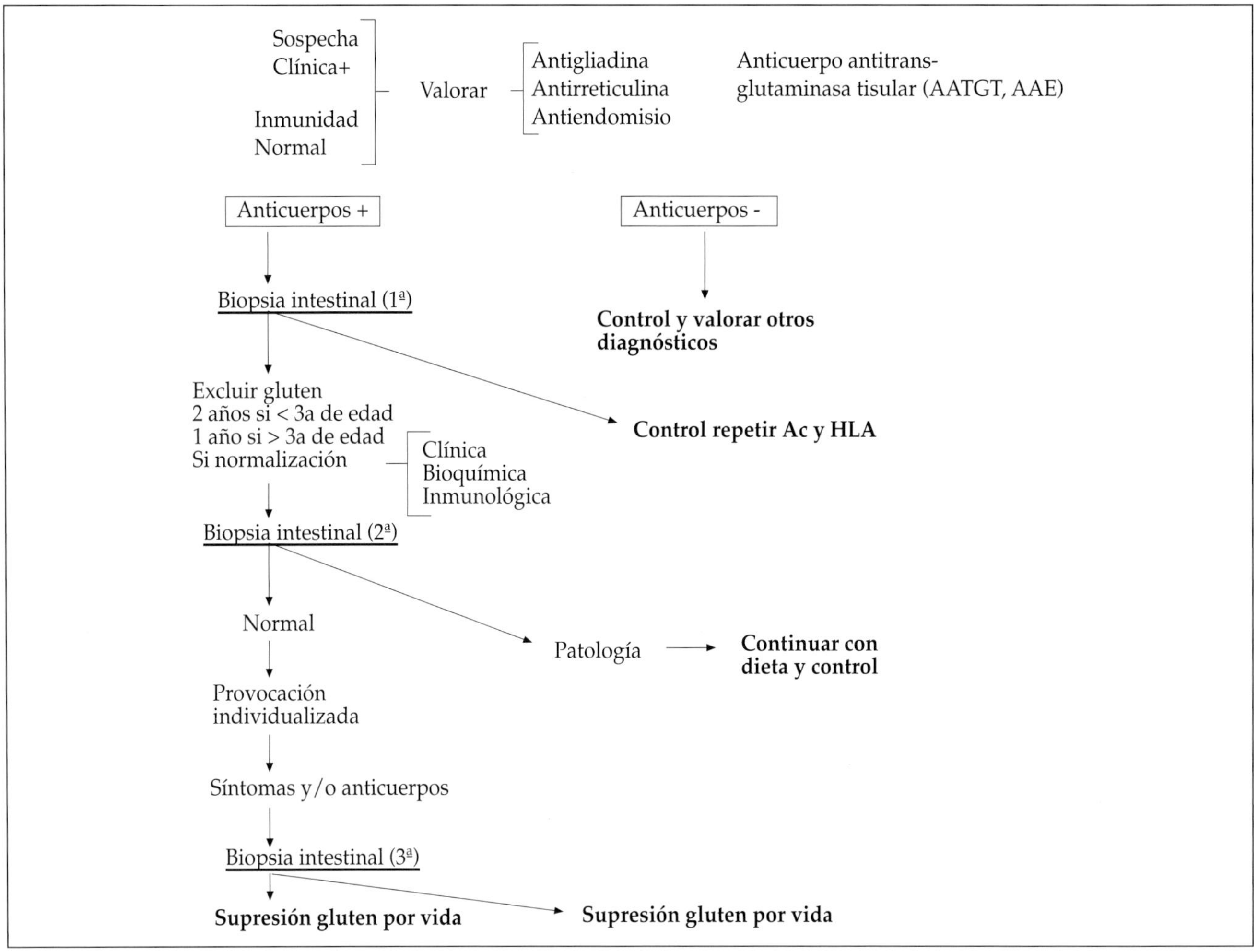

Figura 41.4. Algoritmo diagnóstico-terapéutico de la enfermedad celíaca.

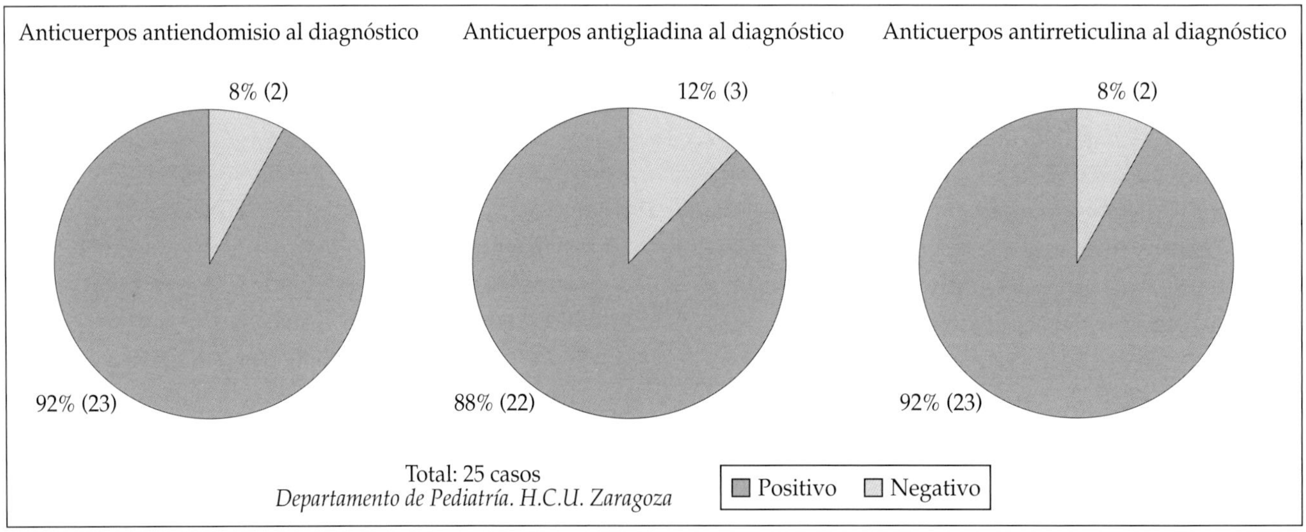

Figura 41.5.

deficiencias en ácidos grasos esenciales, hierro, vitamina D, vitamina K, calcio, magnesio y ácido fólico. La malabsorción de vitamina D puede conducir a osteomalacia. También se ha observado en algunos individuos depresión, aún durante la exención de gluten más de 2 años. En estos casos la administración de 80

Capítulo

42

Aspectos nutricionales de la fibrosis quística

M. Bueno, L. Ros, G. Bueno

INTRODUCCIÓN

La fibrosis quística (FQ) es la enfermedad autosómica recesiva grave más frecuente en la población de origen europeo[1].

Esta enfermedad tiene un amplio espectro de manifestaciones fenotípicas, si bien son características la patología respiratoria obstructiva con sobreinfección crónica y recurrente (95% de los casos), la insuficiencia pancreática exocrina (85% de pacientes), los problemas nutricionales y los niveles elevados de cloro y de sodio en el sudor[2].

Su incidencia en la población general blanca se sitúa en 1:2.000 nacimientos, siendo portadores heterocigotos 1:25 personas. La edad de supervivencia para estos pacientes en el año 2003 se ha situado en los 33 años, esta supervivencia está influida por factores interrelacionados tales como severidad de la enfermedad pulmonar y crecimiento, a su vez influidos por el estado nutricional[3].

El avance más significativo en el estudio de la FQ ha consistido en la identificación del gen CFTR (*Cystic Fibrosis Transmembrane Regulator*), cuya mutación origina la disfunción de un canal de cloro dependiente del AMP-cíclico en las células epiteliales del pulmón[4]. La ausencia de transporte del cloro es responsable del espesamiento del moco, de la disfunción mucociliar y, probablemente, de una disminución del poder bactericida local que explica la colonización habitual del moco de estos pacientes por *Pseudomona aeruginosa*. No obstante, permanecen sin aclarar las funciones celulares del CFTR en otros órganos diana, aunque parece evidente que sus mutaciones son también responsables de la impermeabilidad al cloro de los conductos de las glándulas sudoríparas[5].

El CFTR también ha sido implicado con los canales epiteliales de sodio sensibles al amiloride (ENaC) y con los canales de cloro correctores de superficie (ORCC). Ello explica la diferente expresión en el pulmón de la proteína CFTR en los distintos tipos celulares y en su localización pulmonar[6]. Las mutaciones del CFTR originan una hiperabsorción de sodio y un defecto de la secreción de cloro mediada por el AMPc a través del epitelio de las vías aéreas. El patrón de la diferencia potencial transepitelial nasal de los pacientes con FQ es característico y, recientemente, se ha incorporado como test diagnóstico en el período neonatal[7].

La principal mutación FQ es la deleción de tres bases a nivel del codón 508 del CFTR. Esta mutación se denomina Δ F508 y supone la pérdida de la fenilalanina correspondiente al mencionado codón[8]. Desde la identificación del gen CFTR se han descubierto más de 1.000 mutaciones[9]. La gran mayoría de estas afectan a los canales epiteliales de transporte del Cl^- (CFTR); los efectos del canal epitelial para el transporte del Na^+ (Scnn1) se han asociado con fenotipos dominados por enfermedad renal (pseudohipoaldosteronismo sistémico tipo I y síndrome de Liddle)[10].

La mayor supervivencia de los pacientes afectos de FQ se basa en un diagnóstico precoz, seguro y confidencial. El estudio de electrolitos en el sudor sigue siendo un estándar básico, pero el diagnóstico molecular es confirmatorio. Nuevos problemas han surgido en estos pacientes, especialmente complicaciones tardías como diabetes, infecciones por gérmenes atípicos y amiloidosis generalizada; otro problema es el diagnóstico de las formas de FQ atípica, como son test del sudor positivo en pacientes asintomáticos, infertilidad en el varón, diferencia potencial nasal disminuida y otras.

Actualmente se ha dirigido la investigación hacia la utilidad de identificar biomarcadores que permitan evaluar posibles nuevas terapias o que anticipen la posible progresión de la enfermedad[11].

ESTADO NUTRICIONAL EN FQ

El problema nutricional de la FQ es multifactorial, aunque puede ser analizado en tres aspectos: ingesta energética inadecuada, aumento de los requerimientos energéticos y pérdida de nutrientes[12,13].

En la Tabla 42.1 se enumeran los diversos componentes responsables de la malnutrición de estos pacientes.

Tabla 42.1. Factores mayores que influyen en el estado nutricional

Malabsorción
- Insuficiencia pancreática
- Esteatorrea
- Deficiencia de ácidos grasos esenciales
- Infección crónica
- Otros factores (enfermedad hepatobiliar, metabolismo sales biliares)

Aumento del metabolismo
- Aumento del trabajo respiratorio
- Impacto de la infección crónica
- Aumento del metabolismo basal
- Deficiencia de ácidos grasos esenciales

Disminución de ingesta de alimentos
- Anorexia, vómitos
- Infección (aumento de tos, deglución de moco)
- Reflujo gastro-esofágico
- Esofagitis
- Depresión
- Restricción yatrogénica de grasa

A lo largo de la evolución crónica de la FQ pueden actuar diversos factores negativos que dificultan una buena nutrición. La consecuencia final, si no se interviene de forma adecuada, es que el paciente se ve sometido a un balance energético negativo, al que se adapta disminuyendo su metabolismo basal y el crecimiento. Aún en estas circunstancias, los lactantes y niños pequeños sometidos a una rehabilitación nutricional intensiva, responden de forma satisfactoria.

Está en discusión el posible papel de un factor nutricional negativo intrínseco al defecto celular de la enfermedad. A favor de esta hipótesis está el dato del peso medio al nacer de niños con FQ, que aproximadamente es -0,5 DE de la población general. También, se han podido demostrar evidencias bioquímicas de malnutrición en lactantes pequeños, incluso cuando se realizó el diagnóstico con los programas neonatales de despistaje precoz[14].

Otro aspecto general de notable importancia es la interacción entre enfermedad pancreática e infección pulmonar. Un estudio realizado por uno de los autores en 29 pacientes ha comprobado una correlación directa entre el estado nutricional y la alteración respiratoria secundaria a la colonización bacteriana pulmonar, principalmente en homocigotos para la deleción Δ F508[15].

Las infecciones pulmonares pueden alterar el estado nutricional por diferentes mecanismos. La hipertermia aumenta el recambio metabólico y, además, se suele acompañar de expectoración y tos, que agravan la anorexia. El volumen de la expectoración es deglutido frecuentemente, llenando el estómago de los niños afectos y repercutiendo, por tanto, en el apetito, digestión y absorción de nutrientes. El trabajo pulmonar respiratorio aumenta, lo que conlleva a un incremento de las necesidades energéticas. En la FQ se encuentra incrementado el catabolismo proteico muscular, a diferencia de lo que acontece en los niños con malnutrición proteico-energética (ver capítulo 36). La infección crónica puede ser la base de esta alteración proteica[16]. La experiencia de los autores estudiando distintas proteínas séricas en pacientes con FQ en fase de aparente inactividad de infección pulmonar, ha permitido establecer unos índices pronóstico nutricionales-inflamatorios (Tablas 42.2 y 42.3)[17].

Se puede concluir que diferentes factores interdependientes contribuyen a un déficit progresivo energético y a una pérdida de peso, que son paralelos al deterioro de la función pulmonar (Figs. 42.1, 42.2, y 42.3).

La anorexia de estos niños está originada, además, por la liberación de interleucina-I, interleucina-II y TNF-α, que son sustancias anorexígenas. El dolor abdominal debido a pancreatitis o a un síndrome de obstrucción intestinal equivalente al íleo meconial, puede contribuir a la anorexia; otros autores han insistido en la disminución del olfato, secundaria a la presencia de pólipos nasales y/o deficiencias de cinc, así como a un componente depresivo, como favorecedores de la anorexia.

La pérdida de cloro y sodio por el sudor, especialmente en épocas calurosas, puede conducir a una grave deshidratación.

La deficiencia en ácidos grasos esenciales puede contribuir a la etiología de la esteatorrea y de la ma-

Tabla 42.2. Proteínas de los pacientes del grupo control y afectos de fibrosis quística

	Control (n = 16)		Fibrosis quística (n = 14)		
	$\bar{X}$	DE	$\bar{X}$	DE	p
Proteínas viscerales					
• Albúmina	4,1	0,02	4,0	0,4	NS
• Prealbúmina	0,021	0,001	0,019	0,019	NS
• Proteína ligadora retinol	2,5	0,3	2,5	0,8	NS
• Transferrina	286,1	69,8	312,4	65,1	NS
Proteínas de fase aguda					
• α_1-glicoproteína ácida	58,1	24,6	91,4	20,5	***
• α_1-antitripsina	162,5	35,7	205,7	43,9	*
• α_2-macroglobulina	246,6	36,9	246,0	26,2	NS
• Haptoglobina	50,7	28,8	202,5	67,2	****
• Ceruloplasmina	32,9	5,9	43,7	6,9	**

*t: test de student; NS: no significativo; *: p < 0,05; **: p < 0,01; ***: p < 0,001; ****: p < 0,0001.*

Tabla 42.3. Índices pronósticos nutricionales-inflamatorios (PN) en pacientes del grupo control y afectos de fibrosis quística

	Control		Fibrosis quística		
	$\bar{X}$	DE	$\bar{X}$	DE	p
IPNI-A					
α_1-GPA + hapto-globina/albúmina + prealbúmina	26,17 r = 0,72 p < 0,001	9,14	71,52	15,39	< 0,0001
IPNI-B					
Haptoglobina/ albúmina	12,30	6,59	49,56	15,06	< 0,0001

α_1-GPA: α_1-glicoproteína ácida; t: test de student; r de Pearson.

labsorción. La malabsorción clínicamente importante y la excreción fecal de ácidos biliares son mayores en pacientes muy jóvenes, que tienden más a desarrollar está deficiencia.

La deficiencia de ácidos grasos esenciales se ha asociado, además, a fallo de crecimiento, enfermedad hepatobiliar y mayor vulnerabilidad a las infecciones pulmonares. Recientemente se han comunicado concentraciones séricas disminuidas de ácido linolénico y docosahexanoico en pacientes con mutaciones severas de CFTR, lo que sugiere una asociación entre el defecto básico de la enfermedad y un metabolismo anormal de los ácidos grasos esenciales[18].

La absorción de vitaminas liposolubles está disminuida en presencia de esteatorrea y deficiencia de ácidos grasos esenciales. Por ello, deben ser administradas en medio de dispersión acuoso[19].

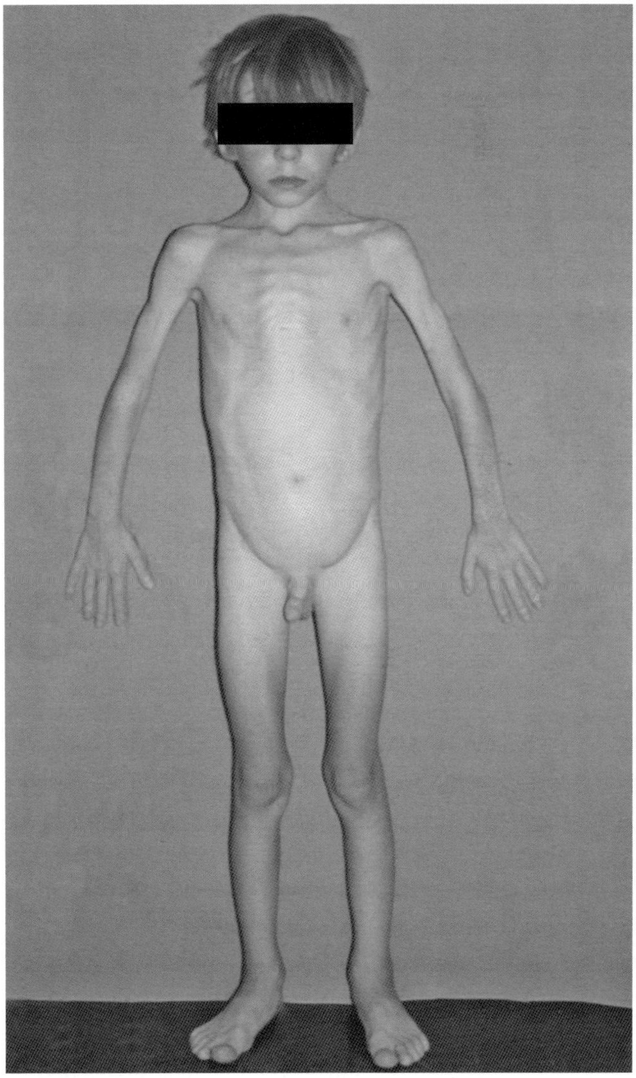

Figura 42.1. Fibrosis quística. Paciente de 12 años con malnutrición y retraso de crecimiento y maduración.

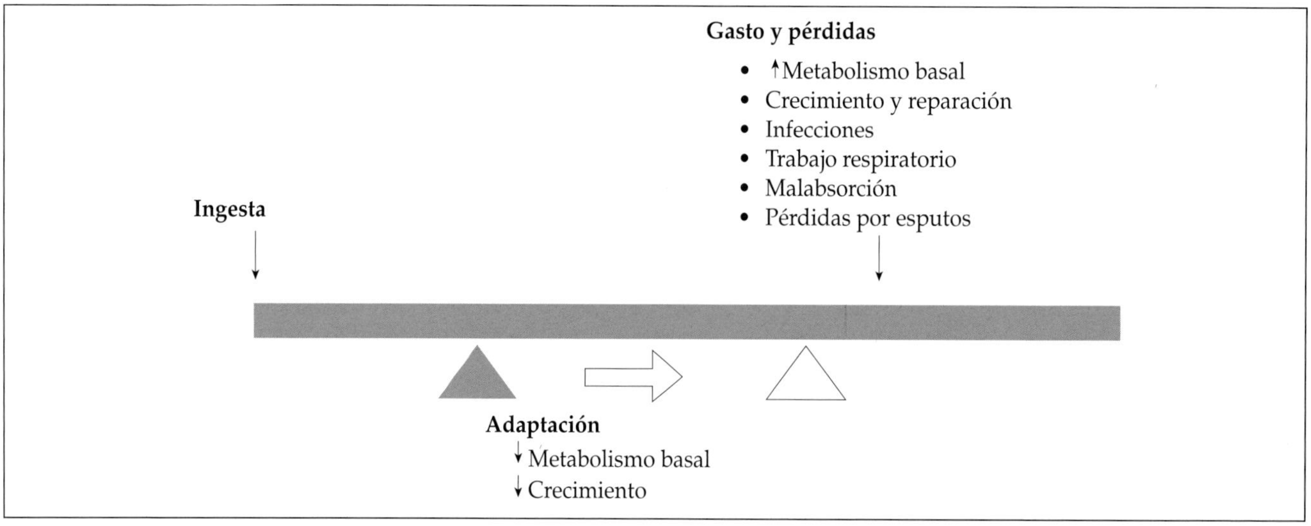

Figura 42.2. Balance energético[12].

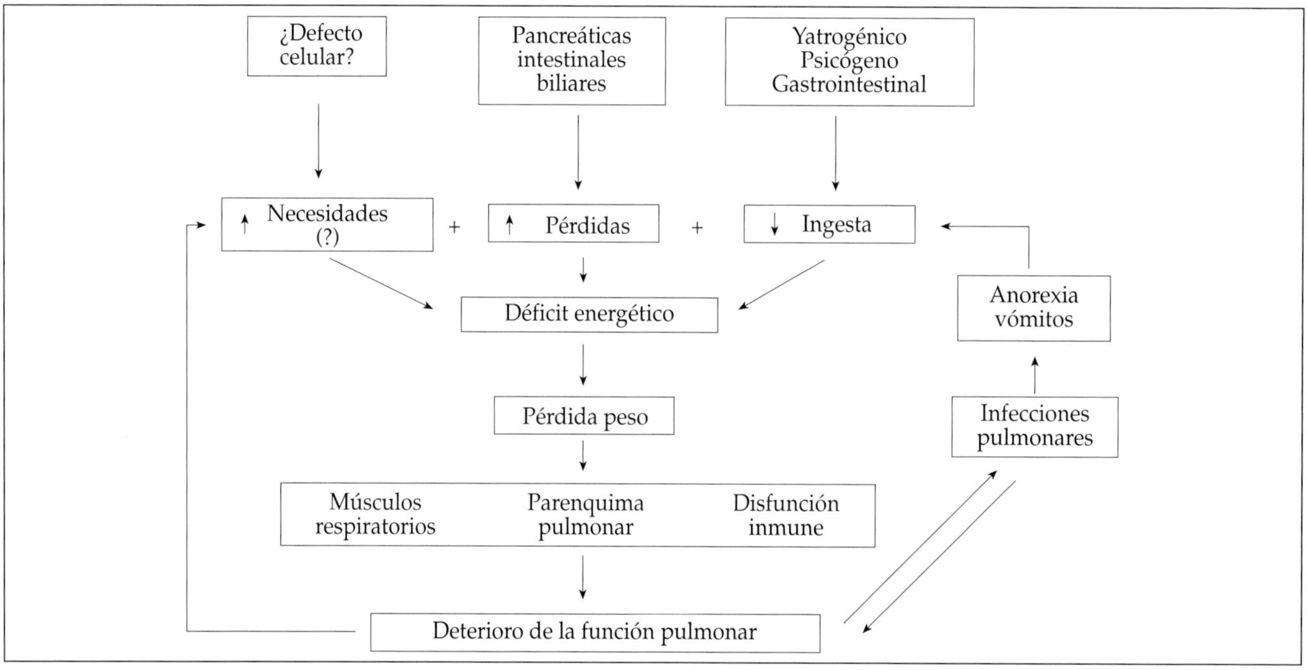

Figura 42.3. Disbalance energético en FQ[13].

No se han encontrado alteraciones importantes en la absorción de elementos traza en niños con FQ. Las tasas plasmáticas de cinc sólo descienden en los casos de malnutrición severa. La anemia ferropénica con niveles séricos bajos de ferritina aparece en los pacientes con enfermedad pulmonar avanzada; la rehabilitación nutricional consigue su normalización.

Los pacientes con afectación hepática severa pueden mostrar un retraso de crecimiento similar al observado en otras enfermedades hepáticas crónicas.

EVALUACIÓN NUTRICIONAL

Existe amplia evidencia de que mejorando el estado nutricional de los pacientes afectos de FQ, se modifican favorablemente su componente inmunológico, el crecimiento, la fuerza de los músculos respiratorios y, en definitiva, la supervivencia.

Los pacientes con FQ deben ser nutridos de forma adecuada. Ello requiere una evaluación clínica cuidadosa, monitorización de los índices de crecimiento y medidas de apoyo nutricional. El diagnóstico precoz de la enfermedad, a través del cribado neonatal, contribuye a los progresos nutricionales conseguidos, de acuerdo, con datos recientes[20-22].

En el momento del diagnóstico y en los controles sucesivos se realizará antropometría nutricional siguiendo la metodología que se estudia en el capítulo 3 de este libro.

Cuando los pacientes reciben una dieta adecuada, el crecimiento puede ser normal y, además, se demora la evolución de la enfermedad pulmonar.

Los suplementos de enzimas pancreáticos deberán ser evaluados, lo que incluye realizar controles de grasa en heces de 72 horas. La dosis de los enzimas se ajustará a los datos obtenidos.

Los suplementos de vitaminas liposolubles están indicados en pacientes con insuficiencia pancreática severa o enfermedad hepato-biliar.

La evaluación bioquímica deberá controlar los índices pronóstico-nutricionales anteriormente señalados (Tablas 42.2 y 42.3) y la función pancreática. La albuminemia suele ser orientativa en situaciones de pérdida de peso, fallo de crecimiento o deterioro clínico.

Durante las épocas de calor o en situaciones febriles prolongadas, deben controlarse electrolitos séricos y equilibrio ácido-base. Los lactantes pueden precisar suplementos de sal durante el verano.

TRATAMIENTO

Consideraciones generales

La FQ es una enfermedad de evolución crónica que se acompaña de pérdidas energéticas de diverso origen. Por ello, es de la mayor importancia evitar el círculo vicioso malnutrición y agravación de la enfermedad pulmonar con colonización bacteriana.

El tratamiento nutricional no sólo mejora el estado general del paciente, sino que influye de forma positiva en la función pulmonar. El trasplante pulmonar es una medida terapéutica para pacientes con insuficiencia respiratoria terminal. El estado nutritivo previo condiciona las posibilidades de éxito

Una adecuada nutrición sólo se consigue, si previamente se ajusta una correcta suplementación de enzimas pancreáticos. Los pacientes que presentan insuficiencia pancreática exocrina (85% de los casos), se tratan óptimamente con las preparaciones microesféricas gelatinosas, a la dosis aproximada de 1 cápsula/kg antes de iniciar la comida y en el transcurso de la misma. Las microesferas deben mezclarse con un vehículo con pH bajo (salsa de manzana) en niños pequeños que presentan dificultades para tragar. En niños mayores y adolescentes se alcanzan dosis de hasta 25-30 cápsulas/día con las que el 50% llegan a normalizar su absorción.

Los recién nacidos y lactantes afectos de FQ pueden alimentarse al seno materno, pero requieren suplementos pancreáticos. En los casos de lactancia artificial, se recomiendan leches semidescremadas con polímeros de glucosa o fórmulas semi-elementales. La introducción de frutas y vegetales debe adelantarse alrededor de los tres meses de edad.

Recomendaciones nutricionales

Los pacientes con FQ, como se ha comentado con anterioridad, tienen mayores requerimientos energéticos que sus coetáneos sanos. Las orientaciones actuales aconsejan dar una dieta con una composición similar a las recomendaciones realizadas para niños sanos de la misma edad, con un aporte energético que alcance el 120-130% de las necesidades alimentarias normales. Las proteínas deben aportar el 15% del total diario de energía, la grasa debe proporcionar un 30-35% y los carbohidratos un 50-60%.

Los niños de edades entre 1-3 años requieren diariamente 1.300-1.500 calorías; los de edades entre 4-7 años entre 2.000-2.800 calorías diarias; y los adolescentes desde 3.000 calorías diarias, que pueden alcanzar hasta los 4.000-4.500 calorías.

Los pacientes con afectación severa pueden presentar enfermedad renal o hepática. Por ello, deben revisarse las dietas con elevado contenido proteico.

Tampoco son recomendables las soluciones de glucosa como fuente de energía, dado el riesgo de estos pacientes a una tolerancia anormal a la glucosa o a una diabetes mellitus.

En los casos de enfermedad pulmonar avanzada es necesario incrementar las suplencias nutricionales (Tabla 42.4).

Suplementos

La dificultad de asegurar las calorías adicionales que requieren estos pacientes justifica agregar las proteínas de la dieta así como el complemento multivitamínico A, D, E y K, recurriendo a ciertas recomendaciones. El paciente debe comer cuando sienta hambre, lo que significa que haga pequeñas tomas de comida a lo largo del día; se deben agregar alimentos como mantequilla, margarina, aceite vegetal, mayonesa, crema de queso o nata en los diferentes platos del día.

Tabla 42.4.

Energía	RDA x 1.3
Proteína	RDA
Ácidos grasos esenciales	3-5% del total de cal
Vitaminas	
A	5.000-10.000 Ul/día emulsionadas en vitamina A alcohol
D	400-800 Ul/día
E	100-200 Ul/día α-tocoferol acetato
K	5 mg/2 v. semana
B	RDA x 2
C	RDA x 2
Elementos traza	
Cinc	15 mg/día
Hierro	RDA
Reemplazamiento pancreático	
Niños y adultos	
Cápsulas regulares	48.000 U de lipasa por comida
Microesferas pH sens.	24.000 U de lipasa por comida
Lactantes	8.000 U/120 cc de fórmula

En las exacerbaciones de las infecciones pulmonares la curva de peso puede afectarse de forma negativa. Ello aconseja enriquecer los alimentos con aportes energéticos extra. Aunque el mejor tratamiento en estas circunstancias es el manejo correcto de la infección pulmonar, es útil agregar a los alimentos aceite de maíz o un equivalente, bebidas lácteas muy energéticas e, incluso, combinaciones de polímeros de glucosa y aceites vegetales. Se comunican prometedores resultados con un suplemento de productos de lipolisis dietética y lestrix (OLM), constituido por lisofosfatidilcolina monoglicéridos y ácidos grasos[23].

Cuando no es posible el suplemento oral, situación no infrecuente en estados avanzados de la enfermedad, es necesaria la suplementación enteral, utilizando sonda gástrica que permita asegurar un aporte energético del 50-100% por encima de las recomendaciones generales. La mayoría de pacientes prefieren utilizar la sonda durante la noche, a través de una gastrostomía o yeyunostomía. Parecen preferibles dietas semi-elementales, dada su mejor absorción. Se trata de fórmulas predigeridas que contienen hidrolizados de proteínas, una cantidad adicional de grasa en forma de aceites MCT y carbohidratos en forma de glucosa y polímeros de glucosa. Esto permite un aporte de 120-150% de las calorías recomendadas por la RDA.

La nutrición parenteral debe ser excepcional en los pacientes con FQ. No obstante, aprovechando la administración por vía intravenosa de antibióticos como tratamiento de las habituales colonizaciones con *Pseudomona aeruginosa*, el acceso venoso puede aprovecharse para administrar suplementos de ácidos grasos esenciales[24].

Todas las anteriores medidas exigen un equipo multidisciplinario compuesto por un médico, una enfermera, un profesional en terapia respiratoria, un dietista y un trabajador social que colaboran con el paciente y su familia para ofrecerle una mejor calidad de vida. Las expectativas de vida han ido aumentando a medida que se desarrollan nuevos tratamientos.

La Federación Española contra la FQ (www.fibrosis.org) viene desarrollando una eficaz función de información, ayuda y recomendaciones que son de la máxima utilidad.

BIBLIOGRAFÍA

1. Bueno M, Ramos FJ, Lázaro A, Sarría A, Pérez-González JM. Fibrosis quística: Del fenotipo al gen. En: Estudios de pediatría. Homenaje al Profesor Sánchez Villarés. Valladolid, Universidad de Valladolid, 1996; 111-6.
2. Strandvik B. Tratamiento nutricional de la fibrosis quística. An Nestlé 1991; 49: 48-59.
3. Trabulsi J, Schall JI, Ittenbach RF, Olsen IE, Yudkoff M, Daichin Y *et al.* Energy balance and the accuracy of reporter energy intake in preadolescent children with cystic fibrosis. Am J Clin Nutr 2006; 84: 523-30.
4. Kerem B, Rommens JM, Buchanan JA, Markiewicz D, Cox TK, Chakravarti A *et al.* Identification of the cystic fibrosis gene: genetic analysis. Science 1989; 245: 1073-80.
5. Escobar H, Suárez L. Nutrición y fibrosis quística. En: Tojo R, ed. Tratado de Nutrición Pediátrica. Barcelona, Doyma, 2001; 835-47.
6. Rowe SM, Miller S, Sorscher EJ. Mechanism of disease: cystic fibrosis. N Engl J Med 2005; 352: 1992-2001.
7. Southern KW, Noone PG, Bosworth DG, Legrys VA, Knowles MR, Barker PM. A modified technique for measurement of nasal transepithelial potential difference in infants. J Pediatr 2001; 139: 353-8.
8. Riordan JR, Rommens JM, Kerem B, Alon N, Rozmahel R, Grzelczak Z *et al.* Identification of the cystic fibrosis gene: cloning and characterization of the complementary DNA. Science 1989; 245: 1066-72.
9. Tsui L-C. CFTR full mutation table. Available at: http:www.gerret.sickkinds.on.ca/cftrncgi-bin/full table.
10. Sheridan MB, Fong P, Groman JD, Conrad C, Flume P, Díaz R *et al.* Mutations in the beta-subunit of the epithelial Na+ channel in patients with a cystic fibrosis-like syndrome. Hum Mol Genet 2005; 14: 3493-8.
11. Sagel SD. Identifying novel endpoints for cystic fibrosis clinical trials. Adv Pediatr 2005; 52: 115-27.
12. Dodge JA. Nutrition in cystic fibrosis: a historical overview. Proc Nutr Soc 1992; 51: 225-35.

13. Pencharz PB, Durie PR. Nutritional management of cystic fibrosis. Annu Rev Nutr 1993; 13: 111-36.
14. Boyer PH. Low birth weight in fibrocystic disease of the pancreas. Pediatrics 1955; 16: 778-84.
15. Ros L, Oteiza C, Carranza M *et al*. Malnutrición en fibrosis quística: factores condicionantes. Premio Nutrición Infantil Nestlé. Sociedad de Pediatría de Aragón, La Rioja y Soria, 1996. Barcelona, Publicaciones Nestlé, 1997.
16. Neijens HJ, Duiverman EJ, Kerrebijin KF, Sinaasappel M. Influence of respiratory exacerbations of long function variables and nutritional status in cystic fibrosis patients. Acta Paediatr Scand 1985; 317 S: 38-42.
17. Sarria A, Olivan G, Lazaro A, Fleta J, Tosao A, Escanero JF *et al*. Evaluación del estado nutricional-inflamatorio en niños afectos de fibrosis quística. An Esp Pediatr 1989; 30: 447-50.
18. Strandvik B, Gronowitz E, Enlund F, Martinsson T, Wahlstrom J. Essential fatty acid deficiency in relation to genotype in patients with cystic fibrosis. J Pediatr 2001; 139: 650-5.
19. Rayner RJ. Fat-soluble vitamins in cystic fibrosis. Proc Nutr Soc 1992; 51: 245-50.
20. Farrell PM. The Wisconsin cystic fibrosis neonatal screening study group. Improving the health of patients with cystic fibrosis through newborn screening. Adv Pediatr 2000; 47: 79-115.
21. Orenstein DM, Winnie GB Altman H. Cystic fibrosis: a 2002 update. J Pediatr 2002; 140: 156-64.
22. Murphy AJ, Buntain HM, Wainwright CE, Davies PSW. The nutritional status of children with cystic fibrosis. Br J Nutr 2006; 95: 321-4.
23. Lepage G, Yesair DW, Ronco N, Champagne J, Bureau N, Chemtob S *et al*. Effect of an organized lipid matrix on lipid absortion and clinical outcomes in patients with cystic fibrosis. J Pediatr 2002; 141: 178-85.
24. Roulet M, Frascarolo P, Rappaz I, Pilet M. Essential fatty acid deficiency in well nourished young cystic fibrosis patients. Eur J Pediatr 1997; 156: 952-6.

Capítulo

43

Nutrición en la enfermedad inflamatoria crónica intestinal

J.C. Vitoria, L. Ortiz

INTRODUCCIÓN

La enfermedad inflamatoria crónica intestinal (EII) es la denominación genérica con la que se describen dos trastornos idiopáticos asociados con inflamación gastrointestinal: enfermedad de Crohn (EC) y colitis ulcerosa (CU).

La EC es un proceso inflamatorio crónico que puede afectar a cualquier tramo del aparato digestivo, existiendo una participación transmural y discontinua de la pared. Evoluciona por brotes jalonados de complicaciones, como son: oclusiones intestinales, fístulas, abscesos y, en el niño, retraso del crecimiento y puberal. La mayoría de los pacientes con EC requieren a lo largo de su vida una o más resecciones intestinales por estas u otras complicaciones. Desafortunadamente la cirugía no es curativa y la enfermedad recidiva a más o menos largo plazo.

En la CU, sin embargo, la inflamación se localiza exclusivamente en el intestino grueso, con una afectación superficial y continua de la mucosa. Evoluciona también a brotes, afectando de forma retrógrada el recto y el colon. Al contrario de lo que ocurre en la EC una proctocolectomía total es una cirugía curativa a la que están abocados todos los enfermos ya que la enfermedad presenta un alto grado de malignización.

Todos los cuadros de EII tienen en común cursar como un proceso inflamatorio crónico y evolutivo, con períodos de actividad alternando con otros de latencia, asociando con frecuencia manifestaciones extra digestivas. Aunque la etiología es todavía desconocida, parecen prometedoras las investigaciones moleculares que pueden aclarar la susceptibilidad a la enfermedad inflamatoria intestinal. El gen CARD15 (NOD2) parece tener un papel protagonista de la respuesta inmune innata, interaccionando con otros factores genéticos y la flora intestinal bacteriana[1]. En el momento actual no existe un tratamiento médico curativo, aunque se han usado varios medicamentos que incluyen corticoides, sulfasalacina, metronidazol, inmunosupresores y, recientemente, los anticuerpos monoclonales antifactor de necrosis tumoral[2,3] con el ánimo de suprimir la inflamación y producir una remisión de los síntomas.

La repercusión de estas enfermedades sobre el estado de nutrición es notable, de tal forma, que se ha descrito que aproximadamente en el 87% de niños con EC y en el 68% de pacientes con CU se presenta un promedio de pérdida de peso de 5,7 y 1,1 kg respectivamente. La malnutrición crónica tiene como resultado un empeoramiento del crecimiento lineal. Más del 36% de niños y adolescentes con EC tienen un retraso del crecimiento y de la maduración sexual[4]. Además, el fallo del crecimiento puede ser la única manifestación de la enfermedad en aproximadamente el 5% de los pacientes[5,6]. Recientemente se ha puesto de manifiesto que el género puede ser un factor de riesgo para el crecimiento en la EC, ya que estaba significativamente más alterado en los varones[7]. Esta complicación es menos frecuente en la CU[3]. En un estudio multicéntrico realizado en el norte de España[8] de 60 pacientes con EII, 34 tenían EC, 23 CU y 3 colitis indeterminada. El 54,5 y el 33% respectivamente de los pacientes con EC y CU (Fig. 43.1) presentaba un grado de desnutrición más o menos importante. Asimismo, el

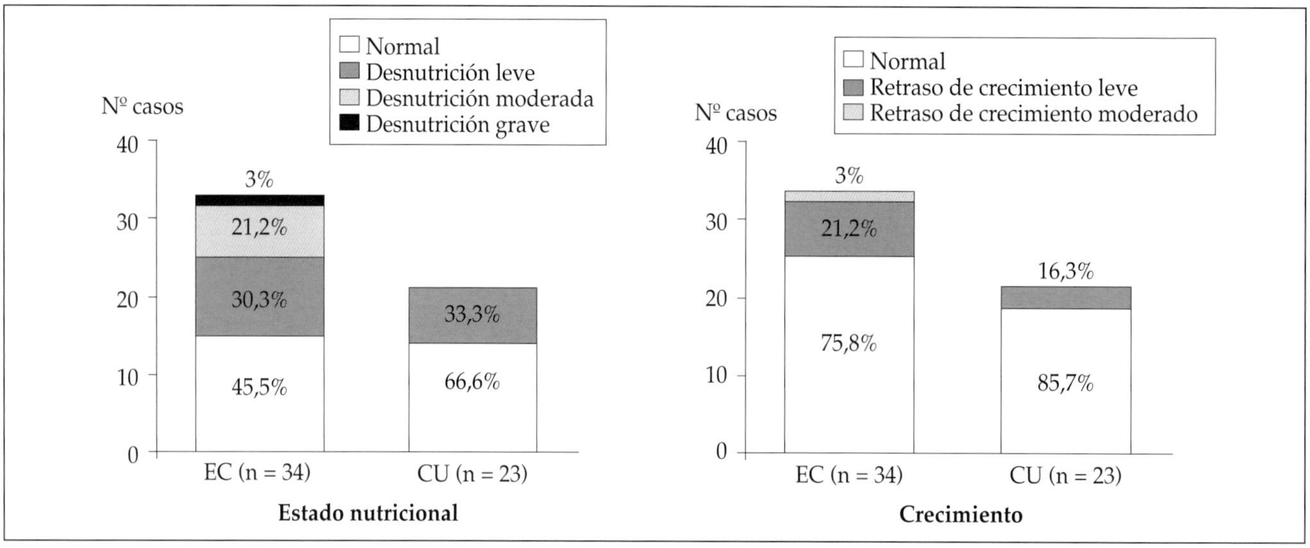

Figura 43.1. Valoración del estado nutricional de la serie de pacientes con EII[8].

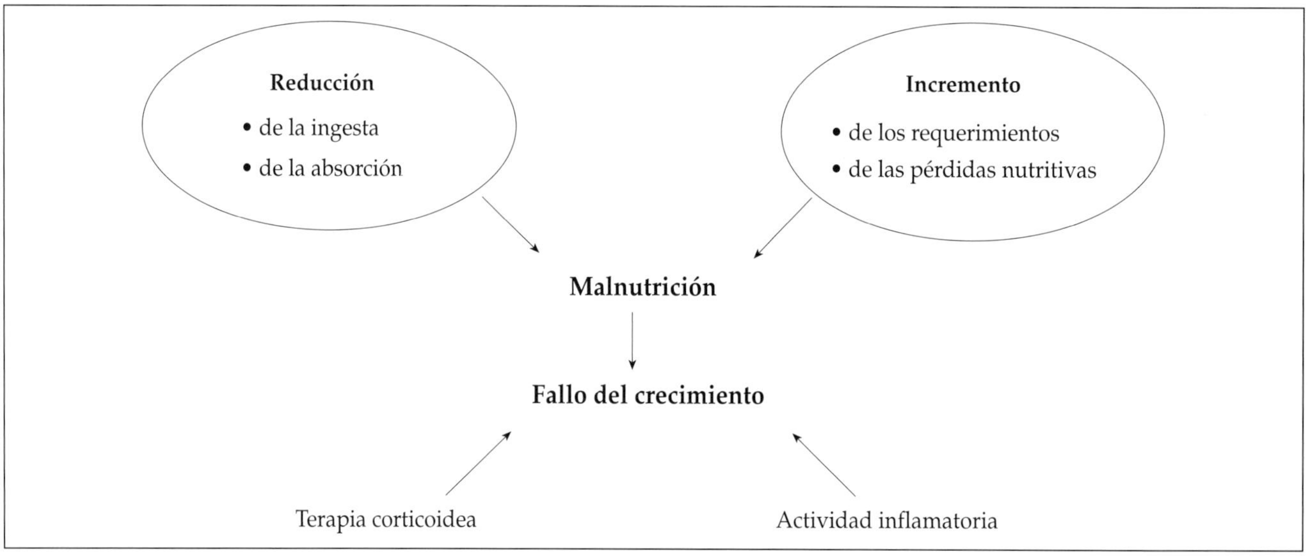

Figura 43.2. Fisiopatología de la malnutrición y el retraso del crecimiento en las EII.

crecimiento de estos pacientes está alterado y también de forma más intensa en los pacientes con EC (24,2%) que con CU (14,3%); incluso en un caso el síntoma guía al diagnóstico fue el retraso de crecimiento.

FISIOPATOLOGÍA DE LA MALNUTRICIÓN EN LA EII

La malnutrición y el retraso del crecimiento que presentan muchos pacientes con EII obedece a múltiples factores. Se ha especulado que este retraso de crecimiento puede estar relacionado con disturbios endocrinos[9-11], déficit de cinc[12] y con la terapia con corticoides[13,14], pero lo que más afecta al crecimiento es la desnutrición[15,16]. Los mecanismos más importantes de la malnutrición se exponen en la Figura 43.2[17]. El factor que más repercute en la nutrición de los enfermos con EII es el descenso en la ingesta de nutrientes. Los síntomas gastrointestinales, como son la diarrea, las náuseas, los vómitos, y sobre todo, el dolor abdominal, se exacerban por la alimentación y los pacientes disminuyen la ingesta de alimentos para evitar estos síntomas gastrointestinales que producen un gran disconfort[18]. En los niños y en los adolescentes la reducción en la ingesta puede pasar desapercibida y haber grandes variaciones en el consumo de alimentos de un día a otro, pero a la larga siempre se produce una reducción en la ingestión de calorías y nutrientes. Además, los pacientes con EII siguen con frecuencia dietas para controlar los síntomas gastrointestinales. Las dietas sin lactosa pueden ser necesarias cuando existe una intolerancia con malabsorción de este producto que se puede medir mediante las pruebas de H_2 expirado. Además, las dietas de bajo contenido en residuos (pobres en fibras) pueden ser muy útiles en pacientes con enfermedad de Crohn que tienen segmentos estenóticos del intestino delgado que originan obstrucción parcial del intestino. Cuando existe una malabsorción de grasas, son necesarias dietas pobres en éstas para controlar la esteatorrea y diarrea y prevenir la depleción de vitaminas liposolubles y de minerales como el calcio, el magnesio o el cinc. Muchas veces no se establece un control suficiente que asegure que estas dietas son adecuadas en calorías, proteínas y micronutrientes y tampoco se ofrecen alternativas prescribiendo suplementos nutricionales específicos. Además, la propia enfermedad tiene un potente efecto anorexígeno, probablemente debido a la producción excesiva de citocinas proinflamatorias como la interleucina 1 o el factor de necrosis tumoral[19]. Este último ha sido relacionado también con la variabilidad de la respuesta granulomatosa en la EC[20].

La malabsorción de diferentes nutrientes suele ser relativamente frecuente en pacientes con EC y afectación del intestino delgado, sobre todo si es difusa o si ha habido grandes resecciones intestinales que hayan podido conducir a una gran disminución de la superficie de absorción. Cuando existen resecciones amplias del íleon se produce una interrupción de la circulación enteropática de las sales biliares, que se pierden a través de las heces, produciéndose una disminución de la concentración micelar crítica de las sales biliares, necesaria para la absorción de las grasas y vitaminas liposolubles. En estas situaciones también se interfiere con la absorción de la vitamina B_{12}, ya que éste es su sitio específico de reabsorción. El sobredesarrollo bacteriano se puede producir con cierta frecuencia en los pacientes EC, especialmente en aquellos que tienen segmentos estenóticos en intestino delgado o fístulas enteroentéricas que causen estancamiento del contenido intestinal. Este sobredesarrollo bacteriano da lugar a malabsorción a través de varios mecanismos, como son: la deconjugación de las sales biliares, la utilización de nutrientes (vitamina B_{12} y carbohidratos) por las bacterias y también a través del daño de la mucosa intestinal producido por las sales biliares deconjugadas y otros productos tóxicos derivados del metabolismo bacteriano.

Las drogas que más frecuentemente se utilizan en el tratamiento de la EII pueden dar lugar a malabsorción de nutrientes; la sulfasalacina inhibe la absorción de folatos y puede dar lugar a deficiencia de éstos, sobre todo en individuos que tengan una ingesta limitada de folatos en la dieta[21]; la colestiramina (una resina quelante de las sales biliares) se utiliza en ocasiones para el tratamiento de la diarrea en pacientes con resección ileal. Este fármaco puede producir, cuando se utiliza a largo plazo, depleción de vitaminas liposolubles y otros nutrientes. Los esteroides suprarrenales son uno de los fármacos más usados en la EII y es bien conocido que producen un descenso en la absorción intestinal de calcio, lo que contribuye al desarrollo de osteoporosis. Además el remodelado óseo en la EC suele estar disminuido tal y como se ha descrito en otras enfermedades inflamatorias sistémicas. Recientemente se ha lanzado la hipótesis de que las células T circulantes activadas pueden secretar citocinas como el interferón gamma y la osteoprotegerina que disminuirían el remodelado óseo[22].

Prácticamente en todos los casos de EII en fase activa se observa una enteropatía pierde-albúmina y en la EC existe una fuerte correlación entre la pérdida de proteínas por las heces y los índices de actividad de la EC. Esta enteropatía pierde-albúmina se puede poner de manifiesto fácilmente por la determinación de α_1-antitripsina en las heces. Este cuadro puede conducir en algunos pacientes a hipoalbuminemia y secundariamente a edemas.

La pérdida de sangre oculta por las heces es un hecho común en gran parte de los pacientes con EII y esto puede llevar a una depleción de hierro y secundariamente a anemia. Durante los episodios de diarrea con deposiciones líquidas, se pierden otros minerales y elementos traza y así la hipopotasemia, la hipomagnesemia y la deficiencia en cinc, son bastante comunes. La esteatorrea también produce una pérdida excesiva de cationes divalentes, como son el calcio, el magnesio, el cinc y el cobre en forma de jabones.

Los pacientes con EII pueden tener un incremento en las necesidades nutritivas en algunas circunstancias, como son las infecciones, los abscesos y los episodios de fiebre y estas situaciones suelen ser relativamente frecuentes a lo largo de la evolución de esta enfermedad crónica, que como es sabido cursa a brotes jalonados de complicaciones digestivas y extradigestivas.

TERAPIA NUTRICIONAL EN LA EII

El tratamiento nutricional de la enfermedad inflamatoria crónica tiene especial relevancia en la infancia y la adolescencia[19] y el uso de la alimentación enteral exclusiva para el tratamiento de la EC aparece en las recientes recomendaciones de la Asociación Americana de Nutrición[23]. Al principio se utilizaron las dietas elementales en la EC, como un medio para proporcionar un soporte nutricional previo a la cirugía, pero pronto se comprobó que los pacientes que esperaban a la cirugía con estos soportes nutricionales, experimentaban una mejoría en la actividad de su EII así como en su estado nutricional. Posteriormente, numerosos trabajos han puesto de manifiesto la importancia de la nutrición enteral en el tratamiento de estas enfermedades[19,24-43]. Como terapéutica primaria puede actuar induciendo la remisión de los síntomas en los brotes de la enfermedad. Es de especial importancia en el tratamiento de complicaciones extraintestinales, tales como el retraso del crecimiento y de la maduración sexual de los pacientes con EII. Reduce la morbilidad postoperatoria de estas enfermedades, disminuyendo las infecciones postoperatorias y mejorando también la velocidad de crecimiento de los pacientes sometidos a cirugía. Estos resultados también se obtienen con la nutrición parenteral[44-48] pero la nutrición enteral a débito continuo es la preferida. Las medidas de soporte nutricional no son tan efectivas en la CU (40%) como en la EC (70%)[46-48].

Soporte nutricional como terapéutica primaria

Existe bastante controversia acerca del papel que juega la nutrición enteral a débito continuo como terapéutica primaria en la EC. A principios de los años 80 se publicaron los primeros estudios no controlados[24,25] en los que se utilizó el soporte nutricional por vía enteral para el tratamiento de la EC. En ellos se podía comprobar que se producía una remisión de los síntomas, así como una mejoría de la actividad y extensión de la enfermedad determinada a través de los hallazgos, tanto de laboratorio como radiográficos o endoscópicos. Estos primeros resultados son difíciles de interpretar dada la coexistencia de tratamiento medicamentoso, que también pudo intervenir en la evolución de la enfermedad. Posteriormente a mediados de los 80, se publicaron numerosos trabajos controlados, comparando el tratamiento con diversas dietas administradas mediante alimentación enteral y la terapia clásica con corticoides. O'Morain *et al.*[26] estudiaron randomizadamente 21 pacientes que recibieron, unos una dieta elemental (Vivonex) y otros prednisolona (0,75 mg/k/día) durante 4 semanas. La enfermedad presentó una mejoría equiparable en ambos grupos después de las 4 semanas de tratamiento y 8 más de seguimiento adicional. Sin embargo, varios índices nutricionales como son: el peso, la albúmina y la hemoglobina, presentaron una mejoría más notable en el grupo tratado con dieta elemental que en el grupo tratado con corticoides. Saverymuttu *et al.*[27] compararon dos grupos randomizados de pacientes con formas moderadas de EC, tratados con prednisolona (0,5 mg/k/día) frente a otros con un régimen a base de una dieta elemental más la administración de antibióticos no absorbibles; no encontraron diferencias estadísticamente significativas entre los dos grupos de pacientes. Seidman *et al.*[28] en un estudio similar al de O'Morain, pero en población pediátrica, obtuvo unos resultados superponibles, pero a las 9 semanas la remisión se mantenía de forma más completa en el grupo de la prednisona (9/9 pacientes) que en los pacientes tratados con dieta elemental (5/9 pacientes). Sanderson *et al.*[29] estudiaron de forma randomizada dos grupos de niños con EC. Uno de los grupos, fue tratado con altas dosis de corticoides (ACTH: 2 IU/kg/día intramuscular durante los 5 primeros días, seguido por prednisolona 2 mg/kg/día, máximo de 30 mg/día) y sulfasalacina (50 mg/kg/día) sin tomar ninguna medida dietética especial. El otro grupo fue tratado con alimentación enteral a débito continuo con dieta elemental (Flexical) durante 6 semanas, seguido por una reintroducción progresiva de la alimentación durante otras 6 semanas, en las cuales la dieta elemental fue retirada. Esta dieta elemental fue tan eficaz como los corticoides en producir la remisión de la enfermedad. sin embargo, el crecimiento lineal demostrado por la velocidad de crecimiento a los 6 meses, fue significativamente mejor en los niños que recibieron la dieta elemental.

También existen trabajos donde se han mostrado resultados menos favorables del soporte nutricional como terapia primaria de la EC. Malchow *et al.* en un estudio multicéntrico[34] compararon la eficacia de una dieta a base de un hidrolizado proteico administrado por vía oral y la combinación de prednisolona y sulfasalacina. A las 6 semanas de tratamiento, 32 de los 44 pacientes que fueron randomizados en el grupo de tratamiento con drogas, mostraban mejoría en los índices de actividad de EC, mientras que sólo 21 de los 51 pacientes del grupo que recibía el hidrolizado proteico, había presentado esta mejoría. En el grupo tratado con el hidrolizado proteico se retiraron 7 veces más pacientes de tratamiento que en el grupo tratado con fármacos y la retirada del tratamiento en este grupo, fue sobre todo porque la dieta a base del hidrolizado proteico presentaba un sabor desagradable. Sin embargo, un análisis de los pacientes que finalizaron el estudio en cada grupo de tratamiento, mostraba igual efectividad en el grupo que tomó las drogas y el grupo tratado con la dieta a base de hidrolizado proteico. El grupo cooperativo europeo para el estudio de la EC[39] realizó un estudio adicional comparando una dieta con oligopéptidos administrados por vía nasogástrica o nasoduodenal, con un tratamiento combinado a base de metil-prednisolona y sulfasalacina. En este estudio el régimen de nutrición enteral mostró menor efectividad que la terapia con drogas.

Otros trabajos tanto en niños[19,41-49,50] como en adultos[51] han insistido sobre la eficacia de la alimentación enteral en el tratamiento de la EC, mostrando como la terapia nutricional produce la remisión de los síntomas de forma tan eficaz como los corticoides. Un tratamiento de dos semanas con nutrición enteral es suficiente para que desaparezca la inflamación aguda[49]. Cuando este tratamiento se prolonga durante cuatro semanas se mantiene una remisión de la enfermedad comparable a los pacientes tratados con corticoides[4] y en el trabajo realizado por Ruuska *et al.*[49] en niños, también se pone de manifiesto que cuando el tratamiento se prolonga durante 11 semanas, la tasa de recaídas a largo plazo es menor en el grupo tratado nutricionalmente (1 de 10) que en el grupo de corticoides (5 de 9). Estos resultados conducen a considerar el tratamiento nutricional, como el tratamiento de elección para los pacientes con brotes agudos de EC en edad pediátrica[52].

Sin embargo, dos meta-análisis[53,54] han valorado la nutrición enteral como terapia primaria de la EC y han concluido después de un cuidadoso análisis, que la terapia tradicional con corticosteroides es superior a la nutrición enteral para el tratamiento de los brotes de actividad de esta enfermedad. No obstante varios estudios muestran unos resultados similares con ambos tipos de tratamiento e indudablemente existe en todos los trabajos un número considerable de pacientes que responden a la terapia nutricional. En un meta-análisis posterior realizado en población pediátrica[52] se concluye que no existen diferencias entre la terapia nutricional y los esteroides, por lo que sería la terapia de elección en Pediatría.

Estos resultados tan variables pueden ser explicados algunas veces por el diferente rigor y calidad de los estudios. Los trabajos a menudo incluyen sólo un pequeño número de pacientes. También difieren en el tipo y duración de la terapia nutricional y con drogas. Los estudios del grupo cooperativo europeo para el estudio de la EC usan una fórmula nutricional conteniendo un hidrolizado proteico[34,39], mientras que los ensayos controlados que comunican que la nutrición enteral es igual o superior a la terapia con drogas utilizan dietas elementales[26-29,33]. Asimismo se han empleado varios métodos clínicos y de laboratorio para valorar la actividad de la enfermedad. Los índices que se manejan en la mayor parte de los trabajos, con la excepción del de González-Huix *et al.*[51], incluyen el dolor abdominal que es un parámetro muy subjetivo y que puede verse modificado por la dieta enteral baja en residuos en pacientes con lesiones fibroestenóticas. La gran dificultad para valorar de igual manera la actividad de la enfermedad en todos los estudios es que no existe un parámetro de laboratorio único que indique la inflamación intestinal. Quizás para futuros estudios las determinaciones de citocinas específicas puedan proveer un medio más objetivo de juzgar la respuesta de la EC activa a los distintos tratamientos[53]. No obstante el meta-análisis realizado en población pediátrica[52] utiliza un mismo índice de actividad para valorar los efectos de la terapia nutricional, comprobando que no existen diferencias con la terapia esteroidea en cuanto a inducir la remisión de la EC.

Se ha especulado con que el grado de actividad de la enfermedad, su larga evolución al inicio o la localización de la misma, pueden influenciar en la respuesta al tratamiento nutricional. Algunos estudios sugieren que la nutrición enteral era menos efectiva en los pacientes con afectación del colon[29,55,56], sin embargo otros trabajos muestran que el lugar de afectación intestinal no tiene influencia en la evolución[34,39,49]. Actualmente se considera que los pacientes de nuevo diagnóstico con afectación de intestino delgado, retraso de crecimiento y maduración son candidatos ideales para el tratamiento nutricional[19].

Se han propuesto varios mecanismos por los cuales la alimentación enteral podría beneficiar a los pacientes con EC[35]. Con las dietas elementales se produce una absorción de los nutrientes en tramos altos del intestino, que evitan así las áreas afectadas en el intestino distal; de esta forma disminuye la motilidad y la secreción del intestino delgado distal y del colon, produciéndose una disminución del volumen de las heces[57], cambios de la flora intestinal[58] y disminución de la ingestión de antígenos intraluminales, una disminución de la estimulación inmune del intestino[59] y, finalmente, cambios de la permeabilidad intestinal[60]. Las dietas elementales pueden proveer nutrientes específicos, como es la glutamina que es necesaria para el mantenimiento de la estructura y función del intestino[61]; con la modificación de las grasas de la dieta y la disminución de los precursores de los eicosanoides derivados de ácido araquidónico, disminuye la síntesis de mediadores de la inflamación[62]; asimismo, mejora la inmunocompetencia con la restitución nutricional[63].

Tabla 43.1. Resultados de los trabajos que estudian las dietas poliméricas en relación a esteroides o dietas elementales

	Nº de pacientes			Tipo de dieta	Pacientesque remiten (%)		
	NE		Esteroides		NE		Esteroides
	AA	Polim.			AA	Polim.	
González-Huix *et al.*[51]		15	17	Polimérica (EdanecHN)		80	88
Ruuska *et al.*[49]		10	9	Polimérica (Nutrison standard)		100	100
Giaffer *et al.*[36]	16	14		AA (Vivonex) Polimérica (Fortison)	75	36	
Park *et al.*[69]	7	7		AA (EO28 E) vs Polimérica (Enteral 400)	29	71	
Rigaud *et al.*[68]	15	15		AA (Vinonex HN e) vs Polimérica (Realmentyl)	67	73	
Raouf *et al.*[70]	13	11		AA (EO28 E) vs Polimérica (Trisorbon)	69	73	

NE: nutrición enteral; AA: dieta elemental; Polim.: dieta polimérica.

Los diferentes estudios comparativos realizados incluyen distintos tipos de dieta que han podido influenciar en los resultados y en la eficacia de la nutrición enteral. Cada vez existen más evidencias de que la nutrición enteral reduce la inflamación de la mucosa con mejoría histológica[64] y una reducción de las células de la mucosa que producen citocinas proinflamatorias[50,65-67].

Recientemente se ha publicado[41,43] como tras el éxito de la alimentación enteral en el tratamiento de la EC activa, la administración de un alimentación enteral suplementaria sin restricción de la dieta normal se asocia a una prolongación de los períodos de remisión en niños y adolescentes.

Dietas poliméricas en el tratamiento de la EC activa

La composición óptima de la dieta para el tratamiento de los pacientes con EC activa no ha sido claramente determinada. Se especuló que las fórmulas a base de aminoácidos eran superiores a las dietas poliméricas. Los estudios que en un principio mostraban resultados favorables al tratamiento nutricional de la EC[26-29] habían sido realizados con dietas elementales, mientras que los estudios del grupo Colaborativo Europeo[34,39] que no mostraban estos resultados se realizaron con dietas peptídicas.

Para contestar a esta cuestión Giaffer *et al.*[36] realizaron un estudio randomizado tendente a aclarar que tipo de dieta es superior, si las elementales (Vivonex) o las poliméricas (Fortison), y concluyeron que estas últimas son más baratas y de mejor sabor, pero su valor terapéutico es inferior al de las dietas elementales a base de aminoácidos.

El efecto beneficioso de las dietas elementales se relaciona con la exclusión de los antígenos de la dieta. No obstante, en este estudio existen una serie de pacientes que responden a la dieta polimérica. La revisión crítica de este trabajo por Klein[37] y Park *et al.*[38] ha puesto de manifiesto que entre ambos grupos terapéuticos existían algunas diferencias potencialmente importantes, que podrían haber influenciado en la evolución de los pacientes.

Numerosos trabajos posteriores han puesto de manifiesto que las dietas poliméricas y peptídicas presentan unos resultados similares a los obtenidos con dietas elementales[41,49,51,55,62,68-73]. En los meta-análisis ya citados[52-54] no se pueden establecer diferencias en relación con la fuente proteica. Parece deducirse que las dietas elementales no proporcionan ninguna ventaja sobre las dietas poliméricas con su proteína entera. No obstante el pequeño tamaño de las muestras de los distintos trabajos, no permite obtener conclusiones definitivas acerca de la composición de la fórmula en relación a la eficacia de la alimentación enteral. En dos trabajos[49,51] en que se comparan dietas poliméricas con su proteína entera y corticoides se establece claramente la eficacia de esta dietas para inducir la remisión en la EC (Tabla 43.1).

Esto es muy importante ya que las dietas poliméricas son más baratas y de mejor sabor y probablemente pueden ser bien toleradas durante varias semanas por vía oral y a domicilio, con la consiguiente reducción de gastos al no haber necesidad de recurrir a las sondas, que en algunos casos tampoco son bien aceptadas por los pacientes[74].

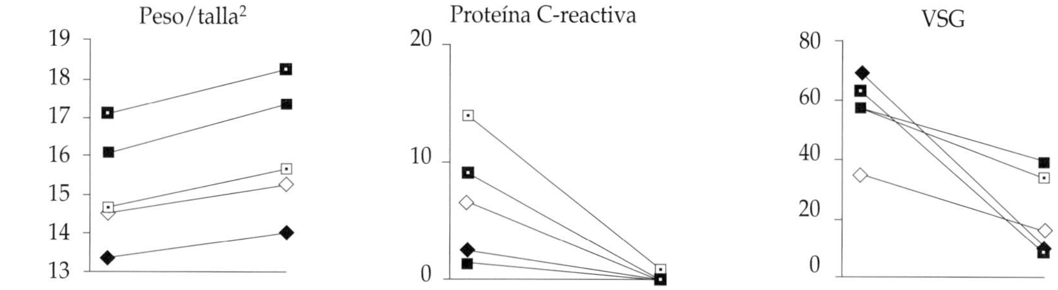

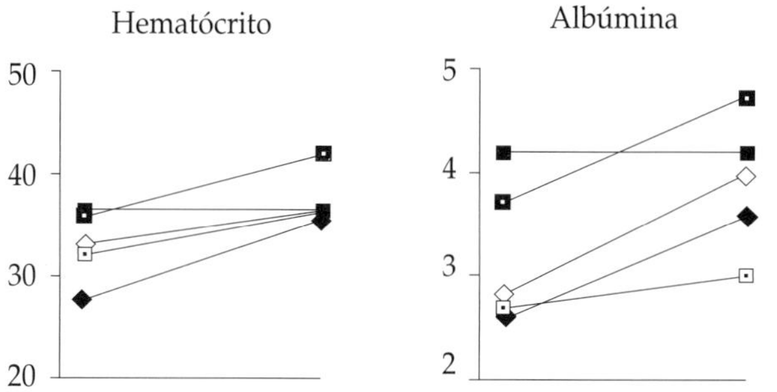

Kcal/día

Caso	Ingesta	% Recomendado
1	2.300	140
2	2.100	150
3	3.600	122
4	2.250	125
5	2.500	100

Figura 43.3. Datos clínicos y bioquímicos antes y después de la terapia nutricional en 5 casos de EII[77].

Otros aspectos, como son la composición en grasas, la vía de administración, así como el tiempo de tratamiento[49], pueden influir en la eficacia de la dieta. Se ha propuesto que uno de los mecanismos por los cuales las dietas elementales mejoran la inflamación gastrointestinal, es porque alteran la expresión de los genes HLA de clase II en el epitelio intestinal, lo cual influencia la inflamación[75]. En las dietas poliméricas con su proteína entera la disminución de los antígenos alimentarios es importante, ya que la multitud de antígenos de una dieta es sustituida por una sola fuente de proteínas. Hoy en día se plantea el valor de los probióticos[76] en el tratamiento de la EC; recientemente ha salido al mercado una dieta polimérica rica en factor trasformador del crecimiento β_2 que puede contribuir a su acción terapéutica[50,67]; y también se han explorado otros nutrientes[64].

Los autores han intentado valorar en un estudio no controlado la tolerancia y eficacia de una dieta polimérica con proteína entera administrada por vía oral, en orden a disminuir la actividad de la enfermedad, en pacientes con formas moderadas o leves de EII. Estudiaron cinco pacientes, cuatro niños y una niña, de edades comprendidas entre 9,2 y 14 años. Cuatro pacientes presentaban una malnutrición, en dos casos moderada y en otros dos leve. Se estableció una pauta de tratamiento nutricional con una dieta polimérica con su proteína entera, administrada por boca como único alimento durante un período de tres semanas. Los pacientes fueron animados a tomar a lo largo del día la mayor cantidad posible de esta fórmula y a reintegrarse a sus tareas escolares normales. Posteriormente, se introdujo progresivamente una dieta de bajo contenido en residuos, a base de patatas, arroz, espaguetis, macarrones, pan, pollo, cordero, ternera, pescado blanco, queso y yogur, suplementándola con la fórmula anteriormente dicha. Durante un período de tres semanas los pacientes no recibieron ningún tipo de medicación, salvo ferroterapia, y fueron evaluados de nuevo al finalizar este período. Posteriormente todos los pacientes se siguieron durante un espacio de tiempo superior a un año[77].

En la Figura 43.3 se detallan la ingesta calórica y evolución analítica a las 3 semanas de tratamiento exclusivamente nutricional con la dieta polimérica. La sintomatología clínica presentó una evidente mejoría o desapareció en todos los casos a los pocos días de tratamiento. Todos los pacientes presentaron mejoría de su estado nutricional con incrementos en el índice de su masa corporal. Los parámetros inflamatorios o disminuyeron o se normalizaron en el plazo de las 3 semanas. Asimismo, presentaron incrementos netos de la albúmina sérica. La sangre y los leucocitos desaparecieron de las heces en todos los casos.

La respuesta al tratamiento nutricional con una dieta polimérica con su proteína entera, administrada por vía oral durante tres semanas, sin otra terapéutica farmacológica coadyuvante, ha sido excelente. En este estudio no hubo grupo control dado el escaso número de pacientes infantiles con EC que se diagnostica en nuestro medio. No obstante, la respuesta a esta terapéutica es lo suficientemente demostrativa en los casos de EC con afectación leve o moderada, como para tener en cuenta esta opción terapéutica. Hoy en día es el tratamiento de elección de los niños y adolescentes con formas leves o moderadas de EC. En todo caso, ante el fracaso de esta opción en el plazo de 8 ó 10 días, pueden tomarse otras actitudes ya que se ha visto que el efecto terapéutico primario del soporte nutricional, se pone de manifiesto en la primera semana de iniciar el tratamiento[26,36].

Soporte nutricional en las complicaciones de la EII

Complicaciones quirúrgicas

La malnutrición previa es uno de los riesgos importantes de la cirugía y ésta puede conducir a numerosas complicaciones como son: infecciones, dehiscencia de la herida de la laparotomía y de las suturas de las anastomosis, así como íleo paralítico prolongado. Existen pocos trabajos controlados acerca del papel que juega el soporte nutricional administrado perioperatoriamente en pacientes con EII. Rombeau *et al.*[78] ponen de manifiesto cómo una alimentación parenteral total durante cinco días antes de la cirugía, disminuye las complicaciones sépticas post-operatorias en pacientes con EII. Abad *et al.*[79] observaron cómo las complicaciones sépticas postoperatorias eran menos frecuentes en un grupo de pacientes hospitalizados por EII y sometidos a alimentación enteral a débito continuo. En aquellos pacientes en los que solamente existe una malnutrición leve, la nutrición parenteral puede constituir un perjuicio adicional. No obstante, los soportes nutricionales con dietas poliméricas administrados por vía enteral continua u oral deberían ser cuidadosamente valorados en todos los pacientes dada la ausencia de riesgos con estas técnicas. La nutrición enteral puede conseguir una repleción nutricional adecuada y preparar al intestino de una manera efectiva para la cirugía.

Fístulas intestinales

Las fístulas intestinales son una de las complicaciones más frecuentes en la EC (30,3% del total de los pacientes)[8]. Sólo existen casos aislados y pequeñas series[80,81] donde se comunica la experiencia con alimentación enteral en el tratamiento de las fístulas de la EC. Dado que las dietas elementales se absorben completamente en tramos altos del intestino delgado, parece lógico que su uso presente gran interés en pacientes con fístulas a nivel del intestino distal [82].

Retraso del crecimiento

Más del 36% de niños y adolescentes con EC tienen un retraso del crecimiento y de la maduración sexual[4]. Además, el fallo del crecimiento puede ser la única manifestación de la enfermedad en aproximadamente el 5% de los pacientes[5,6]. Diferentes son las causas que producen esta complicación y en varios estudios se ha puesto de manifiesto que la nutrición parenteral total, la nutrición enteral a débito continuo y los suplementos orales pueden mejorar el crecimiento de estos pacientes[24,29-31,83]. Belli *et al.*[30] muestran cómo una alimentación enteral a débito continuo intermitente (un mes cada cuatro) con dieta elemental, tiene como resultado un incremento en la velocidad de crecimiento y una disminución en el consumo de corticoides y del índice de actividad de la enfermedad en pacientes pediátricos antes de la pubertad. Otro trabajo similar, pero utilizando un fórmula definida a base de un hidrolizado de suero láctico, obtiene resultados similares[84]. Aiges *et al.*[31] sometieron a 8 niños con enfermedad de Crohn a alimentación enteral nocturna domiciliaria, con una dieta polimérica con su proteína entera (Osmolite o Isocal) y lo compararon con otro grupo de 6 niños que también padecía EC y que rechazó hacerse una alimentación enteral continua, por lo que se utilizó como grupo control. Estos autores comprobaron cómo la velocidad de crecimiento valorada a través del peso (kg/año) y la talla (cm/año), mejoraba espectacularmente en estos adolescentes que presentaban un retraso del crecimiento y habían sido debidamente motivados para llevar este tipo de terapéutica.

EPÍLOGO

A la vista de los beneficios de la terapia nutricional sobre el crecimiento, desarrollo y en la mucosa intestinal, la nutrición enteral debe ser recomendada como la terapia primaria de la EC activa[52]. No obstante, lo más importante es tener un programa terapéutico que proporcione una ingesta adecuada de nutrientes que permita mejorar la actividad de la enfermedad y rehacer el patrón de crecimiento anterior al inicio de la enfermedad[85].

Esto es suficiente para disminuir el tratamiento prolongado con corticoides. Los niños muchas veces no quieren tomar suplementos nutricionales por vía oral que permitan corregir los déficits calóricos, ya que estos suplementos tienen un sabor poco atractivo. Si se motiva suficientemente a estos enfermos, muchos de ellos son capaces de ingerir grandes cantidades de calorías por vía oral, si el suplemento nutricional que se les proporciona tiene un sabor más o menos tolerable. La nutrición con dietas poliméricas debe ser tenida en cuenta tanto a la hora de frenar los brotes de actividad de la enfermedad, como para preparar a los pacientes para la cirugía, disminuir las recaídas y mejorar el crecimiento, ya que son más baratas y tienen mejor sabor, lo que permite en algunos casos su administración por vía oral. Esto abarata aún más los costes y hace que los pacientes lleven el tratamiento en algunas ocasiones de manera más confortable. Las técnicas de nutrición enteral son particularmente interesantes hoy en día en el tratamiento de la EC, de tal forma que casi el 60% de los gastroenterólogos británicos las usan[86]. Recientes publicaciones y una revisión de la Cochrane[87-90] insisten en la importancia de la nutrición en el tratamiento integral de la EC.

BIBLIOGRAFÍA

1. Gaya DR, Russell RK, Nimmo ER, Satsangi J. New genes in inflammatory bowel disease: lessons for complex disease? Lancet 2006; 367: 1271-84.
2. Hyams JS, Markowitz W, Willie E. Use of Infliximab in the treament of Crohn's disease in children and adolescents. J Pediatr 2000; 137: 192-6.
3. Cuffari C, Darbari A. Inflammatory bowell disease in the pediatric and adolescent patient. Gastroenterol Clin N Am 2002; 31: 275-91.
4. Kirschner BS. Nutritional consequences of inflammatory bowel disease on growth. J Am Col Nutr 1988; 7: 301-8.
5. Burgibe EJ, Huang SS, Bayless TM. Clinical manifestations of Crohn's diesease in children and adolescents. Pediatrics 1975; 55: 866-71.
6. O'Donoghue DP, Dawson AM. Crohn's disease in childhood. Arch Dis Child 1977; 62: 627-32.
7. Sentongo TA, Semeao EJ, Piccoli DA, Stalling VA, Zemel BS. Growth body composition, and nutritional status in children and adolescents with Crohn's disease. J Pediatr Gastroenterol Nutr 2000; 31 (1): 33-40.
8. Fernández P, Lozano MJ, Vitoria JC *et al*. Estudio multicéntrico de 60 casos de enfermedad inflamatoria intestinal crónica en la infancia en el norte de España. An Esp Pediatr 1994; 6: 435-42.
9. McCaffrey TD, Nasr K, Laurence AM, Kersner JB. Severe growth retardation in children with inflammatory bowel disease. Paediatrics 1970; 45: 386-93.
10. McCaffrey TD, Nasr K, Laurence AM, Kersner JB. Effect of administered human growth hormone on growth retardation in inflammatory bowel disease. J Dig Dis 1974; 9: 411-6.
11. Farthing MJ, Campbell CA, Walker-Smith J, Edwards CR, Rees LH, Dawson AM. Nocturnal growth hormone and gonadotrophin secretion in retarded children with Crohn's disease. Gut 1981; 22: 933-8.
12. Golden MNH, Golden BE. Trace elements: potential importance in human nutrition with particular reference to zinc and vanadium. Br Med Bul 1981; 37: 31-6.
13. Whittington PF, Barnes HB, Bayless TM. Medical management of Crohn's disease in adolescents. Gastroenterology 1977; 72: 1338-44.
14. Beattie RM. Therapy of Crohn's in childhood. Paediatr Drugs 2000; 2 (3): 193-203.
15. Franklin JL, Rosenberg IH. Impaired folic acid absorption in inflamatory bowel disease: effects of salicylazosulfapyridine (azulfidine). Gastroenterology 1973; 64: 517-25.
16. Florent C, L'Hirondel C, Desmazures C, Giraudeaux V, Bernier JJ. Evaluation of ulcerative colitis and Crohn's disease activity by mesurement of alpha-1-antitrypsin intestinal clearance. Gastroenterol Clin Biol 1981; 5: 193-7.
17. Hyams JS. Enfermedad inflamatoria intestinal. Ped Review 2006; 27: 17-24.
18. Green TJ, Issenman RM, Jacobson K. Patients' diets and preferences in a pediatric population with Inflammatory bowel disease. Can J Gastroenterol 1998; 12: 544-9.
19. Ruemmele FM, Roy CC, Levy E, Seidman EG. Nutrition as primary therapy in pediatric Crohn's disease: fact o fantasy. J Pediatr 2000; 136 (3): 285-91.
20. Dalal I, Karban A, Wine E, Eliakim R, Shirin H, Fridlender M *et al*. Polymorphisms in the TNF-alpha promoter variability in the granulomatous response in patients with Crohn's disease. Pediatr Res 2006; 59: 825-8.
21. Franklin JL, Rosenberg IH. Impaired folic acid absorption in inflamatory bowel disease: effects of salicylazosulfapyridine (azulfidine). Gastroenterology 1973; 64: 517-25.
22. Sylvester FA, Davis PM, Wyzga N, Hyams JS, Lerer T. Are activated T cells regulators of bone metabolism in children with Crohn disease? J Pediatr 2006; 148: 461-6.
23. ASPEN Board of Directors. Guidelines for the use of parenteral and enteral nutrition in adult and paediatric patients. J Parenter Enteral Nutr 1993; 17: 1S-15S.
24. Morin CL, Rulet M, Roy CC, Weber A. Continuous elemental enteral alimentation in children with Crohn´s disease and growth failure. Gastroenterology 1980; 79: 1205 10.
25. Navarro J, Vargas J, Cezard JP, Charritat JL, Polonovski C. Prolonged constant rate elemental enteral nutrition in Crohn'disease. JPGN 1982; 1: 541-6.
26. O'Morain CA, Seagal AW, Levy AJ. Elemental diet in the treatment of acute Crohn's disease a controlled study. Br Med J 1984; 288: 1859-62.
27. Saverymuttu S, Hodgson HJF, Chadwich VS. Controlled trial comparing prednisolone with an elemental diet plus non-absorbable antibiotics in active Crohn's disease. Gut 1985; 26: 9994-8.
28. Seidman EG, Bouthillier L, Weber AM, Roy CC, Morin CL. Elemental diet versus prednisone as primary treatment of Crohn's disease. Gastroenterology 1986; 90: 1625A.
29. Sanderson IR, Udeen S, Davies PS, Savage MO, Walker-Smith JA. Remission induced by an elemental diet in small bowel Crohn's disease. Arch Dis Child 1987; 62: 123-27.
30. Belli DC, Seidman E, Bouthillier L, Weber AM, Roy CC, Pletincx M *et al*. Chronic intermittent elemental diet improves growth failure in children with Crohn's disease. Gastroenterology 1988; 94: 603-10.

31. Aiges H, Marcovitz J, Rosa J, Daun F. Home nocturnal supplemental naso-gastric feedings in growth retarded adolescents with Crohn's disease. Gastroenterology 1989; 97: 905-10.
32. Teahon K, Bjarnason I, Pearson M, Levy AJ. Ten years experience with an elemental diet in the management of Crohn's disease. Gut 1990; 31: 1133-7.
33. Okada M, Yao Y, Yamamoto T. Controlled trial comparing an elemental diet with prednisolone in the treatment of active Crohn's disease. Hepatogastroenterology 1990; 37: 72-80.
34. Malchow H, Steinhardt HJ, Lorenz-Meyer H, Strohm WD, Rasmussen S, Sommer H *et al.* Feasibility and effectiveness of a defined-formula diet regimen in treating active Crohn's disease. Scand J Gastroenterol 1990; 25: 235-44.
35. O'Morain CA. Does nutritional therapy in inflamatory bowel disease have a primary or adjunctive role? Scand J Gastroenterol 1990; 25 (suppl 172): 29-34.
36. Giaffer MH, North G, Holdworth CD. Controlled trial of polymeric versus elemental diet in treatment of active Crohn's disease. Lancet 1990; 335: 816-9.
37. Klein S. Elemental versus polymeric feeding in patientes with Crohn's disease - is there really a winner? Gastroenterology 1990; 99: 893-4.
38. Park R, Russel R. Diets in Crohn's disease. Lancet 1990; 335: 1475-6.
39. Lochs H, Steinhardt HJ, Klaus-Wentz B, Zeitz M, Vogelsang H, Sommer H *et al.* Comparison of enteral nutrition and drug treatment in active Crohn's disease. Gastroenterology 1991; 101: 881-8.
40. Bodemar G, Nilsson L, Smedh K, Larsson J. Nasogastric feeding with polymeric, whole protein low fat diet in Crohn'disease. J Clin Nutr Gastroenterol 1991; 6: 75-83.
41. Wilschanski M, Sherman P, Pencharz P, Davis L, Corey M, Griffiths A. Supplementary enteral nutrition maintains remission in pediatric Crohn's disease. Gut 1996; 38: 543-8.
42. Griffiths A. Enteral nutrition: the neglected primary therapy of active Crohn's disease. J Pediatr Gastroenterol Nutr 2000; 31: 8-15.
43. Verna S, Kirkwood B, Brown S, Giaffer MH. Oral nutrition suplementation is effective in the maintenance of remission in Crohn's disease. Dig Liver Dis 2000; 32: 769-74.
44. Layden T, Rosenberg J, Nemchausky B, Elson C, Rosemberg I. Reversal of growth arrest in adolescents with Crohn's disease after parenteral alimentation. Gastroenterology 1976; 70: 1017-21.
45. Strobel CT, Byrne WJ, Ament ME. Home parenteral nutrition in children with Crohn´s disease: an effective management alternative. Gastroenterology 1979; 77: 272-9.
46. Driscoll RH, Rosenberg IH. Total parentral nutrition in inflammatory bowel disease. Med Clin N Am 1978; 62: 185-201.
47. Elson CO, Layden TJ, Nemchausky BA, Rosenberg JL, Rosenberg IH. An evaluacion of total parenteral nutrition in the management of inflammatory bowel disease. Dig Dis Sci 1980; 25: 42-8.
48. Seashore JH, Hillemeier AC, Gryboski JD. Total parenteral nutrition in the management of inflammatory bowel disease in children: a limited role. Am J Surg 1982; 143: 504-7.
49. Ruuska T, Savilahti E, Mäki M, Örmälä T, Visakorpi JK. Exclusive whole protein enteral diet versus Prednisolone in the treatment of acute Crohn's disease i children. J Pediatr Gastroenterol Nutr 1994; 2: 175-80.
50. Fell JME, Paintin M, Donnet-Hughes, Arnaud-Battandier F, Mac Donald TT, Walker-Smith JA. Remission induced by a new specific oral polymeric diet in children with Crohn's disease. En: Bristian BR, Walker-Smith JA, eds. Inflammatory bowel diseases: Nestlé Nutrition Workshop Series, Nestec Ltd; Vevey/S. Karger AG, Basel, 1999; 2: 187-98.
51. González-Huix F, de León R, Fernández-Bañares F, Esteve M, Cabré E, Acero D *et al.* Polymeric enteral diets as primary treatment of active Crohn's disease: a prospective steroid controlled trial. Gut 1993; 34: 778-82.
52. Heuschkel R, Menache C, Megerian J, Baird A. Enteral nutrition and corticosteroids in the treament of acute Crohn's disease in children. J Pediatr Gastroenterol Nutr 2000; 31: 2-5.
53. Griffiths AM, Ohlsson A, Sherman PM, Sutherland LR. Metaanalysis of enteral nutrition as a primary treatment of active Crohn's disease. Gastroenterology 1995; 108: 1056-67.
54. Fernández-Bañares F, Cabré E, Esteve-Comas M, Gassull MA. How effective is enteral nutrition in inducing clinical remission in active Crohn's disease? A meta-analysis of randomized clinical trials. JPEN 1995; 19: 356-64.
55. Matsui T, Ueki M, Yamada M, Sakurai T, Yao T. Indications and options of nutritional treatment for Crohn's disease. A comparison of elemental and polymeric diets. J Gastroenterol 1995; 30: 95-7.
56. Seidman E, Leleiko N, Ament M, Berman W, Caplan D, Evans J *et al.* Symposium report. Nutricional issues in pediatric inflamatory bowel disease. J Pediatr Gastroenterol Nutr 1991; 12: 424-38.
57. Morin CL, Ling V, Bourassa D. Small intestinal and colonic changes induced by a chemically defined diet. Dig Dis Sci 1980; 25: 123.
58. Axelsson CK, Justessen T. Studies of the duodenal and faecal floral in gastrointestinal disorders during treatment with an elemental diet. Gastroenterology 1977; 72: 397-401.
59. Hollander D, Vadheim CM, Brettholz E, Petersen GM, Delahunty T, Rotter JI. Increased intestinal permeability in patients with Crohn's disease and their relatives: a possible etiologic factor. Ann Intern Med 1986; 105: 883-5.
60. Logan RF, Gillon J, Ferrington C, Ferguson A. Reduction of gastrointestinal protein loss by elemental diet in Crohn's disease of the small bowel. Gut 1981; 22: 383-7.
61. Souba WW, Smith RJ, Wilmore DW. Glutamine metabolism by the intestinal tract. JPEN 1985; 9: 608-17.
62. Fernández-Bañares F, Cabré E, González-Huix F, GAssull M. Enteral nutrition as primary therapy in Crohn's disease. Gut 1994; (suppl 1): S55-S9.
63. Harries AD, Danis VA, Heatley RV. Influence of nutritional status on immune functions in patients with Crohn's disease. Gut 1984; 25: 465-72.
64. Beattie RM, Schiffrin EJ, Donnet-Hughes A, Huggett AC, Domizio P, MacDonald TT *et al.* Polymeric nutrition as the primary therapy in children with small bowell Crohn's disease. Aliment Pharmacol Ther 1994; 8: 609-15.
65. Breese EJ, Michie CA, Nicholls SW, Murch SH, Williams CB, Domizio P *et al.* Tumor necrosis factor alpha producing cells in the intestinal mucosa in children with inflamatory bowel disease. Gastroenterology 1994; 106: 1455-66.
66. Breese EJ, Michie CA, Nicholls SW, Williams CB, Domizio P, Walker-Smith JA *et al.* The effect of treament on lymphokine-

secreting cells in the intestinal mucosa of children with Crohn's disease. Aliment Pharmacol Ther 1995; 9: 547-52.

67. Fell JM, Paintin M, Arnaud-Batanndier F, Beattie RM, Hollis A, Kitching P *et al*. Mucosal healing and a fall in mucosal pro-inflammatory cytokine mRNA induced by a specific oral polymeric diet in paediatric Crohn's disease. Aliment Pharmacol Ther 2000; 14 (3): 281-9.
68. Rigaud D, Cosbes J, Le Quintrec Y, Rene E, Gendre JP. MIGNON M. Controlled trial compating two types of enteral nutrition in treatment of active Crohn's disease: elemental vs polymeric diet. Gut 1991; 32: 1492-7.
69. Park HR, Galloway A, Danesh JZD, Russell RL. Double-blind controlled trial of elemental and polymeric diets as primary therapy in active Crohn's disease. Eur J Gastroenterol Hepatol 1991; 3: 483-90.
70. Raouf AH, Hildrey V, Daniel J, Walker RJ, Krasner N, Elias E *et al*. Enteral feeding as sole treatment for Crohn's disease: controlled trial of whole protein vs amino acid based feed and a case study of dietary challenge. Gut 1991; 32: 702-7.
71. Middleton SJ, Riordan AM, Hunter JO. Comparison of elemental and peptide-based iets in the treatment of acute Crhon's disease (abstr). Ital J Gastroenterol 1991; 23: 609A.
72. Mansfield JC, Giaffer MH, Holdsworth CD. Amino-acid versus oligopeptide based enteral feeds in active Crohn's disease (abstr). Gut 1992; 33: S3.
73. Royall D, Jeejeebhoy KN, Beker J, Allard JP, Habal FM, Cunnane S *et al*. Comparison of amino acid v peptide based enteral diets in active Crohn's disease: clinical and nutritionla outcome. Gut 1994; 35: 783-7.
74. Gailhoustet L, Goulet Q, Cachin N, Schmitz J. Study of psycological repercussions of 2 modes of treament of adolescents with Crohn's disease. Arch Pediatr 2002; 9 (2); 110-6.
75. Sanderson IR, Ouellette AJ, Carter EA, Harmatz PR. Ontogeny of Ia messenger RNA in the mouse small intestinal epithelium is modulated by age of weaning and diet. Gastroenterology 1993; 105: 974-80.
76. Campieri M, Gionchetti P. Probiotics in inflammatory bowel disease: new insight to pathogenesis or a possible therapeutic alternative? Gastroenterology1999; 116: 1246-60.
77. Vitoria JC, Sojo A, Uruñuela C, Lejarreta R, Gorostiza E. Papel de las dietas poliméricas con proteína intacta por vía oral en la nutrición de las enfermedades inflamatorias crónicas del intestino. An Esp Pediatr 1994; 41: 149-54.
78. Rombeau JL, Barot LR, Williamson CE, Mullen JL. Preoperative total parenteral nutrition and surgical outcome in patients with inflammatory bowel disease. Am J Surg 1982; 143: 139-43.
79. Abad A, Cabre E, Gine JJ, Dolz C, González-Huix F, Xiol X *et al*. Total enteral nutrition in hospitalized patients with inflammatory bowel disease. J Clin Nutr Gastroenterol 1986; 1: 1-8.
80. Voitk AJ, Echave V, Brown RA, McArdle AH, Gurd FN. Elemental diet in the treatment of fistulas of the alimentary tract. Surg Gynecol Obstet 1973; 137: 68-72.
81. Deitel M. Elemental diet an enterocutaneous fistula. World J Surg 1983; 7: 451-4.
82. Calam J, Crooks PE, Walker RJ. Elemental diets in the management of Crohn's perianal fistulae. JPEN 1980; 4: 4-8.
83. Kirschner BS, Klich JR, Kalman SS, deFavaro MV, Rosenberg IH. Reversal of growth retardation in Crohn's disease with therapy emphasizing oral nutritional restitution. Gastroenterology 1981; 80: 10-5.
84. Polk DB, Hattner JAT, Kerner JA. Improved growth and disease activity after intermittent administration of a defined formula diet in children with Crohn's disease. JPEN 1992; 16: 499-504.
85. Seidman E. Nutritional therapy for Crohn's disease: lessons fron the Ste-Justine Hospital experince. Inflamm Bowel Dis 1997; 3: 49-53.
86. Payne-James JJ, Silk DBA. Use of elemental diets in the treatment of Cronh's disease by gastroenterologists. Gut 1990; 31: 1424.
87. Newby E, Sawczenko A, Thomas AG, Wilson D. Interventions for growth failure in childhood Crohn's disease. Cochrane Database Syst Rev 2005; (3): CD003873.
88. Otley A, Murray A, Christensen B *et al*. Primary enteral nutrition therapy induces and maintains remission, and reduces steroid exposure in a pediatric Crohn's disease population. Gastroenterology 2005; 128 (4): A-584.
89. Knight C, El-Matary W, Spray C, Sandhu B. Long-term outcome of nutritional therapy in paediatric Crohn's disease. Clin Nutr 2005; 24: 775-9.
90. O'Sullivan M, O'Morain C. Nutrition in inflammatory bowel disease. Best Pract Res Clin Gastroenterol 2006; 20: 561-73.

Capítulo

44

Nutrición y diabetes mellitus tipo 1

G. Bueno

INTRODUCCIÓN

La diabetes es la manifestación fenotípica extrema de la combinación entre malfunción de las células β pancreáticas y resistencia a la insulina. Este síndrome, para algunos autores, puede ser el resultado de un fallo severo de uno de los componentes de este sistema homeostático o de combinaciones de defectos de grado variable de cada uno de ellos[1].

Aunque está en discusión la distinción clásica entre diabetes tipo 1 y tipo 2, la primera es una enfermedad de evolución crónica, consecuencia de un proceso autoinmune órgano-específico en el que el sistema inmune reacciona de forma anormal contra sus propias células β-pancreáticas secretoras de insulina (diabetes mellitus tipo 1a). Esta variedad se caracteriza por una deficiencia severa de insulina y, por tanto, una dependencia de insulina exógena para evitar la cetosis y preservar la vida. Aunque el comienzo de la diabetes tipo 1a es predominantemente en la infancia, la enfermedad puede ocurrir a cualquier edad. La diabetes mellitus tipo 1b es de naturaleza, por ahora, idiopática y se diferencia en que no presenta evidencias de enfermedad autoinmune que origine la destrucción de las células β-pancreáticas[2].

Se han estudiado diferentes agentes etiológicos desencadenantes, tales como genes relacionados con diabetes, factores inmunes y factores ambientales (dieta, virus y agentes químicos diabetógenos). Los pacientes que poseen haplotipos DR3, DR4 o la ausencia del radical aspartato en la posición 57 de la cadena b del DQ, están especialmente predispuestos a la enfermedad[3].

La diabetes mellitus tipo 1a es la endocrinopatía más frecuente en el niño y en el adulto[4]. Su incidencia es variable, oscilando desde el 0,8/100.000 habitantes de Japón, hasta el 28,6/100.000 habitantes de Finlandia; en los EE.UU. se diagnostican 10.000-15.000 nuevos casos cada año; en España se estima que la prevalencia está alrededor de los 11,3/100.000 habitantes[5]; 1/700 escolares está incluido en el riesgo de padecer diabetes a lo largo de su vida.

La importancia de esta enfermedad se deduce de su alta incidencia y del costo económico que supone el tratamiento anual de estos pacientes; en los Estados Unidos se calcula el costo en torno a los 20 billones de dólares. Esta enfermedad es responsable del 50% de amputaciones de los miembros inferiores y del 25% de los trasplantes renales. Se considera la sexta causa de muerte[6].

Desde un punto de vista epidemiológico se presenta con mayor frecuencia en el sexo masculino, durante los meses de otoño-invierno y en dos intervalos etarios que coinciden con los 5-7 años y la pubertad.

Las manifestaciones típicas de este proceso: poliuria, polidipsia, astenia y adelgazamiento, que se asocian con hiperglucemia, glucosuria y cetonuria, aparecen a partir de la destrucción del 80% de las células β-pancreáticas[7]. Dicha destrucción suele ser gradual y progresa durante meses o, incluso, años (Fig. 44.1).

Actualmente, se asiste a numerosos avances que intentan aclarar los mecanismo inmunológicos que intervienen en la destrucción de las células β-pancreáticas. Es de es-

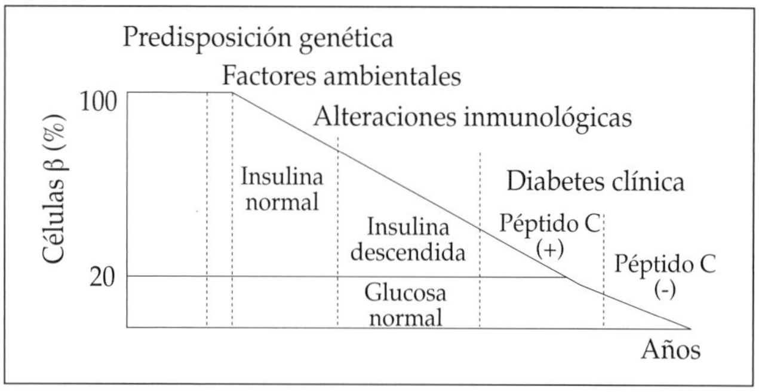

Figura 44.1. Patogenia de la diabetes tipo 1.

perar que en los próximos años se puedan identificar las personas de riesgo y ello permita su tratamiento en fase presintomática.

La diabetes tipo MODY y tipo 2 deben ser sospechadas en adolescentes obesos y con fuertes antecedentes familiares del trastorno. En el momento actual se aconseja realizar la prueba de sobrecarga oral de glucosa a todo adolescente con obesidad importante y refractaria al tratamiento. En el capítulo 45 se estudian estas relaciones con más detalle. Las medidas nutricionales que se van a describir a continuación para la diabetes tipo 1 son de forma genérica también recomendables para estos tipos de diabetes[8,9].

La nutrición tiene implicaciones importantes en la diabetes que se relacionan con: a) etiología; b) tratamiento; y c) prevención de las complicaciones.

La etiología de la diabetes tipo 1 se ha relacionado con una corta duración de la lactancia materna y con la introducción precoz de alimentos no lácteos en la dieta de los lactantes con antecedentes familiares de riesgo (cereales y soja). Éstos supondrían un estímulo antigénico para la célula β pancreática. La Asociación Americana de Pediatría aconseja, en las familias con antecedentes de diabetes tipo 1, prolongar la lactancia materna e introducir el gluten y las proteínas de leche de vaca una vez superado el primer año de vida[10-15]. Otro aspecto relacionado con la etiología es el consumo de componentes de N-nitroso en la dieta de las gestantes durante el momento de la concepción. Estos componentes están relacionados químicamente con la estreptozotocina. Recientemente, se está haciendo referencia al papel inmunomodulador de la vitamina D sobre la célula β pancreática, cuando se administra durante el primer año de vida en lactantes de riesgo[16].

El tratamiento de la diabetes mellitus tipo 1 se basa en la administración de insulina, ejercicio físico regular y medidas nutricionales. Estas últimas son el objetivo de este capítulo.

Tabla 44.1. Recomendaciones de la Asociación Americana de Diabetes[32]

Hidratos de carbono	60%	kcal/día
Fibra	25-40	g/día
Colesterol	< 300	mg/día
Grasas saturadas	< 10%	kcal/día
Proteínas	0,8	g/kg/día

ANTECEDENTES HISTÓRICOS NUTRICIONALES

Las primeras descripciones que hacen referencia a la diabetes se encuentran en el Papiro de Ebers en donde se establecen recomendaciones dietéticas especiales para diabetes, que son anteriores a las de Areataeus que acuñó el término diabetes, haciendo referencia a los líquidos que *fluían a través de estos enfermos* (70 d.C.). Thomas Willis en el año 1665 en Inglaterra insiste en las características organolépticas de dichos fluidos que son "como la miel" denominando a la enfermedad con el término *mellitus*. Las publicaciones realizadas durante los siglos XVIII y XIX abundan en controversias sobre las recomendaciones nutricionales dirigidas al paciente diabético. Así, para unos esta alimentación debe ser rica en hidratos de carbono, ya que se pierden por la orina; otros, como Rollo y Bouchardart, son de la opinión de que estos enfermos deben ingerir pocos glúcidos y más grasas, con objeto de minimizar las hiperglucemias, la glucosuria y la cetonuria. Durante el comienzo de este siglo Joslin propone su famosa "dieta de ayuno" en el debut de la diabetes del adulto obeso. Banting y Best (1921) identifican la insulina, que posteriormente utilizan en diabéticos humanos. Con ello se inicia la "era de la insulina" que supone el redescubrimiento de las ventajas de la dieta rica en hidratos de carbono[17]. Ello justifica las recomendaciones establecidas en el año 1971 por la Asociación Americana de Diabetes[18] (Tabla 44.1).

Desde aquellas fechas, se considera que no es adecuado restringir el aporte de hidratos de carbono en la dieta de los pacientes diabéticos, ya que son necesarios para un mejor control de la enfermedad, toda vez que incrementan la sensibilidad a la insulina e, incluso, originan una disminución de sus requerimientos.

OBJETIVOS NUTRICIONALES

Las recomendaciones dietéticas para el niño diabético deben reunir una serie de requisitos generales[19].

dos grasos saturados. Para ello es necesario aconsejar la disminución del consumo de embutidos y de carne de mamífero, utilizando preferentemente animales jóvenes (ternera, cordero lechal), cuyo contenido de grasa oscila entre 8-12 g/100 g. Debe recomendarse el consumo de pollo sin piel, caza y pescado; los productos lácteos y derivados serán descremados.

La dieta grasa aportará alimentos ricos en ácidos grasos monoinsaturados y poliinsaturados. Las grasas monoinsaturadas deben aportar un 12-15% del total calórico diario. Están principalmente representadas en las dietas mediterráneas por el aceite de oliva (ácido oleíco). Los ácidos grasos poliinsaturados son antiaterogénicos, ya que disminuyen las tasas plasmáticas de colesterol y sus fracciones. Su exceso no es beneficioso ya que alteran la permeabilidad de las membranas celulares, generan litiasis biliar y disminuyen los niveles plasmáticos de las lipoproteinas de alta densidad. Se encuentran principalmente en aceites vegetales y en pescados[29] (ver capítulo 7 de este libro).

Las controversias relacionadas con el tipo de grasa a utilizar en pacientes diabéticos han aumentado el interés sobre el empleo de los sustitutos de la grasa, denominados de esta forma por poseer características organolépticas similares. Los mejor conocidos son el poliester de sucrosa (Olestra) y un derivado proteico de la leche y de la clara del huevo (Simpresse). Ambos sustitutos no se absorben, no aportan calorías y se combinan con el colesterol de otros alimentos, facilitando su eliminación por las heces. En los niños tienen efectos desfavorables, como son producir flatulencia y limitar la absorción de las vitaminas liposolubles[30,31].

Como sugerencia final, debe desaconsejarse en la dieta del niño diabético la presencia de alimentos que presenten en su composición "grasas visibles" y monitorizar su perfil lipídico cada tres o cuatro meses.

Proteínas

La filtración renal sufre sobrecarga cuando existe hiperglucemia y un consumo exagerado de proteínas en la dieta. Por ello los riesgos de la nefropatía diabética justifican ser prudentes en las recomendaciones dietéticas.

Las alteraciones iniciales de la nefropatía diabética pueden presentar una adecuada respuesta al control riguroso de la tensión arterial, manejo de la hiperglucemia y aporte controlado de la ingesta proteica[32,33]. Estas recomendaciones deben ser flexibles, ya que deben permitir un crecimiento normal; se recomienda que representen el 12-15% del aporte calórico diario. En edad pediátrica se pueden alcanzar los 2 g/kg/día. Sin embargo, los pacientes que presentan daño renal establecido no deben ingerir más del 8% de las calorías totales en forma de proteínas. La fuente primordial del aporte protéico deben ser los alimentos naturales. Diferentes estudios han demostrado que la disminución en la ingesta protéica y, sobre todo, la sustitución de proteínas animales por vegetales disminuye la microalbuminuria y la progresión a fallo renal.

Vitaminas y minerales

El diabético bien alimentado no precisa un aporte suplementario de vitaminas y minerales, con la excepción de los casos en que reciba alimentos especiales por patología digestiva asociada o utilice una dieta demasiado rica en fibra. También están indicados suplementos en vitaminas y minerales en los diabéticos obesos que estén sometidos a dietas de adelgazamiento con aporte calórico inferior a las 1.000 kcal/día.

Cuando la diabetes está mal controlada, la poliuria aumenta la excreción urinaria del complejo vitamínico B y oligoelementos como el cinc y el magnesio. Estos últimos se han relacionado recientemente con insensibilidad a la insulina[34]. Asimismo, se ha relacionado la hipercalciuria y la fosfaturia con la pérdida de masa ósea de estos niños que son población de riesgo para desarrollar osteoporosis en la edad adulta[35].

Sal

Permanece siendo muy controvertido el papel del sodio en la génesis de la hipertensión arterial. No obstante, parece prudente limitar su ingesta en los casos de hipertensión mantenida.

Se aconseja evitar el consumo excesivo de sal, no debiendo sobrepasar la cantidad de 1.000 mg/1.000 kcal. En caso de cetosis o cetoacidosis, deberá administrarse un suplemento, ya que existe una considerable pérdida de sodio.

Edulcorantes artificiales

La administración de edulcorantes artificiales presenta ventajas e inconvenientes. Se deben utilizar los denominados permitidos, distribuyendo sus riesgos potenciales.

Los nutritivos aportan 4 kcal/g de producto y deben limitarse a sólo diabéticos bien controlados. Entre ellos, deben mencionarse la fructosa y el sorbitol.

La fructosa es el monosacárido que se encuentra en la miel y en las frutas, siendo 1,5 veces más dulce que la sacarosa; el 5-8% de fructosa se convierte en glucosa, precisando insulina para la metabolización. Su absorción es relativamente lenta, razón por la que no debe utilizarse en pacientes mal controlados con la insulina.

El sorbitol es el azúcar del alcohol y su absorción es lenta, teniendo un alto poder osmótico que puede provocar dolor abdominal y diarrea si se ingiere en cantidades importantes. Se transforma rápidamente en fructosa en el hígado. Actualmente no está disponible para su utilización en el paciente domiciliario. Su utilización está contraindicada en pacientes mal controlados.

Los edulcorantes no nutritivos no aportan calorías y son preferibles a los anteriores[(24)]. Destacan entre ellos la sacarina, aspartamo y acesulfamo potásico.

La sacarina es un edulcorante 300-500 veces más potente que la sacarosa. Es estable a cualquier temperatura, tiene un sabor amargo y no tiene efectos carcinogenéticos. No se aconseja en adolescentes embarazadas.

El aspartamo parece el edulcorante de elección, aunque aporta 4 kcal/g. Posee un alto poder edulcorante, por lo que se precisan cantidades muy pequeñas para su administración. Es 200 veces más edulcorante que la sacarosa, pero no puede emplearse para cocinar ya que es inestable ante el calor. No está indicado en niños con fenilcetonuria, toda vez que es un derivado de la fenilalanina. En el momento actual es el edulcorante de elección según criterios del Comité de Nutrición de la Academia Americana de Pediatría[(24)].

El acesulfamo potásico deriva del ácido acético y tiene la ventaja de ser estable ante el calor.

Los ciclamatos no deben ser utilizados en la infancia.

Alcohol

El alcohol no es aconsejable en la dieta normal de niños y adolescentes. En el caso del paciente diabético puede originar, cuando se administra en exceso, hipoglucemias severas debido a su contenido en deshidrogenasa que tiene efecto inhibitorio sobre la gluconeogénesis hepática. Este aspecto es importante en los adolescentes diabéticos. Además, inhibe la lipasa hepática produciendo un aumento en triglicéridos y de las fracciones HDL y LDL del colesterol.

BIBLIOGRAFÍA

1. Ize-Ludlow D, Sperling MA. The Classification of diabetes mellitus: a conceptual framework. Pediatr Clin N Am 2005; 52: 1533-52.
2. Haller MJ, Atkinson MA, Schatz D. Type 1 diabetes mellitus: etiology, presentation, and management. Pediatr Clin N Am 2005; 52: 1553-78.
3. Scott FW. The etiology of type I diabetes: nature and nurture. En: Cowett RM, ed. Diabetes. Nestlé Nutrition Workshop Series. New York, Vevey/Raven Press, 1995; 35: 37-51.
4. Bueno G. Diabetes mellitus. En: Paz Garnelo JA, ed. Pediatría preventiva y social. 3ª ed. Madrid, Interbinder, 1997; 385-94.
5. Serrano M, Moy CS, Martín R *et al.* Incidence of type 1 (insulin-dependent) diabetes mellitus insubjects 0-4 years of age in the Comunidad of Madrid, Spain. Diabetología 1990; 33: 422-5.
6. Tamborlane WV, Ahern J. Implications and results of the diabetes control and complications trial. Pediatr Clin North Am 1997; 44: 285-300.
7. Eisenbarth GS, DiMario U *et al.* Immunotherapy of insulin-dependent diabetes mellitus. Diabetes Spectrum 1992; 5: 269-305.
8. Ballabriga A, Carrascosa A. Nutrición y diabetes mellitus. En: Ballabriga A, Carrascosa A, eds. Nutrición en la infancia y adolescencia. 3ª ed. Madrid, Ergon, 2006; 30: 951-76.
9. Riccardi G, Clemente G, Giacco R. Nutrition and diabetes: from the past to the future. Nutr Metab Cardiovasc Dis 1997; 7: 409-13.
10. Cooper JJ. Environmental triggers of type 1 diabetes. J Paediatr Child Health 2001; 37 (3): 218-20.
11. Davis MK. Breastfeeding and chronic disease in childhood and adolescence. Pediatr Clin North Am 2001; 48: 125-41.
12. Kimpimaki T, Erkkola M, Korhonen S, Kupila A, Virtanen SM, Ilonen J *et al.* Short-term exclusive breastfeeding predisposes young children with increased genetic risk of type 1 diabetes to progressive beta-cell autoimmunity. Diabetologia 2001; 44: 63-9.
13. Paronen J, Knip M, Savilahti E, Virtanen SM, Ilonen J, Akerblom HK *et al.* Effect of cow's mlk exposure and maternal type 1 diabetes on cellular and humoral immunization to dietary insulin in infants at genetic risk for type 1 diabetes. Finnish Trial to reduce IDDM in the genetically at risk study group. Diabetes 2000; 49: 1657-65.
14. Norris JM, Barriga K, Klingensmith G, Hoffman M, Eisenbarth GS, Erlich HA *et al.* Timing of initial cereal exposure in infancy and risk of islet autoimmunity. JAMA 2003; 290: 1713-20.
15. Ziegler AG, Schmid S, Hummel M, Bonifacio E. Early infant feeding and risk of developing type 1 diabetes-associated autoantibodies. JAMA 2003; 290: 1721-8.
16. Norris JM. Can the sunshine vitamin shed light on type 1 diabetes? Lancet 2001; 358: 1476-8.
17. Giménez F, Benito R. Del papiro de Ebers a nuestros días. Hitos de la diabetes. Madrid, Europubli, 2002.
18. American Diabetes Association position statement: evidence-based nutrition principles and recommendations for the traitment and prevention of diabetes and related complications. J Am Diet Assoc 2002; 102: 109-18.
19. La Greca AM. It's "all in the family": responsibility for diabetes care. J Pediatr Endocrinol Metab 1998; 11S: 2: 379-85.
20. Daneman D. Type 1 diabetes. Lancet 2006; 367: 847-58.
21. Silverstein J, Klingensmith G, Copeland K, Plotnick L, Kaufman F, Laffel L *et al.* Care of children and adolescents with type 1 diabetes: a statement of theAmerican Diabetes Association. Diabetes Care 2005; 28: 186-212.

22. Crapo PhA. Dietary management. En: Kahn CR, Weir GC, eds. Joslin's diabetes mellitus. 13ª ed. Philadelphia-Baltimore, Shike Moshe Lea and Febiger, 1994; 415-30.
23. Gutiérrez A, Rodríguez-Hierro F, Borrajo E. Diabetes mellitus. En: Cruz M, ed. Tratado de Pediatría. 9ª ed. Madrid, Ergon, 2006; 12.20: 813-28.
24. American Diabetes Association. Diagnosis and clasiffication of diabetes mellitus. Diabetes Care 2006; 29/1: S43-48.
25. Anderson JW, Akanji AO. Dietary fiber-An overview. Diabetes Care 1991; 14: 1126-31.
26. Argente J, Muñoz M, Barrio R. Alimentación del niño con diabetes mellitus. En: Hernández M, ed. Alimentación infantil. 3ª ed. Madrid, Díaz de Santos, 2001; 233-48.
27. Gilbertson HR, Brand-Miller JC, Thornburn AW, Evans S, Chondros P, Werther GA. The effect of flexible low glycemic index dietary advice versus measured carbohydrate exchange diets on glycemic control in children with type 1 diabetes. Diabetes Care 2001; 24: 1137-43.
28. Perrotti N, Santoro D, Genovese S, Giacco A, Rivellese A, Riccardi G. Effect of digestible carbohydrate on glucose control in insulin-dependent diabetic patients. Diabetes Care 1984; 7: 354-9.
29. Grundy SM, Denke MA. Dietary influences on serum lipids and lipoproteins. J Lipid Res 1990; 31: 1149-69.
30. Peters JC, Lawson KD, Middleton SJ, Triebwassen KC. Assessment of the nutritional effects of olestra, a nonabsorbed fat replacement: Summary. J Nutr 1997; 127/8: S 1719-28.
31. Schlagheck TG, Kesler JM, Jones MB, Zorich NL, Dugan LD, Davidson MH *et al.* Olestra's effect on vitamins D and E in human can be offset by increasing dietary levels of theses vitamins. J Nutr 1997; 127/8: 1666S-85.
32. Wylie-Rosso JJ. Evaluation of protein in dietary management of diabetes mellitus. Diabetes Care 1988; 11: 143-8.
33. Gougeon R, Pencharz PB, Marliss EB. Protein metabolism in diabetes mellitus: implications for clinical management. En: Cowett RM, ed. Diabetes. Nestlé Nutrition Workshop Series. New York, Vevey/Raven Press, 1995; 35: 241-56.
34. Djurhuus MS, Klitgaard NA, Pedersen KK, Blaabjerg O, Altura BM, Altura BT *et al.* Magnesium reduces insulin-stimulated glucose uptake and serum lipid concentrations in type 1 diabetes. Metabolism 2001; 50: 1409-17.
35. Viña E, Bueno G, Armadá MI, Ruibal JL, Fernández C, Lozano C *et al.* Densidad mineral ósea en diabetes mellitus infanto-juvenil. An Esp Pediatr 2000; 52: 507-15.

Capítulo

45

Diabetes mellitus tipo 2 y síndrome metabólico

G. Bueno, L.A. Moreno

DIABETES TIPO 2

INTRODUCCIÓN

La diabetes mellitus tipo 2 agrupa a una serie de procesos caracterizados por la conjunción de dos factores: aumento en la resistencia periférica a la insulina y disminución relativa de la secreción pancreática de dicha hormona, que hace que la insulina sea insuficiente para compensar dicha resistencia[1]. La relación temporal de estos dos componentes no está aclarada y puede presentar características diferenciales entre individuos, grupos étnicos y sexos[2]. Su prevalencia ha aumentado en todo el mundo, afectando incluso a edades pediátricas, lo que ha hecho que algunos autores consideren que se trata de una "epidemia"[3,4]. Este aumento de casos infantiles de diabetes tipo 2 ha sido relacionado, entre otros, con el mayor número de casos de obesidad en etapas precoces de la vida, con cambios en el estilo de vida y en la alimentación, con la pubertad y con otros procesos asociados a resistencia a la insulina como son la acantosis nigricans y el hiperandrogenismo ovárico. Cada vez son más las publicaciones en relación a la presencia en la infancia del controvertido síndrome metabólico que afecta a más de 15 millones de adultos en el mundo[5,6]. En el momento actual es preocupante el coste económico que está suponiendo la diabetes para la Sanidad de Estados Unidos y que puede llegar a extenderse a otros países. Entre los años 1997 y 2002 dicho coste ha ascendido de los 98 billones a los 132 billones de dólares[7]. Todo esto justifica establecer medidas preventivas que permitan el diagnóstico y tratamiento precoces de la diabetes tipo 2 y de los trastornos relacionados con la resistencia a la insulina.

EPIDEMIOLOGÍA

Antes de la década de los 90 era extraño encontrar estadísticas significativas de diabetes tipo 2 en niños. En el año 1994 la diabetes tipo 2 ya representaba más del 16% de los nuevos casos de diabetes diagnosticados en niños de Estados Unidos[4] y en el año 1999, dependiendo del área geográfica considerada, se publicaban prevalencias entre el 8 y el 45%, señalándose ya diferencias étnicas evidentes[3,5]. Estados Unidos y Canadá son los países que han referido el mayor número de nuevos casos de diabetes tipo 2 en niños y adolescentes. En la Comunidad de Indios Americanos en el año 1996 se publicaba que el 0,45% de adolescentes entre 15 y 19 años presentaban diabetes lo que suponía un incremento del 54% respecto a los datos de 1988. Otros grupos con importante prevalencia de esta dolencia son los de origen afroamericano y los hispanos. En Canadá el primer niño con diabetes tipo 2 fue comunicado en el año 1984. En 1998 75 niños entre 5 y 17 años padecían diabetes tipo 2. En el momento actual se considera que la padecen del 1 al 2,5 por mil de niños canadienses de entre 5 y 14 años y del 2,3 al 3,5 por mil de adolescentes entre los 15 y 19 años[3,8].

Hasta el momento la incidencia más alta de diabetes tipo 2 la presentan los Indios Pima de Arizona. Desde el año 1965 esta población ha participado en un estudio longitudinal. En 1979 presentaban diabetes tipo 2 el 9 por mil de Indios Pima entre 15 y 24 años. En los años 90 dicha prevalencia llegó al 51 por mil, emergiendo la enfermedad en edades entre los 10 y 14 años donde se encontró una prevalencia del 22 por mil.

En los Emiratos Árabes se han publicado datos epidemiológicos similares a los observados en los Estados Unidos[3].

En Japón y en otros países asiáticos se han multiplicado por dos los nuevos casos de diabetes tipo 2. En adolescentes japoneses se refiere una incidencia del 13,9 por mil en el año 1995 frente al 7 por mil del año 1976. Este incremento está relacionado con el aumento del índice de masa corporal que han experimentado los niños y adolescentes asiáticos secundario al abandono de su dieta tradicional frente a un mayor consumo de grasas y proteínas[9].

La prevalencia de diabetes tipo 2 en niños europeos no es tan importante como sucede en Estados Unidos. El primer niño con diabetes tipo 2 se diagnosticó en el año 1993 y hasta el año 2001 han aparecido 17 nuevos casos, 15 de los cuales eran de etnia oriental[10]. En un estudio italiano realizado sobre 710 niños y adolescentes obesos la prevalencia de diabetes tipo 2 fue del 0,1%[11]. En Hungría un estudio similar muestra que el 1,9% de adolescentes obesos muestra una prueba de sobrecarga oral de glucosa alterada[12].

En relación a edad y sexo, la edad media de los casos publicados se sitúa entre los 13 y 14 años, coincidiendo con un estadio puberal mayor o igual a un Tanner III. Parece existir mayor susceptibilidad para padecer la enfermedad en la niña que en el niño (1,7:1). La agregación familiar es importante, estimándose que entre el 60 y el 80% de los pacientes presentan antecedentes de diabetes tipo 2 en familiares de primer grado[3].

FISIOPATOLOGÍA

Los conocimientos actuales sugieren que los pacientes con riesgo de padecer diabetes tipo 2 tienen un defecto intrínseco en la secreción de insulina de la célula β pancreática. Sin embargo, esta anomalía permanece clínicamente silente hasta que existen factores ambientales que inducen resistencia a la insulina. Entonces, ante un aumento de la demanda para secretar insulina, inicialmente existe una hipersecreción compensadora pero ésta termina por fracasar, sobre todo ante la existencia de hiperglucemia o de alteraciones lipídicas asociadas. De esta forma la secreción de la célula β declina hasta aparecer una diabetes franca[3]. Por tanto, el comienzo del proceso patológico es inaparente la mayor parte de las veces y soslaya los esfuerzos médicos para intervenir.

Como conclusión, cada vez es mayor la evidencia a favor de que la responsable de la diabetes tipo 2 es una destrucción progresiva de las células β seguramente mediada por factores metabólicos genéticamente determinados, junto con el aumento de factores inflamatorios (interleucinas) que inducen apoptosis y disminución del volumen de células β. La hiperglucemia y el aumento de ácidos grasos libres en sangre son capaces de activar dicha apoptosis[13]. La resistencia a la insulina se asocia estrechamente a la obesidad, sobre todo de tipo visceral. Durante la pubertad, aumenta la secreción de hormona de crecimiento, lo que promueve un estado fisiológico de resistencia a la insulina[14]. Todos estos factores también están presentes en el síndrome metabólico.

CLÍNICA

La diabetes tipo 2 es a menudo asintomática. Es necesario identificar los factores de riesgo asociados: obesidad, hipertensión, dislipidemia, acantosis nigricans, pubertad precoz, síndrome del ovario poliquístico, hiperuricemia y esteatosis hepática. La Asociación Americana de Diabetes aconseja realizar pruebas de cribado para el diagnóstico de diabetes tipo 2 en niños por encima de los 10 años de edad con un IMC ≥ percentil 85 para la edad si asocian dos de las situaciones resumidas en la Tabla 45.1[13,14]. En las poblaciones de riesgo es importante repetir el cribado cada dos años ya que existe la evidencia de que las complicaciones de la diabetes comienzan antes de que aparezcan los síntomas. Se han encontrado lesiones microangiopáticas en casos recién diagnosticados de diabetes lo que justifica la identificación precoz de la enfermedad[15,16].

Alrededor del 20% de los adolescentes con diabetes tipo 2 presentan los denominados "síntomas cardinales" de la enfermedad como son: poliuria, polidipsia y pérdida de peso. La cetoacidosis diabética como forma de presentación es excepcional pero se ha referido en jóvenes afroamericanos e hispanos atribuyéndose a factores relacionados con susceptibilidad genética[3].

DIAGNÓSTICO

La Asociación Americana de Diabetes establece como glucemia normal en ayunas aquellos valores inferiores a

Tabla 45.1. Indicaciones para estudiar posible diabetes tipo 2 en la infancia según la Asociación Americana de Diabetes[1]

Exceso de peso definido como cualquiera de los siguientes: • Índice de masa corporal > Percentil 85 para edad y sexo • Peso para talla > Percentil 85 • Peso > 120% del peso ideal para la talla **+ dos de los siguientes** factores de riesgo: 1. Antecedentes familiares de primer o segundo grado con diabetes tipo 2 2. Etnia de riesgo (indios americanos, afroamericanos, hispanos, asiáticos de las islas del Pacífico) 3. Signos o procesos relacionados con resistencia a la insulina (acantosis nigricans, hipertensión, dislipidemia, ovario poliquístico)
Edad superior a 10 años o al principio de la pubertad (si ésta comienza antes) Fracuencia: cada dos años Preferiblemente con prueba de sobrecarga oral de glucosa

100 mg/dl (6,11 mMol/L). Los pacientes con valores en ayunas entre 100 y 125 mg/dl tienen una intolerancia a la glucosa. Aquellos con glucemia en ayunas ≥ 126 mg/dl tienen diabetes. Para realizar el diagnóstico es necesario obtener dos lecturas elevadas en días diferentes. A las dos horas de una sobrecarga oral con 75 gramos de glucosa, un valor plasmático < 140 mg/dl se considera normal, valores ≥ 140 y < 200 se consideran como intolerancia a la glucosa, y cifras ≥ 200 mg/dl son diagnósticas de diabetes[14]. Una muestra aleatoria de glucemia ≥ 200 mg/dl es diagnóstica de diabetes si el paciente presenta síntomas adicionales, como es la poliuria.

Para distinguir entre diabetes tipo 1 y tipo 2 pueden resultar de utilidad las determinaciones plasmáticas de: insulina basal, péptido C (presente o elevado en la diabetes tipo 2 y disminuido o ausente en la tipo 1) y anticuerpos frente a la célula β pancreática (ICAs), frente a la insulina (AAI), frente a la decarboxilasa del ácido glutámico (GADA) y frente a la tirosinfosfatasa (ICA-512). Estos últimos son positivos en alrededor del 90% de los pacientes recién diagnosticados de diabetes tipo 1[3].

TRATAMIENTO

Existe escasa experiencia en el abordaje terapéutico del niño con diabetes tipo 2. Debe ser multidisciplinar e incluye alimentación adecuada, actividad física regular, modificaciones del estilo de vida (evitar sedentarismo) y, en algunas ocasiones, antidiabéticos orales.

El *Diabetes Prevention Program* (DPP)[17] demostró que en adultos obesos con intolerancia a la glucosa, una dieta pobre en grasas combinada con 150 minutos de ejercicio a la semana reducía el peso corporal en un 5 a 7% al cabo de tres años y el riesgo de desarrollar diabetes tipo 2 en un 58%. Otros estudios han concluido que la pérdida de peso del 10% mejora los perfiles lipídicos y la sensibilidad a la insulina[15]. Por tanto, mantener el peso adecuado con una *dieta* saludable y con *actividad física* aeróbica y regular de 30 minutos al día debe prevenir la aparición de diabetes tipo 2 en la población infantil de riesgo. Los aspectos preventivos y de manejo terapéutico de la obesidad infantil están pormenorizados en el capítulo 39. Asimismo, el capítulo 44 resalta los aspectos nutricionales a tener en cuenta en la diabetes infantil que son útiles independientemente del tipo de diabetes de que se trate.

Sobre el *tratamiento farmacológico*, existe poca experiencia en el niño y los efectos a largo plazo de los fármacos empleados en el adulto no son bien conocidos. La Asociación Americana de Diabetes aconseja actuar siguiendo las pautas de la Figura 45.1. Si en el momento del diagnóstico el niño presenta hiperglucemia importante (> 200 mg/dl), Hb A1 C > 8,5% o cetosis, debe tratarse inicialmente con insulina hasta conseguir el control metabólico. Si lo que presenta el paciente es una ligera hiperglucemia (126-200 mg/dl) y la Hb A1C se encuentra entre 7 y 8,5%, puede tratarse inicialmente con dieta, actividad física y metformina que es el único fármaco aprobado por la FDA en pacientes pediátricos. La metformina es una biguadina que disminuye la producción hepática de glucosa y aumenta la captación mediada por la insulina en los tejidos periféricos. Se debe prescribir en los pacientes diabéticos sin cetosis y a dosis bajas (500 mg dos veces al día, o 850 mg una vez al día) y se puede ir aumentando según la tolerancia hasta un máximo de 2 gramos al día. Se asocia a trastornos digestivos y a acidosis láctica, lo cual debe ser monitorizado.

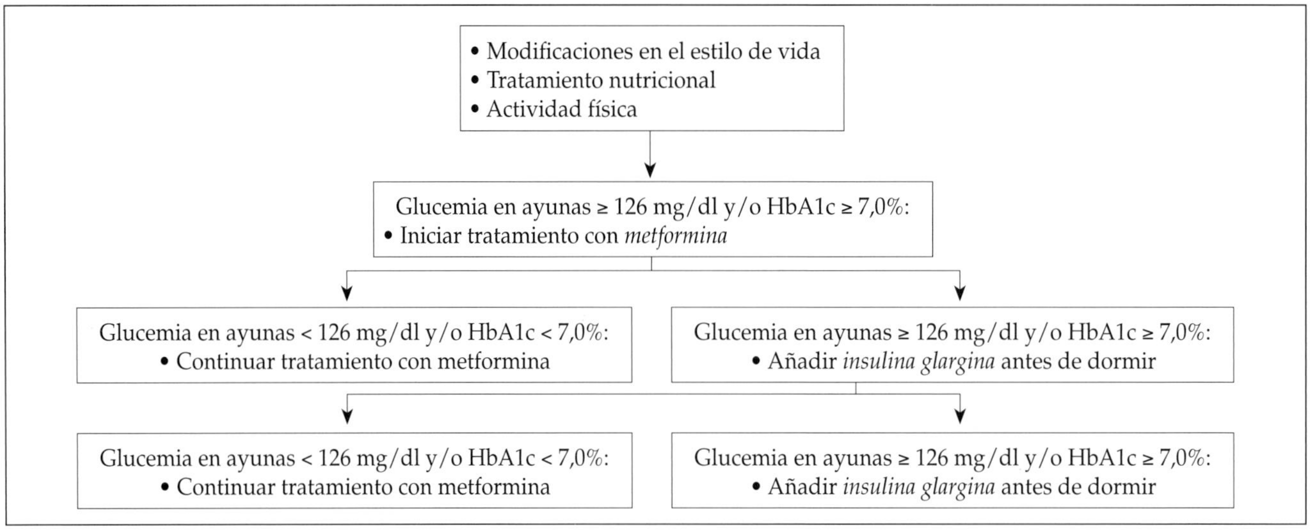

Figura 45.1. Tratamiento de la diabetes tipo 2 en el niño[15].

Otros agentes orales son las sulfonilureas y meglitinidas, secretagogos de la insulina y que ejercen sus efectos en presencia de glucosa. Las sulfonilureas se asocian a hipoglucemia y aumento de peso. Las tiazolidinodionas reducen la producción de glucosa en el hígado y aumentan su captación muscular, lo que reduce la disponibilidad de los precursores de glucosa para su producción hepática. Inhiben además la lipolisis en el tejido adiposo mejorando la dislipidemia. Sus principales efectos secundarios son: edemas, aumento de peso, anemia y lesión hepática. Están en curso tres ensayos clínicos: uno con rosiglitazona, otro con meglitinida y otro con glucovance (metformina + gliburida) en pacientes pediátricos con diabetes tipo 2. La autorización de su empleo incrementará las opciones terapéuticas[18].

La insulina glargina, análogo de insulina de inyección subcutánea y acción prolongada (alrededor de 24 horas) puede ser de utilidad, al poder ser administrada una vez al día, como tratamiento basal[19].

El seguimiento clínico es primordial. Consistirá en la medición seriada de glucemias en ayunas y postprandiales. La HbA1C debe mantenerse < 7% y la glucemia basal entre los 70 y los 100 mg/dl. Cada año hay que controlar la albuminuria, la función renal y realizar el cribado de posible retinopatía. Asimismo deberá hacerse cribado de otros componentes asociados a la insulinorresistencia como son: hipertensión arterial, hipertriglideridemia y disminución de la fracción HDL del colesterol. La agrupación de estos factores junto con la obesidad es lo que en el momento actual se denomina síndrome metabólico.

SÍNDROME METABÓLICO

INTRODUCCIÓN

El síndrome metabólico se está convirtiendo en uno de los principales problemas de salud pública del siglo XXI. Este término es utilizado para indicar aquella situación clínica que incluye diferentes grados de hipertensión, intolerancia a la glucosa, resistencia a la insulina, dislipidemia aterogénica, obesidad central y estados proinflamatorios y protrombóticos. Su diagnóstico implica aumentar en 5 veces el riesgo de padecer diabetes tipo 2 y en 2 ó 3 veces el de enfermedad cardiovascular[20]. La morbilidad y mortalidad prematuras que acarrea podrían desequilibrar, según algunos autores, el presupuesto sanitario de muchos países desarrollados o en vías de desarrollo[20-22].

RECUERDO HISTÓRICO

El síndrome metabólico no es una enfermedad nueva, ya que su descripción inicial la realizó en el año 1923 Kylin, médico sueco que refirió que existía una asociación entre hipertensión, hiperglucemia y gota[23]. Marañón, fundador de la endocrinología moderna en España, señaló que "la hipertensión arterial es un estado prediabético... este concepto también se aplica a la obesidad...y debe haber alguna forma de predisposición de carácter general para la asociación de la diabetes (del adulto) con la hipertensión arterial, la obesidad y quizá también la gota...de manera que la dieta es esencial para la prevención y el tratamiento de todas estas alteraciones"[21]. En el año 1988 Reaven utilizó el término de "síndrome X" para referirse a

Tabla 45.2. Definiciones del síndrome metabólico propuestas por la OMS, ATP-III y la IDF

OMS,1999	ATP-III, 2005	IDF, 2005
Diabetes o alteración de la tolerancia a la glucosa o resistencia a la insulina + dos o más de los siguientes:	Tres o más de los siguientes:	Perímetro de cintura (según etnia) + dos o más de los siguientes:
	1. Obesidad central: P. cintura > 102 cm en varones o > 88 cm en mujeres	
1. Obesidad: IMC > 30 o CCC > 0,9 en varones o > 0,85 en mujeres	2. Triglicéridos ≥ 1,7 mmol/L (150 mg/dl) o tratamiento	1. Triglicéridos > 1,7 mmol/L (150 mg/dl) o tratamiento
2. Dislipidemia: Triglicéridos ≥ 1,7 mmol/L o HDLc < 0,9 en varones o < 1,0 en mujeres	3. HDLc < 0,9 mmol/L (40 mg/dl) en varones o < 1,1 en mujeres (50 mg/dl)	2. HDLc < 1,03 mmol/L (40 mg/dl) en varones o < 1,29 en mujeres (50 mg/dl)
3. Hipertensión: Tensión arterial ≥ 140/90 mmHg o tratada	4. Hipertensión: Tensión arterial ≥ 130/85 mmHg o tratada	3. Hipertensión: Tensión arterial sistólica ≥ 130 o diastólica ≥ 85 mmHg o tratada
4. Microalbuminuria ≥ 20 µg/min	5. Glucemia en ayunas ≥ 5,6 mmol/L (100 mg/dl) o tratamiento	4. Glucemia en ayunas ≥ 5,6 mmol/L (100 mg/dl) o tratamiento

IMC: índice de masa corporal; CCC: cociente entre el perímetro de cintura y el perímetro de cadera; c-HDL: colesterol unido a lipoproteínas de alta densidad.

un conjunto de alteraciones metabólicas cuyo rasgo fisiopatológico central era la resistencia a la insulina, aunque entre ellas no incluyó a la obesidad. En 1989, Kaplan lo renombró como "el cuarteto de la muerte" y otros como síndrome de insulinorresistencia, haciendo referencia a este último aspecto como la base del trastorno.

DEFINICIÓN

El número de publicaciones y de trabajos de investigación sobre el síndrome metabólico es de varios miles en el momento actual. La primera definición oficial de este proceso fue realizada por el Grupo de Trabajo de la Organización Mundial de la Salud (OMS) en 1999[24]. El aspecto central de esta definición era la descripción biológica y fisiológica de la resistencia a la insulina. Tiene algunas limitaciones como es la necesidad de realizar técnicas invasivas y de gran coste económico para determinar la sensibilidad frente a la insulina como el denominado *clamp* euglucémico. No ha resultado ser válida para estudios epidemiológicos.

Dos años después, el NCEP introdujo la definición ATP-III[25], en la que la resistencia a la insulina era un criterio equiparable al resto de los componentes del síndrome y se cuantificaba según determinación de glucemia en ayunas. La definición de la ATP-III alcanzó gran popularidad debido a su sencillez ya que sus componentes se pueden determinar fácilmente y de manera sistemática en la mayor parte de los contextos clínicos y de investigación. De hecho, ha sido el punto de partida para intentar obtener criterios de definición en otros grupos etarios como es el de adolescentes americanos. Mientras que unos autores han utilizado el percentil 90 de los puntos de corte de los diferentes componentes a partir de los datos del *Third National Health and Nutrition Examination Survey* (1988-1994)- NHANES III[26], otros han utilizado el percentil 75[27].

Además de las anteriores, existen muchas otras definiciones que han diferido, no sólo en los componentes propuestos para la distinción del síndrome, sino también en los valores umbral utilizados para precisar cada uno de sus componentes. Dada esta confusión la *International Diabetes Federation* (IDF) solicitó a su Grupo de Trabajo Epidemiológico la creación de un grupo de expertos de las distintas regiones del mundo para establecer una nueva definición mundial del síndrome metabólico (Tabla 45.2).

La definición de la IDF ha tenido en cuenta la gran cantidad de datos que indican que la adiposidad central (abdominal) es común al resto de los componentes del síndrome metabólico, siendo éste el principal requisito a cumplir para empezar a realizar pruebas de laboratorio. Por primera vez se ofrecen valores umbrales para definir la obesidad que son diferentes según los distintos grupos étnicos (Tabla 45.3)[23]. Contempla además la posibilidad

Tabla 45.3. Valores específicos del perímetro de la cintura en los distintos grupos étnicos[21]

Europeos	Varones ≥ 94 cm Mujeres ≥ 80 cm
Asiáticos del sur	Varones ≥ 90 cm Mujeres ≥ 80 cm
Chinos	Varones ≥ 90 cm Mujeres ≥ 80 cm
Japoneses	Varones ≥ 85 cm Mujeres ≥ 90 cm

La clasificación se debe realizar según el grupo étnico, no según el país de residencia.

de utilizar otros criterios adicionales como son: antecedentes familiares de diabetes tipo 2 o de riesgo cardiovascular, presencia de hígado graso, ovario poliquístico, apneas obstructiva durante el sueño, cifras de apolipoproteína B elevadas, proteína C-reactiva de alta especificidad superior a 3 mg/L y microalbuminuria[28]. La IDF ha propuesto nuevas líneas de investigación que intenten clarificar la etiología del síndrome.

Mientras tanto la polémica está servida; sobre todo desde que la Asociación Americana de Diabetes en consenso con la Europea se posicionan muy críticas en relación a la existencia del síndrome metabólico. Basándose en la revisión de criterios de la OMS y los de la ATP III, se plantean varias preguntas: ¿es realmente un síndrome si la causa común del trastorno no está bien esclarecida?, ¿su diagnóstico a nivel individual es útil?, ¿no es una manera de etiquetar a las personas de forma innecesaria, sin existir un tratamiento farmacológico específico?[29]. Incluso el propio Reaven, su principal impulsor, ha entonado el "descanse en paz" para el síndrome metabólico[30]. Este autor insiste que los criterios de definición son equívocos y que un mismo paciente padece o no padece el síndrome dependiendo de la clasificación utilizada. Finalmente propone tratar de forma vigorosa cada uno de los factores de riesgo por separado porque cada uno de ellos ya puede sugerir morbilidad cardiovascular sin necesitar su asociación con los demás[31].

Frente a los críticas, surgen también los defensores entre los que se encuentra la Asociación Americana de Cardiología, que recoge una clasificación ATP III actualizada donde se considera que el perímetro de cintura puede sufrir modificaciones étnicas y el punto de corte de la glucemia en ayunas desciende a 100 mg/dl[30]. Dicha organización propone una aproximación terapéutica al síndrome metabólico, al que considera una situación progresiva que se inicia con la obesidad de tipo central y que culmina con el diagnóstico de diabetes tipo 2 (Fig. 45.2)[20,21].

Existen por tanto en la bibliografía internacional interesantes artículos que ponen en duda el valor clínico del síndrome[29-33]. Las críticas en todos ellos se centran en: dificultades en la definición del síndrome, criterios incompletos y puntos de corte de dudosa justificación, etiología no suficientemente aclarada y ausencia de tratamiento farmacológico del síndrome metabólico como tal. Todo esto en la edad pediátrica es más problemático puesto que factores como el crecimiento y la pubertad, entre otros, pueden modificar aún más los puntos de corte a utilizar en las diferentes variables. Sin embargo, el concepto probablemente sea útil para mejorar las perspectivas del tratamiento de los niños y adolescentes obesos, sobre todo en el aspecto nutricional y de cambios en el estilo de vida.

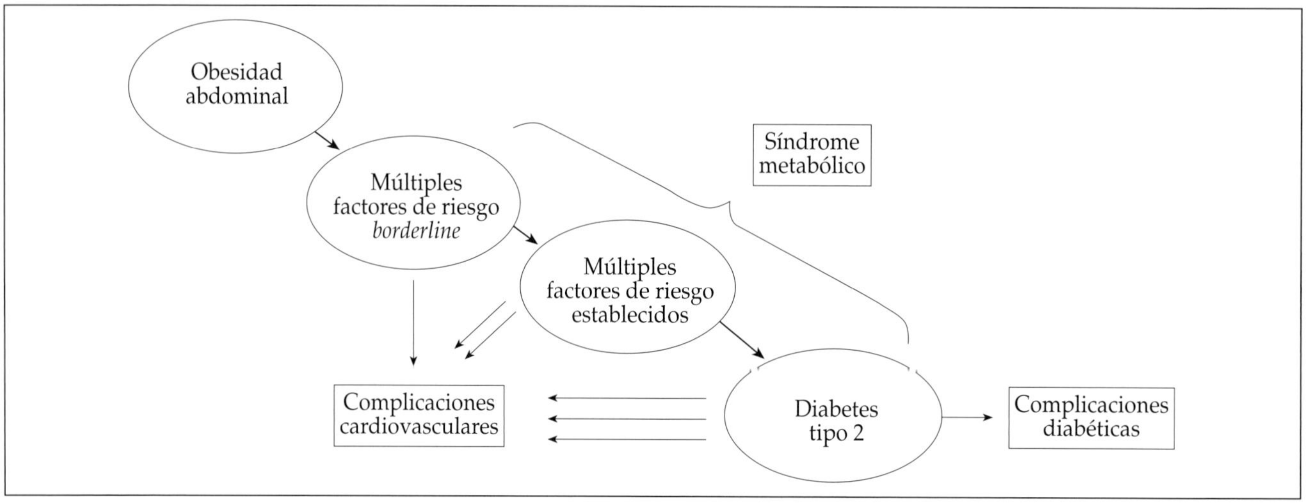

Figura 45.2. Progresión del síndrome metabólico[20].

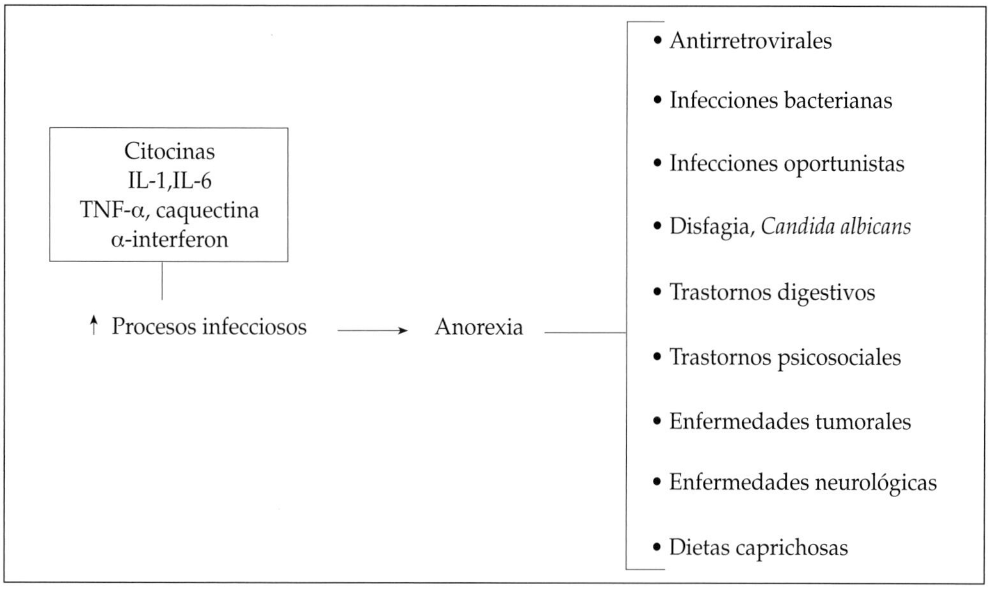

Figura 46.2. Anorexia en pacientes VIH.

Tabla 46.3. Etiología de los trastornos GI secundarios a la infección por VIH

Infecciones	Protozoarias: *Cryptosporidium, Giardia, Campylobacter* Bacterianas: *Salmonella, Shigella*, MAI, etc. Fúngicas: *Candida* Virales: CMV, VHS
Neoplasias intestinales: linfomas	
Insuficiencia pancreática	Pancreatitis infecciosas (CMV, MAI) Pancreatitis inducida por drogas (DDI, DDC) Invasión tumoral (linfoma)
"Enteropatía por el VIH"	

es multifactorial. Las alteraciones digestivas secundarias al tratamiento antirretroviral contribuyen a la aparición de anorexia. Las infecciones sistémicas por organismos comunes que necesitan de hospitalizaciones frecuentes, aumentan la malnutrición por la mayor necesidad energética requerida; en ocasiones no se atiende adecuadamente la nutrición del niño hospitalizado. Las infecciones por gérmenes oportunistas, tan frecuentes en los adultos, aparecen en los niños en las fases avanzadas de la enfermedad.

La anorexia puede acentuarse en los frecuentes casos de infección oral y/o esofágica por *Candida albicans*.

Los trastornos neurológicos pueden contribuir a la malnutrición, como son los casos de incoordinación de la deglución y/o inhibición central del apetito, secundaria a la liberación de factores anorexígenos.

La mayoría de los niños afectos de Sida proceden de estratos sociales marginados, donde están limitadas las posibilidades de una normal alimentación; las madres, habitualmente drogadictas y afectadas por la enfermedad, no pueden proporcionar el cuidado necesario a estos niños; en otras ocasiones, han fallecido los progenitores, quedando al cuidado de otros familiares o de instituciones sociales. Todo ello favorece la aparición de patología psicosocial.

La causa más consistente de la anorexia es el aumento de las citocinas, sobre todo de IL-1, IL-6 y TNF, secundario a los procesos infecciosos, que da lugar a alteraciones gustativas y pérdida de apetito (Fig. 46.2).

Malabsorción

La malabsorción, que aparece en el 31% de los niños infectados, es uno de los problemas más importantes a resolver y una de las causas que provocan malnutrición, ya que el tracto intestinal es un órgano diana para el VIH.

La etiología de estos trastornos es variable (Tabla 46.3). Las infecciones por enterobacterias patógenas (*Shigella, Salmonella, Campylobacter*) y de infecciones protozoarias (*Crisptosporidium* y *Giardia lamblia*) son favorecedores de la lesión de la mucosa intestinal. La insuficiencia pancreática, inducida por determinados antirretrovirales como DDI y DDC, causa dolor abdominal, vómitos y malabsorción intestinal.

Los trastornos gastrointestinales pueden también ser secundarios a encefalopatía, hemorragias gastrointestinales u otras complicaciones, especialmente oclusión intestinal.

El hallazgo de partículas del VIH por técnicas histoquímicas en la mucosa intestinal sugiere que la presencia del virus esté ligada a modificaciones estructurales o funcionales del intestino en ausencia de infecciones oportunistas.

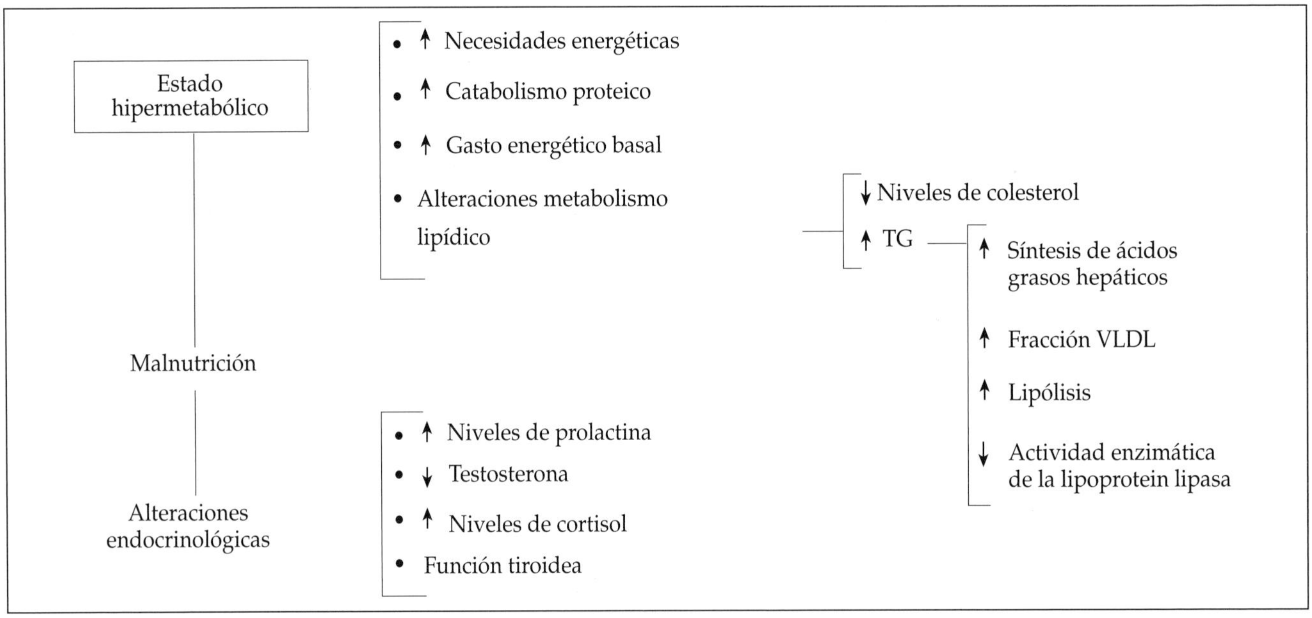

Figura 46.3. Nutrición y Sida.

Este cuadro se denomina "enteropatía por VIH", y cursa con anomalías de la biposia yeyunal, malabsorción de grasa e hidratos de carbono, diarrea y pérdida de peso. Esta sintomatología es debida más a una complicación de la enfermedad, que a una característica intrínseca del Sida, ya que aparece en las fases avanzadas de la enfermedad[7,8].

La acloridia, que en ocasiones presentan los niños con Sida, podría ser origen de una mayor proliferación bacteriana en el intestino delgado y, secundariamente, ser un factor desencadenante de diarrea.

Las alteraciones de la mucosa intestinal consisten en la presencia de infiltrados inflamatorios en la lámina propia de células plasmáticas, macrófagos y eosinófilos. Un *turnover* celular aumentado y la alteración del borde en cepillo de las vellosidades da lugar a una malabsorción de hidratos de carbono (especialmente lactosa) y de vitamina B_{12}.

La malnutrición puede alterar la capacidad de regeneración del epitelio intestinal con agravamiento de las funciones gastrointestinales y del estado nutricional, estableciéndose un círculo vicioso.

Alteraciones metabólicas

La mayoría de los datos disponibles sobre los cambios metabólicos en la enfermedad VIH están referidos a los adultos. Son escasos los datos en pacientes pediátricos, pero pueden deducirse de los del adulto. El incremento del metabolismo energético de los niños infectados con VIH, puede contribuir a una mayor demanda calórica para mantener peso y asegurar el crecimiento.

En estos niños existe un estado hipermetabólico con aumento del gasto energético en reposo, que ya aparece en las primeras fases de la enfermedad, aun en pacientes clínicamente estables. Existe un aumento de las necesidades energéticas por las infecciones de repetición, con aumento del catabolismo proteico, que es independiente de la ingesta. También se demuestra una alteración de la lipogénesis y una mayor lipólisis, aumento de la reesterificación de los ácidos grasos en el hígado y un aumento de triglicéridos, disminución del colesterol (LDL, HDL) y aumento del VLDL secundario a la acción catabólica de las citocinas IL1, TNF-α. La propia infección VIH, incrementa el consumo de energía en forma de ATP y origina un mayor gasto metabólico (Fig. 46.3).

La infección crónica VIH se acompaña de una disminución de la actividad enzimática de la lipoprotein-lipasa producida por la liberación de TNF (caquectina) secundaria a una disminución del aclaramiento de los triglicéridos. Ello conduce a una disminución de los depósitos de grasa y a la pérdida de masa celular corporal, como resultado de la incapacidad de utilizar la grasa como fuente de reserva de energía. Esta pérdida de energía no puede compensarse y conduce a una mayor pérdida de peso. La producción de IL-1 y TNF asociadas al estado inflamatorio puede jugar también un importante papel[9].

A estas alteraciones metabólicas se suman las derivadas de los trastornos endocrinológicos asociados, especialmente referidos a hGH, IGF-1, hormonas tiroideas, cortisol y testosterona[6].

Malnutrición proteico calórica (MPC): ↓ Proteínas séricas; ↓ N total; Anemia

A. Pérdida de peso < ↓ Masa celular corporal (MCC)

↓↓ MCC
↓↓ Volumen agua intracelular
↑↑ Volumen agua extracelular
↓ Pérdida relativa de grasa
↓ K total

B. ↓ Velocidad de crecimiento

Figura 46.4. Malnutrición en Sida.

Malnutrición

La desnutrición de estos pacientes es una malnutrición proteico-energética (MPE), caracterizada por aumento de la proteólisis, con pérdida de proteínas séricas, que conducen a una pérdida de peso y de la masa celular corporal (Fig. 46.4).

La mayor información sobre el estado nutricional se obtiene midiendo la masa celular corporal utilizando la impedancia bioeléctrica o el DXA (*Dual Energy X Ray Absortiometry*).

La pérdida de masa celular corporal está en relación con la morbi-mortalidad de estos niños, de tal manera que cuando es inferior a un 40%, la recuperación es muy difícil.

La neopterina es una proteína derivada de los macrófagos resultante de la estimulación del interferón gamma. En la fase precoz de la enfermedad parece ser un buen indicador del inicio de la pérdida de peso, que continuará durante el curso de la enfermedad, hasta evolucionar a la caquexia. Ello sugiere que la activación inmune es el determinante mayor de la pérdida de peso.

Un buen marcador de progresión de la enfermedad es la disminución de la velocidad de crecimiento, que se comprueba en el 25-90% de los niño infectados con VIH. La malnutrición y las modificaciones hormonales secundarias, como son las tasas de hGH, IGF1, IGF1BP3 e, incluso, el hipotiroidismo primario de algunos de estos pacientes, pueden estar implicados en los patrones de crecimiento[10,11].

Las recientes nuevas combinaciones de antirretrovirales (TARGA) mantienen mejor el peso de estos pacientes,

Tabla 46.4. Malnutrición en Sida: fase precoz

↑ Gasto energético en reposo (8-10%)
↓ Masa celular corporal (MCC)
↑ Discreto de triglicéridos
↑ Citocinas
Nivel normal de hormonas contrarreguladoras: glucagón, cortisol, catecolaminas, GH

aunque se ha observado un nuevo patrón de distribución de la grasa denominado *síndrome de lipodistrofia* o de redistribución, que se asocia con hiperlipoproteinemia y resistencia a la insulina[12]. Está en discusión si se trata de una acción secundario al empleo de los inhibidores de las proteasas.

ESTADIOS DEL SIDA Y MODIFICACIONES DE LA COMPOSICIÓN CORPORAL

Las modificaciones referidas en los pacientes pediátricos afectos de Sida son variables y dependen de los diferentes estadios evolutivos de la enfermedad[13-17].

En la **fase precoz**, cuando el niño está asintomático y con un número de linfocitos CD4 normal, ya existe un aumento del gasto energético en reposo que alcanza un 8-10%. Además, se comprueba una disminución de la masa celular corporal con un discreto aumento de las citocinas. Pese a estos modestos cambios, es difícil la recuperación de la masa celular perdida, siendo la mejoría del peso atribuible al agua corporal (Tabla 46.4).

La **fase latente** se acompaña de mayor pérdida de la masa celular corporal y de un incremento del gasto energético. También se aprecia un aumento más importante de las citocinas, como respuesta a la replicación del VIH y, en definitiva, al proceso inflamatorio crónico. La elevación de las citocinas es especialmente a expensas de las TNF-α, TNF-β, TNF-γ, IL-1, IL-3 e IL-6, que originan importantes alteraciones del metabolismo lipídico y aumento de la gluconeogénesis (Tabla 46.5).

Este estadio se caracteriza clínicamente por modificaciones de la curva de peso por pérdida de grasa. Existe un incremento de las células citotóxicas NK y una disminución de los niveles de CD4.

En la **fase tardía** se asiste a situaciones terminales de caquexia que coinciden con replicación viral extendida a las células dendríticas de los centros germinales. El balance nitrogenado se hace negativo y aparece un incremento *de novo* de la lipogénesis. El aumento de las citocinas parece estar inducido más por las infecciones oportunistas, que por el propio VIH (Tabla 46.6).

Tabla 46.5. Malnutrición en Sida: fase intermedia

↑↑	Masa celular corporal (MCC)
↓↓	Gasto energético en reposo
↑	Gluconeogénesis
↑	Citocinas → Proceso inflamatorio crónico (replicación VIH y anti-VIH)

Tabla 46.6. Malnutrición en Sida: fase tardía

↑	Lipogénesis de *novo*
↑	Gluconeogénesis hepática
↑	Aparición de ácidos grasos libres
↑	Oxidación de toda la grasa del cuerpo
↑	Colesterogénesis endógena
↑↑↑	Gasto energético en reposo (REE)
↓	Balance de nitrógeno

MICRONUTRIENTES Y SIDA

Los micronutrientes están íntimamente relacionados con el sistema inmune por lo que su deficiencia actúa como cofactor de la progresión y expresión de la enfermedad[18,19]. Esta deficiencia se inicia con anterioridad a la aparición de los síntomas de malnutrición.

Las deficiencias en vitaminas A, C, E, B_2, B_6 y B_{12}, se presentan pese a ser adecuado su aporte oral. La deficiencia de vitamina B_{12} puede ser debida a malabsorción en íleo distal y/o a efectos secundarios del tratamiento con AZT. Se asocia con neutropenia y disminución de la función cognitiva. Su corrección no siempre permite la recuperación de las funciones alteradas. La experiencia personal de la autora no confirma estos datos, sino que, por el contrario, en un número importante de pacientes ha encontrado tasas altas de vitamina B_{12}, sin explicación satisfactoria por el momento.

La deficiencia de vitamina B_6 origina trastornos cognitivos, ansiedad y depresión. Se asocia con afectación de las respuestas inmunes humoral y celular e interviene en la producción de IL-2 y en la proliferación de linfocitos en la respuesta mitogénica.

La deficiencia de vitamina A es un importante cofactor de expresión y progresión de la enfermedad. Su carencia se asocia con la disminución de los linfocitos CD4. Está producida por las infecciones recurrentes, ingesta insuficiente, diarrea con o sin malabsorción y, en definitiva, por el estado inflamatorio crónico. La traducción clínica de la carencia se expresa aumentando el número de infecciones y acentuando la anorexia.

La deficiencia de vitamina C se asocia con una disminución de la IgM. El ácido ascórbico reduce la actividad de la transcriptasa inversa en los linfocitos T infectados in vitro, así como inhibe la actividad extracelular de la enzima.

Las deficiencias de vitamina E y de tiamina se asocian con la encefalopatía por VIH. La vitamina E puede reducir la acción tóxica del AZT sobre la médula ósea.

La deficiencia de cinc se acompaña de agravación de la función inmunitaria, fragilidad del pelo y uñas, anorexia, retraso de crecimiento, diarrea, disminución del gusto y del olfato y lesiones cutáneas. Estos niños tienen un aporte reducido de cinc pero, sobre todo, un secuestro en el sistema retículo-endotelial secundario a la acción del TNF y de la IL-1. También se presenta secuestro del hierro por la misma razón. La anemia ferropénica resulta de una alteración de la utilización del hierro a la que se asocia una disminución de su absorción. Algunos autores han recomendado no dar suplementos de hierro en niños infectados por VIH que presenten baja capacidad de unión del nutriente.

Debe mencionarse la presencia de deficiencia de folatos, ya que varias drogas que se utilizan en el tratamiento de esta enfermedad son antagonistas del ácido fólico (pentamidina, isoniazida, trimetoprim). También, han sido descritas anomalías en la composición de los ácidos grasos plasmáticos en niños tratados con inhibidores de la proteasa[20].

SOPORTE NUTRICIONAL ORAL

El "fallo de medro" es una consecuencia intrínseca de la infección por VIH, debido a que los aportes nutricionales no detienen el deterioro nutricional inexorable que se produce en esta enfermedad.

Se conocen con precisión los requerimientos basales y las necesidades energéticas y proteicas específicas de los niños infectados por el VIH. Dado que las funciones nutricionales se modifican en función del grado de actividad de la enfermedad, cada niño debe ser considerado individualmente. No ha podido establecerse con certeza el incremento de los requerimientos metabólicos que conduce al fallo de medro. Combatir la malnutrición sigue siendo un reto, hasta conseguir un tratamiento curativo de la infección por VIH.

La utilización de terapéuticas antirretrovirales cada vez más activas reduce, pero no elimina, la pérdida de peso en relación a la talla asociada a la enfermedad[21].

El objetivo del soporte nutricional estará encaminado a preservar la masa grasa, mantener los niveles adecuados de nutrientes y minimizar los síntomas de malabsorción[13].

Sería ideal mejorar la masa grasa, ya que es el componente metabólicamente activo del organismo y presenta un mayor efecto en la mejora de la función inmunitaria.

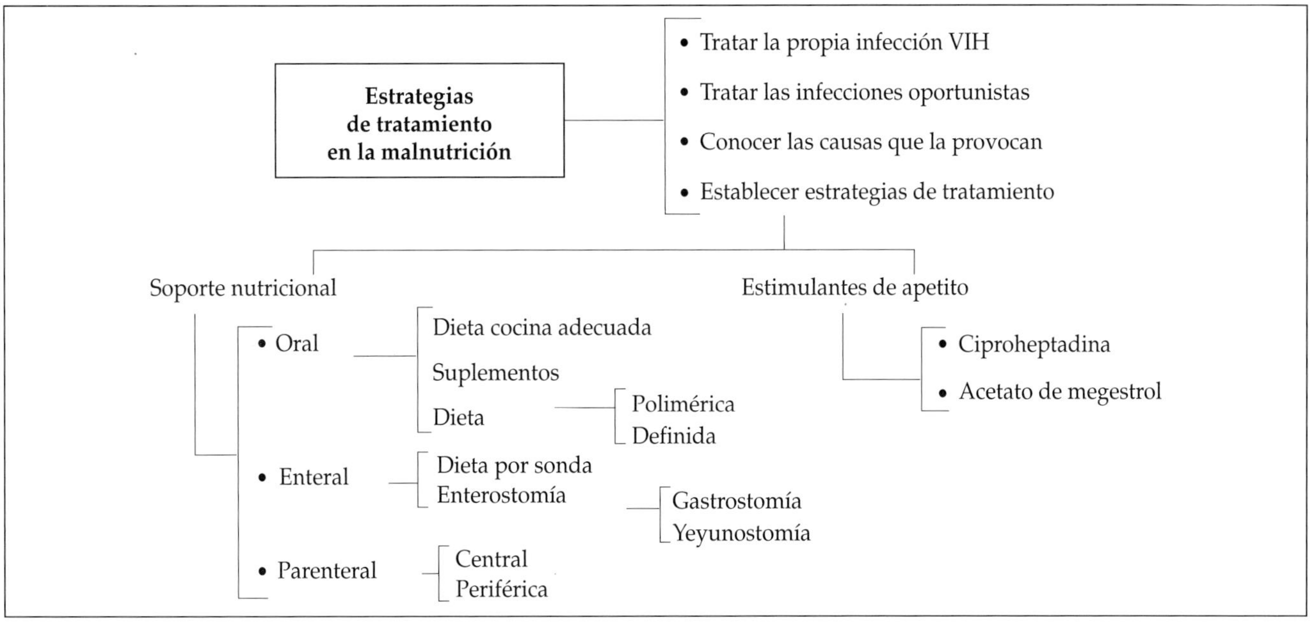

Figura 46.5. Nutrición y Sida.

Es importante, por tanto, conocer las causas que provocan la malnutrición y establecer estrategias de tratamiento. En primer lugar será el tratamiento de la propia infección VIH y el de las infecciones tanto comunes como oportunistas (Fig. 46.5).

La utilización de suplementos dietéticos por vía oral ha sido defendida y comprobada su eficacia. El momento de su utilización dependerá de la situación clínica y deberá ser valorada individualmente para cada niño. Cuanto más precozmente se inicie una nutrición completa, mejor será la situación del niño y su calidad de vida.

Si existe una buena tolerancia oral, se administran dietas hiperproteicas e hipercalóricas, educando a la familia en la elaboración de los alimentos. Se recomienda ofrecer tomas frecuentes de pequeña cantidad de alimentos, enriquecidos con margarina, aceite de maíz, productos almibarados y fruta fresca. Si no se obtiene una recuperación nutricional pasados 2 meses, se inicia administración de suplementos dietéticos del tipo polimérico estándar o específicos.

Es recomendable la utilización de estimulantes del apetito. Los más empleados son ciproheptadina y acetato de megestrol. Este último es un progestágeno sintético, cuya acción es inhibir los efectos metabólicos del TNF sobre los adipocitos, lipoprotein-lipasa y triglicéridos. Consigue un aumento del apetito y de la masa grasa corporal. El rango de dosis varía entre 2,8 y 15 mg/día. Es bien tolerado y sin efectos secundarios importantes.

El dronabinol es el principal ingrediente de la marihuana y se ha aprobado recientemente por la FDA como estimulante del apetito en adultos. No hay experiencia en niños.

La talidomida se ha utilizado con éxito en el tratamiento de las úlceras bucales de los enfermos de Sida, observándose en este grupo de enfermos un aumento de peso, por lo que puede considerarse indicado como antianoréxico. No hay referencias de su uso en niños.

Actualmente, se han iniciado protocolos terapéuticos que incluyen hormona humana de crecimiento. Se están realizando estudios con la utilización de hGH más factor de crecimiento *insulin-like* recombinante humano, aunque no hay datos suficientes.

La utilización de inhibidores de las citocinas (pentoxifilina) parece otra vía prometedora.

NUTRICIÓN ENTERAL

Tiene su indicación cuando fracasan los procedimientos anteriores.

El tipo de nutrición enteral dependerá del grado de absorción intestinal. Las dietas hipograsas y exentas de lactosa son mejor toleradas que las tradicionales. En ocasiones, será necesario recurrir a dietas elementales, que se absorben mejor que las poliméricas. Es preferible el empleo de estas dietas enterales de forma continua y nocturna, dejando comer al niño libremente por vía oral durante el día[22-23].

Cuando la dieta enteral supera las 2-4 semanas es preferible recurrir a la enterostomía y colocación transpilórica de la sonda de alimentación. Cuando la sonda se utiliza vía gastrostomía, el riesgo de infección y/o intolerancia gástrica, constituyen circunstancias que dificultan su manejo.

La respuesta ponderal con estos procedimientos parece satisfactoria; no así la recuperación del crecimiento estatural. Ello sugiere que este último pueda obedecer de forma especial a la disregulación hormonal[24,25].

Los suplementos de las dietas enterales son obligados. Así, se recurre a aportes específicos con glutamina, arginina, hierro, cinc, ácidos grasos de cadena corta, ácidos grasos poliinsaturados de las series n-3 y n-6, MCT, dextrinomaltosa o hidrolizados de caseína.

Las fórmulas semielementales o elementales se absorben mejor. Las proteínas se deben administrar en forma de aminoácidos libres ramificados y glutamina. El contenido de grasa será inferior al 5% del aporte energético total. Si es necesario, además de los elementos traza, se recurrirá a los suplementos vitamínicos. En cualquier caso, se cuidará que sea baja la osmolaridad del líquido administrado.

En los casos de fracaso de la alimentación oral o enteral, se utilizará la alimentación parenteral. Si es posible, pese a utilizar esta vía, deben mantenerse los aportes por vía oral o sonda enteral, que así permiten la capacidad de succionar, masticar y deglutir, mantienen la función intestinal y minimizan las complicaciones de la colestasis. Para una más detallada información debe consultarse el capítulo 20.

La intervención nutricional desde la primera etapa de la enfermedad pediátrica VIH consigue una menor morbilidad, una mayor calidad de vida y una disminución de los costos médicos por medicamentos.

BIBLIOGRAFÍA

1. Brady MT. Pediatric human immunodeficiency virus-1 infection. Adv Pediatr 2005; 52: 163-93.
2. Fawi WW, Villamor E. Malnutrition and HIV infection. En: Suskind RM, Tontisirin K, eds. Nutrition, immunity, and infection in infants and children. Nestlé Nutrition Workshop Series. Vevey: Nestlé Ltd/Lippincott Philadelphia, Williams & Wilkins, 2001; 45: 371-403.
3. Coodley GO, Loveless MO, Merrill TM. The HIV wasting syndrome: a review. J Acq Imm Def Syndromes 1994; 7: 681-94.
4. Álvarez J, Álvarez V, Botella M. Nutrición en las enfermedades del sistema inmunológico. En: Gil A, ed. Tratado de nutrición. Tomo IV: Nutrición clínica. Madrid, Acción Médica, 2005; 4/41: 1195-234.
5. Schwenk A, Höffer-Belitz E, Jung B, Kremer G, Burger B, Salzberger B *et al.* Resting energy expenditure, weight loss, and altered body composition in HIV infection. Nutrition 1996; 12: 595-601.
6. Grinspoon S, Corcoran C, Lee K, Burrows B, Hubbard J, Katznelson L *et al.* Loss of lean body and muscle mass correlates with androgen levels in hypogonadal men with adquired immunodeficiency syndrome and wasting. J Clin Endocrinol Metab 1996; 81: 4051-8.
7. Winter H, Chang TI. Gastrointestinal and nutritional problems in children with immunodeficiency and AIDS. Pediatr Clin North Am 1996; 2: 573-90.
8. Sharpstone D, Gazzard B. Gastrointestinal manifestations of HIV infection. Lancet 1996; 348: 379-83.
9. Miller TL. Malnutrition: metabolic changes in children, comparisons with adults. J Nutr 1996; 126 (10 suppl): 2623S-31.
10. Brettler DB, Forsberg A, Bolivar E, Brewster F, Sullivan J. Growth failure as a prognostic indicator for progression to acquired immunodeficiency syndrome in children with hemophilia. J Pediatr 1990; 117: 584-8.
11. Laue L, Pizzo PA, Butler K, Cutler GB Jr. Growth and neuroendocrine dysfunction in children with acquired immunodeficiency syndrome. J Pediatr 1990; 117: 541-5.
12. Sánchez Torres AM, Muñoz Muniz R, Madero R, Borque C, García-Miguel MJ, De José Gómez MI. Prevalence of fat redistribution and metabolic disorders in human immunodeficiency virus-infected children. Eur J Pediatr 2005; 164: 271-6.
13. Henderson RA, Butz AM. Nutritional requeriments and support in HIV/AIDS. En: Preedy V, Grimble G, Watson R, eds. Nutrition in the infant. Problems and practical procedures. London, Greenwich Medical Media, 2001; 29: 307-21.
14. Rodgers MF, Schochetman G, Hoff R. Advances in diagnosis of HIV infection in infants. En: Pizzo PA, Wilfert CM, eds. Pediatric AIDS: the challenge of HIV infection in infants, children, and adolescents. 2ª ed. Baltimore, Williams and Wilkins, 1994; 219-38.
15. Kotler DP, Wang J, Pierson R. Studies of body composition in patients with the acquired immunodeficiency syndrome. Am J Clin 1995; 42: 1255-65.
16. Macallan DC, Noble C, Baldwin C, Jebb SA, Prentice AM, Coward WA *et al.* Energy expenditure and wasting in human immunodeficiency virus infection. N Eng J Med 1995; 333: 83-8.
17. Fontana M, Zuin G, Plebani A, Bastoni K, Visconti G, Principi N. Body composition in HIV-infected children: relations with disease progression and survival. Am J Clin Nutr 1999; 69: 1282-6.
18. Patrick L. Nutrients and HIV: part II. Vitamins A, and E, zinc, B vitamins and magnesium. Altern Med Rev 2000; 5: 39-51.
19. Periquet BA, Jammes NM, Lambert WE, Tricoire J, Moussa MM, Garcia J *et al.* Micronutrient levels in HIV-1 infected children. AIDS 1995; 9: 887-93.
20. Aldámiz-Echevarría L, Pocheville I, Sanjurjo P, Elorz J, Prieto JA, Rodriguez-Soriano J. Abnormalities in plasma fatty acid composition in human immunodeficiency virus-infected children treated with protease inhibitors. Acta Paediatr 2005; 94: 672-7.
21. Corcoran C, Grispoon S. Treatments for wasting in patient with the acquired immunodeficiency syndrome. N Eng J Med 1999; 340: 1740-50.
22. Kotler DP, Tierney AR, Ferraro R, Cuff P, Wang J, Pierson RN Jr. *et al.* Enteral alimentation and repletion of body cell mass in malnourished patients with acquiered immunodeficiency syndrome. Am J Clin Nutr 1991; 53: 149-54.
23. Worthington P. Home TPN for the patient with AIDS. Nutr Supp Serv 1987; 7: 37-8.
24. Henderson RA, Saavedra JM, Perman JA, Hutton N, Livingston RA, Yolken RH. Effect of enteral tube feeding on growth of children with symptomatic human immunodeficiency virus infection. J Pediatr Gastroenterol Nutr 1994; 18: 429-34.
25. McKinney RE Jr, Robertson JWT. Effect of human immunodeficiency virus infection on the growth of young children. J Pediatr 1993; 123: 579-82.

Capítulo

47

Nutrición en la enfermedad renal crónica

C. Loris, M. Bueno

CONCEPTO

La insuficiencia renal crónica (IRC) se define como una situación clínica derivada de la pérdida permanente y con carácter progresivo de la función renal, a la que puede llegarse por causas diversas, tanto de carácter congénito y/o hereditario, como adquirido[1].

Otros autores la definen como el deterioro de la tasa del filtrado glomerular (FG) durante más de tres meses. El FG equivale al concepto de aclaramiento de una sustancia: volumen de plasma (ml) depurado de una determinada sustancia a su paso por el riñón en un minuto. En clínica diaria se utiliza la creatinina con valor normal de 120 ml/min[2].

PREVALENCIA

Existen datos discordantes de la prevalencia de la IRC en niños dado que en algunas estadísticas solo se incluyen los casos que entran en el programa de diálisis-trasplante, excluyendo estadios previos de la enfermedad. En EE.UU. se estima la prevalencia en 1-3 niños por millón de población y año. La Sección de Nefrología Pediátrica de la AEP señala que entran 30-40 nuevos niños por año en el programa de diálisis-trasplante.

ESTADIOS DE LA IRC

La IRC se clasifica en una serie de estadios basados en la pérdida de la reserva funcional del riñón. Esta sistemática es importante porque va a determinar la actuación terapéutica conservadora o no según reserva funcional y filtrado glomerular. En la Tabla 47.1 se detallan las características de los estadios I, II, III y IV. En el primero no es necesaria ninguna intervención terapéutica; en el IV el paciente debe entrar en el programa de diálisis-trasplante;

Tabla 47.1. Estadios de la insuficiencia renal crónica[1]

	Reserva funcional	Alt. bioquímicas	Clínica
Estadio I	Reserva funcional 50% FG: 80-100 ml/min/1,73 m^2	—	—
Estadio II	Reserva funcional 25-30% FG: 50 ml/min/1,73 m^2	+	Ausente o escasa
Estadio III	Reserva funcional 12-15% FG: 25 ml/min/1,73 m^2	+++	Anemia, osteodistrofia, acidosis, def. crecimiento
Estadio IV	Reserva funcional 5-10% FG: < 10 ml/min/1,73m^2	Diálisis trasplante	

El área sombreada corresponde a la fase de tratamiento conservador en la IRC.

Tabla 47.2. Tratamiento conservador de la insuficiencia renal[1]

Estadio I	Estadio II	Estadio III	Estadio IV
No tratamiento	Dieta IECA		
	Corrección de acidosis Quelantes del P Quelantes del K		Diálisis trasplante
		1,25 (OH) D3 ó 1DH Eritropoyetina Hormona de crecimiento	
	Sí HTA, tratamiento	Sí HTA, tratamiento	

El límite entre un estadio y otro es impreciso y el filtrado glomerular no es un parámetro suficiente para ajustar la terapia.

los estadios II y III son donde el tratamiento conservador está plenamente indicado.

Con independencia del estadio de la IRC, el tratamiento nutricional es fundamental, especialmente referido a los aportes proteico y calórico. El tratamiento de la IRC en niños puede clasificarse en:

1. Tratamiento conservador.
2. Programa de diálisis-trasplante.

Aunque en este capítulo solo se va a estudiar el tratamiento nutricional, debe entenderse que este es solo una parte muy importante del conjunto de áreas de actuación que deben ser consideradas: dieta, corrección de la acidosis, tratamiento de la anemia y de la hipertensión arterial y monitorización de la osteodistrofia y del crecimiento (Tabla 47.2).

La malnutrición de estos pacientes es de origen multifactorial: la anorexia, aversión por el alimento y las consecuencias de la medicación son responsables de la reducción del aporte energético y de la depleción proteica[3]. Si se mantiene de forma prolongada esta situación estos pacientes retrasan su crecimiento. Dado que el riñón no puede adaptarse de forma adecuada para mantener el medio interno, es necesario recurrir a una serie de normas que compensen esta insuficiencia. Ello exige una estimación de las necesidades individuales de cada niño teniendo en cuenta edad, tipo de nefropatía y nivel de la función renal[4].

Los pacientes con IRC desarrollan hiperazoemia y uremia. La primera se refiere al acúmulo de metabolitos nitrogenados en sangre; la uremia es la asociación de signo y síntomas clínicos a la hiperazoemia. Esta situación origina una importante alteración en la absorción, excreción y metabolismo de los diferentes nutrientes[5].

EXPLORACIÓN DEL ESTADO NUTRICIONAL

Como se estudia en el capítulo 3 de este libro, el estado nutricional puede ser explorado por diversos métodos. La antropometría nutricional, encuestas dietéticas de ingesta de alimentos, métodos de análisis de composición corporal, valoración del desarrollo óseo y sexual y, finalmente, estudios bioquímicos, son los procedimientos habitualmente empleados.

En los pacientes con enfermedad renal debe tenerse en cuenta que en ciertas circunstancias, como es el caso del paciente edematoso o en situación de diálisis, el peso no puede ser recogido de forma adecuada. Por ello, debe referirse al denominado "peso seco", concepto difícil de definir pero que corresponde al peso para la talla en situación de normotensión. La medición de los pliegues cutáneos de niños sometidos a hemodiálisis debe realizarse en situación de peso seco, ya que la retención de líquidos interdiálisis puede modificar falsamente la medida de los mismos.

En el caso de las determinaciones bioquímicas, la función renal alterada puede hacer complicada la interpretación de los resultados. Las proteínas totales, albúmina, prealbúmina, proteína ligadora de retinol y fracciones del complemento, se relacionan con los depósitos de proteínas viscerales. La concentración de albúmina por debajo de 3,5 g/dl es un indicador de deficiencia proteica, pero no es sinónimo de nutrición alterada, ya que puede deberse a situaciones que cursan con pérdida renal de albúmina. La larga vida media de esta proteína y su amplio volumen de distribución, contribuyen a su discutible sensibilidad sobre el estado nutricional. En edad pediátrica no se ha estudiado la asociación entre hipoalbuminemia y mala evolución de la enfermedad, descrita en el nefrópata adulto.

La transferrina sérica se correlaciona positivamente con el filtrado glomerular y parece un indicador más sensible del estado proteico, debido a que su volumen de distribución corporal es menor, así como su vida media (8-9 días). Sin embargo, puede también estar modificada por otros procesos, como son la deficiencia de hierro, hipoxia, estrógenos o empleo de contraceptivos.

La prealbúmina y la proteína ligadora de retinol son otros marcadores de los depósitos de proteínas corporales. Son muy sensibles a cambios agudos en la nutrición, debido a su vida media, aún más corta, y a su pequeño volumen de distribución corporal.

La fracción C3 del complemento es un índice muy sensible de malnutrición proteico-energética. También, el descenso de IGF-1 ha sido relacionado con la malnutrición[6].

Las anomalías del metabolismo lipídico pueden aparecer en fases precoces de la enfermedad y agravarse con el empeoramiento de la función renal.

La ingesta proteica puede ser calculada con análisis de composición corporal, muy sensibles, pero con alto costo. Otros procedimientos serían la estimación del índice urea/creatinina sérica[7] o el nitrógeno total eliminado, basado en el modelo cinético de la urea y la eliminación urinaria de las 24 horas o, a partir del líquido peritoneal en los pacientes dializados[8].

En conclusión, la evaluación del estado nutricional deberá basarse en varios de estos índices y su determinación periódica, siendo imprescindible, al menos, la antropometría y las determinaciones bioquímicas fundamentales.

REPERCUSIÓN DE LA ENFERMEDAD RENAL SOBRE EL ESTADO DE NUTRICIÓN

Como se ha comentado anteriormente, la reducción a menos del 50% de la función renal, se acompaña de alteraciones importantes del estado nutricional.

Ingesta inadecuada

Se debe fundamentalmente a la anorexia que se acentúa conforme avanza el grado de IRC. Se suele asociar con repulsa selectiva a alimentos con alto contenido proteico. Algunos pacientes presentan modificaciones en el sentido del gusto, que se han relacionado con una deficiencia asociada de cinc.

Estado catabólico

El estado catabólico de estos niños se ha intentado explicar en una menos eficaz utilización de la energía, lo que traduciría unos mayores requerimientos. Este hecho no se ha comprobado. El estado urémico puede incrementar el metabolismo proteico, debido a la proteólisis del músculo, estimulada por un mecanismo ATP-dependiente, en el que están involucrados proteosomas y la ubiquitina. No está suficientemente probado que la corrección de la acidosis metabólica habitual de estos pacientes mejore su estado nutricional.

Anomalías hormonales

Se ha comprobado un estado de resistencia a la insulina, que parece secundario a un defecto post-receptor, lo que daría lugar a una intolerancia a la glucosa. Sin embargo, otros autores interpretan este último fenómeno como una consecuencia de la falta de insulina debida a hiperparatiroidismo. Éste también ha sido implicado como factor catabólico importante al promover la liberación de aminoácidos del tejido muscular.

También se han descrito alteraciones deficitarias de las hormonas tiroideas.

Actualmente, se concede gran importancia a las modificaciones del eje GH-IGF-1. En la uremia existe respuesta inadecuada en el ámbito celular a la GH. Se ha demostrado una disminución de los receptores hepáticos de la hormona y una menor expresión del ARNm para el IGF-1 en el mismo órgano. También se han reportado tasas séricas altas de IGF-1BP3. Recientemente se ha investigado el valor predictivo de la leptinemia sobre el crecimiento en niños tratados con hGH, con resultado negativo[9].

Hemodiálisis

La hemodiálisis ha sido considerada como un proceso catabólico con pérdidas inevitables de nutrientes, que en el caso de los aminoácidos puede alcanzar la cifra de 5-8 g, durante cada sesión con dializadores de bajo flujo. Si se utilizan dializadores de flujo alto, las pérdidas llegan a ser de 25-30 g.

Cuando los dializadores son bioincompatibles se produce un incremento del catabolismo proteico, a partir de la liberación de interleucina-1 y del FNT-α, que inducirían la degradación de las proteínas musculares cuyo exceso se perdería por el dializador.

Diálisis peritoneal

La pérdida de proteínas y aminoácidos es bien conocida con este procedimiento, especialmente albúmina e inmunoglobulinas. Las pérdidas de aminoácidos alcanzan 1,7-3,4 g/día y las de proteínas 5,5-11,8 g/día.

No debe olvidarse que el incremento del aporte de glucosa que pasa desde el espacio peritoneal, supone entre 5 y 20 kcal/kg/día, lo que produce sensación de saciedad, que agrava el grado de anorexia.

Procesos asociados intercurrentes

Especialmente deben recordarse las infecciones sobreañadidas o la asociación con un síndrome nefrótico.

Igualmente, el manejo de fármacos, como es el caso de los corticoides o del hierro, pueden contribuir a la malnutrición.

Trasplante renal

Entre los factores que contribuyen a la malnutrición, debe citarse el manejo de corticoides o la utilización de dietas hipoproteicas, que se emplean con objeto de alterar el curso de un posible rechazo.

INFLUENCIA DE LA NUTRICIÓN SOBRE LA ENFERMEDAD RENAL

De la misma forma que la IRC afecta al estado de nutrición de un paciente, la dieta también puede ser un factor en la progresión de la enfermedad renal. Son conocidos los efectos de la dieta hiperproteica sobre la nefrona, que produciría un aumento de la presión del capilar intraglomerular con hiperfiltración glomerular de las nefronas residuales. Este hecho se ha considerado como uno de los factores responsables de la progresión de la IRC. La ingesta proteica sería un potente modulador del GFR, por lo que se ha propuesto que la reducción de las proteínas de la dieta produciría un efecto beneficioso sobre la progresión del daño renal en IRC. Desgraciadamente lo que se ha demostrado en animales de experimentación, no ha sido asimilable a la especie humana. En los últimos 50 años se ha discutido mucho sobre la influencia de la dieta hipoproteica y con bajo contenido en fósforo en la reducción del daño renal o en su enlentecimiento. En el ámbito experimental existen gran cantidad de datos que establecen una relación entre una dieta rica en proteínas y fósforo y la progresión a la IRC. A pesar de todos los trabajos realizados y ser un hecho aceptado, no está suficientemente probado. Al menos hay tres cuestiones que quedan sin contestar:

- ¿La dieta que se utilizó fue adecuada para prevenir una malnutrición?
- ¿Se consiguió una adecuada adhesión a la dieta y una monitorización de la misma?
- ¿Cuán convincente es la evidencia que la restricción dietética cambió la progresión de la función renal?

Hoy día, aunque todavía no está clara la influencia de una dieta hipoproteica en la progresión lenta de la IRC, se tiende a utilizarla siempre; en niños este tipo de dieta tiene que asegurar suficientes nutrientes para conseguir un desarrollo somático y cerebral sostenido. Se han hecho pocos estudios sobre la influencia de una dieta hipoproteica en la evolución del deterioro de la función renal. No se ha demostrado relación del daño renal, con dieta hipoproteica o no[10].

Además del posible efecto de la ingesta proteica sobre la función renal y su progresión, también hay datos para pensar que otros nutrientes pueden tener efectos sobre la progresión de la enfermedad renal.

La hiperlipidemia se ha asociado con un incremento y desarrollo de glomeruloesclerosis en animales de experimentación. Manipulando la dieta de lípidos en ratas con IRC se ha conseguido un descenso del daño renal. Parece ser que el atrapamiento de lipoproteínas de baja densidad por macrófagos en el mesangio y el incremento de tromboxano a nivel glomerular sería el causante de la citada alteración[11].

También el fósforo tendría una acción perjudicial sobre la función renal. Es difícil establecer una relación causal dado que a veces no es posible separar la ingesta proteica de la del fósforo. En animales de experimentación hay un incremento de depósitos fosfocálcicos sobre el riñón ya dañado, que aumentaría la progresión a la IRC. No hay estudios suficientemente fiables para poder asegurar que una dieta pobre en fósforo detenga o haga más lenta la progresión del daño renal[12].

NECESIDADES NUTRICIONALES

Los objetivos fundamentales del tratamiento nutricional o dietético van a ser:

- Mejorar la sintomatología urémica.
- Conseguir el mejor estado nutricional posible.
- Preservar la función renal.

Las recomendaciones dietéticas deberán ser individualizadas y basadas en los requerimientos para conseguir un *catch-up* de la función renal residual.

Requerimientos energéticos. Existe unanimidad en que la ingesta energética debe situarse cercana al 100% del consumo recomendado para la edad del niño. En el caso de lactantes, el requerimiento de energía es mayor, situándose entre el 110 y el 115% del aconsejado por las RDA. Ello representa consumos superiores a los recomendados referidos al peso. Varios trabajos han evidenciado que la mayoría de los pacientes con IRC tienen una deficiente ingesta de calorías. También ha habido demostraciones de mejorar el crecimiento cuando la ingesta calórica se da por encima del 80% de las recomendaciones habituales. Sin embargo no todos los autores están de acuerdo con estos resultados. Actualmente, se podrían hacer las siguientes recomendaciones energéticas:

Lactantes	100-120 kcal/kg/día
Prepuberales	70-100 kcal/kg/día
Puberales (hombres)	44-55 kcal/kg/día
Puberales (mujeres)	40-50 kcal/kg/día

Debe tenerse en cuenta que en los pacientes en diálisis peritoneal el aporte de calorías, debido al paso de glucosa procedente del peritoneo, constituye un ingreso calórico entre 5 y 20 kcal/kg/día. Por el contrario, en la hemodiálisis se puede remover glucosa cuando se utiliza un dializado que no la contenga. Pueden perderse de 15 a 25 gramos de glucosa por sesión de hemodiálisis.

Del total de calorías necesarias hay que procurar que el 50% sean aportadas por hidratos de carbono, entre un 5 a 8% por proteínas de alto valor biológico y 40 a 45% a través de grasas con una relación ácidos grasos poliinsaturados/saturados de 1.

Debe insistirse en la importancia de una adecuada fuente de energía, ya que prevendrá el catabolismo proteico y promoverá un óptimo uso de las proteínas[13]. Esto es más importante en el caso del lactante, que es mucho más vulnerable al retraso de crecimiento y desarrollo[14]. Aunque otros factores contribuyen a dicha alteración, la ingesta calórica inadecuada parece ser muy importante. Además, el retraso del crecimiento y desarrollo adquirido en esta época de la vida será muy difícil de recuperar, si es que se consigue[15].

Los suplementos nutricionales pueden verse obstaculizados en estos niños. Por ello, en ocasiones se recurrirá a su administración con sonda nasogástrica o, incluso, por gastrostomía[16].

Requerimientos proteicos. Las necesidades proteicas en el niño con IRC disminuyen con la edad, aconsejándose desde 2,2 g/kg/día para lactantes hasta 0,8 g/kg/día para adolescentes[17]. Estas necesidades se refieren a las etapas de tratamiento conservador. En situaciones de hemodiálisis, al menos, hay que cubrir las necesidades referidas anteriormente, calculando una ingesta proteica de 0,3 g por cm de altura y 10 kcal/cm/día[6].

Cuando el paciente está en diálisis peritoneal se incrementan las necesidades proteicas. En esta situación se recomiendan los siguientes aportes según la edad:

Lactantes	2,5-3 g/kg/día
Prepuberales	2-2,5 g/kg/día
Puberales	2 g/kg/día
Postpuberales	1,5 g/kg/día

Se han utilizado suplementos de nutrientes, fundamentalmente aminoácidos asociados a otras formas de suplemento energético por vía oral, parenteral e intradialítica. Solo unos pocos estudios han evaluado el efecto de los suplementos enterales en pacientes malnutridos. Por otra parte, la mayoría de estos estudios no están suficientemente controlados. La utilización de este tipo de suplementos requerirá una evaluación adecuada del nivel de función renal, tipo de diálisis, nivel de catabolismo, habilidad para manejar líquidos y electrolitos, función gastrointestinal, disponibilidad de los productos y precio de los mismos[18].

Requerimientos de grasas. Existen anomalías en el metabolismo de los lípidos hasta en el 70% de los pacientes con IRC. Por ello se intenta disminuir el contenido graso para impedir el posible riesgo de enfermedad cardiovascular. El aporte graso debe cubrir entre el 45% del total de energía diaria, siendo la relación poliinsaturados/saturados de 1.

Debe asegurarse el aporte de ácido linoleico. En los casos de hipertrigliceridemia, es obligada la comprobación de las tasas de carnitina, que deberán suplirse si fuese necesario.

Requerimientos de carbohidratos. Los hidratos de carbono deben aportar el 50-60% de la energía total de la dieta diaria. Se recomienda emplear carbohidratos complejos, ya que en la IRC existe una intolerancia a la glucosa con resistencia periférica a la insulina, que podría originar una hipertrigliceridemia.

Requerimientos de calcio-fósforo y vitamina D. La *hiperfosforemia* se inicia cuando la función renal desciende un 30% aproximadamente. Para impedir la acción de inducir *hipocalcemia*, descenso de la síntesis de 1-25-dihidroxicolecalciferol y estímulo de la parathormona, sería recomendable una dieta baja en fósforo de 400 a 800 mg por día. Esto es prácticamente imposible conseguir por la cantidad de alimentos que habría que restringir. Por ello, se asocia un quelante del fósforo. En la actualidad no se usa el hidróxido de aluminio dado que se ha comprobado que puede producir un estado de intoxicación alumínica (alteraciones óseas, anemia y encefalopatía). El quelante más usado es el carbonato cálcico. La dosis diaria recomendada es de 50-80 mg/kg, ingerido en las comidas para que haga su efecto quelante sobre la absorción del fósforo.

Las necesidades de vitamina D, o sus metabolitos, habría que establecerlas en función de los parámetros fosfo-cálcicos y de la tasa de parathormona circulante, siempre bajo control de los mismos para ajustar su dosis. Actualmente se recomienda utilizar el calcitriol (1,25 (OH)2-D3) a dosis entre 0,25 y 0,5 µg administrados 2-3 veces por semana. En lactantes es preferible administrar 1-α-(OH)-D3 a dosis de 1-3 ng/día.

Se recomienda que el producto calcio-fósforo se mantenga por debajo de 70 para evitar calcificaciones.

Las necesidades de calcio deben cubrirse según las recomendaciones habituales, teniendo en cuenta que al administrar el carbonato cálcico o productos similares, se administran dosis altas de calcio, con el riesgo de hipercalcemia.

Requerimientos de agua. El aporte de agua es fundamental en el tratamiento conservador de la IRC. En la mayoría de casos existe poliuria, con la excepción de niños con síndrome nefrótico y algunas formas de glomérulonefritis. Durante el primer año de vida las necesidades se estiman en 150 ml/kg/día, cantidad que disminuye a medida que progresa la edad del paciente. Es obligatorio vigilar diariamente la diuresis para individualizar cada situación.

Otros requerimientos. Las necesidades de *sodio* dependerán de la etiología y la patogenia del proceso. Las necesidades de un niño con una nefropatía post-obstructiva serán totalmente distintas de las de un paciente con un síndrome nefrótico asociado. En el primer caso habrá que administrar aportes desde 5 a 10 mEq/kg/día, mientras que en el segundo caso habrá que reducir por completo la ingesta de cloruro sódico; o en el caso de síndrome nefrótico asociado a hipertensión arterial en el que además probablemente haya que asociar diuréticos.

Con respecto a las necesidades de *potasio*, también podrán variar en función de la etiopatogenia de la enfermedad. Raramente se necesitarán suplementos, puesto que la tendencia es hacia la hipercaliemia. En estadios avanzados de la enfermedad el aporte de potasio suele estar restringido, por lo que deben evitarse en la dieta los frutos secos, zumos y patatas ricos en este catión. En los casos incontrolables se administrarán resinas de intercambio catiónico.

El *hierro* es otro de los nutrientes que con frecuencia debe suministrarse. La anemia es un hecho prácticamente constante en la IRC, sobre todo cuando el filtrado glomerular desciende por debajo del 30%. Se deben cubrir las necesidades habituales de hierro y si una vez cubiertas se mantiene la anemia, el tratamiento específico será la eritropoyetina.

Con respecto a las *vitaminas hidrosolubles* hay que tener en cuenta que, en caso de poliuria, puede existir una depleción de las mismas. Asimismo puede desarrollarse un estado de deficiencia vitamínica por la anorexia, o las restricciones dietéticas o por la forma de preparar los alimentos. Por lo tanto, habrá que cubrir las necesidades diarias recomendadas. En el caso de la piridoxina, se conoce su deficiencia en pacientes con IRC. La dosis diaria recomendada es de 10 mg/día. El ácido fólico también suele estar disminuido en estos pacientes. Se recomienda administrar 1 mg/día.

La deficiencia de *cinc* se ha relacionado con la anorexia y la pérdida del sentido del gusto que suelen tener estos pacientes. Los suplementos de cinc mejoran la anorexia y el sentido del gusto, pero no influyen en el crecimiento.

Se desconoce la relación que pueden tener otros elementos traza en la nutrición de este tipo de pacientes (cobre, plomo y estroncio).

Si se consigue una dieta bien balanceada con ingesta de nutrientes esenciales y óptimamente preparada, probablemente no será necesario utilizar preparados de hierro, vitaminas hidrosolubles o cinc.

Hormona de crecimiento. Se ha comprobado que la administración de hormona de crecimiento humana recombinante (rhGH) acelera el crecimiento, promueve el anabolismo proteico y mejora la aposición ósea y la masa muscular. Este efecto se ha demostrado, aunque con diferencias, en pacientes con IRC en tratamiento conservador, en situación de diálisis o tras el trasplante renal. Antes de iniciar el tratamiento hay que corregir todos los factores nutricionales o metabólicos, puesto que de lo contrario no será eficaz. La dosis recomendada inicialmente es de 30 U/m^2/semana en administración diaria repartida por vía subcutánea. En función de los resultados obtenidos puede modificarse esta dosificación.

Aunque hasta el momento la respuesta terapéutica parece adecuada, todavía quedan diversos problemas por resolver, como cuándo iniciar la terapéutica, sobre todo en lo que respecta a edades tempranas, como establecer la dosis adecuada en el seguimiento según la respuesta individual, en qué momento se debe discontinuar el tratamiento, talla final alcanzada y como prever efectos secundarios, fundamentalmente sobre la función renal residual, hipertensión endocraneal, inducción de tumores a largo plazo, alteraciones óseas cuando se produce un crecimiento rápido y su uso en el trasplante renal por el riesgo de rechazo del injerto[19].

El impacto de la rhGH sobre el crecimiento y desarrollo en pacientes con IRC puede obligar a redefinir las recomendaciones nutricionales habituales.

La estimulación del apetito con el uso de acetato de megestrol, GH e IGF-1 en niños con diálisis puede ser beneficioso como preventivo de la malnutrición[20].

BIBLIOGRAFÍA

1. Luque A, Fernández A, Izquierdo E, Aparicio C, Morales MD. Insuficiencia renal crónica: tratamiento conservador. Protocolos de la AEP: Nefrología-Urología 2002; 175-82. (disponible en www.aeped.es/protocolos/nefro/index.htm)
2. García N, Errasti P, Muñoz M *et al*. Insuficiencia renal. En: Muñoz M, Aranceta J, García-Jalón I, eds. Nutrición aplicada y dietoterapia. Pamplona, Eumsa, 1999; 347-56.
3. Repetto HA, Gordillo G. Insuficiencia renal crónica. En: Gordillo G, Exeni RA, de la Cruz J, eds. Nefrología pediátrica. 2ª ed. Madrid, Elsevier España, 2003; 453-74.
4. Sedman A, Friedman A, Boineau F, Strife CF, Fine F. Nutrition of the child with mild to moderate chronic renal failure. J Pediatr 1996; 129: S13-S8.
5. Kopple JD. Trastornos renales y nutrición. En: Shils ME, Olson JA, Shike M, Ross AC, eds. Nutrición en salud y enfermedad. 9ª ed. México, McGraw-Hill, Interamericana, 2002; 1669-708.
6. Kuizon BD, Salusky I. Nutritional management of the child with renal insufficiency. En: Nutritional management of renal diseases. Baltimore, Williams & Wilkins, 1997; 687-711.
7. Rodríguez Soriano J, Vallo A, Castillo G, Oliveros R. Nutrición en la insuficiencia renal crónica. An Esp Pediatr 1991; S46: 118-21.
8. Abitbol C, Chan JC, Trachtman H, Strauss J, Greifer I. Growth in children with moderate renal insufficiency: measurement, evaluation and treatment. J Pediatr 1996; 129: S3-S8.
9. Patel L, Webb NJ, Bradbury MG, Zaman N, Smith P, Lewis MA *et al*. Serum leptin and IGF-I during growth hormone treatment in chronic renal failure. Pediatr Neprol 2002; 17: 643-7.
10. Uauy RD, Hogg RJ, Brewer ED, Reisch JS, Cunningham C, Holliday MA. Dietary protein and growth: a report from the Southwest Pediatric Nephrology Study Group and the University of California, San Francisco. Pediatr Nephrol 1994; 8: 45-50.
11. Appel G. Lipid abnormalities in renal diseases. Kidney Int 1991; 39:169-83.
12. Lau K. Phosphate excess and progressive renal failure: the precipitation-calcification hypothesis. Kidney Int 1989; 36: 918-37.
13. Uauy RD, Hogg RJ, Holliday M. Protein-energy requirements of children with chronic renal insufficiency: report from the Southwest Pediatric Nephrology Study Group and the infant diet protein study group. Semin Nephrol 1989; 9: 24-30.
14. Mataix J, García-Luna PP. Enfermedades renales. En: Mataix J, ed. Nutrición y alimentación humana. II. Situaciones fisiológicas y patológicas. Madrid, Ergon, 2002; 1339-58.
15. Hernández R. Nutrición y patología renal. En: Tojo R, ed. Tratado de nutrición pediátrica. Barcelona, Doyma, 2001; 885-904.
16. Brewer E. Supplemental enteral tube feeding in infants undergoing dialysis. Indications and outcome. Seminar Dial 1994; 7: 429-34.
17. Luque A, Morales MD, Izquierdo E, Aparicio C, Fernández A. Insuficiencia renal crónica en niños. Pediatr Integr 2000; 5: 929-44.
18. López J, Ortiz A, Sánchez M. Nutrición en las enfermedades renales. En: Gil A, ed. Tratado de Nutrición. Nutrición clínica. Tomo IV. Madrid, Acción Médica, 2005; 4/37: 1097-120.
19. Yadin O, Fine RN. Long-term use of recombinant human growth hormone in children with chronic renal insufficiency. Kidney Int 1997; 58: S114-7.
20. Ballabriga A, Carrascosa A. Malnutrición secundaria: aspectos etiológicos y mecanismos fisiopatológicos que conducen a malnutrición. En: Ballabriga A, Carrascosa A, eds. Nutrición en la infancia y adolescencia. 3ª ed. Madrid, Ergon, 2006; 1207-64.

Capítulo

48

Nutrición en el niño con cardiopatía congénita

J.L. Olivares

INTRODUCCIÓN

Las cardiopatías congénitas son defectos anatómicos presentes en el nacimiento debidos a malformaciones embriológicas en el desarrollo estructural del corazón y de los vasos sanguíneos principales. Ocurren, aproximadamente en el 1% de los recién nacidos nacimientos vivos. Pueden ser secundarias a causas genéticas o ambientales, aunque en la mayoría de los casos su naturaleza es multifactorial. El diagnóstico precoz y el tratamiento médico o quirúrgico han conseguido disminuir de forma considerable su mortalidad[1].

La mayor parte de los pacientes con cardiopatía han tenido un normal crecimiento y desarrollo hasta el momento del nacimiento, muchos logran superar de forma adecuada el período neonatal, pero poco más tarde, durante el primer y segundo año de vida, la escasa ganancia de peso, la detención del crecimiento y la malnutrición, aparecen como factor mayor de complicación acompañando a las cardiopatías severas y moderadas. Cameron *et al.*[2] señalan que entre el 33 y 64% de los niños hospitalizados con cardiopatía congénita tienen respectivamente malnutrición aguda o crónica.

Cada cardiopatía tiene una anomalía estructural y una alteración hemodinámica y metabólica específica que determina el pronóstico evolutivo de estos pacientes. Los aspectos extracardíacos son casi tan importantes como los específicamente cardíacos. La alteración nutricional, común en todas las formas graves de cardiopatías que se acompañan de cianosis e insuficiencia cardíaca, va a influir en su pronóstico final.

La moderna cardiología pediátrica, que intenta conseguir del niño con cardiopatía no sólo supervivientes, sino también que sea competente en el terreno físico, intelectual y social, debe incluir en su programa terapéutico el control nutricional de estos pacientes. Un enfoque nutricional adecuado, con actuación conjunta del pediatra, gastroenterólogo y cardiólogo, es muy útil en la fase aguda de descompensación y puede mejorar de manera importante el crecimiento y desarrollo de etapas posteriores[3-6].

FISIOPATOLOGÍA DE LAS ALTERACIONES NUTRICIONALES

Son diversos los factores que pueden conducir a la malnutrición e hipocrecimiento en niños con cardiopatías congénitas: 1) tipo e impacto clínico de la enfermedad cardíaca; 2) disturbios en el metabolismo energético; 3) disminución del consumo energético; 4) disturbios en la función gastrointestinal; 5) factores prenatales[7] (Tabla 48.1).

El tipo de cardiopatía influye sobre el grado de retraso de crecimiento. La mayor parte de los pacientes con cardiopatía cianótica permanente o con insuficiencia cardíaca congestiva se acompañan de un crecimiento insuficiente[8,9]. La hipoxia crónica con cifras de PaO_2 inferiores a 30 mmHg, metabolismo anaerobio y aumento de lactato tienen un grave retraso nutricional. Una hipertensión pulmonar irreversible o una hipoxia mantenida tienen efecto negativo sobre el número y tamaño celular, impidiendo un

Tabla 48.1. Factores que pueden influir en el origen de la malnutrición y fallo de crecimiento en los niños con cardiopatías congénitas

1. **Tipo e impacto clínico de la enfermedad cardíaca**
   - 1.1. Defectos con cianosis versus sin cianosis
   - 1.2. *Shunts*
   - 1.3. Fallo cardíaco congestivo
   - 1.4. Estado quirúrgico
     - Edad y tiempo de la cirugía
     - Tipo de cirugía
     - Complicaciones
2. **Disturbios en el metabolismo energético**
   - 2.1. Gastos energéticos crecientes
     - Hipertrofia cardíaca
     - Anormalidades en la composición corporal
     - Incremento de la actividad del sistema nervioso simpático
     - Incremento del tejido hemopoyético
     - Incremento de la temperatura basal
     - Infecciones recurrentes
     - Agentes farmacológicos
3. **Disminución del consumo energético**
   - 3.1. Anorexia y saciedad temprana
   - 3.2. Agentes farmacológicos
   - 3.3. Disminución del volumen gástrico por hepatomegalia
4. **Disturbios en la función gastrointestinal**
   - 4.1. Malabsorción
     - Edema e hipoxia crónica intestinal
     - Interferencia con drogas
   - 4.2. Retraso en el desarrollo gastrointestinal
   - 4.3. Hepatomegalia compresiva
     - Disminución del volumen gástrico
     - Incremento del reflujo gastroesofágico
5. **Factores prenatales**
   - Alteraciones cromosómicas
   - Factores intrauterinos
   - Peso del nacimiento

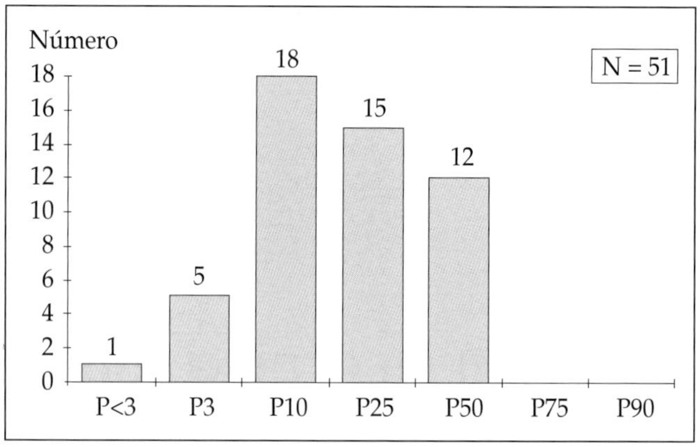

Figura 48.1. Percentiles de peso en niños con cardiopatías congénitas cianóticas.

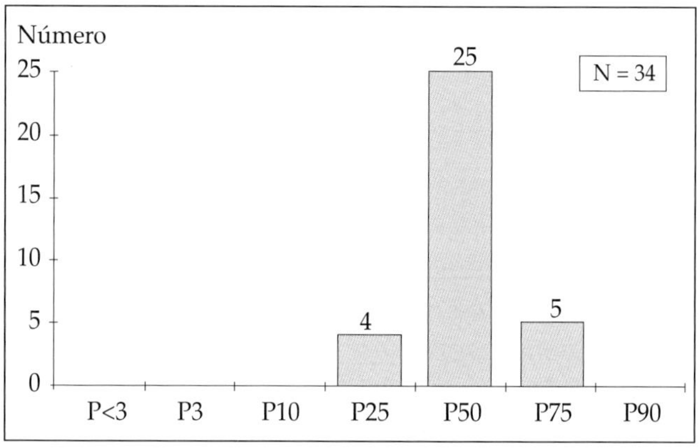

Figura 48.2. Percentiles de peso en niños con cardiopatía congénita con obstrucción a la salida de los ventrículos.

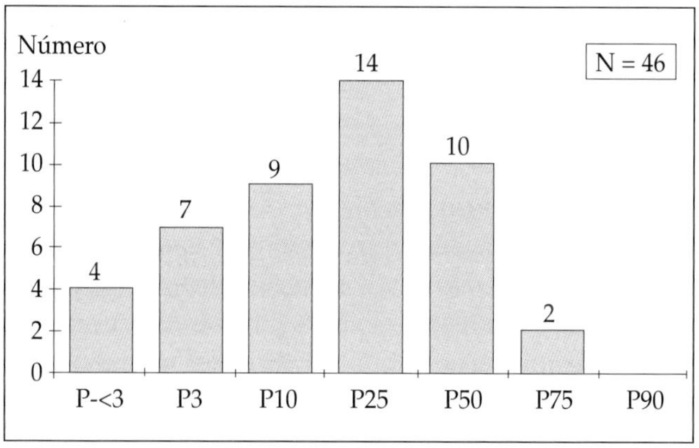

Figura 48.3. Percentiles de peso en niños con cardiopatía y cortocircuito izquierda-derecha.

crecimiento posterior adecuado[10]. En la Figura 48.1 están representados los pesos percentilados de 51 niños con cardiopatía congénita cianótica, encontrándose el 76,47% por debajo del P50.

Formas con obstrucción al vaciamiento de los ventrículos sólo producirán alteraciones en el desarrollo si la restricción es muy importante (Fig. 48.2). La mayoría de estos pacientes tienen un peso superior al P50.

Niños con cardiopatía y flujo pulmonar aumentado, tienen una detención en su crecimiento si los problemas respiratorios son importantes[11] (Fig. 48.3).

Varios factores pueden intervenir en el retraso de crecimiento en relación con el tipo de cardiopatía: 1. Mala utilización de oxígeno; se ha comprobado que en los niños cardiópatas el cociente respiratorio y el consumo de oxígeno es mayor que en los niños normales, existiendo mayores necesidades metabólicas a nivel miocárdico y de músculos respiratorios; 2. Malabsorción intestinal. Estudios realizados en niños con cardiopatías graves, en el adulto con insuficiencia cardíaca congestiva o en animales de experimentación, se acompañan de malabsor-

Tabla 48.2. Factores de riesgo en el niño con cardiopatía congénita

1. Naturaleza de la lesión cardíaca:
   a) Riesgo alto: Cardiopatía congénita cianógena
      Cardiopatía con insuficiencia cardíaca
      Cardiopatía con cortocircuito grande
   b) Riesgo bajo: Cardiopatía con obstrucción a la salida ventricular
2. Infecciones respiratorias frecuentes
3. Crecimiento y desarrollo desfavorable:
   a) Peso y talla menor de P3
   b) Peso muy desproporcionado en relación con la talla
4. Factores psicosociales desfavorables

Tabla 48.3. Ingesta energética de lactantes normales alimentados con leche materna y con leche de fórmula (kcal/kg/día)

	Lactancia materna		Lactancia artificial	
Edad (meses)	**Niños**	**Niñas**	**Niños**	**Niñas**
1	115	111	120	117
2	104	101	106	105
3	95	93	95	96
4	91	91	91	97
5	89	89	95	94
6	86	85	92	91
9	81	81	-	-
12	92	92	-	-

ción intestinal de grasas, proteínas y curvas de d-xilosa planas[12-14].

Los factores genéticos y prenatales, anomalías extracardíacas asociadas, prematuridad, retraso de crecimiento intrauterino, infecciones intrauterinas y alteraciones metabólicas de la madre, son responsables de la malnutrición que permanece una vez reparada la alteración anatómica[7]. La leptina, hormona implicada en la regulación del balance energético, no parece influir en la malnutrición de los niños con cardiopatía congénita[15].

Son diversos los factores post-natales que deben tratarse para conseguir un buen estado nutricional. Entre ellos deben citarse: ingestión inadecuada de calorías, nutrientes esenciales, infecciones respiratorias de repetición, estados hipermetabólicos y factores de tipo psicosocial. El aporte calórico suele estar disminuido en el niño con cardiopatía. Ello se debe, por una parte al cansancio y fatigabilidad que fácilmente aparece en el momento de la toma de alimentos y, por otra, a las mayores necesidades que presentan debido a su estado hipermetabólico. Señalar que los factores psicosociales desfavorables son un punto importante a considerar; ingresos bajos en la familia, padres menores de veinte años, inestabilidad marital, estados psicopáticos, padres alcohólicos y/o drogadictos, pueden influir desfavorablemente sobre el crecimiento de estos pacientes[11-14].

Los factores de riesgo y criterios indicadores de crecimiento inadecuado del niño con cardiopatía congénita quedan recogidos en la Tabla 48.2.

El paciente que se identifica como de alto riesgo debe someterse a una completa valoración que incluirá: a) historia de su hábito dietético y factores que lo modifican, recursos económicos, número de pacientes en el hogar, condiciones psicosociales, etc. La historia dietética debe registrar los alimentos consumidos durante tres días, incluido uno de fin de semana; también la capacidad de los padres para llevar a cabo un programa completo; b) estudio antropométrico completo y ritmo de velocidad de crecimiento.

TRATAMIENTO NUTRICIONAL DEL NIÑO CON CARDIOPATÍA ISQUÉMICA

Es un problema complejo que requiere el empleo de toda la destreza posible y los mejores conocimientos para lograr un buen resultado. En líneas generales, hay que proporcionar las máximas cantidades tolerables de calorías, proteínas y minerales sin perturbar el equilibrio metabólico del paciente.

Necesidades calóricas. Los niños con cardiopatía congénita necesitan más calorías por kilo de peso y día que los niños normales. Un lactante normal precisa de 115-92 kcal/kg/día durante el primer año de vida (Tabla 48.3)[16]. En el niño con cardiopatía las dietas basadas en el peso actual son inapropiadas, ya que está malnutrido; además, sus requerimientos son mayores, ya que su metabolismo está incrementado, por lo que precisará del orden de 150-175 kcal/kg/día durante el mismo período para asegurar un crecimiento adecuado.

La fórmula del lactante, a la concentración habitual del 13-15%, aporta alrededor de 67 kcal por 100 dl de volumen. En el niño cardiópata con mayores requerimientos energéticos se debe intentar conseguir una fórmula que aporte 100 kcal de volumen para aumentar las calorías sin incremento del volumen líquido total, que podría aumentar la precarga a situaciones peligrosas, en ocasiones ya altas por el tipo de lesión acompañante, y a la vez sin aumento de la osmolaridad.

Necesidades en principios inmediatos. Deben aportarse todos los nutrientes esenciales manteniendo una proporción del 8-10% del total de calorías en forma de

Tabla 48.4. Carga renal de solutos en diversos alimentos infantiles

Producto	Carga de solutos (mOsm/100 kcal)
Leche humana	12
Leche entera de vaca	33
Leche de vaca (2% de grasa)	40
Leche descremada de vaca	66
Fórmula infantil*	16
Alimentos colados:	
- Peras	5
- Puré de manzana	5
- Pollo con verduras	30
- Carne con verduras	18

**: representativa de la mayor parte de fórmulas infantiles comerciales.*

proteínas, 35-65% de hidratos de carbono y 35-50% en forma de grasas[16]. Las proteínas son los componentes que más pueden incrementar la carga renal de solutos; se recomienda que en la dieta del niño con cardiopatía no superen el 10% del aporte calórico total. Las grasas e hidratos de carbono son mejor tolerados. En la Tabla 48.4[17] se detalla la carga renal de solutos en diversos alimentos infantiles.

Existen diversos preparados comerciales que aportan la concentración de 100 kcal sin incrementar la osmolaridad. Sin embargo, es necesario estar pendiente del balance hídrico, ya que el paciente con cardiopatía suele tener mayores pérdidas de agua por piel y pulmón[18].

También puede conseguirse el incremento calórico añadiendo a las fórmulas adaptadas habituales hidratos de carbono, grasas y cereales. Todo ello supone una gran modificación en la dieta actualmente recomendada para el niño en los primeros meses de vida, aunque suele ser fácilmente tolerada[16].

Si el niño tiene menos de tres meses los ingredientes a añadir a las fórmulas adaptadas son hidratos de carbono y grasas. La adición de frutas y aceite de maíz es un buen procedimiento. También pueden usarse triglicéridos de cadena media (MCT) o dietas elementales.

Si el niño es mayor de tres meses la adición de azúcar, aceite de maíz y cereales es una buena solución. Siempre que se añadan hidratos de carbono o grasas a las fórmulas deben estar proporcionadas, el exceso de carbohidratos fácilmente produce diarreas y flatulencias, y el de grasas conduce a la cetoacidosis. En la Tabla 48.5 se recogen las diversas modalidades para conseguir un suplemento calórico en el niño con cardiopatía congénita.

Tabla 48.5. Suplementos calóricos en el niño con cardiopatía congénita

1. Fórmula láctea: 100 kcal/dl
2. Fórmulas elementales, hidrolizados de proteínas
3. Suplementos según edad:
   - 3.1. Niños menores de tres meses:
     - Fórmula láctea preparada (100 kcal/dl)
     - Fórmula adaptada (67 kcal/dl) suplementadas en hidratos de carbono (frutas) o grasas (aceite de maíz, MCT)
   - 3.2. Niños mayores de tres meses:
     - Fórmulas adaptadas y de continuación con suplementos de hidratos de carbono, grasas y cereales

La alimentación nasogástrica continua durante veinticuatro horas es un método seguro y eficaz para conseguir tanto un aumento de la ingesta de nutrientes como una mejoría del estado nutricional global de estos pacientes. Solamente las ingestas que se aproximan a 150 kcal por kg de peso corporal y día se asocian con incrementos de peso, talla y panículo adecuados. Cuando el tratamiento se hace crónico es necesario recurrir a la gastrostomía percutánea endoscópica[19-22].

Los avances en las técnicas quirúrgicas cardiotorácicas han hecho posible que la corrección total precoz de las lesiones cardíacas complejas representan el tratamiento óptimo para la asistencia total de estos pacientes. Ante circunstancias en las que no es factible este tratamiento, a causa del mal estado clínico y nutricional, la gravedad del defecto subyacente, o ambas circunstancias, la subsiguiente malnutrición proteico-energética puede retrasar aún más la corrección quirúrgica definitiva e impedir el crecimiento de recuperación post-operatorio[3,23].

Necesidades en minerales y vitaminas. Los requerimientos fisiológicos de sodio desde el nacimiento a los tres meses de edad son aproximadamente de 0,5 mEq/kg/día, posteriormente disminuyen a 0,1 mEq/kg/día a partir de los seis meses. Las pérdidas cutáneas en el lactante son importantes y vienen modificadas por la temperatura ambiental. En la leche humana, la cantidad de sodio varía de 3 a 19 mEq/L. En lactantes normales se toleran hasta 9 mEq/kg/día con aumento mínimo del espacio extracelular y cambios mínimos en los mecanismos compensatorios. En el niño cardiópata, especialmente con insuficiencia cardíaca congestiva, deben suprimirse estrictamente todos los alimentos ricos en cloruro sódico y su aporte debe quedar reducido a las necesidades fisiológicas[17].

Se debe controlar el balance del potasio, especialmente en caso de emplear diuréticos, ya que fácilmente conducen a hipopotasemia y secundariamente a insuficiencia cardíaca.

La deficiencia de hierro en pacientes con cardiopatía congénita cianótica es un problema de gran trascendencia, ya que incrementa la hipoxia en los tejidos y la viscosidad sanguínea, con tendencia a desarrollar acidosis metabólica, crisis hipoxémicas y tromboembolismo con accidentes cerebrovasculares, especialmente en niños menores de seis años[6,24]. La terapia con hierro debe ser recomendada en todos los pacientes con hemoglobina menor de 15 g/dl o hematocrito menor de 60%. En estas situaciones una dosis de 3-6 mg/kg/día de sulfato ferroso durante dos o tres meses es necesaria. Un control posterior de hemoglobina, hematocrito, volumen corpuscular medio (MCV) y eritrocitos suele ser suficiente para valorar si existe o no deficiencia de hierro.

Es recomendable un aporte complementario de vitamina D, complejo B y ácido fólico[25], especialmente en casos de miocardiopatías.

Sasaki *et al.*[26] señalan el efecto favorable de la hormona de crecimiento (GH recombinante) sobre el retraso de crecimiento prepuberal de los niños con cardiopatía congénita.

CONTROL NUTRITIVO DEL NIÑO CON CARDIOPATÍA CONGÉNITA

En todo niño con cardiopatía congénita deben hacerse los siguientes controles:

1. Control antropométrico: peso, talla, velocidad de crecimiento, índice de masa corporal, pliegues cutáneos y maduración ósea, cada tres meses, durante el primer año y posteriormente cada seis meses.
2. Control dietético: cuantificación de calorías administradas, proporción de principios inmediatos, especialmente de proteínas y líquidos ingeridos en la dieta diaria.
3. Deben evitarse el arropamiento excesivo y los climas calurosos, ya que pueden producirse grandes pérdidas de agua con peligro para el paciente cardiópata.
4. En pacientes con cardiopatías congénitas cianosantes y tasas de hemoglobina inferiores a 15 g/dl o hematocrito menor de 60%, con aumento de la viscosidad de la sangre, riesgo incrementado de crisis hipoxémicas y accidentes cerebrovasculares, es obligado el aporte de hierro.
5. La alimentación mediante sonda nasogástrica, o gastrostomía, con fórmula suplementada en calorías, hasta conseguir un aporte de 150-175 kcal/kg/día, es un método seguro y eficaz para aumentar la ingesta de nutrientes de esta población.
6. Debe mantenerse en orina una osmolaridad entre 300-400 mOs/L. Cuando la osmolaridad es inferior a 300 mOs/L y existe escasa ganancia ponderal puede usarse una dieta con mayor densidad calórica.
7. Cuando el paciente no mejora, a pesar de los incrementos calóricos y necesidades señaladas, debe revisarse la situación cardiológica y pensar en la posible corrección quirúrgica.

BIBLIOGRAFÍA

1. Smith P. Primary care in children UIT congenital heart disease. J Pediatr Nurs 2001; 16: 308-19.
2. Cameron JW, Rosenthal A, Olson AD. Malnutrition in hospitalized children with congenital heart disease. Arch Pediatr Adolesc Med 1995; 149: 1098-102.
3. Scwarz SM, Gewitz MA, See CC, Berezin S, Glassman MS, Medow CM *et al.* Enteral nutrition in infants with congenital heart disease and growth failure. Pediatrics 1990; 86: 368-72.
4. Hansen SR, Dorup I. Energy and nutrient intakes in congenital heart disease. Acta Paediatr 1993; 82: 166-72.
5. Barton JS, Hindmarsh PC, Scrimgeour CM, Rennie MJ, Preece MA. Energy expenditure in congenital heart disease. Arch Dis Child 1994; 70: 5-9.
6. Olcay L, Ozer S, Gurgey A, Saraclar M, Ozme S, Bilgic A *et al.* Parameters of iron deficiency in children with cianotic congenital heart disease. Pediatr Cardiol 1996; 17: 150-4.
7. Nydegger A, Bines JE. Energy metabolism in infants with congenital heart disease. Nutrición 2006; 22: 697-704.
8. Kelleher DK, Laussen P, Teixeira-Pinto A, Duggan C. Growth and correlates of nutritional status among infants with hypoplastic left heart syndrome (HLHS) after stage 1 Norwood procedure. Nutrition 2006; 22: 237-44.
9. Leitch CA. Growth, nutrition, and energy expenditure in pediatric heart failure. Pediatr Cardiol 2000; 11: 195-202.
10. Varan B, Tokel K, Yilmaz G. Malnutrition and growth failure in cyanotic and acyanotic congenital heart disease with and without pulmonary hypertension. Arch Dis Child 1999; 81: 49-52.
11. Schuurmans FM, Pulles-Heintzberger CFM, Gerver WJM, Kester ADM, Forget P. Long-term growth of childrenwith congenital heart disease. Acta Paediatr 1998; 87: 1250-5.
12. Sondheimer JM, Hamilton JR. Intestinal function in infants with heart disease. J Pediatr 1978; 92: 572-8.
13. Olivares JL, Olivares R. Aspectos nutricionales del niño con cardiopatía congénita. Bol Soc Arag Ped 1984; 14: 128-32.
14. Van der Kuip M, Hoos MB, mForger PP, Weterterp KR, Genke RJ, De Meer K. Energy expenditure in infants with congenital heart disease, mincluding a meta-analysis. Acta Paediatr 2003; 92: 921-7.
15. Hallioglu O, Alehan D, Kandemir N. Plasma leptin levels in children with cyanotic and acyanotic congenital heart disease and correlations with growth parameters. Int J Cardiol 2003; 92: 93-7.

16. Fomon SJ, Ziegler EE. Nutritional management of infants with congenital heart disease. Am Heart J 1971; 83: 581-8.
17. Comité de Nutrición 1992-1993. Manual de Nutrición en Pediatría. Buenos Aires, Panamericana, 1994.
18. Salzer HR, Haschke F, Wimmer M, Heil M, Schilling R. Growth and nutritional intake of infants with congenital heart disease. Pediatr Cardiol 1989; 10: 17-23.
19. Bougle D, Iselin M, Kahyat A, Duhamel JF. Nutritional treatment of congenital heart disease. Arch Dis Child 1986; 61: 789-801.
20. Berhens R, Muschweck H, Richter T. Die perkutane endoscopic gastrostomie im Kindes und Jugendalter. Klin Padiatr 1996; 208: 8-13.
21. Hofner G, Behrens R, Koch A, Singer H, Holbeck M. Enteral nutritional support by percutaneous endoscopic gastrostomy in children with congenital heart diseases. Pediatr Cardiol 2000; 21: 341-6.
22. Ciotti G, Holzer R, Pozzi M, Dalzell M. Nutritional support via percutaneous endoscopic gastrostomy in children with cardiac disease experiencing difficulties with feeding. Cardiac Young 2002; 12: 537-41.
23. Cheung MMH, Davis AM, Wilkinson JL, Wintraub RG. Long term somatic growth after repair of tetralogy of Fallot: evidence for restoration of genetic growth potential. Heart 2003; 89: 1340-3.
24. West DW, Scheel JN, Stover R, Kan J, DeAngelis C. Iron deficiency in children with cyanotic congenital heart disease. J Pediatr 1990; 117: 266-8.
25. Nadas AS, Rosenthal A, Crigler JF. Nutritional considerations in the prognosis treatment of children with congenital heart. En: Suskind RM, Lewinter-Suskind L, eds. Textbook of pediatric nutrition. 2ª ed. New York, Raven Press, 1992; 537-44.
26. Sasaki H, Baba K, Nishida Y, Waki K, Konishi N, Mawatari H *et al.* Treatment of children with congenital heart disease and growth retardation with recombinant human growth hormone. Acta Paediatr 1996; 85: 251-3.

Capítulo

49

Nutrición y errores congénitos del metabolismo

A. Baldellou

INTRODUCCIÓN

Los errores congénitos del metabolismo (ECM) son alteraciones génicas de la estructura o de la función de una proteína. Aproximadamente uno de cada 1.000 niños nace con un ECM y más de un tercio de ellos van a dar lugar a una enfermedad metabólica congénita (EMC). En la mayoría de las ocasiones estas enfermedades presentan las primeras manifestaciones clínicas durante los primeros años de la vida, de tal modo que se han convertido en una de las patologías prevalentes durante la infancia.

Existen, además, pocas áreas de la medicina infantil en las que la nutrición tenga una importancia tan grande como tiene en las EMC, ya que en ellas los aspectos nutricionales forman parte consustancial de la problemática fisiopatológica, diagnóstica y terapéutica de los pacientes[1-3]. Las siguientes situaciones son modelos que ejemplifican este concepto (Tabla 49.1).

La ingesta de un nutriente "normal" puede desencadenar o condicionar las manifestaciones clínicas de la enfermedad

La presencia de algunos principios inmediatos normales en la dieta habitual, en los alimentos que recibe un niño afecto de un error congénito del metabolismo, es responsable de que se desencadenen los mecanismos fisiopatológicos de la enfermedad, como ocurre con la galactosa y la fructosa, en la galactosemia y en la fructosemia respectivamente. En otras ocasiones la ingesta de ciertos alimentos puede dar lugar a la presentación de episodios severos de la enfermedad, como ocurre con las habas en el déficit de glucosa-6-fosfato deshidrogenasa. De un modo más general la cantidad y calidad de las proteínas ingeridas es capaz de condicionar la expresividad de algunas EMC tales como los defectos del metabolismo de los aminoácidos, incluidos los del ciclo de la urea y muchas acidurias orgánicas.

Tabla 49.1. Nutrición y enfermedades metabólicas congénitas

Problemática nutricional	Ejemplo
La ingesta de un nutriente "normal" puede desencadenar la enfermedad	Fructosemia Déficit de glucosa-6-fosfato deshidrogenasa
La enfermedad interfiere la adecuada nutrición del paciente	Aminoacidopatías Acidurias orgánicas Hiperamoniemias
El tratamiento dietético es la terapia más efectiva en muchas EMC	Aminoacidopatías Hiperamoniemias Glucogenosis
Es posible la regulación nutricional de la expresión de algunos genes	Hipercolesterolemia familiar

Los mecanismos fisiopatológicos de la enfermedad, pueden interferir la adecuada nutrición del paciente

1. El bloqueo enzimático de una vía metabólica determinada da lugar en muchos casos a un acúmulo patógeno de la sustancia que no es metabolizada, a la aparición de productos intermedios de carácter nocivo para el organismo y, simultáneamente, a una deficiencia de los productos metabólicos sintetizados normalmente más allá del punto en el que se ha producido el error metabólico. Como consecuencia de ello el exceso de un determinado aminoácido (como la fenilalanina) puede inhibir competitivamente el transporte intracelular de otros aminoácidos (como los aminoácidos neutros de gran tamaño) con los que comparte el mismo sistema de transporte; la presencia en exceso de ácidos grasos de cadena corta, oxoácidos y otros ácidos orgánicos, interfiere la ureagénesis, la gluconeogénesis o el metabolismo del piruvato; ciertos productos intermedios se comportan como quelantes de algunos principios inmediatos o minerales (tal como ocurre por ejemplo con algunos ácidos orgánicos y la carnitina) y pueden dar lugar a situaciones de déficit; determinados defectos congénitos del transporte de minerales pueden originar también situaciones de deficiencia, como ocurre con el cinc en la acrodermatitis enteropática o con el cobre en la enfermedad de Menkes y finalmente, la falta de producción adecuada de ATP, consecuencia final de la mayoría de los ECM, es responsable de la inhibición de múltiples actividades enzimáticas y del fallo general del metabolismo.
2. Muchas EMC y especialmente las que afectan al metabolismo intermedio, cursan con un trastorno homeostático generalizado que interfiere la adecuada nutrición de los individuos afectos a través de mecanismos múltiples. Así, la glucogenosis por déficit de glucosa-6-fosfatasa que da lugar a hipoglucemia, hiperlipemia, hiperuricemia y acidosis láctica; o algunos defectos de la β-oxidación de las grasas que lo hacen con hipoglucemia, déficit de cetogénesis, aciduria dicarboxílica e hiperamoniemia.
3. El acúmulo indeseado de moléculas complejas en la mayoría de las enfermedades de depósito, o el de algunos metabolitos intermedios en algunos defectos del metabolismo intermedio, como la galactosemia, la tirosinemia o la cistinosis; es capaz de producir lesiones orgánicas tan importantes en determinados órganos de la economía (hígado, riñón, etc.) que dan lugar de un modo secundario, a trastornos nutricionales severos en el niño afecto.
4. En un numeroso grupo de EMC (acidurias orgánicas por ejemplo), a través de mecanismos fisiopatológicos no bien conocidos, pero que probablemente están en relación con el acúmulo de sustancias "tóxicas" o con trastornos de neurotransmisores, es frecuente la presencia de trastornos alimentarios en forma de rechazo del alimento, vómitos, dietas caprichosas, etc. que comprometen seriamente el estado nutricional de los pacientes.

El tratamiento dietético es la terapia más efectiva en muchas enfermedades metabólicas congénitas

A pesar de los avances que diariamente tienen lugar en el tratamiento de las enfermedades metabólicas congénitas, una manipulación dietética en forma de suplementación, exclusión o restricción de un determinado alimento o grupo de alimentos, sigue siendo la piedra angular del tratamiento en muchos pacientes.

El uso prolongado de algunas de estas dietas puede dar lugar a situaciones carenciales para algunos principios inmediatos concretos (p. ej., proteínas en las dietas para los defectos del ciclo de la urea, o calcio en la dieta para la galactosemia), o a importantes desequilibrios nutricionales de carácter general (dietas hipocalóricas en las hiperlipemias). Por ello es imprescindible asegurar simultáneamente a su utilización, el adecuado balance dietético en todos los casos.

Es preciso recordar que algunos nutrientes como ciertas vitaminas, actúan como coenzimas de numerosas reacciones metabólicas; y que en algunas deficiencias de la función enzimática, su administración a dosis farmacológicas es capaz de estimular la actividad del enzima implicado, sobrepasando de este modo el bloqueo metabólico responsable de la enfermedad.

Es posible la regulación nutricional de la expresión de algunos genes

Es evidente que la dotación génica de los individuos condiciona el fenotipo de las enfermedades metabólicas y consecuencia de la gran heterogeneidad génica de estas enfermedades es la gran heterogeneidad clínica que manifiestan; pero es bien conocido también el hecho de que la mayoría de los principios inmediatos de la dieta (aminoácidos, proteínas, glucosa, lactosa, ácidos grasos, vitaminas y minerales) e, incluso, la ingesta energética global, son capaces de regular la expresión génica de algunos genes. En la mayoría de las ocasiones este regulación la utiliza el organismo para asegurar el adecuado equilibrio homeostático de los individuos, pero puede ser utilizada asimismo, para manipular convenientemente la función de algunos genes implicados directamente en la presencia de enfermedades metabólicas. En la hipercolesterolemia familiar autosómica dominante, por alteración del receptor LDL, los niveles intracelulares de colesterol regulan la expresión del gen para los receptores LDL; por lo que mediante el uso de resinas quelantes de los ácidos biliares (con lo que el colesterol intracelular debe usarse para sintetizar ácidos biliares), o de inhibidores de la síntesis intracelular de colesterol, se provoca indirectamente un aumento de la expresión del gen LDL.

OBJETIVOS DIETÉTICOS

Como consecuencia de esta estrecha interacción entre nutrientes y enfermedades metabólicas congénitas, de la gran heterogenenidad génica y clínica de estas enfermedades y de su compleja fisiopatología, el tratamiento de las EMC precisa, además de un manejo dietético prácticamente individualizado en cada caso, considerar en cada paciente los episodios vitales que como lactancia, embarazo o enfermedad, requieren una actuación especial en cada momento[4].

Es imprescindible conseguir en una época especialmente crítica de la vida, el equilibrio necesario entre la aplicación de las manipulaciones dietéticas encaminadas a curar o prevenir las manifestaciones clínicas de estas enfermedades, con el aporte de los "mínimos requerimientos" de calorías, principios inmediatos, vitaminas y minerales que asegure el crecimiento y desarrollo normales del individuo afecto.

Con el fin de lograr este doble objetivo (prevenir o curar y no dañar), es necesario el diseño de unas normas básicas de actuación que permitan una aproximación general a esta problemática y sean a la vez el instrumento adecuado para poder profundizar en el tratamiento de cada caso en particular.

DIETÉTICA DE LAS ENFERMEDADES METABÓLICAS CONGÉNITAS

No existe evidencia científica de que un niño afecto de una enfermedad metabólica congénita no tenga a priori, los mismos "mínimos requerimientos nutricionales" (MRN) que otro niño sano de su misma edad y sexo. Otra cosa es que como consecuencia de la fisiopatología de la enfermedad, se vayan planteando a lo largo del tiempo necesidades nutricionales específicas que deben ser contempladas secuencialmente en el tratamiento de los niños afectos[5-7].

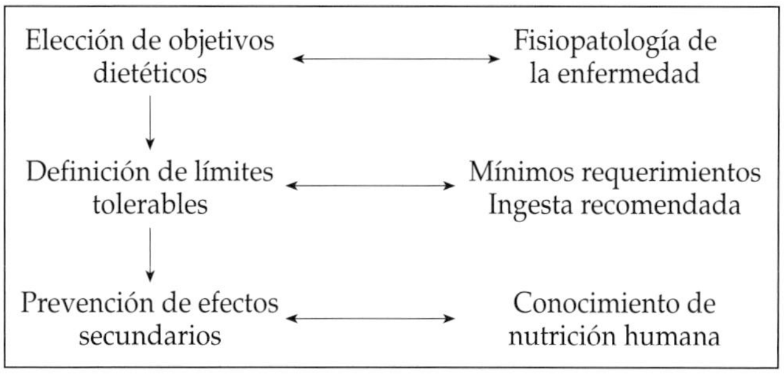

Figura 49.1. Dietética de las enfermedades metabólicas congénitas.

Estas necesidades exigen en muchos pacientes afectos de una EMC importantes manipulaciones dietéticas, que pueden afectar al aporte cualitativo o cuantitativo de energía, de hidratos de carbono, de lípidos, de proteínas, de vitaminas o de minerales; y ello de un modo aislado o en forma de combinaciones diversas[8].

En casos en los que la manipulación dietética es poco importante, o consiste en la sustitución de un nutriente por otro del mismo grupo sin aparentes repercusiones, como por ejemplo la sustitución de fructosa por glucosa o galactosa en la fructosemia, o la de galactosa por glucosa en la galactosemia; es posible utilizar como guía práctica para asegurar la administración de los MRN, la "ingesta recomendada de nutrientes" para un niño sano de nuestra población y medio.

Cuando la manipulación dietética sea más importante, afecte al equilibrio nutricional o requiera una severa disminución de un determinado principio inmediato, es preciso utilizar la guía de los "mínimos requerimientos nutricionales" para evitar del modo más adecuado en cada paciente, una situación de disbalance nutricional. De este modo es necesario, por ejemplo, asegurar la ingesta mínima de fenilalanina en la dieta para la hiperfenilalaninemia, o la ingesta de los mínimos requerimientos de proteínas en los defectos del ciclo de la urea[9-11].

En todos los casos es necesario diseñar unos objetivos concretos para cada enfermo, conocer los límites que no deben ser traspasados y las consecuencias de ello, si no queda más remedio que hacerlo (Fig. 49.1).

La selección de objetivos depende de la fisiopatología de la enfermedad. Los límites coinciden casi siempre con los mínimos requerimientos nutricionales en las dietas restrictivas. Sin embargo no existen límites definidos y no pueden identificarse en la mayoría de las ocasiones, las consecuencias de una modificación cualitativa o de un aporte en exceso de un determinado principio inmediato. Desde este punto de vista, la prudencia en la prescripción de la dieta y el mejor conocimiento posible

Tabla 49.2. Modificaciones dietéticas en las EMC

Modificaciones	Ejemplo	Enfermedad	Riesgo
Restricción	Dieta hipoproteica	Defectos del ciclo de la urea	Conocido
Suplementación	Suplemento de colesterol	Síndrome de Smith-Lemli-Opitz	Poco conocido
Variación cualitativa	Sustitución de galactosa por glucosa	Galactosemia	Desconocido

Tabla 49.3. Ingesta recomendada de energía en las EMC

Edad (años)	Kcal/k/día
< 1 año	130-160
1-2 años	90-120
2-8 años	80-100
8-14 años	50-75
> 14 años	45

da la fisiopatología de la enfermedad son los mejores instrumentos para evitar los efectos secundarios del tratamiento (Tabla 49.2).

Modificaciones en el aporte de energía

Objetivos

Mantener un balance energético positivo resulta trascendental en los pacientes afectos de una enfermedad metabólica congénita, debido a que ello permite la incorporación a los procesos de síntesis a lípidos, aminoácidos e hidratos de carbono que directamente o, a través de productos metabólicos intermedios, pueden resultar perjudiciales en la mayoría de los errores congénitos del metabolismo intermedio. De este modo tiene lugar un "lavado endógeno" que resulta en ocasiones muy efectivo para restaurar el equilibrio homeostático de la enfermedad. Por el contrario, un balance energético negativo conduce a la utilización de las reservas orgánicas de hidratos de carbono, lípidos y proteínas con la consiguiente liberación al torrente circulatorio de metabolitos potencialmente tóxicos en un buen número de enfermedades[5-7].

Dado que la ingesta recomendada de energía corresponde a más 2 desviaciones estándar del valor medio de la curva de Gauss para las necesidades de la población normal, su cumplimentación debería ser suficiente para mantener un adecuado margen de seguridad en la mayoría de las EMC. Puesto que en la práctica son frecuentes los problemas para lograr que el enfermo ingiera la cantidad de calorías deseadas y para que el origen de esas calorías sea compatible con las modificaciones dietéticas necesarias para el tratamiento de su enfermedad, se recomienda que como medida de seguridad los pacientes afectos de una EMC reciban un aporte energético global, superior en un 15-20% al normal (Tabla 49.3).

Siempre que sea posible se utilizará la alimentación enteral por vía oral, pero si ello no es posible se establecerá sin demora la alimentación mediante sonda nasogástrica o gastrostomía con el fin de evitar la caída en una situación de catabolismo.

La dieta ideal es aquella que mantiene el adecuado equilibrio en relación con el origen de las calorías: 55-60% de los hidratos de carbono, 30-35% de las grasas y 10-15% de las proteínas. Si es preciso un suplemento energético y/o mantener simultáneamente una restricción proteica, pueden usarse módulos de polímeros de glucosa o de lípidos, o mezclas de ambos principios inmediatos en diversas proporciones, pero cuidando que en su preparación no se sobrepase una osmolaridad de 500 mmol/L antes de los 5 años, o de 700 mmol/L después de esa edad. Si se utilizan módulos de triglicéridos de cadena media en el recién nacido, es necesario que estos no aporten más del 2% del suplemento energético con el fin de evitar la producción en exceso de ácidos dicarboxílicos, de dudoso significado para el niño[6].

Cuando la alimentación enteral no es posible y es necesario recurrir a la alimentación parenteral total, ésta se inicia con soluciones de glucosa al 15-20% (excepto en algunos defectos del metabolismo del pirúvico) y se continúa con las de lípidos al 10-20%, pero a partir del segundo o tercer día deben introducirse de un modo progresivo las soluciones de aminoácidos indicadas en cada caso.

Como medidas complementarias para mantener un balance metabólico positivo, puede utilizarse insulina (1 UI/3 g de glucosa administrada) u hormona del crecimiento (1 U/kg/semana).

Riesgos

Los niños sometidos a una dieta hipercalórica tienen el riesgo de desarrollar una obesidad, seguramente tanto por el exceso calórico recibido, como por el desequilibrio habitual en el origen de las calorías de la dieta. Más problemas suele ocasionar sin embargo la ansiedad familiar que se

Tabla 49.4. Sustitución de un carbohidrato de la dieta

Hidrato de carbono eliminado	Enfermedad
Galactosa Lactosa	Galactosemia
Fructosa Sacarosa	Fructosemia

Tabla 49.5. Requerimientos mínimos de glucosa

Edad (años)	kcal/k/min
0-12 meses	7-9
1-6 años	6-7
6-14 años	5-6
Adolescentes	4-5
Adultos	3-4

Tabla 49.6. Errores congénitos del metabolismo con la homeostasis de la glucosa comprometida

Etiología	Enfermedades
Defectos del almacenamiento de glucosa	Glucogenosis
Defectos de la síntesis endógena de glucosa	Defectos de la gluconeogénesis
Falta de combustible alternativo	Defectos de la β-oxidación de las grasas
Consumo excesivo de glucosa	Hiperinsulinismos
Desconocida	Hipoglucemia "funcional" de ayuno

desarrolla cuando no se pueden alcanzar los objetivos prescritos por el médico como consecuencia del rechazo del alimento que la enfermedad o la dieta especial genera en el niño. La no consideración de estas situaciones y la falta de apoyo a la familia, puede hacer fracasar la dieta mejor planeada desde el punto de vista teórico.

Modificaciones en el aporte de hidratos de carbono

Objetivos

La manipulación de los carbohidratos de la dieta de los pacientes afectos de una EMC tiene en general tres objetivos. La eliminación de un substrato que no puede ser adecuadamente metabolizado, dando lugar a la formación de un metabolito tóxico y que debe ser sustituido por otro hidrato de carbono que resulte inocuo. Asegurar un aporte de glucosa que cubra los mínimos requerimientos de cada edad, en todos los casos en los que existen ECM que comprometen la homeostasis de la glucemia. Restricción global de los hidratos de carbono en los casos en los que, como en el déficit de piruvato deshidrogenasa (PDH) y en los defectos OXPHOS, un exceso de hidratos de carbono puede favorecer la producción de ácido láctico.

Determinados hidratos de carbono como la galactosa y la fructosa deben ser eliminados de la dieta de los pacientes afectos de galactosemia o fructosemia mediante el uso de fórmulas especiales durante la lactancia y de dietas con un riguroso control de la composición de los alimentos utilizados, una vez que se inicia la alimentación complementaria. En estos casos la cantidad de energía procedente de los hidratos de carbono debe ser la normal (Tabla 49.4).

En los defectos del almacenamiento y utilización de la glucosa, en los defectos de la neoglucogénesis, si existe una falta de disponibilidad de sustratos alternativos por déficit de la β-oxidación de los ácidos grasos o por déficit de la cetogénesis y en los casos de consumo excesivo por hiperinsulinismo; es frecuente que no pueda ser asegurado con la dieta normal un aporte de glucosa suficiente para evitar un déficit energético en los tejidos que son especialmente glucosa-dependientes (Tablas 49.5 y 49.6).

En todos estos casos el objetivo es mantener unos niveles de glucemia adecuados a lo largo del día; para ello lo ideal sería el uso de una dieta equilibrada repartida en el número de tomas suficientes para conseguirlo. En la práctica es una tarea casi imposible, si los sistemas de regulación y contrarregulación de la glucemia no funcionan bien y, además, es preciso considerar la presencia habitual durante la infancia de situaciones de *stress* metabólico que agravan esta situación.

Cuando la manipulación dietética debe ser mínima a causa de la poca gravedad del cuadro clínico, suele ser suficiente el reparto habitual de las raciones de la dieta durante el día y administrar una ración de carbohidratos de absorción lenta o semilenta a la hora de la cena para cubrir el ayuno nocturno. Si es preciso un suplemento específico de carbohidratos, puede enriquecerse la leche con un polímero de glucosa durante los primeros 3-4 meses de vida, utilizar papillas de leche con harinas de cereales y purés de verduras a partir de ese momento y almidón crudo (1-2 g/k) a partir de los 18-24 meses de vida. En los niños en los que no puede lograrse la ingesta adecuada por vía oral, es preciso el uso de sonda nasogástrica o gastrostomía y la administración del

Tabla 49.7. Recomendaciones para la ración grasa

Edad	Recomendaciones
Durante la lactancia exclusiva	Mantener el patrón de la leche materna
Tras alimentación complementaria*	30-35% del aporte calórico de la dieta • 10% como ácidos grasos saturados • 15% como ácidos grasos monoinsaturados? • 6-10% como ácidos grasos poliinsaturados – linoleico: 3% del total calórico – α-linolénico: 0,3-0,5% del total calórico – razón linoleico/α-linolénico: 5-15 – araquidónico: 0,5% del total de ácidos grasos** – docosahexanoico: 0,2-0,3% del total de ácidos grasos** – colesterol: < 300 mg al día

**: las necesidades son muy dependientes de la edad; **: no hay indicaciones precisas para después de los dos años de vida.*

alimento de un modo continuado, fraccionado en forma de "bolus" a lo largo del día, o solamente en horario nocturno, según la edad y las necesidades. Finalmente ante una crisis metabólica con hipoglucemia y los trastornos metabólicos acompañantes, debe utilizarse la vía endovenosa para la administración de 2 cc/kg de solución acuosa de glucosa al 20%, seguida de una perfusión de una solución al 10% a un ritmo de 8 10 mg/kg/min el tiempo necesario para obtener valores estables de 110-120 mg/dl, para pasar a continuación a la reintroducción de la vía oral[5-7].

Algunos defectos del metabolismo OXPHOS y del ácido pirúvico, son las únicas EMC en las que puede ser necesario una restricción del aporte calórico procedente de los carbohidratos, a expensas de un mayor aporte proporcional de lípidos o proteínas en la dieta.

Riesgos

Probablemente la fructosemia es la única enfermedad metabólica congénita en la que la sustitución de la ingesta de un hidrato de carbono (fructosa) por otros (glucosa, galactosa) es capaz de evitar de un modo total las manifestaciones clínicas de la enfermedad, sin aparentes efectos secundarios derivados de este cambio. No se conoce con exactitud si la dieta exenta de galactosa de la galactosemia, es responsable en alguna medida de las manifestaciones clínicas que algunos pacientes pueden presentar en edades avanzadas de la vida.

En las dietas en las que es preciso un aporte regular y "suplementario" de glucosa, los riesgos derivan fundamentalmente de la dificultad para mantener unos niveles de glucemia estables, dada la complejidad de los mecanismos de regulación y contrarregulación. La hipoglucemia es el riesgo más importante por las graves consecuencias de su presencia y por la dificultad para conocer las necesidades de glucosa en tiempo real y a lo largo de todo el día. Sin embargo un exceso de aporte puede dar lugar a un hiperinsulinsmo con inhibición de la lipólisis y generación de una hipoglucemia reactiva.

En las dietas con restricción porcentual de la ración calórica de carbohidratos el riesgo más importante y, prácticamente, el único es el confeccionar una dieta hiperproteica o una dieta cetogénica.

Modificaciones en el aporte de grasas

Objetivos

Hace tiempo que las grasas han dejado de ser consideradas únicamente como el componente calórico de la dieta y de ser empleadas casi sólo como suplementos energéticos de muy agradecida utilización. En la actualidad es conocida la importancia que para el normal crecimiento y desarrollo del individuo tiene la presencia en la dieta de los mínimos requerimientos nutricionales en ácidos grasos esenciales, la necesidad de mantener una equilibrada relación entre los distintos componentes de la ración lipídica y la posibilidad de modificar la síntesis de determinados ácidos grasos de cadena muy larga modificando la oferta de los diversos precursores en la dieta[12].

Procurando asegurar siempre el aporte de los requerimientos nutricionales de lipidos y respetando su relación con el resto de principios inmediatos de la dieta, son cada vez más numerosas las modificaciones cuantitativas y cualitativas que se están utilizando en el tratamiento dietético de las EMC (Tablas 49.7 y 49.8).

Modificacion global de la ingesta de lípidos

Una restricción armónica y generalizada de toda la ración lipídica prácticamente sólo se contempla en la ac-

Tabla 49.8. Modificaciones de las grasas

Modificaciones dietéticas globales	Enfermedad
Aumento del porcentaje de grasas	Defectos de PDH Defectos OXPHOS Algunas formas de epilepsia
Disminución del porcentaje de grasas	Hipertrigliceridemias LCHD, VLCD, MCD, SCD Glucogenosis I, III
Modificaciones dietéticas selectivas	**Enfermedad**
Disminución colesterol y ácidos grasos saturados	Hipercolesterolemia
Disminución colesterol	Nieman Pick tipo C
Disminución MCT	MCAD
Aumento MCT y disminución de LCT	VLCAD, LCHAD y def. ciclo carnitina
Disminución LCT saturados	X-Adrenoleucodistrofia
Suplementación de dietas carenciales	**Enfermedad**
Suplementos de ácidos grasos esenciales o en sus precursores	Dietas pobres en ácidos grasos esenciales
Sustitución de producto deficiente	**Enfermedad**
Administración de DHA	Defectos de la biogénesis de los peroxisomas
Administración de colesterol	Síndrome de Smith-Lemli-Opitz
Competición enzimática	**Enfermedad**
Administración de GTO/GTU	X- Adrenoleucodistrofia

tualidad en dietas hipocalóricas utilizadas para disminuir el peso, como en algunas hipetrigliceridemias; en ciertos defectos de la β-oxidación de las grasas en los que no es posible su correcta metabolización; y en algunas glucogenosis en las que se produce una hipercolesterolemia e hipetrigliceridemia. Aumento de la ración de grasas y disminución simultánea de la de carbohidratos se utiliza con resultado muy dudoso en defectos del metabolismo del piruvato (PDH) y en defectos de la fosforilación oxidativa mitocondrial; pero los resultados de una dieta cetogénica parecen ser más prometedores en el tratamiento de ciertas epilepsias rebeldes al tratamiento habitual[13].

Modificación selectiva de la ingesta de lípidos

A medida que se conoce mejor su fisiopatología y como consecuencia de la búsqueda de nuevas posibilidades terapéuticas, son cada vez más numerosas las enfermedades metabólicas congénitas en las que una dieta con modificación selectiva de alguno de los componentes lipídicos se utiliza para su tratamiento dietético. La restricción de la ración diaria de colesterol sigue siendo una medida terapéutica de uso universal en varias formas de hiperlipemia hereditaria, en la enfermedad de Niemann Pick tipo C y en algunas glucogenosis. Disminución proporcional de los triglicéridos de cadena media (MCT) se puede utilizar en el déficit de Acil CoA deshidrogenasa de cadena media (MCAD); es obligada la utilización de una dieta pobre en ácidos grasos de cadena larga y muy larga y rica en MCT en los defectos de Acil CoA deshidrogenasa de cadena muy larga (VLCAD), de hidroxi Acil CoA deshidrogenasa de cadena larga (LCHAD) y en los defectos del ciclo de la carnitina.

Suplementación de dietas carenciales

Ciertos ácidos grasos poliinsaturados de cadena larga (araquidónico, docosahexanoico) sólo pueden ser sintetizados a partir de precursores (linoleico, α-linolénico) que necesariamente deben estar presentes en la dieta. Si el individuo afecto precisa una dieta pobre en los nutrientes (huevos, leche, pescado, carne) en los que estos ácidos grasos están presentes en mayor proporción, o incluso una dieta (VLCAD, LCHAD) en la que los ácidos grasos esenciales de ellos derivados están muy restringidos, es preciso suplementar la ingesta adecuadamente para evitar deficiencias que parece que pueden dar lugar a efectos secundarios de carácter orgánico y funcional[12].

Sustitución de un producto deficiente

Los defectos de la síntesis de colesterol dan lugar a un acúmulo de productos intermedios anteriores al bloqueo metabólico y a una deficiencia de aquellos que son normalmente sintetizados a partir de ese punto. En el Síndrome de Smith-Lemli-Opitz existe un déficit de 7-dehidrocolesterol-reductasa que da lugar a un aumento de 7-dehidrocolesterol y a una disminución de colesterol, y el uso combinado de inhibidores de la síntesis de colesterol (para disminuir el nivel de precursores seguramente patógenos) con la administración de un suplemento de colesterol en la dieta, mejora el perfil bioquímico y parece capaz de modificar la evolución clínica de los pacientes. En algunos defectos de la biogénesis de los peroxisomas (enfermedad de Zellwerger) tiene lugar una falta de síntesis de ácido docosahexanoico (DHA), que administrado por vía oral a los pacientes afectos mejora asimismo su patrón bioquímico y clínico[14].

Competición enzimática

Los ácidos grasos saturados y monoinsaturados compiten por el mismo sistema enzimático responsable de su elongación y desaturación, de tal modo que es necesario un adecuado equilibrio entre los precursores de la dieta para que se sinteticen los ácidos grasos esenciales de cadena larga derivados. En la adrenoleucodistrofia ligada al cromosoma X (X-ALD), la disminución de la actividad del enzima lignoceril CoA sintetasa da lugar a un acúmulo de ácidos grasos de cadena muy larga (C24:0 a C28:0) que parece que intervienen en la patogenia de la enfermedad; con el fin de competir con los ácidos grasos saturados y disminuir la síntesis de C26:0, se administra una mezcla de ácidos grasos monoinsaturados (gliceroltrioleato y gliceroltrieuricato) que es capaz de mejorar el perfil bioquímico de los pacientes, aunque con una traducción clínica poco satisfactoria.

Riesgos

La disminución de la ración grasa total de la dieta puede dar lugar a un déficit energético absoluto o a un desequilibrio porcentual acerca del origen de las calorías de la dieta. En ambos casos el riesgo más importante y conocido es la dieta hipocalórica y el desarrollo de un retraso póndero-estatural; pero no conocemos muy bien las consecuencias que una dieta con disbalance lipídico mantenido durante los primeros meses de la vida, puede tener en el futuro del individuo. El aumento absoluto de la ración grasa da lugar a una obesidad, pero tampoco se conocen bien las consecuencias (hipertensión, diabetes tipo II) a largo plazo. El aumento relativo de la ración grasa, en relación con los otros componentes de la dieta puede originar la aparición de una cetosis o cetoacidosis en función de su gravedad.

Tabla 49.9. Consecuencias del déficit de ácidos grasos esenciales

Manifestaciones clínicas del déficit de ácidos grasos esenciales
• Retraso del crecimiento • Dermatitis • Hipopigmentación • Alteración de las membranas celulares • Susceptibilidad a las infecciones • Alteraciones de la función visual • Neuropatía periférica

Dietas carenciales en ácidos grasos esenciales a causa de una restricción directa o de sus precursores, dan lugar a deficiencias selectivas cuyas repercusiones sobre la función celular, el desarrollo del sistema nervioso central y el sistema inmunitario, entre otros, son cada vez mejor conocidas Tabla 49.9. Un desequilibrio importante entre los diferentes lípidos de la dieta puede interferir el normal metabolismo de algunas de ellas; de este modo el uso de una dosis inadecuada del suplemento de GTO/GTU (aceite de Lorenzo) en la X-ALD da lugar a la inhibición de la síntesis de ácidos grasos esenciales poliinsaturados, además de trastornos en la plaquetogénesis.

Modificaciones en el aporte de proteínas y de aminoácidos

El análisis del metabolismo de las proteínas y el de los aminoácidos no puede ser considerado de un modo independiente, ni en situación normal, ni de enfermedad. Sin embargo, por razones prácticas es útil el examen de las modificaciones que en la ración alimentaria diaria de ambos es necesario realizar en el tratamiento de las enfermedades metabólicas congénitas.

Objetivos

En el momento actual no existen indicaciones sólidas para el uso de una dieta hiperproteica en el tratamiento dietético de las EMC. Sin embargo en aquellas enfermedades en las que, como la glucogenosis III, en los trastornos de PDH, en ciertos defectos OXPHOS o de la oxidación de las grasas, es preciso una restricción porcentual del aporte calórico procedente de las grasas o de los hidratos de carbono, es habitual la utilización

Tabla 49.10. Ingesta proteica mínima de seguridad en las EMC[15,16]

Años	g/k/día
0,25-0,5	1,86-0,92
0,5-0,75	1,65-0,85
0,75,1	1,48-0,78
1-2	1,17-0,94
2-4	1,09-0,90
4-10	1,02-0,86
> 10 años hombres	0,86-0,81
> 10 años mujeres	0,87-0,77

de una dieta hiperproteica (hasta un 20% del total calórico) que permite, por un lado, el aporte calórico global deseado sin utilizar los principios inmediatos a restringir; y por otro facilita en teoría la síntesis proteica y la neoglucogénesis.

Por el contrario, son frecuentes otras situaciones (defectos del ciclo de la urea, acidurias orgánicas, etc.) en las que es necesario el uso de una dieta hipoproteica que sea capaz de mantener en los niveles adecuados a determinados productos metabólicos (amonio, cetoácidos, aminoácidos, etc.) que procedentes del inadecuado metabolismo de las proteínas o de los aminoácidos, pueden resultar tóxicos para el organismo. Simultáneamente, es preciso asegurar que la dieta establecida sea capaz de aportar el suficiente N para cubrir los requerimientos mínimos necesarios en cada edad. Ello tiene una especial importancia por debajo de los dos o tres años de edad, durante los cuales el crecimiento del niño está en relación directa con el aporte proteico que recibe.

Es difícil y controvertido precisar en cada edad los mínimos requerimientos proteicos por debajo de los cuales se compromete el crecimiento y desarrollo somático y del sistema nervioso central del niño normal. Mucho más todavía del afecto de un error congénito del metabolismo. En términos relativos, parece que el niño con una metabolopatía puede tolerar una ración proteica que suponga un 60% de la ingesta media normal para su edad. En términos absolutos la ingesta proteica mínima de seguridad seguramente está comprendida entre 1,98 g/kg/día en el recién nacido hasta 0,99 g/kg/día a los 10 años de edad, y entre los 0,86 y los 0,77 g/kg/día a partir de esa edad[15-17] (Tabla 49.10).

Resulta más seguro valorar la ingesta mínima proteica en función de las calorías ingeridas; en este sentido no deberían aceptarse con seguridad ingestas proteicas inferiores a 1,5-1-7 g/100 kcal[17]. De este mínimo del 6% de calorías procedentes de las proteínas de la dieta, el 10-30% deben ser seguramente aminoácidos esenciales.

Tabla 49.11. Necesidades de proteínas y energía en función de la ganancia ponderal

Ganancia ponderal g/kg/día	1	5	10
Gramos de proteínas/kg/día	1,2	2	3
kcal/kg/día	100	120	140
Gramos de proteínas/ 100 kcal	1,2	1,6	2,1
% de la energía derivada de las proteínas	4,8	6,7	8,6

El cálculo ideal sería el que tuviera en cuenta el valor biológico de las proteínas de la dieta y mantuviera un adecuado equilibrio (igual o mayor que 1) entre las proteínas de alto y bajo valor, considerará el valor biológico de cada proteína para cada aminoácido que interese y atenderá a la biodisponibilidad de cada proteína, combinando la ingesta proteica con las calorías en función de la velocidad de ganancia ponderal deseada para cada momento (Tabla 49.11).

Cuando la situación clínica de los pacientes no permite el aporte mínimo proteico de seguridad en forma de proteínas naturales (lo cual es siempre el sistema de elección), es preciso suplementar la ración con módulos de aminoácidos esenciales, con la esperanza de que sean incorporados más fácilmente a la síntesis proteica y no den lugar a metabolitos intermedios indeseados; o bien, con módulos de aminoácidos exentos del aminoácido que deseamos restringir o eliminar de la dieta. En estos casos debe tenerse en cuenta que la biodisponibilidad de éstas mezclas es habitualmente inferior en un 25% a la de las proteínas naturales, por lo que la ración total debe ser compensada en este sentido.

Riesgos

En las dietas hiperproteicas el riesgo mejor conocido es la posibilidad de una sobrecarga ureica que en los niveles habitualmente generados en este tipo de pacientes no suele tener repercusiones renales, aunque tampoco se conocen exactamente las que podrían desarrollarse a largo plazo.

El problema fundamental de las dietas con restricción del aporte proteico es no cubrir los requerimientos mínimos necesarios, que aseguren el adecuado crecimiento y desarrollo y eviten un balance nitrogenado negativo, que va a empeorar la situación metabólica del paciente.

Desde el punto de vista práctico el mejor sistema para la monitorización de estas dietas sigue siendo el control del crecimiento del niño, pero en ocasiones éstas deben

Tabla 49.12. Clasificación de los aminoácidos. Young 1994[21]

Esenciales	Condicionalmente esenciales	No esenciales
Valina	Glicina	Ácido glutámico
Isoleucina	Cistina	Alanina
Leucina	Glutamina	Serina
Lisina	Tirosina	Ácido aspártico
Metionina	Prolina	Asparragina
Fenilalanina	Arginina	
Treonina	Taurina	
Triptófano		

Tabla 49.13. Ingesta de aminoácidos mediante lactancia materna (mg/kg/día)

Aminoácido	0-1 mes	1-3 meses	3-6 meses
Lisina	116	85	63
Fenilalanina + tirosina	114	88	60
Metionina + cistina	64	37	24
Valina	72	51	38
Leucina	109	75	54
Isoleucina	59	43	32
Treonina	63	45	34
Triptófano	22	16	11

Tabla 49.14. Ingesta recomendada de fenilalanina y tirosina en pacientes con PKU

Edad	Fenilalanina mg/kg/día	Tirosina mg/kg/día
0-3 meses	25-70	300-350
3-6 meses	20-45	300-350
6-9 meses	15-35	250-300
9-12 meses	10-35	250-300
	Fenilalanina mg/día	**Tirosina g/día**
1-4 años	200-400	1,72-3,00
4-7 años	210-450	2,25-3,50
7-11 años	120-250	2,55-4,00
11-19 años mujeres	250-700	3,45-5,00
11-19 años hombres	225-1.200	3,38-6,50

ser completadas mediante la práctica de un balance nitrogenado o a través de la vigilancia de índices bioquímicos, tales como la excreción urinaria de urea, o los valores plasmáticos de urea, de aminoácidos esenciales, de albúmina, de prealbúmina, de transferrina y de proteínas totales. La medición de la síntesis y catabolismo proteico por métodos isotópicos queda reservada a situaciones muy especiales.

Aminoácidos

Objetivos

En el tratamiento de las EMC son frecuentes las manipulaciones de la ingesta de aminoácidos, que derivadas del tratamiento pionero de la fenilcetonuria por Bickel, han sido durante mucho tiempo el paradigma del tratamiento nutricional de estas enfermedades.

Se utilizan dietas con restricción selectiva de un determinado aminoácido o aminoácidos, fundamentalmente en las alteraciones del metabolismo intermedio de los aminoácidos (catabolismo o transporte celular) con el fin de eliminar o disminuir el substrato o los substratos que, indebidamente, catabolizados dan lugar a la aparición de metabolitos intermedios nocivos. Es indispensable respetar el aporte de las necesidades mínimas de los aminoácidos esenciales y de aquellos condicionalmente esenciales en función de la edad (taurina en el recién nacido pretérmino) o de la clínica del niño (arginina en los defectos del ciclo de la urea)[18-20] (Tabla 49.12).

Mediante el uso de pequeñas cantidades de proteínas naturales suele ser posible cubrir las necesidades mínimas de ésos aminoácidos, pero a partir de ese punto es preciso utilizar suplementos de mezclas de L-aminoácidos exentas del aminoácido o aminoácidos problema, para completar la ingesta mínima necesaria del resto de aminoácidos y proteínas.

Los requerimientos de aminoácidos esenciales o condicionalmente esenciales varían en función de la edad y no siempre son fáciles de precisar. Las diferencias recogidas en la literatura científica suelen estar motivadas en la utilización de métodos distintos para su cálculo, por lo que cada vez que es necesario el diseño de una dieta de este tipo deben consultarse las fuentes de información más fiables y recientes relacionadas con el tema (Tablas 49.13 y 49.14).

También es frecuente la utilización para el tratamiento de las EMC de dietas que requieran ser suplementadas en un aminoácido, en varios aminoácidos con una característica biológica común, o con mezclas de todos los aminoácidos constituyentes de las proteínas en las que están excluidos uno o varios de ellos.

Es necesario aportar un aminoácido determinado cuando éste, que habitualmente es sintetizado por el organismo (es decir no esencial), se convierte en esencial a causa del bloqueo metabólico anterior a su síntesis; tal como ocurre por ejemplo con la arginina en la mayor parte

Tabla 49.15. Errores congénitos del metabolismo de las vitaminas

Vitamina	Error congénito
Vitamina D	Déficit de 1,25(OH) 2D3 Resistencia a 1,25(OH) 2D3
Fólico	Déficit de metilentetrahidrofolato reductasa Déficit funcional de metiltetrahidrofolato/ homocisteina metiltransferasa Déficit de metionina sintasa Déficit de glutamato formiminotransferasa Malabsorción hereditaria de folato
Cobalamina	Déficit de factor intrínseco Déficit de proteína cubilin Déficit de transcobalamina II Anomalía de síntesis de Ado Cbl (cbl A, cbl B) Anomalía de síntesis de Ado Cbl y Me Cbl (cbl C, cbl D, cbl F)
Biotina	Déficit de biotinidasa

Tabla 49.16. Uso de vitaminas como "cofactores" a dosis farmacológicas en las EMC[7]

Vitamina	Enfermedad	Dosis mg/día
Tiamina	PDH; MSUD	50-200
Riboflavina	Acidosis láctica Def. múltiple de Acil Co deshidrogenasa	20-50
Piridoxina	Dependencia piridoxina Homocistinuria	100
Cobalamina	Aciduria metilmalónica Trastornos absorción/ metabolismo cobalamina	1-2
Ácido fólico	Deficiencia de folato	1
Biotina	AP, MCD, PCD	15-50

PDH: déficit de piruvato deshidrogenasa; MSUD: enfermedad de Jarabe de Arce; AP: acidemia propiónica; MCD: déficit múltiple de carboxilasas; PCD: déficit de piruvato carboxilasa.

de los defectos del ciclo de la urea, o con la tirosina en el déficit de fenilalanina hidroxilasa.

Como ya se ha comentado en ocasiones es preciso administrar una mezcla de aminoácidos esenciales en las dietas hipoproteicas, cuando la ración de proteínas naturales toleradas no es capaz de asegurar la recepción de los mínimos requerimientos proteicos.

Riesgos

Las dietas restringidas en aminoácidos tienen el peligro de provocar situaciones de déficit de aminoácidos esenciales, con unas manifestaciones clínicas bien definidas en muchos casos (déficit de fanilalanina en la fenilcetonuria, o de leucina en la enfermedad de Jarabe de Arce).

No se conoce bien la repercusión de la administración continuada de una dosis excesiva de un aminoácido concreto, pero empiezan a existir evidencias de que en situaciones de especial sensibilidad (tirosina durante el embarazo de madres con hiperfenilalaninemia) puede tener efectos nocivos. La administración de dosis excesivas continuadas de mezclas puede dar lugar a los mismos problemas de una sobrecarga proteica, más los derivados de las características metabólicas de los aminoácidos suplementados, pero en general no se conocen bien los efectos secundarios de estas situaciones.

Es importante tener en cuenta que este tipo de suplementos deben ser administrados en varias tomas al día (3 ó 4 como mínimo) y, si es posible, coincidiendo con las comidas habituales, ya que en caso contrario pueden dar lugar a fenómenos de hiperinsulinismo con tendencia a la hipoglucemia e inhibición de la cetogénesis y a notables desequilibrios a lo largo del día en el patrón plasmático de aminoácidos cuyas consecuencias no son todavía bien conocidas[22,23].

Vitaminas en las enfermedades metabólicas

En el tratamiento de las EMC las vitaminas van adquiriendo de modo progresivo un protagonismo especial por varias razones. Son cada vez más numerosos y mejor conocidos el grupo de errores congénitos del metabolismo de las vitaminas; las vitaminas tienen una función trascendental como cofactores de muchas reacciones metabólicas; existe un elevado riesgo de generar situaciones de déficit vitamínico con muchas de las dietas utilizadas para el tratamiento de estas enfermedades.

Objetivos

En los trastornos congénitos del metabolismo de una vitamina las manifestaciones clínicas van a depender de las consecuencias que su déficit orgánico o funcional tiene en todos los procesos metabólicos por ella regulados, pero en todos los casos el tratamiento incluye la administración en la forma biológicamente más adecuada de la vitamina implicada (Tabla 49.15).

En algunos errores congénitos del metabolismo la mutación génica responsable permite la presencia del enzima codificado por el gen afecto, pero debido al tipo de alteración estructural proteica que presenta (o a causas todavía no bien conocidas), éste ha perdido capacidad funcional. Cuando una vitamina actúa como coenzima en el paso metabólico implicado, es posible estimular en ocasiones la actividad enzimática mediante su administración en dosis farmacológicas[24] (Tabla 49.16).

La mayoría de las vitaminas van vehiculizadas en alimentos que, como carne, pescados, leche, huevos, cereales, o leguminosas, deben ser eliminados o severamente restringidos en las dietas obligadas en muchas EMC. Ello conduce a un riesgo elevado de hipovitaminosis que empeora desde todos los puntos de vista la situación de los pacientes. Por ello es necesario cubrir las ingestas vitamínicas recomendadas mediante el uso de los suplementos adecuados y monitorizar del modo más efectivo y razonable posible los niveles o depósitos de las vitaminas implicadas.

Riesgos

Se conocen bien en la mayoría de los casos, los riegos clínicos derivados de las situaciones de hipovitaminosis, pero excepto para un pequeño número de vitaminas liposolubles no están bien definidos los efectos de una administración de megadosis a largo plazo, por lo que es necesario una cuidadosa farmacovigilancia en todos estos pacientes.

Minerales y enfermedades metabólicas

Como en el caso de las vitaminas, los minerales pueden sufrir errores congénitos de su metabolismo; pueden actuar como cofactores en reacciones metabólicas y existe un riesgo elevado de la aparición de situaciones de déficit nutricional a causa de dietas restrictivas. En contraposición a las vitaminas, los metales plantean problemas fisiopatológicos y, por tanto, terapéuticos más complejos.

Objetivos

El objetivo fundamental en todos los casos es la administración del mineral que resulta deficitario, o restaurar su homeostasis. Ejemplos característicos de ECM de los minerales son los trastornos del transporte del cobre (enfermedad de Menkes y de Wilson) y la hemocromatosis hereditaria. En los dos primeros existe una ausencia o disfunción de la ATPasa homóloga encargada del transporte de cobre en el aparato de Golgi; las diferencias clínicas entre ellas son consecuencia del tejido en el que se expresan esas ATPasas. En la hemocromatosis existe una alteración del mecanismo que regula la absorción del hierro a nivel intestinal. El tratamiento depende en cada caso de la fisiopatología de la enfermedad y por ello es de carácter sustitutivo con histidinato de Cu en la enfermedad de Menkes, pero está orientado a la eliminación de los depósitos excesivos de Cu con (penicilamina) o de hierro (desferroxamina) en los otros dos casos.

La posibilidad de un déficit nutricional de un mineral, como consecuencia de una dieta restrictiva, es todavía más importante que la de un déficit vitamínico. No son bien conocidos en muchos casos los requerimientos mínimos de minerales, no existen datos muy fiables acerca del contenido en minerales de un buen número de alimentos, y no hay una metodología diagnóstica lo suficientemente sencilla, sensible y específica, que permita el control sistemático de estas situaciones. Desde el punto de vista práctico es necesario utilizar la máxima información científica, considerar todas las posibles situaciones de riesgo y utilizar todos los marcadores clínicos o biológicos razonables en cada caso[25].

CONCLUSIONES

Los problemas nutricionales derivados de la propia enfermedad y del uso de algunas de las dietas necesarias para su tratamiento acentúan, más si cabe, la problemática nutricional de las metabolopatías. Con el fin de asegurar el mejor tratamiento de estos pacientes no debe iniciarse ninguna manipulación dietética que no esté basada en el adecuado conocimiento de la fisiopatología de la enfermedad. Cualquier modificación de la dieta debe respetar el suministro de los mínimos requerimientos nutricionales. El éxito de cualquier intervención dietética suele ser casi siempre fruto de un conjunto de medidas adoptadas simultáneamente.

BIBLIOGRAFÍA

1. Sanjurjo P, Baldellou A, Aldámiz-Echevarría L. Nutrición y errores congénitos del metabolismo. En: Sanjurjo P, Baldellou A, eds. Diagnóstico y tratamiento de las enfermedades metabólicas hereditarias. Madrid, Ergon, 2006; 211-28.
2. Vidailhet M. Nutritional aspects of inborn errors of metabolism. En: Stern L, ed. Feeding the sick infant. Nestlé Nutrition Workshop Series. New York, Raven Press, 1987; 37: 205-39.
3. Baldellou A, González-Lamuño D, García-Fuentes M. Nutrición y genética. En: Tojo R, ed. Tratado de Nutrición Pediátrica. Barcelona, Doyma, 2001; 1067-76.
4. Abadie V, Depondt E, Bresson JL, Vidailhet M. Recommandations diétetiques pour les femmes enceintes atteintes de phénylcétonurie. Arch Pediatr 2001; 8: 397-406.
5. Poggi F, Depont E, Saudubray JM. Nutrition et maladies héréditaires du metabolisme. En: Ricour C, Ghisolfi J, Putet G, Gonlet O, eds. Traité de Nutrition Pédiatrique. Paris, Maloin, 1993; 787-828.
6. Francis D. Diets for sick children. Oxford, Blakwell Scientific Publications, 1987.
7. Hoffmann GF, Clarke JTR, Leonard J. Emergency management of metabolic diseases. En: Blau N, Hoffmann GF, Leonard J,

Clarke JTR, eds. Physician's guide to the treatment and follow-up of metabolic diseases. Berlín, Springer, 2006; 4-13.
8. Baldellou A. Tratamiento de los errores congénitos del metabolismo. An Esp Pediatr 1997; 47: 563-7.
9. Bueno M. Alimentación y nutrición durante el período de crecimiento. En: Bueno M, Sarría A, Pérez-González JM, eds. Nutrición en Pediatría. Madrid, Ergon, 1999; 1-11.
10. Sarria A, Moreno LA, Bueno M. Requerimientos nutricionales recomendados durante la niñez y adolescencia. En: Tojo R, ed. Tratado de Nutrición Pediátrica. Barcelona, Doyma, 2001; 33-44.
11. Tojo R, Leis R, Méndez MJ. Valoración del estado nutricional e ingestas recomendadas. En: Sanjurjo P, Baldellou A, eds. Diagnóstico y tratamiento de las enfermedades metabólicas hereditarias. Madrid, Ergon, 2006; 133-53.
12. Sanjurjo P. Errores innatos del metabolismo: bases para un pediatra general. Barcelona, Temis Pharma, 1997.
13. Cornejo V. Dieta cetogénica en pediatría. En: Sanjurjo P, Baldellou A, eds. Diagnóstico y tratamiento de las enfermedades metabólicas hereditarias. Madrid, Ergon, 2001; 111-20.
14. Martínez M. Docosahexanoic acid therapy in docosahexanoic acid-deficient patients with disorders of peroxisomal biogeneses. Lipids 1996; 31: S145-52.
15. FAO/WHO/UNU expert committee. Energy and protein requeriments. Report of a joint FAO/WHO/UNU expert consultation. World Health Organization Technical Report Series 724. Geneva, WHO, 1985.
16. Dewey KG, Beaton G, Fjeld C, Lönnerdal B, Reeds P. Protein requeriments of infants and children. Eur J Clin Nutr 1996; 50 (suppl 1): S119-50.
17. Warton BA. International recommendations on protein intakes in infancy. Some points of discussion. En: Räihä NC, ed. Protein metabolism during infancy. Nestlé Nutrition Workshop Series. New York, Raven Press Ltd., 1994; 33: 67-86.
18. Acosta MB, Yaunicelli S. Nutrition support protocols. The Ross Laboratories. Columbus, 1993.
19. Brusilow SW, Maestri NE. Urea cycle disorders: diagnosis, pathophysiology and therapy. Advances in Pediatrics 1996; 43: 127-70.
20. Leonard JV. The nutricional management of urea cycle disorders. J Pediatr 2001; 138: S40-5.
21. Young VR, El-Khoury AE, Sánchez M, Castillo L. The biochemistry and physiology of protein and amino acid metabolism with reference to protein nutrition. En: Räihä NC, ed. Protein metabolism during infancy. Nestlé Nutrition Workshop Series. New York, Raven Press Ltd., 1994; 33: 1-28.
22. Gerdes AM, Nielsen JB, Lou H, Güttler F. Plasma amino acid in phenylketonuric children treated with phenylalanine-free amino acid or protein hydrolisate. Acta Paediatr Scand 1990; 79: 69-72.
23. Mönch E, Heremann ME, Brösicke H, Schöffer A, Keller M. Utilisation of amino acid mixtures in adolescents with phenylketonuria. Eur J Pediatr 1996; 155: 115-20.
24. Treacy EP, Valle D, Scriver ChR. Treatment of genetic disease. En: Scriver ChR, Beaudet AL, Sly WS, Valle D, eds. The metabolic and molecular bases of inherited disease. New York, McGraw-Hill, 2001, 175-92.
25. Lombeck I, Bremer HJ. Primary and secondary disturbances in trace element metabolism connected with genetic metabolic disorders. Nutr Metab 1977; 21: 49-64.

Capítulo

50

Soporte nutricional en el niño con cáncer

L. Sierrasesúmaga, C. Azcona, I. Martín

INTRODUCCIÓN

Durante las últimas décadas se han realizado avances muy significativos en el abordaje y curación de las enfermedades malignas de la infancia y adolescencia, que si bien han dado como resultado un marcado incremento en el número de supervivientes, también se han seguido de una mayor incidencia de efectos secundarios tanto agudos como crónicos, que son debidos bien al efecto iatrogénico de los propios tratamientos o a la acción nociva del propio proceso tumoral.

La incapacidad de mantener el estado de nutrición es un problema particularmente común entre pacientes afectos de cáncer. El proceso de la enfermedad y su tratamiento pueden llevar a una malnutrición tipo proteico-energética (MPE), que se denomina *síndrome de anorexia-caquexia tumoral*, que representa el diagnóstico secundario más frecuente en el paciente oncológico. Aunque el significado pronóstico de la malnutrición entre pacientes con cáncer es controvertido, en general se acepta que el soporte nutricional es una parte importante del tratamiento médico. La necesidad de una detección precoz de la malnutrición y una intervención adecuada sobre la misma se basa en las siguientes consideraciones:

1. La malnutrición es frecuente entre pacientes afectos de cáncer.
2. No existen procesos patológicos en los que la malnutrición sea una ventaja para el huésped.
3. La malnutrición en pacientes pediátricos oncológicos se ha asociado a una mayor resistencia a la acción de la quimioterapia y a una mayor mortalidad.
4. El reconocimiento temprano de un paciente con riesgo de malnutrición puede obviar la necesidad de un soporte nutricional más agresivo en fases posteriores de su proceso patológico[1].

La MPE se desarrolla cuando la ingestión de nutrientes es inadecuada para satisfacer los requisitos metabólicos. Se produce un desgaste progresivo, debilidad, decaimiento, compromiso de la función inmune, posible intolerancia al tratamiento, y finalmente la muerte. Como señalan Ballabriga y Carrascosa[2] los objetivos que se buscan al tratar de mantener una situación nutricional buena y estable en el niño con cáncer es poder lograr una buena tolerancia a dosis máximas de quimioterapia, aumentar la sensación de bienestar lo más posible en el curso del tratamiento y contribuir a mantener el mejor estado inmunitario con objeto de prevenir infecciones asociadas que puedan contribuir a la instauración de una malnutrición secundaria.

La incidencia de MPE en los niños con cáncer no es superior a la observada en otras enfermedades graves, variando su presentación al diagnóstico de un 8 a un 30% según el tiempo de evolución de la enfermedad, el tipo tumoral y la localización del mismo. Esta incidencia se incrementa de forma importante a lo largo del período de tratamiento alcanzando cifras del 40 al 60%, siendo el riesgo de presentación mayor entre los que reciben tratamientos de quimioterapia en altas dosis, radioterapia abdominal extensa o a nivel de cuello y faringe, cirugías mayores, así como los que padecen complicaciones graves o especialmente progresión del proceso tumoral a pesar de los tratamientos[3]. Un estudio reciente realizado en Francia sitúa la incidencia de malnutrición al diagnóstico en un 23% de casos; durante la quimioterapia se incrementa hasta un 41,4%, siendo mayor el riesgo de desarrollar malnutrición en pacientes afectos de sarcoma de Swing, linfoma B, tumores de localización en cabeza y cuello, osteosarcomas, formas metastásicas y los sometidos a tratamientos de altas dosis de quimioterapia y rescate posterior con células madre hematopoyéticas[4].

La caquexia (*kakos*: malo; *hexis*: condición) es un síndrome clínico de desgaste manifestado por debilidad y pérdida marcada y progresiva de peso corporal, grasa y músculo. Clínicamente se manifiesta por desgaste, anorexia, astenia, anemia, hipoalbuminemia, hipoglucemia, acidosis láctica, hiperlipidemia, alteración de función hepática, intolerancia a la glucosa, gluconeogénesis elevada, atrofia muscular y visceral y anergia. La combinación de todos estos factores puede variar según tipo de tumores o en pacientes determinados, siendo común el progresivo deterioro de tejidos vitales del huésped que resulta en la emaciación[1].

La anorexia y la caquexia con frecuencia se presentan juntas[5]; sin embargo, la caquexia puede ocurrir en individuos que ingieren cantidades adecuadas de calorías y proteínas. Por otro lado la caquexia puede ser independiente del tipo, tamaño o grado de malignidad del tumor. Aunque no conocemos los mecanismos exactos de caquexia, es evidente que es una respuesta orgánica diferente a la observada en la desnutrición simple. El organismo no realiza una adaptación de la tasa metabólica reduciéndola, pudiendo ser ésta de carácter normal o incluso estar aumentada. En la patogénesis de la caquexia subyace una mezcla de mecanismos dependientes del tumor, del huésped y de los propios tratamientos[6]. Se ha estimado que hasta un 50% de los pacientes con cáncer padecen caquexia, correspondiendo dos tercios a la fase terminal de la enfermedad, siendo esta uno de los factores determinantes del fallecimiento[5].

ETIOLOGÍA DE LA MALNUTRICIÓN

De acuerdo con la fisiopatología de la nutrición la pérdida de peso en un paciente se debe bien a una ingesta reducida de nutrientes, malabsorción de los alimentos o bien a una alteración en los requerimientos nutricionales o energéticos. En el niño afecto de cáncer los tres mecanismos juegan algún tipo de papel. La pérdida o ganancia de peso es debida a un disbalance energético que resulta de diferencias entre la energía total ingerida y el gasto energético total (GET). El GET es a su vez la suma de diferentes componentes como son el gasto energético basal (GEB), energía necesaria para la actividad física (Ea), energía necesaria para el crecimiento corporal (Ec), pérdidas de energía por orina y heces (Ep) y finalmente la denominada acción dinámica específica de los alimentos o energía necesaria para la digestión y absorción de los mismos (ADS).

Teniendo en cuenta estos factores el equilibrio se cumple de acuerdo a la siguiente fórmula:

$$\text{Ingesta energética} = GET = GEB + Ea + Ec + Ep + ADS$$

Si el GET es superior a la ingesta de nutrientes, se inicia un proceso de desnutrición. Esta puede deberse a una baja ingesta de nutrientes o bien al incremento inadecuado de alguno de los componentes del GET o bien a la combinación de ambas situaciones.

Hipogafia relativa. Anorexia

La anorexia, la pérdida del apetito, del deseo de comer, es el síntoma más común entre personas con cáncer, pudiendo aparecer al principio del proceso o bien en la medida que el tumor crece o metastatiza. Está presente en un 15-25% al diagnóstico y pasa a ser de carácter universal en los casos metastáticos. La disminución en la ingesta de nutrientes es el principal factor que contribuye a la pérdida de peso en los pacientes con tumores malignos[1].

Muchos problemas de nutrición provienen de un efecto local del tumor. Los tumores que crecen a partir del tracto gastrointestinal, por ejemplo, pueden causar obstrucción, náusea y vómito, deterioro de la digestión y malabsorción. Los tumores abdominales pueden asociarse con ascitis, conduciendo a la saciedad temprana, desnutrición proteica progresiva y desequilibrio de electrólitos y líquidos. Asimismo, las náuseas y vómitos debidos principalmente a la administración de citostáticos, disminuyen o hacen imposible algunas veces la ingesta alimentaria.

Ahora bien, con mayor frecuencia, es la anorexia intrínseca que aparece en una mayoría de casos desde el diagnóstico, la responsable de la ingesta inadecuada de nutrientes. Los pacientes refieren una saciedad temprana, junto con un apetito muy reducido. Se ha postulado que este fenómeno es consecuencia de la acción de factores tumorales que actúan sobre receptores hipotalámicos[7]. Dichos factores se han denominado **sacietinas**. Han sido aisladas dos glicoproteínas: una de 64 kd, que tiene una función transportadora, y otra denominada sacietina D de 41 kd, que es el factor activo.

También se ha demostrado un mal funcionamiento de las vías de señalización centrales y periféricas que controlan la ingesta de alimentos[8]. En el hipotálamo el neuropéptido Y (NPY) estimula la ingesta de alimentos y el trascrito pro-opiomelanocortina/cocaína y anfetamina (POMC/CART) inhibe la ingesta. Los principales reguladores periféricos de dichas vías son hormonas como la **ghrelina** (orexígena) y la **leptina** (anorexígena), junto con neurotransmisores como la **serotonina**. En las ratas anoréxicas se observa una disminución de neuronas NPY sensibles en hipotálamo respecto a los controles, mientras que el bloqueo de la vía POMC/CART reestablece la ingesta de alimentos en animales portadores de tumores. Citocinas tales como la interleucina-1β (IL-1β), interleucina-6 y el factor de necrosis tumoral alfa (TNF-α) juegan un papel importante en la desregulación de estos sistemas, bien mediante una retroalimentación excesiva de la señalización de la leptina, persistiendo en la estimulación de péptidos anorexigenos tales como el factor liberador de corticotropina o mediante la inhibición de las vías del NPY[9].

Otras manifestaciones en el paciente con cáncer son las aversiones alimentarias, las alteraciones en el gusto y en el olfato y la depresión reactiva que aparece a lo largo del tratamiento y que contribuyen al empeoramiento de la anorexia. Las aversiones alimentarias se desarrollan por coincidencia de sensaciones desagradables con la ingesta de un determinado alimento; se adquieren con gran facilidad y permanecen por tiempos prolongados. Se han descrito alteraciones en la percepción del gusto en niños con cáncer, siendo las más significativas la elevación del umbral para lo dulce y disminución del umbral para lo amargo, lo que confiere una gran sensibilidad hacia productos ureicos que explica la aversión hacia la carne y otros productos ricos en proteínas. También son frecuentes las aversiones relacionadas con la administración de citostáticos[10].

Es importante considerar la existencia de factores psicológicos en la evaluación de la baja ingesta de nutrientes. La anorexia consecuencia de la depresión, probablemente es una causa frecuente y habitualmente infravalorada. La anorexia no lleva sólo a la disminución de la ingesta energética y pérdida de peso, sino que también interfiere con las actividades cotidianas, tales como las comidas en familia, estado general y régimen de vida familiar, motivo que contribuye a empobrecer la calidad de vida del paciente[11].

Alteraciones del metabolismo

Gasto energético basal

En la malnutrición crónica no tumoral el organismo se adapta a la situación de déficit reduciendo el gasto energético basal (GEB). En pacientes con cáncer este fenómeno no siempre se da, de forma que en diversos estudios se ha demostrado que el GEB puede estar reducido, ser normal o incluso estar incrementado. Dado que en una mayoría de casos la ingesta calórica está disminuida, el resultado es un GEB excesivo en la mayor parte de los casos. El incremento del GEB suele asociarse con una frecuencia cardíaca elevada sugiriendo la existencia de un estado hiperadrenérgico, contrario al estado hipoadrenérgico típico de la malnutrición crónica de otras causas. Se ha calculado que una elevación de un 12% en el GEB induce una pérdida de 1 a 2 kg de peso por mes[12].

No está claro cómo los tumores influencian el GEB, si bien estudios recientes sugieren un mecanismo de sobreregulación de proteínas no acopladas, una familia de proteínas de membrana mitocondrial con capacidad de incrementar la termogénesis y el gasto energético. La proteína-1 no acoplada (UCP-1), se localiza en la grasa parda y genera calor por desacoplamiento de los ácidos grasos de la generación de ATP. Esta actividad está presente en un 80% de pacientes con caquexia frente a un 13% de controles. También se ha observado que la actividad del ARNm correspondiente a la proteína muscular no acoplada UCP-3, presentan unos niveles cinco veces superiores en pacientes caquécticos respecto a los controles[13].

Metabolismo de carbohidratos

En el paciente tumoral caquéctico se observan diferentes alteraciones referentes al metabolismo de los carbohidratos: hipoglucemia, hiperlactacidemia y/o tolerancia anormal a la glucosa. Las dos alteraciones más comunes son la intolerancia a la glucosa secundaria a una resistencia a la acción de la insulina y el desarrollo de acidosis láctica en las infusiones de glucosa. Ambas pueden dar lugar a problemas clínicos severos que deben ser tratados de forma adecuada.

Una mayoría de tumores sólidos, bien por alteraciones en las isoenzimas, bien por la hipoxia secundaria a la pobre vascularización, metabolizan la glucosa de forma anaeróbica como fuente principal de energía, generando lactato. Esta vía metabólica de glucólisis, es mucho menos eficiente en la producción de energía que la fosforilación oxidativa del ciclo de Krebs, implicando un alto gasto de glucosa por parte del tumor. Además, la conversión del lactato generado a glucosa, a través del ciclo de Cori, mediante el proceso de neoglucogénesis hepática, consume 6 moléculas de ATP por ciclo de lactato-glucosa, produciendo con ello un circuito altamente ineficiente en energía. También se ha demostrado una síntesis de glucosa a partir de alanina y de glicerol. El incremento (aproximadamente del 40%) de reciclaje de la glucosa, en el paciente tumoral se estima que induce una pérdida potencial de 1 kg de peso por mes.

En algunos pacientes se ha descrito un cuadro de hipoglucemia con niveles bajos de insulina, secundario a la secreción tumoral de IGF-II. Los pacientes con cáncer muestran un metabolismo incrementado de la glucosa, el cual puede estar motivado por la producción de IGF-II. Dichos cambios contribuyen al incremento del gasto energético observado en el huésped[14].

Metabolismo de lípidos

La caquexia origina una lipólisis incrementada, disminución de la lipogénesis, hiperlipidemia, niveles elevados de ácidos grasos libres circulantes y glicerol y, en último término, pérdida de grandes cantidades de tejido adiposo (> 80%). Algunos de estos cambios son mediados por citocinas pro-inflamatorias, tales como el TNF-α, interferón γ e IL-1β, que son capaces de inhibir la lipoproteín lipasa o inhibir el acumulo de grasa en el adipocito. Recientemente se ha demostrado que los pacientes con caquexia excretan un factor movilizador de lípidos (LMF); este factor estimula la destrucción del tejido graso mediante una vía metabólica dependiente de AMPc. La movilización de ácidos grasos aporta factores de crecimiento al tumor. El ácido linoleico es un potente promotor del crecimiento tumoral, actuando probablemente a través de la formación de prostaglandinas o productos de las vías de la lipoxigenasa. En último término inhiben fenómenos de apoptosis celular[15].

Metabolismo proteico

Durante el ayuno el cerebro cambia sus fuentes de energía de glucosa a cuerpos cetónicos derivados de grasa, disminuyendo así la gluconeogénesis procedente de aminoácidos en el hígado y preservando la masa muscular. Por el contrario, el paciente caquéctico experimenta una pérdida progresiva y severa de masa muscular junto con una relativa conservación de proteínas viscerales y un incremento en el metabolismo hepático secundario a una respuesta de fase aguda. La pérdida de masa muscular es debida a la combinación de una síntesis reducida de proteínas junto con una degradación incrementada. La falta de síntesis esta mediada por una falta de disponibilidad de aminoácidos, ya que estos han sido derivados hacia la formación de reactantes de fase aguda o hacia la gluconeogénesis. Más aún, aunque los aminoácidos de cadena ramificada pueden regular la síntesis proteica directamente mediante la modulación de la traslación de ARNm, se observa una degradación proteica como causa principal de la pérdida de masa muscular en la caquexia. Proteasas lisosómicas tipo catepsinas β probablemente juegan un papel en la rotura proteica inicial ya que se observan muy elevadas en biopsias musculares al inicio del proceso tumoral. En fases de caquexia más avanzada la proteólisis es consecuencia de la sobre regulación de una vía metabólica dependiente de un ubiquitin-proteosoma. La proteína miofibrilar es marcada para proteólisis mediante el enganche a una cadena poliubiquitina y posteriormente degradada por un proteosoma 26S (estructura cilíndrica que contiene enzimas proteolíticos). Este fenómeno es a su vez controlado por ligasas específicas (MuRF1 y MAFbx), que parecen jugar un papel crucial en el desarrollo de la caquexia. También se han descrito ligasas tipo E3alfa-II, inducibles por TNF-α y por INF-γ y que parecen tener un papel importante en el catabolismo muscular[16].

Mediadores de caquexia

Las alteraciones metabólicas que se observan en la caquexia están inducidas por la producción combinada de una serie de citocinas y otros factores de caquexia procedentes tanto del huésped como del tumor. El tumor induce una respuesta inflamatoria persistente procedente de citocinas de células T *helper* 1 (Th 1) tales como TNF-α, IL-1β, IL-6 e INF-γ y una respuesta de fase aguda. En determinados procesos patológicos, como en una infección, este tipo de respuesta es beneficioso para el huésped, ya que sobreregula el sistema inmune y ayuda a la curación. En el paciente con cáncer, induce un proceso inflamatorio crónico que favorece el desarrollo de caquexia.

TNF-α, IL-1β, IL-6 e INF-γ, aunque por sí solas no son capaces de inducir un síndrome completo de anorexia-caquexia, sí inducen cuadros de anorexia y desgaste de tejidos en modelos animales. Por otro lado, la administración de anticuerpos frente a TNF-α, INF-γ e IL-6, controlan la progresión de la caquexia, desapareciendo la anorexia y la pérdida de peso[17].

Los tumores también producen factores caquectizantes específicos tales como el factor inductor de proteólisis (PIF) y el factor movilizante de grasas (LMF), los cuales directamente promueven la degradación de grasas y proteínas. El PIF es una glicoproteína inicialmente aislada en orina de pacientes tumorales caquécticos, que induce la degradación proteica mediante la sobreactivación de una vía metabólica dependiente de un ubiquitin-proteasoma. El LMF actúa sobre el tejido adiposo liberando ácidos grasos libres y glicerol de manera similar a hormonas lipolíticas. La lipólisis es mediada por el AMPc mediante un estímulo de la adenil ciclasa. Existen evidencias en la literatura de la producción de LMF por parte de los tejidos tumorales. Los niveles séricos del LMF en el paciente tumoral guardan relación con la pérdida de peso y disminuyen con la quimioterapia. Varias proteínas ácidas han sido aisladas, con pesos moleculares de 5 y 7 kd, que cumplen criterios de LMF[15].

Parece evidente que tanto las citocinas como los factores movilizadores actúan mediante la activación del factor nuclear kappa B (NFκB). Este factor de trascripción controla la expresión de múltiples citocinas proinflamatorias. La sobre activación mediante PIF y TNF-α de la vía ubiquitin-proteosoma es NFkB dependiente. La inhibición del NFkB atenúa la expresión del proteosoma, la pérdida de peso y la degradación proteica[18].

Otros potenciales mediadores de caquexia incluyen a la miostatina y a la angiotensina II. La miostatina es una proteína que pertenece a la superfamilia de TGF-β y se expresa exclusivamente en músculo liso, donde actúa como regulador negativo del crecimiento muscular. Su sobreexpresión se traduce en una pérdida de músculo y grasa, similar al observado en la caquexia. La infusión de angiotensina II da lugar a una marcada pérdida de peso y disminución del factor IGF-I circulante y muscular; la inhibición de IGF-I conlleva la actuación de la caspasa-3, rotura de la actina, sobre regulación de ligasas ubiquitina, incremento de apoptosis y finalmente incremento de la degradación proteica[19].

EFECTO DEL TRATAMIENTO ANTITUMORAL SOBRE LA NUTRICIÓN

El tratamiento del cáncer y sus efectos secundarios pueden contribuir al deterioro nutricional del paciente. Consecuencia de la terapia puede darse un efecto directo, como la malabsorción proteica y grasa después de una gastrectomía o pancreatectomía, o efectos indirectos, tales como el aumento de las demandas metabólicas causadas por la infección o por una reacción febril neutropénica (por cada grado superior a 37 °C, los requerimientos calóricos se incrementan un 13%).

Cirugía

La cirugía de la cabeza y el cuello puede causar directamente dificultad en la masticación y la deglución o puede estar asociada con un estrés psicosocial considerable dependiente del grado de resección. La cirugía esofágica puede ser causa de estasis gástrica y malabsorción grasa como consecuencia de la sección vagal. Tras la cirugía gástrica es frecuente la malabsorción de grasas y proteínas, el síndrome de *dumping* con hipoglucemia reactiva o la saciedad temprana. La cirugía pancreática también es causa de malabsorción, además de favorecer el déficit de vitaminas y minerales y la diabetes mellitus. La cirugía del intestino delgado y colon puede conllevar cuadros de malabsorción de grasa, proteínas, vitaminas, minerales, diarrea y pérdida de líquidos y electrólitos. La cirugía del tracto urinario puede conducir a desequilibrio ácido-base y anormalidades electrolíticas. Otras complicaciones relacionadas con la cirugía que conllevan malnutrición son la infección, fístulas y síndrome de intestino corto[1].

Quimioterapia

La quimioterapia es causa de anorexia, náuseas, vómitos, diarrea, estreñimiento, estomatitis, mucositis, alteraciones o aversiones del sabor y complicaciones infecciosas[5]. Los síntomas que afectan a la nutrición y que duran más de dos semanas son especialmente importantes. La frecuencia y la gravedad de estos efectos secundarios dependen del tipo de fármaco, de la dosis, la combinación de fármacos y de la posible combinación con otras modalidades terapéuticas. El estado de nutrición suele afectarse intensamente en fases de neutropenia febril prolongada, dado que las necesidades metabólicas sufren incrementos superiores al 25% y la ingesta acalórica se ve francamente reducida.

Radioterapia

La radioterapia está asociada con secuelas tempranas y tardías que afectan a la nutrición[1]. La irradiación de la cabeza y el cuello puede inducir o estar asociada con anorexia, alteraciones o aversión del sabor, sequedad de boca, mucositis, gingivitis, disfagia, trismo, caries dental y formación de abscesos. La irradiación torácica suele asociarse con esofagitis (actínica o bien por *Candida albicans* o virus), disfagia, reflujo gastroesofágico, náuseas y vómitos. La diarrea, náuseas y vómitos, la enteritis y proctitis o la formación de fístulas y la consiguiente malabsorción de grasas y proteínas, son posibles efectos secundarios de la irradiación abdominal o pélvica. La radioterapia con frecuencia origina un cuadro de astenia, que conlleva una disminución del apetito y de la motivación para comer. Las secuelas crónicas más relacionadas con la nutrición son la estenosis intestinales, enteritis crónica actínica, malabsorción y la obstrucción intestinal.

INTERVENCIÓN NUTRICIONAL

El objetivo de la intervención nutricional consiste en prevenir los efectos adversos de la malnutrición, aumentar la tolerancia al tratamiento antitumoral, promover el crecimiento y mejorar la calidad de vida durante el curso de la terapia[20].

Se ha discutido el hecho de que el tratamiento nutricional pudiera facilitar el crecimiento tumoral. En animales de experimentación se ha demostrado que la hiperalimentación incrementa la tasa de crecimiento tumoral. Este fenómeno no ha sido demostrado en el hombre, sino que, por el contrario, la administración de soporte nutricional ha reportado efectos beneficiosos en términos de curación. En general, se considera que el aporte nutricional no nutre excesivamente al tumor y por el contrario mejora la evolución del paciente.

El tratamiento antitumoral que de por sí sea eficaz en el control de la enfermedad, no modificará su acción como consecuencia de las medidas de apoyo nutricional. Por el contrario, un estado nutricional defectuoso puede alterar la evolución de la enfermedad, como consecuencia del desarrollo de gran número de complicaciones. En el paciente tumoral afecto de desnutrición, el soporte nutricional puede mejorar la tolerancia al tratamiento, evitando retrasos en la administración de los citostáticos. Un niño bien nutrido es más fácil de tratar.

Es de esperar que el soporte nutricional contribuya a mejorar la tolerancia al tratamiento, aumente la energía para realizar las actividades diarias y proporcione una sensación de bienestar. El mantenimiento de un buen estado nutricional puede indirectamente disminuir la morbimortalidad y mejorar con ello el pronóstico de la enfermedad.

La intervención nutricional debe ser temprana, desde el diagnóstico de la enfermedad, sin esperar a que la malnutrición clínica haga su aparición. Para ello es imprescindible realizar una monitorización del estado nutricional desde el diagnóstico y continuarla hasta finalizado el tratamiento.

La intensidad del apoyo nutricional depende del tipo y extensión del tumor. Será de mayor intensidad en las fases iniciales del tratamiento, durante la inducción de la remisión, respecto a fases posteriores de mantenimiento, en las cuales la intensidad del tratamiento es menor. Los pacientes con recidivas o con enfermedad metastásica requieren cuidados más intensivos.

La valoración del estado nutricional junto con la del riesgo nutricional en el paciente oncológico es básico en el planteamiento del soporte nutricional. Es fundamental la identificación temprana de pacientes que inician un proceso de desnutrición proteico-energética, así como de aquellos que tienen un riesgo elevado de desarrollarla.

En todos los pacientes ha de realizarse una exploración nutricional básica que contemple parámetros antropométricos, una breve historia alimentaria y determinaciones bioquímicas de su estado proteico (al menos albúmina). Es esencial la información referente a cambios recientes en el peso, energía, niveles de actividad o complicaciones asociadas con el tratamiento. Las medidas antropométricas de mayor valor incluyen peso para la edad, talla para la edad, porcentaje de pérdida de peso y pliegues cutáneos. La historia nutricional debe incluir aspectos relacionados con el tratamiento, como son la intensidad de náuseas y vómitos, mucositis, alteración del gusto, esofagitis, diarrea, estreñimiento, alteración de los ciclos normales de vigilia/sueño y orden en las comidas así como posibles aversiones alimentarias.

El grado de apetito se valora mediante una escala categórica de 1 a 5, siendo 1 muy malo, 2 malo, 3 regular, 4 bueno y 5 muy bueno. El abordaje nutricional, tal como se muestra en la Figura 50.1, se debe realizar teniendo en cuenta las características del tumor, extensión, tipo, localización y el estado nutricional del niño, parar valorar de este modo el riesgo nutricional de cada paciente. En un paciente recién diagnosticado y que no haya perdido más de un 5% de su peso y que sea capaz de ingerir al menos un 80% de las necesidades energéticas, se inicia el apoyo nutricional con una serie de medidas generales que se exponen más adelante y apoyo psicológico, con el fin de estimular la ingesta energética.

Si estas medidas no son efectivas durante el primer mes de tratamiento, se pasa a un segundo escalón que es el tratamiento farmacológico de la anorexia. Si a pesar de ello persiste la anorexia y pérdida de peso, ya que hay pacientes que no responden a fármacos orexígenos, se inicia nutrición enteral o parental, dando prioridad a la nutrición enteral, siempre que el tracto digestivo se mantenga preservado y no exista una contraindicación para la introducción de sondas, como puede ser la mucositis o trombocitopenia, situaciones ambas frecuentes en estos pacientes.

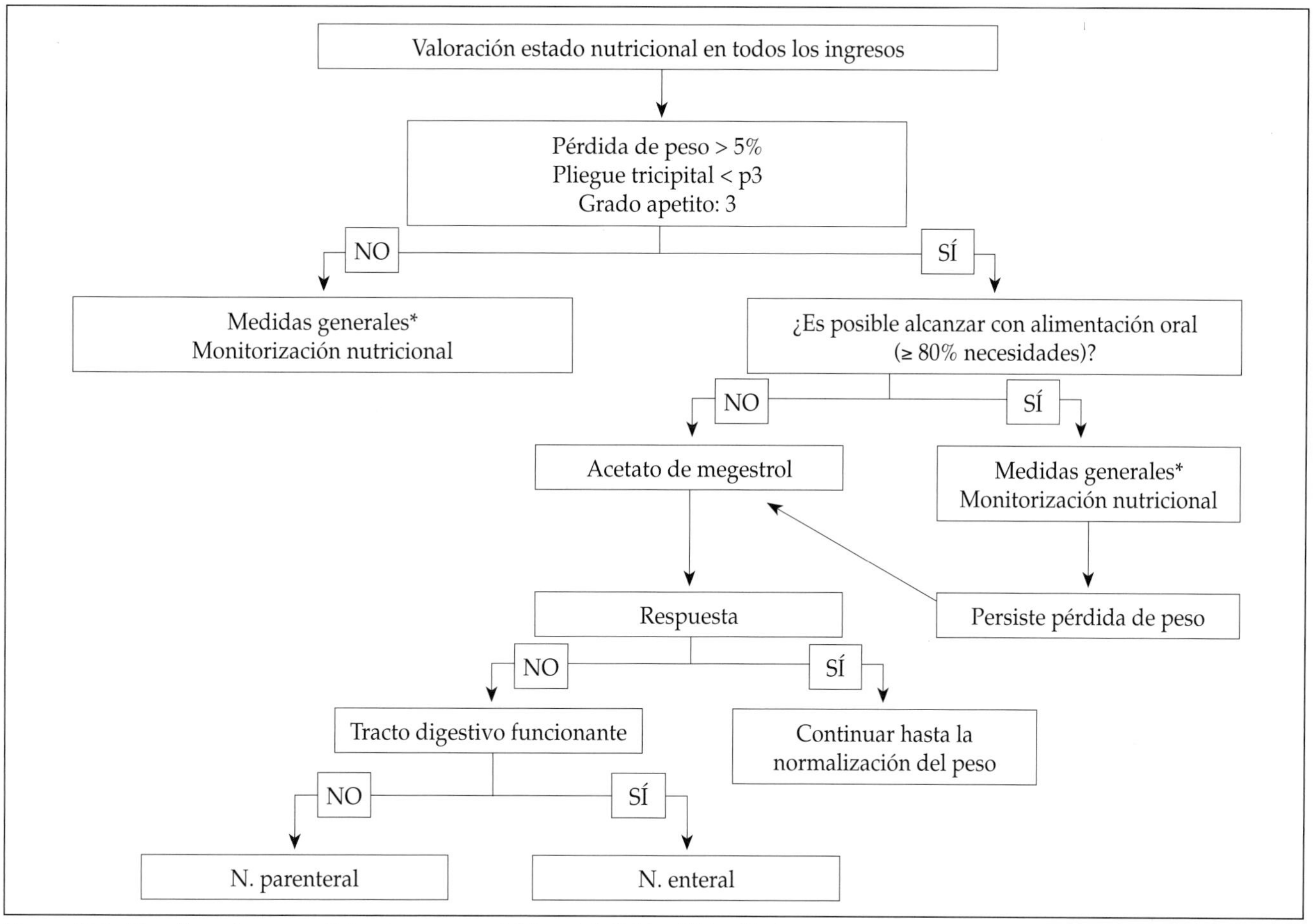

Figura 50.1. Algoritmo de las medidas de apoyo nutricional. *: Tablas 50.1 a 50.6.

Medidas generales

Desde el momento del diagnóstico, se debe monitorizar el estado nutricional, para que sirva de base del seguimiento nutricional y de apoyo psicológico tanto del niño como de los padres. La monitorización nutricional se realiza mediante antropometría y cuantificación de la ingesta energética, con encuestas dietéticas semanales de tres días incluyendo un fin de semana, que son cumplimentadas por los pacientes o por sus padres durante las estancias domiciliarias. Asimismo, la encuesta incluye un apartado que recoge los diferentes factores que pueden influir en la ingesta (náuseas, vómitos, sequedad de boca, estomatitis, alteraciones del gusto y olfato). A pesar de no encontrar alteraciones en el estado nutricional, es necesario explicar a los padres los cuidados nutricionales básicos que van a ser útiles a lo largo del tratamiento para que se mantenga la ingesta y el bienestar del niño.

En este período son necesarios consejos nutricionales que, aunque básicos y sencillos, pueden mejorar de forma llamativa la ingesta y el bienestar durante las comidas (Tabla 50.1). Se evitará ofrecer las comidas preferidas durante la administración del tratamiento, para evitar aversiones alimentarias. Se ha de lograr también un menú hospitalario variado. Es importante evitar preguntar al niño por qué no come, para no culpabilizarlo psicológicamente. Es primordial respetar los horarios de las comidas y de sueño, acomodando el tratamiento a dichos horarios, para

Tabla 50.1. Consejos prácticos para aumentar el apetito y la ingesta energética

- Variedad en los menús, presentándolos de forma atractiva y en un ambiente agradable
- Realizar comidas frecuentes de volumen reducido
- Crear momentos adecuados para las comidas
- Masticar despacio
- Instruir al paciente a comer sin hambre
- Ingerir primero los sólidos y después los líquidos
- Realizar ejercicio físico moderado
- Añadir suplementos hipercalóricos orales
- Enriquecer las comidas con salsas, cremas, nata, aceite, leche, huevo, queso, triglicéridos de cadena media e hidratos de carbono
- Evitar alimentos de gran volumen y escasa energía

Tabla 50.2. Recomendaciones para prevenir náuseas y vómitos

- Utilizar formas culinarias ligeras; evitar frituras
- Consumir alimentos sólidos y suaves
- Evitar alimentos ricos en grasa, muy dulces o con olor fuerte
- Servir los alimentos a temperatura ambiente
- Comer lentamente y en pequeños bocados
- No tomar líquidos fríos o helados
- No ofrecer alimentos favoritos durante náuseas o vómitos
- Reposar tras la comida
- Vestir ropa suelta no ajustada
- Desayunar alimentos secos si las náuseas son por la mañana
- Beber poco durante las comidas
- No mezclar alimentos a diferentes temperaturas durante la misma comida

Tabla 50.4. Recomendaciones para evitar el estreñimiento

- Beber abundante líquido. Tomar una bebida caliente con el desayuno
- Añadir fibra a la alimentación habitual
- Hacer ejercicio con regularidad facilita la evacuación

Tabla 50.3. Recomendaciones para evitar la diarrea

- Evitar la leche y los productos lácteos en general
- Evitar los alimentos que dejan residuo abundante, como verduras, frutas (a excepción de la manzana, membrillo y plátano), pan y cereales integrales y sustancias que irritan el intestino
- Es preciso una buena hidratación, para lo que es aconsejable beber entre comidas, preferentemente agua, té, zumo de limón

Tabla 50.5. Recomendaciones para evitar alteraciones en el gusto y en el olfato

- Servir alimentos cuya vista y aroma sean agradables
- Evitar aquellos con olor intenso
- Utilizar hierbas aromáticas, especias o preparaciones culinarias que permitan la obtención de sabores intensos
- Servir los alimentos a temperatura ambiente. Evitar olores en su cocinado
- Sustituir los alimentos cuyo sabor es rechazado por otros de valor nutricional similar

no crear interrupciones. Se intentará que la dieta sea lo más equilibrada posible, aunque en caso de anorexia severa y/o malnutrición, la ingesta de cantidades adecuadas de nutrientes es prioritaria, permitiéndose la ingesta de "comida basura" con alto contenido en grasa e hidratos de carbono. Habrá que instruir al niño a comer, a pesar de no sentir sensación de hambre, masticar despacio, evitar alimentos muy grasos si le producen molestias, ingerir primero los alimentos sólidos y luego los líquidos, así como realizar ejercicio físico moderado. En los casos en los cuales a pesar de todo lo aconsejado no se cubran las necesidades básicas habrá que añadir suplementos hipercalóricos y/o hiperproteicos.

Es también importante explicar de forma sencilla los consejos para disminuir las nauseas, vómitos, diarrea y estreñimiento (Tablas 50.2, 50.3 y 50.4), así como para evitar las molestias secundarias a las alteraciones del gusto y del olfato (Tabla 50.5), ya que en muchas ocasiones son los únicos responsables de la disminución de la ingesta.

En casos de mucositis o estomatitis (Tabla 50.6) será necesario cambiar la textura de los alimentos (purés, huevos, natillas, cremas, etc.), dando preferencia a la alimentación semilíquida o triturada. En general es mejor la comida fría o a temperatura ambiente que la caliente y es importante evitar alimentos ácidos y preparaciones con vinagre.

La higiene oral es esencial durante la terapia oncológica para reducir el potencial de mucositis y estomatitis. Una correcta hidratación de labios y mucosa oral reduce al mínimo la fricción de los tejidos y ayuda a eliminar los residuos y los microorganismos de los tejidos y de las ulceraciones. El control de la placa es muy importante para minimizar la colonización y la carga bacteriana en las áreas con tendencia a formar placa, disminuyendo así el potencial de aparición de episodios significativos de bacteriemia. El tratamiento oral también incluye varias formas de colutorios bucales que no deben ser irritantes ni deshidratantes. Cualquier medicación oral que contenga alcohol o fenol, lesiona aún más una mucosa comprometida, aumentando el dolor y prolongando la duración de las heridas. Se puede utilizar el peróxido de hidrógeno al 0,5% para disminuir la mucosidad gruesa y limpiar los tejidos y heridas de bacterias. Después se aclara suavemente la boca con una solución de sal y soda. Un método más sencillo son los enjuagues con agua más bicarbonato o masticar goma sin azúcar. Se deben realizar enjuagues con antimicóticos. Para heridas orales es útil la utilización de sucralfato, que por su acción protectora de revestimiento disminuye las molestias del paciente y estimula la cicatrización del tejido lesionado. También se puede utilizar clorhexidina para tratar la estomatitis y mucositis orales, que por su contenido en alcohol y su sabor debe aplicarse con atomizador.

En ciertas condiciones especiales será necesario recurrir a la aplicación de anestésicos locales para realizar una

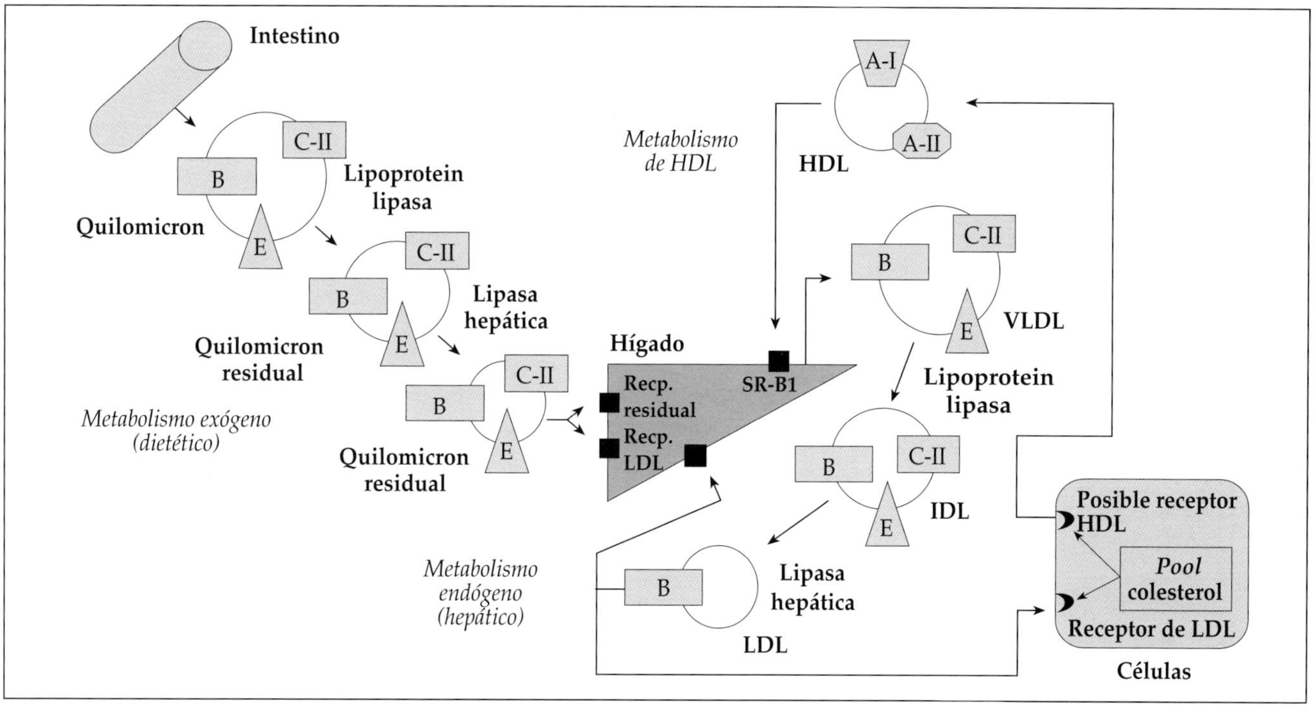

Figura 51.2. Metabolismo de las lipoproteínas humanas.

calorías, de grasas, de carbohidratos), con factores genéticos y con determinadas enfermedades (hepatopatías, pancreatitis, diabetes mellitus).

Lipoproteínas

Las lipoproteínas, compuestos ricos en triglicéridos (TG), se forman bien en el intestino como quilomicrones (QM), o bien en el hígado como lipoproteínas de muy baja densidad (VLDL); también ricas en TG, pueden considerarse compuestos análogos a los QM y se ocupan de la exportación de un exceso de TG. Procedente del metabolismo de lipoproteínas ricas en TG y de la formación de una serie de compuestos residuales se deriva el CT, producto que se acumula en los tejidos (Fig. 51.2).

Las lipoproteínas ricas en TG, de forma aproximadamente esférica, contienen lípidos hidrofóbicos en su parte central, especialmente TG, junto con ésteres de colesterol (EC) y lípidos relativamente hidrofílicos en su superficie, principalmente fosfolípidos y CT libre, además de una proteína de alto peso molecular, la apoproteína B (Apo B). Estas lipoproteínas nacientes, ricas en TG, transportan también múltiples moléculas de tres familias de apoproteínas de más bajo peso molecular (apoproteínas A: A-I, A-II, A-IV; apoproteínas C: C-I, C-II, C-II, apoproteínas E: E2, E3 y E4).

La lipoproteína lipasa (LPL), una enzima de la superficie luminal del endotelio vascular, cataboliza a los QM y VLDL, dando origen a una serie de lipoproteínas residuales ricas en TG, más pequeñas de tamaño, que las lipoproteínas de densidad intermedia (IDL), que son todavía ricas en TG, para derivarse finalmente las LDL, partículas relativamente enriquecidas en CT (Fig. 51.3).

La lipólisis de QM y VLDL, que conduce a la formación de LDL, origina a su vez dos clases de partículas residuales de lipoproteínas más pequeñas, unas que tienen principalmente la composición de la parte central de la partícula original (rica en TG y EC) y otras, más densas, que contienen principalmente la parte superficial (rica en fosfolípidos, CT libre y apoproteínas). Las partículas que proceden del componente superficial tienen todo el aspecto de las lipoproteínas de alta densidad (HDL) (Fig. 51.4).

Las partículas HDL se sintetizan en el hígado y como las VLDL y las LDL son muy heterogéneas y están en constante remodelado en el plasma. Son varias las clases que pueden aislarse dentro del rango de densidad de las HDL, las cuales se distinguen no sólo por el tamaño, movilidad y composición, sino también por sus funciones: HDL3, pobres de CT y HDL2, que recogen el exceso de CT y lo devuelven al hígado.

Apoproteínas

Las lipoproteínas poseen una fracción proteica que solubiliza las partículas lipídicas y asegura su integridad estructural. Son elementos importantes para determinar

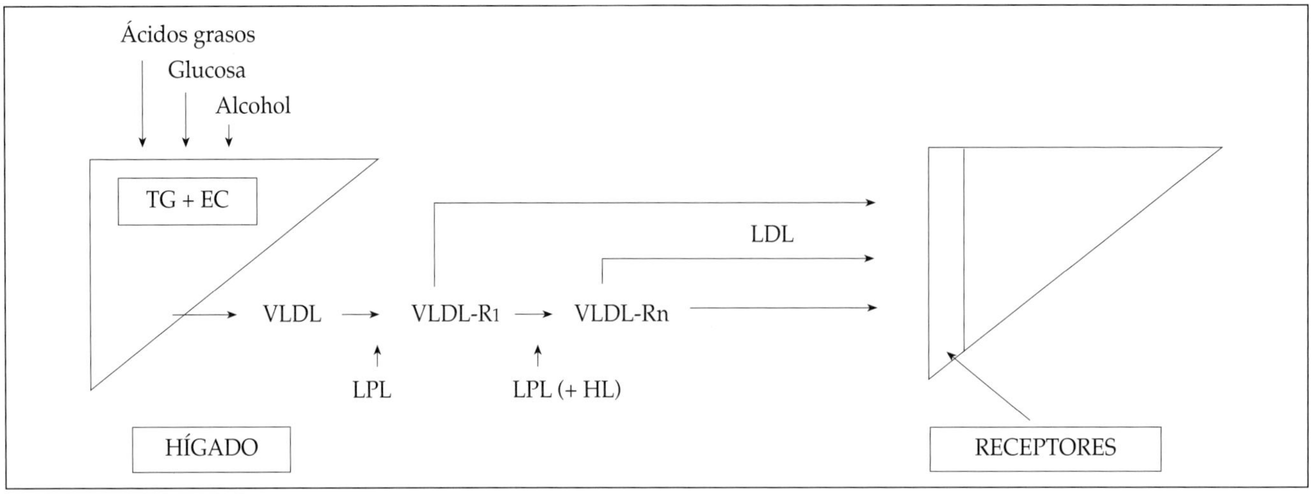

Figura 51.3. Formación y disposición de lipoproteínas ricas en triglicéridos.

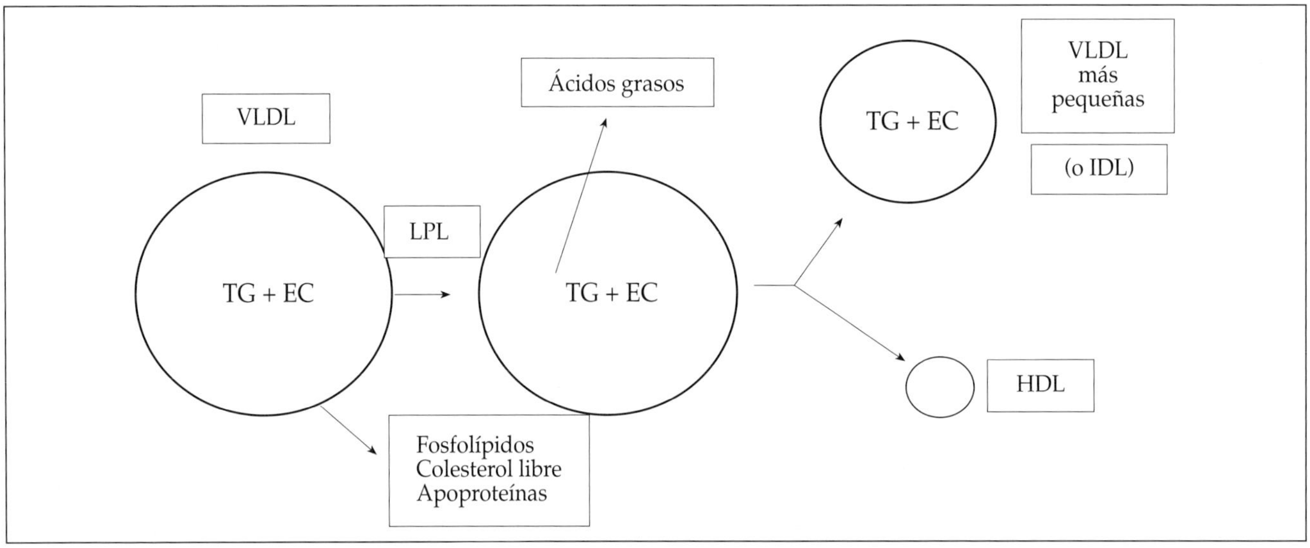

Figura 51.4. Representación esquemática del catabolismo de VLDL por la lipoproteína lipasa (LPL) y de la generación de dos clases de lipoproteínas residuales.

el tipo de lipoproteínas y cómo se metabolizan; y son cofactores en la activación de enzimas que afectan a la modificación de las lipoproteínas. Interactúan con los receptores específicos de las superficies celulares que liberan las lipoproteínas del plasma. Se clasifican según su densidad o su movilidad electroforética; no se conoce exactamente la secuencia de aminoácidos de todas ellas[11]. Las apoproteínas B son las de mayor tamaño.

Apoproteínas B

Las apoproteínas B son glicoproteínas unidas a glucosaminas por medio de residuos de asparagina[12-14]. Se dividen en dos grandes grupos considerando su peso molecular: aproximadamente 100 y 48 kD, que se designan como apo BH (*heavy* = pesada) y apo BL (*light* = ligera) o como apo B-100 y apo B-48, respectivamente. Las VLDL de los humanos contienen la variante apoBH, que se sintetiza en el hígado y se localiza en la superficie de las lipoproteínas VLDL y IDL, ricas en TG, y de las LDL, ricas en CT. Apo B-48 es de origen intestinal y forma parte de los QM.

Desórdenes en relación con la apo B-100

Apo B-100 es la principal apoproteína presente en VLDL plasmático y en sus residuales ricos en CT, principalmente LDL. Los desórdenes de las lipoproteínas que tienen lugar por modificaciones en la síntesis hepática de apo B pueden agruparse en tres tipos:

- Primero, apo B puede producirse en pequeñas cantidades y por ello se detectan bajos niveles plasmáticos de CT (y de VLDL, LDL y HDL) y la entidad clínica resultante se conoce como abeta o hipobetalipoproteinemia. En estas raras situaciones el plasma puede contener diferentes formas truncadas de apo B (tan cortas como el 31% de la longitud normal de la apo B-100), que portan escasa secreción hepática de VLDL.

- Segundo, apo B puede producirse en exceso y de ello resulta un aumento de la secreción hepática de VLDL, así como la presencia de diferentes clases, fenotípicamente consideradas, de modificaciones en las lipoproteínas. A las familias en las que se detectan estas anomalías se dice que están afectadas de hiperlipemia familiar combinada (HFC).
- Tercero, apo B puede secretarse como formas mutantes que dificultan la unión al receptor de LDL, lo que da origen a una entidad clínica conocida como defecto familiar de apo B-100. Esta mutación, que se ha identificado en los países occidentales con una alta frecuencia (1/500), debe diferenciarse de las alteraciones genéticas del receptor de LDL, que también da lugar a un aumento del CT plasmático en la entidad hipercolesterolemia familiar (HF).

Apoproteínas A

Las apoproteínas A-I, A-II y A-IV se sintetizan en el hígado y en el intestino y se encuentran en QM y HDL[15].

Desórdenes en relación con las apoproteínas A

Se han detectado una serie de mutaciones en el gen de la Apo A-I que dan origen a unas variantes estructurales de las Apo A-I plasmáticas. En algunos casos estas variantes están asociadas con bajas concentraciones plasmáticas de apo A-I, al parecer debido a un aumentado metabolismo de la Apo A-I (y de c-HDL), tal como se detecta en la enfermedad de Tangier, o a una biosíntesis defectuosa de Apo A-I. Una deficiencia de Apo A-I que origine una disminución en plasma de c-HDL por debajo del percentil 10 de las tasas de normalidad identifica a la hipo-β-lipoproteinemia familiar, entidad que se observa en aproximadamente el 30% de los pacientes con cardiopatía coronaria precoz.

Apoproteínas C

Las apoproteínas C-I, C-II y C-III se sintetizan en el hígado, son de bajo peso molecular y forman parte de QM, VLDL, IDL y HDL[16-20].

En adultos se han descrito varios tipos de desórdenes de los lípidos en relación con estas apoproteínas.

Apoproteínas E

La apoproteína E[21] es una proteína genéticamente polimorfa con tres alelos en un locus que codifica las isoformas E_2, E_3 y E_4, lo que da origen a seis fenotipos –E_2/E_2, E_3/E_2, E_3/E_3, E_4/E_2, E_4/E_3 y E_4/E_4– que se encuentran en las siguientes proporciones (para la población EE.UU.): menos del 2, 12, 66%, menos del 2, 22% y menos del 2%, respectivamente. Tienen un peso molecular de 35 kD y difieren solamente en los aminoácidos que ocupan las posiciones 112 y 158. La Apo E es una proteína que se sintetiza principalmente en el hígado y se encuentra en la superficie de las lipoproteínas ricas en TG y en HDL. Es un ligando clave de los receptores que median en la captación de las lipoproteínas (receptor de LDL, receptor estimulante de la lipólisis = *lipolysis-stimulated receptor* = LRP, y receptor de VLDL).

Desórdenes en relación con las apoproteínas E

Cuando Apo E es deficiente (o están presentes los alelos ε 2) se lentifica el catabolismo y captación de las lipoproteínas ricas en TG y ello da como resultado la formación de residuales que son ricos en TG y en CT (referido como β-VLDL) y a la entidad clínica se le conoce como disbetalipoproteinemia familiar.

Apoproteína (a)

La apoproteína (a) es una proteína semejante al plasminógeno, inhibe la fibrinolisis *in vitro* y se encuentra en varias isoformas que se diferencian según su peso molecular; el tamaño de apo(a) varía en relación con sus concentraciones plasmáticas. Lp(a) es semejante a LDL en cuanto a la estructura y al igual que esta lipoproteína puede oxidarse y ser englobada por los macrófagos de la pared arterial y transformarse en célula espumosa. Por tanto, Lp(a) puede favorecer la aterosclerosis y la trombosis. Altas concentraciones de apo(a) y Lp(a) guardan estrecha relación con el desarrollo de cardiopatía isquémica[22-24].

Genética de las apoproteínas

Se conocen al menos 12 variantes de la Apo A-I, aunque en general tales variantes son raras, presentándose en menos del 0,1% de la población[11]. Como los genes de Apo A-I, C-III y A-IV se encuentran englobados en un cluster, situado en el brazo largo del cromosoma 11, el polimorfismo de una puede afectar a las otras apoproteínas. Los genes de Apo E, Apo C-I y Apo C-II se hallan en el cromosoma 19. Los de Apo B y Apo A-II están situados en el brazo corto del cromosoma 2 y en el brazo largo del cromosoma 1, respectivamente. Los genes de la Apo D se encuentran situados en el brazo largo del cromosoma 3.

Enzimas y proteínas transportadoras plasmáticas

Las lipoproteínas están expuestas a la acción de cinco tipos distintos de enzimas y de proteínas transportadoras, genéticamente determinadas, que llevan a cabo una serie de acciones específicas. Dos de ellas inician el catabolismo de las lipoproteínas en la sangre, otras dos actúan en la movilización y transporte del CT de los tejidos periféricos y otra interviene en la unión en el hígado de las lipoproteínas que contienen Apo B.

Transferasa de lecitina: colesterol (LCAT)

La LCAT, proteína de origen hepático, cataliza la esterificación del colesterol libre del plasma promocionando una reacción en la que un ácido graso de lecitina se transfiere a CT[25]. Al parecer esta transesterificación es un prerrequisito para el transporte inverso del CT, proceso en el que el CT de las células periféricas son captadas por HDL, en donde experimenta un proceso de esterificación. Tras esterificación el CT es directamente transportado al hígado en otras lipoproteínas, principalmente LDL y VLDL.

Desórdenes en relación con LCAT

Los pacientes con los síndromes que cursan con deficiencia familiar de LCAT, enfermedad de Norum y enfermedad de ojos de pescado, no presentan al parecer cardiopatía coronaria precoz, pero la deficiencia familiar de LCAT se asocia con bajas concentraciones de c-HDL, que puede favorecer la presencia de enfermedad coronaria.

Proteína transportadora de ésteres de colesterol (CETP)

CETP es una proteína plasmática específica que cataliza el intercambio de EC y TG entre las lipoproteínas. Este intercambio no solamente produce una variación en las concentraciones de EC y de TG en las lipoproteínas sino también unas modificaciones en la distribución, originándose unas poblaciones más heterogéneas de LDL y HDL.

Desórdenes en relación con CETP

La deficiencia familiar de CETP se acompaña de muy altas concentraciones de c-HDL plasmático que a su vez se asocia con disminución de cardiopatía coronaria y aumento de la longevidad.

Lipasas endoteliales: lipoproteína lipasa (LPL) y lipoproteína hepática (HL)

La LPL y la HL son lipasas endoteliales que tienen un alto grado de homología estructural[26]. Se sintetizan en células parenquimatosas y migran a los lugares de las superficies luminales de las células endoteliales; LPL a los capilares de los tejidos periféricos en donde se une a glucosaminoglucanos, semejantes a heparina, y HL a los sinusoides hepáticos del espacio de Disse. LPL es más activa, catalizando la hidrólisis de TG de lipoproteínas ricas en TG (principalmente QM y VLDL), mientras que HL actúa más en la hidrólisis de fosfolípidos, componentes de HDL. Todas las lipoproteínas que contienen Apo E son los sustratos preferidos por estas enzimas. La hidrólisis de TG por LPL requiere del cofactor Apo C-II y es inhibida por un exceso de Apo C-III.

Desórdenes en relación con LPL y HL

Se han identificado una serie de defectos genéticos de LPL, muchos de ellos de dudosa significación funcional. Pacientes con definitiva deficiencia de LPL presentan el síndrome de quilomicronemia familiar, que se detecta en los primeros tiempos de la vida y se asocia con altas tasas en ayunas de lipoproteínas ricas en TG (principalmente QM) y con episodios recurrentes de pancreatitis. Rara vez se ha detectado mutaciones del gen HL que hayan originado deficiencia de HL.

Proteína microsomal transportadora de triglicéridos (MTP)

MPT es una proteína de intercambio intracelular de lípidos que se aísla en el retículo endoplásmico del hígado y del intestino. Se une a TG, EC y a fosfolípidos en el retículo endoplásmico liso y los transporta en su interior, agregándose lípidos y Apo B. Se ha sintetizado recientemente.

Desórdenes en relación con MTP

Se han detectado mutaciones del gen que originan una ausencia funcional de MTP en individuos con abetalipoproteinemia; no tienen capacidad para secretar lipoproteínas ricas en TG del hígado o del intestino.

Receptores celulares

Existe mucha controversia en relación con la identidad y especificidad de los receptores hepáticos que inician el aclaramiento de residuales de lipoproteínas generadas por LPL. Aunque la captación de LDL se lleva a cabo por un receptor que requiere Apo E y Apo B y que se conoce como receptor LDL, los residuales de QM y otros

Sustrato de lipoproteínas	Receptor hepático	Requerimientos del receptor
LDL →	LDL	apoB, apoE
VLDL, residuales	LRP	apoE (¿lipoproteína lipasa?)
QM, residuales	LSR	apoE (¿lipasa hepática?)
HDL	¿ninguno?	(lipasa hepática)

Figura 51.5. Vías utilizadas por los receptores para la captación de las diferentes proteínas por el hígado. LPR: LDL *receptor-related protein*; LSR: *lipolysis-stimulated receptor*.

Tabla 51.2. Clasificación de las hiperlipoproteinemias según Fredickson

Fenotipo	Lípido aumentado	Aspecto suero	Lipoproteína aumentada
I	TG	Anillo cremoso sobrenadante	QM (en ayunas)
IIa	C	Suero transparente	LDL (betalipoproteína)
IIb	C y TG	Suero opalescente	LDL y VLDL (beta y prebetalipoprot.)
III	C y TG	Suero opalescente	IDL (beta ancha)
IV	TG	Suero opalescente	VLDL (prebetalipoprot.)
V	TG	Suero opalescente Anillo cremoso sobrenadante	QM (en ayunas) y VLDL (prebetalipopr.)

residuales ricos en TG pueden también ser captados por otros receptores hepáticos, por un proceso que necesita tan sólo Apo E y la participación de una lipasa, LPL o HL, o posiblemente ambas (Fig. 51.5).

El más estudiado de los receptores relacionados con LDL es la proteína receptor-*like* de LDL (LRP), un receptor multifuncional que además de unir lipoproteínas con Apo B, une también a otros ligandos no relacionados (principalmente α_2-macroglobulina). A diferencia de la captación de partículas residuales que contienen Apo B, no se admite que la captación de HDL sea mediada por receptores. Más bien, una vez iniciado el contacto de HDL con el hígado, HL cataliza la hidrólisis de los fosfolípidos de la superficie de HDL y todos los principales componentes de esta partícula se disocian y se transportan de forma separada y finalmente son metabolizados[27-29].

Además de los receptores hepáticos mencionados, existen otros dos en la periferia: a) un receptor que se encuentra en los macrófagos de las arterias y en las células endoteliales, que captan LDL (oxidado y acetilado) y que se ha denominado receptor *scavenger*; y b) un receptor en los macrófagos que preferencialmente capta β-VLDL ricas en EC e IDL; necesita Apo E y se expresa generalmente en los mismos tejidos que contienen grandes cantidades de LPL (corazón, músculo esquelético y tejido adiposo). Se le ha denominado receptor VLDL y se expresa escasamente en el hígado pero tiene suficiente homología con LDL y con el receptor LRP que se considera parte de la misma familia de receptores.

TIPOS DE DESÓRDENES DE LOS LÍPIDOS

Las clasificaciones propuestas de las hiperlipoproteinemias son varias. Una de ellas, la clásica de Fredickson, se basa en la separación electroforética de las lipoproteínas (Tabla 51.2).

Otra clasificación tiene en cuenta los hallazgos de las determinaciones séricas que pueden realizarse en cualquier laboratorio clínico, que son colesterol y triglicéridos, junto con el componente familiar de la entidad (Tabla 51.3). Sustituye a una que se estableció en los años sesenta y que estaba basada en las concentraciones séricas de colesterol total, triglicéridos, quilomicrones, VLDL-colesterol y LDL-colesterol. No podía ser definitiva puesto que no valoraba los defectos metabólicos, originados por diferentes trastornos genéticos, ni las respuestas al tratamiento que indirectamente influyen sobre las concentraciones de las lipoproteínas.

ATEROSCLEROSIS E INFLAMACIÓN

Está admitido que la inflamación desempeña un papel central en todas las fases de la aterosclerosis, desde la crea-

Tabla 51.3. Dislipoproteinemias primarias

Hipercolesterolemia con normotrigliceridemia
• C-LDL elevado: tipo IIa
- Hipercolesterolemia familiar
- Hiperlipemia familiar combinada
- Hiperlipemia poligénica
• C-HDL elevado
- Hiperblipoproteinemia
- C-HDL elevados de etiología desconocida
Hipercolesterolemia combinada e hipertrigliceridemia
• C-LDL y C-VLDL elevados: tipo IIb
- Hipercolesterolemia familiar
- Hiperlipemia familiar combinada
- Deficiencia LCAT
• Disbetalipoproteinemia
Hipertrigliceridemia con normocolesterolemia
• VLDL elevados: tipo IV
- Hipertrigliceridemia familiar
- Hiperlipemia familiar combinada
• Quilomicrones elevados
- Deficiencia familiar de lipoproteína lipasa
- Deficiencia familiar de apoproteína C-II
• VLDL y quilomicrones elevados: tipo V
- Hipertrigliceridemia familiar
- Hiperlipemia familiar combinada
- Apoproteína E4
Lipoproteínas anormales con normo o hipercolesterolemia
- Hiperapobetalipoproteinemia
- Lp (a) hiperlipoproteinemia

ción de placas hasta su rotura pasando por su desarrollo. Los problemas comienzan cuando las partículas de LDL de la sangre se acumulan en la túnica interna, o íntima, la parte arterial más cercana a la corriente sanguínea. A medida que las partículas de LDL se acumulan, sus lípidos y proteínas sufren una oxidación, las células endoteliales interpretan tales cambios y portan, sobre la superficie expuesta a la sangre, moléculas de adhesión que se unen a las células inflamatorias quiescentes: los monocitos. Esta interacción hace que las células salgan de la circulación y se fijen en la pared vacular. Las LDL modificadas y las células endoteliales y las células musculares lisas de la íntima secretan citocinas que atraen a monocitos (Figs. 51.6 y 51.7). Estas sustancias inducen la multiplicación de los monocitos y su transformación en macrófagos activos, los cuales se recubren de receptores que captan partículas de LDL modificadas. Los macrófagos acaban saturados de gotas de grasa ("células espumosas"). También los linfocitos T liberan igualmente citocinas que intensifican la actividad inflamatoria en las paredes arteriales. Los macrófagos espumosos y algunos linfocitos T componen las "inclusiones grasas", precursoras de las placas complejas que después desfiguran las arterias. Muchos adolescentes muestran ya estas placas en embrión[30, 31].

La presencia de proteína C reactiva en la sangre denuncia un proceso de inflamación en algún punto del organismo. Su evaluación puede servir de ayuda en la

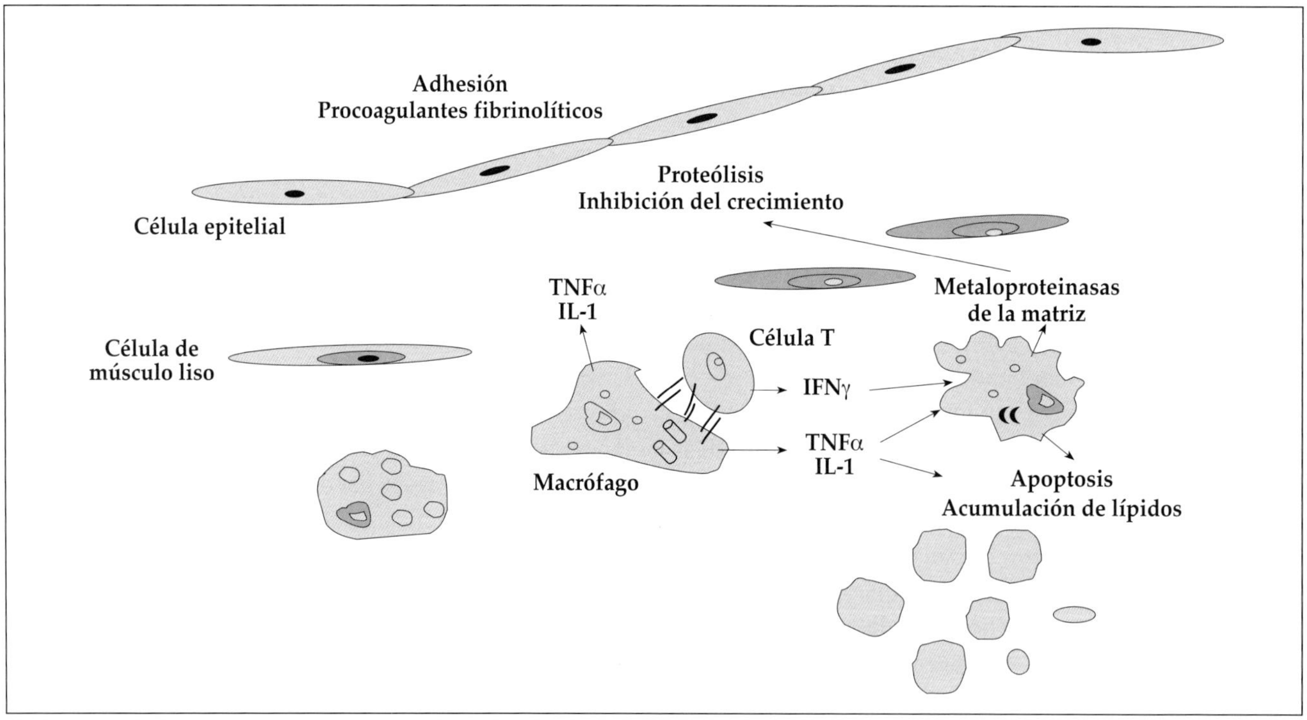

Figura 51.6. Células inmunes en el ateroma.

recomendada para la población general; es decir, instauración de una dieta "sana", recomendación de ejercicio, control de posible obesidad y evitación de toxicomanías (tabaco, alcohol). El éxito depende de una actitud positiva de la familia y los cambios deben ser progresivos y duraderos y no bruscos y fugaces. El niño se mantiene asintomático a pesar de que su estilo de vida no sea el más saludable para sus arterias por lo que puede ser difícil hacer comprender a él y a su familia la importancia de los cambios de estilo de vida propuestos.

Recomendaciones dietéticas

Las recomendaciones dietéticas se describen a continuación. En cualquier caso, la intensidad de los cambios dietéticos dependerá del *score* de riesgo. Es por esta razón que, si las modificaciones deben ser muy profundas, es conveniente un seguimiento a nivel de consulta hospitalaria especializada, ya que las dietas anormalmente alteradas o bajas en grasa deben ser controladas somatométrica y bioquímicamente[42,43].

a. Disminuir la cantidad total de grasa de la dieta a un valor que proporcione el 35%, aproximadamente, de la ingesta calórica total. Para conseguir este objetivo debe disminuirse el consumo de carne animal y embutidos. Debe recomendarse el uso de carne magra, no más de una vez al día, preferentemente de animales lechales (ternera, conejo o pollo sin piel). Es recomendable el consumo de pescados. Puede recomendarse el consumo moderado de leche y productos lácteos, preferentemente desnatados. Los alimentos con grasa visible deben ser substituidos por legumbres, pastas, verduras y frutas. Evitar alimentos fritos. Debe, en lo posible, limitarse el consumo de bollería industrial, que posee un elevado índice aterogénico dado su contenido en grasa saturada y grasa *trans*.
b. Mejorar la calidad lipídica de la dieta, aumentando la ingesta de AGM y AGP. Debe recomendarse el consumo de pescado (por lo menos, dos o tres veces por semana) y de aceite de oliva y otros aceites vegetales (maíz, girasol).
c. Disminuir el aporte de colesterol dietético, eliminando el consumo de vísceras, fundamentalmente sesos, yema de huevo (dos veces por semana), ciertos mariscos y alimentos de bollería industrial.
d. Aumentar el consumo de carbohidratos complejos y fibra mediante la recomendación de aumentar el consumo de pastas y legumbres.
e. Disminuir la ingesta de sodio, evitando el uso del salero en la mesa y aumentando la ingesta de potasio a través del consumo de frutas ricas en el mismo, como son los cítricos o plátanos.
f. Aumentar la ingesta de antioxidantes, recomendando el consumo regular de frutas y verduras.
g. Evitar la ingesta entre horas de alimentos múltiples habituales en nuestra sociedad moderna como bocadillos, golosinas, *snacks*, que representan una parte no desdeñable de las calorías y grasa que ingieren hoy día los niños. No todos estos productos presentan el mismo potencial aterogénico, siendo mucho mayor en unos (bollería y paquetes/sobres) que en otros (frutos secos/caramelos)[44]. Debería evitarse que la merienda estuviese constituida por elementos de bollería industrial, recomendándose en cambio la ingesta de fruta o zumos, queso fresco descremado con membrillo y bocadillos de pescado azul (atún, bonito, sardina, etc.), paté de soja, fiambre de ave, aceite de oliva y tomate.

Podría concluirse que la dieta mediterránea esta imponiéndose a la dieta hipograsa recomendada por el NECP tanto en base a su palatabilidad, como a su actuación sobre las lipoproteínas y sistemas antioxidantes. En la práctica los estudios de intervención en la infancia con la dieta hipograsa en población normal o patológica han tenido unos resultados muy pobres (inapreciable descenso del colesterol y descenso de HDL colesterol)[45], sin embargo en adultos un estudio compara los efectos de una dieta mediterránea frente a la dieta hipograsa convencional en un amplio grupo de postinfartados (estudio Lyon) demostrando una mejoría en el grupo de dieta mediterránea superior al 70% respecto a reinfarto, otros eventos coronarios o muerte.

El problema de la pérdida paulatina de la dieta mediterránea en España es un grave problema de Salud Pública, que exige medidas de esfuerzo colectivo que trasciende la Pediatría e incluso la Sanidad en su conjunto e involucraría a casi todos los estamentos sociales.

La dificultad para efectuar una propuesta universal de la dieta mediterránea estriba, por un lado en la necesidad de unificar y cuantificar este tipo de dieta y, por otro, tener que utilizar unos marcadores bioquímicos de beneficio más complejos y añadidos al clásico perfil lipídico, como son los marcadores de disfunción endotelial.

CONCLUSIONES

1. La prevención desde la infancia de las enfermedades cardiovasculares es una meta importante que debe hoy

día enmarcarse dentro de las tareas encomendadas a los pediatras de atención primaria.

2. La planificación de esta prevención debe basarse en la identificación de los factores de riesgo aterogénico que permiten separar poblaciones de diferente desarrollo de aterosclerosis: bajo, moderado o elevado.
3. La metodología preventiva debe comportar fundamentalmente un cambio de estilo de vida (instaurar una dieta "sana" tipo mediterránea, evitar sedentarismo y obesidad, prevenir toxicomanías). El uso de fármacos hipolipemiantes debe restringirse a un número limitado de niños de riesgo aterogénico elevado y aplicado exclusivamente en consultas hospitalarias especializadas.
4. La Conferencia de Consenso sobre Lípidos en Pediatría considera que no debe ser universal el cribado de colesterol total y lipoproteínas, reservándolo para niños con antecedentes familiares de riesgo.

BIBLIOGRAFÍA

1. Strong JP, McGill HC. The natural history of coronary atheroesclerosis. Am J Pathol 1963; 40: 37-49.
2. Oalman MC, Strong JP, Tracy RE, Malcom GT. Atherosclerosis in youth: are hypertension and other coronary heart disease risk factors already at work? Pediatr Nephrol 1997;11: 99-107.
3. Mc Gill HC, McMahan CA, Herderick EE, Malcom GT, Tracy RE, Stong JP. Origin of atherosclerosis in chilhood and adolescence. Am J Clin Nutr 2000; 72 (suppl): 1307S-15.
4. Berenson GS, Srinivasan SR, Bao W, Newman III WP, Tracy RE, Wattigney WA. Association between multiple cardiovascular risk factors and atherosclerosis in children and young adults. N Engl J Med 1998; 338: 1650-6.
5. Yla-Hertula S. Biochemistry of the arterial wall in developing atherosclerosis. En: Williams Cl, Wynder EL, eds. Hyperlipidemia in childhood and the development of atherosclerosis. Annals of the New York Academy of Sciences 1991; 623: 40-59.
6. Cordain L, Eaton SB, Sebastian A, Mann N, Lindeberg S, Watkins BA *et al*. Origins and evolution of the Western diet: health implication for the 21st century. Am J Clin Nutr 2005; 81: 341-54.
7. National Cholesterol Education Program (NCEP). Report of the expert panel on blood cholesterol levels in children and adolescents. Pediatrics 1992; 89 (supl): 525-84.
8. Gidding SS, Dennison BA, Birch LL, Daniels SR, Gilman MW, Lichtenstein AH *et al*. Dietary recommendations for children and adolescents: a guide for practitioners. Consensus statement from the american heart association. Circulation 2005; 112: 2061-75.
9. Sanjurjo P, Aldámiz-Echevarría L, Prado C, Azcona I, Elorz J, Prieto JA *et al*. Fatty acid composition of skeletal muscle and adipose tissue in Spanish infants and children. Br J Nutr 2006; 95: 168-73.
10. García Fuentes M. González-Lamuño D, Lozano MJ. Condicionantes genéticos del riesgo cardiovascular. An Esp Pediatr 1997; 46: 3-7.
11. Humphries SE, Mailly F, Gunadson V, Talmud P. The molecular genetics of pediatric lipid disorders: recent progress and future research directions. Pediatr Res 1993; 34: 403-15.
12. Ye SQ, Kwiterovich PO. Influence of genetic polymorphisms on responsiviness to dietary fat and cholesterol. Am J Clin Nutr 2000 (suppl): 1275S-84.
13. Editorial. Lipoprotein (a). Lancet 1991; 337: 397-8.
14. Gómez Gerique JA, Porres A, López Martínez D, Álvarez Sala LA, Blázquez E, Montoya MT *et al*. Levels of lipoprotein (a) and plasma lipids in Spanish children aged from 4 to 18 years. Acta Paediatr 1996; 85: 38-42.
15. Rodríguez CR, Seman LJ, Ordovás JM, Jenner J, Genest MS Jr, Wilson PW *et al*. Lipoprotein (a) and coronary heart disease. Chem Phys Lipids 1994; 67-68: 389-98.
16. Sánchez-Bayle M, Baeza J, Vila S, Ruiz-Jarabo C, Asensio J, Arnaiz P *et al*. Lipoproteína (a) en niños con hipercolesterolemia, como marcador de antecedentes familiares de riesgo cardiovascular. An Esp Pediatr 1996; 45: 53-6.
17. Malnou C, May ME, Palá MT, Vilaseca MA. Factores de riesgo cardiovascular n la infancia. Nuevas perspectivas. Rev Esp Pediatr 1997; 53: 1-5.
18. McCully KS. Vascular pathology of homocysteinemia: implication for pathogenesis of artyeriosclerosis. Am J Pathol 1969; 56: 111-28.
19. Boushey CJ, Beresford SAA, Omen GS, Motulsky Ag. A quantitative assesement of plasma homocysteine as a risk factor for vascular disease. JAMA 1995; 274: 1049-57.
20. Herman W. The importance of hyperhomocysteinemia as a risk factor for diseases: an overview. Clin Chem Lab Med 2001; 39: 666-74.
21. Moghadasian MH, McManus BM, Frohlich JJ. Homocyst(e)ine and coronary artery disease. Clinical evidence and genetic and metabolic background. Arch Intern Med 1997; 157: 2299-308.
22. Schlaich MP, John S, Jacobi J, Lackner KJ, Schieder RE. Midly elevated homocysteine concentrations impair endothelium dependent vasodilatation in hypercholesterolemic patients. Atherosclerosis 2000; 153: 383-9.
23. Jacques PF, Bostom AG, Wilson PW, Rich S, Rosemberg IH, Shelhub J. Determinants of total homocysteine concentration in Framingham offspring cohort. Am J Clin Nutr 2001; 72: 1469-73.
24. Lilien M, Duran M, van Hoech K, Tien Poll-The B, Schröder C. Hyperhomocysteinemia in children with chronic renal failure. Nephrol Dial Transplant 1999; 14: 366-8.
25. Merouani A, Lambert M, Delvin EE, Genest J Jr, Robitalle P, Rozen R. Plasma homocysteine concentration in children with chronic renal failure, Pediatr Nephrol 2001; 16: 805-11.
26. Dalmau J. Dieta y arterioesclerosis. Monografías de Nutrición Clínica. Madrid, Ergon, 1997.
27. National Cholesterol Education Program (CNCEP). Report of the expert panel on blood cholesterol levels in children and adolescents. Pediatrics 1992; 89 (supl): 525-84.
28. National Institutes of Health. Report of the expert panel on population strategies for blood cholesterol reduction. National Cholesterol Education Program. Circulation 1991; 83: 2154-232.

Tabla 53.3. Bioquímica nutricional*

Proteínas
- Albúmina
- Prealbúmina
- Proteína ligada a retinol
- Transferrina

Índices
- Creatinina/talla
- Hidroxiprolina

Micronutrientes
- Cinc
- Otros
- Vitaminas liposolubles (A, D, E, K)
- Vitaminas hidrosolubles

Macronutrientes
- Calcio, fósforo
- Hierro

*: *ver capítulo 3.*

Tabla 53.4. Aportes nutricionales recomendados

Energía: 130% de recomendaciones + energía para la recuperación ponderal

Proteínas: 2,5-3 g/kg. Dieta de alta calidad proteica (35% aminoácidos ramificados; 12-14% del valor calórico total)

Calorías no proteicas:
- Lípidos (30-40% de triglicéridos de cadena media)
- Ácidos grasos esenciales (36-38% del valor calórico total)
- Hidratos de carbono: controlar índice glucémico, evitar sacarosa (50% del valor calórico total)

Micronutrientes:
- Vitamina A: 5.000-10.000 UI/día
- Vitamina D: 400-4.000 UI/día
- Vitamina K: 2,5-10 mg/ día
- Vitaminas hidrosolubles x 3 de las RDA
- Minerales: calcio 25-100 mg/kg/día; fósforo 25-50 mg/kg/día
- Cinc: 1 mg/kg/día

OTRAS EXPLORACIONES

Bioimpedancia

Como se estudia en el capítulo 3 de este libro, el método de la bioimpedancia se basa en la determinación de las diferencias existentes de la conductibilidad eléctrica entre el tejido graso y los tejidos no-grasos. En resumen, es un método eléctrico que mide la resistencia del cuerpo al paso de una corriente de baja frecuencia. Aunque con limitaciones, los niños con hepatopatía avanzada presentan alteraciones en el contenido hídrico corporal; esta técnica es útil para precisar la masa corporal y el agua corporal total, resultando un procedimiento excelente para el seguimiento longitudinal de estos pacientes[8].

La absorciometría por energía dual (DEXA) y la dinamometría son procedimientos interesantes pero no superan la fiabilidad de la antropometría y la bioimpedancia.

REQUERIMIENTOS NUTRICIONALES

El soporte nutricional especializado es muy importante al considerar el requerimiento de nutrientes. El fracaso hepático trae como consecuencia una alteración en la utilización metabólica de los nutrientes. No son superponibles situaciones como las del paciente estable que tiene requerimientos nutricionales aumentados, con los accidentes que pueden surgir en el niño con cirrosis (ascitis, hemorragias digestivas, peritonitis) que necesitan una adaptación brusca de sus necesidades nutricionales.

Los requerimientos de nutrientes están aumentados en los niños con enfermedad hepática avanzada debido al incremento del gasto energético basal, al aumento de las pérdidas por malabsorción secundaria (obstrucción biliar, congestión gastrointestinal, contaminación intestinal, lipasa baja en el síndrome de Alagille) y a la utilización metabólica de los nutrientes (aumento de la neoglucogénesis con ayunos de corta duración e incremento de la pérdida proteica, aumento de la oxidación lipídica y disminución de la síntesis de glucógeno). En la Tabla 53.4 se incluyen los aportes recomendados[9].

SOPORTE NUTRICIONAL

El objetivo del soporte nutricional es el aportar suficientes nutrientes que permitan alcanzar unas reservas energéticas adecuadas, impedir el desgaste proteico y aportar aminoácidos que faciliten soportar la respuesta aguda y las posibles repercusiones metabólicas[9]. Para conseguir todo lo anteriormente citado se recurre de forma habitual al uso de fórmulas de composición definida, que pueden administrarse mediante:

- Nutrición enteral oral o con sonda.
- Nutrición parenteral cuando no es posible la vía gastrointestinal.

Nutrición enteral oral

Si el vaciamiento gástrico es adecuado y no existen contraindicaciones, la vía gástrica es la ideal; en caso contrario, se recurre a la nutrición enteral transpilórica, preferentemente a nivel yeyunal.

Tabla 53.5. Nutrición parenteral en niños con enfermedad hepática avanzada

Energía:	gasto energético en reposo x 1,2 o gasto energético basal x 1,4
Proteínas:	solo restringir en el caso de intolerancia metabólica. Aportar las cantidades que garanticen un balance adecuado sin deterioro metabólico
Calorías no proteicas:	150 kcal/g de nitrógeno
• Lípidos 40% del aporte no proteico	
• Hidratos de carbono: glucosa	
Micronutrientes:	suplementar con vitamina K y cinc. Resto, las recomendaciones de la RDA

Antes de iniciarla deberán tenerse en cuenta la edad del niño, su enfermedad hepática de base y el grado de afectación.

El tratamiento dietético del lactante y niño pequeño se realiza habitualmente con fórmulas de inicio si no existe malabsorción intestinal, en cuyo caso se recurrirá a fórmulas hidrolizadas. Deben realizarse tomas frecuentes y, en caso de restricción hídrica, se aumentará la densidad calórica (1,2-1,5 kcal/ml).

En el niño mayor, si es posible, una parte de la dieta debe incluir alimentos variados de acuerdo con los hábitos familiares; el resto será aportado con las fórmulas hidrolizadas similares a las empleadas para niños menores[10].

Nutrición parenteral

La nutrición parenteral se utiliza cuando no es posible el soporte nutricional enteral[11]. En el capítulo 20 de este libro se estudian los diferentes procedimientos. En el caso concreto de la enfermedad hepática avanzada las indicaciones de la nutrición parenteral son:

- Fracaso hepático fulminante o enfermedad crónica terminal.
- Malnutrición severa.
- Nutrición perioperatoria.

La vía de acceso de elección es la central, dado que los accesos periféricos están severamente limitados. En dependencia con la duración que se prevé, se utilizarán catéteres epicutáneos, percutáneos o centrales para larga duración (más de cuatro semanas).

En resumen, la nutrición parenteral es una forma de soporte nutricional de alto riesgo en pacientes pediátricos con enfermedad hepática avanzada. Como medida general, los aportes de sodio y de agua deben restringirse y los energéticos deben individualizarse mediante calorimetría. No debe utilizarse restricción proteica y los lípidos deben contener triglicéridos de cadena media. El aceite de pescado que contiene ácidos grasos n-3 ha sido recientemente utilizado en sustitución de las emulsiones grasas convencionales con resultados prometedores[12]. La tolerancia a los carbohidratos está alterada, por lo que se recomienda que las calorías no proteicas guarden la proporción 60:40. Los micronutrientes que pueden requerir un aporte suplementario son el cinc y la vitamina K (Tabla 53.5).

BIBLIOGRAFÍA

1. Sokol RJ, Stall C. Anthropometric evaluation of children with chronic liver disease. Am J Clin Nutr 1990; 52: 203-8.
2. Heubi JE, Heyman MB, Schulman RJ. The impact of liver disease on growth and nutrition. J Pediatr Gastroenterol Nutr 2002; 35: S55-9.
3. Díaz C, Jara P. Indicaciones del trasplante hepático pediátrico. En: Hepatología. Protocolos de la AEP, 2002.
4. Polo B, Donat E, Ribes C. Indicaciones del trasplante hepático pediátrico. En: Escobar H, coordinador. Tratamiento en gastroenterología, hepatología y nutrición pediátrica. Sociedad Española de Gastroenterología, Hepatología y Nutrición Pediátrica. Madrid, Ergon, 2004; 44: 467-78.
5. Nobili V. Nutricional considerations in children with chronic liver disease. J Gastroenterol Hepatol 2005; 20: 1805-6.
6. Taylor RM, Dhawan A. Assessing nutritional status in children with chronic liver disease. J Gastroenterol Hepatol 2005; 20: 1817-24.
7. Lama RA, Codoceo R. Evaluación nutricional. En: Jara P, ed. Trasplante hepático en niños. Madrid, Ergon, 2006; 6: 49-56.
8. Jeejeebhoy KN. Nutricional assessment. Gastroenterol Clin North Am 1998; 27: 347-69.
9. Lama RA, Morais A. Requerimientos de nutrientes. En: Jara P, ed. Trasplante hepático en niños. Madrid, Ergon, 2006; 7: 57-62.
10. Lama RA, Morais A. Soporte nutricional. Nutrición enteral. En: Jara P, ed. Trasplante hepático en niños. Madrid, Ergon, 2006; 8: 63-7.
11. Lama RA, Morais A. Soporte nutricional. Nutrición parenteral. En: Jara P, ed. Trasplante hepático en niños. Madrid, Ergon, 2006; 10: 79-89.
12. Gura KM, Duggan CP, Collier SB, Jennings RW, Folkman J, Bistrian BR *et al.* Reversal of parenteral nutrition-associated liver disease in two infants with short bowel syndrome using parenteral fish oil: implications for future management. Pediatrics 2006; 118: e197-201.

Capítulo

54

Estado nutricional de los niños inmigrantes, adoptados y refugiados

G. Rodríguez, J.L. Olivares, J. Fleta, L.A. Moreno

INTRODUCCIÓN

Los movimientos migratorios de poblaciones humanas se han producido desde la antigüedad condicionados por la necesidad de mejorar la situación socioeconómica existente en el lugar de origen. El **fenómeno migratorio** procedente de países empobrecidos hacia Norteamérica y el Oeste de Europa se ha documentado de forma convincente en las últimas décadas.

En España la población extranjera ha aumentado notablemente desde hace unos años; sólo desde 1994 hasta 2005, esta cifra se ha incrementado 8 veces (de 461.364 a 3.730.610 extranjeros)[1] (Fig. 54.1). En la Tabla 54.1 se puede observar la procedencia de estos inmigrantes y el incremento experimentado en el período 2000-2005. De los extranjeros residentes contabilizados en 2005, la mayor parte de ellos pertenecen a los llamados *inmigrantes económicos* ya que provienen de países en vías de desarrollo. Los datos oficiales existentes se publican anualmente por el Instituto Nacional de Estadística; sin embargo, la cifra real y actualizada de inmigrantes es superior a la que se muestra oficialmente, ya que faltan los extranjeros no regularizados y los registrados posteriormente a la última fecha censal.

La atención pediátrica no se encuentra al margen de lo que supone este fenómeno. El estado de salud inicial tras la llegada y la evolución posterior de los inmigrantes económicos está condicionado por los problemas médicos y los hábitos socioculturales característicos del país de origen. Entre otros problemas, algunos niños inmigrantes traen consigo enfermedades importadas típicas en sus países, pero casi superadas en España (malaria, raquitismo carencial), procesos infecciosos graves (Sida, tuberculosis, dengue), parasitosis, mala salud dental, vacunación deficiente, trastornos nutricionales y problemas emocionales y del comportamiento[2-6].

La afluencia de hijos de inmigrantes está aumentando en los colegios, centros de atención primaria y hospitales. El número total de alumnos extranjeros durante el curso 1997-98 en España era de 72.363, la mitad de ellos en educación primaria; durante el curso 2003-04 la cifra ya se había multiplicado por 3,5 (256.807), preponderando en este año los estudiantes de secundaria obligatoria y de educación infantil (Fig. 54.2).

La tasa de natalidad también se está viendo incrementada. Así, en el año 2005, el 15% del total de naci-

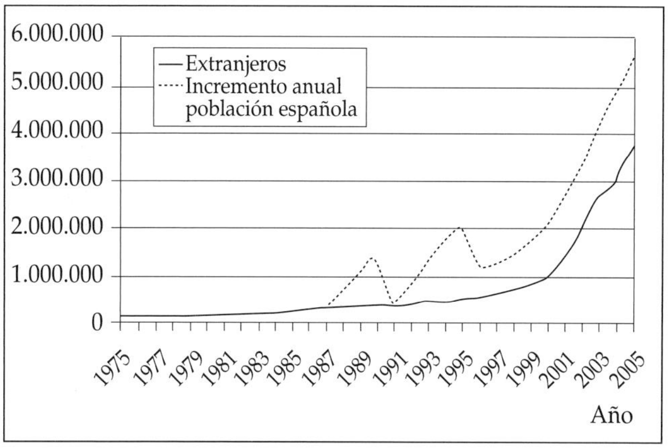

Figura 54.1. Número total acumulado de extranjeros residentes en España e incremento anual acumulado de la población española en el período 1975-2005[1].

Tabla 54.1. Variación del número de extranjeros en España según el continente de origen en el período 2000-2005[1]

	2000 Número de extranjeros (% del total anual)	2005 Número de extranjeros (% del total anual)	Incremento 2000-05 Número de extranjeros (x nº veces)
Europa	368.653 (39,9%)	1.233.644 (33,0%)	864.991 (x 3,34 veces)
África	207.437 (22,4%)	663.156 (17,7%)	455.719 (x 3,19 veces)
América	202.440 (21,9%)	1.488.680 (39,9%)	1.286.240 (x 7,35 veces)
Asia	51.838 (5,6%)	176.290 (4,7%)	124.452 (x 3,40 veces)
Oceanía	1.258 (0,01%)	2.427 (0,06%)	1.169 (x 1,92 veces)

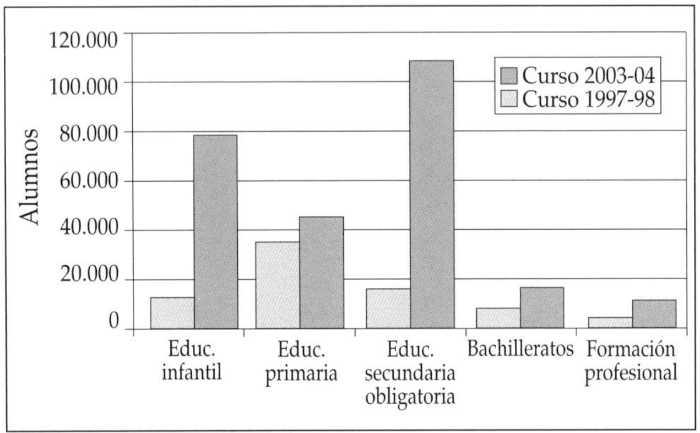

Figura 54.2. Alumnado extranjero escolarizado en España. Curso 1997-98 *vs* curso 2003-04[1].

mientos en España eran de madre y/o padre extranjeros, a diferencia del año 1996 cuando sólo representaban el 3,26% (Tabla 54.2). La tasa de natalidad ha aumentado progresivamente desde los años 1996-98, momento en el que se alcanzaron mínimos históricos, hasta la cifra actual de 10,7 por cada 1.000 habitantes. Desde 1996 a 2005 ha aumentado el número total de nacimientos por año en aproximadamente 100.000, de los que casi 70.000 son de padres extranjeros (Tabla 54.3) Actualmente el total de nacimientos es similar a los registrados a mediados de los años 80.

Otro tipo de movimiento poblacional es la **adopción internacional**. Este fenómeno viene condicionado por la disminución de la natalidad y, en general, por la mejoría de las condiciones socioeconómicas de un determinado país, coincidiendo con la disponibilidad de niños susceptibles de adopción en países en vías de desarrollo[7]. En España se registran entre seis mil y diez mil adopciones internacionales al año. En los últimos ocho años han sido adoptados en España un total de 24.042 niños de origen extranjero, convirtiéndose en el primer país de la UE y el segundo del mundo en adopciones internacionales sólo detrás de los Estados Unidos de América (EE.UU.)[8,9]. Los niños adoptados provienen generalmente de países

Tabla 54.2. Nacimientos de madre y/o padre extranjeros 1996 *vs* 2005 y país de origen de los padres[1]

	Total	Europa	África	América	Asia
1996 (nº)	11.832	3.806	3.568	3.283	1.156
%	-	32,1%	30,1%	27,7%	9,8%
2005 (nº)	69.933	18.134	18.729	28.773	4.266
%	-	25,9%	26,8%	41,1%	6,1%

de Asia, Este de Europa, América Central y América del Sur. Pese a tener poca edad presentan una serie de problemas ocasionados por las condiciones sanitarias del lugar de origen, alteraciones perinatales y permanencia en orfanatos desde etapas tempranas de la vida. De estos tres factores, el primero conlleva alteraciones similares a las descritas en niños inmigrantes procedentes de la misma zona. Los aspectos perinatales y los efectos del internamiento en orfanatos aumentan el riesgo de encontrar entidades como fetopatía alcohólica, encefalopatía hipóxico-isquémica, enfermedades de transmisión sexual y alteraciones emocionales, de la función cognitiva y del comportamiento[10].

Existe otro grupo de niños llamados **refugiados**, cuyos familiares han huido de sus países, perseguidos o condicionados por motivos políticos. Actualmente existen unos 21 millones de personas refugiadas, el 12% de las cuales son niños menores de 5 años y el 44% menores de 18 años[11]. Estos niños presentan frecuentemente malnutrición crónica y aguda, además de todos los problemas enumerados para el niño inmigrante, potenciados en conjunto por las condiciones de hacinamiento y de salud propias de la mayoría de los grupos de refugiados.

En este capítulo se revisan los aspectos nutricionales de los niños inmigrantes, adoptados y refugiados. La mayor parte de los problemas, detectados principalmente en el momento de su llegada al país de destino, son comunes para los tres grupos. Para el mejor control y seguimiento de los niños que provienen de áreas menos

Tabla 54.3. Evolución de las principales magnitudes de movimiento natural de población 1976-2005[1]

	Nacimientos	Crecimiento vegetativo *	Tasa de natalidad **	Tasa de mortalidad**
1976	677.456	378.449	18,76	8,28
1981	533.008	239.622	14,12	7,77
1986	438.750	128.337	11,39	8,06
1991	395.989	58.298	10,17	8,67
1996	362.626	11.177	9,19	8,90
1997	369.035	19.514	9,32	8,83
1998	365.193	4.662	9,19	9,08
1999	380.130	9.028	9,52	9,29
2000	397.632	37.241	9,88	8,95
2001	406.380	46.249	9,98	8,84
2002	418.846	50.228	10,14	8,92
2003	441.881	57.053	10,52	9,16
2004	454.591	82.657	10,65	8,71
2005	465.616	78.597	10,73	8,92

**: número de nacimientos - número de defunciones; **: tasa de nacimientos o defunciones/1.000 habitantes.*

desarrolladas, los profesionales de la salud deben conocer su estado nutricional de base y la evolución a largo plazo según los aspectos genéticos, socioculturales y/o metabólicos. En España este fenómeno ya se está desarrollando desde hace más de una década y se dispone de datos recientes que van perfilando lo ocurrido hasta la fecha. Hasta ahora sólo se tenía como referente lo acaecido en otros países donde hace ya algunas décadas que lo vienen experimentando.

ESTADO NUTRICIONAL DE LOS NIÑOS INMIGRANTES

Inmigración y malnutrición

Hace más de 30 años que se publicaron algunos resultados sobre el estado nutricional de niños inmigrantes hijos de familias mejicanas desplazadas a los EE.UU. para trabajar en las granjas[2]. En la década de los años 80 se documentaron los problemas de salud de los grupos de población que llegaron a América desde el Sureste de Asia[12].

Las comunidades de inmigrantes se han caracterizado por tener un alto número de hijos en edad escolar. Los niños nacidos en el extranjero ya habían experimentado períodos de malnutrición antes de su llegada al país de destino y, generalmente, los primeros resultados obtenidos de estas poblaciones describían su hipotrofia armónica reflejo de desnutrición crónica (*stunting*), delgadez y debilitamiento agudo (*wasting*) y retrasos en el grado de maduración. En la actualidad, se siguen describiendo estos mismos hallazgos en los hijos de los mejicanos recién llegados a EE.UU. para trabajar como agricultores[13].

Schumacher *et al.*[3], realizaron un estudio prospectivo en 1.123 niños, de 6 a 12 años de edad, que llegaron a California entre los años 1982 y 1985. El conjunto fue dividido en cuatro grupos: Chino, Hispano (Centro y Suramérica), Filipino y Sureste asiático (Laos, Camboya y Vietnam). A su llegada, la mayoría de los niños se encontraban entre los percentiles 5º y 35º para peso y talla según las gráficas poblacionales de EE.UU. En general, los niños chinos e hispanos eran más altos y pesaban más que los filipinos y del sureste asiático; estos dos últimos grupos presentaban una alta proporción de individuos con pesos y tallas ≤ (menor o igual) 2 DE respecto a la media estadounidense. Durante su primer año de estancia en EE.UU., todos los grupos experimentaron una aceleración mantenida en su velocidad de crecimiento superior a la media poblacional de EE.UU. Este crecimiento recuperador o *catch-up* refleja la desaparición de las deficiencias nutricionales que presentaban estos niños cuando llegaron al país de destino. Además del déficit de macronutrientes y su relación con el crecimiento, se describieron en los niños inmigrantes otros problemas dependientes de la escasez en la ingesta de micronutrientes (lesiones en mucosas y faneras, hipovitaminosis y anemia)[2]. Tras la descripción del crecimiento compensador y la restitución de una alimentación normal, existen dudas sobre si la recuperación del estado nutricional será completa o si, por el contrario, existirán defectos permanentes o problemas de salud como reminiscencia de los períodos de malnutrición intraútero, perinatales o durante las primeras etapas de la vida.

En las familias hispanas que emigraron a EE.UU. en la década de los 70, 6,3 de cada 100 niños morían en su primer año de vida, 1/3 de las madres no recibían control médico durante el embarazo y un 25% de los niños presentaban diarrea recurrente[2]. En la actualidad se ha demostrado que embarazadas que han emigrado recientemente a zonas metropolitanas europeas, como París o Barcelona, procedentes del Norte de África, África Subsahariana, Europa del Este, América Latina y Asia, presentan una ganancia ponderal gestacional adecuada, sus recién nacidos tienen un peso satisfactorio y el índice de niños con bajo peso al nacer es menor que en el país de origen[14,15].

Los recién nacidos de madre inmigrante, además, presentan similares o incluso mejores resultados perinatales que la media nacional española, siendo las complicaciones más frecuentes secundarias a un control prenatal inadecuado o a un escaso apoyo social[15-17]. Parece evidente que el estado nutricional de los nacidos en el país desarrollado, donde sus padres emigraron, es mejor que el de los nacidos en su país de origen y, posteriormente, su estado de salud y cuidados sanitarios son aceptables[18,19]. Estudios recientes realizados en Europa muestran que la población inmigrante de todas las edades, en su conjunto, presenta una tasa de mortalidad global discretamente más elevada que la población nativa (RR = 1,15 en hombres y 1,10 en mujeres) y un riesgo muy elevado de padecer enfermedades infecciosas como hepatitis o tuberculosis, RR de 5 a 13 según el tipo de infección[20].

Composición corporal y problemas nutricionales asociados a la inmigración

En países donde existe buena disponibilidad de alimentos, pertenecer a una minoría étnica no es un factor de riesgo independiente para padecer malnutrición carencial. Con la excepción de los hijos de los emigrantes recién llegados, el estado nutricional y el crecimiento de los niños de minorías étnicas del Reino Unido, Australia y EE.UU., es similar al de niños de su mismo nivel socioeconómico que no pertenecen a dichas minorías[19].

Un estudio llevado a cabo en una población de 1.246 adolescentes de Gerona, de 12 a 18 años, con un 18,2% de inmigrantes, ha comprobado que la inmigración por sí sola no explica las diferencias existentes en la calidad de vida y estado de salud de los adolescentes; las variables que realmente influyen son la edad, estado socioeconómico, apoyo social, existencia de discriminación y alteraciones psicológicas. Los adolescentes inmigrantes gozan de peor calidad de vida pero ésta parece estar condicionada más por las desventajas socioeconómicas y psicológicas que por la propia condición de inmigrante[21].

En el Departamento de Prevención y Promoción de la Salud de Madrid se han evaluado 179 mujeres extranjeras con niños menores de un año procedentes de Latinoamerica (80%) y Marruecos (11%), obteniendo los siguientes resultados: la población inmigrante pertenece en su mayoría a los estratos sociales más desprotegidos, el resultado de los partos y la prevalencia de lactancia materna fueron satisfactorios, el 98% de los niños estaban correctamente vacunados y el 95% recibían regularmente atención pediátrica[22]. La aparición de alteraciones nutricionales en poblaciones inmigrantes podría estar determinada simplemente por factores socioeconómicos y culturales, aunque es fácil pensar que las propias costumbres alimenticias y los rasgos culturales diferenciales de cada grupo étnico pueden tener también importancia en aspectos concretos de la nutrición del niño inmigrante.

La alimentación constituye uno de los aspectos distintivos fundamentales de cada cultura. Los inmigrantes provienen de sociedades con una cultura alimentaria diferente a la del país de destino, con unas costumbres profundamente enraizadas que han servido para mantener la continuidad de cada pueblo. Al emigrar la alimentación es uno de los aspectos que más rápidamente se modifican.

Un estudio realizado sobre hábitos alimentarios en 249 familias inmigrantes residentes en Zaragoza ha comprobado que: a) cada población emigrante presenta unas características propias nutricionales originales y las mantienen al llegar a España tras su adaptación; b) la prevalencia de lactancia materna entre los inmigrantes es elevada; c) la duración de la lactancia materna exclusiva en los países de origen varía mucho (más prolongada en Africanos), pero en los niños nacidos en España y recibiendo atención pediátrica es similar al resto de la población (4-6 meses); d) el tiempo de residencia en España no tiene influencia sobre la prevalencia de lactancia materna o sobre los cambios en la alimentación complementaria; e) un 61% de los niños inmigrantes continúan con la cultura alimentaria de sus países de origen mezclándola con la española, mientras que el 39% restante mantiene las costumbres de alimentación de su país de origen. Las familias latinoamericanas son las que mejor se integran debido a la menor diferencia cultural y lingüística; f) el nivel de alfabetización, la cultura, el idioma y la religión influyen en el tipo de dieta que consume la familia y en la adaptación a la dieta española; el tiempo de residencia en España no influye[23].

Es importante conocer los hábitos dietéticos de las diferentes poblaciones de inmigrantes para poder detectar errores nutricionales en el proceso de adaptación al nuevo medio; por ejemplo, inicio prematuro global de la alimentación complementaria (sobre todo en latinoamericanos), introducción precoz de alimentos inadecuados (gluten en inmigrantes árabes), lactancia exclusiva muy prolongada con introducción de la alimentación complementaria más tarde de lo apropiado (típico en niños subsaharianos, presentando riesgo de desnutrición y raquitismo), comidas repetitivas con poca variabilidad de alimentos.

Cuando ciertos hábitos no representan un riesgo nutricional evidente, deben respetarse las costumbres, alimentos o dietas, que forman parte del patrimonio cultural de cada pueblo.

Otro fenómeno nutricional que se está observando en las poblaciones de inmigrantes y en sus descendientes, es una clara aceleración secular del crecimiento. Los hijos y nietos de los emigrantes que llegaron a EE.UU. y Europa, presentan problemas nutricionales similares a los actualmente existentes en los países desarrollados como son obesidad, ingesta excesiva de macronutrientes y escasa de algunos micronutrientes y abuso de alcohol y tabaco. Todos estos factores aumentan el riesgo de padecer cardiopatía isquémica, diabetes mellitus tipo 2 (DMNID) y dislipemias[24-26]. Los descendientes de los "inmigrantes económicos" presentan mayor riesgo que la población nativa de sufrir alteraciones plurimetabólicas características del mundo industrializado. Este es un hecho establecido en EE.UU., emergente en algunos países de Europa y que no debe pasar desapercibido a la hora de marcar las pautas de actuación respecto a la nutrición de los hijos de los inmigrantes en España.

Durante el año 1991 se publicaron las conclusiones y recomendaciones de la Conferencia-Consenso sobre obesidad y enfermedades cardiovasculares en minorías étnicas de EE.UU. (Instituto Nacional de la Salud de EE.UU.)[17]. Entonces se pudo concluir que las poblaciones minoritarias (negros, hispanos, asiáticos e indios nativos de Norteamérica y Alaska) tenían más probabilidad de ser obesos, sufrir enfermedades cardiovasculares y presentar alteraciones metabólicas como la DMNID. Este fenómeno fue más importante en los niños y adolescentes indios nativos de América que en el resto de las etnias[28]. Además, se recomendaba la realización de estudios longitudinales sobre obesidad y patología metabólica asociada en minorías raciales, la influencia de las campañas educacionales, los aspectos genéticos y ambientales, y sobre la efectividad de los programas de prevención y tratamiento. También se animaba al personal sanitario a prepararse para la correcta detección de estos problemas y posterior intervención[17].

Alrededor de 15 años más tarde la frecuencia de sobrepeso entre los hijos de los inmigrantes sigue excediendo en mucho a la de la población pediátrica general norteamericana[13]. En una muestra de 14.438 adolescentes norteamericanos de diferentes etnias[24] (Fig. 54.3), la prevalencia de obesidad-sobrepeso es mayor en afroamericanos e hispanoamericanos; pero el dato más interesante es que los adolescentes hijos de inmigrantes nacidos en EE.UU. tienen una probabilidad de ser obesos superior al doble que la generación precedente nacida en sus países de origen.

La prevalencia de obesidad aumenta en los grupos étnicos descendientes de las generaciones que emigraron a Norteamérica respecto a sus predecesores. La obesidad y la distribución androide de la grasa es mayor en las poblaciones inmigrantes respecto a la población autóctona[25,29,30], con unos valores más altos de perímetro de la cintura, lipemia, leptina e insulina, pese a que el IMC y resto de los valores antropométricos sean similares[26].

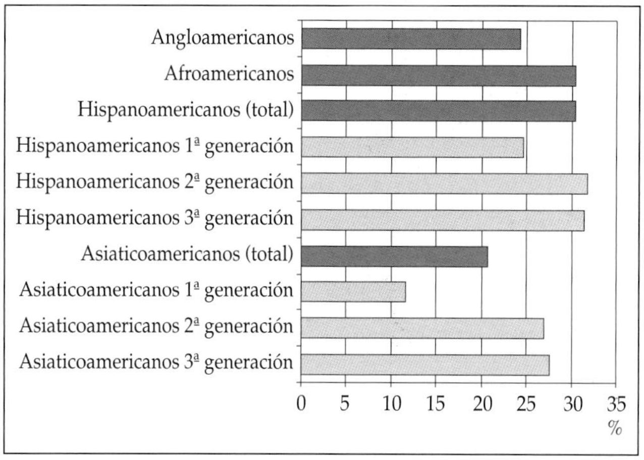

Figura 54.3. Porcentaje de obesidad-sobrepeso entre los adolescentes norteamericanos de diferentes etnias[24].

Otro aspecto de la composición corporal que se ve influenciado por el cambio nutricional que supone la emigración es la densidad mineral ósea (DMO). Está demostrado que las personas de raza negra tienen una DMO superior a las de raza blanca[31]. Sin embargo, las posibles diferencias detectadas entre asiáticos y occidentales son debidas a aspectos nutricionales y del estilo de vida. En estudios realizados en mujeres jóvenes chinas premenopáusicas se comprobó que tras 12 años de permanencia en el país de destino, en este caso Dinamarca, su DMO era similar a la de las danesas[30]. Las mujeres nacidas en EE.UU. descendientes de japoneses tienen una DMO mayor que las nacidas en Japón residentes en EE.UU. y, ambos grupos, una DMO mayor que la media japonesa de su misma edad[32].

Etiopatogenia de las alteraciones nutricionales de las poblaciones inmigrantes

El impacto que supone el medio sobre la composición corporal, mineralización ósea y desarrollo de enfermedades metabólicas en poblaciones emigrantes, ha sido repetidamente investigado. Las dudas que existen al respecto son: a) si la mayor prevalencia de enfermedades metabólicas relacionadas con la obesidad está condicionada por aspectos genéticos, culturales y/o factores metabólicos instaurados en los primeros años de vida; b) si el estado nutricional de estas minorías étnicas es similar al de las personas no inmigrantes con un mismo nivel socioeconómico y estilo de vida; y c) si la situación actual variará con el tiempo o no.

Algunos autores piensan que los niños de las minorías étnicas presentan un estado nutricional similar a los niños de su mismo nivel económico y que variará según lo haga su capacidad adquisitiva[18,19]; otros, sin embargo, sugieren que el estado de salud general de los inmigrantes es menos favorable que el de la población nativa y que la posición socioeconómica sólo explica estas diferencias parcialmente, encontrando casos concretos de grupos inmigrantes con peor estado de salud que poblaciones nativas de su mismo nivel socioeconómico[25]. Las diferencias culturales entre los distintos grupos y la capacidad de asimilación de las costumbres del país de destino son muy variadas. En EE.UU., los asiáticos son el grupo étnico que más aislado permanece culturalmente[24]. Por otro lado, la segunda generación de niños mejicanos nacidos en EE.UU., teóricamente mejor adaptados a la cultura estadounidense, posee peor estado de salud que la primera generación de nacidos en EE.UU.[33].

El aspecto patológico más importante relacionado con la obesidad en la edad adulta es el riesgo de padecer el llamado síndrome metabólico (DMNID, hipertensión arterial y accidentes cardiovasculares) cuyas bases fisiopatológicas aparecen ya en la edad pediátrica[34]. En los extranjeros residentes en España aun no existen datos concretos sobre este síndrome. En EE.UU. las poblaciones de asiáticos, diferentes etnias de indios nativos de América, afroamericanos e hispanos presentan tasas elevadas de morbimortalidad por DMNID y patología isquémica cardíaca[26-28,35]. Los surasiáticos procedentes de India, Bangladesh, Pakistán y Sri Lanka presentan un riesgo tres veces superior de padecer enfermedad cardiovascular que la población general de EE.UU. y presentan tasas altas de dislipemias, DMNID y distribución central de la grasa, aunque fumen menos y tengan menor prevalencia de hipertensión arterial y obesidad[36]. Distintas hipótesis etiológicas podrían explicar estas alteraciones: a) predisposición genética racial que facilite la aparición del síndrome metabólico; b) inadaptación al medio dependiente de factores socioculturales, económicos y patrones de actividad física e ingesta; c) estrés de la emigración; y d) mecanismos metabólicos generados en los primeros años de vida frente a una situación deficitaria de energía que se desequilibran cuando el balance energético se hace positivo. Las dos primeras opciones parecen las causas más importantes de la disminución general del estado de salud en las minorías étnicas y, en particular, de la mayor prevalencia del síndrome metabólico. Las dos últimas causas pueden tener vigencia en los inmigrantes que pasaron sus primeros años de vida en el país de origen, pero no en las generaciones siguientes que, pese a haber nacido en el país de destino, son las que padecen los problemas de malnutrición por exceso.

ESTADO NUTRICIONAL DE LOS NIÑOS ADOPTADOS

Los problemas de salud más importantes en los niños de adopción internacional son las enfermedades infecciosas endémicas del país de origen, malnutrición, alteraciones emocionales y del comportamiento, desórdenes perinatales, defectos en el desarrollo y en la función cognitiva, anemia y vacunación deficiente.

En el examen inicial de un niño adoptado se debe incluir una valoración individualizada exhaustiva de la documentación sobre vacunaciones, antecedentes perinatales, estado emocional, crecimiento, desarrollo y estado nutricional; y posteriormente, se deben realizar pruebas específicas para la búsqueda de patología infecciosa y metabólica[37,38]. En España, aproximadamente el 20% de los niños adoptados pueden considerarse sanos a su llegada, un 43% presentan al menos dos problemas de salud, en un 30% aproximadamente hay parasitosis intestinales y en un 25% malnutrición[39].

Los niños adoptados provienen generalmente de orfanatos de otros países y no hablan el idioma de la familia que los acoge. Existe un choque cultural global entre los padres y el niño adoptado que influye también en el ámbito nutricional. Los padres adoptivos deben facilitar la adaptación del niño al nuevo entorno lleno de palabras, alimentos y costumbres nutricionales extrañas. Estas diferencias suelen solucionarse satisfactoriamente en la etapa de adaptación pero existen alteraciones nutricionales crónicas originadas en la etapa preadoptiva que pueden condicionar el desarrollo posterior del niño. No es infrecuente que los niños recién adoptados presenten retraso del crecimiento[40-43]. En la mayor parte de los estudios realizados las puntuaciones típicas medias para el peso, talla y perímetro craneal son < -1; y en alguna muestra, como en el caso de niñas chinas adoptadas en EE.UU., se encontraron puntuaciones típicas ≤-2 en el 39% de los casos para la talla, en el 18% para el peso y en el 24% para el perímetro craneal[10]. Todos estos datos reflejan una malnutrición crónica que, mantenida en el tiempo, altera el crecimiento lineal corporal y el craneal. Normalmente, los niños seleccionados para la adopción suelen ser los más sanos y mejor nutridos de los que viven en los centros de acogida del país de origen.

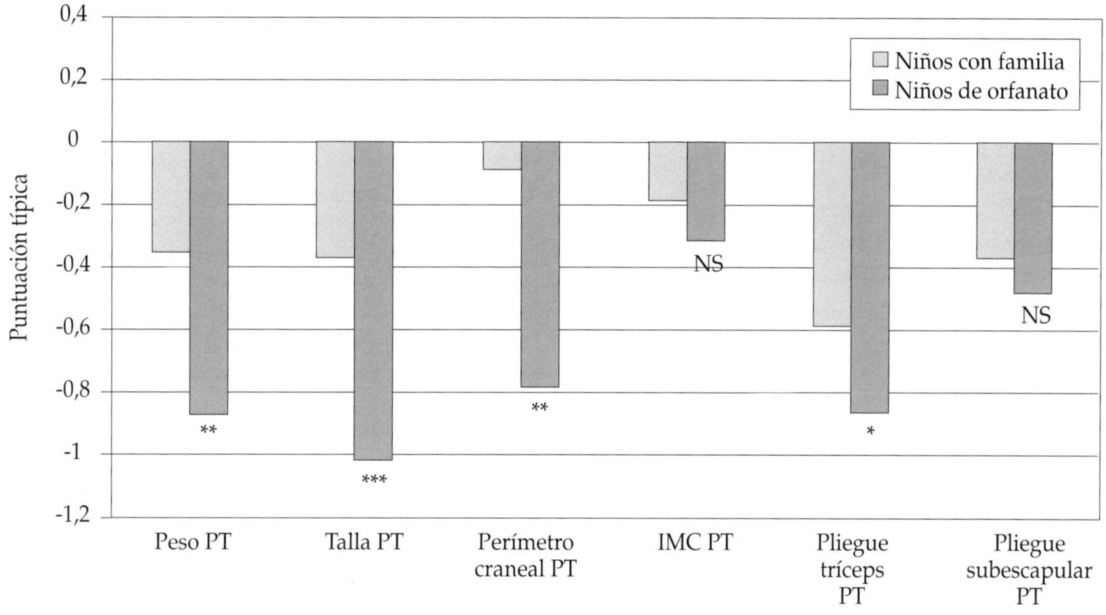

Figura 54.4. Antropometría de los niños Ucranianos a su llegada a España en régimen de acogida según su situación familiar habitual. Valores expresados como puntuación típica o Z *score*: [PT = (valor medida – valor media población referencia) / desviación estándar de población de referencia]. NS: no significativo; *: p < 0,05; **: p < 0,01; ***: p < 0,001.

Otro factor a tener en cuenta es el tiempo de permanencia en los orfanatos y su relación con el déficit nutricional. La longitud o talla de los niños ha mostrado ser inversamente proporcional a los meses de internamiento institucional. Según el grupo seleccionado y el lugar de origen, los niños pierden un mes de crecimiento lineal por cada 2,8-5 meses de confinamiento en un internado[40,41]. Mientras en los lugares con un buen nivel socioeconómico se observa una aceleración secular de la talla, del peso y de la maduración sexual, los niños de los orfanatos pierden su potencial de crecimiento con el paso de los meses. El crecimiento recuperador o *catch-up*, que aparece tras períodos de desnutrición en la infancia, también lo hace en los niños adoptados, pero quizás no sea suficiente para recuperar el retraso sufrido en los casos de más larga evolución[42]. Además, se está observando una alta incidencia de pubertad precoz entre los niños adoptados, favorecida por los cambios en la alimentación y el desarrollo, que acorta aun más su talla final potencial[43-45]. En un estudio realizado con un grupo de 115 niños ucranianos (58 varones y 57 mujeres), de 3 a 16 años de edad, que vinieron a la región de Aragón en régimen de acogida durante el verano del año 2000 el peso, la talla y el IMC eran menores que los de la población de referencia española e internacional, presentando puntuaciones típicas ≤ 2 para dichas variables un 9,56; 6,96 y 9,56% de los niños respectivamente. Los niños ucranianos provenientes de orfanatos presentaban un potencial de crecimiento disminuido en comparación con los que vivían con sus familias (Fig. 54.4)[46].

Las alteraciones del crecimiento descritas y los retrasos del desarrollo psicomotor detectados en niños de adopción internacional reflejan la deprivación afectiva y nutricional del medio en el que han pasado los primeros meses o años de su vida. Muchos de estos niños que no tuvieron antes de la adopción acceso a una nutrición adecuada, cuando tienen la oportunidad en el nuevo hogar de disfrutar de una oferta alimentaria de calidad, comen de forma no controlada y pasado cierto tiempo son candidatos a presentar obesidad[44].

La posible reversibilidad de los diferentes grados de retraso del crecimiento y del desarrollo combinados aun no está bien definida. La malnutrición y la marginalidad socioeconómica combinadas durante los dos primeros años de vida, se pueden asociar con retraso del crecimiento y desarrollo cerebral, persistiendo incluso en la edad adulta[47,48].

En 129 niños estudiados durante las primeras semanas tras su adopción por familias estadounidenses, aquellos que presentaban retrasos graves en el desarrollo a nivel cognoscitivo, del lenguaje y de la función motora fina y gruesa, tenían parámetros antropométricos más bajos que los niños adoptados sin retraso de desarrollo[10]. Las alteraciones psicomotoras halladas cuando los niños acaban de ser adoptados, pueden ser reversibles influenciadas por el estímulo, afecto y calidad nutricional que aporta la nueva familia. Otro estudio realizado en 240 niñas coreanas de adopción "tardía" en familias americanas, que habían permanecido los 2-5 primeros años de sus vidas en orfanatos, experimentaron posteriormente cambios importantes como: a) las niñas adoptadas superaban en peso y talla a la población nativa de Corea, tanto las que estaban desnutridas como las bien nutridas al llegar a EE.UU., aunque estas últimas seguían más altas y con más peso que las primeras; b) en las diferentes pruebas mentales realizadas, las clasificadas como mal nutridas en el momento de su adopción no alcanzaron posteriormente los resultados medios de la población escolar norteamericana; sin embargo, las niña bien nutridas superaron la media nacional de EE.UU.[43].

El estímulo y esfuerzo de la familia adoptiva es suficiente para que la mayoría de los niños adoptados puedan alcanzar el nivel escolar normal de la población infantil. Los niños que han sufrido privación importante en el ámbito nutricional y emocional, puedan presentar un desarrollo mental no satisfactorio difícil de recuperar. Pese a todo los niños adoptados consiguen un crecimiento y desarrollo mental superiores a los que permanecen confinados en orfanatos. Queda aun por dilucidar, mediante estudios de seguimiento en niños de adopción internacional, el grado de reversibilidad de los retrasos psicomotores que puedan existir en el momento de la adopción y la probabilidad de repercusiones futuras en el comportamiento y aprendizaje de estos niños.

ESTADO NUTRICIONAL DE LOS NIÑOS REFUGIADOS

Actualmente existen alrededor de 21 millones de personas refugiadas distribuidas en más de 150 países, de las que el porcentaje de niños menores de 5 años es 12% y el de menores de 18 años 44%[11] (Fig. 54.5). Estas cifras varían mucho según la zona geográfica, ya que entre los refugiados de países como Togo, Burundi, Bangladesh o Timor, el porcentaje de niños menores de 5 años es aproximadamente 25%, mientras que en Armenia y Croacia sólo suponen el 3-5%. La proporción de niños en los grupos de refugiados en el medio urbano de países industrializados es menor que en los grandes asentamientos de poblaciones desplazadas en países próximos al de origen.

En algunas ocasiones, debido a las condiciones que originan los desplazamientos poblacionales, la situación sanitaria y nutricional de los refugiados se convierte en

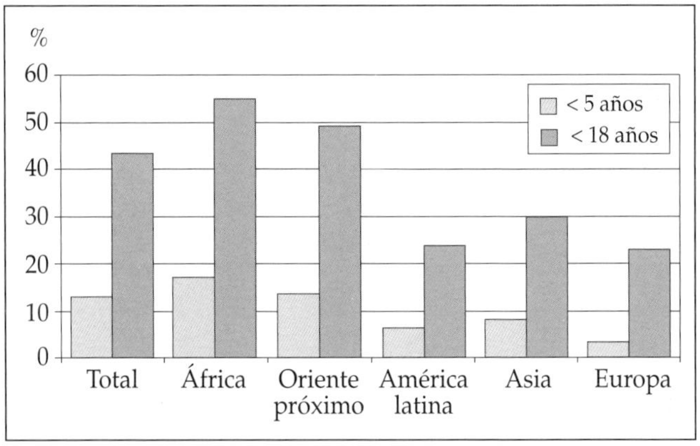

Figura 54.5. Porcentaje de refugiados menores de 5 y de 18 años según la zona de asentamiento[9].

precaria y necesitan soluciones de urgencia por parte de las instituciones internacionales.

El estado de malnutrición proteico-energética llega a afectar hasta al 25% de los niños menores de 5 años y los índices de mortalidad ascienden hasta 4 personas por cada 10.000 y día[11]. Los problemas nutricionales más frecuentes en estos niños son: malnutrición proteico-energética, hipovitaminosis, deficiencia de ingesta de micronutrientes, anemia, infección intestinal y problemas dentales[49-51].

Los factores más importantes que determinan el estado nutricional de los niños refugiados son el lugar de origen, condiciones socioeconómicas previas al desplazamiento y, finalmente, la situación y tiempo de permanencia en el lugar de destino. Un ejemplo claro de la influencia conjunta de los factores enumerados podría ser la prevalencia de anemia que afecta a un 67% de los niños palestinos de 6 a 35 meses de edad, refugiados en países de Oriente medio[50] frente a un 28% de los niños menores de 2 años refugiados en Massachussets (EE.UU.) procedentes mayoritariamente de las antiguas Yugoslavia y Unión Soviética[49]. En un grupo mixto de niños desplazados desde varios continentes la desnutrición crónica o *stunting* aparecía casi exclusivamente en los procedentes de países en vías de desarrollo y la desnutrición aguda o *wasting* en los de África y Este de Asia. Sin embargo, un 11% de los niños procedentes del continente americano y un 8% en el caso de Europa del Este presentaban índices peso/talla superiores a +2DS respecto a los estándares internacionales. El grupo de niños procedentes de las antiguas Yugoslavia y Unión Soviética, pese a sus buenos índices de peso/talla, presentaban una alta prevalencia de alteraciones dentales y de anemia, producidas posiblemente por el excesivo uso de biberones durante los primeros años de vida y por un consumo deficiente de micronutrientes, respectivamente[49].

En los grandes asentamientos de poblaciones desplazadas la magnitud del problema hace difícil la intervención sobre las causas originarias de este fenómeno e imposible el control de las repercusiones nutricionales. Las tasas de desnutrición y de mortalidad alcanzan cifras elevadas aunque esta última sigue siendo mayor entre los niños que permanecen en la zona bélica que entre los refugiados de la misma área[51].

BIBLIOGRAFÍA

1. Instituto Nacional de Estadística. http://www.ine.es/.
2. Chase HP, Kumar V, Dodds JM, Sauberlich HE, Hunter RM, Burton RS *et al.* Nutritional status of preschool Mexican-American migrant farm children. Am J Dis Child 1971; 122: 316-24.
3. Schumacher LB, Pawson IG, Kretchmer N. Growth of immigrant children in the newcomer schools of San Francisco. Pediatrics 1987; 80: 861-8.
4. Oliván G. Evaluación del estado de salud y nutrición de los adolescentes inmigrantes ilegales de origen magrebí. An Esp Pediatr 2000; 53: 17-20.
5. Valtueña O. Problemas pediátricos de los hijos de los inmigrantes en España. An R Acad Nac Med (Madr) 2000; 117: 607-16.
6. Jansa JM, García de Olalla P. Salud e inmigración: nuevos retos y situaciones. Gac Sanit 2004; 18 (supl 1): 207-13.
7. Allué X. Adopciones transnacionales. Cuestiones médicas y éticas. An Esp Pediatr 2000; 53: 21-4.
8. La Vanguardia. Justicia presenta una guía para la adopción internacional. Junio 1999. http://www.ctv.es/USERS/juanmadiaz/justiciapresentaguia.htm.
9. El mundo. España, primer país de la UE y segundo del mundo en adopciones internacionales. Abril 2005. http://www.elmundo.es/elmundo/2005/04/28/sociedad/
10. Miller LC, Kiernan MT, Mathers MI, Klein-Gitelman M. Developmental and nutritional status of internationally adopted children. Arch Pediatr Adolesc Med 1995; 149: 40-4.
11. United Nations High Commissioner for Refugees. The refugee story in statisticshttp://www.unhcr.org/cgi-bin/texis/vtx/statistics
12. Dewey KG, Daniels J, Teo KS, Hassel E, Otow J. Height and weight of Southeast Asian preschool children in Northern California. Am J Public Health 1986; 76: 806-8.
13. Markowitz DL, Cosminsky S. Overweight and stunting in migrant Hispanic children in the USA. Econ Hum Biol 2005; 3: 215-40.
14. Roville-Sausse F, Truc JB, Jacob D. Maternal weight gain during pregnancy in various immigrant communities living in France. Rev Epidemiol Sante Publique 2001; 49: 439-47.
15. Martín Ibáñez I, López Vilchez MA, Lozano Blasco J, Mur Sierra A. Resultados perinatales de las gestantes inmigrantes. An Pediatr (Barc) 2006; 64: 550-6.
16. de la Torre J, Coll C, Coloma M, Martín JI, Padrón E, González-González NL. Control de gestación en inmigrantes. An Sist Sanit Navar 2006; 29 (supl 1): 49-61.
17. Pérez S, Muñoz N, Robledo A, Sánchez Y, Pallás CR, de la Cruz J. Características de las mujeres inmigrantes y de sus hijos recién nacidos. An Pediatr (Barc) 2004; 60: 3-8.
18. Bogin B, Loucky J. Plasticity, political economy, and physical growth status of Guatemala Maya children living in the United States. Am J Phys Anthropol 1997; 102: 17-32.
19. Pelto GH. Ethnic minorities, migration and risk of undernutrition in children. Acta Paediatr Scand Suppl 1991; 374: 51-7.
20. Stirbu I, Kunst AE, Bos V, Mackenbach JP. Differences in avoidable mortality between migrants and the native Dutch in the Netherlands. BMC Public Health 2006; 6: 78.
21. Pantzer K, Rajmil L, Tebe C, Codina F, Serra-Sutton V, Ferrer M *et al.* Health related quality of life in immigrants and native school aged adolescents in Spain. J Epidemiol Community Health 2006; 60: 694-8.
22. Benítez T, Llerena P, López R, Bruguera C, Laceras L, Grupo de Trabajo del Programa de Atención al Niño en Situación Social de Riesgo. Determinantes socioeconómicos en un colectivo de familias inmigrantes. An Pediatr (Barc) 2004; 60: 9-15.
23. Sayed Esa Afify N. Características de la alimentación y de los hábitos alimentarios de niños y adolescentes inmigrantes en España. Tesis Doctoral. Departamento de Pediatría, Radiología y Medicina Física. Universidad de Zaragoza, 2003.
24. Popkin BM, Udry JR. Adolescent obesity increases significantly in second and third generation U.S. immigrants: the National Longitudinal Study of Adolescent Health. J Nutr 1998; 128: 701-6.
25. Brussaard JH, van Erp-Baart MA, Brants HA, Hulshof KF, Lowik MR. Nutrition and health among migrants in The Netherlands. Public Health Nutr 2001; 4: 659-64.
26. Kalhan R, Puthawala K, Agarwal S, Amini SB, Kalhan SC. Altered lipid profile, leptin, insulin, and anthropometry in offspring of South Asian immigrants in the United States. Metabolism 2001; 50: 1197-202.
27. Ernst N, Harlan WR. National heart, lung, and blood Institute Conference on obesity and cardiovascular diseases in minority populations. Executive summary. Conference highlights, conclusions, and recommendations. Am J Clin Nutr 1991; 53: 1507S-11.
28. Broussard BA, Johnson A, Himes JH, Story M, Fichtner R, Hauck F *et al.* Prevalence of obesity in American Indians and Alaska Natives. Am J Clin Nutr 1991; 53: 1535S-42.
29. Lahmann PH, Lissner L, Gullberg B, Berglund G. Differences in body fat and central adiposity between Swedes and European immigrants: the malmo diet and cancer study. Obes Res 2000; 8: 620-31.
30. Wang Q, Ravn P, Wang S, Overgaard K, Hassager C, Christiansen C. Bone mineral density in immigrants from southern China to Denmark. A cross-sectional study. Eur J Endocrinol 1996; 134: 163-7.
31. Mayor GH, Garn SM, Sánchez TV, Shaw HA. The need for differential bone mineral standards for Blacks. Am J Radiol 1976; 126: 1293-7.
32. Kin K, Lee JH, Kushida K, Sartoris DDJ, Ohmura A, Clopton PL *et al.* Bone density and body composition on the Pacific rim: a comparison between Japan-born and US-born Japanese-American women. J Bone Miner Res 1993; 8: 861-9.
33. Scribner R. Paradox as paradigm- the health outcomes of Mexican Americans. Am J Public Health 1996; 86: 303-5.

34. Moreno LA, Pineda I, Rodríguez G, Fleta J, Giner A, Juste MG *et al.* Leptin and other components of the metabolic syndrome in obese and non-obese children. Horm Metab Res 2002; 34: 394-9.

35. Kumanyica S. Diet and chronic disease issues for minority populations. J Nutr Educ 1990; 22: 89-96.

36. McKeigue PM, Shah B, Marmot MG. Relation of central obesity and insulin resistance with high diabetes prevalence and cardiovascular risk in South Asians. Lancet 1991; 337: 382-6.

37. Committee on Early Childhood, adoption and dependent care. Initial medical evaluation of an adopted child. Pediatrics 1991; 88: 642-4.

38. Fleta J. Valoración médica de los niños extranjeros adoptados. En: Fleta J, ed. Enfermedades importadas en Pediatría. Zaragoza, Prensas Universitarias de Zaragoza e Institución Fernando el Católico, 2001; 325-8.

39. Sonego M, García Pérez J, Pereira Candel J. Problemas de salud de los niños extranjeros adoptados en España. Med Clin (Barc) 2002; 119: 489-91.

40. Albers LH, Johnson DE, Hostetter MK, Iverson S, Miller LC. Health of children adopted from the former Soviet Union and Eastern Europe. Comparison with preadoptive medical records. JAMA 1997; 278: 922-4.

41. Miller LC, Hendrie NW. Health of children adopted from China. Pediatrics 2000; 105. URL: http://www.pediatrics.org/ cgi/ content/full/105/6/e76.

42. Proos LA. Anthropometry in adolescence-secular trends, adoption, ethnic and environmental differences. Horm Res 1993; 39 (suppl 3): S18-24.

43. Lien NM, Meyer KK, Winick M. Early malnutrition and «late» adoption: a study of their effects on the development of Korean orphans adopted into American families. Am J Clin Nutr 1977; 30: 1734-9.

44. Schulte EE, Springer SH. Health care in the first year after international adoption. Pediatr Clin N AM 2005; 52: 1331-49.

45. Virdis R, Street ME, Zampolli M, Radetti G, Pezzini B, Benelli M *et al.* Precocious puberty in girls adopted from developing countries. Arch Dis Child 1998; 78: 152-4.

46. Oroz L, Rodríguez G, Serón R, Fleta J, Moreno LA, Sarría A. Estado nutricional de los niños ucranianos acogidos en Aragón durante el verano. Bol Pediatr Arag Rioj Sor 2003; 33: 9-14.

47. Hertzig M, Birch H, Richardson S, Tizard J. Intellectual levels of school children severely malnourished during the first two years of life. Pediatrics 1972; 49: 814-24.

48. Galler J, Ramsey F, Solimano G, Lowell W, Mason E. The influence of early malnutrition on subsequent behavioral development, I: degree of impairment in intellectual performance. J Am Acad Child Adolesc Psychiatry 1983; 22: 8-15.

49. Geltman PL, Radin M, Zhang Z, Cochran J, Meyers AF. Growth status and related medical conditions among refugee children in Massachustts, 1995-1998. Am J Public Health 2001; 91: 1800-5.

50. Hassan K, Sullivan KM, Yip R, Woodruff BA. Factors associated with anemia in refugee children. J Nutr 1997; 127: 2194-8.

51. Aaby P, Gomes J, Fernandes M, Djana Q, Lisse I, Jensen H. Nutritional status and mortality of refugee and resident children in a non-camp setting during conflict: follow up study in Guinea-Bissau. BMJ 1999; 319: 878-81.

ANEXOS

Anexo

I

Valores antropométricos estándares de población infantil aragonesa

Tabla I.1. Peso en niños (kg)

Edad (años)	Media	DE	P5	P10	P50	P90	P95
3,00	16,19	2,28	12,90	13,00	14,00	18,00	20,60
4,00	18,92	3,36	13,70	16,00	16,50	20,50	26,30
5,00	20,95	3,62	16,50	17,00	18,00	23,00	27,85
6,00	23,81	4,09	18,35	19,00	21,00	26,00	32,30
7,00	26,17	4,00	20,00	20,95	23,38	29,00	33,58
8,00	30,16	5,64	22,76	23,95	26,50	32,63	40,00
9,00	33,48	7,05	24,58	26,00	28,00	37,00	50,00
10,00	37,25	7,47	27,90	28,90	31,25	40,50	50,45
11,00	42,07	9,28	30,50	32,00	35,00	49,00	59,23
12,00	44,26	7,60	34,88	36,35	38,75	50,00	59,60
13,00	51,05	10,08	36,80	40,00	43,00	58,00	72,80
14,00	56,76	10,27	41,00	45,00	48,50	64,00	75,10
15,00	63,10	13,86	39,00	43,20	56,00	72,50	85,10

Tabla I.2. Peso en niñas (kg)

Edad (años)	Media	DE	P5	P10	P50	P90	P95
3,00	16,20	2,84	12,43	12,78	16,00	18,30	23,68
4,00	17,82	2,69	13,90	15,00	17,50	21,00	22,00
5,00	20,27	3,01	15,85	16,35	20,00	24,00	25,00
6,00	23,12	3,69	18,23	18,50	22,50	28,55	30,00
7,00	26,35	5,39	19,45	20,80	25,00	33,20	38,00
8,00	29,81	6,50	23,00	24,00	28,00	38,00	44,95
9,00	33,34	6,33	25,65	26,15	32,75	40,00	42,68
10,00	38,40	8,37	26,95	29,00	38,00	49,00	52,55
11,00	41,89	8,42	30,00	31,40	41,50	52,00	58,90
12,00	45,22	5,98	34,10	37,00	45,00	53,00	55,90
13,00	50,28	8,51	36,35	39,05	50,00	63,00	64,45
14,00	51,27	7,91	39,50	40,00	51,50	63,35	64,65
15,00	51,72	5,09	44,50	44,50	51,00	63,65	65,24

Tabla I.3. Talla en niños (cm)

Edad (años)	Media	DE	P5	P10	P50	P90	P95
3,00	101,78	4,62	94,60	96,72	101,40	107,86	111,48
4,00	108,60	4,85	100,34	101,81	108,35	114,32	117,99
5,00	115,46	5,30	107,20	107,50	115,15	122,44	123,09
6,00	121,78	5,49	113,13	115,80	121,20	129,36	130,76
7,00	126,89	5,34	117,58	120,16	127,25	134,50	135,32
8,00	132,25	5,75	122,65	125,05	131,70	139,52	143,23
9,00	136,87	6,55	126,61	130,10	136,00	145,38	149,12
10,00	142,97	5,88	134,36	135,18	142,80	150,12	154,41
11,00	148,03	6,01	139,20	140,80	147,60	155,64	159,46
12,00	152,45	7,68	138,32	144,13	152,35	161,88	166,44
13,00	160,66	8,36	146,32	149,18	160,70	171,28	174,48
14,00	165,97	7,52	151,80	157,20	165,30	174,64	180,95
15,00	170,95	6,84	159,00	159,12	171,60	175,20	179,20

Tabla I.4. Talla en niñas (cm)

Edad (años)	Media	DE	P5	P10	P50	P90	P95
3,00	99,77	3,99	92,47	93,54	100,45	104,89	106,04
4,00	106,71	4,52	98,48	100,72	107,50	111,96	113,04
5,00	113,39	5,01	103,39	106,79	113,95	119,76	121,22
6,00	119,75	4,92	112,37	113,29	119,00	126,75	129,78
7,00	125,76	5,73	116,29	118,36	125,40	133,10	135,76
8,00	132,18	6,48	122,43	124,28	131,00	142,28	143,01
9,00	137,90	6,21	126,93	129,49	138,10	146,15	147,52
10,00	143,19	6,22	132,58	133,80	142,90	151,26	153,33
11,00	149,35	6,93	138,02	141,40	148,55	159,62	162,32
12,00	154,13	6,00	142,92	144,64	154,40	161,94	162,99
13,00	158,26	6,58	144,57	149,64	158,15	168,26	170,06
14,00	159,74	6,72	148,65	150,90	160,00	169,00	171,60
15,00	161,93	4,41	155,90	155,90	162,00	169,82	172,46

Tabla I.5. Índice de masa corporal en niños (peso/talla^2)

Edad (años)	Media	DE	P5	P10	P50	P90	P95
3,00	15,56	1,28	13,59	13,90	15,53	17,13	18,07
4,00	15,62	1,89	13,37	14,07	15,79	18,75	20,14
5,00	15,95	1,76	13,26	13,66	15,32	17,72	19,09
6,00	15,96	1,87	13,42	14,09	15,51	18,91	19,37
7,00	16,18	1,65	13,82	14,18	16,07	18,46	19,62
8,00	17,16	2,35	13,74	14,44	16,54	20,31	20,65
9,00	17,72	2,50	14,35	14,81	17,03	21,32	22,60
10,00	18,13	2,88	14,45	14,85	17,65	22,21	24,36
11,00	18,98	3,28	14,86	15,54	18,09	23,90	24,54
12,00	19,07	2,51	16,28	16,47	18,29	23,61	24,41
13,00	19,66	2,95	16,14	16,59	19,33	22,88	26,70
14,00	20,53	2,93	16,32	16,69	20,06	24,19	25,45
15,00	21,45	3,71	13,50	16,29	22,07	23,84	27,36

Tabla I.6. Índice de masa corporal en niñas (peso/talla^2)

Edad (años)	Media	DE	P5	P10	P50	P90	P95
3,00	16,20	2,24	13,59	13,90	15,53	17,13	18,07
4,00	15,60	1,63	13,36	14,07	15,79	18,75	20,14
5,00	15,71	1,62	13,26	13,66	15,32	17,73	19,09
6,00	16,06	1,93	13,42	14,09	15,51	18,91	19,37
7,00	16,55	2,39	13,82	14,18	16,07	18,46	19,62
8,00	16,93	2,66	13,74	14,43	16,54	20,31	20,65
9,00	17,43	2,38	14,35	14,81	17,03	21,32	22,60
10,00	18,61	3,21	14,45	14,85	17,65	22,21	24,36
11,00	18,68	2,92	14,86	15,54	18,09	23,90	24,53
12,00	19,01	2,16	16,28	16,47	18,29	23,61	24,41
13,00	19,79	3,11	16,14	16,59	19,33	22,88	26,70
14,00	20,03	2,40	16,32	16,69	20,06	24,19	25,45
15,00	20,05	2,52	13,49	16,29	22,07	23,84	27,36

Tabla I.7. Pliegue cutáneo del bíceps en niños (mm)

Edad (años)	Media	DE	P5	P10	P50	P90	P95
3,00	6,70	1,60	5,16	5,30	6,10	9,30	11,00
4,00	6,85	2,55	4,20	4,60	6,00	9,66	13,20
5,00	6,68	2,18	4,20	4,45	6,00	9,74	11,02
6,00	6,65	2,51	4,00	4,20	6,00	10,18	12,00
7,00	6,20	2,70	3,70	3,80	5,45	10,00	11,05
8,00	7,10	3,11	3,59	3,98	6,20	11,86	13,64
9,00	7,85	3,83	4,02	4,20	6,40	14,00	15,68
10,00	8,30	4,37	3,58	4,00	7,60	15,84	17,56
11,00	9,43	5,16	4,00	4,18	7,30	17,00	21,00
12,00	7,78	3,14	3,79	4,07	7,30	13,03	14,34
13,00	7,47	4,72	3,18	3,80	5,80	15,00	17,20
14,00	6,60	3,12	3,20	3,80	5,30	11,18	13,43
15,00	7,58	3,36	3,60	3,72	7,20	10,10	12,76

Tabla I.8. Pliegue cutáneo del bíceps en niñas (mm)

Edad (años)	Media	DE	P5	P10	P50	P90	P95
3,00	7,27	1,94	4,29	4,88	7,05	9,56	11,27
4,00	6,94	2,24	4,36	4,80	6,30	9,48	10,36
5,00	7,53	2,27	4,29	5,08	7,20	11,00	11,43
6,00	7,12	2,34	4,05	4,30	6,85	10,20	12,33
7,00	8,10	3,33	4,29	5,00	7,00	12,40	16,01
8,00	7,90	3,41	4,07	4,68	7,00	12,24	13,32
9,00	8,71	3,47	4,26	5,23	8,00	12,74	14,24
10,00	10,23	4,42	4,75	4,96	9,60	16,00	19,00
11,00	9,44	3,71	4,48	5,04	8,30	14,93	16,65
12,00	8,28	3,03	4,82	5,16	7,30	12,16	15,40
13,00	8,84	3,19	4,71	4,83	8,10	13,23	15,15
14,00	8,55	2,39	4,55	5,48	8,60	11,80	13,00
15,00	7,67	2,17	5,00	5,00	8,20	12,46	14,43

Tabla I.9. Pliegue cutáneo del tríceps en niños (mm)

Edad (años)	Media	DE	P5	P10	P50	P90	P95
3,00	10,34	2,59	6,96	7,26	9,80	14,72	15,84
4,00	10,76	3,08	7,20	7,27	10,00	15,18	17,18
5,00	10,77	3,79	6,20	7,00	10,25	14,94	19,75
6,00	10,99	3,72	6,80	7,08	10,00	16,46	19,00
7,00	10,78	3,57	5,78	6,60	10,05	16,00	17,05
8,00	12,76	5,42	6,97	7,20	10,80	21,28	23,64
9,00	13,83	5,72	7,05	7,80	12,05	23,94	25,85
10,00	14,39	6,42	6,27	7,10	14,00	23,32	29,37
11,00	16,43	7,31	6,64	8,36	14,20	29,00	31,00
12,00	14,30	5,72	6,57	7,80	13,50	23,20	26,43
13,00	13,31	7,27	5,20	6,00	12,00	26,12	29,20
14,00	12,32	5,60	4,27	6,12	11,00	20,12	21,60
15,00	13,13	6,13	5,20	5,56	13,00	19,60	22,40

Tabla I.10. Pliegue cutáneo del tríceps en niñas (mm)

Edad (años)	Media	DE	P5	P10	P50	P90	P95
3,00	11,89	3,03	7,73	8,42	11,20	16,72	20,09
4,00	10,88	2,68	7,20	8,00	10,40	14,08	15,36
5,00	12,23	3,58	7,97	8,20	11,20	16,20	19,13
6,00	12,38	3,54	7,44	8,00	12,00	17,02	19,44
7,00	13,49	4,85	7,96	8,60	12,20	20,04	24,10
8,00	14,31	4,99	7,88	8,44	13,20	21,08	23,65
9,00	16,37	5,37	8,17	10,44	15,90	23,00	25,35
10,00	17,93	6,41	8,54	9,52	17,60	25,68	30,03
11,00	16,39	5,97	9,00	10,11	14,90	24,48	29,65
12,00	15,72	5,17	8,91	10,00	14,40	24,86	25,96
13,00	16,63	5,16	8,93	9,74	16,05	24,30	26,27
14,00	16,54	4,33	8,90	11,10	17,00	22,00	25,50
15,00	14,89	4,94	8,60	8,60	14,00	18,47	20,16

Tabla I.11. Pliegue cutáneo subescapular en niños (mm)

Edad (años)	Media	DE	P5	P10	P50	P90	P95
3,00	6,54	1,634	4,80	4,92	6,30	9,20	10,88
4,00	6,80	2,63	4,28	4,80	5,80	10,58	11,59
5,00	6,46	2,50	4,20	4,66	6,00	8,14	9,99
6,00	7,33	5,48	4,20	4,68	6,00	10,60	12,93
7,00	6,62	2,63	4,00	4,39	5,90	9,01	13,05
8,00	8,38	6,40	4,19	4,29	6,55	14,40	18,67
9,00	9,06	5,23	4,23	5,00	7,00	17,42	20,82
10,00	9,78	6,35	4,20	5,00	7,00	21,06	25,10
11,00	11,36	7,24	4,88	5,10	7,60	21,76	26,54
12,00	9,63	5,38	5,09	5,38	8,00	18,51	24,02
13,00	9,96	6,49	5,00	5,26	7,80	20,36	25,64
14,00	9,28	4,41	5,17	5,68	8,00	17,12	20,60
15,00	11,11	3,78	6,40	6,88	9,30	17,08	21,04

Tabla I.12. Pliegue cutáneo subescapular en niñas (mm)

Edad (años)	Media	DE	P5	P10	P50	P90	P95
3,00	8,20	3,35	4,97	5,20	7,50	11,18	18,01
4,00	7,12	2,63	5,00	5,00	6,20	9,60	12,10
5,00	7,85	2,84	5,00	5,20	7,00	11,26	14,98
6,00	7,79	2,53	5,00	5,20	7,00	12,51	13,42
7,00	9,68	7,64	4,80	5,00	7,20	16,20	23,41
8,00	9,17	5,20	4,51	5,08	7,40	16,92	21,30
9,00	10,43	5,51	5,00	5,80	8,30	18,00	21,68
10,00	12,44	6,63	5,00	6,00	11,00	22,12	26,40
11,00	11,13	5,72	5,48	6,00	9,70	19,48	24,60
12,00	10,63	4,42	6,00	6,80	9,00	19,32	21,00
13,00	11,97	5,05	6,00	6,74	10,20	20,18	22,18
14,00	11,09	3,15	5,70	8,00	10,80	15,30	18,50
15,00	10,49	3,48	6,80	6,80	10,00	14,84	17,46

Tabla I.13. Pliegue cutáneo suprailíaco en niños (mm)

Edad (años)	Media	DE	P5	P10	P50	P90	P95
3,00	5,74	1,92	3,50	3,80	5,00	8,44	9,52
4,00	6,20	3,25	3,07	3,60	5,10	10,75	12,65
5,00	5,99	3,05	3,22	3,46	5,20	9,00	12,70
6,00	6,63	3,46	3,51	4,00	5,40	10,72	14,60
7,00	6,58	3,05	3,59	4,00	5,80	10,00	12,62
8,00	8,13	4,73	3,57	3,80	6,90	13,52	19,05
9,00	9,78	6,96	4,00	4,20	7,10	19,00	22,53
10,00	10,05	6,49	3,80	4,18	7,20	21,68	24,37
11,00	12,46	8,16	3,88	4,80	9,00	24,88	28,60
12,00	9,97	5,43	4,10	4,76	8,10	17,80	20,15
13,00	10,51	6,93	4,20	4,98	7,40	22,98	27,20
14,00	9,80	5,90	4,48	4,80	7,60	18,32	23,06
15,00	12,85	6,61	4,20	5,16	9,80	19,40	22,24

Tabla I.14. Pliegue cutáneo suprailíaco en niñas (mm)

Edad (años)	Media	DE	P5	P10	P50	P90	P95
3,00	7,50	3,55	4,19	4,41	6,60	11,24	19,26
4,00	6,39	2,60	3,96	4,20	5,80	9,88	12,06
5,00	7,20	2,69	4,00	4,80	6,45	11,46	13,00
6,00	7,78	3,37	4,05	4,60	7,05	13,03	15,22
7,00	9,37	7,11	4,19	5,16	7,50	15,20	20,60
8,00	9,07	4,75	4,00	4,80	7,20	15,52	19,66
9,00	11,13	4,77	4,52	5,23	10,25	17,94	21,00
10,00	13,20	6,57	4,40	5,40	12,60	21,68	23,38
11,00	12,32	6,15	4,55	6,00	11,10	21,65	24,00
12,00	11,97	4,40	6,31	7,04	11,00	18,64	20,26
13,00	13,62	5,08	5,94	7,14	12,40	20,30	24,30
14,00	13,36	4,43	5,80	7,40	13,20	19,00	20,80
15,00	12,71	6,52	7,00	7,00	11,00	13,40	15,27

Anexo

II

Patrón Internacional de crecimiento infantil de la OMS (niños de 0-5 años)*

El nuevo Patrón Internacional de crecimiento referido a lactantes y niños pequeños (0-5 años) difundido por la Organización Mundial de la Salud (OMS) proporciona datos científicos y orientación sobre la forma en que cada niño del mundo debería crecer. Este patrón demuestra que el crecimiento infantil durante el período de edad hasta los 5 años depende más de la nutrición, prácticas de alimentación y factores ambientales que de los factores genéticos o étnicos.

La OMS y su principal asociado, la Universidad de las Naciones Unidas, han realizado este Estudio Multicéntrico en el que han participado un total de 8.000 niños de Brasil, Estados Unidos de América, Ghana, India, Noruega y Omán. Estos niños se han seleccionado sobre la base de un entorno óptimo para un crecimiento apropiado: prácticas de alimentación recomendadas para lactantes y niños pequeños, atención sanitaria satisfactoria, madres no fumadoras y otros factores relacionados con una buena salud. Así, los niños estaban alimentados con leche materna como fuente óptima de nutrición durante la primera infancia.

El conjunto de gráficas de crecimiento incluye indicadores como peso para la edad, talla para la edad y peso para la talla. Por primera vez se dispone del índice de masa corporal (IMC) normalizado para los niños de hasta 5 años. Si un niño/a menor de 2 años de edad se mide de pie, se cambiará el dato de altura a longitud, añadiendo 0,7 cm ANTES de calcular el IMC, ya que este desde el nacimiento hasta los 2 años se basa en la longitud. Para niños/as de 2 a 5 años medidos en decúbito supino, se convierte el dato de longitud por el de altura restando 0,7 cm ANTES de calcular el IMC al utilizar la gráfica de IMC para edad.

También se dispone de pautas de evolución relativas a aspectos claves del desarrollo motor, entre ellos capacidad de sentarse, de mantenerse de pie y caminar.

Peso para edad NIÑOS

Nacimiento a 5 años (puntuación z)

World Health Organization

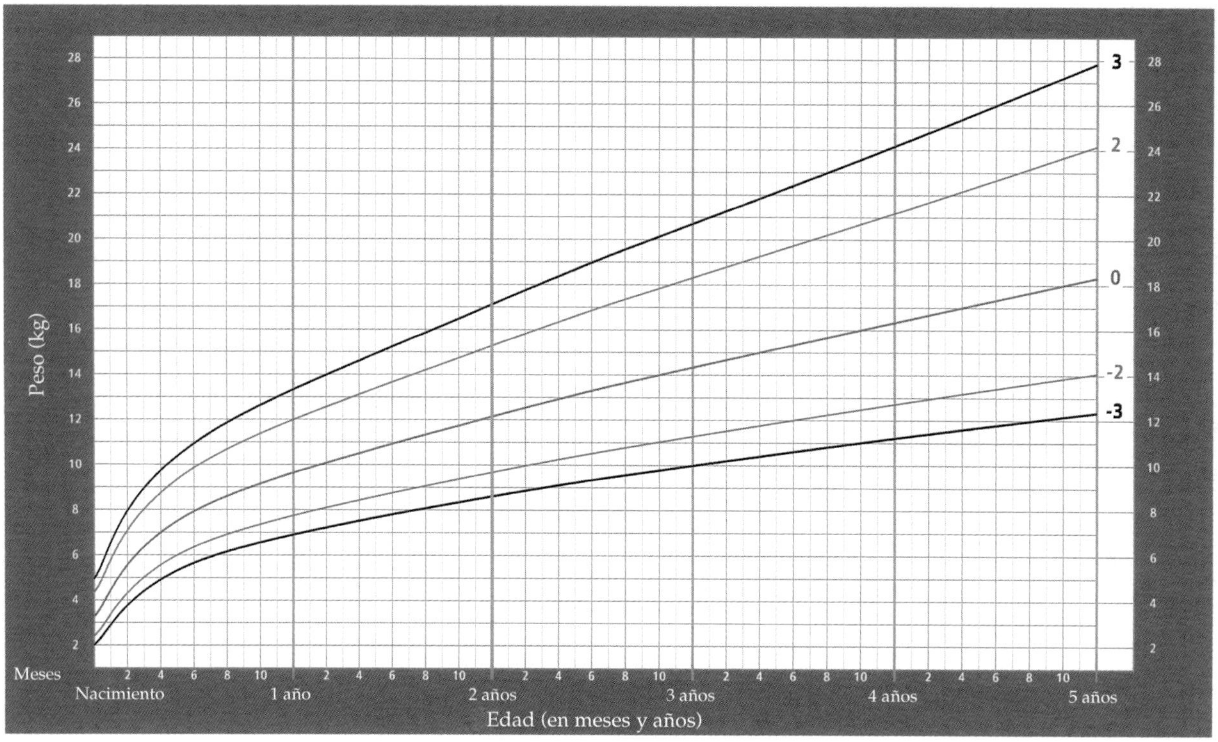

Peso para edad NIÑAS

Nacimiento a 5 años (puntuación z)

World Health Organization

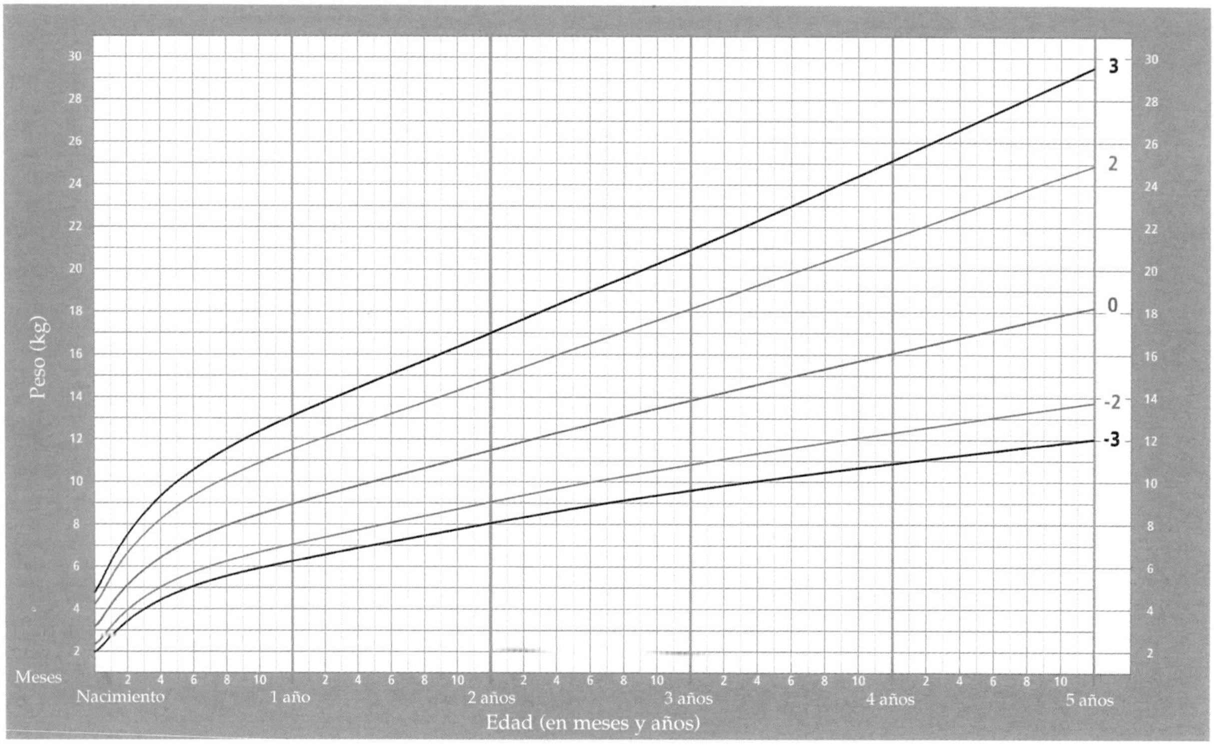

Longitud/talla para edad NIÑOS

Nacimiento a 5 años (puntuación z)

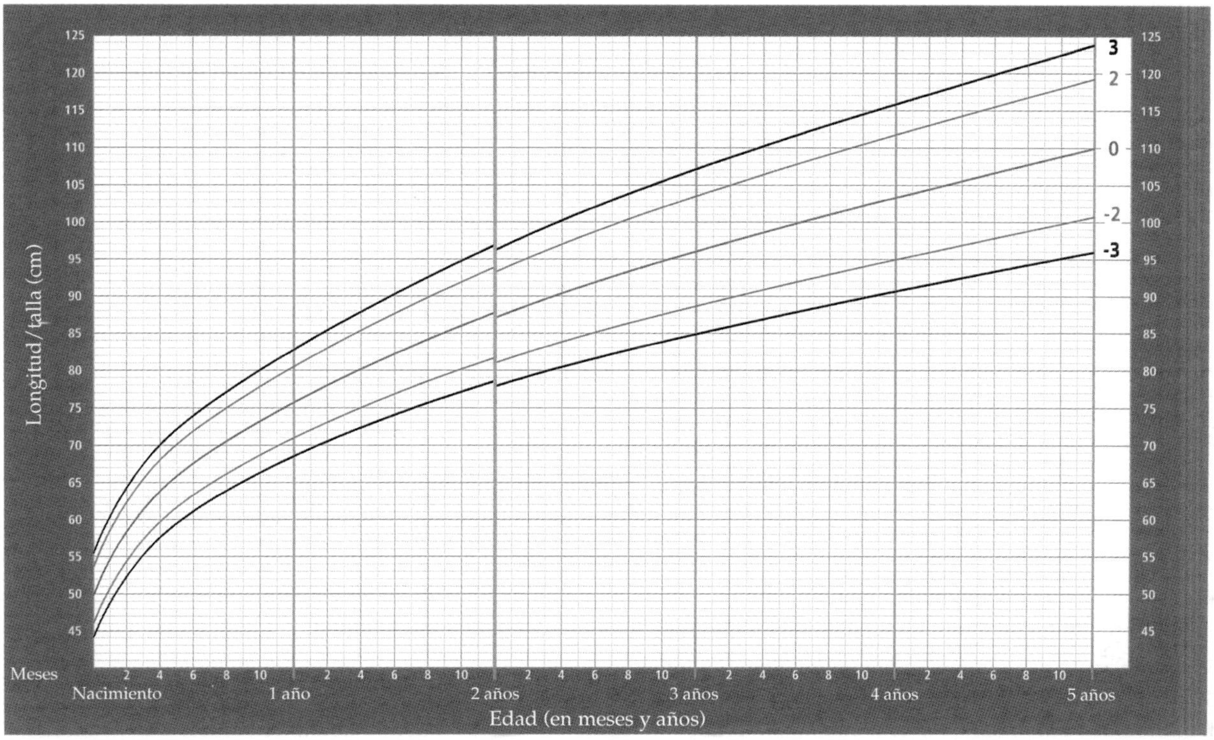

Longitud/talla para edad NIÑAS

Nacimiento a 5 años (puntuación z)

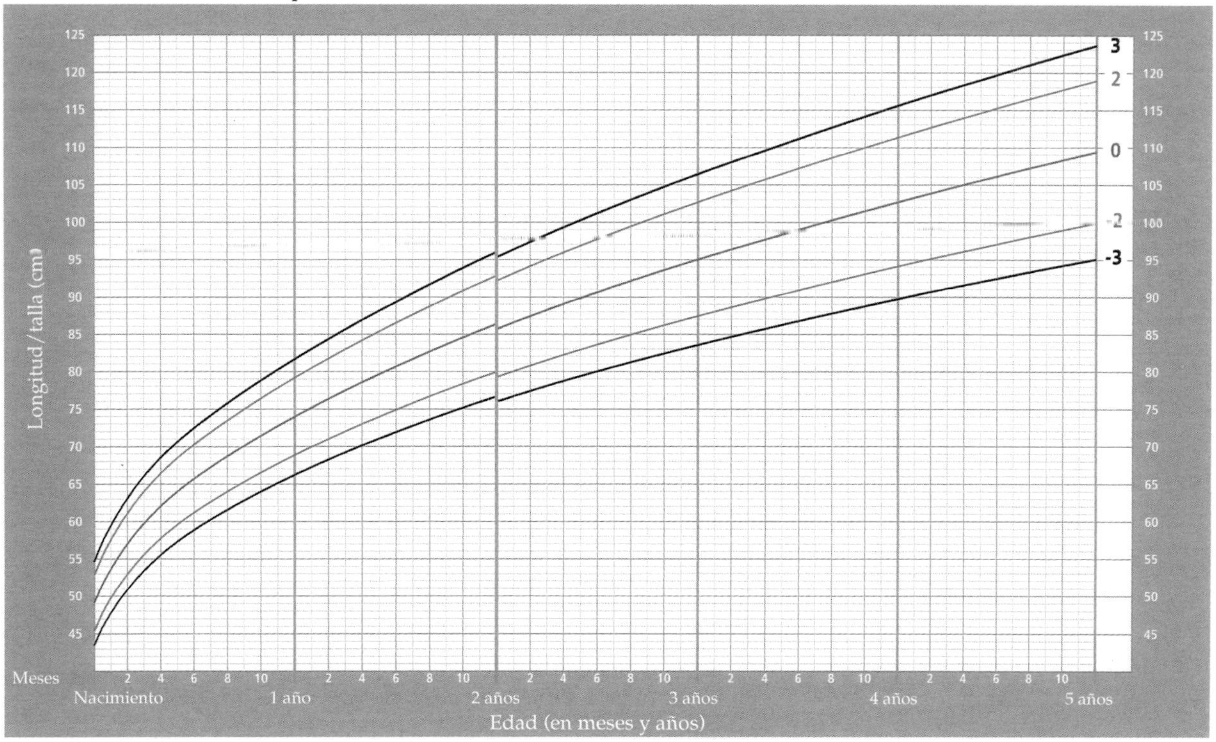

IMC para edad NIÑOS

Nacimiento a 5 años (puntuación z)

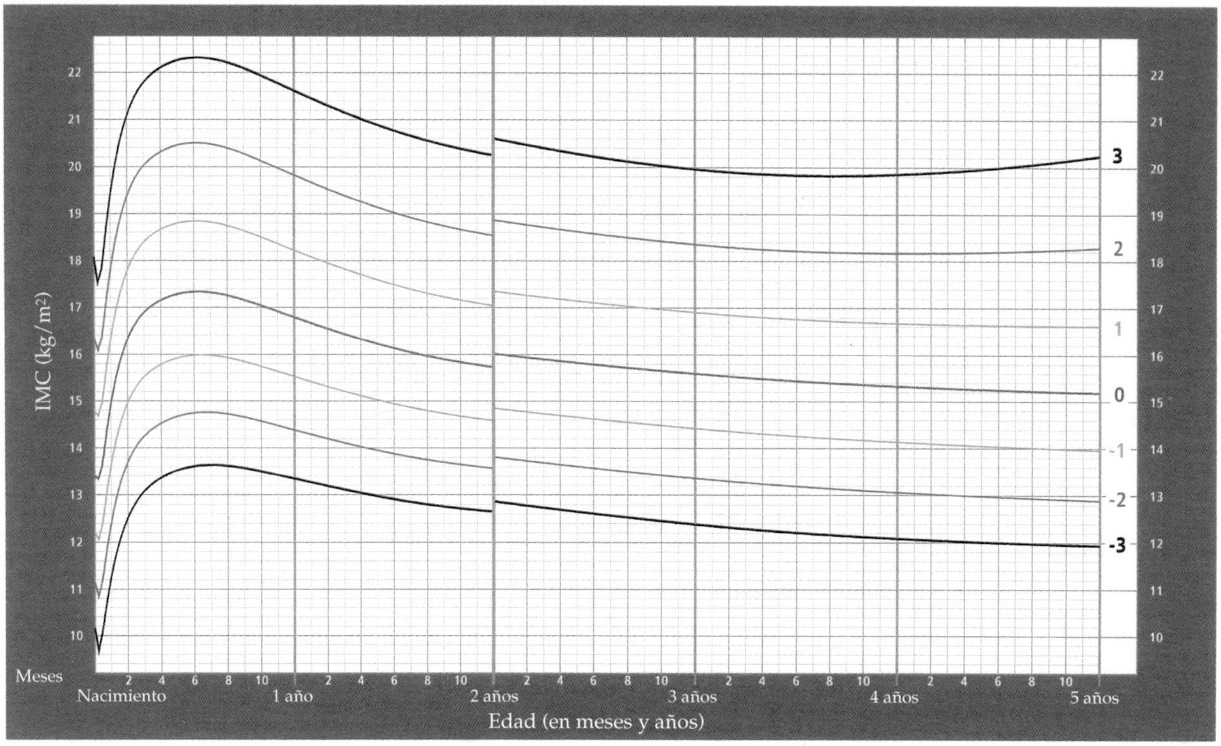

IMC para edad NIÑAS

Nacimiento a 5 años (puntuación z)

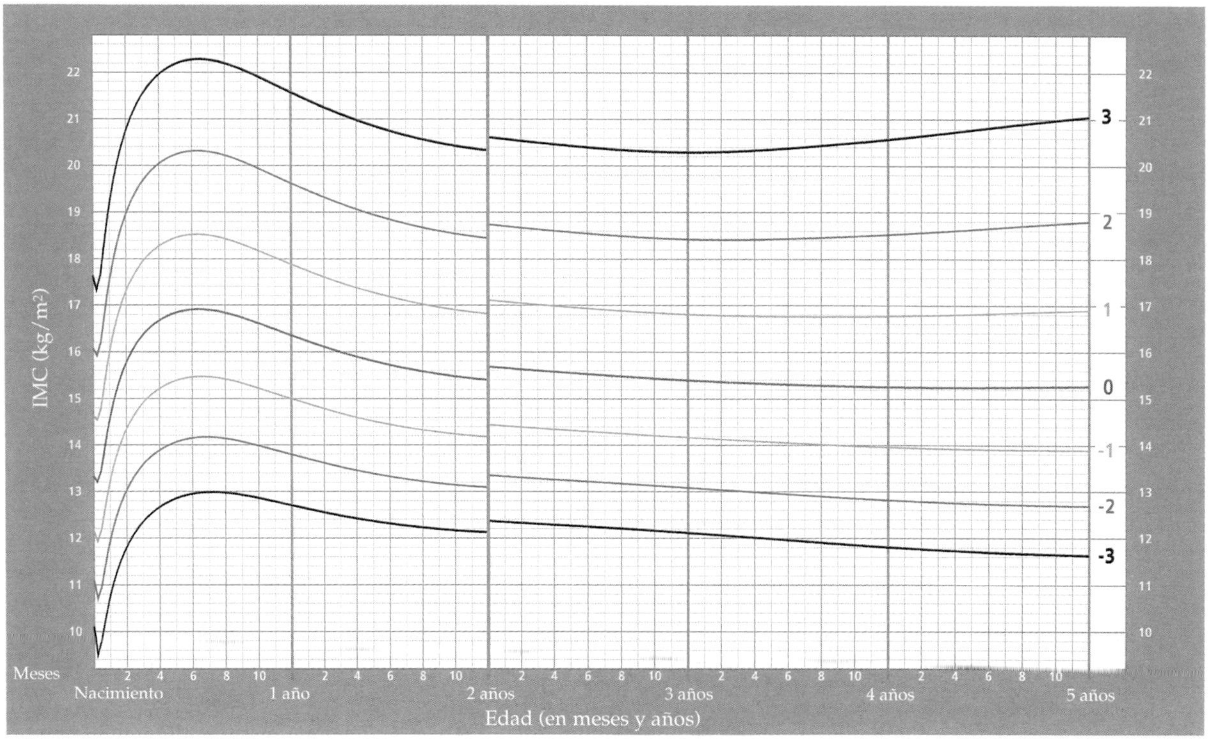

Tomado de WHO Child Growth Standards. Department of Nutrition for Health and Development. Geneva, WHO, 2006 (www.who.int/childgrowth/standards/en/)

Anexo

III

Pirámide guía de alimentos (niños de 0-2 y de 2-6 años); Guías alimentarias para la confección de dietas saludables durante el embarazo y lactancia

GUÍA ALIMENTARIA "PIRÁMIDE DE LOS ALIMENTOS" PARA NIÑOS PEQUEÑOS (0-2 AÑOS)

INTRODUCCIÓN

La Pirámide hace prácticas las recomendaciones previamente establecidas en forma de Guías dietéticas (Fig. III.1). Se han expresado de manera flexible para individuos de distintas edades, desde los 2 años hasta la ancianidad, cualquiera que sea su estilo de vida. En lugar de utilizar los términos "no debes ...", la pirámide ayuda en la toma de decisiones personales en función de las preferencias alimentarias. Sus principales características son:

Variación. Una dieta variada, realizando elecciones entre diferentes alimentos de los cinco grupos de alimentos, proporciona nutrientes esenciales para el crecimiento, gasto energético y salud. Favorece la variedad, incluso hasta en los gustos.

Equilibrio. Una dieta equilibrada contiene suficientes porciones entre los cinco Grupos de Alimentos para suministrar los necesarios nutrientes y energía de una persona. Las elecciones alimentarias permiten las compensaciones nutricionales durante varios días, no solamente en una comida o en un único día.

Moderación. Una dieta moderada tiene suficientes, pero no demasiados, azúcares y grasas.

Una dieta saludable disminuye los riesgos de desarrollar algunos problemas médicos relacionados con la nutrición, tales como las cardiopatías coronarias y algunos tipos de cáncer.

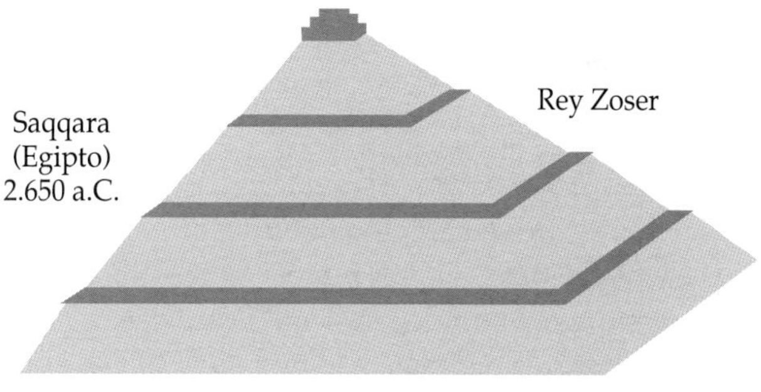

Figura III.1.

CONTENIDO DE LA PIRÁMIDE

Cualquier alimento tiene cabida en la pirámide, en un sitio o en otro. Consta de cinco espacios, además del vértice, donde se localizan los grupos de alimentos (Fig. III.2).

- Los alimentos del grupo de pan, cereales y pasta contienen carbohidratos complejos y algunas vitaminas del grupo B. La mayoría de ellos son pobres en grasas. Los integrales son además ricos en fibra.
- Los alimentos del grupo frutas y verduras proceden de vegetales. Contienen vitaminas A y C y fibra, así como otras importantes vitaminas y minerales. La mayoría de ellos son pobres en grasas.
- Los alimentos del grupo de leche, yogur y queso proporcionan calcio, proteína y riboflavina, nutrientes que se encuentran en su producto original: la leche. Son grandes las diferencias en grasa de los alimentos de este grupo.

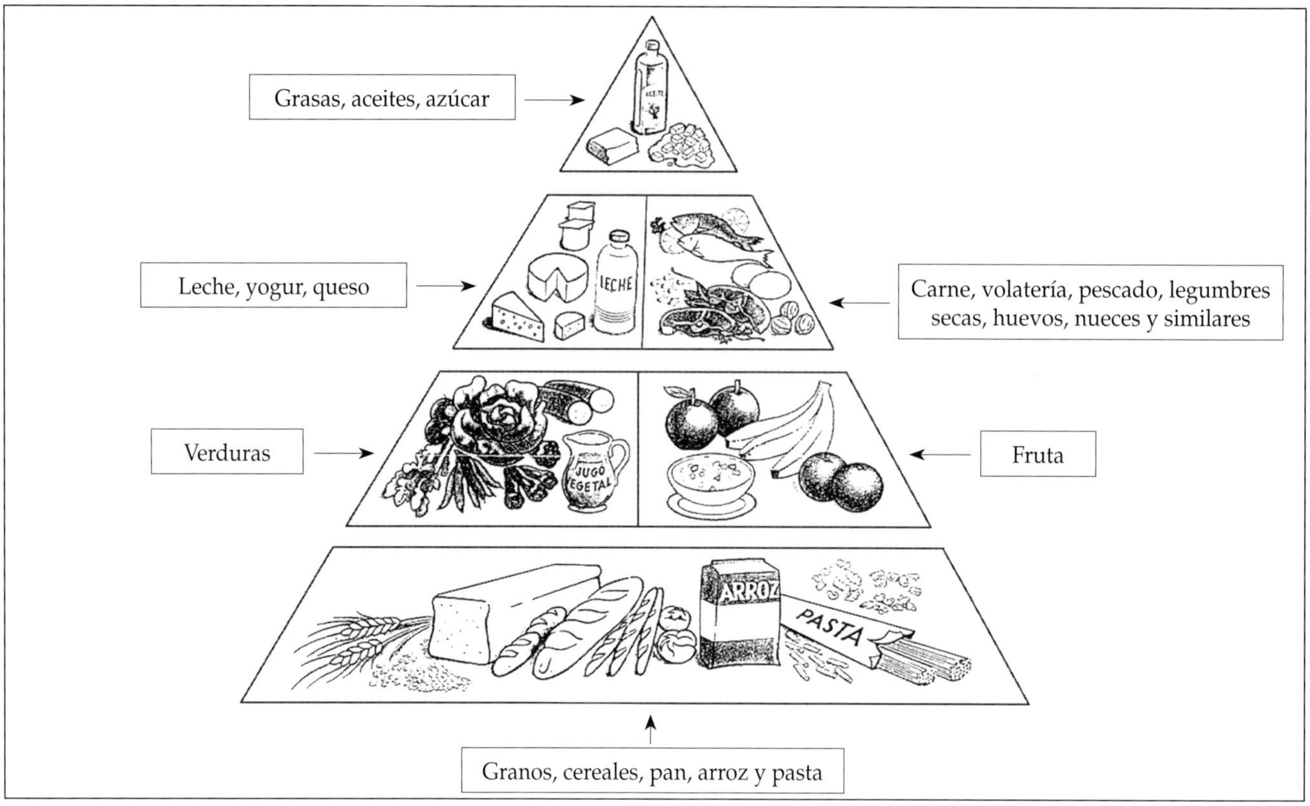

Figura III.2. Grupos de alimentos.

- La mayor parte de los alimentos del grupo de carne, aves, pescado, legumbres y frutos secos proceden de fuentes animales. Independientemente de su origen, estos alimentos proporcionan proteínas, hierro y cinc. Algunos contienen más grasa que otros.
- En el vértice de la pirámide se ubican las grasas y los azúcares. Entre los alimentos se encuentran aceites, mantequillas, margarinas, mayonesa, bebidas azucaradas y dulces. Consumidas en cantidades prudentes, permiten el disfrute de las comidas.

NI PREFERENCIA NI EXCLUSIÓN DE ALIMENTOS

Ningún alimento puede decirse que es "bueno" o "malo". Consumido con moderación, cualquier alimento puede incluirse en una dieta saludable.

Una dieta equilibrada que sigue las recomendaciones que establece la pirámide en sus cinco grupos, y evitando el abuso de alguno de ellos, favorece la salud.

PORCIONES DE ALIMENTO

La flexibilidad de la pirámide permite que las cantidades de alimento se ajusten a las necesidades de cada individuo considerando su edad, sexo y actividad física.

Tabla III.1.

Ingesta	Muchachas, mujeres, ancianos	Niños, muchachas adolescentes, mujeres activas muchachos hombres	Muchachos adolescentes, hombres muy activos
Calorías*	1.600**	2.200**	2.800
Porciones:			
- G. pan	6	9	11
- G. verduras	3	4	5
- G. frutas	2	3	4
- G. leche	2-3***	2-3***	2-3***
Onzas#			
- G. carne	5	6	7

: para conseguir esa ingesta calórica hay que elegir alimentos de los cinco grupos, pobres en grasas; **: mujeres embarazadas o lactando deben ingerir más calorías; *: adolescentes, adultos jóvenes y mujeres embarazadas o lactando deben ingerir más de 3 porciones; #: onza ≈ 30 g.*

Dentro de cada uno de los distintos rangos, los individuos necesitan consumir un mínimo de porciones. La Tabla III.1 presenta las particularidades y elecciones en cuanto a porciones se refiere. También indica los números de porciones que una persona debe consumir para conseguir la ingesta calórica necesaria.

generales de higiene alimentaria del *Codex Alimentarius* y las guías nacionales, y que todas las partes han sido consultadas.

Los agentes económicos del sector alimentario podrán remitirse a las guías nacionales y a las comunitarias.

Registro o autorización de las empresas del sector alimentario

Los agentes económicos del sector alimentario deberán cooperar con las autoridades competentes y, sobre todo, garantizar que todos los establecimientos que estén bajo su control están registrados ante la autoridad o autoridades pertinentes y mantenerlas informadas de los cambios de situación (p. ej., el cierre de un establecimiento).

Cuando lo exijan la legislación nacional o la comunitaria, las empresas alimentarias deberán estar autorizadas por la autoridad competente y no podrán ejercer sus actividades sin esa autorización.

Trazabilidad y retirada de los productos alimenticios

De conformidad con el Reglamento (CE) nº 178/2002, los agentes económicos del sector alimentario aplicarán los sistemas y procedimientos que permitan la trazabilidad de los ingredientes y alimentos y, en su caso, de los animales utilizados para la producción de alimentos.

Asimismo, cuando un agente económico del sector alimentario descubra que un producto alimenticio presenta un riesgo grave para la salud deberá retirarlo inmediatamente del mercado e informar de ello a la autoridad competente y a los usuarios.

Controles oficiales

La aplicación por parte de los agentes económicos del sector alimentario de los principios APPCC no deberá sustituir los controles oficiales efectuados por la autoridad competente. Los agentes económicos del sector alimentario deberán colaborar, en especial, con las autoridades competentes, conforme a lo dispuesto en la legislación comunitaria o, en su defecto, en la nacional.

Dimensión exterior

Los productos alimenticios importados en la Comunidad deben cumplir las normas de higiene comunitarias u otras equivalentes a éstas.

Los productos de origen animal que se exporten a terceros países deben cumplir como mínimo las mismas normas que se aplican a su comercialización dentro de la Comunidad, además de las normas impuestas eventualmente por el país tercero de que se trate.

Informe al Consejo y al Parlamento

En un plazo de cinco años a partir de la entrada en vigor del presente Reglamento, la Comisión presentará al Parlamento Europeo y al Consejo un informe sobre la experiencia adquirida en la aplicación del presente Reglamento, así como, en su caso, las propuestas que sean pertinentes, así como sobre la oportunidad de aplicar los principios APPCC a los agentes económicos del sector alimentario que desempeñen actividades de producción primaria y las actividades conexas mencionadas anteriormente.

Derogación

Este Reglamento deroga la Directiva 93/43/CEE relativa a la higiene de los productos alimenticios.

CONTEXTO

Adoptado a principios de 2002, el Reglamento (CE) n° 178/2002 constituye el fundamento de la nueva legislación comunitaria en materia de seguridad alimentaria. En virtud del mismo se establecen los principios generales, se crea la Autoridad Europea de Seguridad Alimentaria (EFSA) (DE) (EN) (FR) y se fijan procedimientos relativos a la seguridad alimentaria.

En enero de 2000, la Comisión presentó una refundición completa de la legislación relativa a la higiene de los productos alimenticios y las cuestiones veterinarias. Esta reorganización está constituida por cuatro propuestas sobre los siguientes temas:

- la higiene alimentaria (objeto de la presente ficha);
- las normas específicas de higiene de los productos alimenticios de origen animal;
- los controles oficiales de los productos de origen animal destinados al consumo humano;
- las normas zoosanitarias que regulan la producción, la comercialización y la importación de los productos de origen animal destinados al consumo humano.

Tabla V.2.

Acto	Entrada en vigor	Transposición en los Estados miembros	Diario Oficial
Reglamento (CE) n° 852/2004 [adopción: codecisión COD/2000/0178]	20.5.2004	–	DO L 139 de 30.4.2004

CONTENIDO MÁXIMO DE DETERMINADOS CONTAMINANTES

La fijación de contenidos máximos de ciertos contaminantes tiene por objeto reducir su presencia en determinados productos alimenticios a los niveles más bajos posibles que razonablemente permitan las buenas prácticas de fabricación o agrícolas, con el fin de alcanzar un nivel elevado de protección de la salud pública, en particular para los grupos más sensibles de la población: los niños, las personas alérgicas, etc.

ACTO

Reglamento (CE) nº 466/2001 de la Comisión, de 8 de marzo de 2001, por el que se fija el contenido máximo de determinados contaminantes en los productos alimenticios.

SÍNTESIS

El Reglamento (CE) nº 466/2001 fija el contenido máximo de determinados contaminantes: nitratos, aflatoxinas, plomo, cadmio, mercurio, 3-monocloropropano-1,2-diol (3-MCPD), dioxinas, ocratoxina A, patulina y estaño inorgánico. Mediante este Reglamento se deroga el Reglamento (CE) nº 194/1997, cuya última modificación la constituye el Reglamento (CE) nº 1566/1999.

Condiciones de aplicación

Los productos alimenticios contemplados en el anexo I no deberán presentar, en el momento de su puesta en circulación, un contenido de contaminantes superior al indicado en el citado anexo.

Productos afectados

Los contenidos máximos de los contaminantes previstos en dicho Reglamento afectan a la parte comestible de los productos alimenticios y a los ingredientes utilizados para la producción de productos alimenticios compuestos.

Especificaciones para los lactantes y los niños de corta edad

Estos valores máximos se aplicarán igualmente a los productos alimenticios destinados a lactantes y niños de corta edad a los que hacen referencia la Directiva 91/321/CE y la Directiva 96/5/CE, modificada en último lugar por la Directiva 2003/13/CE, que establece que los alimentos infantiles no deben contener ninguna sustancia en cantidad tal que ponga en peligro la salud de los lactantes y los niños de corta edad. Las últimas modificaciones del Reglamento (CE) nº 466/2001 tienen por objeto la protección de la salud de los niños de corta edad y establecen el nivel más bajo posible de los contaminantes en los alimentos destinados a ellos (véase más adelante el apartado "Actos conexos").

Medidas de vigilancia

Los Estados miembros deben adoptar las medidas de vigilancia oportunas en relación con la presencia de contaminantes en los productos alimenticios.

Métodos de análisis

El Reglamento hace referencia a los métodos de toma de muestras y de análisis que permiten evaluar los contenidos máximos de contaminantes y, en particular, a las Directivas 98/53/CE y 2002/69/CE relativas a la fijación de métodos comunitarios de toma de muestras y de análisis de los productos destinados a la ingesta humana.

Los distintos contaminantes

El Reglamento (CE) nº 466/2001, adoptado el 8 de marzo de 2001, recoge cuatro categorías de contaminantes distintos: los nitratos, las aflatoxinas, los metales pesados (plomo, cadmio y mercurio) y el 3-monocloropropano-1,2-diol (3 MCPD).

Los nitratos

Estos se encuentran presentes principalmente en las hortalizas (espinacas y lechuga). A fin de reducir el contenido de nitratos en las hortalizas, el Reglamento establece la necesidad de modificar los métodos de cultivo y de aplicar códigos de buenas prácticas agrícolas. Dado que el contenido de nitratos varía en gran medida en función de las condiciones climáticas, algunos Estados miembros están autorizados a poner a la venta en su territorio espinacas o lechugas que presenten un contenido de nitratos superior al fijado en el anexo del Reglamento, con la condición de que dicho contenido siga siendo aceptable desde el punto de vista de la salud pública. Este período transitorio deberá permitir a los Estados miembros afectados adoptar las medidas necesarias con el fin de alcanzar lo antes posible unos valores comunes. Sobre la base de los resultados obtenidos en los controles efectuados por los Estados miembros, los informes relativos a la aplicación de los códigos de buenas prácticas agrícolas y de los avances científicos, la Comisión llevará a cabo, cada cinco años, una revisión de los contenidos máximos.

Las aflatoxinas

Son sustancias carcinógenas genotóxicas que se desarrollan cuando los niveles de temperatura y humedad son elevados. El Reglamento fija los límites para estas sustancias en el nivel más bajo posible.

En el caso de determinados productos, como los cacahuetes, los frutos de cáscara, los frutos secos y el maíz, está demostrado que los métodos de selección u otros tratamientos físicos permiten reducir el contenido de aflatoxinas. Con el fin de minimizar las repercusiones sobre el comercio, conviene admitir contenidos de aflatoxinas más elevados en los productos en cuestión cuando no se destinen al consumo humano directo o a ser utilizados como ingredientes de productos alimenticios. Si este fuese el caso, deberán etiquetarse de forma que se demuestre claramente su destino, incluida la indicación "producto destinado a ser sometido obligatoriamente a un tratamiento de selección u otros métodos físicos con objeto de reducir el nivel de contaminación de aflatoxinas".

El plomo

La absorción de plomo puede constituir un grave riesgo para la salud pública dado que puede provocar un retraso del desarrollo mental e intelectual de los niños y causar hipertensión y enfermedades cardiovasculares en los adultos. Por consiguiente, los contenidos máximos deben ser lo más bajos que sea razonablemente posible.

El cadmio

La absorción de cadmio constituye igualmente un riesgo para el ser humano dado que puede provocar afecciones renales, alteraciones óseas y fallos del aparato reproductor. Por consiguiente, los contenidos máximos deben ser, igualmente, lo más bajos que sea razonablemente posible.

El mercurio

Esta sustancia puede provocar alteraciones del desarrollo normal del cerebro de los lactantes y, a niveles más elevados, puede causar modificaciones neurológicas en los adultos.

El mercurio contamina principalmente el pescado y los productos de la pesca.

El 3-monocloropropano-1,2-diol (3 MCPD)

Esta sustancia se origina durante el procesado de los alimentos en ciertas condiciones. En particular, puede producirse durante la producción del ingrediente alimenticio salado denominado "proteína vegetal hidrolizada", mediante el método de hidrólisis ácida. El ajuste de los procedimientos de producción ha permitido una disminución significativa del 3-MCPD en este producto. Al tratarse de un agente carcinógeno, conviene fijar contenidos máximos lo más bajos que sea razonablemente posible.

La ocratoxina

La ocratoxina A es una micotoxina producida por determinados hongos (especies *penicillium* y *aspergillus*). Se encuentra presente de manera natural en numerosos productos vegetales de todo el mundo, como los cereales, los granos de café, el cacao y los frutos secos. Se ha detectado asimismo en productos tales como los elaborados a base de cereales, el café, el vino, la cerveza y el zumo de uva, pero también en productos de origen animal, como los riñones de cerdo. Los estudios sobre la frecuencia y los niveles de presencia de la ocratoxina A en muestras de productos alimenticios y de sangre humana indican que los productos alimenticios están contaminados a menudo.

La ocratoxina A es una micotoxina con propiedades carcinógenas, nefrotóxicas, teratógenas, inmunotóxicas y, posiblemente, neurotóxicas. Se la ha asociado también a la nefropatía en los seres humanos. La ocratoxina A puede tener una larga semivida en los seres humanos.

El estaño inorgánico

Este tipo de estaño puede encontrarse en los botes de conservas y en las latas de bebidas. Puede provocar irritaciones gástricas en determinados grupos sensibles de la población (véase más adelante el apartado "Actos conexos").

La patulina

La patulina es una micotoxina producida por varios tipos de hongos. Puede encontrarse en los zumos de frutas, especialmente en el de manzana, y en los productos alimenticios enmohecidos, como el pan, etc. (véase más adelante el apartado "Actos conexos").

Tabla V.3.

Acto	Entrada en vigor	Transposición en los Estados miembros	Diario Oficial
Reglamento (CE) n° 466/2001	5.4.2001	-	DO L 77 de 16.3.2001
Acto (s) modificativo (s)	**Entrada en vigor**	**Transposición en los Estados miembros**	**Diario Oficial**
Reglamento (CE) de n° 2375/2001	26.12.2002	-	DO L 321 6.12.2001
Reglamento (CE) n° 221/2002	27.2.2002	-	DO L 37 de 7.2.2002
Reglamento (CE) n° 257/2002	14.2.2002	-	DO L 41 de 13.2.2002
Reglamento (CE) n° 472/2002	26.3.2002	-	DO L 75 de 16.3.2002
Reglamento (CE) n° 563/2002	23.4.2002	-	DO L 86 de 3.4.2002

ACTOS CONEXOS

Modificación de los anexos del Reglamento (CE) n° 426/2001 por lo que respecta a los contenidos máximos:

Dioxinas

Reglamento (CE) n° 684/2004

Este Reglamento prorroga por un año el período de transición para la reducción del contenido de dioxinas de los huevos de gallinas camperas y de gallinas criadas al aire libre, hasta el 1 de enero de 2005 (este tipo de huevos puede contener niveles más elevados de dioxinas que los huevos de las gallinas criadas en batería).

Reglamento (CE) nº 2375/2001 (actualización del anexo relativo a los contenidos máximos para las dioxinas)

Ingesta semanal tolerable: en relación con la presencia de dioxinas y policlorobifenilos (PCB) similares a las dioxinas en la alimentación, este Reglamento establece la ingesta semanal tolerable (IST) fijada por el Comité científico de la alimentación humana (CCAH) en mayo de 2001.

Estos contenidos máximos figuran en una nueva sección del anexo del Reglamento de base y deben permitir limitar la presencia de las dioxinas en la alimentación animal y humana gracias a un planteamiento integrado aplicable a lo largo de toda la cadena alimentaria.

De aquí a 2006 debería alcanzarse una reducción global de la exposición de los seres humanos a las dioxinas de al menos un 25%.

Excepciones: este Reglamento prevé igualmente una excepción en el caso de Suecia y Finlandia, que están autorizadas, durante un período transitorio que finalizará el 31 de diciembre de 2006, a poner a la venta pescado originario de la zona del Báltico, destinado al consumo en sus territorios, cuyo contenido de dioxinas sea superior al autorizado.

Aflatoxinas y ocratoxina A

Reglamento (CE) n° 683/2004 (aflatoxinas y ocratoxina A en los alimentos destinados a lactantes y niños de corta edad)

Establece un método de análisis armonizado de las aflatoxinas y la ocratoxina A para lograr el contenido más bajo posible de estos contaminantes.

El contenido máximo de aflatoxinas es de 0,10 µg/kg para los preparados a base de cereales y los alimentos infantiles, y para los alimentos dietéticos especiales para los lactantes. Para los preparados de continuación (leche, etc.) este contenido máximo es de 0,025 µg/kg.

El contenido máximo de ocratoxina A es de 0,50 µg/kg para los preparados a base de cereales y los alimentos infantiles, y para los alimentos dietéticos especiales para los lactantes.

Reglamento (CE) nº 2174/2003

Fija un contenido máximo en los cereales no transformados de 2 µg/kg para la aflatoxina B1 y de 4 µg/kg para el contenido total de aflatoxinas.

Reglamento (CE) nº 472/2002 y Reglamento (CE) nº 257/2002 (actualización del anexo relativo a los contenidos máximos de aflatoxinas y ocratoxina A)

Metales (estaño, etc.)

Reglamento (CE) n° 242/2004 (estaño inorgánico)

Establece contenidos máximos porque el estaño puede provocar una irritación gástrica. Para los alimentos en conserva en general, que no sean bebidas, el contenido máximo se fija en 200 mg/kg y para las bebidas enlatadas, en 100 mg/kg. En cuanto a la presencia del estaño inorgánico en los alimentos en conserva y las bebidas enlatadas destinadas a los niños, el contenido máximo permitido es de 50 mg/kg de peso en fresco.

Reglamento (CE) nº 221/2002 (actualización del anexo relativo a los contenidos máximos de metales pesados)

Nitratos

Reglamento (CE) n° 655/2004 (contenido máximo de nitratos en los alimentos para lactantes y niños de corta edad)

Reduce el contenido de nitratos al nivel más bajo posible para este grupo de población de riesgo, es decir, a 200 mg NO3/kg. Los nitratos pueden provocar la formación de sustancias carcinógenas en el cuerpo.

Modificación de los períodos transitorios fijados por el Reglamento (CE) nº 426/2001

Reglamento (CE) nº 563/2002: ampliación de los períodos transitorios durante los cuales se autoriza a determinados Estados miembros a poner a la venta en sus territorios espinacas y lechugas que presenten contenidos de nitratos superiores a los fijados en el anexo del Reglamento.

Patulina

Reglamento (CE) n° 1425/2003 de la Comisión

Indica que, a más tardar el 30 de junio de 2005, la Comisión revisará los contenidos máximos de patulina, fijados todavía en 0,4 µg/kg de peso corporal al día, **con objeto de reducirlos y tendrá especialmente en cuenta a los niños de corta edad**.

Acrilamida

La Comisión Europea ha creado una nueva base de datos dedicada a la investigación sobre la acrilamida en los productos alimenticios. Esta base de datos tiene por objeto establecer el riesgo que representa la acrilamida para la salud pública y determinar la manera de reducir su presencia en los productos alimenticios. Dicha base de datos fue creada por la Comisión y la Autoridad Europea de Seguridad Alimentaria. La acrilamida es una sustancia química potencialmente carcinógena que se encuentra presente en productos alimenticios que se han cocinado de determinadas maneras.

Anexo

VI

Las leches fermentadas del mundo

DANONE NUTRITOPICS.
NÚMERO ESPECIAL: 18 CONGRESO INTERNACIONAL DE NUTRICIÓN "SAFARI NUTRICIÓN 2005"
Durban, África del Sur, 19-25 septiembre 2005

Hasta el momento se conocen en todo el mundo unos 400 nombres diferentes de leches fermentadas, tradicionales o industriales. Algunas se indican a continuación, con su lugar de preparación:

- África del Sur: *Ammas, maas; inkomasi.*
- Armenia: *Katyk/mazun.*
- Balcanes: *Kissel mleka/naja/yaourt.*
- Balcanes (montañas): *Urgotnic.*
- Brasil y Portugal: *Iogurte.*
- Bulgaria: *Yogurt/kisle mliako* (leche de vaca o de yegua fermentada por *Streptococus thermophilus* y *Lactobacillus bulgaricus*), leche búlgara (leche muy agria fermentada por *L. bulgaricus* único o acompañado de *S. thermophilus*), *airan* (leche de vaca fermentada por *L. bulgaricus*, consumida como bebida refrescante).
- Cerdeña: *Gioddu.*
- China: Leche ácida, *hogormag* (leche de camella fermentada) en Mongolia interior.
- Dinamarca: *Ymer* (leche fermentada por *leuconostocs* y lactobacilos, reforzada en proteínas; el suero es separado).
- Egipto y Sudán: *Zabady* o *zabade* (parecido al yogur natural).
- Egipto: *Laban rayeb* (leche cuajada espontáneamente, de la que se quita la nata flotante transformada en mantequilla. El requesón, consumido fresco o escurrido, posee un sabor ligeramente ácido parecido al de la leche agria (o suero de manteca), *Laban zeer/khad* (esta leche cuajada se consume después de haber sido escurrida en un tejido o concentrada en una jarra porosa llamada *zeer;* este último procedimiento conduce a la producción de *laban zeer*).
- Escandinavia: *Filmjolk/fillbunke/filbunk/surmelk/taettemjolk/tettemelk.*
- Etiopía: *Irgo/ergo, ititu* (leche colocada en un recipiente ahumado calentada en un fuego de leña de acacia; contiene sobre todo *L. plantorum*), *arera* (leche agria).
- Finlandia: *Viili* (leche fermentada muy viscosa vaciada), *smétana* (nata agria).
- Francia: Leche *ribot* (leche agria fermentada por una bacteria mesófila).
- Grecia: *Yiaourti.*
- Hungría: *Tarho/taho.*
- Islandia: *Skyr* (fabricado a partir de leche de oveja, por añadidura de cuajo y de fermentos, actualmente concentrado por medio de tecnologías membranarias).
- India: *Dahi/dadhi/dahee, chhash, shrikhand, lassi.* El *dahi* se produce a partir de leche de vaca o de búfala, y seguidamente fermentado por una mezcla de estreptococos (*S. cremoris, thermophilus*) y lactobacilos (*L. bulgaricus, acidophilus, helveticus*). El *chhash* (*dahi* diluido o leche agria obtenido tras batir el *dahi* en mantequilla. Utilizado como bebida durante o después de las comidas). El *shrikhand* (leche agria concentrada, suavizada y picante, formando una masa semisólida que se consume durante las comidas o como manjar azucarado).

El *lassi* es el equivalente de la leche agria europea: es el subproducto del batido del *dahi*.

- Irán y Afganistán: *Mast* (parecido al yogur natural, consistencia sólida)/*dough*/*dog*.
- Irak: *Roba*/*rob*, *liban arbeel*, *liban khater*, *mast*, *mas taw*. Elliban se produce a escala familiar a partir de leche hervida de oveja o de cabra (Irak del norte), o de vaca y de búfula (Irak del sur).
- Italia: *Cieddu*.
- Japón: leches fermentadas a partir de diversos lactobacilos (p. ej. *L. bulgaricus*, *helveticus*, *casei Shirota*).
- Kenia: *Ghee*, *iria ri matti* (fermentación en un pellejo ahumado, *S. thermophilus*). Susa.
- Líbano y países árabes: *Leban*/*laban* o *laban rayeb*.
- Marruecos: *Lben* (a 30 °C con diferentes lactococos); *raib* (leche fermentada tradicional).
- Malasia: *Tairu* o *taire*. Fabricado a partir de leche de vaca por fermentación natural y coagulación ácida (se añade a veces zumo de limón), esta leche fermentada se parece al yogur.
- Mongolia: *Tarag*.
- Nepal: *Shosim*/*sholthara*, *churpi* (leche fermentada batida; la leche agria formada se calienta y se solidifica).
- Nigeria: *Nono*.
- Noruega: *Taette* o leche de bodega *kjadermilk* (leche fermentada viscosa, puede conservarse un año, o incluso más).
- Rusia: *Donskaya*/*varenetes*/*kurugna*/*ryzhenka*/*guslyanka* *kéfir* y *tarag* (bifidobacterias. *L. bulgaricus*. granos de *kefir*), *koumiss* (leche de yegua conservada en pellejos ahumados de caballo o en recipientes de madera, en los que se añade agua hirviente. La leche fermenta, forma un cuajo, se bate y se vuelve a fermentar. Los microorganismos que intervienen son *L. bulgaricus* y levaduras torula), *prostokvasha* (leche cruda fermentada por bacterias mesófilas).
- Sahara: *Aoulés* (leche agria a partir de leche de cabra, calentada hasta la coagulación y luego vertida en encellas de paja donde se escurre), *takammart* (leche de cabra coagulada con cuajo; el requesón es luego amasado a mano para extraer el suero).
- Sicilia: *Mezzoradu*.
- Somalia: *Suusaac*.
- Suecia: *Langfil* (su nombre se debe a que su textura forma hilos; la fermentación pone en juego numerosas bacterias entre ellas *S. lactis longi*, específica de esta leche fermentada; fue inventada probablemente por los lapones, es muy resistente a los mohos y se conserva más tiempo que las otras leches fermentadas, gracias a una substancia antibiótica naturalmente secretada por *S. lactis longi*), *tattemjolk* (leche fermentada con lactococos).
- Turquistán: *Busa*.
- Turquía: *Jugurt* (leche fermentada parecida a la nata)/*eyran*/*ayran* (bebida a base de yogur y agua salada - *kaymali* (yogur graso fermentado).
- Yugoeslavia: *Gruzoniva*.
- Zimbabwe: *Mukaka wakakora* o *zifa* o *amasi* (fermentación gracias a las bacterias de leche, en jarro y al aire libre; el jarro ha sido por lo general ahumado).
- Resto del mundo: *Yoghurt*/*yogurt*/*yaort*/*yaourti*/*yahourth*/yogur/*yaghourt*.
- Países de Oriente Medio: *Labneh* (*yaourt* escurrido = *yogurt* queso).

La palabra yogur proviene del búlgaro *yog*, que quiere decir espeso y *urt* que significa leche.

BIBLIOGRAFÍA

- El Gendy SM. Some traditional fermented dairy products in Egypt. 8th Egyptian conference for dairy science and technology, Cairo, Egypt, 3-5 november 2001: research papers II 2001; 465-79.
- Gadaga TH, Mutukumira AN, Narvhus JA, Feresu SB. A review of traditional fermented foods and beverages of Zimbabwe. Int J Food Microbiol 1999; 53: 1-11.
- Kimonye JM, Robinson RK. Iria ri Matii - a traditional fermented milk from Kenya. Dairy Ind lnt 1991; 56: 34-5.
- Kurmann JA, Rasic JL, Kroger M. Encyclopedia of fermented fresh milk products: an international inventory of fermented milik, cream, buttermilk, whey and related products. Van Nostrand Rheinhold, New York, 1992.
- Mutukumira AN, Narvhus JA, Abrahamsen RK. Review of traditionally -fermented milk in some sub-Saharan countries: focusing on Zimbabwe. Cult Dairy Prod J 1995; 30: 6-11.
- Otles S, Cagindi O. Kefir: a probiotic dairy-composition, nutritional and therapeutic aspects. Pak J Nutr 2003; 2: 54-9.
- Prajapati JB, Nair BM.The history of fermented foods. En: Handbook of fermented functional foods by Farnworth ER. CRC Press, London, 2003; 1-24.
- Saloff-Coste CJ. Kéfir. Danone World Newsletter 1996;11: 1-19.
- Shuangquan, Burentegusi, Miyamoto T. Microflora in traditional fermented camel's milk from Inner Mongolia, China. Milchwissenschaft 2004; 59: 649-52.
- Steinkraus KH. Acid-fermented milk and milk/cereal foods. En: Handbook of indigenous fermented foods by Steinkraus KH. Marcel Dekker, New York, 1996; 274-308.
- Tamime AY, Marshall VME. Microbiology and technology of fermented milks. En: Microbiology and biochemistry of cheese and fermented mi/k by Law BA Chapman & Hall, London, 1997; 57-152. http://www.woodheadpublishing.com
- Tamime AY, Robinson RK. Historical background. In: Yoghurt: Science and technology by Tamime AY, Robinson RK.Woodhead Publishing, Cambridge, 1999: 1-10.

Índice alfabético

B

C

D

G

H

I

K

N

O

P

Q

R

S

T

U

V